中医经典自学百日通系列

【典藏版】

中医
自学百日通

百日之后

再看中医便是另一种风景

颜正华 曹启富○主审

张湖德 单丽娟 王存芬○主编

中国科学技术出版社

CHINA SCIENCE AND TECHNOLOGY PRESS

北 京

图书在版编目（CIP）数据

中医自学百日通 / 张湖德，单丽娟，王存芬主编 . —北京：中国科学技术出版社，2018.1（2024.6 重印）

ISBN 978-7-5046-7681-8

Ⅰ.①中… Ⅱ.①张… ②单… ③王… Ⅲ.①中医学－基础知识 Ⅳ.① R2

中国版本图书馆 CIP 数据核字（2017）第 237027 号

策划编辑	焦健姿　王久红
责任编辑	黄维佳
装帧设计	华图文轩
责任校对	龚利霞
责任印制	徐　飞

出　　版	中国科学技术出版社
发　　行	中国科学技术出版社有限公司
地　　址	北京市海淀区中关村南大街 16 号
邮　　编	100081
发行电话	010-62173865
传　　真	010-62173081
网　　址	http：//www.cspbooks.com.cn

开　　本	710mm×1000mm　1/16
字　　数	873 千字
印　　张	41
版　　次	2018 年 1 月第 1 版
印　　次	2024 年 6 月第 3 次印刷
印　　刷	河北环京美印刷有限公司
书　　号	ISBN 978-7-5046-7681-8/R・2119
定　　价	99.00 元

编著者名单

主　审　颜正华（国医大师）

　　　　曹启富（中日友好医院主任医师）

主　编　张湖德　单丽娟　王存芬

副主编　王新军　曾斌芳　巴哈尔

编　者　（以姓氏笔画为序）

　　　　王晓林　史　红　吕光跃

　　　　刘　新　刘爱玲　孙红友

　　　　杨　娜　周　盈　赵　华

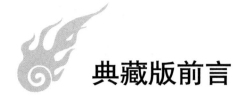

典藏版前言

　　《中医自学百日通》在中国科学技术出版社的大力支持下要修订面市了。本书出版至今，修订、再版、重印多次，累计发行近25000册，深受广大读者欢迎，说明人们对中医药学的热爱。事实证明，中华民族之所以能繁衍生息，是和中医药学紧密不可分的。中医药学经历了几千年的发展，形成了完整的理论系统，屹立于世界医学之林，依然熠熠生辉，独具特色，堪称东方瑰宝。中医学以人为本，具有完整的理论体系和丰富的临床经验，展现了神奇的医疗效果。

　　为了更好地为读者服务，现对《中医自学百日通》内容进行必要的补充和修改，对针灸学的内容进行了补充，增加了临床常用穴位和具有养生保健功效的经外奇穴，方便读者学习、查阅；对书中所引用的经典著作内容进行了进一步阐释或删减，以使本书更加通俗易懂。

　　在本书的修改过程中，中日友好医院主任医师曹启富倾注了大量心血，使本书得以顺利完成。在此表示感谢！

中央人民广播电台医学顾问
北 京 中 医 药 大 学 教 授　　张湖德

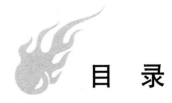

目 录

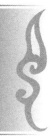

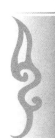

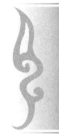

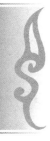

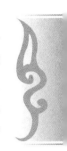

第一篇

中医基础理论入门

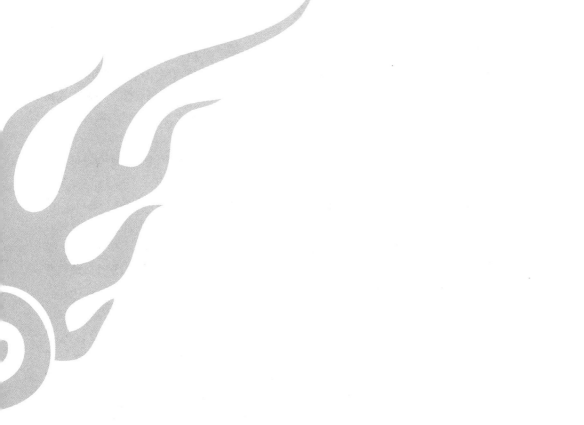

第 1 日

第1章　绪论

中医学是在中国产生，经过数千年发展而形成的一门具有独特理论体系和丰富的养生方法、诊疗手段的传统医学。中医基础理论即中医学的基础医学理论，是指导中医预防医学和临床医学的理论基础。

一、中国医药学是一个伟大的宝库

中医学是发祥于中国古代社会的一门学科。中医学是在中国产生，经过数千年发展而形成的一门具有独特理论体系和丰富的养生方法、诊疗手段的传统医学。它与我国的人文地理和传统的学术思想等有着密切的内在联系，属于东方的传统科学范畴。因此，它和肇源于西方的近代或现代医学相比，有其自身的特色和优势。中医学是自然科学和社会科学的交叉产物，具有基础理论和应用学科的双重特点。

中医学包括中医基础理论、中医预防医学和中医临床医学三部分。中医基础理论，是指导中医预防医学和临床医学的理论基础，是学习中医学的入门课程，其形成和发展有着深刻的科学和文化背景。它以临床实践为基础，融汇了自然、社会、生物、心理等多方面的知识和学说，以人体生命活动及其病理变化为其整体观察与调控对象，表现了整体层次上的机体反应状态及其运动变化的规律，以及从整体上动态、综合地研究疾病过程中的证候及证候的运动变化规律及原理，对人体生命活动、病理变化的调控原则和方法等。中医基础理论所体现的思维方式，具有不注重物质实质，而从整体、联系、运动的观念出发，认识问题、解决问题的特征。这与西方现代医学及其他国家和地区的传统医学有着根本区别。

中医基础理论，以其独特的原理和法则，客观地概括了人体生命活动、病理变化、诊断治疗、养生及预防疾病的基本规律，具有指导临床实践的作用。因此，中医基础理论是科学的知识体系。目前的中医基础理论，作为一种科学的知识体系，在系统性、全面性、规范性方面，尚有待完善和提高，以充实丰富其学术内涵，揭示其内在科学规律，提高其科学价值和应用价值。

中医学理论体系初步形成的标志，是先秦秦汉时期所出现的《黄帝内经》《难经》《伤寒杂病论》和《神农本草经》医学经典著作，这些著作通常称作"四部经典"。

《黄帝内经》（简称《内经》）成书的年代，一般认为从春秋战国开始，可能至汉代才完成。所以，此书非出自一时一人之手，是众多医学家的论著几经修纂而成。《黄帝内经》总结了春秋战国时期的医学成就和临床经验，并吸收了秦汉以前有关天文学、历算学、生物学、地理学、人类学、心理学、逻辑学及古代哲学等多种学科的重要成就，确立了中医学的理论原则，创立了独特的理论体系，从而成为中医学发展的理论基础和源泉。而且，这一理论体系至今仍卓有成效地指导着中医的临床实践。

《黄帝内经》以当时先进的哲学思想为指导，阐发医学基本理论，它论述的阴阳五行学说是与医学内容相结合的，所以《黄帝内经》中的阴阳五行学说实际上已成为医学理论的一个组成部分。另一方面，《黄帝内经》又借助医学知识，对阴阳、五行、气、天人关系和形神关系等进行了探索，丰富和发展了哲学理论。

《黄帝内经》由《素问》和《灵枢》两部分所组成，各九卷，八十一篇，内容十分丰富，是系统反映这一时期医学理论的巨著。书中论述了人的生理、病理，以及疾病的诊断、治疗和预防等问题，其内容包括：习医、行医和医德的要求，人体解剖、生理学知识、体质学说、医学心理学、阴阳五行学说、脏象经络学说、运气学说、诊法学说、防治学说、疾病病因证候学、时间医学、地理医学、气象医学、针灸学、养生学等。

《难经》是东汉时期的医著，托名秦越人（扁鹊）所撰。它以问难答疑方式讨论了八十一个医学理论难题，故又称八十一难。全书涉及生理、病理、诊断和治疗等多方面，对后世医界也有较大影响。因此认为：《黄帝内经》《难经》已为中医学的独特理论体系奠定了基础。

秦汉以前，临床医学基本处于探索阶段，治病主要凭借经验。随着经验的积累和医学理论的形成，临床医学迅速发展。两汉时期，中医学已有显著的进步和发展。东汉末年著名医学家张仲景（公元 150－219 年）在《黄帝内经》《难经》的基础上，进一步总结前人的医学成就，并结合自己的临证经验，写成了我国第一部临床医学专著《伤寒杂病论》，以六经辨证和脏腑辨证等方法，对外感疾病和内伤杂病进行辨证论治，从而确立了中医临床治疗的辨证论治体系和理、法、方、药等运用原则，为后世临床医学的进一步丰富和发展打下了良好的基础。《伤寒杂病论》后经晋代医学家王叔和编纂整理成《伤寒论》和《金匮要略》两书。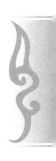

《伤寒论》着重探讨外感疾病的诊治问题，它归纳了外感疾病发生、发展的大致规律，分析了疾病不同阶段的变化特点及诊断要点，提出了外感疾病的六经辨证纲领，并记载了 113 首方剂。《伤寒杂病论》的方剂由于来源于临床实践，配方严谨科学，疗效确凿，故至今仍为国内外临床医师所广泛应用。《伤寒杂病论》的成就，使中医临床学科有了根本的改观，它奠定了中医理论体系中临床医学部分的基石，并使中医理论和临床融贯成一体。

先秦秦汉时期，药物学知识也日渐丰富。马王堆出土书籍中，记载药物已达 243 种。这一时期出现了一本重要的药物学专著《神农本草经》。书中共收载药物 365 种，其中，植物药 252 种，动物药 67 种，矿物药 46 种，并对药物做了分类，概括出一些药物学理论。此书是药物学的奠基性著作，对后世影响很大。临床实践和现代研究都表明，书中的记载大多是确凿可靠的，如麻黄治喘，常山截疟，黄连止痢，海藻疗瘿等，都经得起验证。此书的问世，为中医学术体系提供了较系统的药物学知识。

总之，秦汉时期出现的这些医著，分别从医学基础理论、临床医学和药物知识诸方面总结了以往的成就，使之上升到一个新的高度。中医在人体结构、生理、病因、病机、诊法、辨证、治疗、方剂和中药等各方面，都形成了相对完整的理论体系，为后世中医发展奠定了基础。

前述四部经典医学著作的出现，使中医学术界有了统一的学术范式，从而促使医学呈现出较快的发展趋势。继《伤寒论》和《金匮要略》之后，历代医学家大多结合临床医疗实践，从不同角度发展了中医学的理论。

二、中医学的基本特点

中医理论体系的主要特点是整体观念和辨证论治。中医学中的整体观念主要体现在两方面：一是认为人体是一个有机的整体；二是认为人与环境之间有密切的联系。辨证论治是中医诊断和治疗疾病的主要手段之一。要明白辨证论治的概念，首先必须搞清病、证和症这三者的概念和区别。所谓"病"，是指有特定病因、发病形式、病机、发展规律和转归的一种完整的过程。所谓"证"，是指在疾病的发展过程中某一阶段的病理概括。它包括疾病的原因、部位、性质和邪正关系。所谓"症"，是指疾病的具体临床表现。辨证论治分为辨证和论治两个阶段：辨证，就是将四诊（望、闻、问、切）所收集的资料、症状和体征，通过分析、综合，辨清疾病的原因、性质、部位及邪正之间的关系，概括、判断为某种证。论治，则是根据辨证结果，确定相应的治疗方法。

（一）整体观念

"整体"指的是统一性、完整性和联系性。"整体观念"就是强调观察分析和研究处理时，须注重事物本身所存在的统一性、完整性和联系性。

中医学非常重视人本身的统一性、完整性，包括内在脏腑器官之间，心理与生理功能活动之间，以及人与自然界的相互联系。中医学认为，人是一个有机整体，构成人体的各个组织器官，在结构上是相互沟通的，在功能上是相互协调、相互为用的，在病理上是相互影响的；人与外界环境也有着密切的联系，在能动地适应自然的过程中，维持着自身稳定的功能活动。这种内外环境的统一性、联系性，机体自身的整体性、稳定性的思想，就是中医学的整体观念。这一观念贯穿在中医学对生理、病理、诊法、辨证、治疗等各个方面的理性认识中。

1. 人是一个有机整体　中医学强调人是一个有机整体。就形体结构而言，人体是由若干脏腑器官等组织组成的，这些脏腑器官是相互沟通的，任何局部都是整体的一个组成部分，与整体在形态结构上有着密切的关联。就基本物质而言，组成各脏腑器官，并维持其功能活动的物质基础是同一的（即精、气、血、津液）。这些物质，分布和运行于全身，以完成统一的功能活动。就功能活动而言，组织结构上的整体性和基本物质的同一性，决定了各种不同功能活动之间的密切联系性，它们互根互用，协调制约，相互影响。如心理和生理是人的两大基本功能活动，心身之间就存在着相互依赖、相互促进、相互制约的协同关系。所以，古人强调："形与神俱""形神合一"，认为人的正常生命活动是心理和生理功能的有机融合。就病理变化而言，各脏腑组织之间，各局部与整体之间，在病理上相互影响、相互传变而产生复杂的病理变化。

人在组织形态结构上，是相互沟通，有着层次结构的；在物质组成上，是同一的，气、血、津液等时刻灌注全身，并循行不休；在功能活动上，是相互协调、相互制约、互根互用的；在病理变化上，又是相互影响、互为因果的。因此，在认识和阐述人的生理功能、病理变化，以及进行疾病的诊断和治疗时，都贯穿着"人是一个有机整体"这一基本观点。

2. 人与外界环境的统一性　人体不仅本身是一个有机整体，而且人体与自然界也存在着对立统一的关系。人是自然界进化的产物。从中医学认识来看，人与外界环境有着物质同一性，人又生活在环境里，自然环境和社会环境中存在着人类赖以生存的必要条件。正因为这些原因，外界环境的变化可以直接或间接地、显著或不太显著地影响到人，影响到人的功能活动，迫使机体做出相应的反应。如果这类反应处于生理阈值之内，则表现为生理性的适应；如果这类反应超过一定范围，或者虽做出了反应，但仍使机体无法适应外界的变化，就有可能出现病理性情况，甚或发展为疾病。这就是中医学强调的人与环境的统一性。《黄帝内经》以"人与天地相参也，与日月相应也"等来表述这一认识。它具体体现在两大方面，一是自然环境对人体功能活动的影响；二是社会环境对人体功能活动的影响。

（1）人和自然界的统一性：中医历来十分重视人和自然界环境的联系，季节、昼夜、地理等对人体的生理、病理，疾病的诊断、治疗等许多方面均有影响。

（2）人和社会关系密切：人生活在社会之中，社会环境的不同，也造成了人身心功能上的某些差异。

（二）辨证论治

"证"者证据，如司法凭证据判案，中医凭证而论治。《黄帝内经》虽无"证"的名称，但在论述某些疾病时往往已涉及脉象、症状、病因、病机、病位、病性等内容，并且《黄帝内经》中的阴阳五行学说是中医辨证的纲领，贯穿于各种辨证方法之中。张仲景在《黄帝内经》基础上发展了辨证论治原则，并且升华出了"证"这样一个重要的概念，在其著作中首先以"脉证"分篇立目，进行疾病分类，重视"观其脉证，知犯何逆，随证治之"。汉代以后，《伤寒论》"证"的概念普遍用于临床，而且辨证手段不断发展和深化，形成了八纲辨证、气血津液辨证、脏腑辨证。清代温病学说形成后，创立了卫气营血辨证和三焦辨证等。"证"于是就成为医者对病人的症状、舌脉、病情变化、治疗经过、个体情况、地土方宜等状况，经过四诊八纲的分析，采用某种辨证方法得出的一个总的概括性的结论。

关于"证"与"症"字的使用，宋朝以前的医籍中未见到"症"字，到明、清医籍中才广泛使用"症"字，而且有的医籍中"证""症"并用，看不出含义的差别。究其原因，可能因为"症"是由"证"衍化而来的一个俗字（见《辞源》《中华大字典》）。

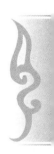

"证"、"症"和"病"有着质的区别。在张仲景的《伤寒论》中，既言病又言证，有时病与证互称，但病与证是有区别的。病是全程的，证是阶段的。所谓"病"，是指有特定病因、发病形式、病机、发展规律和转归的一种完整的过程，如感冒、痢疾、哮喘、中风、疟疾等。所谓"证"，是指在疾病的发展过程中某一阶段的病理概括，它包括病的原因（如风寒、风热、瘀血、痰饮等）、病的部位（如表、里、某脏、某腑、某经络等）、病的性质（如寒、热等）和邪正关系（如虚、实等）。此外，证还能反映疾病可能发展变化的趋势，并且涉及影响疾病性质的患者年龄、体质等自身因素和自然、社会环境等外界因素。证的这些特性反映着疾病发展过程中某一阶段的病理变化之本质和全貌。总之，证会随着疾病的进退而变化，是一个相对稳定的具有时间性、阶段性、变化特点的概念。"症"即"症状"和"体征"，是疾病的临床表现，如病人诉说的不适，如头痛、腹痛等，或者是医生检查患者所获得的结果。同一症状可以出现在不同疾病之中，可以由多种不同病因引起，病理机制可大相径庭，但基本性质也可以完全不同。中医学中的病名是个专业术语，本身内涵不够确切，有些病是根据疾病部位命名的，如肺痈、肠痈等；有些是根据病因命名的，如伤食、中暑等；有些是根据临床表现命名的，如黄疸、消渴等。同一种病可以有不同的本质特点，更可以有不同的发展阶段。因此，证比单纯的症状或病名更能全面、深刻、确切地揭示疾病变化的本质。

辨证论治分为辨证和论治两个阶段。所谓"辨证"，就是将四诊（望、闻、问、切）所收集的资料、症状和体征，在中医理论指导下，通过分析、综合，去粗取精，去伪存真，辨清疾病的原因、性质、部位及邪正之间的关系等，最后概括、判断为某种性质的证。因此，辨证的过程就是对病人做出正确、全面判断的过程，或者说分析并找出主要矛盾的过程。事实上，所谓证是指在疾病的发展过程中某一阶段的病理概括，可以认为"证"是人体在疾病的发展过程中某一阶段的反应状态。致病因子（包括外源性和内源性致病因子）作用于机体，引起机体不同的反应。不仅不同致病因子可以引起机体不同的反应，而且，同一致病因子，由于各人的体质不同，也可以引起机体反应的差异。致病因素不管多么复杂，总会作用于特定的人体，并通过人体的反应性而表现出来，但是，人体的结构和功能是有限的，故典型的反应状态也是有限的。临床上，中医就是依靠自己的感官直接从这些反应状态中获得病理信息，并通过医生的分析、综合，最后辨别和判断患者当时的功能状态，这就是辨证的实质。所以，中医学的"辨证"，是从机体反应性的角度来认识疾病，是从分析疾病当时所表现的症状和体征来认识这些临床表现的内在联系，并且以此来反映疾病本质的临床思维过程。

"论治"，则是根据辨证结果，确定相应的治疗方法。辨证是确定治疗方法的前提和依据，论治是辨证的目的，通过辨证论治的效果，可以检验辨证论治是否正确。所以，辨证论治的过程，就是认识疾病和治疗疾病的过程。辨证和论治，是诊治疾病过程中前后衔接、相互联系、不可分割的两个方面，是理论和实践的有机结合，是理（中医理论）、法（治疗原则、大法）、方（方剂）、药（中药）在临床上的具体运用，是指导中

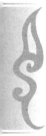

医临床工作的基本原则。

中医认识并治疗疾病，是既注重辨病又强调辨证的，且重点在于辨证。对于比较简单的疾病来说，辨病论治是比较容易做到的，如蛔虫病可以用驱虫药治疗等。但是，多数疾病都有比较长的过程，在这个过程中每个阶段的病理变化不尽相同，很难确定划一的治疗方法。因此，只能根据疾病发展过程中每一阶段的病理概括来确定治疗方针，也就是说，不是根据病，而是根据证来确定治疗方法，这就是为什么中医强调辨证论治，并且比辨病论治用得多的道理。

辨证论治作为指导临床诊治疾病的基本法则，要求人们辨证地看待病和证的关系。既应当看到一种病常可表现出多种不同的证，又须注意不同的病在其发展过程的某些阶段有时可以出现类似的证。因此，在临床治疗时还可以根据辨证结果，分别采取"同病异治"或"异病同治"等方法。

总之，中医治病主要的不是着眼于"病"的异同，而是取决于"证"的性质。相同的证，代表着类同的主要矛盾，可以用基本相同的治疗方法；不同的证，提示其本质特点不同，就必须用不同的治法。故有"证同治亦同，证异治亦异"的说法。由于"证"实质上代表着病机（疾病发生、发展与转化的机制）特点，故"同病异治""异病同治"的关键在于病机之异同。这种针对疾病发展过程中不同的机制和本质矛盾，用不同的方法加以治疗的法则，就是辨证论治的精神实质和精髓所在。

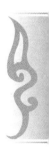

目前中医治病比较重视中医辨证与西医辨病的结合。应该说明，中医辨证和西医辨病，从认识论的角度来说，都是从疾病的现象去认识疾病的本质，在这点上道理都是相同的。所不同的在于：中医是根据中医学的理论，指导其临床辨证思维，因而主要得出"证"的概念（当然，中医也还有"病"的概念）。西医则是根据西医的理论，指导其辨病的思维，因而主要得出"病"的概念。疾病是同一的客观事物，由于所采用的指导认识的方法不同，由不同的理论体系指导而形成不同的概念"证"或"病"，因而也形成两种不同的治疗方法，乃有中医辨证论治和西医的辨病论治的差异。目前，中西医结合的实践中，创造了辨证与辨病相结合的办法。这种办法，能够采中医和西医之所长，并尽可能避两者之所短。因而，采用辨证与辨病相结合治病，疗效多有所提高，疗程多有所缩短，这正反映出中西医结合的优越性。但是还必须明确指出，中医辨证与西医辨病，还是建立在两个不同理论体系之上，所以，目前辨证与辨病相结合的办法，只能说是中西医结合前进道路上的桥梁，它还远不是目的地，我们还必须给自己提出更高的目标：在目前中西医结合实践中，积累大量的经验材料，在此基础上进行更艰巨的理论工作，逐步搞清各种疾病发生发展过程中辨证与辨病的内在联系，逐步建立统一的理论体系，这样我们才能真正完成创建统一的新医药学的伟大任务。

中医的辨证论治学说对于病因与机体反应互相作用而致病的认识，主要着眼于机体反应性（内因）这个方面的。

中医学治疗法则的精髓，在于"谨察阴阳所在而调之，以平为期"（《素问·至真要大论》）。病理上的阴阳失调，不外太过或不及两方面，故治疗的目的就在于调整阴阳，使之重新建立起正常的动态平衡。因此，中医治病处处注意正反两个方面，祛邪而不伤正，补阳而不伤阴，其他诸如扶正祛邪、补虚泻实、寒者热之、热者寒之、壮水之主、益火之源等治疗大法，无不包含着辩证法的思想观点，这就是中医学调节控制人体的论治特点。所以，辩证论治研究的是特定的证候与特定的方药之间的对应关系及其变化规律，而这种对应关系及其变化规律，是经过千百年的临床实践检验，被反复证实了的客观规律。辩证论治的思想，既符合内因是根据，外因是条件，外因通过内因而起作用的辩证法观点，同时，也逐步为现代医学（如免疫学等方面）的发展所论证，具有丰富的科学内容和良好的治疗效果。

中医学是从人体与外界环境密切联系的观点出发，从人体本身是对立统一的有机整体出发，来观察人体对周围环境的反应状态，并透过临床表现的征象来认识疾病的本质，从而抓住人体反应状态的主要矛盾，运用动态平衡的理论，通过各种具体治疗手段，使病者重新建立起新的平衡，从而达到使疾病痊愈的目的。这就是中医学理论体系中的两个最突出的特点，即整体观念和辩证论治的精神实质。

第2章　阴阳五行学说

阴阳五行学说，是我国古代一种朴素的唯物论和自发的辩证法思想。我国古代劳动人民，通过对各种事物和现象的观察，认为木、火、土、金、水五者是构成世界最基本的物质，也是人们日常中不可缺少的五种物质。物质世界由于阴阳二气的对抗而不断地资生、发展。这种在长期实践中产生的认识事物和分析事物的观念，成为我国古代自然科学的唯物主义世界观的基础。

阴阳和五行学说运用于医学领域，是用于说明人体的生理功能、病理变化，指导诊断和治疗的。它不仅对中医学理论的形成和发展起了促进作用，而且至今在医疗实践中还有一定的指导意义。但由于历史条件的限制，阴阳和五行学说还不可能有完备的理论，所以不能完全解释医药中的问题，因此，我们要用一分为二的观点予以批判地继承，吸取其精华，抛弃其糟粕，使它更好地为医疗实践服务。

第一节　阴阳学说

阴阳学说，是研究阴阳的内涵及其运动变化规律，并用以阐释宇宙万物和现象的发生、发展和变化的一种古代哲学理论。它是中国古代朴素的对立统一理论，是古人探求宇宙本原和解释宇宙变化的一种世界观和方法论。

阴阳，是对宇宙中相互关联的事物或现象对立双方的属性概括，既可以标示一对相互对立的事物或现象，又可以标示一事物内部相互对立的两个方面。

阴阳的运动变化规律可概括为：交感互藏、对立制约、互根互用、消长平衡和相互转化等。

一、阴阳的基本概念

阴阳，是中国古代哲学的一对范畴，是对宇宙中相互关联的某些事物或现象对立双方的属性概括，既可以表示相互关联又相互对立的两种事物或现象，又可以表示同一事物内部相互对立的两个方面。如《类经·阴阳类》说："阴阳者，一分为二也。"

二、阴阳学说的基本内容

阴阳学说的基本内容是介绍阴阳之间的运动规律、形式及其对宇宙万物（包括人体）的发生发展变化的作用和意义。阴阳之间的运动是复杂的，概括起来主要有交感互藏、对立制约、互根互用、消长转化等几个方面。

1. 阴阳的交感互藏　是指阴阳之间相互感应而交合，亦即相互发生作用。这是宇宙万物赖以产生和变化的根源。

阴阳互藏，是指相互对立的阴阳双方中的任何一方都含有另一方，即阴中含阳，阳中寓阴，也称"阴阳互寓""阴阳互含"。宇宙中的任何事物都含有阴与阳两种属性不同的成分，属阳的事物含有阴性成分，属阴的事物也寓有属阳的成分。

阴阳互藏是阴阳双方相互依存、相互为用关系的构筑基础和维系纽带。阳中含阴，因而阳依阴而存在，阳以阴为源而生；阴中寓阳，因而阴依阳而存在，阴以阳为根而化。若阳中无阴，阴中无阳，就变成"孤阴""独阳"，其相互依存关系也就被破坏，而"孤阴不生""独阳不长"，阴与阳之间也就失去了相互资生与相互促进的关系。

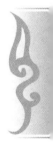

阴阳互藏是阴阳双方交感合和的动力根源。阴阳二气的升降运动而引起的交感相错、相互作用，是宇宙万物发生发展变化的根源。

阴阳互藏以致阴升阳降的理论用于中医学中，可对"心肾相交"的机理做出诠释。心在上，为火脏，属阳而内含真阴；肾居下，为水脏，属阴而内寓真阳。肾阴在其内含真阳的鼓动下上济心阴，以制心火，使其不亢；心火在其内含真阴的作用下下助肾阳，以暖肾水，使其不寒。如此则心肾相交，水火既济，维持了心肾水火之间的协调平衡。阴阳互藏之道还为我们调整心肾水火之间的关系失常提供了新的思路和方法。肾阴亏虚不能上济者，当补肾阴，而肾阳虚衰不能鼓动肾阴上济者，当温肾阳；心火不足不能下温者，当温通心阳，而心阴亏虚不能牵掣心火下行者，当滋心阴。

2. 阴阳的对立制约　是指属性相反的阴阳双方在一个统一体中的相互斗争、相互制约和相互排斥。

（1）阴阳对立是宇宙中普遍存在的规律。阴与阳代表了属性相反的两种事物和现象，或一事物内部的两个方面。如天与地、寒与热、动与静、上与下、水与火等，都是属性相反的矛盾双方，因而它们并不是互不相干地共处于一个统一体中，而是相互作用、相互排斥的。

（2）相互对立的阴阳双方，大多存在着相互制约的特性。此处所说的"制约"，是指阴阳双方的相互抑制、相互压制。阴阳的相互制约，使事物取得了统一，阴阳双方维持协调平衡状态，即所谓"阴平阳秘"。

相互对立的阴阳双方中，若一方过于强盛，则对另一方过度抑制，可致其不足；若一方过于虚弱，则对另一方的抑制不足，可致其偏亢。如此，则阴阳双方失去了相对平衡协调。如《素问·阴阳应象大论》说："阴胜则阳病，阳胜则阴病"；《类经·阴阳类》说："阴阳不和，则有盛有亏"。

（3）相互对立的阴阳双方是相互排斥的。这种相互排斥往往在阴阳双方中有一方偏盛至极时明显地表现出来。如热极似水，寒极似火，都是因一方偏盛至极而将另一方排斥于外而产生的现象与本质不一致的状态，中医学称之为"阴阳格拒"。

3. 阴阳的互根互用　是指相互对立的阴阳双方又相互依存、相互为用地共处于一个统一体中。

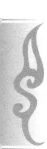

（1）阴阳相互依存，是指阴和阳任何一方都不能脱离另一方而单独存在，每一方都以其对立面的存在为自身存在的前提条件。如上为阳，下为阴；没有上就无所谓下，没有下也就无所谓上。热为阳，寒为阴；没有热就无所谓寒，没有寒也就无所谓热。诸如此类，都说明阳依阴而存，阴依阳而在。阴阳相互依存的构筑基础和维系纽带是阴阳互藏及相互吸引。阳中有阴，阳依阴而存在；阴中有阳，阴依阳而存在。如此则阴阳双方共处于一个统一体中而相互作用。阴阳双方的相互吸引是与阴阳相互排斥相对而言的，皆为古人在对自然界及人体自身的观察和体悟过程中获得的认识。阴阳双方既相互排斥，又相互吸引。排斥在于阴阳的对立，而吸引维系阴阳的统一。因此，阴阳双方的相互吸引是维系阴阳同处一个统一体中的纽带。

（2）在阴阳相互依存的基础上，某些阴阳范畴还有相互资生、相互促进的关系，即所谓"阴阳互用""阴阳互源"。这种关系在人体的生命过程中体现得十分普遍。如维持人体生命活动的精与气之间、气与血之间，人体的基本功能兴奋与抑制之间、推动与宁静之间，都存在着相互资生、相互促进的关系。故《素问·阴阳应象大论》说："阴在内，阳之守也；阳在外，阴之使也。"相互资生、相互促进的阴阳双方，若有一方虚弱，久之必致另一方亦不足，从而出现"阴阳互损"的变化。

4. 阴阳的消长平衡　是指对立互根的阴阳双方的量和比例不是一成不变的，而是处于不断的增长与减少的变化之中。

（1）阴阳的此消彼长，此长彼消。这类消长变化主要出现在阴阳的对立制约过程中。如四时寒暑的正常更替，其机理就在于由阴阳双方的对立制约所产生的消长变化：从冬至经春至夏，阳生而旺，阳制阴而阳长阴消；从夏至经秋至冬，阴生而盛，阴制阳而阴长阳消。在人体的生命过程中，亦存在着阴阳消长的变化。

（2）阴阳的皆消与皆长。这类消长形式主要存在于阴阳的互根互用过程中。如在自然界中，随着气温的逐渐升高而降雨增多，随着气候的转凉而雨水亦少，即为阴阳皆长与阴阳皆消的变化。

阴阳消长只是阴阳运动变化的一种形式，而导致消长变化的根本原理是阴阳的对立制约和互根互用。阴阳的此消彼长与此长彼消，是建立在对立制约基础上的盛衰变化，而阴阳的皆消与皆长，是建立在互根互用基础上的消长过程。

阴阳消长与平衡的关系：阴阳之间的消长变化是不断的、无休止的。如果这一消长变化是在一定范围、一定限度内进行的，那么事物在总体上仍然呈现出相对稳定状态，即阴阳平衡协调状态。因此，所谓阴阳平衡，实际上是由建立在阴阳对立制约与互根互用基础上的阴阳双方稳定在一定限度内的消长变化所维持着的动态常阈平衡。若阴阳消长变化超过了正常限度，阴阳平衡就会遭到破坏而出现偏盛、偏衰，或皆盛（阳生阴长太过）、皆衰（阴阳互损），在自然界标志着气候的异常变化，在人体标志着生命活动的失常而进入疾病状态。

5. 阴阳的相互转化　一般是指事物的总体阴阳属性的改变，即属阳者在一定条件下可变为属阴，属阴者在一定条件下也可变为属阳。如《素问·阴阳应象大论》说："重阴必阳，重阳必阴"；"寒极生热，热极生寒"。阴阳转化是阴阳运动的又一基本形式，一般在阴阳消长变化发展到一定程度时发生。阴阳的互藏互寓是事物阴阳属性相互转化的内在根据，而阴阳的消长运动及与此相伴的相互转化是促使事物总体阴阳属性转化的必要条件。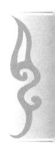

总之，阴阳的交感互藏、对立制约、互根互用、消长转化，是从不同角度阐述阴阳的运动规律和变化形式，表达了阴阳之间的对立统一关系。阴阳的交感泛指阴阳的相互联系和相互作用，是事物发生、发展和变化的前提；阴阳的互藏是阴阳交感的动力根源，是消长转化的内在根据；阴阳的对立、互根是阴阳之间相互关系和相互作用的最基本的原理；阴阳的消长与转化是事物的运动形式。阴阳的交感是在阴阳的不断消长与转化过程中实现的，而阴阳消长是在对立制约、互根互用基础上表现出的量变过程，阴阳转化则是量变基础上的质变，并以阴阳互藏为其内在根据，以阴阳消长为其必要条件。由于阴阳的对立制约、互根互用，阴阳的消长维持在一定的限度内，阴阳双方是平衡协调的，自然界表现为生机勃勃的有序变化，人体的生命活动也是相对稳定的。《素问·调经论》说："阴阳匀平……命曰平人。"

三、阴阳学说在中医学中的应用

阴阳学说帮助中医学构筑了理论体系，并贯穿于中医学理论体系的各个方面，指导着历代医家的理论思维和诊疗实践。

1. 说明人体的组织结构　《素问·宝命全形论》曰："人生有形，不离阴阳"。人体的一切组织结构，运用阴阳的相对性与可分性，可划分为阴阳两个部分。由于划分的层次不同，人体脏腑经络形体组织的阴阳所指也不同。就大体部位而言，上部为阳，下部为阴；体表属阳，体内属阴。根据阴阳之中复有阴阳的道理，体表的组织皆属阳：皮肤为阴中之阳，筋骨为阳中之阴；体内的脏器皆属阴：五脏"藏精气"而为阴中之阴，六腑"传化物"而为阴中之阳。五脏之中，按其所居的位置高下及其生理特点，又可再分阴阳：心肺居上属阳，其中心属火主温通而为阳中之阳，肺属金主收下而为阳中之阴；肝脾肾位下属阴，其中肝属木主升发而为阴中之阳，肾属水主闭藏而为阴中之阴；脾属土居中焦，称为阴中之至阴。

2. 概括人体的生理功能　对于人体的生理功能，中医学也是用阴阳学说加以概括的。人体的生、长、壮、老、已的全过程，是由精所化之气来推动和调控的。气分为阴阳二气，阴阳二气的交感相错、相互作用，推动着物质之间、物质与能量之间的相互转化，推动和调节着人体的生命进程。体内阴阳，如精与气、精中的阴精与阳精、气中的阴气与阳气，它们的对立制约与互根互用，使阴阳双方保持相对协调平衡，从而维持着生命活动的有序进行，即所谓"神转不回""阴平阳秘，精神乃治"。

3. 阐释疾病的病理变化　疾病是由病邪作用于人体而引起邪正相争，导致阴阳平衡失调、脏腑组织损伤及生理功能失常的过程。中医学常用阴阳失调来概括疾病的病理变化，把阴阳失调作为疾病的基本病机。

（1）阴阳偏胜：是指阴或阳中的某一方过于亢盛的病理变化。阴阳中某一方偏胜，必然过度制约另一方而使之偏衰。

（2）阴阳偏衰：是指阴或阳中的某一方低于正常水平的病变。阴或阳的某一方不足，不能制约另一方，必然导致另一方的相对偏亢。

总之，阴阳偏胜与偏衰是临床上常见的寒热病证的病理变化，也是阴阳失调病机中的重要组成部分，故中医学把"阳胜则热，阴胜则寒，阳虚则寒，阴虚则热"，称为寒热性疾病的病理总纲。这类病机变化可用阴阳的对立制约及其伴随的互为消长来阐释：阴阳偏胜属阴阳制约太过，出现超过正常限度的阳长阴消或阴长阳消；阴阳偏衰属阴阳制约不及，出现低于正常限度的阴消阳长或阳消阴长，但此"长"是相对而言，并非绝对增长。

（3）阴阳互损：是指阴阳双方中任何一方虚损到一定程度而致另一方也不足的病理变化。

阴阳是互根互用的，若其中一方虚损，因不能资助另一方或促进另一方的化生，必然导致另一方也不足。阳虚至一定程度时，因"无阳则阴无以生"，故致阴精化生不足而同时出现阴虚的现象，称为"阳损及阴"；阴虚至一定程度时，因"无阴则阳无以化"，故致阳气化生不足而同时出现阳虚的现象，称为"阴损及阳"。阳损及阴和阴损及阳，最终皆可导致阴阳两虚。但此阴阳两虚并不是阴阳双方处于低水平的平衡状态，而是有偏于阳虚或偏于阴虚的不同。一般说来，阳损及阴导致以阳虚为主的阴阳两虚证，阴损及阳引起以阴虚为主的阴阳两虚证。

（4）阴阳转化与阴阳格拒：人体阴阳失调所表现出的寒热病证，可以在一定条件下相互转化。不论是阳热证还是阴寒证，疾病发展到一定程度，都可向其相反方面转化而产生质的改变。阳热至极，可转化为阴寒证；阴寒至极，亦可转化为阳热证。

阴阳格拒，是指阴阳双方的盛衰悬殊过大，偏盛一方盘踞于内，而将偏衰一方排斥于外，致使阴阳双方不能平秘协调的病理变化。阳气极衰，阴寒相对偏盛，壅聚于内，而将虚阳排斥于外，致使阴阳不能相互维系，浮阳外越，形成"真寒假热"证，称为"阴盛格阳"。阳热盛极，郁闭于内，而将阴气排斥于外，致使阴阳二气不能内外平秘透达，形成"真热假寒"证，称为"阳盛格阴"，《伤寒论》称此为"热深厥亦深"。

（5）阴阳脱失：是指阴阳双方不能相吸相抱而出现一方脱夺引起另一方也大量丢失的病理变化。阴阳脱失，是属阴阳互根互用关系失常，阴阳不得相吸相抱而致；阴阳格拒，是属阴阳对立排斥关系失常，盛极的一方过度排斥另一方而致。

4．用于疾病的诊断　由于疾病的基本病机是阴阳失调，所以各种疾病的临床表现尽管错综复杂，但大都可以用阴阳来加以说明。诊察疾病时，如善于运用阴阳两分法，就能抓住疾病的关键。故《素问·阴阳应象大论》说："善诊者，察色按脉，先别阴阳。"

在诊察疾病时，审辨阴阳大则可用以概括整个病证的基本属性是阳证还是阴证，小则可用以分析四诊中的某个具体症状和体征是属阴还是属阳。

在辨证方面，虽有阴、阳、表、里、寒、热、虚、实八纲，但八纲中又以阴、阳作为总纲：表、实、热属阳，里、虚、寒属阴。在分析具体症状或体征时，可用阴阳来概括色泽、脉象、声音、呼吸等变化。

色泽辨阴阳：色泽鲜明为病在阳分；色泽晦暗为病在阴分。

声息辨阴阳：语声高亢洪亮，多言而躁动者，大多属实、热而为阳；语声低微无力，少言而沉静者，大多属于虚、寒而为阴。呼吸微弱，动辄气喘，多属阴；呼吸有力，声高气粗，多属阳。

脉象分阴阳：以部位分，则寸为阳，尺为阴；以脉动过程分，则至者为阳，去者为阴；以至数分，则数者为阳，迟者为阴；以形态分，则浮、大、洪、滑为阳，沉、小、细、涩为阴。故《素问·脉要精微论》曰："微妙在脉，不可不察，察之有纪，从阴阳始。"

5．用于疾病的防治　阴阳学说用于指导疾病的防治，主要体现于以下几个方面。

（1）指导养生防病：养生，古称"道生"，又称"摄生"，即保养生命之意。养生的目的，一是延年，二是防病。要保持人体健康无病，必须"法于阴阳"，遵循自然界阴阳变化的规律生活，与自然界的阴阳变化协调统一，使精神内守，形体强壮。根据"春夏养阳，秋冬养阴"的原则，对"能夏不能冬"的阳虚阴盛患者，夏用温热之药培其阳，则冬不发病；对"能冬不能夏"的阴亏阳盛患者，冬用凉润之品养其阴，则夏日病减。遵四时之变而预培阴阳，可收事半功倍之效。此即所谓"冬病夏治""夏病冬治"。

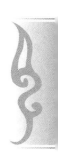

（2）确定治疗原则：由于阴阳失调是疾病的基本病机，因而调整阴阳，补其不足，泻其有余，恢复阴阳的平衡协调，就是治疗疾病的基本原则。

阴阳偏胜的治疗原则：阴阳偏胜，即阴或阳的亢盛有余，故治用"损其有余"的原则。阳偏胜引起的实热证，宜用寒凉药以清热，即所谓"热者寒之"；阴偏胜所致的实寒证，宜用温热药以祛寒，即所谓"寒者热之"。阳盛伤阴引起的实热兼阴虚证，宜用清热兼滋阴之法治之；阴盛伤阳所致的实寒兼阳虚证，宜用祛寒兼温阳之法治之。

阴阳偏衰的治疗原则：阴阳偏衰，即阴或阳的虚损不足，故治用"补其不足"的治疗原则。阴虚不能制阳引起的虚热证，一般不能用寒凉药物直折其热，而宜用滋阴以制阳之法，即王冰所说的"壮水之主，以制阳光"。不能制阴而致的虚寒证，一般不能用辛温发散药以祛阴寒，而宜用补阳以消阴之法，即王冰所说的"益火之源，以消阴翳"。

阴阳互损的治疗原则：阴阳互损，导致阴阳两虚，故治宜阴阳双补，但应分清先后主次。阳损及阴导致以阳虚为主的阴阳两虚证，治宜"阴中求阳"，即在补阳的基础上兼以补阴；阴损及阳导致以阴虚为主的阴阳两虚证，治宜"阳中求阴"，即在补阴的基础上兼以补阳。如此则阴阳双方相互资生、相互促进。

阴阳格拒的治疗原则：阴盛格阳出现真寒假热证，治当"热因热用"；阳盛格阴出现真热假寒证，治当"寒因寒用"。两者皆属"反治"的范畴。

阴阳脱失的治疗原则：阳随阴脱者，本应补阴为主，固阳为次，但因有形之精血津液难以速生，故无形之气所当急固。阴因阳脱者，亦当补阳为主，养阴为次，阳气得固则阴不再脱。

（3）归纳药物的性能：治疗疾病，不但要有正确的诊断和治疗，而且还须掌握药物的性能。中医学对药物的性能，主要是从气、味和升降浮沉等方面加以分辨的，而气、味和升降浮沉都借用了阴阳学说加以归纳说明。

药性：主要有寒、热、温、凉四种，又称为"四气"。其中寒、凉属阴（凉略次于寒），温、热属阳（温略次于热）。能减轻或消除热证的药物，一般属于凉性或寒性；能减轻或消除寒证的药物，一般属于温性或热性。故临床上治疗热证，一般用寒凉性质的药物；治疗寒证，一般用温热性质的药物。

五味：即辛、甘、酸、苦、咸五种滋味。此外，有些药物属于淡味或涩味，所以实际不止以上五种，但习惯上人们通常仍称之为"五味"。

升降浮沉：是指中药进入人体后的走向特点。升即药性上升，降即药性下降，浮即药性发散，沉即药性镇敛。凡具有升散发表、祛风散寒、涌吐、开窍等功效的药物，大多药性上行向外，或升或浮，或兼见两者，故属阳；凡具有泻下、清热、利尿、重镇安神、潜阳息风、消积导滞、降逆止呕和收敛等功效的药物，大多药性下行向内，或沉或降，或兼见两者，故属阴。

总之，养生防病，须"法于阴阳"；治疗疾病，须根据辨证的阴阳失调情况确立治疗原则，再结合药物性能的阴阳属性选择适当的药物，以纠正疾病过程中的阴阳失调，从而达到治疗疾病的目的。

第二节　五行学说

五行学说，是研究木、火、土、金、水五行的内涵、特性、归类及生克规律，用以阐释宇宙万物的发生、发展、变化及其相互联系的一种古代哲学，既是中国古代朴素的唯物辩证的宇宙观与方法论，又是一种原始而质朴的系统论。它不仅认为宇宙万物万象由木、火、土、金、水五种基本物质之间的运动变化所生成，而且以朴素的系统观点，把天地万物看作是有统一结构的整体。宇宙间的万事万物可以在不同层次上分为木、火、土、金、水五类，从而构成不同级别的系统结构。五行之间的相生相克联系，维持着系统内部和系统之间的相对稳定。因此，五行是宇宙万事万物具有的共同功能结构，五行学说也就是研究事物内部和事物之间最一般的功能结构关系的理论。

五行学说渗透到中医学中，与医学的理论和实践相结合，则形成中医的五行学说。中医学的五行学说是以五行生克乘侮规律来阐释人体生理、病理及其与外在环境的相互联系，指导临床诊断和防治疾病的一种中医学的独特的思维方法。

一、五行属性归类

五行学说是怎样概括和说明宇宙间万事万物的呢？它的思想方法是，按照五行的特性，将事物或现象分为五大类，采用取象比类的方法，分别归属之，并根据五行之间相互联系的规律，说明各类事物或现象的联系和变化。

（一）五行的特性及其归类方法

五行特性，是对木、火、土、金、水五种自然物质的表象及性质的直观抽象而形成的理性概念，是分析、归纳各种事物和现象的属性，研究各类事物内部相互联系的依据。《尚书·洪范》的"水曰润下，火曰炎上，木曰曲直，金曰从革，土爱稼穑"是对五行特性的经典性概括。

"木曰曲直"，是指木有生长、升发、条达、舒畅的特性。其实木有屈与伸两个方面的特性：伸则舒其条达之性，屈则还其柔和之质。

"火曰炎上"，是说火有温暖、发热、光明、向上的特性。

"土爱稼穑"，是指土有种植庄稼、收获五谷的作用，进而引申为土有生长、承载、化生的特性。故曰"土为万物之母"。

"金曰从革"，是指金有肃杀、潜降、收敛、清洁的特性。其实金有顺从与变革，即刚与柔两个方面的特性，与木有屈与伸两个方面特性相一致。

"水曰润下"，是指水有滋润、下流、闭藏、寒凉的特性。

以五行特性为依据，将自然界万物万象分归于五行之中，从而构建了五行系统。

事物的五行属性的推演与归类，首见于《尚书·洪范》的"润下作咸，炎上作苦，曲直作酸，从革作辛，稼穑作甘"。此将五味分归于五行之中。

事物的五行归类，是以取象比类与推演络绎为基本方法的。所谓取象比类，即从事物的形象中找出能反映本质的特征，直接与五行各自的特性相比较，以确定其五行属性。方位、五时、五脏的五行属性即是用此思维方法确定的。所谓推演络绎，即根据已知事物的五行属性，推演与此事物相关的其他事物的五行属性（如逻辑推理的"三段论"）。

（二）五行归类的意义及其在医药学中的运用

通过五行归属，将自然界的各种事物和现象以及人体的脏腑组织器官和生理病理征象作了广泛的联系，并分归于五行之中，如此则构建了人体内外环境相联系的五行系统，确立了人体自身整体性及人与自然环境相统一的整体观念。另一方面，也是更有意义的，就是此种归类将五行的内涵作了扩充，发展了五行的方法论方面的意义，使五行变成联结宇宙万物（包括人类），表述它们之间相互联系、相互作用的一个世界万物共有的功能性结构模型。

二、五行的生克规律及其在医药学中的运用

（一）五行生克规律

五行的生克，是指五行之间存在着动态有序的相生、相克变化；五行的制化和胜复，是指五行系统中的自我调节机制，从而维持五行系统的平衡与稳定，促进事物的生化不息。一般用于阐释自然界的正常变化和人体的生理活动。

1. 五行相生　是指木、火、土、金、水五行之间存在着有序的依次递相资生、助长和促进的关系，相生的次序是：木生火，火生土，土生金，金生水，水生木。

五行之间的递相资生，犹如母子之间的代代相继，故《难经》喻为母子关系，生我者为母，我生者为子。因此，五行相生实为五行中的任何一行对其子行的资生与促进。

2. 五行相克　是指木、土、水、火、金五行之间存在着有序的递相克制及制约关系。相克的次序是：木克土，土克水，水克火，火克金，金克木。

五行相克关系《内经》称为"所不胜"与"所胜"之间的关系。克我者为所不胜，我克者为所胜。因此，五行相克实际上是指五行中的任何一行对其所胜行的制约与克制。

（二）生克规律在医学中的运用

1. 说明五脏之间的某些联系　五行学说以五行相生阐释五脏之间的相互资生关系，以五行相克说明五脏之间的相互制约关系。

五脏之间的相互资生以五行相生来阐释，首见于《黄帝内经》。如《素问·阴阳应象大论》说的"肝生筋，筋生心"，即木生火，如肝藏血以济心；"心生血，血生脾"，即火生土，如心之阳气可以温脾；"脾生肉，肉生肺"，即土生金，如脾运化水谷之气以充肺；"肺生皮毛，皮毛生肾"，即金生水，如肺气清肃下行有助于肾的纳气；"肾生骨

髓，髓生肝"，即水生木，肾所藏之精滋养肝血。

　　以五行相克说明五脏之间相互制约关系，也首见于《黄帝内经》。《素问·五脏生成》曰："心之合，脉也；其荣，色也；其主，肾也。肺之合，皮也；其荣，毛也；其主，心也。肝之合，筋也；其荣，爪也；其主，肺也。脾之合，肉也；其荣，唇也；其主，肝也。肾之合，骨也；其荣，发也；其主，脾也。"其中"主"，即制约之意。五脏的功能，皆受到其所不胜的制约而防其太过。肾制约心，即水克火，如肾水上济于心以防心火过亢；心制约肺，即火克金，如心火之热可防肺气清肃太过；肺制约肝，即金克木，如肺之肃降制约着肝的升发；肝制约脾，即木克土，如肝气条达能疏脾，可防脾气壅塞；脾制约肾，即土克水，如脾之健运可控制肾水泛滥。

　　五脏之间既相互资生，又相互制约，维持着机体的生理平衡与稳定，即所谓"制则生化"。

　　阐释五脏与自然环境的联系：五行学说既将人体的脏腑形体官窍情志等分归于五行，构成以五脏为中心的五个生理病理系统，又将自然环境的五方、五时、五气、五化、五味、五色等亦分归于五行，认为同一行中的事物之间有着相互感应现象，即所谓"同气相求"。

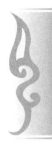

　　如以心为例，"南方生热，热生火，火生苦，苦生心，心生血，血生脾，心主舌。其在天为热，在地为火，在体为脉，在脏为心，在色为赤，在音为徵，在声为笑，在变动为忧，在窍为舌，在味为苦，在志为喜"。如此把属于五行中同一行的自然现象与人体的脏腑组织器官联系起来，体现了人与自然环境的统一性，表达了人与天地相应的整体观念。

　　2. 概括五脏病变传变的某些规律　五脏的生理功能因五行的生克关系而形成一个有机整体，五脏中某一脏功能失常，必然影响其他四脏。依五行的生克规律，五脏中一脏有病，可以母子相及和乘侮的方式影响到其他四脏。以肝为例，肝病影响及心，为母病及子；影响到肾，为子病及母；影响到脾，为乘；影响到肺，为侮。其余四脏以此类推。

　　(1) 相生关系传变："虚则补其母，实则泻其子"。补母，用于治疗母子两脏皆虚或单纯子脏虚弱之证。如脾气虚弱，土不生金，引起脾肺两虚，或肺虚日久，影响脾之健运（即子盗母气），导致肺脾气虚，皆可用补脾（即补母）之法治之。泻子，用于治疗母子两脏皆实或单纯母脏实证。如心火亢盛，子病犯母而致的心肝火旺证，当采用泻心火为主的治法；即便肝火独盛，亦可以采用泻心火的方法抑制肝的功能偏亢。

　　根据五脏相生规律确定的具体治疗方法，主要有以下五种。

　　滋水涵木法：是滋肾阴以养肝阴，以制约肝阳偏亢的方法，适用于肾阴不足，水不涵木所致的肝阳上亢证。

　　滋木生火法：是滋养肝血以生心血的方法，适用于肝血不足不能濡养心血，或心血不足不能充养肝血，以致心肝两虚之证。

益火补土法：是指温心阳以助脾阳健运的一种治法。

培土生金法：是补脾气以益肺气的治法，适用于脾气虚衰，不能益肺气，或肺气虚衰日久累及脾气的肺脾两虚证。

金水相生法：是滋养肺肾阴虚的一种治法，适用于肺阴亏虚不能滋肾，或肾阴不足累及到肺而致的肺肾阴虚证。

（2）相克关系传变：根据五行相克规律确立的治则是抑强扶弱。或侧重于制其强盛，使弱者易于恢复，主要适用于因一行（脏）过亢引起的相克异常；或侧重于扶其不足，避免弱者被乘被侮，阻止病情进一步发展，主要适用于因一行（脏）虚弱引起的相克异常。

根据五行相克规律确定的具体治法，主要有以下五种。每一种治法在应用时都应谨遵抑强扶弱的原则。

抑木扶土法：是以疏肝、平肝佐以健脾治疗肝盛脾虚的一种方法，适用于木旺乘土之证。若属土虚木乘，则应重在健脾，兼以抑肝，可改称为"扶土抑木"法。

培土制水法：是以温运脾阳治疗水湿停聚为病的一种方法，适用于脾虚不运，水湿泛滥而致的水肿胀满之证。此处的"水"，现指水湿邪气，因其产生与肾有关，故古人称"肾水泛滥"。若属水湿困脾，则当除湿为主，健脾为次，改称为"祛湿健脾"或"利水健脾"法。

佐金平木法：是滋肺阴、肃肺气以抑制肝火刑肺的一种治疗方法，有时又指通过清泻肝火以助肺气清肃，适用于"左升太过，右降不及"的肝火犯肺证。肝火偏亢为主者，重在"平木"；肺阴不足为主者，重在"佐金"。

泻南补北法：即泻心火、补肾水之法，适用于肾阴不足，心火偏亢的心肾不交证。心火偏亢为主者，重在"泻南"；肾水不足为主者，重在"补北"。

补火暖金法：是温补心阳以暖肺寒的一种治法，适用于心肺阳虚，寒痰水饮内蕴于肺的病证。若病属寒痰水饮内盛损伤心阳者，治当温化寒痰、蠲饮利水为主。

关于控制疾病的传变：根据五行学说的生克理论，五脏中某一脏有病，可影响到其他脏。要控制疾病的传变与发展，重要的是先处理好发病之脏，此乃治本之图，然后根据五行的母子相及和乘侮传变规律，预测其可能累及的脏，并同时给予或补或泻的处理，以阻断疾病的传变。

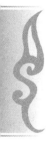

（三）指导诊断和确定治疗用药

人体是一个有机整体，内脏有病，必然反映到体表，即所谓"有诸内者，必形诸外"。而观察分析外在的病理征象，又可推知内脏的病变，即所谓"视其外应，以知其内脏，则知所病矣"（《灵枢·本藏》）。五行学说用于诊断，主要是以五行的归类分析四诊资料，以五行的生克乘侮理论推断病情、判断预后。

五行学说用于指导疾病的治疗，主要表现在两个方面：一是根据药物的性味，按五行归属确定其作用于何脏，从而指导脏腑用药；二是按五行的生克规律，推断疾病的传变，确定治疗原则和方法。

　　阴阳五行学说，作为古代的朴素辩证法思想，它的产生不仅在当时与巫神作斗争中起了巨大的历史作用，促进了中医药学的发展，而且指导着中医药学的临床实践。在继承发扬中医药学，促进中西药结合的今天，学习阴阳五行学说，不仅对掌握中医药学理论、进行中医药学实践仍有一定指导意义，也是阅读古典与运行书籍，继承老中医中药工作人员经验时必须具备的知识。但是，我们学习阴阳五行时，也必须明确，阴阳五行学说毕竟限于历史条件，它不可能是建立在高度发展的科学基础上的理论，由于五行学说采用"取象比类"的方法，把宇宙间万物机械地分成五大类，不可能充分反映客观事物本质的多样性和它们之间的复杂联系，因此，我们必须用一分为二的观点，正确对待。

第3章　藏象学说

　　中医学中关于脏腑的理论，称为脏象学说。它的内容相当广泛，包括人体各内脏的解剖、生理、病理和辨证施治原则等许多方面，是中医基本理论的重要组成部分，在临床实践中具有较普遍的指导意义。脏腑，是人体内脏的总称，中医学将人体内脏分为脏、腑和奇恒之腑三类。本章主要介绍各脏腑的生理功能和病理表现，为了便于学习，在分述各脏腑的内容之前，先将脏象学说的主要特点介绍如下。

一、整体观念

　　脏象学说在阐释内脏的生理功能和病理现象时，不仅着重说明各个脏腑本身的特点，而且十分重视各个脏腑之间的相互关系。如以脾和胃为例，除分述脾主运化、胃主受纳；脾气主升、胃气主降等脾胃各自的功能外，还强调"运化"和"纳谷"是相互依存的消化过程，相辅相成；而"脾升"和"胃降"则又是相互制约，起着相反相成的作用。脏象学说还认为人体的毛发、皮肤、肌肉、血脉、筋骨等组织和眼、耳、鼻、口、舌、前阴、后阴等器官与内脏之间也有相互联系，如肺开窍于鼻，输精于皮毛；心开窍于舌，其充在血脉；肾开窍于耳及二阴，其充在骨等。此外，脏象学说还注意到精神情志活动与内脏的生理病理现象之间存在着相互影响的关系，精神情志活动失常，可影响某些内脏的生理功能，甚至引起疾病；而在某些内脏有病变时，也可影响正常的精神情志活动。总之，整体观念是脏象学说的一个主要的特点。

二、脏腑有别，以脏为主

　　脏象学说将人体内脏分成"脏"与"腑"两大类：心、肺、脾、肝、肾，称作五脏；胆、胃、大肠、小肠、膀胱、三焦，称作六腑。化生和贮藏精气，是五脏的功能；腐熟水谷，传化糟粕，是六腑的功能。如《素问·五脏别论》曰："所谓五脏者，藏精气而不泻也，故满而不能实。六腑者，传化物而不藏，故实而不能满也。"这就是五脏与六腑在生理功能上的区别。此外，将胆、脑、髓、骨、脉、女子胞（即子宫）称为"奇恒之腑"，表明它们在生理功能上既不同于五脏，也不同于六腑，有其特殊性。如胆"泻而不藏"同于腑的作用，故为六腑之一；但它所排泄的胆汁，并不是"糟粕"，而是"清净之液"，与一般的腑有所不同，故又属奇恒之腑。

脏象学说的内容，详于脏而略于腑，主要是阐释五脏的功能。根据五脏与六腑的经脉相互"络""属"，组成一脏与一腑的表里关系。如心与小肠、肺与大肠、脾与胃、肝与胆、肾与膀胱，分别互为表里。由于五脏有五，六腑有六，所以在经络学说中，还以心包络为脏，与六腑中的三焦相配为表里。但是，在针灸以外的各科中，常把心包作为心的外围，而与心的功能一起阐释。

中医学中把以研究脏腑生理功能和病理变化为中心，结合研究脏腑与形体、诸窍、情志之间以及脏腑与自然界脏腑之间关系的学说，称为藏象学说。藏象学说，是中医基础理论的重要组成部分，对研究人体的生理和病理，指导临床实践具有普遍的指导意义。

最后需要指出的是，中医学脏象学说中的心、肺、脾、肝、肾、胃、小肠、大肠、胆、膀胱等脏腑，在形态学上与现代的人体解剖学基本一致，是指同名的实质性内脏；但对其生理功能与病理现象等方面的阐释，则与现代的生理学、病理学有很大的不同。

第一节 五 脏

五脏，即心、肝、脾、肺、肾的合称。心、肝、脾、肺、肾的主要生理功能和病理变化，与表现于外的形体、官窍及情志等的关系各具特色。

一、心

心为五脏之一，位于胸腔，膈膜之上，两肺之间，外有心包护卫。古人通过大致的解剖，形容心脏形态像下垂的莲花，古人观察描绘心的形态与现代医学心脏是同一器官。

心的主要生理功能是主血脉和主藏神。在体合脉，其华在面，开窍于舌，在志为喜，在液为汗。心的经脉下络小肠、与小肠相为表里。心在五行中属火，位于胸中，为阳中之阳，通于夏气。

在中医学中，认为心的主要生理功能是推动血液的循环和进行精神思维活动，起着主宰人体生命活动的作用。它在脏腑中是一个重要的内脏，故古人用社会现象解释医学时，用君、臣、将、相来模拟其功能，称心为"君主之官"；《灵枢·邪客》曰："心者，五脏六腑之大主也，精神之所舍也。"临床上对于心血管疾病、某些神经精神疾患以及舌尖碎痛糜烂等症，大多从心论治。

（一）心的主要生理功能与特性

1. 心主血脉　心具有使血液化生、推动全身血液在脉中运行并调节控制的作用。如《素问·痿论》所说"心主身之血脉"之意，即是指全身的血脉统属于心。

关于心主血脉理论的形成，得之于古人对人类内脏的观察解剖学知识。如《汉书·王莽传》记载：杀戮被俘的奴隶时，让太医尚方与巧屠共"度量五脏，以竹莛导其脉，知所终始，云可治病。"通过这种直观的观察，发现人的心脏中充满了红色的血液，并且顺着与心相连的脉管流向全身，发挥着营养和滋润作用。之后再通过不断的医疗实践积累，总结出"心主血脉"这一理论。

心主血脉有两层含义，包括主血和主脉两个方面。

心主血是指全身血液的化生运行要由心来主持调控，即指"心主一身之血"。血液的生成，虽然来源于脾胃运化的水谷精微，但水谷精微要在心气、心阳的作用之下变化成为赤色的血液，并依靠心脏的推动运行于全身。正如《素问·五脏生成》所说："诸血者，皆属于心。"

心主血脉另一层含义指"心主一身之脉"。脉，即血脉，是气血流行的通道，在《黄帝内经》中称为"血之府"。脉与心脏相互连接，像网络似的布散于周身，血液依靠脉道作为运行的通路，故心脏、脉和血液在体内构成一个相对独立的密闭的血液循环系统。而血液要正常运行，必须以脉道通利，脉壁完整为基本条件。

心脏是血液循环的动力器官，它推动血液在脉管内按一定方向流动，从而运行周身，维持各脏腑组织器官的正常生理活动。中医学把心脏的正常搏动、推动血液循环的这一动力和物质，称之为心气。另外，心与血脉相连，心脏所主之血，称之为心血，心血除参与血液循环、营养各脏腑组织器官之外，又为神志活动提供物质能量，同时贯注到心脏本身的脉管，维持心脏的功能活动。因此，心气旺盛、心血充盈、脉道通利，心主血脉的功能才能正常，血液才能在脉管内正常运行。若心的气血不足，推动血液循环的力量减弱，则产生种种病变。例如，心血瘀阻、血脉阻滞，则出现心悸、胸闷，甚至心前区剧烈疼痛等心功能失调的症状。

2. 心藏神　又称心主神志，或心主神明，是指心有统帅全身脏腑、经络、形体、官窍的生理活动和主司精神、意识、思维、情志等心理活动的功能。

神有广义和狭义之分。广义的神是指人体生命活动的外在表现，是对生命活动的高度概括，如整个人体的形象以及面色、眼神、言语、反应等，无不包含在神的范围。而心主神志之神，多是指狭义之神，包括人的精神、意识、思维活动等。

人们常说某人长有"七窍玲珑心"，反映其心思灵动，对事物反应快。而某人经常"心事重重"，说明其心里思虑的事情特别多；"心不在焉"说明精神不集中，不专注于眼前的事情等，都说明精神、意识、思维活动与心密切相关，人体脏腑组织器官的生理活动由心主宰。

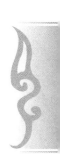

现代医学认为，人的精神、意识、思维活动属于大脑的生理功能，是大脑对外界客观事物的反映。但是，中医学从整体观念出发，认为人体的精神、意识、思维活动是各脏腑生理活动的反映，因此把神分为五个方面，分别与五脏相应。故《素问·宣明五气》曰："心藏神，肺藏魄，肝藏魂，脾藏意，肾藏志。"人体的精神、意识、思维活动，虽然与五脏都有关系，但主要还是归属于心的生理功能。

心是藏神之所，是神志活动的发源地。心的功能正常，主宰脏腑形体官窍等的生理活动，使全身各方面生理活动保持协调平衡，则人的精神思维活动正常，表现为精神振奋，神志清晰，思维敏捷，反应灵敏，生命活动健康。正如《素问·灵兰秘典论》曰："心者，君主之官，神明出焉。"

人们会问，心为什么是藏神之所，是神志活动的发源地？因为心主血脉和心藏神两者之间的生理功能有着密切联系，因为血液是神志活动的物质基础，所以，心的气血充盛，心神得养，神志活动才能正常，则精神振奋，神志清晰，思维敏捷，反应迅速，能与外界环境协调统一。若心有病变，主神志的功能失常，即可出现精神、意识、思维活动的异常。例如，心的气血不足，则必然影响到心神，表现为失眠、多梦、健忘、神志不宁；如血中有热，扰动心神，则表现为烦躁、谵语，甚至昏迷，不省人事；若痰火扰动心神，神志昏乱，则表现为狂躁不安、哭笑无常、打人毁物、弃衣而走。以上这些论述，都表明心有病变则会出现神志活动的异常表现。

3. 心在体合脉，其华在面　脉是指血脉。心合脉，即是指全身的血脉都归属于心，由心所支配调控。而心气的强弱，心血的盛衰，也可从脉象上反映出来。心合脉，是中医脉诊的理论根据之一。

华，指华彩、华光。中医学认为，内在脏腑的精气盛衰、功能强弱，可以在体表组织器官上显露出来，称为荣华外露。五脏各有其华。心其华在面，是说面部血脉特别丰富，心的生理功能是否正常，气血是否盛衰，可以显露于面部色泽的变化上。人的面部皮肤薄嫩，又易于观察，所以望面色可反映脉中气血运行的有关情况，常作为推论心脏气血盛衰的指标。若心的气血旺盛，心主血脉生理功能正常，则面色红润有光泽；若心脏发生病变，气血受损，则常在面部有所表现。例如，心的气血不足，可见面色白、晦滞或萎黄无华；心血瘀阻，则面部青紫、面色晦暗；血分有热，则面色红赤；心血暴脱，则面色苍白或枯槁无华。如《素问·五脏生成》曰："心之合脉也，其荣色也。"

4. 心开窍于舌　"窍"原意为孔洞，即孔窍。窍主要指头面部五个器官，即鼻、目、口、舌、耳，包括七个孔窍。人们习惯上称为五官七窍。另外，前阴和后阴亦称为窍，故又有九窍的说法。

在中医学理论中，五脏六腑居于体内，官窍居于外（头面、体表），但根据中医学整体观念，内在脏腑与外在官窍之间存在着密切联系。脏腑与体表官窍之间的内在联系不仅表现在生理方面，而且在病理方面，也相互影响。

"心开窍于舌"，与"舌为心之苗"的意义相同，又称舌为心之外候。舌主司味觉、表达语言。心的功能正常，则舌质柔软，语言清晰，味觉灵敏。若心有病变，可以从舌上反映出来。故临床上常通过观察舌的形态、色泽的变化，来推论心的病理变化。例如，心血不足，则舌质淡白而不荣；心火上炎，则舌尖红赤，甚至舌红糜烂生疮；心血瘀阻，则舌质紫黯、或有瘀斑；热入心包或痰迷心窍，则可见舌强语謇或失语等现象。

另外，舌不仅是心之苗窍，而且也是脾胃之外候，脾胃的病变，多数也能在舌质和舌苔上反映出来。所以，望舌诊病成了中医舌诊的理论根据之一。

5. 心在志为喜　中医学说认为，外界信息可引起人的情志变化，而情志变化又是由五脏的生理功能所化生，故把喜、怒、思、忧、恐称作五志，分属于五脏。

心在志为喜，是指心的生理功能与精神情志的"喜"有关。喜，一般说来，是对外界信息的反应，属于良性的刺激，如"心花怒放"反映人们高兴极了、喜悦的神态；"心宽体胖"说明心情舒畅，身体健壮。"喜"志有益于心主血脉等生理功能的正常。但是，喜乐过度，则又可使心神受伤。例如，大家熟知的"范进中举"的故事，中医称之为"喜伤心"。

所以，中医学认为，适度的喜悦情志，有益于健康，说明心藏神及心主血脉等生理功能正常。突然暴喜或喜乐过度，可使心气涣散，耗伤心神，《灵枢·本神》曰："喜乐者，神惮散而不藏。"

从心主神志的生理功能状况来分析，又有太过与不及的变化，一般说来，心主神志的功能过亢，则使人喜笑不止，轻者则精神分散，思想不易集中，重者则精神崩溃，甚则错乱，也可见心气突然暴脱而死亡者；心主神志的功能不及，则使人易悲。

由于心为神明之主，不仅喜能伤心，情志中的"惊"，也与心有关。"惊"则气乱，易扰乱心神，《素问·举痛论》曰："惊则心无所倚，神无所归，虑无所定，故气乱矣。"故突然受惊，往往易表现为神不守舍，惊慌失措。心的气血虚衰之人易患惊悸胆怯之病。所以，五志过极，均能损伤心神。

6. 心在液为汗　中医在日常生活中观察到，人在精神紧张或受惊时易出汗，而精神紧张或受惊等属于精神情志方面的变化，心为五脏六腑之大主，主宰人的精神情志活动，故因精神情志因素而引起的出汗与心有关，故称"汗为心之液"，如《素问·经脉别论》曰："惊而夺精，汗出于心。"另外由于汗为津液所化生，血与津液又同出一源，因此有"汗血同源"之说。而血又为心所主，故有"汗为心之液"之称。汗出太多则心慌的现象，也表明了汗多可以使心气耗散、心阳损伤这一点。临床上亦见由于感受暑热之邪或用药不当，致使大汗淋漓，严重时可出现气脱或亡阳的危险证候，是由于大汗可使心之阳气暴脱不复。

7. 心为阳脏，主阳气　心居上焦胸中，属阳脏而主阳气。当心的阳气旺盛时，既能温煦人体，又能推动血液运行，营养全身，维持生命，凡脾胃之腐熟运化，肾阳之温煦蒸腾，以及全身水液代谢等，均依赖于心阳的温化作用。故古人把心脏比喻为天体的太阳。唐容川《血证论》亦说："心为火脏，烛照万物。"

8. **心与夏气相互通应** 人与自然界是一个紧密联系着的统一整体，五脏分别与自然界的四时阴阳相通应。按照中医五行学说，心在五行属火，火为夏季之主气，故心与夏气相互通应，这也是与心为阳脏而主阳气的特性相一致的。心的阳气在夏季最为旺盛，反应最强。如果心脏有病，适逢夏季自然界阳热之气滋助，则病情能缓解，特别是心阳虚衰患者，在夏季自觉症状多有减轻。

附：心包络

心外面有一层包膜，称心包络，简称心包，亦称"膻中"，为心脏的外围组织，有保护心脏的作用，其经络与手少阳三焦经相连而成为表里关系，故心包络属于脏。古代医家认为，心为君主之官，不得受邪，所以若外邪侵心，则心包络当先受病，故心包有"代心受邪"之功用。心包因能代心行令，故又称为"心主"。

由于心包裹护心脏，为心之屏障，能通行气血，保护心脏免受伤害。古人认为，病邪侵犯心脏，心包首先受到影响，故把高热引起的神昏、谵语等症称作"热入心包"；把痰浊引起的精神错乱等症称作"痰浊蒙蔽心包"。实际上，心包受邪所出现的症状，实际上是心脏的疾病。因此，一般认为心包不是一个独立的器官，它是附属于心脏的。心和其他脏器一样，皆可受邪气之侵。

（二）心与其他脏腑的关系

1. **心与小肠相为表里** 心与小肠通过在经脉上互相络属构成表里关系。心属里，小肠属表。二者经脉相联，故气血相通，相互协调，心之气通于小肠，小肠之气亦通于心。在病理情况下则相互影响，如心火过旺而移热于小肠时，可见口舌生疮、糜腐碎痛，以及小便短赤、灼热疼痛等小肠热的证候。若小肠实热火盛，亦可顺经上于心，则可出现心烦、舌尖糜烂等症状，故治疗宜清泻心火及小肠之热，相互兼顾，能取得良好的疗效，故称"心与小肠相表里"。

2. **心主血，脾统血** 心与脾的关系主要反映在血液的生成和运行两个方面。"心主血"，而脾胃为气血生化之源，脾气旺盛，水谷精微健运，则气血生化有源，心主之血充盈，才能运行全身以营养各脏腑器官。"脾统血"，心气推动血液运行于经脉之中，亦必须有脾之统摄作用，使血液在脉中运行而不致溢出于脉外，以维持其正常的运行。

所以在病理情况下，心脾两脏亦常互相影响，如脾气虚弱，运化失职，血的来源不足，致心血亏虚。若思虑过度，耗伤心血，也可影响脾之健运。以上两种情况最终均可导致心脾两虚之证候，如出现心悸、失眠以及食少、腹胀、便溏等症，或慢性出血、面色无华、心悸失眠、多梦等症。

3. **心肾相交** 心属阳脏，位居于上焦，其性属火。肾属阴脏，位居于下焦，其性属水。在生理情况下，心气、心阳须下通于肾，以资肾气、肾阳，共同温煦肾水、肾阴；肾水、肾阴须上承于心，以资心阴，共同滋养心气、心阳。心肾之间存在着互相制约、互相依存的关系，这种关系称作"水火相济""心肾相交"或"心肾相通"。如果这种正常关系受到破坏，就会出现心悸、失眠、健忘、多梦、遗精等"心肾不交"的证候。

二、肺

肺位于胸腔，左右各有一分叶，各叶又可分为若干肺段。肺上连咽喉，开窍为鼻。在诸脏腑中，肺的解剖位置最高，《素问·病能论》有"肺者，脏之盖也"之说，故称肺为"华盖"。华盖原指古代帝王所乘车子的伞形遮蔽物，在此引申为肺的位置最高，居于诸脏腑之首。

肺的主要生理功能是主气、司呼吸，主宣发肃降，通调水道，朝百脉，主治节，在志为忧（悲），在液为涕，输精于皮毛，主一身之卫表。肺的经脉下络大肠，与大肠相为表里。肺居胸中，在五行属金，为阳中之阴，通于秋气。

肺叶白莹娇嫩，不耐寒热。肺司呼吸而外合皮毛，与自然环境息息相通，易被邪侵，故又称"娇脏"。因肺能协助"君主之官"的心调节气血运行，故称"相傅之官"。

脏象学说所阐述的肺的功能，不仅指呼吸系统方面，而且与水液的代谢调节、气血的运行以及皮肤和腠理的防御功能等有关。因此，在临床上，呼吸系统的疾病大多从肺论治；一部分水液代谢、血液循环方面的疾病，外感表证和某些皮肤病，也可采用治肺的方法治疗。

（一）肺的主要生理功能与特性

1. 肺主气，司呼吸　主，即主持、管理之意。肺主气，即指全身的气均由肺来主持和管理。肺主气包括主持、管理呼吸之气与主持、管理一身之气两个方面。

肺主气，与呼吸功能有关，即肺主呼吸之气。肺的呼吸功能是人体重要的生理功能之一，得之于古人对肺的基本解剖知识。古人认为，肺"虚如蜂窠，下无透窍，吸之则满，呼之则虚，一呼一吸，消息自然，司清浊之运化，为人身之橐龠"（意为风箱）。即人的肺结构像蜂巢一样有许多空隙，在肺气的作用下，呼吸时就像拉动风箱一样，一呼一吸，吸入清气，呼出浊气，保证了体内外气体交换，并涉及人体之气生成、血液运行、津液输布代谢等。

人体一生中，每时每刻都在不断地进行着新陈代谢，在物质代谢过程中，一方面要消耗大量的清气，同时又不断地产生大量的浊气，清气需不断地进入体内，浊气需不断地排出体外，都要依靠肺的主气、司呼吸生理功能。肺既是主司呼吸运动的器官，又是气体交换的场所。通过肺的呼吸功能，从自然界吸入清气，又把体内的浊气排出体外，从而保证了新陈代谢的顺利进行。所以，为了保证肺主气司呼吸功能正常，要使肺本身的生理功能正常，还要保持气管、支气管、咽喉等气体进出体内外的气道通畅，这也是维持呼吸正常的重要条件。

肺主一身之气，是指肺有主持、调节全身各脏腑经络之气的作用。肺主一身之气这一功能又取决于肺司呼吸的功能及肺气宣发肃降运动。肺气宣降正常，则呼吸均匀协调；吸清呼浊，是人体之气生成和运动调畅的根本条件。

肺主一身之气，特别体现在宗气的生成方面。宗气是由脾胃化生的水谷精气与肺从自然界吸入的清气相结合，积于胸中而成，宗气能够贯通气血，完成气体与血液的交换。因此，肺的呼吸功能正常与否，直接影响到宗气的生成。而宗气通过心脉布散到全身也要靠肺气的协助。所以肺主持一身之气，是通过宗气的生成与布散来完成的。另外，肺主一身之气还体现在对全身的气机具有调节作用。实际上，肺的一呼一吸运动，就是全身之气的升降出入运动。

肺主气的功能正常，气道通畅，呼吸就会正常自如。若肺有了病变，不但影响到呼吸运动，而且也会影响到一身之气的生理功能。例如，肺气不足，则呼吸微弱，气短不能接续，语音低微。若肺气壅塞，则呼吸急促、胸闷、咳嗽、喘息。此外，如果影响到宗气的生成和布散，失去对其他脏腑器官的调节作用，则会出现全身性的气虚表现，如疲倦、乏力、气短、自汗等。若肺一旦丧失呼吸功能，则清气不能吸入，浊气不能排出，宗气不能生成，人的生命也随之告终。正如陈修园《医学实在易》所说："凡脏腑经络之气，皆肺气之所宣。"

2. 肺主行水，通调水道　肺主"通调水道"，出自《黄帝内经》对津液生成输布过程的论述。《素问·经脉别论》曰："饮入于胃，游溢精气，上输于脾，脾气散精，上归于肺，通调水道，下输膀胱，水精四布，五经并行。"通：疏通、通导之意；调：调节、调畅之意；肺主通调水道，即指疏通通畅机体水液运行的通道。

在人体的生理活动中，水液代谢具有十分重要的作用，它主要包括水分的摄入吸收、在体内的转输利用和水液代谢后的排泄输出等几个环节，需要人体多个脏腑共同参与协调而完成，肺是参与水液代谢的脏腑之一。

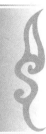

肺调节水液代谢的作用称为"肺主行水""通调水道"。而完成此功能主要依赖肺的宣发和肃降功能，对体内水液的输布、运行和排泄起疏通和调节的作用。

肺主宣发，指肺气可将水谷精微和津液宣散于周身，特别是使布散到体表的津液，通过汗孔，以汗的方式排泄于体外。排泄汗液，是人体水液代谢的一部分。每天每人通过汗液可排出 400ml 左右的水分。所以，在正常情况下，肺的宣发功能正常，则汗液的排泄适度，起到了调节水液代谢的作用。在病态情况下，肺的宣发功能失常，就会引起无汗、水肿、小便不利等病变。

肺"通调水道"，不仅是依靠肺气的宣发，将水谷精微宣布全身，调控腠理开合，调节汗液的排泄。还要使肺气肃降，使体内水液运行、排泄的水道维持通畅、流通无阻，是维持水液代谢平衡的重要条件。另外，肺气肃降，不但将吸入之清气下纳于肾，而且也将体内的水液不断地向下输送，经肾与膀胱的气化作用，生成尿液而排出体外。因肺气能促进和调节水液代谢，所以有"肺主行水"和"肺为水之上源"之说。如果肺病，通调水道功能减退，就可发生水液停聚而生痰、成饮，甚则水泛为肿。对此，临床上多采用宣降肺气，疏通水道以利水的方法治疗。

3. 肺朝百脉，主治节　肺朝百脉，见于《素问·经脉别论》："食气入胃，浊气归心，淫精于脉，脉气流经，经气归于肺，肺朝百脉，输精于皮毛。"朝：聚会、汇合的意思。百脉，在古代，称全身之脉为百脉。肺朝百脉，指全身血液均通过全身的血脉而聚会于肺，再经过肺的呼吸功能进行气体交换，然后再通过百脉输布到全身。肺与周身百脉和血液有密切关系。

肺朝百脉，即全身血液都通过肺脉聚会、汇合、流注于肺，通过肺的呼吸功能，进行气体交换，然后再将经过血气交换的血液输布全身，此作用后世称为"助心行血"。肺主一身之气，调节全身之气机，而血液的正常运行，亦赖于肺的敷布和调节，故有"血非气不运"之说。

"肺主治节"的由来见《素问》："肺者，相傅之官，治节出焉。"这是形象地将肺的生理功能比喻为辅助一国之君主的宰相，而总理内政外务一样，肺协助心君，治理、调节全身的生理功能。肺的治节作用，一是治理、调节肺的呼吸功能；二是治理、调节肺的节律性呼吸运动，使全身气机升降运动协调，使脏腑功能活动有节；三是辅佐心脏，推动和调节血液的运行，完成血与气的交换；四是通过肺的宣发与肃降，治理和调节津液的输布、运行与排泄。因此，肺的治节功能，实际上代表着肺的主要生理功能。若肺主治节的功能失常，则影响到宗气的生成与布散，又因肺气虚衰，影响到血液的正常运行；既可影响到津液的调节与排泄，又可影响到气机的升降运动。

4．肺主宣发与肃降　肺脏具有宣发与肃降两种相互协调的生理功能。由于肺居于诸脏腑的最高位置，为华盖，起到的作用，就像"花洒"一样，将卫气、气血、津液等从上到下、由表及里布散、宣发开来。

宣发即有宣通、发散之意。肺主宣发，即肺脏具有向上、向外升宣、布散的生理功能。

这种功能主要表现在以下三个方面：一是通过肺的气化，不断将体内的浊气排出体外；二是使气血、津液输布至全身，发挥气血、津液滋养、濡润所有脏腑器官的作用；三是宣发卫气，调节腠理的开合，将代谢后的津液化为汗液，通过汗孔排出体外。在病理的情况下，称为肺失宣散，可出现咳嗽、吐痰、喘促、胸闷、呼吸困难、呼气不利以及鼻塞、喷嚏和无汗等症状。

肃降即有清肃和下降之意。清肃又包含有肃清的意思，即具有使肺内的毒邪与异物肃清、排出的作用。肺叶白莹娇嫩，为娇脏，属清虚之器官，肺内不容异物，也不能容有任何水湿痰浊停留。通过肺的清肃功能，使肺脏具有机体自卫功能。而下降是指肺气有向下、通降的生理作用。

肺主肃降作用也表现在以下三个方面：一是通过肺主气、司呼吸的功能，吸入自然界清气；二是把肺吸入的自然界清气和脾转输来的水谷精微下行布散；三是将肺和呼吸道内的异物、水湿痰浊清肃，以保持呼吸道的洁净。若肺的肃降功能失职，称为"肺失肃降"。则可出现呼吸短促或表浅、胸闷、咳喘、咳痰、咯血等病变。

肺的生理功能正常，依靠肺气的宣发和肃降功能相辅相成。在生理情况下，宣降正常，两者相互依存、相互配合、相互制约，使呼吸保持平稳，肺气升降出入通畅，呼吸调匀。在病理情况下，宣降失常，相互影响，没有正常的宣发，就没有正常的肃降；没有正常的肃降，也就不可能有正常的宣发。如果出现"肺气失宣""肺失肃降"等病变，则见胸闷、咳嗽、喘息等症状。

5. **肺在体合皮，其华在毛**　所谓"合"，即配合之意。"皮毛"为一身之表，包括皮肤、汗腺、毫毛等组织，有分泌汗液、润泽皮肤的作用，是抵御外邪侵袭的屏障。皮毛的这些功能，是流布在皮毛的卫气的作用。而卫气之所以能发挥这些作用，主要依靠肺气宣发的力量，《灵枢·决气》所说的"上焦开发，宣五谷味，熏肤、充身、泽毛，若雾露之溉"，就是这个意思。肺与皮毛的相合关系主要表现在：一是肺主气属卫，具有宣发卫气，输津于皮毛等生理功能，从而滋润、温养皮毛；二是皮毛与肺相互配合，通过皮毛汗孔的开合，宣散肺气，协调肺的呼吸作用。

因为肺与皮毛具有相互配合的密切关系，在病理上常相互影响。外邪伤人，常先从皮毛而入，大多先出现肺的病症，如恶寒、发热、鼻塞、咳嗽等症状。若肺气失常，不能宣发卫气，不能输精于皮毛，不但可出现皮毛憔悴枯槁，多汗或无汗，而且外邪也容易侵入。因此，在治疗上，不因外感疾病的卫表证，可从肺治，而且一部分皮肤病也可以用治肺的方法治疗。

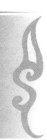

6. **肺开窍于鼻**　肺主呼吸，鼻是呼吸的通道，肺通过鼻与自然界相通，故称"肺开窍于鼻"。鼻的嗅觉作用，必须依赖于肺气和、呼吸利，嗅觉才能正常。所以《灵枢·脉度》曰："肺气通于鼻，肺和则鼻能知臭香矣。"在病理上，肺部的疾患，多由口鼻吸受外邪所引起；若风寒犯肺时，肺气不宣，可出现鼻塞流涕，嗅觉失灵等；而肺热引起肺气上逆时，除喘咳气逆外，又多见鼻翼煽动等。在治疗上，鼻塞流涕，嗅觉失常等疾病，又多用辛散宣肺之法。

7. **肺在志为悲**　志，是指人的情志精神活动。以五志分属五脏来说，肺之志表现为忧（悲）的情志。忧，愁苦忧虑；悲，伤感悲哀。忧愁和悲伤，均属不良性刺激的情绪反应，它可以不断地消耗人体之气，对人体产生不良的影响。

8. **肺在液为涕**　涕，指鼻涕，由鼻黏膜分泌，有润泽鼻窍的功能。鼻涕是肺津上注于鼻所化，与肺的功能密切相关。正常情况下，肺的功能正常，鼻为肺窍，则鼻涕润泽鼻窍而不外流。若肺被邪气所袭，鼻涕的分泌和质地就可发生异常。若肺寒，则鼻流清涕；肺热，则涕黄浊；肺燥，则鼻干、鼻衄。

9. **肺与秋气相互通应**　按照中医五行学说，肺在五行属金，金为秋季之主气，故肺与秋气相互通应。根据"天人相应"理论，肺气旺于秋，肺病在秋季，得到秋天凉润之气的滋助，可以好转，病人感到舒适。但如果秋季气候过于燥烈，又容易损伤肺气，耗伤肺之阴津，产生干咳少痰，皮肤干燥，鼻咽干燥等病证。所以，在秋季，人们应该多食一些滋润生津的食物，如梨、百合、山药等，以滋养肺津，润养肺气。

（二）肺与其他脏腑的关系

1. **肺与大肠相为表里**　肺与大肠的经络互相络属，构成表里关系。另外，肺气

"通调水道"与"大肠主津"，在水液代谢方面有一定的联系，在生理病理上互相影响。若肺气肃降正常，则大肠传导如常，大便通畅；若肺失肃降，津液不能下达，则大便秘结；反之，若大肠实热，腑气不通，也可影响肺气不利而咳喘。因此，肺部痰热壅盛，有时可用通肠泻下的方法，以达到泻肺热、下痰壅的目的；某些便秘，也可采用一些宣肺、肃肺的药物作为辅助治疗。

2. **肺主气，心主血**　肺与心的关系，主要表现在气与血之间相互依存、相互为用的关系上。全身经脉中的血液，必须朝会于肺，通过肺气的化合与宣发，才能滋润脏腑，输精于皮毛。而积于胸中的宗气，又贯心脉而行呼吸。肺主气，心主血，血的运行赖气之推动，而气之输布亦赖于血的运载，两者结合，才能敷布到全身，两者密不可分，故有"气为血帅，血为气母"；"气行则血行，气滞则血瘀"等说法。可见肺与心在生理上的联系是十分密切的。因此，如果肺气壅塞，可影响心主血脉的功能，而致血脉运行不利，甚至血脉瘀滞，出现心悸、胸闷、唇舌青紫等症；若心气不足，血脉运行不畅，也会影响肺气的宣降功能而出现胸闷、咳喘等症。

3. **脾为生痰之源，肺为贮痰之器**　肺与脾的关系，主要表现在气的生成与津液的输布方面。由于肺主气，脾主运化，为气血生化之源，肺气受水谷之气的资生，而水谷之气，也赖肺气为之输布，其水液的运化，亦需肺气的通调。脾主运化津液，肺主通调水道，人体的津液由脾上输于肺，再通过肺的宣散与肃降而布散至全身及下输膀胱。如果脾失健运，则水液凝聚，就会水湿停留，聚结成痰，甚至聚水而为肿，犯肺而为喘，所以有"脾为生痰之源，肺为贮痰之器"之说。临床上治疗痰饮咳嗽，常以健脾燥湿与肃肺化痰同用，就是根据这个理论。另外，若脾气虚弱，可致肺气亦虚而出现疲乏无力，少气懒言等证；影响肺气的宣降而见咳嗽、痰多；若肺失通调而致水湿困脾，则可见纳呆、腹胀、便溏等症。

4. **肺为气之主，肾为气之根**　肺司呼吸而主一身之气，但肺气必须与肾脏的精气相结合，才能化生人体的真气，故称"肺为气之主，肾为气之根"。因此，呼吸虽为肺的功能，但亦与肾气有关。只有肾气充足，才能收敛摄纳呼吸之气，而为一身之用。这种作用称为"肾主纳气"。如果肾的精气不足，就会产生吸气不足，而见气短、胸闷、咳嗽、动辄气急等症。这种现象，称为"肾不纳气"，气不归根。

三、脾

脾位于中焦，在膈下偏左，在古医籍中记载，脾的形态如镰刀一般。脾与胃同居中焦，是对饮食物进行消化、吸收并输布其精微的主要脏器。正如《素问·灵兰秘典论》所说："脾胃者，仓廪之官，五味出焉"，故被称为"仓廪之官"。脾主运化，人身气血津液的生化，都有赖于脾胃的运化水谷精微的功能，故称脾胃为"后天之本""气血生化之源"。

脾气主升，具有运化水谷、水湿之功，并能统摄血液，是消化系统的主要脏腑之

第6日

一。其在志为思，在液为涎，在体合肌肉，主四肢，在窍为口，其华在唇。脾与胃的经脉相互属络，形成表里关系。脾居腹中，为阴中之至阴，通于土气。

在临床上，消化系统的疾患，大多从脾胃论治；其他如水湿、痰饮、气不摄血等症，也因与脾的运化功能有关而多从脾论治。

（一）脾的主要生理功能与特性

1. **脾主运化** 运，《说文解字》解释为"移徙也"，即转运、输运之意，例如体内各种精微物质的运输布散等；化，即消化、变化、化生之意，主要指饮食物的消化和水谷精微的吸收等。脾主运化就是消化饮食水谷、变化成为精微物质并将其运输、布散到全身。运化水谷，输布精微，是脾的主要生理功能，它对于气血的生成起着主要的作用，故称脾是气血生化之源。

运化水谷和输布精微，是指脾具有将经过胃腐熟（即初步消化）的饮食物进一步消化和吸收，并将富有营养物质的水谷精微转输至肺及其他内脏和全身各处的功能。故《素问·太阴阳明论》中说脾"为胃行其津液"，又在《素问·经脉别论》中说："饮入于胃，游溢精气，上输于脾；脾气散精，上归于肺；通调水道，下输膀胱；水精四布，五经并行"。这就具体地说明了脾的运化水谷、输布精微功能，它实际上包括了消化、吸收和输送等方面的生理功能。故在某些原因影响了脾的消化、吸收水谷精微的功能时，即会引起腹胀、泄泻、营养障碍等病变。

脾主运化，还包括运化水湿，即是指脾对水液的吸收、转输、布散和排泄起着重要的作用，说明脾在调节水液代谢、维持水液代谢平衡方面，发挥着重要功能。脾的运化水湿功能，可以概括为两个方面，一是水液摄入到体内后，需经过脾的运化转输，气化成为津液，并且向上输布于肺，通过心肺而布达到周身的脏腑器官，发挥其濡养、滋润作用；二是将全身各组织器官利用后的多余水液，及时地输送到如肺、肾、膀胱、皮毛等相应的器官，变成汗和尿液被排出体外。因此，在水液代谢的全部过程中，脾都发挥着重要的枢纽作用，促进水液的环流和排泄。如各种原因影响了脾的输布水谷精微的功能时，即会因津液失运而酿湿、生痰，成饮，成肿，这也就是脾虚生湿、脾虚生痰（脾为生痰之源）、脾虚泄泻、脾虚水肿等症的发病原理，故《素问·至真要大论》曰："诸湿肿满，皆属于脾"。

由于脾主运化功能对整个生命活动具有重要意义，脾为后天之本，故在防病和养生方面，也有十分重要的意义。金元时代著名"补土派"医家李东垣，在其《脾胃论》中指出："内伤脾胃，百病由生。"因而在日常生活中，不仅要注意饮食营养，而且更要注意饮食宜忌，避免饥饱失常，善于保护脾胃。在临床治疗用药时亦应兼顾脾胃，实施必要的忌口，提倡合理食疗食养，应避免过用寒凉、滋腻、攻下之药。

2. **脾主统血** 统，是统摄、控制的意思。脾统血，是指脾不但有生血的功能，而且还有统摄血液，使血液正常地循行于脉中而不外溢的功能。由于脾为气血生化之源，脾的运化功能强健，则人体的气血充盈，既能生血，也能摄血，使生成之血在脉管内运行，不致溢出脉外。脾统血与"气能摄血"生理上的意义基本相同。在病理上，由于脾失健运而致气血虚弱，不能统摄血液而导致出血者，称为"脾不统血"，从其出血的发生原理来说，也与"气不摄血"相同，但在习惯上，多把气虚所致的便血、尿血、皮下出血和心脾两虚所致的崩漏，称为"脾不统血"。这种出血的特点是：出血时间较长，血的颜色浅淡，出血多在身体下部等。对此，临床常采用补脾益气、引血归经的方法治疗。

3. 脾气主升　所谓"升"，即上升、向上输送之意。脾气主升，即脾气的功能特点，不仅是消化食物，还包括吸收和输布食物中的营养物质和水液。脾的这种输布作用，以向上升腾为主，主要是向上输送到心肺，所以有"脾主升"之说。它包括两个方面的内容。

一是脾主升清。所谓"清"者，是指水谷精微营养物质，而"升清"即指水谷精微物质的向上升发、布散。水谷入胃后，经过脾、胃和小肠等消化后化生的精微物质，要在脾的升清作用下，向上输送于肺，并通过心肺的作用，布散到周身各处。因此，脾的升清功能正常，则全身的脏腑经络、组织器官得到足够的营养物质，功能活动才能保持强健。若脾的升清作用失职，则会"清窍失养"而出现头晕、目眩等症状。若清阳不升，清浊不分，浊阴下注，可发为遗精、带下、腹胀、腹泻、久泄不愈，又常伴有身倦无力、气短、懒言等症。

二是维持人体各内脏的正常位置。中医学认为，人体的脏腑，在体内都有固定的位置，如胃位于上腹胃脘部、肾位于两侧腰部、子宫位于下腹部等。而脏腑之所以能固定在一定的部位，要依赖脾气主升的生理作用。因为，支持和固定这些内脏的肌肉、韧带、筋膜等，要依靠脾主运化而生成的水谷精微的充养，才能强健有力。若脾气不升，反而下陷，韧带、肌肉松弛，失去对内脏的牵引作用，则可出现胃、肾、子宫等内脏的位置下移，或脱肛、滑泄等。现代实验方法也证明，人体内脏的下垂与脾虚的程度成正比。对人体内脏的下垂，或脱肛、滑泄等病变，常用补中益气汤，以补中益气，兼以升提，治疗效果良好。

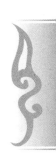

4. 脾主肌肉、四肢　脾主肌肉是指脾能维持肌肉的正常功能。由于脾胃为气血生化之源，全身的肌肉，都要依赖脾胃所运化的水谷精微来濡养。脾之所以能维持肌肉的正常功能，是和脾主运化的功能分不开的。脾主运化水谷精微和津液，以化生气血，并将其输送布散到全身各处的肌肉中去，以供应肌肉的营养，保持肌肉活动的充足能量，使肌肉发达丰满，壮实有力。因此，脾胃健运，全身的营养充沛，是肌肉壮实、四肢活动有力的一个重要条件；反之，则肌肉瘦削，四肢无力，甚则发生瘦弱不用等症，而此时的治疗，也可根据"脾主肌肉"这一理论，从健脾益气入手，往往能改善身体虚弱状态，取得满意效果。

四肢，相对躯干而言，是人体之末，故称为"四末"，四肢的活动与肌肉的强弱也有密切的关系。四肢也需要脾气输送的水谷精微以营养，才能维持其正常生理活动。所以，脾气健运，营养物质充足，则四肢肌肉丰满，活动轻劲而有力。若脾气虚弱，运化功能失职，四肢肌肉失养，则肌肉痿软，四肢无力，甚则产生痿证。

5. 脾开窍于口，其华在唇　脾开窍于口，反映了脾胃运化功能与食欲、口味等的关系。人的饮食、口味等与脾的运化功能有关。若脾气健运，则食欲旺盛，口味正常，故《灵枢·脉度》曰："脾气通于口，脾和则口能知五谷矣。"反之，若脾胃有病，则容易反映出食欲的改变和口味的异常，如食欲不振、口淡乏味等。若湿困脾气，则可出现口甜、口黏的感觉。

另外，唇，《难经》曰"扉门"。《素问》曰："脾之合肉也，其荣唇也。"口唇的色泽反映了气血的盛衰，脾为气血生化之源，唇为脾之外华所在。脾主肌肉，为气血化生之源，口唇亦由肌肉所组成。因此，口唇的色泽不但是全身气血盛衰的反映，又与脾运化功能是否正常有密切的关系。脾气健运，气血旺盛，则口唇红润，有光泽。若脾虚不运，气血不足，则唇淡白不泽，或者萎黄。

6. 脾在志为思　思，即思考、思虑，是人体精神意识思维活动的一种状态。以五志分属五脏来说，脾之志表现为思的情志。正常的思考问题，对机体的生理活动并无不良影响。若考虑问题，过度思虑或所思不遂，则可影响机体生理活动，主要是影响气机调畅，出现郁结不畅的情志，有"思则气结"之说。思为脾志，气机不畅，脾气郁结而不升，影响脾的运化升清和化生气血的功能。初则不思饮食，脘腹胀闷，甚则出现头晕目眩、心悸气短、失眠健忘等心脾两虚之证。思虽为脾之志，亦与心主神明有关，如《类经·疾病类》："思动于心则脾应"。

7. 脾在液为涎　涎为口津，唾液中较清稀的称作涎，俗称"口水"，为腮腺所分泌，它具有保护口腔黏膜，润泽口腔，将咀嚼的食物润软便于吞咽消化的作用，在进食时分泌较多，有助于食品的吞咽和消化。在正常情况下，脾精上溢于口而化为涎。如果脾气运化功能正常，则水谷精微化生为津液与精气上注于口而为涎。而涎液不溢出口外又赖于脾气的固摄功能。若脾气虚弱，失于固摄，则往往导致涎液分泌急剧增加，涎自口角流出等病态。故说脾在液为涎。临床上，对于小儿多涎症，多用健脾的方法进行治疗。

8. 脾与长夏相互通应　按照中医五行学说，脾在五行属土，土为长夏之主气，故脾与长夏之气相互通应。长夏，是夏季的第 3 个月（农历六月），时值夏秋之交，此时气候多雨而潮湿。根据"天人相应"理论，从季节上来说，脾气的生理功能在长夏季节时最旺盛；从气候上来说，长夏的潮湿气候最易伤脾，困遏脾运化功能，可出现食欲不振，脘腹胀满，大便溏泄，或痰饮、水肿等病变；从治疗方面来说，脾对湿邪有特殊的易感性，脾虚易生湿，湿易困阻脾运，而使用健脾燥湿的方法治疗，可有效地解除病证。

（二）脾与其他脏腑的关系

1. 脾与胃相为表里　脾位于腹中，与胃以膜相连。脾和胃在经络上互为络属，构

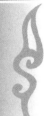

成表里关系；在生理活动中，互相联系、依赖、协调、分工合作，共同完成消化功能；在病理上互相影响，互相传变，所以说脾与胃的关系极为密切。他们之间是对立统一的矛盾运动，在完成消化、吸收等生理活动中，起着重要的作用。

脾主运化，胃主受纳。胃的收纳和腐熟水谷，是为脾的运化做准备；脾的运化，"为胃行其津液"，是适应胃继续纳食的需要。两者必须密切配合，才能完成消化运动。胃纳不佳，能导致脾化生气血的原料不足；食欲虽好，但消化不良，能食而不能化，也是病态。食欲不振或嘈杂易饥，其病主要在胃；消化不良，食后饱胀，大便稀薄，其病主要在脾。前者需开胃和胃，后者需健脾助运。

脾主升，胃主降，也是对立统一的一对矛盾。脾主升，就是说，脾的运化功能，不仅是消化食物，还包括吸收和输布食物中的营养物质和水液。脾的这种输布作用，主要是向上输送到心肺，所以有"脾主升"之说。如果脾气不升，即可产生中气下陷的病理变化，出现脘腹坠胀、腹泻、脱肛等症候。胃主降，实际上包括胃与肠，是指胃肠向下传送食物，进行逐步消化的功能，所以胃气以通降为顺。如果胃失通降而上逆，就会出现恶心、呕吐、嗳气、呃逆以及大便不通等症候。清代叶天士说："纳食主胃，运化主脾，脾宜升则健，胃宜降则和"。脾升胃降，又是相互为用的。脾升的是清气（即水谷精气），胃降的是浊气。清气不升可导致浊气不降，浊气不降也能影响清气的上升。因此，食欲不振、脘腹饱胀、恶心、嗳气、消化不良、腹泻、舌苔厚腻等症状，往往同时出现。如《素问·阴阳应象大论》所说："清气在下，则生飧泄；浊气在上，则生䐜胀。"其治疗须用健脾和胃、升清降浊之法。

此外，脾喜燥恶湿，胃喜润恶燥，在治疗脾和胃的疾病时应有区别。湿邪易犯脾，影响脾的运化功能；脾失健运，水谷不化，也容易生湿。脾为湿困，采用苦温燥湿法治疗，可达到健脾的目的，故有"脾喜燥恶湿"的说法。热邪容易犯胃，灼伤胃津；胃气上逆，频繁呕吐，胃津耗损，也会出现燥象，多用润燥养胃法治疗，故有"胃喜润而恶燥"的说法。

脾与胃在生理功能和病理变化上的联系是十分密切的，其中特别是脾主升、胃主降之间的对立统一，构成了脾胃的消化运动，这一对立统一的矛盾运动遭到破坏，是发生消化功能紊乱的主要原因，治疗脾胃的病变也就以调整脾升、胃降的失常为主要原则。

2. 脾主运化，肝主疏泄；脾统血，肝藏血　脾与肝的关系，体现在脾胃的消化功能方面，与肝气的正常疏泄有关；而在血液的生成、贮藏和运行方面，脾与肝有协同关系。

脾主运化，肝主疏泄。脾胃的正常消化功能，与肝气的正常疏泄有关。肝主疏泄，调畅气机，分泌胆汁的功能，有助于脾的运化功能，所以脾气健运须要肝气的调畅来协助输布。而脾气健旺，运化功能正常，则有利于肝气的疏泄。如果肝失疏泄，肝气郁结，就会影响消化功能，出现胁下、上腹闷痛，嗳气纳呆，腹痛泄泻等。这种病理现象，临床称"肝气犯脾""肝脾不和"。所以有"见肝之病，知肝传脾，当先实脾"

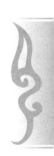

之说。

脾统血，肝藏血。脾主运化，以生化血液；脾主统血，控制统摄血液在脉管中运行，不逸出于脉外。肝主藏血，贮藏血液并调节血流量。肝脾协同，保证了血液的正常化生、贮藏与运行。若脾虚则运化失司，必然影响生血功能，则肝无血藏致肝血不足，出现眩晕眼花，目力减退，爪甲不荣，肢体麻木，耳鸣失眠，妇女月经不调，经少色淡或闭经等。若肝不藏血，脾不统血，则可出现各种失血、出血证。

3. 脾为后天之本，肾为先天之本　人类的生殖繁衍，须依赖肾中所藏的先天精气，肾为先天之本；人体的生命活动，亦须依靠脾所运化的水谷精微，化生气血，脾为后天之本；先天与后天又相互资生，相互促进，缺一不可。肾阳是人体生命活动的原动力，所以脾之运化功能必须有肾阳的推动、温煦、蒸化始能健运；肾主水，藏精，又必须赖脾运化的水谷精微不断的滋养补充，才能不断充足。若肾阳不足（又称命门火衰），不能温煦脾阳，则脾胃的消化功能就会减退，临床上则出现脾肾阳虚的病变，如腹部冷痛，腹胀，纳呆，形寒肢冷，浮肿，便溏、五更泄泻等症。当脾虚时则中阳不足，生化无权，致水谷精微难以化生人体之阴精，以致肾精不足，不能充养髓海，出现未老先衰，齿摇发白，腰膝酸软，不育不孕等。小儿则发育不良，生长迟缓。

四、肝

肝，位于腹腔，横膈膜之下，右胁之内，胆附于肝。中医文献中均有关于肝重量、部位等记载。关于肝形态的认识，与现代医学中所说的肝是基本一致的。肝的主要生理功能是："主疏泄""藏血""主筋"。"肝主疏泄"表现在气机的调节、精神情志活动和胆汁的分泌与排泄等；"肝藏血"，就是说肝具有储藏血液和调节血量的功能；"肝主筋"即是维持全身的筋肉关节等正常运动。肝的生理特性是主升、主动，喜条达而恶抑郁，前人称为"刚脏"。肝在五行属木，通于春气，主动、主升，又被称为"将军之官"。肝在体合筋，开窍于目，其华在爪，在液为泪，在志为怒。肝经与胆经相互络属为表里。

中医脏象学说里的肝、胆生理功能，只有分泌与排泄胆汁的功能与现代医学基本相同，其他方面的生理功能，则与现代医学所论述的不同。

（一）肝的主要生理功能与特性

1. 肝主疏泄　疏泄，即疏通、宣泄之义。肝主疏泄，是指肝气具有保持全身气机疏通、舒畅、条达的生理功能。肝主疏泄的生理作用，主要表现在以下几方面。

（1）气机的调畅：人体气血、经络、脏腑、器官的活动，主要表现为气的升、降、出、入运动，这是"气机"的作用。气机的调畅与否，是肝的疏泄功能正常或异常的一种表现。肝的疏泄功能正常，则表现为气机调畅，于是气血和调，经络通利，脏腑器官也活动正常；肝的疏泄功能异常，则气机失调，表现为种种病理变化：肝气郁结，则可产生胸胁胀痛、乳房胀痛、少腹胀痛等症；肝气横逆犯胃，则可出现胃脘攻痛、恶心、呕吐、嗳气不舒等症；肝气犯脾，则可出现胸胁及腹部胀痛、肠鸣、腹泻等症。

　　气是血的运行动力，与肝主疏泄的功能亦有关，气行则血行，气滞则血瘀。若肝的疏泄功能正常，则血液循环保持通利状态；若肝疏泄失职，通利作用失常，则可影响到血液的运行，气滞而致血瘀，出现血瘀等种种病证，形成癥积、痞块，如胸胁刺痛，并积肿块，月经不调等。也可因气郁化火，而致耗血、动血，影响肝的藏血功能。

　　肝的疏泄通利作用在促进水液代谢、保持水液代谢平衡方面，也发挥着重要作用。肝调节水液代谢，主要是通过调畅三焦的气机，从而维持三焦水道通畅，使水液流行通畅。如肝的疏泄失职，气机失调，影响到三焦水道的通利，使水液的输布排泄障碍，会产生痰饮、水肿。而水液停聚，化为痰饮，痰停肝经，也会发生乳癖、梅核气、瘰疬、瘿瘤、臌胀等疾病。

　　（2）胆汁的分泌与排泄：胆附于肝叶间，内藏胆汁，与肝相连，肝、胆的经脉互相络属而相为表里。胆汁的形成与分泌，来自肝脏，是"借肝之余气，溢入于胆，积聚而成"。故胆汁的分泌与排泄，是肝的疏泄功能的一个重要方面。肝疏泄正常，气机调畅，胆道畅通，胆汁方能顺利排入消化道，以起到帮助消化的作用。肝失疏泄也可表现为胆汁的分泌与排泄异常，出现黄疸、口苦、呕吐黄水以及胁肋胀痛、腹中胀气、饮食减少等症状。

　　人体的消化功能，包括对饮食物的受纳和腐熟、水谷精微的输布和吸收等生理、生化过程。这些生理活动，虽然主要由脾胃主管，但也需要得到肝主疏泄的促进作用，方能维持消化过程的顺利进行。肝助消化作用还表现在协调脾胃的正常升降方面。脾与胃同居中焦，脾主升，胃主降，只有脾升胃降协调，饮食物的消化过程才能正常。而脾胃的正常升降不仅与脾胃本身的生理活动有关，而且还和肝主疏泄的功能活动有密切联系。所以肝的疏泄功能正常，是脾胃正常升降，维持消化功能旺盛的一个重要条件。若肝的疏泄功能异常，则不但影响胆汁的生成和排泄，而且还会导致脾胃的升降功能紊乱。如脾不升清，在上发为眩晕，在下发为飧泄；如胃不降浊，在上则发为呕逆嗳气，在中则为脘腹胀满疼痛，在下则为便秘。前者称为"肝脾不和"，后者称为"肝气犯胃"，二者可统称为"木旺乘土"。对此，临床常采用疏肝理气、调和脾胃的方法予以治疗。

　　（3）情志活动的变化：人的情志变化，如喜、怒、忧、思、悲、恐、惊，被称为"七情"等，是人的头脑对外界客观事物及外界刺激的反应。在中医学中认为"七情"是病因的一种，能影响脏腑的功能，其中以影响肝的疏泄功能最为常见。如肝的疏泄功能正常，气机调畅，能保持乐观的精神，心情舒畅，五脏气血和平协调。肝疏泄失职，则可引起情志的异常。如果肝的疏泄功能减退，可导致人体气机阻滞不畅，出现胸胁、两乳的胀闷疼痛，同时还可出现郁郁寡欢、闷闷不乐、情绪低沉、多疑善虑等病理现象，中医称之为"肝气郁结"。如果肝的疏泄功能太过，亦可出现情志亢奋、头胀头痛、面红目赤、急躁易怒，甚则不能卧寐等症状，中医称之为"肝火亢盛"，严重时气随血逆，会发生中风、猝然昏倒等危证。另外，肝调畅情志与肝藏血的功能密切相关。如果

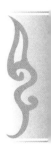

肝血充足，肝体得到肝血的滋养，则疏泄功能正常，"肝藏血"，"血舍魂"，方能很好地调节情志活动。若肝血亏损，疏泄无权，则出现种种情志活动异常的病症，如惊骇多梦、卧寐不安、梦游等。

所以，肝失疏泄时，除可表现为气机失于调畅和胆汁的分泌、排泄失常外，还可出现精神抑郁或急躁易怒等情志活动失常的证候。反之，外界长久反复不良的情志刺激，特别是郁怒，会引起肝的疏泄功能失常，产生肝气郁结或气滞血瘀的病理变化。因此，中医学又有"肝喜条达而恶抑郁""暴怒则伤肝"的说法。

肝主疏泄的功能，虽表现在上述三个方面，但这三者之间是相互联系、相互影响的。如气机失调，既可影响到人的精神情志活动，又可影响到胆汁的正常分泌与排泄；精神情志活动的异常，也会引起气机失调；胆汁的分泌与排泄异常，又能影响脾、胃、肠的生理活动，而致气机失调，进而也能影响到精神情志活动。因此，对于肝主疏泄的三个方面，不能孤立地静止地去对待，而应以相互联系、相互影响的观点进行分析研究，这样才能理解和掌握肝主疏泄的功能表现和临床意义。

2. 肝藏血 是指肝脏具有贮藏血液和调节血量的功能。人体内各部分的血液，常随着不同的生理情况而改变其血量。在劳动或工作时，血液就分布到全身各处，供正常活动的需要；在休息和睡眠时，部分血液就藏于肝。故有"人动则血运于诸经，人静则血归于肝脏"之说，并有"足受血而能步，掌受血而能握"等论述。肝的藏血功能发生障碍时，可出现两种情况：一种是由于肝的藏血量不足，分布到全身各处的血液不能满足生理活动的需要，如血不养目则目花、目干涩、夜盲，血不养筋则发生筋脉拘挛，屈伸不利，在妇女则可由于血不注于冲任二脉，而出现月经量少或经闭；另一种是肝的藏血功能减退，而发生出血倾向的病理现象，如月经过多、崩漏以及其他出血等，称为"肝不藏血"。

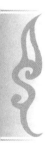

另外，中医藏象学说中还有"肝藏魂"之说。魂乃神之变，是神所派生的，它们都以血为其主要物质基础。心主血脉而藏神，肝藏血，血舍魂。肝藏血的功能正常，则魂有所舍。若肝血不足，心血亏损，则魂不守舍，可见惊骇多梦、夜寐不安、梦游、梦呓以及出现幻觉等症。

肝能藏血，又主疏泄，而这两种功能之间，存在着相互依存、相互制约的密切关系。在正常时，则肝主疏泄，调畅气机，气行血行，血方能归藏。肝血充足，肝之阴血又能制约肝之阳气，使其不至于疏泄太过。在病变时，肝藏血与疏泄的病变常相互影响。如肝失所藏，血虚则阴不足，血不养肝，则肝的疏泄功能失常，可表现为情绪易于激动、烦躁不宁或性情抑郁沉闷、睡眠多梦，同时又可见到胸胁隐痛、月经不调等症。

3. 肝气、肝阳、肝血、肝阴 肝气与肝阳，在生理上是属于一体的，主要表现为肝的疏泄功能；肝阴与肝血，在生理上基本上也是属于一体的，但肝阴的含义较广，还包括《素问·经脉别论》所说的"食气入胃，散精于肝"的"精"。肝气、肝阳与肝血、肝阴，在正常情况下，是互相依存、互相制约的。肝阴、肝血濡养肝的阳气，同时又制约它不致升动太过；而肝阴、肝血赖于肝气的疏泄，才能发挥它濡养肢体、筋脉、眼目、冲任等作用。

由于肝的特性，既喜条达而又易于升动，故有"肝为刚脏""体阴而用阳"之称。所谓"刚"，有刚强躁急之意。古人把肝比喻为"将军"，用将军的刚强躁急、好动不静的性格来形容肝的生理特性。正由于肝为刚脏，所以肝有病变时，则其气易动易亢。因此，又有肝"体阴而用阳"之说。表现于病理上，如肝的疏泄功能失常，称为"肝气郁结"，可以导致肝血的瘀滞，也可以气郁化火，耗伤肝阴、肝血；如肝阴、肝血不足，则不能制约肝的阳气而致升动太过，称为"肝阳上亢"，都属于肝的阴阳、气血失调的病理表现。

肝气郁结与肝阳上亢，都属肝的阳气方面的病理变化，大多表现为有余，与其他脏腑的阳气在病理情况下大多表现为不足者所不同，这是肝病的特点。而肝阴、肝血则与其他脏腑的阴血同样，在病理情况下多表现为虚证。因此，古人有"肝气、肝阳常有余，肝阴、肝血常不足"的说法。

4. 肝主筋，其华在爪　"肝主筋"主要是指全身"筋"的弛张收缩运动与肝有关。筋，即筋膜，包括肌腱、韧带等组织结构。筋膜附于骨而聚于关节，是联结关节、肌肉，专司运动的组织。肝血充盈，才能"淫气于筋"（《素问·经脉别论》），使肢体的"筋"得到充分的濡养，以维持正常的运动功能，如筋力强健，运动有力，关节活动灵活自如。如果由于肝血不足时，筋膜失养，即可出现手足拘挛、肢体麻木、屈伸不利等症；如果邪热劫伤阴津、血液，筋膜失其滋养，中医学称为"肝风内动"时，可出现手足震颤、抽搐，以及角弓反张、颈项强直等症。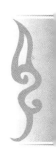

爪，包括指甲和趾甲。中医学认为，爪甲是筋延续到体外的部分，故又称"爪为筋之余"，肝血的盛衰，常反映于爪甲。如肝血充盈，筋膜得养，则指甲坚韧，红润光泽；如肝血不足，爪甲失其滋养，则可见指甲色淡、脆薄，容易变形，脆裂，故有"其华在爪"之说。在临床上即可根据爪甲色泽的荣枯等变化，来推论肝的气血盛衰。而爪甲的病变，也多从肝脏辨证论治。

5. 肝开窍于目　眼与肝的关系十分密切。如《素问·五脏生成》说"肝受血而能视"，《灵枢·脉度》又说"肝气通于目，肝和则目能辨五色矣"，说明目之所以能视，要依赖于肝血的滋养。

临床上，眼的症状，确有不少是肝的病理表现的一个部分。如肝的阴血不足则可见夜盲、眼目干涩、视物不明；肝火上炎则可见目赤肿痛；肝阳上亢则可见目眩；肝风内动则可见目斜、目上视等症；肝胆湿热，可出现巩膜黄染等。故说"肝开窍于目"。目虽为肝之外窍，但五脏六腑的精气都上注于目，《灵枢·大惑论》曰："五脏六腑之精气皆上注于目而为之精"。因此，目和五脏六腑都有联系，其中关系比较密切的，除了肝脏以外，是心、肾两脏。如心火旺也可出现目赤，肾阴虚也能使视力减退等。

6. 肝在志为怒　怒指气愤不平，情绪勃然激动，是人对外界刺激的情志反应之一，当生气时轻微发怒，属正常的情志活动，可发泄心中的郁闷，使肝气疏泄正常，气血调畅，不会致病。但是突然的大怒或经常发怒，过度愤怒，则易损伤肝脏。如《素问·阴阳应象大论》曰："怒伤肝"。过度愤怒，引起肝失疏泄，肝气上逆，见头胀、头痛、烦躁易怒等症。如果血随气逆，可出现面红、呕血、神识不清、甚则昏厥；肝气横犯脾胃，可见嗳气、呕吐、腹胀、便溏、食欲不振等。经常暴怒，则损伤人的阴血，出现头晕、目赤、舌红等症。

由于肝主疏泄，调畅气机，过怒则使肝疏泄失司，气机失调。所以，《杂病源流犀烛》说："治怒为难，惟平肝可以治怒，此医家治怒之法也。"临床上，对于急躁易怒等不良的情志疾病，治疗以平肝、疏肝为主。

7. **肝在液为泪** 泪从目出，肝开窍于目，故为肝之液。泪有濡养滋润眼睛、保护眼睛的作用。同时人在悲哀忧愁时，亦可流泪。以上均属正常生理现象。肝病时，泪液分泌会出现异常，如肝经风热或肝肾不足时，会迎风流泪，目痒；肝血不足或肝肾阴亏时，目失所养，两目干涩不适；肝胆火旺时，两目眵多。

8. **肝与春气相互通应** 按照中医五行学说，肝在五行属木，木为春季之主气，故肝与春季之气相互通应。春季为每年之始，阳气始升，自然界生机勃勃，万物以荣。肝主疏泄，肝气主动主升，喜条达恶抑郁。故肝与春气相通应，是说肝气升发与春生之气相和谐，肝气在春季最旺盛。肝与春季、风木及青色、酸味等有一定的联系，这对肝病的防治有一定的指导意义。在春季天气转暖而风气偏胜，人体肝气旺盛，故素体肝气偏旺、肝阳偏亢的人在春季易发病，可见情志抑郁、焦虑，或胁肋疼痛、胃脘不舒、腹痛腹泻等，或者眩晕、烦躁易怒，容易诱发中风昏厥。因此，春季在精神、饮食、起居诸方面的养生，都必须顺应春气的生发和肝气的畅达之性，保持情志舒畅，力戒暴怒忧郁伤肝。

（二）肝与其他脏腑的关系

1. **肝与胆相为表里** 肝与胆，通过经络相互络属，构成表里关系。胆又附于肝，胆汁来源于肝。两者在生理情况下互相配合，病理情况下互相影响，症候兼见，治疗上常肝胆同治。如肝失疏泄则会影响胆汁的分泌、排泄，影响饮食物的消化吸收，可见黄疸，呕吐苦水黄汁；反之，胆汁排泄失常，也会影响到肝的疏泄作用，所以肝胆火旺或肝胆湿热等肝胆症候同时并见。在临床均有胁痛、黄疸、口苦、呕吐、眩晕等症，采用肝胆同治，以清利肝胆之法，既治了肝又治了胆。

2. **肝藏血，心行血** 人体的血液，生化于脾，贮藏于肝，而通过心以运行到全身，故在生理上有"肝藏血，心行之"（《内经》王冰注）的论述。全身阴血充盈，则肝有所藏，心有所主，以运行全身；阴血充盈，才能濡养心、肝之阳，并制约它不致过亢。如果阴血不足，则不但肝无所藏，而且心亦无所主，肝、心的阳气无所制。故在病理上，心肝火旺，可以同时并见；心肝血虚，也常能相互影响。

3. **肝藏血，肾藏精** 肝主疏泄，肾主闭藏，肝与肾的关系十分密切。在经脉上，

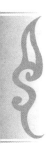

肝与肾的经脉在多处交会联系；在生理、病理上互相资生、互相制约；在治疗上常肝肾同治。它们之间的关系主要表现在以下两个方面。

肝藏血，肾藏精：肾精与肝血的关系是互相资生的，故有"肝肾同源"之说。如肾精亏耗或肝血不足，都会出现"肝肾阴虚"的病变；相反，如肝火、肝阳亢盛，不但能损伤肝血，而且进一步也可损伤肾精。所以在治疗上，养肝、滋肾经常配合同用。

肝主疏泄，肾主闭藏：肝的疏泄与肾的闭藏之间存在着互相制约和互相调节的关系，主要表现在女子月经来潮和男子排精的生理功能上。如二者的功能失调，则可出现女子月经先期或过多或闭经和男子遗泄等症。故在治疗时，也多采用肝肾同治之法。

4. 肝主升，肺主降　肝为刚脏，主气之升；肺位最高，主气之降。肝升、肺降，互相配合，是人体气机升降的一个重要组成部分。在病理上的表现，肝升太过、肺降不及时，即可出现肝火犯肺的病理变化，可见情绪急躁、胸胁疼痛、气逆咳嗽、咯血等症。

五、肾

肾，位于腰部，左右各一，古人形容肾"形如豇豆"或"形如猪腰"，可见中医学肾脏与现代解剖形态学的肾脏是指同一脏器。

肾的生理功能是藏精。肾的精气是人体生长发育、生殖和维持其他脏腑正常生理活动的物质基础。肾还有主水液和主骨生髓等功能，实际上也是肾所藏精气的作用。由于肾的生理功能极为重要，故古人称肾为"先天之本"。肾开窍于耳及二阴，其荣在发，在液为唾，在志为恐。其经脉络膀胱，与膀胱相为表里。肾在五行属水，肾居下焦，为"阴中之阴"，通于冬气。

中医学对于肾脏生理功能的论述，与现代医学不完全相同，它包括泌尿、生殖、内分泌及脑的部分功能。膀胱的功能是贮尿和排尿，与现代医学所述相同。

（一）肾的主要生理功能与特性

1. 肾藏精气，主生长、发育和生殖　中医学认为，人体的生殖功能，主要和肾有关。一是肾藏精，肾精是人体胚胎发育的基本物质，是生命起源的物质基础。另外肾精又能促进生殖器官发育，使生殖功能成熟并维持生殖功能旺盛不衰。

肾中所藏的精气，主人体的生长、发育和生殖，就是说人体的生长、发育和生殖要依靠肾所藏的精气。肾所藏的精气，来自父母生殖之精（故称先天之精），它是胚胎发育的原始物质；出生后它需要饮食物中的精华（与先天之精相对而言称为后天之精）不断培育，才能逐渐充盛。人从幼年开始，肾精渐充，发育到青春时期，肾的精气开始充盈，体内就产生了一种促进生殖功能成熟的物质，中医学称之为"天癸"。所谓天癸，乃是一种促进性腺发育成熟的物质。它来源于男女之肾精，主要由先天之精所化，又不断得到后天之精的滋养和充盈。天癸能促进人体的生长发育与生殖。当天癸发展到一定水平时，男子能产生精子，女性就开始按期排卵，出现月经，性功能逐渐成熟。待到老

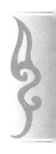

年，肾精由充盛而逐渐衰减，天癸也逐渐减少，性功能和生殖能力就随之减退而消失，形体也逐渐衰老。故《素问·上古天真论》曰：男子"二八肾气盛，天癸至，精气溢泻，阴阳和，故能有子"，"七八……天癸竭，精少，肾脏衰，形体皆极。八八则齿发去"。女子"二七而天癸至，任脉通，太冲脉盛，月事以时下，故有子"，"七七任脉虚，太冲脉衰少，天癸竭，地道不通，故形坏而无子也"。所以，对于性功能和生殖功能的病变，也往往采用填补肾精的方法治疗。

肾藏精气为人生的根本，故肾精宜藏，最忌耗泄损伤。所以肾脏具有封藏固摄之特性，使体内精微物质得以保留，元阴元阳得以闭藏，人的生命力才能旺盛，身体才能健康。正是由于肾的潜藏作用，为固摄之本。若肾有病变，使肾的封藏、固摄功能失职，就会引起阴精过度耗损妄泄病症，表现为遗精、带下、滑胎、尿浊、尿甜等。

2. **肾主水液**　主要是指肾脏有蒸化和调节津液的输布以及废液的排泄，以维持体内水液正常代谢的功能。体内的水液，来源于胃的受纳，由脾的转运，肺的通调，以输布于全身，其废液则下输于膀胱而排出体外。这个过程，必须通过肾的气化作用才能完成，故称为肾主水液。如肾的阳气不足，气化功能受到影响，水液代谢的调节发生障碍，可引起尿少、尿闭而致水肿；也可因肾阳虚而不能固摄水液，出现小便清长、夜间多尿等症。

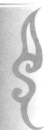

膀胱的主要生理功能是贮藏和排泄尿液，这与肾的气化功能有密切联系。贮藏属于肾气的固摄作用，排泄属于肾气的通利作用，二者合称肾的"开、合"作用。肾气的开合，控制着尿液下注膀胱，并使膀胱能将尿液贮存到一定数量而及时排泄。因此，《素问·灵兰秘典论》有"膀胱者……津液藏焉，气化则能出矣"的记载。膀胱的气化，实际上即是肾的气化作用的一部分。故肾的开合失调，可引起"膀胱不利为癃，不约为遗溺"（《素问·宣明五气》）。膀胱的病理表现，如小便癃闭与尿有余沥，或尿频、尿急、尿痛，或小便过多、遗尿、失禁等，除膀胱本身的病变外，多与肾的疾病有关。

3. **肾主纳气**　纳，摄纳之义。肾主纳气，是指肾可以摄纳肺所吸入之清气，起到调节呼吸，防止呼吸表浅，保证体内外气体正常交换的作用。

肺是主司人体呼吸的主要器官，但呼吸功能还必须有肾的参与才能维持正常。具体来说，由肺吸入的清气必须下达于肾，由肾来摄纳，才能保持呼吸运动的深沉和平稳，从而保证体内外气体得以正常交换，所以古人称为"肺为气之主，肾为气之根，肺主出气，肾主纳气，阴阳相交，呼吸乃和，若出纳升降失常，斯喘作矣"。只有肺肾功能协调一致，呼吸功能才会正常。实际上，肾主纳气是肾的封藏作用在呼吸运动中的具体体现。因此，肾的纳气功能正常，则呼吸均匀和调。如果肾的纳气功能减退，摄纳无权，则肺吸入之清气上逆而不能下行，即可出现呼吸表浅，动则气喘，呼多吸少，或呼吸困难等病症，称为"肾不纳气"。在临床实际中，治疗属于"肾不纳气"的疾患，如慢性气管炎、肺气肿、肺心病等，常用补肾纳气的方法，多可获得较好的效果。

4. **肾主骨生髓，其华在发**　肾主骨生髓，其实也是肾的精气促进生长发育功能的一个组成部分。肾藏精，精生髓，髓养骨。所以有"肾生骨髓""其充在骨"和"肾主骨"之说，即骨的生长、发育、修复，均依赖肾脏精气的滋养和推动。所以，小儿的囟门迟闭，骨软无力等症，是肾的精气不足的表现。肾精不足、骨髓空虚，会出现腿足痿弱不能行动，或腰脊不能俯仰的症候。不少补肾的药物，能加速骨折愈合，也说明肾与骨有关。

因为肾主骨生髓，而脑为髓之海，所以肾与脑髓也有密切关系。髓，有骨髓、脊髓、脑髓之分。藏于骨腔内之髓，称为骨髓；位于脊椎管内之髓，称为脊髓；位于颅腔中的髓，称为脑髓。这三种髓，均由肾精所化生。因此，肾中精气的盛衰，不仅影响到骨的生长与发育，而且也影响到髓的充盈和发育。中医学认为"脑为髓之海"，因为脊髓上通于脑，聚而为脑髓。肾精充沛，髓海满盈，脑得其养，则精力充沛，思维敏捷，耳目聪明，记忆力强。反之，若肾的精气不足，可致髓海空虚失充，小儿则会出现大脑发育不全，智力低下，或形成傻呆病；而成年人，多会出现记忆力减退，精神委顿不振，思维缓慢、头晕、眼花、耳鸣、失眠；严重者，则可发展成为健忘症或老年痴呆症。应用补肾药物治疗可取得一定疗效。

此外，还有"齿为骨之余"的说法。临床上，认为小儿牙齿生长迟缓或成人牙齿松动早脱，是由于肾的精气不足，故一部分属于虚证的齿病，可用治肾的方法来治疗。

《素问·六节脏象论》曰："肾者，……其华在发"，是说头发的润泽与枯槁、生长与脱落，和肾的精气盛衰有关。如年老脱发，就是肾的精气虚衰的一种表现。但头发还要靠血的滋养，故又称"发为血之余"。

5. 肾开窍于耳和二阴　耳是听觉器官，听觉的灵敏与否有赖于脑髓的充养，而脑髓为肾精所化。故肾精充盈，髓海得养，则听觉灵敏，故《灵枢·脉度》曰："肾气通于耳，肾和则耳能闻五音矣"；如果肾精不足，则髓海失养，将出现听力减退，或见耳鸣，甚则耳聋等。老年人多见耳聋失聪等症，往往是由于肾精衰少，耳窍失养的缘故，所以多从滋养肾精着手治疗。

二阴，是指前阴与后阴。前阴指尿道口和外生殖器，是排尿和生殖器官；后阴即肛门，是排泄粪便的通道。这些器官同属于下焦，功能多与肾气有关，尿液的排泄有赖于肾的气化，生殖功能有赖于肾精的促进，而粪便的排泄，虽是大肠传化糟粕的功能，也与肾的气化功能有关，故亦称之为肾之外窍。病理情况时，肾虚时可出现大、小便异常，如尿少、尿闭或小便清长、小便失禁；如肾阴亏耗，可致肠液枯涸而便秘；肾阳虚衰，封藏失司时，又可见久泄滑脱，大便失禁等；或生殖系统病变，如阳痿、早泄、滑精等。

6. 肾在志为恐　恐指恐惧、畏惧，是一种恐惧、害怕的情志活动，是机体对一种不良刺激的反应。在过度恐惧状态下，易致上焦气机闭塞不通，气迫于下，损伤肾气。肾藏精而居下焦，"恐则气下"，恐惧的心理状态可使精气不能上行，反而气泄于下。如《灵枢·本神》曰："恐惧而不解则伤精，精伤则骨酸痿软"。临床可见肾虚失于固摄，精气耗损，肾虚失充则腰膝酸软、骨痿；肾气不固则二便失禁、男子遗精、女子月经紊乱或白带增多等症。

7. 肾在液为唾　唾为口津，生于舌下，由口腔颌下腺与舌下腺所分泌，从口中唾出，能润泽口腔，并与食物搅拌，有利于食物下咽。《素问·宣明五气》曰："五脏化液……肾为唾"，故古代医家认为，肾藏精，唾为肾之液。临床上，肾虚肾寒常见频吐唾液，肾阴亏虚常见唾液分泌不足而口舌干燥。反之，多唾或久唾可耗伤肾精。由于唾为肾精所化，故古代导引家主张以舌抵上腭、待津唾渗出至满口后再咽之的方法以养肾精。

8. 肾与冬气相通应　按照中医五行学说，肾在五行属水，水为冬季之主气，故肾与冬季之气相互通应，如《素问·六节藏象论》所曰："肾……为阴中之少阴，通于冬气。"冬季，自然界的生物与寒冷气候相应，处于静谧闭藏阶段，以度冬时。肾为水脏，藏精而为封藏之本，故以肾应冬气，是说肾与冬季、寒冷、闭藏等有一定的内在联系。冬季是寒冷气候当令，人们的生活规律亦要与之相协调，以保养肾气。在病理方面，肾的病变，在自然界之气的滋助下，在冬季易于好转，病人的自我感觉亦较为舒服些。如果冬季气候变化过于剧烈，对肾也容易产生损害作用。

（二）肾与其他脏腑的关系

1. 肾与膀胱相为表里　肾与膀胱的经脉互为络属，形成相为表里的关系。肾与膀胱在同主小便方面的关系更为密切。水液经肾的气化作用，浊者下降于膀胱而成为尿，由膀胱贮存和排泄；而膀胱的贮尿和排尿功能，又依赖于肾的固摄与气化，使其开阖有度。膀胱的气化功能，取决于肾气的盛衰，肾气有助于膀胱气化津液，膀胱开阖则以约束尿液。因此，肾与膀胱相互依存、相互协作，肾气充足，气化正常，固摄有权，膀胱开阖有度，完成小便的生成、贮存与排泄，以维持水液的正常代谢。在病理方面，如果肾气不足，气化不利，固摄无权，膀胱开阖失常，就可以出现小便不利或失禁、遗尿、尿频等病症。膀胱湿热，也可影响到肾，皆可出现小便的异常。

2. 肾阴、肾阳为各脏阴阳的根本　肾的生理功能和病理表现，可用肾阴和肾阳两个方面来概括，它们都以肾的精气作为物质基础。

对人体各个脏腑起着滋养、润泽作用的称为肾阴。因此，肾阴虚不但可出现内热、眩晕、耳鸣、腰膝酸软、遗精、舌质红而少津等一般见症，而且其他脏腑也因失去肾阴的滋养作用，产生一系列病变。如肝失去肾阴的滋涵，则可出现肝阳上亢、肝风内动之证；心失去肾阴的上承，则可出现心火上炎、心肾不交之证；肺失去肾阴的滋养，则可出现干咳、潮热、生火、咽燥等肺肾阴虚之证。

对人体各个脏腑的生理活动起着推动、温煦作用的称为"肾阳"。因此，肾阳虚除发生水液代谢和生殖功能等病变外，还能引起其他脏腑生理功能的衰退。如心失去肾阳的推动，可出现心悸、脉迟、汗出、气短、肢冷等心肾阳虚之证；肺失去肾阳的摄纳，则出现动辄气急等肾不纳气之证；脾失去肾阳的温煦，则出现五更泄泻、完谷不化之症。

　　反之，其他各脏的阴虚或阳虚，也可累及肾阴和肾阳。如肝阴虚、肝阳亢和心阴虚、心火旺，日久都可以伤及肾阴，称为"下及肾阴"；肺阴虚也多累及肾阴；又如脾阳虚的泄泻，日久也可以伤及肾阳而出现"脾肾阳虚"。因此，肾阳又可称为真阳或元阳，肾阴又可称为真阴或元阴，表示肾阴和肾阳是全身各脏阴阳的根本。

　　肾阴与肾阳，实际是肾脏精气功能活动对立统一的两个方面。二者之间，相互依存，相互制约，在生理上相互为用，缺一不可。如果由于某些原因使这种矛盾运动遭到破坏，就可出现肾阴虚或肾阳虚的证候，表现虽有肾阴虚或肾阳虚的不同，但其本质都是肾的精气不足。所以肾阴虚到一定程度时，可以累及肾阳，转化为阴阳两虚，称作"阴损及阳"；而肾阳虚到一定程度时，也能累及肾阴，转化为阴阳两虚，称为"阳损及阴"。

　　附：命门

　　"命门"一词，最早见于《灵枢·根结》，明确指出："命门者，目也"，系指眼睛而言。命门作为内脏的名称，始于《难经》。《难经》说："其左者为肾，右者为命门"，还指出"其气与肾通"，说明命门与肾在生理上紧密联系。

　　一般所称命门之火，是指肾阳，又称"元阳""真阳"等，它是维持生命活动的动力源泉。在临床上，命门火衰的病人，其病症与肾阳不足病证多属一致，补命门火的药物，就是温肾阳的药物。命门之水即是肾阴，又称之"元阴""真阴"。所以称为"命门"，是强调肾阴肾阳的重要性而已。所以，"命门"，即生命之门，含有生命根本之意。"火"，指功能动力而言。肾主命门之火是说肾有主管人体生命活动的根本动力的功能，有滋养和推动各脏腑的功能，暖脾运化，助肺吸气，促进生殖功能成熟，促进生长发育，推动水液运行和气化等作用。若命门火衰，不能暖脾胃则可引起五更泻或久泻，或阳痿早泄、滑精、女子月经不调等证候。若命门火旺（相火旺），则见遗精、性欲亢进、虚烦不寐等。

第二节　六腑及奇恒之腑

　　六腑，即胆、胃、大肠、小肠、膀胱、三焦等六个脏器的总称。在古代，"腑"通"府"。府，府库之义，是中空盛放物品之处，有出有入。六腑多为中空有腔的内脏器官，其共同的生理功能是受盛和传化饮食与水液。六腑共同的生理特点是"泻而不藏"，以降为顺，以通为用。六腑之间相互联系，密切配合，完成对饮食物的消化、吸收、排泄的全过程。

　　奇恒之腑，即脑、髓、骨、脉、胆、女子胞，"奇"是"异"的意思，"恒"是"常"的意思，因其形同于腑，功同于脏，故有其特殊性。其中胆即为六腑之一，又属于"奇恒之腑"。本节主要论述六腑、脑与女子胞的生理功能与特性。

一、胆主贮存和排泄胆汁

胆在右胁之内，附于肝之短叶间，与肝相连。其形如囊，故现称之为"胆囊"。胆内藏由肝之精气所化的胆汁，古人称胆汁为"精汁""清汁"，故又称胆为"中精之府""中清之府"。

1. **胆主贮存、排泄胆汁** 胆汁呈黄绿色，味极苦。胆汁的形成与分泌，来自肝脏，是"借肝之余气，溢入于胆，积聚而成。"故胆汁的分泌与排泄，是肝的疏泄功能的一个重要方面。胆汁生成后，则流入胆囊，由胆囊贮存。人在进食后，通过肝的疏泄作用，胆汁排入肠道，协助脾胃，维持正常消化。由于肝胆在经络上互相络属，关系密切，肝疏泄正常，气机调畅，胆汁生化有源，胆道畅通，胆汁方能顺利排入消化道，以起到帮助消化的作用。若肝有病，则影响胆汁的生成，排泄异常，使消化功能失常。例如，肝胆疏泄失职，胆汁不循常道，反而溢于肌肤，则可发为黄疸；胆气上逆，胆汁上泛，则口苦；胆汁排泄障碍，不能顺利排入肠道，则出现厌食、腹胀、便溏等症状；胆病及胃，又可引起恶心、呕吐；若胆汁滞留，蕴而化热，湿热蕴结，进一步煎熬胆汁，又可形成砂石。

2. **胆主决断** 《素问·灵兰秘典论》有"胆者中正之官，决断出焉"之说，说明胆气与人的精神情志活动有关，有主决断的功能。决断，属于人的精神活动。精神活动主要由心所主管，但胆也参与了人的精神活动过程，胆对精神活动的作用就是主决断。胆主决断的功能，实际上是与肝主谋虑相关联的。因而，某些惊恐、失眠、多梦、谋虑不决等精神情志症状，多认为是胆气虚所致，临床上也常常从胆治疗。

胆又属奇恒之腑。胆虽为六腑之一，但主藏精汁，为清净之府，又不直接接受水谷糟粕，与其他腑有异，所以胆又属奇恒之腑。

二、胃主受纳和腐熟水谷，以通降为和

胃位于膈下，其上口为贲门，上接食管，下口为幽门，下通小肠。胃又称胃脘，"脘"的古音同"管"，义亦相通。故胃之上为食管，胃之下为肠管，胃居二者之间，名为"胃管（脘）"。胃脘分上、中、下三部，上部称上脘，包括贲门；中部称中脘，西医叫"胃体"；下部称下脘，包括幽门。古人在进行基本的解剖时，看到胃内腔宽阔，一次性能受纳大量水谷饮食，容量甚大，故传统上把胃称为"水谷之海"。又因饮食水谷是人体气血生化的源泉，"民以食为天"，所以又把胃称为"水谷气血之海"。

1. **胃主受纳和腐熟水谷** 受纳，是接受、容纳、主动摄受的意思。胃的主要生理功能是接受饮食物，进行初步的消化，故称胃主受纳和腐熟水谷。

"胃主受纳"指饮食物从口而入，经过食管，进入胃中，由胃容纳之，是胃的生理特征表现。胃之所以能主动摄取、容纳水谷饮食，是依赖于胃气的作用。胃气主通畅下降，可使饮食下行，食下则胃空，胃空则又能接受饮食，所以人又继续产生食欲而进

食。如因饮食不节等损伤胃气，胃气虚弱，会出现食欲不振，或者胃不受纳，食入即吐等病。或因胃中火盛，消谷过快，食入不久即饥饿难耐，因而摄纳无度，久之会形成消渴病。

腐熟，有初步加工消化的含义。饮食物在胃内，经过揉磨和消化作用，使之变为食糜，成为一种更易于吸收转运的状态，并下移于小肠，为进一步消化打下基础。

胃的受纳、腐熟与脾的运化功能综合，称为"胃气"。胃的这种消化功能（受纳、腐熟）依然是极其重要的，因为胃的受纳、腐熟，是小肠受盛化物和脾主运化功能的前提条件，也就成了气血生化之源。历代医家皆重视保护胃气。所以有"有胃气则生，无胃气则死"的论述。

2. 胃气以降为和　胃的功能状态是通降。通，就是畅通之义；降，就是下降，胃气的运动方向应该是下降为顺，这样它才能上承食管传来之饮食，并将之向下传送至小肠。饮食物入胃，经过胃的腐熟作用后，进入小肠，进一步消化和吸收，其浊者下移大肠，形成大便，排出体外，所以说胃主通降，以降为和。

胃气的通降作用对于胃本身，甚至对整个六腑系统的功能状态都有重要影响，从而使六腑都表现为通降的特性。饮食的消化吸收是一个完整的过程，需要六腑的密切协调与配合。胃与其他的腑，一通则皆通，一降则皆降。于是古人提出"胃气以降为和"的理论。

另外，饮食物中的精华要由脾进行吸收和输布，故称"脾为胃行其津液"。如果由于某些原因影响了胃的受纳、腐熟、通降功能，胃的消化能力就会出现问题。如出现脘腹胀满、纳呆、胃痛等症，则称为胃气不和；出现恶心、呕吐、嗳气、呃逆等症，则称为胃气上逆。

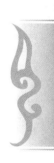

三、小肠主受盛化物，分别清浊

小肠位于腹中，上接幽门，与胃相通；下接阑门，与大肠相接。小肠是一个细而长的管道状器官，反复叠积而盘踞于脐之周围。

1. 小肠主受盛和化物　受盛，就是以器盛物，即接受、容留的意思。小肠接受由胃初步消化的饮食物（食糜），故小肠是接受胃内容物的盛器。饮食物在小肠内停留时间较长，以利于进一步的消化，这就是"化物"过程。经过这样进一步的消化，原先的食糜就变化为可以被人体吸收的营养物质和食物残渣的混合物，从而使水谷化为精微，以营养全身。故《素问·灵兰秘典论》曰："小肠者，受盛之官，化物出焉。"

2. 小肠主分别清浊　分别清浊，是小肠的主要生理功能。所谓"分别清浊"，即是小肠将经过胃初步消化的饮食物，进一步加以消化，由脾吸收其中的水谷精微和大部分的水液，这就是"清"，也就是水谷精微，以输布至全身；无用的水液，食物残渣就是"浊"，则通过肾的气化作用下渗到膀胱，因此，又有"小肠主液"的说法。小肠的病变，主要表现为消化功能中的清浊不分，而见大小便的异常，如腹痛、腹泻、尿少等症。

小肠主受盛化物和分别清浊的功能，实际上是同时进行的。分别清浊的过程也就是脾主运化和胃主通降的功能在小肠中的体现。离开了脾的运化功能，水液和营养物质的吸收就不能进行，"泌清"就不能实现；没有胃的通降作用，食物残渣（糟粕）就不能下传大肠，"别浊"也不能实现。

四、大肠主传化糟粕

大肠亦居腹中，上端在阑门处，上接小肠，大肠之末端为肛门，又称魄门。

大肠的主要生理功能是传导糟粕。传，即传送的意思；导，即向下引导的意思。传导，是指大肠接受小肠分别清浊后下传来的食物残渣，再吸收其中多余的水分，形成粪便，并逐步向下传送引导，而经肛门排出体外。故《素问·灵兰秘典论》曰："大肠者，传导之官，变化出焉。"大肠在传导糟粕的过程中，又吸收了一部分水液，故又称"大肠主津"。

糟粕的传导通利，一方面依赖于大肠本身功能正常，另一方面又和胃的降浊、肺气肃降及肾的气化功能有关。因此，大肠的病变，主要在粪便的排泄方面出现异常，如大便的干燥、秘结以及肠虚滑脱等症。大肠病变可影响胃、肺等脏腑，使之功能失常。

五、膀胱主贮存和排泄尿液

膀胱为囊性器官，位于下腹腔内，居肾之下，大肠之前。其上有输尿管与肾相通，其下有尿道，开口于前阴。在人体五脏六腑之中，膀胱位置最低，是水液代谢之后多余水液汇聚之处。

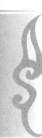

膀胱的主要生理功能是贮存和排泄尿液。人体饮入的水谷液体等通过各脏腑的综合作用，如肺的肃降通调、脾的健运、肾的蒸腾气化等，化为津液，分布于周身，发挥润泽营养的作用。津液代谢后剩余的水液，经三焦之道路，下达于肾和膀胱，变成尿液，贮存于膀胱内，当膀胱内尿液达一定量时，在肾的气化作用下，膀胱开启，及时自主地排出体外。故《素问·灵兰秘典论》曰："膀胱者……津液藏焉，气化则能出矣。"

膀胱贮存和排泄尿液，与肾的气化功能密切相关。贮藏属于肾气的固摄作用，排泄属于肾气的通利作用，二者合称肾的"开、阖"作用。肾气的开阖，控制着尿液下注膀胱，并使膀胱能将尿液贮存到一定数量而及时排泄。膀胱的气化，实际上即是肾的气化作用的一部分。故肾的开合失调，可引起"膀胱不利为癃，不约为遗尿"（《素问·宣明五气》）。膀胱的病理表现，主要有尿频、尿急、尿痛；或是小便不利，尿有余沥，甚至尿闭；或是遗尿，甚则小便失禁等，除膀胱本身的病变外，多与肾的疾病有关。

六、三焦主通行诸气和运行水液

三焦是上焦、中焦、下焦的合称，在脏象学说中属六腑之一。手少阳三焦经在躯干部的分布，自胸部直到小腹（循属三焦），与许多脏腑有联系，并与手厥阴心包经互相"络、属"，相为表里。

历来对三焦有许多不同的看法，有过许多争论，我们对三焦的部位划分及功能认识有以下三点。

1. 三焦指人体的部位，主持诸气，总司全身的气机和气化　根据这个概念，人体及体内脏器分为上焦、中焦、下焦三部。上焦包括胸部、头部以及心和肺，中焦包括脐以上的腹部以及脾和胃，下焦包括脐以下的腹部、阴部以及肝和肾。

三焦主持诸气，是指三焦和各脏腑、经络、组织器官的生理活动都有密切关系。"诸气"，即全身所有之气，例如脏腑之气、经络之气、呼吸之气、营卫之气等。三焦之所以能主持诸气，主要是源于元气。元气根于肾，如何才能布散于全身呢？三焦为其提供了运行的通道。元气运行，只有借助于三焦之道路，方能布散、通达全身，从而激发、推动各个脏腑组织器官的功能活动，因而三焦起到了主持诸气的作用。所以《难经·六十六难》曰："三焦者，原气之别使也。"另外，宗气亦从三焦下行以资先天之气，故三焦是诸气运行和气机升降出入之通道，为气化功能的动力源泉，促进了人体的新陈代谢，而有"三焦总司全身气机与气化"之说。

2. 三焦为水液的通路　《素问·灵兰秘典论》曰："三焦者，决渎之官，水道出焉。"说明了三焦的功能主要是津液的气化与水道的疏通。而肺、脾、肾、胃、大肠、小肠、膀胱等内脏调节人体水液代谢的功能，则总称为三焦气化。如《灵枢·决气》所说的，"上焦开发，宣五谷味，熏肤、充身、泽毛，若雾露之溉，是谓气"，即所谓"上焦如雾"，实际上就是肺宣发卫气、布散津液的功能；在《灵枢·营卫生会》中说："中焦亦并胃中……泌糟粕，蒸津液，化其精微，上注于肺脉，乃化而为血……"，即所谓"中焦如沤"，实际上就是脾胃运化水谷精微的功能，为气血生化之源；"下焦者，别回肠，注于膀胱……成糟粕，而俱下于大肠……济泌别汁，循下焦而渗入膀胱焉"，即所谓"下焦如渎"，实际上是小肠主液、大肠主津和肾与膀胱调节水液、排泄尿液的气化功能的合称。

3. 三焦辨证概念　三焦辨证是外感热病的辨证方法之一，是上述关于三焦的部位和功能的理论在外感热病中的引申应用。上焦病包括外邪袭肺、邪在卫分和外邪逆传心包等证候，大多属于外感热病初期；中焦病包括热结胃肠和脾胃湿热等证候，大多属于外感热病中期；下焦病包括病邪深入，肾阴耗损，肝血不足，阴虚动风等证候，属外感热病晚期。这种用三焦辨证的方法，有确定病位和划分病期的含义。内伤杂病有时也用三焦辨证，也是把关于三焦部位的概念和功能结合起来应用，但没有像外感热病用三焦辨证那样系统化、具体化。

七、脑为元神之府

脑，处于颅腔之中，下与脊髓相通。《内经》认为脑是六个奇恒之腑之一，它的功能特点是"藏而不泻"。奇经八脉中的督脉"并于脊里，上至风府，入属于脑"，足太阳膀胱经"从巅入络脑"。

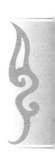

中医学虽将人的精神、意识、思维活动的功能属于心，并与肝、肾有关，但对脑的功能仍有一定认识。如认为"脑者髓之海，诸髓者皆属于脑，故上至脑，下至尾骶，皆精髓升降之道路"。这些论述都说明脑是人的精髓汇聚之处。李时珍、金正希等人更明确地指出："脑为元神之府""人的记性皆在脑中"，进一步说明人的精神意识和思维活动，是脑的功能，并且认为人的肢体运动、视觉、听觉等神经精神活动与脑有关，如《灵枢·海论》就说："髓海不足，则脑转耳鸣，胫酸眩冒，目无所见，懈怠安卧"。

从脏象学说来分析，脑的生理、病理和辨证施治等方面，主要分属于心、肝、肾等脏。"心藏神"，基本上是指脑的精神活动和思维的功能；"热入心包"和"痰迷心窍"等即是中枢神经系统的症状；心的阴阳失调和气血失调等症也有一部分属于脑的功能活动的改变；而养血安神、开窍、化痰、养心阴、温心阳等药物，对于中枢神经系统方面有一定作用。"肝主疏泄"和"肝主筋"的生理活动中，也有一部分属于脑的功能；"肝气郁结""肝阳上亢"等证中，有一部分症状也与神经系统有关；"肝风内动"一证，基本上是中枢神经系统的症状；而疏肝、平肝、潜阳、息风等某些药物，也都对中枢神经系统方面有一定作用。由于肾藏精，肾生骨髓，而脑又为髓之海，故肾与脑的关系更为密切。肾精不足，可使婴幼儿的大脑发育受到障碍，成人或老年人的脑功能减退。实践证明，某些补肾药物对改善大脑的功能有一定的作用。

八、子宫主发生月经与孕育胎儿

子宫，又称胞宫或女子胞，位于小腹正中，居膀胱之后，直肠之前，下口连接阴道，在未受孕时，形态像一个倒置的梨。子宫也是六个奇恒之腑之一。它是发生月经与孕育胎儿的器官。但是月经的来潮与胎儿的孕育，还与以下三个方面的因素有关。

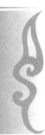

1. 肾脏精气的作用　女子生殖器官，需要肾脏精气的充盈，才能发育成熟，月经来潮，为孕育胎儿准备了条件；年老时肾的精气虚衰，月经就停止，生殖能力就消失。如《素问·上古天真论》说："女子七岁肾气盛，齿更发长。二七而天癸（天癸是肾精中与生殖功能有关的一部分）至，任脉通，太冲脉盛，月事以时下，故有子。……七七任脉虚，太冲脉衰少，天癸竭，地道不通，故形坏而无子也。"说明肾脏精气是维持正常月经和孕育胎儿的基本条件。

2. 冲、任二脉的作用　冲脉与任脉同起于胞中，任脉在少腹部与足三阴经相会，能调节全身的阴经，故有"阴脉之海"之称；冲脉与肾经并行，能调节十二经的气血，有"冲为血海"之称。十二经中的气血充盈，溢入冲、任二脉，经过冲、任的调节，进入子宫，形成月经。在幼年的时候，由于肾气未盛，子宫没有发育，前人认为任脉未通，冲脉未盛，所以没有月经；到 50 岁左右时，由于肾脏精气渐衰，导致冲、任二脉不足，逐渐出现月经紊乱，以至经绝，这属于生理现象。如果冲任二脉失调，则出现月经周期紊乱等症。

3. 心、肝、脾三脏的作用　心主血、肝藏血、脾统血，对于全身的血液有调节的作用，故与月经的来潮有关。如肝不藏血、脾不统血，即会引起月经过多、周期缩短、行经期延长，以及发生血崩、经漏，这种症状统称为"肝脾藏统失司"。如脾虚不能运化水谷精微，血液生化不足；或因精神情志失常，影响到心，而使心血不足等，都会出现月经量少、周期延长，甚至闭经，这种症状称为"心脾两虚"。再如精神抑郁，影响肝的疏泄功能时，也能因肝气郁结而发生月经不调等症。

综上所述，月经的来潮，并不单是一个因素，而是与全身的整体情况和精神因素等有关。但其中主要的是在肾脏的精气、肝脏的疏泄、冲任的调节等相互作用之下，才能维持正常的月经周期，为孕育胎儿准备良好的条件。

第4章　气、血、津液

气、血、津液，是构成人体的基本物质，是脏腑、经络、组织、器官进行生理活动的基础，是维持人体生命活动不可缺少的物质。气，是运动着的精微物质，主要有推动、温煦、防御、固摄等作用，属于阳。血，基本上是指血液。津液，是体内一切正常水液的总称。血与津液，都是液体状态的物质，有濡养、滋润的作用，属于阴。人体的生长、发育、衰老、死亡和疾病的发生、发展，都是气、血、津液运动变化的结果。

构成人体的基本物质，在中医学中还有"精"的名称，它有狭义与广义之分：狭义的"精"指生殖之精；广义的"精"，泛指一切精微物质，也称为"精气"。它与肾的关系最为密切，已在本章"肾脏"中论述，这里从略。

第一节　气

一、气的形成及其生理功能

气，是古代人民对自然现象的一种朴素的认识，认为气是构成世界的最基本的物质，宇宙间一切事物，都是气的运动变化而产生的。这种观点被引用到医学领域里，就认为气是构成人体的基本物质，以气的运动变化来解释人的生命活动。正如《景岳全书》所说"人之有生，全赖此气"；《医门法律》也说："气聚则形成，气散则形亡"。

气是一种活动力很强的精微物质。它流行于全身，无处不在，无处不到。它的运动，在中医学理论里称为"气机"，主要表现为升、降、出、入四种形式。人体的脏腑、经络等组织，都是气升降出入的场所。如《素问·六微旨大论》说："升降出入，无器不有"，即是指人体中元气的运动而言。人体的生命活动，从根本上来说，也就是气机升降出入的运动。运动一旦止息，也就意味着生命活动停止而死亡。

（一）气的形成分类

气流行分布于全身各处，表现为各个脏腑、经络等不同组织的生理活动，由于气在人体所分布的部位不同，有不同的来源与功能特点，因此有各种不同的名称。

1. 元气 又名真气、原气。人体的气，有多种多样的表现形式，其中最基本的气，即是元气（又称原气、真气）。元气属先天之气。它来源于父母，为先天之精所化生，藏于肾，依靠后天之气的滋养和补充。元气的主要功能，是推动人体的生长和发育，温煦与激发各个脏腑、经络等组织器官的生理活动。所以说元气是人体生命活动的原动力。因此，元气充沛，则人体健壮而少病，反之如先天禀赋不足，或后天失养，则元气不足，身体虚弱，易致各种疾病。

2. 营气 是与血共行于脉中之气。营气主要由脾胃运化的水谷精微所化生，是水谷精微中富有营养的物质。它分布于脉管之中，它的主要生理功能是：化生血液，与血共行脉中，营养全身。故《素问·痹论》在论述营气的功能时说："……和调于五脏，洒陈于六腑，乃能入于脉也，故循脉上下，贯五脏，络六腑也"。《灵枢·邪客》曰："营气者，泌其津液，注之于脉，化以为血，以荣四末，内注五脏六腑。"由于营气的主要生理功能是化生血液，营养全身，故《素问·痹论》称："营者，水谷之精气也。"营气与血同行于脉中，有着不可分离的密切关系，故常"营血"并称。

3. 卫气 是行于脉外的气。卫气亦由脾胃运化的水谷精微所化生，是水谷精微的剽悍部分。它的性质剽悍滑利，不受脉管的约束，而运行于脉外。它的主要生理功能是：在内散于胸腹，以温煦脏腑；在外循行于皮肤分肉之间，以调节腠理之开合，护卫肌表，润泽皮毛，抗御外邪入侵等。故《灵枢·本脏》曰："卫气者，所以温分肉，充皮肤，肥腠理，司开合者也。""卫气和，则分肉解利，皮肤调柔，腠理致密矣。"由于卫气性质剽悍，行于脉外，抵御外邪，故《素问·痹论》称："卫者，水谷之悍气也。"卫气属于阳气的一部分，故有"卫阳"之称。

4. 宗气 是积于胸中之气。宗气为后天之气，是由肺吸入之清气与脾运化之水谷精气结合而成，积于胸中。宗气在胸中积聚之处，称为"气海"，亦称"膻中"。宗气并能从气海上走息道（呼吸道），下注气街（脐下丹田部位）。如《灵枢·邪客》曰："宗气积于胸中，出于喉咙，以贯心脉而行呼吸焉。"在《灵枢·刺节真邪》中又说："宗气留于海（指气海）。其下者，注于气街，其上者走于息道。"

宗气的主要功能是：①走息道以司呼吸。凡言语、声音、呼吸的强弱，均与宗气的强弱有关。宗气还可使呼吸之气下注气街（丹田）。"气功"的调节呼吸，就是运用这个原理。②贯通心脉，推动和调节心脏的搏动。凡气血的运行，肢体的寒温和活动能力，多与宗气有关。"虚里"位于左乳下，是古人诊察宗气盛衰的部位。所以，在临床上常常以"虚里"处的搏动状况和脉象来测知宗气的盛衰。

5. 脏腑之气 元气分布于脏腑，即成为脏腑之气，如心气、肺气、脾气、胃气、

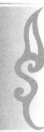

肝气、肾气等。脏腑之气是各脏腑进行生理活动的主要物质基础，表现为各脏腑生理功能的一个主要方面（详见"脏腑"）。

6. 经络之气　元气流行于经络，即成为经络之气，简称为经气。经络的传导、转输功能，即是经气运动的具体表现。针刺穴位时所产生的感应，称为"得气"，表示经气已经发挥作用。

（二）气的生理功能

从上述主要的几种气的表现来看，气的功能包括以下五方面。

1. 推动作用　气的活动力很强，人体的生长、发育，各脏腑经络的生理活动，血液的生成与运行，津液的输布和排泄等一切生理活动和新陈代谢，都依赖气的激发，都属于气的运动。若气的这一功能不足，就会影响人体的生长发育或出现早衰，脏腑、经络功能会减退，还会引起血虚、血脉瘀滞和水湿停滞等病变。

2. 温煦作用　阳气对于人体生命活动如同天空中的太阳一样，各脏腑、经络等组织器官依赖阳气的作用而发挥各自的生理功能。人的体温，各脏腑、器官等一切组织进行生理活动的能量，都属于气的温煦作用。故《难经》曰："气主煦之"，即指气有熏蒸温煦的作用，是人体热量的来源。人体能维持正常的体温，维持同属液态的血和津液等物质的正常循行环流于周身，都依赖阳气的温煦作用。故《素问·调经论》曰："血气者，喜温而恶寒，寒则泣（涩）不能流，温则消而去之。"如果阳气运行失常，温煦作用不足，各脏腑、经络等组织器官的功能就会出现异常的病理改变，如畏寒肢冷、血运迟缓等异常表现，人体的生命活动就要受到影响。

3. 防御作用　气有护卫肌表、防御外邪侵入的作用。故《素问·评热病论》曰："邪之所凑，其气必虚。"气的防御作用，如与外邪相对而言，即属于"正气"。在疾病过程中，正气不断发挥抗病功能，表现为邪正斗争，使病邪得以消灭，健康得以恢复。气能护卫肌表，防御外邪侵犯，又能与入侵之病邪做斗争，并驱逐邪气排出，使疾病痊愈。正气还具有很强的修复组织和康复能力。正气充足，即或发病，自可战胜邪气。若气的这一功能不足，则易受邪而发病。正气不足，难以驱邪，病后也难以速愈。

4. 气化作用　气化是指通过气的运动而产生的各种变化。人体不断摄取外界阳光、清气、水分、食物等物质，通过气化作用，使其转化为自身的精、气、血、津液等；并且通过气化作用，机体将代谢产物，如浊气、汗液、尿液、粪便等，经肺、汗孔、膀胱、大肠排出体外。所以，血和津液的化生，津液的输布和转化为汗液、尿液，都属于气的运动变化，简称为气化。具体地说，是指精、气、血、津液各自的新陈代谢及其相互转化。若这一功能失常，就会影响到气、血、津液的新陈代谢；影响到饮食物的消化吸收；影响到汗液、尿液和粪便等的排泄。

5. 固摄作用　固摄，即固护、控制、统摄之意。气的固摄作用，主要是对体内液态物质具有固护统摄和控制作用，不使其无故丢失，表现为固摄血液、津液、精液等液

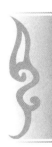

态物质的生理功能。在正常生理情况下，血液不致溢出于脉外，属于气的固摄作用，称为"气能摄血"。汗液、尿液及其他分泌液，在正常情况下，不致因分泌过多而使津液大量散失，也属于气的固摄作用。

气的这五个方面的作用，是既有不同表现又相互联系的。从根本上来说，都属于气的正常活动。气分布于各脏腑，即成为脏腑之气，以进行各脏腑的生理活动，而各脏腑的生理活动又对气的生成和运行有密切关系。如肾藏精气，肺吸入空气，脾胃运化水谷精气，作用于气的生成；心的搏动与肺的呼吸相配合，作用于气的运行；肝的疏泄功能，则对气机起着调节的作用。

此外，中医学中关于气的名称还有很多，如称从食物中摄取的精华为"谷气"或"水谷之气"；称致病物质为"邪气"；称体内不正常的水液为"水气"等，多是专指某一种具体事物而言，不在本节论述。

二、气的病理变化

气的病理变化，主要有气虚、气滞两类。

1. 气虚　由于元气不足而引起的一系列病理变化，称为气虚。久病、老年、先天不足、营养不良、劳倦过度等因素，均可引起气虚。气虚的全身症状，主要表现为虚弱无力。由于各脏腑各部分生理特点不同，所以出现气虚的证候也各有特点。如呼吸气短、语声低微，是肺气虚的表现；胃口不好、消化不良，是脾胃气虚的表现；遗尿、滑精，是肾气虚的表现；自汗、恶风、容易感冒，是卫气虚的表现；等等。常用方药如四君子汤、补中益气汤及人参、党参、黄芪、白术、甘草等，都有很好的补气功能。

2. 气滞　气的正常活动是运行全身，流通舒畅。如人体某一部分的气机流通发生障碍，则有关脏腑或经络就会出现一系列病理变化，称为气滞。情志不舒、感受外邪以及外伤等原因，均可引起气机失调而致气滞，气滞常在疾病过程中较早出现，故有"初病在气"的说法。

气滞的主要证候是局部的疼痛和胀闷，胀痛时重时轻，部位不固定，且可与精神情志因素有关。如气滞胸胁，则胸胁胀痛；气滞胃肠，则脘腹胀痛；气滞于肝的经络，可见乳房胀痛，少腹坠胀；等等。其他如排便时的里急后重，也属于气滞的一种表现。治疗以理气、行气为主。常用疏肝散、逍遥丸等方药。

此外，还有"气逆"与"气陷"，也是常见的气的病理变化。气逆，多见于肺或胃的病证。因肺气、胃气以下降为顺，如果肺气或胃气失于下降，在肺可出现咳逆上气的证候；在胃可出现恶心、呕吐、嗳气、呃逆等症。气逆基本上属于气滞的范畴。气陷，多见于脾的病证。因脾气以上升为健，脾气不升而下陷，则不但上见头目眩晕，中见脘腹虚胀、虚满，而且在下可见久泻滑脱以及脱肛、子宫下垂等升举无力之症。气陷基本上属于气虚范畴。气逆和气陷，都是由于气机的升降失常。应降而不降，气滞而上逆

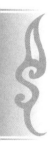

者，即为"气逆"；应升而不升，气虚而下陷者，即为"气陷"。

第二节　血

一、血的形成及其生理功能

血，来源于脾胃运化的水谷精气，通过营气与肺的作用而变为红色的血，如《灵枢·决气》曰："中焦受气取汁，变化而赤，是谓血。"《灵枢·营卫生会》曰："……此（指中焦）所受气者，泌糟粕，蒸津液，化其精微，上注于肺脉，乃化而为血，以奉生身，莫贵于此，故独得行于经隧，命曰营气。"

血形成之后，循行于脉中，依靠心的推动流行于全身，故称为"心主血脉"；依靠肝的贮藏调节，"人动则血运于诸经，人静则血归于肝脏"（《内经》王冰注），故称为"肝藏血"；依靠脾的统摄，循经而行，不致溢出脉外，故称为"脾统血。"

血的主要功能是营养全身，凡皮毛、筋骨、经络、脏腑等一切组织器官，均由血液供给营养，《难经》曰："血主濡之"，即是说明这个作用，全身各个部分均需要得到血液的充分营养，才能进行各种生理活动，如《素问·五脏生成论》曰："肝受血而能视，足受血而能步，掌受血而能握，指受血而能摄"。由于血具有营养作用，并由营气变化而来，与营气共行脉中，所以在中医习惯用语上，血也称为"营"，或"营血"合称。

二、血与气的关系

血与气，都是人体生命活动的基本物质，二者之间是既可分而又不能相离的，"气主之，血主濡之"，存在着相互依存、相互为用的密切关系。

1. 气为血之帅　血，是通过营气的作用将脾胃吸收运化而来的水谷精微上注于肺，与肺气相合所化生的。形成之后，又与气沿着经脉一起流行。心的主血，肝的藏血，脾的统血，又都是脏腑之"气"所发挥的作用。可见血在其形成与运行的过程中，始终离不开气，气能"生血""行血"，又能"摄血"，所以说"气为血之帅"。

2. 血为气之母　气为血之帅，是矛盾的一个方面。但另一方面，气的生成和作用，亦有赖于血的滋养，且气必须依附于血，才能运行，故又称"血为气母""血能载气"。全身的气能够充分发挥作用，促进人体的生长、发育、新陈代谢和进行生理活动，又赖于血的充分供给营养。如《素问·调经论》所说，如果"血气不和，百病乃变化而生"。这些都是说明气血之间是相辅相成的关系。所以在病理上，也常互相影响。如气滞可导致血瘀，气虚可引起血虚，反之亦然。

三、血的病理变化

血的病理变化，主要为血虚、血瘀和血热。

1. 血虚　是体内某一部分的血液亏虚，濡养功能减退而出现的病理变化。其主要原因是由于失血过多或不足所致。如：失血过多，新血一时未及补充；脾胃消化吸收功能减退或发生障碍，以致食物中的精华，不能吸收以化生血液；瘀血不去，新血不生等，都能导致血虚。血虚主要表现为头晕、心悸、面色不华或萎黄、唇舌淡白、脉细，以及失眠、目花、筋脉挛急、皮肤干枯、头发憔悴等症。治疗要补血，亦可与补气、补肾法同用。常用方药如四物汤、人参养荣汤；药用当归、白芍、熟地黄、何首乌、丹参等。

2. 血瘀　是血流不畅或局部有瘀血停滞。除外伤跌仆、内出血之后，有离经之血存在于体内，直接造成血瘀外，气滞或气虚而使血液运行不畅，血寒而使血液凝滞，血热而使血液受煎熬等，均能引起血瘀。血瘀主要表现为局部肿胀、疼痛，痛如针刺，痛处多固定不移，或体内发生肿块，或见出血紫成块或反复不止等症。全身性血瘀证，一般多在久病或重病时出现，可见面色晦暗，肌肤甲错，舌质紫黯或有瘀点、瘀斑，脉细涩等。瘀血内阻，还可出现妄言、谵语如狂等精神症状。瘀血的治疗，要以活血化瘀为治疗大法，药用当归、川芎、赤芍、桃仁、红花、丹参、益母草、乳香、没药等。

3. 血热　是热毒侵入血分所出现的病理变化。主要表现为血热妄行，出血鲜红，或皮肤出现斑疹。如属于火热迫血妄行者，见血色鲜红、面赤、烦热、口渴、舌红、苔黄、脉弦滑数；属于阴虚火旺伤络者，出血量则不多，血色鲜红或淡红、颧红、心烦、口干咽燥、舌红少苔、脉细数。血热内扰心神，还可出现心烦不安、舌绛、脉数，甚则谵狂、昏迷等证候。治疗以止血为大法。但血热者可选用犀角地黄汤、十灰散等。阴虚者用茜根散、地黄饮子等方药。

第三节　津　液

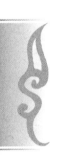

一、津液的形成及其生理功能

津液是体内一切正常水液的总称，主要是指体液而言，但亦包括汗液、唾液、胃液、肠液、尿液等分泌液和排泄液。

津液的主要生理功能：滋润脏腑、肌肉、皮肤、毛发、黏膜和孔窍以及滑利关节、濡养脑髓和骨骼。

津液有时也分别称为"津"或"液"。较清稀的称为津，较浓稠的称为液。津，多布散于肌表与黏膜，以润泽肌肤、皮毛及眼、耳、口、鼻等孔窍；汗液与尿液均为津液所化生。液，多内渗于脏腑，以滋养内脏，濡养脑髓和骨骼，滑利关节，同时也有润泽肌肤的功能。但是，津和液本属一体，都是体内的正常水液，两者之间可以相互转化，故一般多津液并称，只是在发生"伤津"和"脱液"（又称伤阴）的病理变化时，辨证施治应有所区分。

津液的形成、输布和排泄，是一个比较复杂的生理过程，与肺、脾、肾、胃、小肠、大肠、膀胱等脏腑的生理活动密切相关。如《素问·经脉别论》曰："饮入于胃，游溢精气，上输于脾；脾气散精，上归于肺；通调水道，下输膀胱；水精四布，五经并行"，说明体内的津液，来源于胃的受纳水液，"游溢精气"所生成；通过脾的运化，将胃中的津液上输于肺和布散至其他各脏，故《素问·太阴阳明论》有脾"为胃行其津液"之说；通过肺气的宣散和肃降功能，使水道得以通调；而肾则对全身水液进行蒸腾气化，升清降浊，促使津液向全身布散，把多余的水液和废物化成尿液，下注于膀胱，排出体外。饮食物通过小肠、大肠时，小肠的泌别清浊和大肠的传化糟粕过程中，也包括对津液的吸收，故《灵枢·经脉》称"小肠主液""大肠主津"，指出津液与小肠、大肠也有关系。

综上所述，津液的生成、吸收和转输，离不开胃的受纳、脾的运化功能。津液布散至全身以润泽肌肤、皮毛，化成汗液和尿液，都离不开肺的宣散和肃降功能，故称肺为"水之上源"而能通调水道。

在津液的生成、代谢过程中，肾所起的作用最为重要，因为胃的受纳、脾的运化、肺的宣肃，均需肾气的温煦、推动，而尿液的生成和排泄，体内水液的正常代谢，更离不开肾的"气化"功能，故称肾为"水脏""主一身之水液"。

由于肺、脾、胃、肾等脏腑分别隶属于上、中、下三焦，所以古人把体内津液的升降、出入道路称作"三焦"，把津液的生成、输布、排泄的代谢过程，统称为"三焦气化"，如《素问·灵兰秘典论》曰："三焦者，决渎之官，水道出焉"。

二、津液与气、血的关系

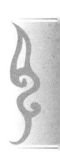

津液与气、血的主要来源，都是水谷精气，共同组成人体生命活动的基本物质，而在人体的整个生理活动过程中，三者之间又相互为用，密切地联系在一起。

1. 津液与气的关系 津液的生成、输布和排泄，依赖于气的升降、出入，离不开三焦气化，离不开有关脏腑的气机。如果有关脏腑的功能失调，必然会影响到"三焦气化"，而形成津液的病变，或为化源不足，或为不正常的积聚，形成"水气"，或为气虚不能固摄，而致津液大量流失（如阳气虚脱时的大汗出、肾气虚衰时的小便清长等）。反过来，津液大伤，元气也往往随津液而散脱，水气积聚又能影响有关脏腑的气化功能。这就是津液与气的相互关系。

2. 津液与血的关系 津液是血液的主要组成成分之一。津液中最"精专"的一部分，能注入脉中，与营气相结合，上注于肺脉，变化而成血。故《灵枢·痈疽》曰："……津液和调，变化而赤为血"；《金匮玉函经》也说："水入于经，其血乃成"。由此可见，津液的多少与血液盈亏可以互相影响。例如：在大出血时，可出现口渴、皮肤干燥和尿少等津液不足的证候；而津液耗伤，也可以影响血液的化源不足，表现为津枯血燥。所以《灵枢·营卫生会》曰："夺血者无汗，夺汗者无血"，《伤寒论》中也有"衄家不可发汗"和"亡血家不可发汗"的告诫。

三、津液的病理变化

津液的病理变化，可分为津液的损伤和不正常的水液积聚。前者表现为伤津和脱液（伤阴），后者表现为水肿和痰饮。现分述如下。

1. **伤津与脱液** 津液损伤，轻的称为伤津，重的称为脱液。造成津液损伤的原因很多，如高热不退、久热、大汗、多尿、吐泻，以及久病和错误或过量地使用发汗、利尿、泻下或温燥药物等，其中以热邪灼伤津液和久病耗伤阴液最为常见。

伤津，是由于津液一时消耗过多，滋润作用减退。因此，主要表现为口渴，咽喉、唇舌、鼻、皮肤等部位的干燥，大便干结，小便短少，舌苔干糙等症。

脱液（伤阴），一般提示全身的阴液已经严重亏损，故其临床表现较伤津为重，治疗后的恢复也较伤津为缓慢。脱液多见于久病或外感热病的后期，除了可见程度严重的伤津证候外，全身情况极差，并有舌色红绛而干燥，舌体瘦瘪，舌苔光剥，口干而不甚引饮等症。

对于伤津及脱液的治法，以生津、养阴为主，常用方药如增液汤、五汁饮，药用沙参、麦冬、石斛、天花粉、芦根、山药等。

2. **水肿和痰饮** 水肿和痰饮，主要是肺、脾、肾三脏的气化功能失常，引起津液的输布或排泄障碍，形成不正常的水液积聚所致。如以水肿的发生原理来说，可由肺失宣肃，脾失健运，影响津液的流通而致水液停聚；但更多的是由于肾的气化功能失常，不能进行升清降浊，生成和排泄尿液的功能减退，而致水泛为肿。

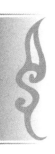

痰饮，是由于水液积聚于体内的某一局部所致。发生原理也与水肿基本相同，故痰饮与水肿之间有时是相互联系的。痰饮的生成，不但由于肺气的失于宣肃，还由于脾失健运，影响了津液的输布，凝聚而成痰，出现咳嗽、痰多白沫等症，所谓"脾为生痰之源，肺为贮痰之器"，多是指痰饮而言。而肾的气化功能减退，也可使水液上泛为痰而侵犯心肺，称为"水饮凌心""水饮射肺"，如心力衰竭、肺水肿时出现的心悸、气急、咳嗽、咯吐大量泡沫痰，多属于这种病理变化的表现。

肺、脾、肾三脏的气化功能失调，还常互相影响。例如：脾失健运，不能转输津液，既可影响肺气的通调水道，而出现喘满咳痰等症，又能影响肾对津液的蒸化，而出现下肢浮肿、小便短少等症；肺失宣肃，不能通调水道，既可影响脾输布津液，而致聚湿成痰，又可影响肾的气化功能，而致水气上泛为痰；肾阳衰微，水气不化，既可影响肺气的宣肃，出现喘咳痰多之症，又可影响脾的运化功能，出现小便不利、水肿、腹满等症。可以温阳化水或健脾除湿等方法治疗，常用方药如五苓散、五皮饮；药用茯苓、猪苓、泽泻、车前子、冬瓜皮、桑白皮等。

第5章　经　络

经络，是人体组织结构的重要组成部分。人体气血津液的运行，脏腑器官的功能活动，以及相互之间的联系和协调，均须通过经络系统的运输传导、联络调节的功能得以实现，并使之成为一个有机的整体。

经络学说，是研究人体经络系统的组织结构、生理功能、病理变化及其与脏腑、形体、官窍、气血津液等相互关系的学说，是中医学理论体系的重要组成部分。

经络学说是我国古代人民在长期的生活、医疗实践过程中，主要通过施用砭刺、导引、推拿、气功等方法进行保健或治疗时，结合病人的感传现象，积累了丰富的经验，并依据当时的解剖生理知识，加之古代哲学思想的渗透影响，逐步上升为理论而产生的。经络学说与气血津液学说、藏象学说等，在共同产生、形成和发展的过程中，自成体系，各具特点。同时彼此相互补充印证，成为中医学阐述正常人体生命活动规律的基本学说。只有综合运用这几种医学学说，才能比较完整地阐释人体的生理功能和病理变化的规律，有效地指导诊断和治疗。

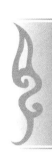

第一节　经络的内容

经络的内容很多，有十二经脉、奇经八脉、十二经筋、十五别络以及孙络、浮络等。

一、十二经脉

（一）十二经脉的名称

十二经脉对称地分布于人体的两侧，分别循行于上肢或下肢的内侧或外侧，每一经脉又分别隶属于一脏或一腑（表 5-1）。因此，十二经脉的名称各不相同。十二经脉中每一经脉的名称，都是据其分布于手足内外、所属脏腑的名称和阴阳属性而命名的。

表5-1　十二经脉命名含义

内　容	命名含义
手、足	手经循行于上肢
	足经循行于下肢
阴、阳	阴经循行于四肢的内侧面
	阳经循行于四肢的外侧面
脏、腑	阴经属脏
	阳经属腑

（二）十二经脉的分布及表里关系

十二经脉在体内的分布虽有纡回曲折、交错出入的状况，但基本上是纵行的。

1. 头面部的分布　诸阳经在头面部的分布规律如下。

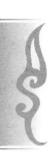

前面——手足阳明经主要分布于面额部，手太阳经主要分布于面颊部。

侧面——手足少阳经主要行于侧耳颞部。

后面——足太阳经行于头顶和头后部。

手三阳经止于头，足三阳经起于头，手三阳与足三阳在头面部交接。

2. 四肢部的分布　十二经脉在四肢的分布特点是：阴经行于内侧面，阳经行于外侧面。

上肢内侧——为太阴在前，厥阴在中，少阴在后。

上肢外侧——为阳明在前，少阳在中，太阳在后。

下肢内侧——内踝尖上 8 寸以下为厥阴在前，太阴在中，少阴在后；

内踝尖上 8 寸以上则太阴在前，厥阴在中，少阴在后。

下肢外侧——为阳明在前，少阳在中，太阳在后。

3. 躯干部的分布　十二经脉在躯干部的分布特点如下。

前面——足少阴、足阳明、足太阴和足厥阴，自内向外依次分布于腹胸面。

后面——足太阳经分布于背、腰，手三阳经行于肩部和肩胛部。

侧面——少阳经、足厥阴经分布于胁、侧腹部，手三阴经均从腋下走出。

手足三阴与三阳经，通过各自的经别和别络相互沟通，组成六对表里相合关系（表 5-2）。

表 5-2　十二经脉的表里关系表

表	手阳明大肠	手少阳三焦	手太阳小肠	足阳明胃	足少阳胆	足太阳膀胱
里	手太阴肺	手厥阴心包	手少阴心	足太阴脾	足厥阴肝	足少阴肾

（三）十二经脉的交接次序及其交接部位

十二经脉是气血运行的主要通道，它们首尾相贯，依次衔接，因而脉中气血的运行也是循经脉依次传注的。由于全身气血皆由脾胃运化的水谷精微化生，故十二经脉气血的流注从起于中焦的手太阴肺经开始，依次流注各经，最后传至足厥阴肝经，复再回到手太阴肺经，从而首尾相贯，如环无端（见下图）。

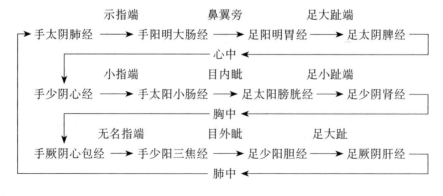

（四）十二经脉的循行规律

十二经脉的走向，《灵枢·逆顺肥瘦》曰："手之三阴，从脏走手；手之三阳，从手走头。足之三阳，从头走足；足之三阴，从足走腹。"说明手三阴经，从胸腔内脏走向手指端，与手三阳经交会；手三阳经，从手指走向头面部，与足三阳经相交会；足三阳经，从头面部走向足趾端，与足三阴经交会；足三阴经，从足趾走向腹部和胸部，在胸部内脏与手三阴经交会。

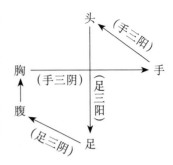

二、奇经八脉

奇经八脉，是督脉、任脉、冲脉、带脉、阴跷脉、阳跷脉、阴维脉、阳维脉 8 条经脉的总称。由于它们的分布没有十二正经那样规则，与脏腑没有直接的络属关系，彼此之间也无表里关系，与十二经脉不同，故称为奇经八脉。

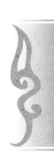

（一）督脉

1. 循行部位　起于胞（女子胞为子宫，男子胞为精室）中，沿背部正中线上行，至风府，入络脑，上至巅顶，前下至鼻梁，经人中，止于上唇系带处。有分支属肾，连心。

2. 基本功能

（1）总督一身之阳经：督脉与手、足三阳经交会于大椎，与阳维脉交会于风府、哑门，因而与多条阳经相联系，故称之为"阳脉之海"。

（2）与生殖功能有关：督脉起于胞中，与心肾两脏相连，阳气充盛，故主司生殖功能，特别是男子的生殖功能。古人认为，督脉与任脉同起于胞中，出于会阴，本相互交通，"可以分，可以合：分之以见阴阳之不离，合之以见混沌之无间。一而二，二而一者也"（《十四经发挥》）。因而二经皆可主司人的生殖功能，陈士铎《石室秘录》曰："然此二脉者，为胞胎之主脉；无则女子不受妊，男子难做强以射精。"

（3）与心、肾、脑、髓等有联系，故可能与人的精神意识思维活动有关。

3. 常见病候　脊柱强痛，角弓反张。

（二）任脉

1. 循行部位　起于胞中，经阴阜，沿腹部和胸部正中线上行至咽喉，上行至下颌部，环绕口唇，沿面颊，分行至目眶下。有分支，自胞中后行脊柱里面，与督脉相通。

2. 基本功能

（1）总任一身之阴经：任脉与冲脉同起于胞中，与足三阴经交会于关元、气海，而足三阴经又上接手三阴经，并与阴维脉交会于廉泉、天突，故任脉与多条阴经相联系，称之为"阴脉之海"。

（2）妊养胎儿：任脉起于胞中，与女子月经和妊娠有关，故王冰《素问次注》有"任主胞胎"之说；《难经集注·二十八难》有"任者，妊也，此是人之生养之本"之论。

3．常见病候　疝气，带下，腹中结块。

（三）冲脉

1．循行部位　起于胞中，然后分三支向不同方向循行。

（1）下出会阴后，出于气街而与足少阴经相并，挟脐上行，散布于胸中，再上行经咽喉，环绕口唇，分行到两目眶下。

（2）从气街部分出，沿足少阴经下行至足底，有分支从内踝后分出，斜入足背，进入足大趾。

（3）从胞中分出，后行于脊柱里面，与督脉相通。

2．基本功能

（1）调节十二经气血：冲脉上行于头，下行至足，前行胸腹，后行腰背，联络多条经脉，并与少阴经和阳明经有密切的联系，气血来源充足，故能调节十二经脉的气血，称为"十二经脉之海"。

（2）与女子的月经来潮和生殖功能有关，故有"冲为血海"之说。《素问·上古天真论》曰："（女子）二七而天癸至，任脉通，太冲脉盛，月事以时下，故有子。"

3．常见病候　小腹部拘急而气逆。

（四）带脉

1．循行部位　起于季肋，斜向下行至带脉穴，绕身一周。在腹面的带脉下垂到少腹。

2．基本功能

（1）约束纵行诸脉，防止脉气下陷。

（2）维护胎儿，防止流产。

（3）主妇女带下。

3．常见病候　腹满，腰部冷重如坐水中。

（五）阴阳跷脉

1．循行部位

（1）阴跷脉：起于内踝下照海穴（属足少阴经的穴位）－内踝后－下肢内侧－前阴－腹－胸－缺盆－人迎穴前－鼻旁－目内眦（睛明穴，与手足太阳经、足阳明经、阳跷脉会合）。

（2）阳跷脉：起于外踝下申脉穴（属足太阳膀胱经的穴位）－外踝后－腹胸外侧－肩部－颈外侧－口角－目内眦（睛明穴，与手足太阳经、足阳明经、阴跷脉会合）－发际－耳后（风池穴，与足少阳胆经相会）。

2．基本功能

（1）主司肢节运动：阴阳跷脉分别从内外踝下上行头面，具有交通一身阴阳之气和调节肢体筋肉运动的作用，主要是使两腿内运动灵活跷捷。古人认为阴阳跷脉有分主一身左右阴阳之气的作用。

（2）主司眼睑开阖：由于阴阳跷脉交会于目内眦，故有濡养眼目和司眼睑开阖的作

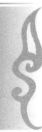

用。据《黄帝内经·灵枢》所言，眼睑的开阖与阴阳跷脉的气血充盛有关：夜晚阴跷脉充盛，故人眼睑闽而寐；清早则阳跷脉充盛，故人的眼睑开而寤。说明人的眼睑开阖是与自然界阴阳二气的变化同步的。

3．常见病候　阴跷脉病则见多寐、癃闭；阳跷脉病则见目痛从目内眦始，不眠。

（六）阴阳维脉

1．循行部位

（1）阴维脉：起于内踝上的筑宾穴（足少阴经的穴位）－下肢内侧－腹部（与足太阴经同行）－胁部（与足厥阴经相合）－咽喉（廉泉、天突，与任脉相会）。

（2）阳维脉：起于外踝下的金门穴（足太阳经的穴位）－下肢外侧（与足少阳经同行）－躯干部后外侧－腋后－肩部－颈部－耳后－额部－头侧部－项后部（风府、哑门，与督脉相会）。

2．基本功能　阴维脉络诸阴，阳维脉络诸阳，即阴维脉有维系联络全身阴经的作用，阳维脉有维系联络全身阳经的作用。在正常情况下，阴维脉与阳维脉相互维系，对全身经脉的气血起溢蓄调节作用，但不参与环流。

3．常见病候　阴维脉病则见心痛、忧郁；阳维脉病则见恶寒发热、腰痛。

第二节　经络的基本生理功能

古人认识经络的生理功能，可能依靠以下三方面思路：一是依据经络的原始形态（如脉管）来推断其生理功能，如认为经络有"运行气血"的功能，无疑是在认识管的基础上来认识经络功能的；二是通过直接观察来推断经络的功能，如经络的感应传导功能则是依靠观察经络的感传现象来获得；三是通过推理而得出经络的生理功能，这是比以上两种思路更为高级而抽象的思维活动，如经络的沟通联络作用和调节功能平衡作用就是通过抽象思维而得出的。

经络的生理功能，主要是靠"经气"的作用而实现的。所谓经气，是指循经络运行之气，是一身之气分布于经络的部分。各经脉之气与其所属的脏腑之气是相通的。各脏腑之气循其所属的经脉运行，则变为经脉之气。经气是经络中各种信息的负载者，经气的运动变化，使经络具有沟通联络、感应传导信息以调节全身功能平衡的作用。

一、运行全身气血，濡养脏腑组织

人体各脏腑组织器官都要得到气血的濡养，才能维持其正常的生理活动。而气血之所以能通达全身，发挥其营养滋润作用及抗御外邪以保卫机体的作用，则必须依靠经络的传注。

十二经脉首尾相贯，是运行气血的主要通路；奇经八脉交叉贯穿于十二经脉之间，密切十二经脉之间的联系，并调节十二经脉的气血，使流注于十二经脉之中的气血保持

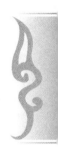

相对恒定以适应生理需求；别络、浮络、孙络则分布于脏腑组织器官中，将气血在经脉中的线状流注扩展为面状弥散，以充分发挥气血对机体的濡养和滋润作用。因而通过经络的传注、调节和弥散，气血得以输送到全身各处以营养温煦之，机体得气血之温养则能发挥抗御外邪侵袭的作用。故《灵枢·本藏》曰："经脉者，所以行血气而营阴阳，濡筋骨，利关节者也。"

二、沟通表里上下，联络脏腑器官

人体是由五脏六腑、四肢百骸、五官九窍、筋骨皮肉等组成的有机整体。它们虽各有不同的生理功能，但又共同完成有机的整体活动，使机体内外上下保持协调统一。这种有机的联系，主要是依靠经络的沟通、联络作用来实现的。由于十二经脉及其分支的纵横交错，入里出表，通上达下，首尾相贯，内属于脏腑，外络于肢节，奇经八脉联系沟通十二经脉，十二经别和别络加强了十二经脉之间的联系，十二经筋和十二皮部联络相应的筋肉和皮肤，从而使人体的各个脏腑组织器官有机地联系起来，构成了一个表里上下彼此紧密联系、协调共济的统一体。经络对全身脏腑组织器官的沟通联系作用，主要体现于以下四个方面。

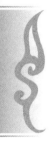

1. 沟通脏腑与肢节　十二经脉是沟通联系脏腑和体表的通路。这是因为十二经脉中的每一条经脉，既络属于相应的脏腑，其经脉之气又散布于筋肉、皮肤的缘故。因而通过十二经脉、十二经筋和十二皮部，内在的五脏六腑与外在的筋肉皮肤相互沟通和联系起来。故《灵枢·海论》曰："夫十二经脉者，内属于腑脏，外络于肢节。"肢，指四肢；节，既指骨节，又指体表的穴位和相应部位。内脏有病，可反映到其相应的部位或穴位。如足厥阴肝经"抵小腹""布胁肋""肝病则两胁下痛引少腹"；足少阴肾经"别入跟中"，肾精亏虚则足跟麻木疼痛；足阳明胃经"入上齿中""至额颅""经乳中""过膝下足三里"，胃火亢盛则可见牙龈肿痛，或前额眉棱骨疼痛，或乳中红肿热痛，肠痈则可见足三里处有压痛等。

2. 联系脏腑与官窍　目、舌、口、鼻、耳、前阴、后阴，都是经脉循行所过的部位，而经脉又可向内联络或隶属于脏腑，如此则五官九窍与内在脏腑之间，可通过经脉的沟通而联系起来。如手少阴心经属心络小肠，系目系，其别络系舌本；足厥阴肝经属肝络胆，绕阴器，系目系；足阳明胃经属胃络脾，环绕口唇，挟鼻；手太阳小肠经、手少阳三焦经、足少阳胆经均进入耳中；足太阳膀胱经的经别进入魄门等。脏腑的病变，可反映到相应的官窍，如心火亢盛可见口舌生疮，并可下移小肠导致"小肠火"；肝火旺盛可见目赤肿痛，而肝经湿热则可见阴部湿疹；肝胆火旺，相火偏亢，均与耳暴聋有关等。

3. 联络脏腑与脏腑　十二经脉中的每一条都分别属络于一脏一腑，其中阴经属脏络腑，阳经属腑络脏，从而加强了相为表里的一脏一腑之间的联系。脏病可影响到腑，腑病也可影响到脏。如肺病可影响到大肠，肺气不足则不能推动糟粕的排泄而致便秘，称为"气虚便秘";大肠的排便功能失常,也可影响肺气的升降和呼吸出入。某些经脉还联络多个脏腑,如足厥阴肝经属肝络胆,挟胃,注肺中,故有"肝病犯胃""肝火犯肺"等病变;足少阴肾经属肾络膀胱,贯肝,入肺,络心,注胸中(心包),故有"肾水凌心射肺"之病变;联络肺脏的经脉有手太阴肺经、手阳明大肠经、手少阴心经、足厥阴肝经、足少阴肾经,心、肝、肾、大肠等脏腑的病变皆可通过经络而影响到肺。另外,十二经别向内深入而联系脏腑,补十二经脉之不足,加强了脏腑与心的联系,如胃经、胆经、膀胱经的经别都通达心。如此则构成了脏腑之间的多种联系,强化了脏腑之间的整体统一性。

4. **贯通经脉与经脉**　十二经脉表里相接,有一定的流注次序,彼此之间也相互交会,奇经八脉交叉贯穿于十二经脉之间,彼此之间亦相互联系,因而构成了经脉与经脉之间的多种联系。

如督脉与手足六阳经交会于大椎穴,与阳维脉交会于风府、哑门穴,故称之为"阳脉之海"。任脉与足三阴经交会于关元、气海穴,而足三阴经又上接手三阴经,并与阴维脉交会于廉泉、天突穴,故称之为"阴脉之海"。冲脉与督、任二脉同起于胞中,"一源三歧",至其循行,则前与任脉相并于胸中,后与督脉相通于腰脊,而督、任二脉通会于十二经脉;又在循行过程中联络多条阴经和阳经,并与少阴经和阳明经相通,而足少阴经属肾,是精气贮藏之所,足阳明经属胃,是水谷气血之海,故其气血来源充盛而为诸经气血的要冲,能调节十二经脉气血,称之为"十二经脉之海"。

以上经脉之间的多种联系,以及经脉与脏腑组织器官的多层次联系,构成了经络的完整调节体系,维系了机体功能活动的整体统一性。

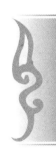

三、感应传导信息,调节功能平衡

1. **感应传导信息**　经络中运行的气血为机体各种信息的载体,经络系统是人体信息的感应传导网络。经络系统的感应传导信息作用,体现于:①可将外在信息(如针刺、按摩等)产生的信息感应传导于体内脏腑,如针刺中的"得气"和"行气"现象;②可将体内脏腑的信息反映到体表,即所谓"有诸内,必形诸外";③能将某脏腑之信息在脏腑之间传导,以调节脏腑之间的功能而使之平衡协调;④可将整体信息传到某一局部,使某一局部成为整体的缩影。

《灵枢·本藏》曰:"视其外应,以知其内藏。"临床上可根据不同部位上出现的异常反应来诊断病在何脏何腑何经。如:两胁胀痛,多为肝胆疾病;缺盆中痛,多是肺脏病变。头痛一症,痛在前额者,多为阳明经头痛;痛在两侧者,多是少阳经头痛;痛在后头和项部者,多为太阳经头痛;痛在巅顶者,多与厥阴经有关。

2. **调节功能平衡**　经络通过感应传导信息来协调脏腑之间的关系。当疾病发生而出现气血不和及阴阳失调时,可用针灸、按摩等来激发经络系统的调节作用,以"泻其有余,补其不足,阴阳平复"(《灵枢·刺节真邪》),达到调节脏腑功能,使之协调平衡之目的；既可使亢奋者得以平抑，又可使抑制者转为兴奋。如：针刺足三里既可治疗腹胀（肠蠕动减缓），又可治疗泄泻（肠蠕动过亢）；针刺内关既可治疗心动过缓，又可治疗心动过速。经络的这种双向良性调节作用，一般又称为"调整作用"。

第6章 病因与发病

中医学所指的病因，就是指引起疾病的原因。病因学说主要是研究病因的性质及其致病特点的学说。中医探求病因的主要方法有，详细询问法和辨证求因法。本章根据病因的发病途径、形成过程等，将病因分成四大类，即外感病因、内伤病因、病理产物形成的病因以及其他病因。

一、中医病因学的基本概念

病因的概念，是指引起疾病的原因，又称为致病因素。如《医学源流论·病同因别论》曰："凡人之所苦，谓之病；所以致此病者，谓之因。"引起疾病的原因很多，中医认为主要有六淫、疠气、七情、饮食、劳逸、外伤、寄生虫、药邪、医过、先天因素。这些因素都可影响或破坏人体内部各脏腑组织之间，以及人体与外环境之间的相对平衡协调状态，产生疾病。疾病过程的本质是病因与人体相互作用的综合结果。疾病的发生与演变绝不是病因单方面作用所决定的，不同的个体对病因的伤害作用、对抗和转化的反应不同。病因的含义实际上包括了影响与作用于致病原和机体双方的因素。

病因学说的概念，是指研究病因的性质及其致病特点的学说。病因性质，是指不同病因具有不同的特性。致病特点，是指不同的致病因素作用于人体的形态结构、功能活动、物质基础所反映的临床特征。一般来说，病因性质决定致病特点，致病特点反映病因性质。故研究病因性质和致病特点对于诊断和防治疾病具有重要意义。

二、中医探求病因的方法

中医病因学是以阴阳平衡的整体观为基础的，其特点主要表现在对病因的认识方法上。中医病因学不仅用直接观察病因的方法去认识病因，而且更重要的是根据病理反应来建立病因的概念。

中医学认为，任何疾病的发生，都是某种致病因素影响和作用于患病机体的结果；任何证候都是在致病因素作用下，患病机体所产生的某种病态反应。任何疾病或证候都是有原因的，没有原因的疾病和证候是不存在的。各种致病因素的性质和特点不同，致病后机体的反应各异，所表现出来的症状和体征也不尽相同，为认识疾病的病因提供了可靠的基础。中医认识病因时，除了了解其可能作为致病因素的客观条件外，主要是以各种病证的临床表现为依据，通过分析疾病的症状、体征，并与各种病因的性质、特点相类比，抽象推求病因，这就是辨证求因。辨证求因是中医认识病因的特点，也是探求病因的主要方法。中医探求病因常见的方法有两种。

1. **询问求因法**　即详细询问发病的经过及其有关情况，推断其病因。这类求因法多来自于病人的主观感觉，如是否受凉，情绪有无波动，饮食是否失节，有无外伤，诸如此类，都可一问而知。此法简单、方便，容易获得病因，但受限制因素较多，如病人主观感受有所忽略，或叙述不清，或难于体察，或不能表达（神志异常等病人）均可影响病因探求。

2. **辨证求因法**　是以病证的临床表现为依据，进行综合分析，推求病因。其中，一方面使用类比的方法，把病人表现的症状、体征与各种病因的性质和致病特点相比较，发现与某一致病因素相似而做出判断，如发现病人具有游走不定、变化多端等特征的临床表现而确认病因为风邪。另一方面是按辨证的方法，对病人表现的症状、体征进行病机分析，从而综合、概括、判断为某种病因。如病人表现有不思饮食、腹胀便溏、头身困重、舌苔白腻等症状，通过病机分析，认为此乃湿邪重浊黏滞，导致脾失健运所致，便可判断病因为湿邪。

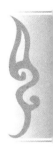

辨证求因是以病因作用于人体后的临床表现为依据的，因此辨证求因的"因"与实际感受的病因有时并不一致。此种病因已不是某种单一的致病因素，而是代表多种致病因素作用于机体的综合性症状反应，已经不是一种表面现象，更趋向于揭示疾病的本质。这样探求病因的方法，不仅避免了由于历史和科学技术条件的限制，不能深入细致探求病因的缺陷，而且顺应了中医辨证论治的精神，使探求病因与辨证治疗紧密结合。

审因论治就是在辨证求因的基础上，通过推求病因，认识疾病本质，从而确立治疗方法。同时，又是对辨证所求之因的实践验证。由于辨证求因是从整体观念出发，辩证地分析，据证探求病因，比询问法运用更为全面、广泛，故为中医探讨病因的主要方法。

由此，中医病因学方法论具有三大特点，即感性直观、整体性和合理推测性。

三、历代医家对病因分类的方法

在中医病因学的发展过程中，对病因怎样分类，历代医家都提出过不同的方法。

（1）《黄帝内经》把复杂的病因分成阴阳两类，分类根据病因来源和病邪侵犯人体的不同部位。凡属自然因素（风雨寒暑）形成，首先侵犯人体外部肌表的病因，为阳；凡病人本身行为不当所形成（如饮食、起居、房事不节、情志影响），首先伤及人体内部的病因，为阴。《内经》的这种分类方法，启迪后世医家"阴邪""阳邪"概念的建立以及疾病"三因"理论的提出。

（2）汉代张仲景《伤寒杂病论》根据病因来源，结合传变，将病由归纳为三条。《金匮要略·脏腑经络先后病脉证》云："……客气邪风，中人多死，千般灾难，不越三条。一者，经络受邪入脏腑，为内所因也；二者，四肢九窍，血脉相传，壅塞不通，为外皮肤所中也；三者，房室金刃，虫兽所伤。以此详之，病由都尽。"以病邪的致病途径和传变层次进行分类，以经络脏腑确立内外，即由经络受邪传入脏腑的为内因，由皮肤受邪传入血脉的为外因。

（3）晋代医家陶弘景提出"一为内疾，二为外发，三为它犯"。为以后陈无择的三因学说奠定了基础。

（4）隋·巢元方等所著的《诸病源候论》对传染病的致病因素有所发挥，并提出了"乖戾之气"这一新概念。

（5）南宋的陈无择综合了古代医学，突出地总结了病因学说，根据病因性质、致病类别创"三因学说"理论。陈无择以天人表里立论，根据受邪后发病的途径分成三类：外邪致病归属外因，情志致病归属内因，其余原因归属不内外因。这种分类法，较为全面地概括了各种致病因素的致病特点，对宋以后病因学研究起了很大的推动作用。

（6）现代对病因的分类：现中医基础理论根据发病途径、形成过程将病因分成四类。①外感病因：即指六淫、疠气。②内伤病因：即七情、劳逸失当、饮食失宜。③病理产物形成的病因：即指水湿痰饮、瘀血、结石。这类病因是指在疾病过程中所形成的病理产物。这些病理产物一旦形成，停留体内，又可作用于脏腑，阻碍气血的运行，产生新的病证。④其他病因，即外感与内伤病以外的一些致病因素，包括有外伤、寄生虫、药邪、医过、先天因素等。

对于初学者来说，应当注意，中医病因学中，许多病因通过与自己的对立面相比较而确定，同一因素具有致病性和非致病性这样的二重性。如风、寒、暑、湿、燥、火对患者的机体属六淫致病因素，但对未病的机体则为自然界正常的气候，属六气。七情是人体对外界事物所做出的正常情感反应，并非病因。若在强烈、持久的精神刺激下，致机体气血紊乱，脏腑功能失调，产生了疾病，那么，这时的情绪变化对患病机体来讲则为病因。其余饮食、劳逸致病或不致病的道理与此相同，均体现了中医学关于病因的辩证观。

在初步了解中医病因学的总体概况后，需进一步了解中医学中每一种病因的特点和致病情况。

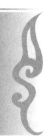

第一节　六　淫

《素问·宝命全形论》曰："人以天地之气生，四时之法成。"六气的正常变化是万物生长变化的自然条件，是人类赖以生存的必要条件。六气，是指风、寒、暑、湿、燥、火六种正常的自然界气候。六气变化总是按照一定规律更替和重复，如春暖、夏热、秋凉、冬寒。

当气候变化异常超过于一定限度，如六气的太过或不及，或非其时而有其气，以及气候变化过于急骤，都会使机体不能与之相适应，导致疾病的发生。这种情况下的六气便称为六淫。六淫：淫，有太过、浸淫之意，泛指反常。六淫，是指风、寒、暑、湿、燥、火六种外感病邪。

中医病因学中以风、寒、暑、湿、燥、火作为六种外感病邪而总称之为"六淫"。六淫致病的共同特点如下。

1. 外感性　所谓外感性，一是指病邪从肌表、口鼻侵犯人体，自外而来，多形成外感病；二是指感受六淫之邪初起多见表证，以恶寒、发热、舌苔薄白、脉浮为临床特征。若表证不解，可出现由表及里，由浅入深的传变过程。

2. 季节性　六淫之邪，本为六气的太过或不及所致。六气变化有一定的季节性，如春天多风，长夏多湿，冬天多寒等。

3. 地区性　六淫致病常与居住地区和环境密切相关。居住地和环境，是指生活、工作环境失宜而言。在不同的地区，随气候不同而患病亦异。西北高原地区常多寒邪、燥邪为病；东南沿海地带常多湿邪为病。如久处潮湿环境中，则多湿病。常在高温环境下作业，则又多暑热病。

4. 相兼性　是指六淫邪气既可单独侵袭人体发病，如感受热邪形成热病，感受寒邪形成寒病。又可两种或两种以上的邪气相兼而侵袭人体致病。一般来说，外感病所受之邪颇多相兼为患。

5. 转化性　是指六淫致病在一定条件下，其证候性质可以发生转化，如风邪可化热、化火、化燥，寒邪入里从阳化热，暑湿日久化燥伤阴等。转化条件：即受邪后可随人的体质不同而发生相应的转化。《医宗金鉴》曰："人之形有厚薄，气有盛衰，脏有寒热，所受之邪，每从其人之脏气而化，故生病各异也。"此外治疗不当，也可引起六淫致病的证候性质发生变化。

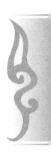

一、风邪的性质及致病特点

1. 风性轻扬开泄，易袭阳位　风性开泄。开，是张开；泄，指气液外泄。风性开泄，是指风邪易袭肌表，致腠理疏泄开张，表现为汗出恶风之证。《素问·风论》曰："风气藏于皮肤之间，内不得通，外不得泄，腠理开则洒然寒，闭则热而闷。"另外，从病位而言，因风性轻扬，具有升散、向上、向外的特性，故风邪犯人常侵袭人体的阳位。阳位与阴位是一相对的概念：上部与下部言，上部为阳；肌表与体内言，肌表为阳；阴经与阳经言，阳经为阳；背部与腹部言，背部为阳。风邪易袭阳位，是指风邪易犯人的上部、肌表、阳经以及腰背部。如风邪循经上扰则头痛；外袭肌表则引起身热、恶风、汗出等表证；袭于阳经及背部，则腰背疼痛；外束于肺则见鼻塞、咽痒、咳嗽等症状。《素问·太阴阳明论》曰："伤于风者，上先受之""犯贼风虚邪者，阳受之"。

2. 风性善行数变　善行，是形容自然界的风有走窜善行，定位不一，变动不居的特性。将风的这一特性引申，在病理上主要说明风邪致病具有病位游移，行无定处的特点。如临床中的行痹，症见游走性关节疼痛，痛无定处，或中肩至肘，或肩肘痛减，膝踝又起等。又如风疹，见皮肤瘙痒、疹块、发无定处、此起彼伏等都能体现风邪的这一特点。

数变，是形容风之来去疾速，风无定向，时强时弱，忽起忽止，变化多端的特性。在病理上主要说明风邪致病具有起病急、变化快的特点。一般而言，风邪合并有其他邪气犯人时，其数变之性体现更为充分。如风温（流脑）初起仅见发热、恶寒等肺卫表证，但可迅速入里而见高热、神昏、惊厥等热闭心包等危重证候。

3. **风性主动** 是以风在自然界表现具有流动性和动摇不定的特点，来说明风邪致病在临床上可见到眩晕、抽搐、颈项强直、角弓反张等症状。实际上风动样的证候有外风证和内风证之分。外风证，多是因感受外界的风邪所致的动摇证候。如感受风温病邪所致热极生风，见到抽搐、惊厥；或因受风邪侵袭见到颜面肌肉抽掣、口㖞眼斜；或因外伤，再感风邪出现四肢抽搐、挛缩、角弓反张等症状，均属于外风证。因为六淫致病特点是根据五行比类取象理论提出的，而"动"正是风象的最大特点。所以说，风性主动应为外风的特点之一。

4. **风为百病之长** 长，始也，首也。风为百病之长有两层含义。其一，风邪有兼邪同病的特性。风为外感致病的先导，其他五邪每多依附于风而侵犯人体，见风寒、风热、风湿或风寒湿等兼夹证的特点。另外，风邪还能与病理产物痰相兼形成风痰证。盖因风能鼓荡此五气而伤人，故曰百病之长也"。其二，风邪致病广泛。是因风邪侵犯部位较广，无处不到，极易侵袭人体，引起多种疾病。风邪致病之所以广泛是因风邪在病因中是主要的致病因素，易从皮入，善动不居，无处不到。基于上述两种因素，故称风为百病之长。

总结起来，风邪犯人在症状上，多有"汗出"与"动"的证候。在病位上，多侵袭阳位，病位不固定。在发病上，发病急、变化快，其他邪气多依附风侵犯人体发生疾病。

二、寒邪的性质和致病特点

寒病多发生在冬季。寒的病变有外寒与内寒之分，应注意区别。

1. **寒为阴邪，易伤阳气** 寒邪其性清冷，凛冽冰凉，性质属阴，故寒为阴邪。寒邪伤人，使体内阴气增长，"阴盛则寒"，引起怕冷怕寒之象。易伤阳气，是指"阴胜则阳病"（《素问·阴阳应象大论》）。正常情况下，阳主温煦，以制阴气。若阴寒偏盛，阳气无力驱散寒邪，反被阴寒耗伤，致阳气亏损，故有寒邪易伤阳气之说。阳气被伤，失却温煦和气化，导致机体产热不足和脏腑功能活动减退，则可出现全身和局部的寒象。

寒为阴邪，易伤阳气，在病理上可表现为：①单纯的实寒证，如寒邪袭表，卫阳被遏引起的恶寒无汗、鼻塞清涕等表实寒证；②寒盛兼阳伤的虚实夹杂证，如寒邪直中脾胃，初见呕吐清水、腹泻、腹痛等里实寒证，继之又见食欲不振、肢冷、神疲等阳气虚弱证。

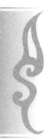

寒邪伤阳与内寒证，都是既可见寒盛，又可见阳虚。区别点在于，寒邪虽易伤阳，但总的特点是以寒象为主，兼有阳虚；内寒是以阳虚为主，兼有寒象，此寒乃阳虚不制阴所致。

2. 寒性凝滞　凝滞，即凝结、阻滞不通的意思。感受寒邪，寒伤阳气，阳气失于温煦和推动，可使气血津液运行迟缓、凝闭阻滞，不通而痛。如《素问·举痛论》曰："寒气入经而稽迟，泣而不行，客于脉外则血少，客于脉中则气不通，故卒然而痛。"寒为阴邪，其性清冷，故寒邪所致疼痛多为冷痛或剧痛，得温痛减，遇寒加重。临床中，寒袭肌表致一身疼痛，寒凝关节致关节疼痛，寒中脾胃致脘腹冷痛，都是寒邪入侵，气血津液凝滞而引起的痛证。不过，寒邪不是引起疼痛的唯一因素，诸如湿、虚、痰等原因均可引起疼痛，但以寒邪更为多见。

3. 寒性收引　收引，即收缩牵引的意思。寒性收引引起气机收敛，而使皮毛腠理收缩紧闭，经络筋脉收引挛急。临床表现可分两类：一是病在肌表，腠理收缩，汗孔不开，卫阳被遏，见发热恶寒、无汗等症状。二是病在经络，筋脉收引挛急，气血不通，见关节屈伸不利，拘挛作痛等症状。因此，寒性收引，是以气机收敛，腠理闭塞，经络筋脉收缩而挛急为致病特点。

寒邪致病的伤阳、凝滞、收引三个特点，在病理过程中常是互相影响的，伤阳可加重寒凝、收引；寒凝、收引之性常同时并作，又可再伤阳气。三者互为因果，加重病情。

寒邪具有伤阳、凝滞、收引三大特性。寒象、疼痛、拘挛为寒邪致病的主要特点。

三、湿邪的性质和致病特点

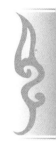

湿邪，是指自然界中具水湿之重浊、黏滞、趋下特性的外邪，称为湿邪。由湿邪引起的疾病称为外湿证。外湿证多发生在长夏季节。长夏为农历六月，正值夏秋之交，阳热尚盛，又多阴雨连绵，氤氲熏蒸，水气上腾弥漫，为一年中湿气最盛的时期。

1. 湿为阴邪，易阻滞气机，损伤阳气　湿性类水，由水气化生，常言曰："湿为水之散，水为湿之聚"。水性寒凉，所以，湿邪在六淫中相对而言为有形之阴邪。湿为阴邪在病理上有两个特点。其一，湿邪易阻气机。湿为有形之邪，侵犯人体，易黏滞、沉着于脏腑、经络之中，阻碍气机，致升降失常，经络阻滞不畅。如湿闭头目，清阳不升，清窍壅塞，则见头目昏重；湿阻中焦，脾胃气滞，升降失常，则胸脘痞闷，呕吐下利；湿阻中焦，气化不行，水液失调，则见小便短涩、大便溏泄不爽；湿阻经络，则关节肿胀疼痛。其二，湿邪易伤阳气。湿为阴邪，性偏寒凉，故易损伤阳气。但湿邪伤阳与寒邪伤阳有所不同，湿邪伤阳多侧重在伤及脾阳。因脾为阴土，喜燥恶湿，赖阳以运，为机体运化水湿的主要环节，为气机升降之枢纽。故湿邪入侵，脾土先伤，以致脾阳不振，运化失司，水湿停聚。外湿与内湿相互影响为患，发为腹胀、大便不爽、小便短少、水肿等症。《素问·六元正纪大论》曰："湿胜则濡泻，甚则水闭胕肿"。而寒邪伤阳，重在失于温煦而出现寒象。总之，湿为阴邪，易阻遏气机、损伤阳气致病的症状特点为脘腹胀闷、小便不利、大便不爽。

2. 湿性重浊　重，即沉重，重着的意思。浊，即浑浊、秽浊之意。湿性重浊是与风性轻扬相对而言的，常有两方面特征。

(1) 湿性沉重不移：①湿邪伤于经络，常有沉重感。如湿邪袭表，经气阻滞，可见头重如裹、身体困重、四肢酸重等症。《素问·生气通天论》曰："因于湿，首如裹"。②湿留肌肉、筋脉、关节，常有重着感，可见关节疼痛，固定不移，肌肤不仁，称为"着痹"。

(2) 湿性秽浊不清：指湿邪为病，其排泄物和分泌物等具有秽浊不清的特点。反映在上，面垢眵多，舌苔厚腻；反映在表，湿疹浸淫，病灶潮湿不净，或流黄水，甚则糜烂破溃；表现在下，大便溏泄，下痢黏液脓血，小便浑浊，妇女白带腥浊。

3. 湿性黏滞　黏，黏腻；滞，停滞。湿性黏滞在病理上说明了两方面的特点。一是症状上的黏滞不爽。如湿滞胃肠，见脘腹胀闷，大便后重不爽；湿滞膀胱，见小便淋沥不畅；湿邪犯肺，湿积为痰，则痰多黏腻。二是指在病程上多缠绵难愈，且易反复发作。这是因为：①湿邪黏着，停滞于人体的某些组织器官，难以化解，故病程较长，缠绵难愈或反复发作。②湿邪易阻碍气机，伤及脾阳，脾阳失运，内湿产生。内湿与外湿相互影响为患，病难速愈。③湿邪郁久，随体质不同，可从寒化形成寒湿证，又可从热化形成湿热证。湿与热合，难分难解，故病程较长。在临床中的湿温病、湿痹、湿疹都能体现湿邪的这一性质和致病特点。

4. 湿性趋下，易袭阴位　阴位与阳位是一相对的概念，此处的阴位多指人体的下部。湿邪的这一性质在病理上说明了两方面的特点。①人体的下部易感受湿邪而发病。《素问·太阴阳明论》曰："伤于湿者，下先受之"。②湿与水同类、同性，火炎上而水流下，湿性沉重，故湿邪有下趋、下注的特点。湿邪犯人后，在症状上多见于下部，如淋浊、带下、泻痢、足部浮肿等，都表现在下部。

归纳而言，湿邪为病，在症状上多有气阻胀闷、沉重不仁、秽浊不清、黏滞不爽的特点。病位多伤及脾及阴位。病程长，反复发作。

四、燥邪的性质和致病特点

自然界具有干燥、收敛清肃特性的外邪称为燥邪。人感受燥邪而出现一系列干燥症状，便为燥病。

秋天气候干燥，空气中缺乏水分，自然界出现一派植物凋零干枯萎黄的肃杀景象，所以说燥为秋天的主气。

1. 燥性干涩，易伤津液　干，干燥；涩，涩滞。燥与湿相反，燥邪侵犯人体，损伤津液，津少失于滋润，表现出干燥和涩滞两大特性。

(1) 燥性干燥。燥邪伤人，吸水伤津，皮肤官窍失其滋养，故常见各种干燥症状。如鼻干咽燥、口唇燥裂、皮肤干燥等。如《素问·阴阳应象大论》曰："燥胜则干"。

（2）燥性涩滞。《素问玄机原病式》曰："湿，物润而滑利，干则涩滞……由水液衰少而燥涩，气行壅滞而不得滑泽通利"。外感燥邪，津亏不能载气敷布，脏腑组织失却滑泽，故表现涩滞不利之状，如皮肤粗糙而不滑利、痰少不易咯出、小便短少而不通利、大便干结不畅。

2. 燥易伤肺机理　一是因燥为肺所恶，肺为娇脏，喜清润恶燥湿，既不耐湿，更不耐燥，湿则饮停，燥则津伤，故燥邪犯肺，可致肺燥津亏证；二是因肺主气司呼吸，又外合皮毛，开窍于鼻，肺气与外界相通。燥邪犯人，常自口鼻而入，肺首当其冲，肺失去濡润，则宣发和肃降功能均受其影响。另外，肺与大肠相表里，肺燥，能影响大肠的传导功能。肺被燥邪所伤的症状可见到干咳少痰，或痰黏难咯，或喘息胸痛、痰中带血、大便干燥不通等。

归纳起来，燥邪外犯，病位上多伤及肺，症状上易见津伤干燥枯涩的表现。

五、热（火）邪的性质和致病特点

自然界具有火之炎热特性的外邪称为热邪。由热邪所致的疾病称为外感热病。

1. 热为阳邪，易伤津耗气　火热邪气为自然界阳盛所生，具有热蒸躁动、升腾向上之性，故在阴阳属性划分时，就明确规定了寒属阴，热为阳。热为阳邪在病理上具有四方面的特点。

（1）多见阳热之证。热邪为病，常见火热之象，如高热、面赤、恶热、脉洪数等症。

（2）易伤津液。热邪伤津的机制：一是热邪有发散之性，易致腠理开张，迫津外泄。《素问·举痛论》曰："炅则腠理开，汗大泄"。二是热邪能消灼煎熬阴津，致津液暗耗。除有热象外，症见口渴喜饮，咽干舌燥，小便短赤，大便秘结等津液耗伤表现。

（3）易于耗气，见阳气不足的症状。《素问·阴阳应象大论》云："壮火食气，气食少火，壮火散气，少火生气。"说明正常之火能够生气，过亢之热则能耗损元气。另外，因津能载气，势盛迫津外泄，热必导致气随液耗。气伤可见身热倦怠懒言，神疲乏力，气不接续的气虚证。也可由火盛伤阴，阴损及阳，致阳气损伤，见肤冷、肢凉、汗出不止等阳虚证。

（4）传变迅速。热属阳盛之邪，其动迅速，致病具有发病急、传变快的特点。常易突然发病，从卫分很快传入气分，见气分证。

2. 热（火）性炎上　热邪性热而似火，燔灼焚焰，蒸腾炎上。《素问·至真要大论》曰："诸逆冲上，皆属于火"。这里的"冲上"，即指上逆之势和炎上之性。故热邪常犯人体上部，如风热上壅见头痛、耳鸣、咽喉红肿疼痛，阳明热盛见齿衄、唇口糜烂等症。

3. 热（火）易生风、动血

（1）生风：是指热邪易侵犯肝脏，出现风样动症。形成机制有二：其一，热邪内侵于肝，使肝中阳气亢盛而升动不止，阳气升动无制则化风，风胜则动，见"动"的症

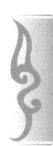

状；其二，是热邪燔灼肝经，劫耗阴液，筋脉失养而挛急，致肝风内动。由热邪所致的"动"症，临床上又称为"热极生风"，症见高热、神昏、四肢抽搐、目睛上视、颈项强直、角弓反张等。《素问·至真要大论》曰："诸热瞀瘛，皆属于火"，就是此意。

（2）动血：是指热邪犯人而见各种出血证，如吐血、衄血、便血、尿血、皮肤发斑及妇女月经过多、崩漏等。出血的特点为血色鲜红、黏稠、量多。引起出血的机制为，血得寒则凝，得温则行，得火则妄行横溢。火入血分，一则血脉扩张，血行加速；一则灼伤脉络，迫血妄行。此外，火热邪气易伤津液，津少血浓，迟滞成瘀，瘀血内阻，血不循经而致出血。或热邪耗气，气泄失固，致血外逸，也是火热之邪迫血妄行的原因之一。

4. **热（火）易扰心神** 是指火热之邪致病易出现神志症状。首先，火热之性急迫躁动，与心相应。火热致病，发病急，传变快，易入营血，躁扰心神。其次，火热邪气升腾焚炎，易逼灼心包、扰乱心神，引起神志失常。临床表现轻者心神不宁，见心烦失眠之症；重者神志错乱，见狂躁不安、神昏谵语等表现。《素问·至真要大论》云："诸躁狂越，皆属于火"。

5. **热（火）易致疮痈** 是因热邪易入血分，聚于局部，阻碍气血的运行，使气血壅聚不散，火热蕴蒸，肉腐血败，发为痈肿疮疡，表现为局部红、肿、高突、灼热，其性属阳。《灵枢·痈疽》说："大热不止，热盛则肉腐，肉腐则为脓……故命曰痈。"概而言之，热邪致病，以阳热之证为主，可伴见津伤、气虚、风动、出血、神志、疮痈诸证。病位多表现在上部及心包。具有发病急、传变快的特点。

六、暑邪的性质和致病特点

暑是夏季的火热之邪，凡在夏至以后，立秋之前，自然界中的火热外邪，称为暑邪。暑邪为病又称为暑病。

暑邪为病有两个十分显著的特点。①有明显的季节性。若发生在夏至以前，感受热邪，发为温病。只有在夏至以后，立秋之前，虽感受热邪，但发为暑病。《素问·热论》所言："先夏至日为病温，后夏至日为病暑"。②暑病只有外感，没有内生。这在六淫中是独一无二的。

暑邪为病，还有伤暑和中暑之别。伤暑起病缓慢，病情较轻，为暑伤气阴；中暑发病急骤，病情较重，为暑热闭窍。

1. **暑为阳邪，其性炎热** 暑为夏季火热所化，具有酷热之性，火热属阳，故暑为阳邪。《丹溪心法·中暑》曰："暑乃夏月炎暑也，盛热之气者，火也。"暑邪为病，见一派炎热之象，并与其他热邪所致的阳热证有所不同。暑热侵犯人体，初期卫表的证候非常短暂，很快恶寒消失，呈一派阳热之象。如壮热、汗大出、口大渴、心烦、苔黄燥、脉洪大。古人称"夏暑发自阳明"。另外，暑邪发热比热邪发热更高，也易扰动心神而致心烦闷乱不宁，甚则突然昏倒，不省人事。

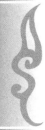

2. 暑性升散，最易伤津耗气　升散，即上升发散之意。在病理上说明：①暑热上升。暑邪伤人，可上犯头目，见头昏、目眩证。气随之而升，阻塞胸中，还可见胸中烦闷、气粗喘喝有声。②暑热发散。指暑邪伤人易致腠理开，加之暑热在内蒸迫津液外泄，故见大汗不止。③暑热伤津。暑病多汗，汗出伤津，可见口渴喜饮、唇干舌燥、尿赤短少等症。④暑热耗气。津液外泄大量散失的同时，阳气也常外泄而被耗伤，导致气虚，易见气短、乏力、神疲、脉虚等症。进而引起津气两虚，甚则气随津脱，见突然昏倒，不省人事等危重证候。《灵枢·岁露》曰："……暑则皮肤缓而腠理开"。《明医杂著·暑病证治》曰："若夏月伤暑，发热，汗大泄，无气力，脉虚细而迟，此暑伤元气也。"

3. 暑多夹湿　夏季气候炎热，雨湿充盛，热蒸湿动，湿热弥漫于整个空间，故暑邪常兼夹湿邪侵犯人体，形成暑湿证。临床既见暑热，又见湿阻的症状，如身热起伏、四肢困倦、食欲不振、胸闷、泛恶、大便溏泄、苔腻脉濡等。另外，内湿素盛之体，最易感受暑邪，也可暑湿相合为患。

总之，暑邪伤人，以阳热之证为主，常兼伤津、耗气、湿阻等表现，也可扰乱心神，出现神志症状。发病急，传变快，卫表证候短暂，多见气分之证。

第二节　疠　气

一、疠气的基本概念

疠气，是一类具有强烈传染性的外邪。由疠气引起的疾病又称为"疫病""瘟病""瘟疫病"。其病证的种类很多，如大头瘟、虾蟆瘟、疫痢、白喉、烂喉丹痧、天花、霍乱、鼠疫等。疠气在中医文献中又称为"疫气""疫毒""戾气""异气""毒气""乖戾之气"。其为病长幼相似，远近咸若，沿门阖户，一境一方俱病，如差役不可避免，故名疫气；又以其"为病颇重"，"如有鬼厉之气"，故名之"厉气""疠气"（《温疫论·杂气论》《诸病源候论·疫疠病候》）。更因为病重烈，病情又变化多端，传变迅速，多有坏证、变证和逆证，故又称戾气、疫毒和乖戾之气。因其不同于一般六淫之气，故又名曰"异气"。

疠气与六淫之邪不同。表现在：①感受病邪的不同。六淫病证感受的是风、寒、暑、湿、燥、火六淫邪气。在气候异常，如气候太过或不及，或非其时而有其气，或气候变化过于急骤时，易感受六淫邪气。而疠气是人们感官所不能直接观察到的毒气。疠气比温热火邪毒力更强，并常兼夹湿毒秽浊之邪为病。②入侵途径的区别。六淫邪气从肌表和口鼻而入。疠气多从口鼻而入，如空气传染、随饮食而入，也可由蚊叮虫咬而发病。③发病形式的差异。六淫发病多与正气的强弱有关，正气强，感之不易发病；正气弱，感之易发病。发病较急，可传变。发病之初多形成表证，表证不解则可传入里，产

73

生里证。疠气致病，无论老少强弱，触之者即病。发病急，来势猛烈，发病之初可有短暂的表证。多数分传表里，或表里之间，或直中于里，见里证。④传染与否。六淫邪气致病可有传染，疠气则有强烈的传染性，常引起流行。⑤病程及预后。六淫病证病程相对较短，易痊愈。疠气病证病程相对长，病势危重，具有死亡率高的特点。

二、疠气形成和疫病流行的原因

1. **气候反常**　在气候正常的情况下，一般来说，不易引起疠气的流行。但在反常情况下，如久旱酷热、水涝、湿雾瘴气等，有利于疠气的滋生和传播，故可导致疫病的流行。

2. **环境污染和饮食不洁**　环境污染主要是指空气和水源受到疠气的污染，也会滋生和传播疠气，导致疫病的发生，如瘴气、痨虫的感染。食物受到疠气的污染，食入后也可致疫病的流行，如疫痢、疫黄等病。所以搞好环境卫生、消灭蚊蝇、保持食物的洁净，是防止疫病流行的重要措施。

3. **未做好预防隔离工作**　因疠气具有强烈的传染性，正气不足者，触之即发；正气足者，触之亦易发病。故预防工作在防止疫病的发生，隔离工作在防止疫病的蔓延都十分重要。

4. **社会因素的影响**　其与社会因素的关系，主要是与社会的经济、文化状况，社会的安定有关。一般而言，经济、文化较落后的国家或地区，尤其是在战祸连绵、天灾不断、民不聊生的情况下，疫病尤易流行。若国家安定，注重卫生防疫工作，采取积极有效的防疫和治疗措施，就能有效地控制传染病的流行。

三、疠气的致病特点

1. **传染性强**　是疠气致病的最大特点之一。传染，即古人称的"染易"。《素问·刺法论》曰："五疫之至，皆相染易，无问大小，病状相似"。《诸病源候论》曰："人感乖戾之气而生病，则病气转相染易，乃至灭门。"均说明感受疠气可以相互传染，并可引起流行。其传染途径是通过空气污染、食物污染在人群中引起传播。其流行特点，既可大面积流行，又可散在流行。大面积流行如一方一境皆病；散在流行如一室一村为病。

2. **发病急骤，病情危笃**　因疠气毒力强，常夹火热、湿毒、毒雾、瘴气等秽浊之气侵犯人体，故一般比内伤杂病和六淫邪气发病都急。致病后，每易伤津、动血、扰神、生风，损害心、肾、肝等人体重要脏腑，出现种种重笃的症状。如不及时救治，病情险恶，易致死亡，如《诸病源候论·温病令人不相染易候》所形容的"朝发夕死，夕发旦死"。

3. **一气一病，症状相似**　是指感受同一种疠气，所产生的临床症状相似。《素问·刺法论》所言："无问大小，症状相似"。若感受的疠气不同所产生的临床症状也就不同。说明疠气致病有一定的选择性和特异性。虽自然界中存在着多种疠气，但对人类和禽兽的感受性是不同的。有偏中于动物者，也有偏中于人者。有人病而禽兽不病，鸡病而鸭不病。如鼠疫，就是人病，动物不病。这种不同的感染和传播情况，就是疫疠之邪物种感受的特异性。另外，不同的疠气，对机体作用部位具有一定的选择性，从而在不同的病位上产生相应的病证，亦如《温疫论》中所说："当其时，适用某气，专入某脏腑经络，专发为某病。"说明前人已初步认识到某种疠气与机体相应脏腑身形之间存在着特异性联系，反映了疠气致病的特异性。

第三节　七情内伤

虽然远在上古时期已有七情致病的文字记载，但直到宋代，陈无择在《三因极一病证方论》一书将"喜怒忧思悲恐惊"七种情志变化命名为"七情"，划定为内伤致病因素。

中医文献中常见七情和五志的提法。其中"情"指情感、情绪，"志"不仅包括情感、情绪，还有志向、意志、记忆等含义。思，指思维活动，虽与情感、情绪有别，但中医传统上亦列入情志的范畴。情、志两者概念不尽相同，但都反映了人的心理精神活动，故常相提并论，称曰"情志"。"喜怒忧思悲恐惊"叫七情，是人对事物的情感变化，即机体对外界刺激的应答反应，是人的精神活动的外在表现。"喜怒思悲恐"称五志，是按五行归类的方法，把人的情感变化分属于"心肝脾肺肾"五脏，以表述五脏的情志活动。七情与五志有着密切的关系，当外界刺激作用于机体，心神做出应答反应，神志动于内，五脏之气化为五志；情感表现外，则为七情变化。七情与五志可视为人情志活动的标志。其中凡满足人的需要的事物，引起肯定性质的情绪变化，统归于喜；凡不能满足或与人的需要相违背的事物，会引起否定性质的情绪，如忿怒、哀怨、痛苦、失望、凄怆等，分别可概括为怒、忧、悲、惊。即不同的刺激可产生不同的情志活动，同一刺激，因人不同，也可产生不同的情志反应。所以，七情是指正常生理活动时的情志表现，并不使人致病。七情转变成为致病因素必须具备两个条件：其一，外界刺激超过一定限度，具有突然性（暴怒、骤惊）、强烈性（大恐、狂喜）、长期持久性（过忧、久悲）；其二，机体的耐受、调节功能失常，引起脏腑气血功能紊乱，阴阳失调，发生疾病。此时的七情才能成为致病因素。

六淫与七情致病的区别：①六淫邪气自肌表和口鼻而入，七情直接伤及内脏，使脏腑气机逆乱，气血失调。前者伤于肌表，后者损伤内脏。②六淫致病初见表证，治不及时或不当，病邪亦可由表及里而见重症。七情致病无表证，直接表现为里证。

一、七情与脏腑气血的关系

人体情志活动以五脏精、气、血为物质基础，是整个机体功能活动的组成部分。

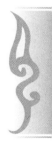

精、气、血的产生需依赖于五脏的功能活动正常，如脾的运化，将水谷化为精微；脾的升清，将精微之物上输心肺，在心肺的共同作用下化生气血，输布全身。另外，肾精与肝血之间也可以互相转化。所以，只有在脏腑安和、气血充足、津液和调的情况下，才能进行正常的情志活动。由于五脏所藏之精气各有所别，所化情志不尽相同，各脏所主情志活动自然有所侧重，心志为喜，肝志为怒，脾志为思，肺志为忧，肾志为恐。所以，若脏腑组织或气、血、精发生病变或功能紊乱时，则可产生相应的情志变化。一般来说，本脏气血有余偏盛时，多表现为本脏之情志反应。而本脏的气血不足时，多表现为母子之脏或相侮之脏的情志反应。《灵枢·本神》曰："肝气虚则恐，实则怒……心气虚则悲，实则笑不休。"恐虽为肾志，当肝脏气血不足时，子盗母气，表现为母脏的情志反应——恐。心气不足，则肺金反侮心火，表现为肺之情志——悲。另外，若七情太过也会损伤相应的内脏，引起情志病证。

二、七情的致病特点

情志是脏腑功能活动的外在表现。脏腑功能活动由心所主，即所谓心主神志。心一方面能协调五脏六腑的功能，主宰人体的生理活动。同时心也能接受外界各种刺激做出反应，主宰包括情志活动在内的心理活动。虽然人的情志活动分属五脏，但均是在心神的调节下而得以实现。由此可知，在情志活动的全过程中，心神起着决定的作用，故情志发于心，应于五脏。正如《类经·疾病类》所说："心为五脏六腑之大主，而总统魂魄，兼该意志，故忧动于心则肺应，思动于心则脾应，怒动于心则肝应，恐动于心则肾应，此所以五志唯心所使也"。

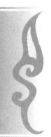

1. 直接伤及内脏　情志活动与脏腑（特别是五脏）有着密切的联系。一方面情志活动是以五脏精气为物质基础；另一方面情志作为一种内心感受，是脏腑功能活动产生的主观体验向外界的表达。长期反复的实践表明，一定的脏腑与相关的情志活动相对应。由于脏腑功能活动不同，表现于外的情感变化自然有别。反之，外界刺激作用于脏腑，情志损伤对脏腑具有一定的选择性。七情过度，也会直接作用于相应的脏腑而引起气血功能失调，发生疾病。如心在志为喜，过喜则伤心；肝在志为怒，过怒则伤肝；脾在志为思，过思则伤脾；肺在志为忧，过忧则伤肺；肾在志为恐，过恐则伤肾。情志活动直接伤及内脏具有下列特点。

（1）七情太过首先伤及心神。心主神志，在七情发病中起着主导作用，七情太过损伤人体内脏，首先损伤心神，然后再影响其他脏腑。事实上任何情志异常变化都会对心主神的功能活动造成不同程度的影响。如《灵枢·口问》曰："故悲哀愁忧则心动，心动则五脏六腑皆摇。"

（2）七情致病以心、肝、脾三脏为多见。因心主血脉，推动血行；脾主运化，为气血生化之源；肝主疏泄，藏血，关系着气机的调畅和气血运行。心、肝、脾三脏与气、血、精的生成、运行、输布有密切关系，直接影响情志活动的物质基础，故七情致病时，心、肝、脾三脏的病证最为多见。根据临床观察，在人的情志活动中，最常见的是惊喜伤心，引起精神失常；郁怒伤肝，引起经气不利；思虑伤脾，导致气血不生，表现为心悸怔忡、失眠多梦、躁扰不宁、暴怒、忧郁、眩晕、耳鸣、昏迷、痴呆、癫狂、谵语等心肝脾的病证。

（3）情志伤及内脏复杂多变。情志作用于脏腑虽然具有明显的选择性，但因人是一个有机整体，情志活动又变化多端，故七情致病不一定损伤相对应的脏腑。一种情志可伤及多个脏腑，如思虑过度不仅伤脾，还可伤及心肝。多种情志也可伤及一个脏腑，如悲、忧伤肺，七情失度均可伤心。

2. **影响脏腑气机**　七情致病主要是通过影响脏腑气机，导致气血运行紊乱而发病。

（1）怒则气上：怒是气愤不平，情绪勃然激动的一种情志活动。轻微发怒，可发泄心中的郁闷，使肝气疏泄正常，气血调畅。如果过度愤怒，即可伤肝，引起肝气上逆诸证。《素问·举痛论》也说："怒则气逆，甚则呕血及飧泄"。

（2）喜则气缓：暴喜过度，主要伤及心神，致心气涣散，神不守舍。轻则可见心悸、失眠、精神不能集中，严重者则可见喜笑不休，妄言妄动等失神狂乱证。《灵枢·本神》曰："喜乐者，神惮散而不藏"。

（3）悲则气消：过度悲伤则致肺气消耗，脏腑功能减退。因在悲伤状态下，会使心之脉络郁急，肺叶张举，上焦之气失于宣通，营卫之气不得布散，气机不畅，而郁于胸中。气郁日久，火热内生，热灼耗气而致气虚，脏腑功能涣散消退。肺气郁滞则心情沉重，胸膈满闷。肺气消散则面色淡白，气短乏力，声低息微，神疲倦怠。

（4）恐则气下：在过度恐惧状态下，易致上焦气机闭塞不通，气迫于下，损伤肾气。肾虚失于固摄，而见精气耗损之症。肾虚失充则腰膝酸软、骨痿。肾气不固则二便失禁、男子遗精、女子月经紊乱或白带增多。

（5）思则气结：思指思虑，它是集中思考问题的一种思维活动。正常的思索考虑，可使人反应敏捷；思虑过度，则引起机体脏腑气机郁结，其中，主要导致脾气郁结。脾失健运见食少、腹胀、便溏等症。气血不生见头目眩晕、倦怠乏力、肌肉瘦削等症。另外，气郁过久，可影响到心，致心脾气郁，轻则心悸、失眠、多梦，重则精神痴呆。《素问·举痛论》曰："思则心有所存，神有所归，正气留而不行，故气结矣。"

3. **多发为情志病**　情志刺激易导致机体气机逆乱，气血失常，伤及内脏致水湿、痰饮、瘀血形成，从而能引起各种病证。但在临床上，情志因素引发的疾病，仍以情志病为主。因情志刺激首先是影响到心神的功能，再影响到有关的脏腑产生疾病，故情志失调多发为情志病，如痴呆、癫狂、惊悸、脏躁、健忘、失眠、昏迷等。

4. **病势变化与情志关系密切**　情志异常波动，不仅可导致或诱发人体疾病，而且还可使原有病情迅速加重、恶化。如素有肝阳上亢的患者，过怒可致阳升无制，血气上逆而发生眩仆、昏厥，或半身不遂、口眼㖞斜等。所以调畅情志，对于养生、保健、防止疾病发生和传变方面都有十分重要的意义。

第四节　饮食失宜

中医学认为"五味入口，藏于肠胃，味有所藏，以养五气，气和而生，津液相成，神乃自生"。若饮食失宜，则是导致内伤病的致病因素之一。饮食失宜，包括饮食不节、饮食不洁和饮食偏嗜三个方面。

一、饮食不节

饮食应以适量为度，饮食不节，是指饮食明显低于或超过本人适度的饮食量，前者称为过饥，后者称为过饱。过饥是因摄食不足，化源缺乏，气血衰少所产生的病证。过饥可引起局部和全身症状。局部引起脾胃虚弱，见食欲缺乏，心下痞满，胃脘疼痛，嘈杂吞酸等症；全身导致气血虚弱，脏腑功能活动衰退，出现面色不华，心悸气短，神疲乏力，全身消瘦，易于感冒诸症，小儿可影响生长发育，成人可致早衰。过饱因暴食暴饮，或长期饮食过量，超过了脾胃的腐熟运化功能，或中虚脾弱而强食，脾胃难于消磨，均可致病。过饱首先损伤脾胃，形成食积，出现脘腹胀满、嗳腐吞酸、厌食、吐食等症，正如《素问·痹论》曰："饮食自倍，肠胃乃伤。"

二、饮食不洁

食用不洁的或被污染过的食物，败坏胃气，郁腐肠道，致脾胃失于升降，小肠失于泌别清浊，引起上吐下泻，伤津耗气。进食陈腐变质食物，导致胃肠功能失调，出现脘腹胀痛、恶心呕吐、肠鸣、里急后重、下痢脓血等症。

三、饮食偏嗜

饮食不应有偏嗜，这样才能满足人体对各种营养成分的需要。饮食偏嗜易使机体营养不足或某些营养成分过剩，导致阴阳失调产生疾病。饮食偏嗜引起疾病的因素可分成三个部分：五味偏嗜、饮食偏寒偏热、偏嗜饮酒。

1. 饮食五味偏嗜　古人对食物营养作用的认识，是建立在五味入养五脏的理论基础上的。人的精神气血都是由五味资生和资养，五味与五脏，各有其亲和性。《素问·至真要大论》曰："夫五味入胃，各归所喜。故酸先入肝，苦先入心，甘先入脾，辛先入肺，咸先入肾。"如果长期嗜好某种食物易造成与之相应的内脏之气偏盛，久之则损伤其他脏腑，破坏五脏的平衡协调，产生疾病。

2. 饮食偏寒偏热

（1）饮食偏寒：是指过食生冷寒凉之品，伤及脾胃阳气，运化功能紊乱，寒湿内生，症见腹痛、腹泻，严重时还可造成泄泻不止、滑脱不禁。

（2）饮食偏热：是指过食辛温燥热之品，胃肠积热，症见口臭、腹满疼痛、便秘或致痔。严重时，积热过久可伤及津液，症见口干、消谷善饥等。

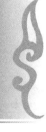

3. 偏嗜饮酒　偏嗜饮酒，是指长期、过量的饮酒，既可产生醉酒，亦可由慢性酒精中毒而造成机体功能紊乱，产生多种疾病。

第五节　劳逸失度

人们在生活中早已熟知，养生的秘诀是劳逸结合。劳逸结合，是维持健康的必要条件。劳动和体育锻炼，有利于气血的流通，增强脏腑的功能和体质；适当的休息，有利于消除疲劳，恢复体力和脑力，维持人体正常的功能活动。

劳逸失当，是指长时间的过度劳累或过度安逸，过劳和过逸属内伤病的致病因素之一。

一、过劳

过劳，包括劳力过度、劳神过度、房劳过度三方面。

1. 劳力过度　又称"形劳"。是较长时期的劳力过度，损耗机体之气，而积劳成疾。引起过劳的原因常有两个方面：①体力劳动负担过重，时间过长，或过大的体育运动量，超出了体力所能承受和支持的限度，并得不到应有的休息以恢复体力，以致积劳成疾；②由于素体虚弱，或病后元气未复，而又用以强力，以致难以支持而积劳成疾。过劳对机体的影响，主要是耗损机体之气。临床表现，轻则耗伤形体，致肢体酸胀、疼痛之症；重则耗伤元气，见少气懒言、四肢困倦、精神疲惫、形体消瘦等症。根据损伤脏腑不同，表现症状有别。如心气虚，见心悸怔忡；肺气虚，见气短乏力、自汗神疲、动则气喘；脾气虚，见倦怠、面黄、食少腹胀、便溏；肾气虚，见腰膝酸软、形体疲惫、耳鸣耳聋、小便清长、遗精或滑精。由于肺为气之主，脾为生气之源，所以劳力过度尤以耗伤肺脾之气为主。《素问·举痛论》曰："劳则喘息汗出，外内皆越，故气耗矣。"这是医家对过劳致机体之气损耗的论述。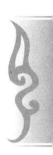

2. 劳神过度　指思虑、脑力劳动太过，劳伤心脾所致的病证。临床表现为：①心血不足。心主血脉，劳神过度，心血暗耗而致心血不足，神失所养，见心悸、怔忡、失眠、健忘、多梦、舌淡红、脉细弱等症状。②脾气虚弱。脾志为思，过思过虑致脾气郁结，损伤脾气，脾虚失运，水谷不化，见精神疲乏、纳呆、腹胀、大便溏泄、四肢倦怠、面色萎黄等症。③心肝阳亢。劳伤心脾致阴血亏损，心阳独亢，还会引动肝阳上升，见烦躁不眠、头目眩晕、易怒等症状。④心肾不交。心阴血不足，心阳亢盛，不能下济肾水，致心肾不交，可出现遗精、心烦、夜寐梦扰、口咽干燥而疼痛、舌红而干、脉细数等一系列虚性亢奋的症状。

3. 房劳过度　主要指性生活不节，房事过度，耗伤肾精而引起的病证。导致房劳的原因：①房事不节，性生活过度。因肾精的作用除有生殖发育的功能外，还能营养五脏六腑，四肢百骸，因此，肾精与五脏六腑、四肢百骸有密切关系。若因恣情纵欲，房事过度，就可耗伤肾精产生一系列衰弱劳伤之症，如见腰膝酸软、头晕耳鸣、精神萎靡，或遗精、早泄、阳痿、月经不调，或不孕不育等。②与早婚有关。年少，体质禀赋薄弱者，再有房事不节，即可引起严重精血亏损，并对心身健康造成极为不利的影响。③手淫恶习，邪念未遂，也常致肾气亏损，肾精伤耗。

二、过逸

过逸是长期过度安逸。长期不参加劳动，又不进行体育锻炼，可致气血运行迟缓，脾胃气滞的病证。导致过逸的原因：①好逸恶劳，影响脏腑气血运行。②生活起居失常，如"久卧伤气"。《景岳全书》曰："久卧则阳气不伸，故伤气"。③对养病缺乏正确的认识，休息太过，致气血运行迟缓，产生疾病。过逸的表现：①气血不畅。运动太少，气血运行迟缓，日久气虚血瘀，可见心悸气短、胸闷疼痛等症。②脾运失调。过度安逸，可使脾虚不运，水谷不化，出现食少腹胀、精神不振、肢体困倦等症；或脾虚不运，水湿停留，出现形体虚胖、动则心悸、气喘汗出等症。③全身虚弱。长期好逸恶劳，多卧少动，可使脏腑功能活动衰退，正气不足，抗病力低下，反复发病，全身衰竭，变生他病。

第六节　病理产物形成的病因

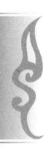

一、水湿痰饮

水湿痰饮是机体水液代谢障碍所形成的病理产物。这种病理产物一经形成，便成为一种新的致病因素作用于机体，导致脏腑功能失调，继发各种复杂的病理变化。

水湿痰饮的相同点：四者皆为阴邪，都是津液代谢障碍停留于体内的病理产物。不同点：①湿邪，多成弥散状布散全身，形质不如痰、饮、水明显，以分泌物、排泄物量多黏浊，头重如裹或四肢酸重，病程缠绵为其特点。②水邪，质地清稀，多溢于体表，以头面、四肢或全身水肿为其特点。③饮邪，较水邪稍稠，质地仍清稀，根据停留部位和表现的不同，《金匮要略》有痰饮（狭义）、支饮、悬饮、溢饮之分。④痰邪，质地稠浊，随气流行，外而皮肉筋骨，内而经络脏腑，无处不到，广泛伤害人体，症状变化多端，为全身性疾病。

水湿痰饮虽有一定区别，但四者之间又有一定的联系。一般认为湿聚为水，积水成饮，饮凝成痰。水湿痰饮不能截然分开，常以"水湿""水饮""痰湿""痰饮"统称。

水湿痰饮具有下述致病特点。

1. 阻滞气血的运行　水湿痰饮为有形之病理产物，易停留于经络与脏腑组织器官中，阻滞气机，阻碍气血的运行。

2. 流于经络，致经气不利，气血运行受阻　见肢体麻木，屈伸不利，甚至半身不遂等症。若停于咽喉，见梅核气，自觉咽中有物，吞之不下，咯之不出；或结于颈为瘿瘤；或留于皮下见痰核或阴疽流注。

3. 留于脏腑，致脏腑气机的升降出入失常　如痰在肺，肺失宣降，见胸闷、咳嗽、喘促等症；痰在脾胃，脾不升清，胃不降浊，见脘腹胀满、恶心呕吐、大便溏泄等症；痰在心，心血不运，神明不主，见胸闷、心悸、神昏等症；痰在肝，肝失疏泄，气机不利，见胸胁胀满、眩晕昏冒等症；痰在肾，肾失气化，见腰膝痹痛、足冷，甚则水肿。

4. 致病广泛，变化多端　痰饮为病，致病广泛，原因有二：①病位不一。痰饮可随气而升降，内而脏腑，外至筋骨皮肉，全身任何部位，无处不到，影响多个脏腑组织，症状表现各异。②病因不同。导致痰饮形成的原因多种多样，六淫、七情、饮食劳逸均可诱发，表现出病类繁多、症状怪异的特点。

痰饮为病，不仅致病广泛，而且变化多端。①变化快，症状杂。如痫证，因痰而发，平时如常人，发时突然昏仆，四肢抽搐，牙关紧闭，口吐涎沫，发后诸症顿失。②性多变，可转化。痰饮停留体内，病变发展可以伤阳化寒、郁而化火、化燥伤阴、挟风挟热，故古人有"百病多由痰作祟""怪病多痰"之说。

5. 病势缠绵，病程较长　痰饮之邪本为水液代谢障碍所形成的病理产物，又可作为一种致病因素作用于机体，阻滞气机，影响脏腑的功能，困阻脏腑气化，加重水液代谢障碍，互为因果，恶性循环，故病势缠绵，病程较长。另外，水湿痰饮本性重浊、黏滞，也可使病情反复发作，缠绵难愈。

6. 易扰乱神明　是指痰浊之邪易上扰神明，影响及心，出现一系列神志失常的病证。临床上痰浊上蒙清窍的眩晕证，痰迷心窍的痴呆、癫痫证，痰火扰心的狂证，都易见到许多精神失调的表现。

7. 多见滑腻舌苔　痰饮为病，虽病证繁多，错综复杂，但共同的特点均为腻苔或滑苔。这是水湿痰饮致病的特点之一。

二、瘀血

瘀血又称为恶血、败血、衃血、凝血、著血、干血、蓄血。瘀血，是指体内血液停滞，不能正常循环，既指积于体内的离经之血，又包括阻滞于血脉及脏腑内运行不畅的血液。

瘀血，虽是已经失去本身生理功能的血液，一旦形成后又能成为致病因素，进一步阻滞气机，阻碍气血的运行，导致脏腑功能的进一步失调，产生新的病证，故瘀血也是一种重要的致病因素。

瘀血形成的原因很多：①感受外邪。②情志内伤。③饮食起居因素，饮食生活起居失宜，气血运行紊乱，亦可导致血瘀。④劳逸过度。过劳伤气耗精血，气虚血瘀，过逸则气血流通受碍，久而成瘀。⑤外伤致瘀，指各种外伤，如跌打损伤，或过度负重努力，外伤皮肤，或内伤脏腑，血离经隧，不能及时消散或排出，或使血脉运行郁滞不

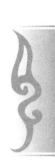

畅，形成瘀血。

瘀血致病的症状繁多，但其临床表现具有共同特点。

1. 疼痛　疼痛的性质：①刺痛或如刀割样疼痛；②痛点固定；③拒按；④夜间痛甚。在临床中根据瘀阻的部位不同，症状表现各异，如瘀在心则心前区刺痛，瘀在肺则胸痛，瘀在胃肠则脘腹疼痛，瘀在肝则胁下疼痛，瘀在胞宫则少腹疼痛。

2. 出血　既是瘀血形成的原因，又是瘀血致病的一种表现。由于瘀阻脉络，新血不得归经，损伤经络，可导致新的出血。出血特点为：血色多呈紫暗色，或伴以凝块，或大便色黑如漆，或兼以口干，但欲漱水不欲咽等症。如《温疫论补注·蓄血》曰："血为热搏，留于经络，败为紫血；溢于肠胃，腐而为黑，其色如漆。"

3. 发绀　瘀血阻于经脉，血行不畅，浊血瘀滞于器官组织之中，故可在血脉丰富之处表现出发绀。发绀的特点：多在面、口唇、爪甲出现青紫，或见面色黧黑、肌肤甲错、皮下紫斑、青筋暴露等。

4. 舌象与脉象　舌质紫黯，或有瘀点、瘀斑，舌下静脉曲张等。《金匮要略》曰："唇痿、舌青……为有瘀血"。《辨舌指南》曰："舌色青者，有瘀血郁阻也。"瘀血证多见涩、迟、弦、结等脉象。

三、结石

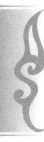

结石是因体内湿热浊邪蕴结不散，或久经煎熬形成砂石样的病理产物。结石同痰饮、瘀血一样，既是疾病形成的病理产物，又可阻碍气血的运行产生新的病证。

结石的形成原因主要有：饮食失宜、情志内伤、药物服用不当。

结石的致病特点：①多发于六腑等脏器。六腑在结构上中空，为受盛和传化水谷的器官，以降为和，以通为顺。若六腑传导失常，则浊物内停，阻滞气机，水停血瘀，酿成结石。②病程较长，症状不定。由于结石是湿热蕴结，气血瘀阻，日久煎熬所致，故结石的形成时间一般较长，在临床中治疗结石的用药时间也较长。另外，在临床中根据结石的大小和停留的部位不同，表现出来的症状也不同。一般而言，胃结石和膀胱结石病情较轻；胆结石、肾结石病情较重；结石大，形状不规则者病重；结石小，形状规则者病轻。结石移行可致局部梗阻，形成多种并发病症，并可导致相应脏腑功能的衰竭，易阻滞气机，损伤脉络。

结石形成，停留于脏腑组织器官内，易阻滞气机，加重水液代谢失常，或致瘀血内停，或影响水谷正常的传化，或损伤脉络而引起出血，或引起绞痛。根据结石的大小，气血阻滞的轻重，其疼痛可呈：①轻症，见到局部胀痛，或酸痛；②重症，出现剧烈的绞痛，并沿着一定的方向放射，或伴有冷汗淋漓、恶心呕吐等症。

痰饮、瘀血、结石的异同点。相同点：①都为病理产物所形成的病因；②易阻滞气机；③病程较长；④致病有广泛性，随阻塞的部位不同可产生不同的症状。不同点：①痰饮为水液代谢所形成的病理产物，随气流动，症状上变幻无常，以沉重、活动不利、水肿、滑腻舌苔为特点；②瘀血是指血液在体内停滞，或是积于体内的离经之血，或是阻滞于经脉及脏腑内运行不畅的血液，症状以刺痛、肿块、出血、发绀为特点；③结石为湿热浊邪蕴结不散，煎熬而成，症状以绞痛、出血为特点，多发生在六腑等脏器中。

第七节　发　病

中医学认为，发病是疾病的发生过程（包括疾病复发）。疾病的发生原理，主要是正气和病邪两个方面。疾病的发生与否，在很大程度上取决于邪正斗争的胜负。正，是指人体功能和抗病、康复以及对外环境的适应能力；邪，泛指各种致病因素。正气不足是发病的内在依据，即"邪之所凑，其气必虚"；邪气是发病的重要条件，即是致病邪气在一定情况下，可在发病过程中起主导作用。而邪胜正负则发病。

正，亦称正气，是指人体的生理功能和对外界环境的适应能力、抗邪能力以及康复能力。所谓人体的生理功能包括脏腑生理功能、气血津液的生理功能和经络的生理功能等。

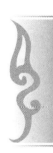

邪，亦称邪气，泛指各种致病因素，包括存在于外界和人体内产生的种种具有致病或损伤正气作用的因素。邪气也可理解为泛指各种病因。诸如前述，邪气有六淫、疠气、七情内伤、饮食失宜、劳逸失度、外伤、寄生虫、虫兽所伤以及痰饮、瘀血、结石等。

中医发病学很重视人体的正气，认为人体的正气，可以决定疾病的发生、发展与转归。从疾病的发生来看，人体内脏功能正常，正气旺盛，气血充盈，卫外固密，抗病能力强，邪气就难于侵入，疾病也就无从发生。从人体受邪之后来看，正气不甚衰的，即使受邪也较轻浅，病情多不深重；正气虚弱的，即使感邪较轻，亦可发生疾病或加重病情。从发病的时间来看，正气不很弱者，不一定感邪后就立即发病，而只有正气不足时，才能感邪后立即发病。总之，只有在人体正气相对虚弱，卫外不固，防御能力低下，外邪乘虚侵袭，使人体阴阳失调，脏腑经络功能紊乱，而发生疾病。所以说："邪之所凑，其气必虚"（《素问·评热病论》），这也正是中医发病学的基本观点。

正气不足作为发病的内部因素，在发病上往往存在着两种情形：①正虚感邪而发病。正气不足而感受外邪发病，它在病机上有两个特点，其一是人体正气不足（不一定是全身性的），特别是肺与皮毛功能的低下，这就成为外邪侵袭人体的条件；其二是其病变部位多较表浅，或在上焦，或在皮毛，因而正虚感邪发病，产生的阴阳失调开始仅表现为局部失调。②正虚生邪而发病。正气不足产生内邪发病，其病机上也有两个特点，其一是正气不足，体内的气血津液生成、运行、输布障碍，产生气滞、血瘀、痰饮、水湿等继而发生疾病；其二是正气不足，脏腑功能失调，可形成内火、内寒、内风、内湿、内燥等而发病。

总之，人体是否受邪，受邪后是否发病，以及发病的轻浅深重、发病的病变反应，在一定程度上系由正气的盛衰所决定。《灵枢·百病始生》曰："风雨寒热，不得虚，邪不能独伤人。猝然逢疾风暴雨而不病者，盖无虚，故邪不能独伤人。此必因虚邪之风，与其身形，两虚相得，乃客其形。"足见正气不足是疾病发生的内部因素。

中医学既重视正气，强调正气在发病中的重要作用，又不排除邪气在发病中的重要作用。尤其是在某些特殊情况下，邪气对疾病的发生，常常起着决定性作用，如人受到高温、高压、电流、化学毒剂、枪弹、冻伤、虫兽或疫疠之邪等的侵害，即使正气强盛，也难免被损伤而发病。

综上所述，正气不足是疾病发生的内在根据，邪气是疾病发生的重要条件。

中医发病学认为，正邪斗争的胜负决定发病与否。正邪相搏，邪胜正负则发病，这是发病的基本病机。其病理反应归纳起来有三方面的表现：①邪气侵袭与正气抗邪、逐邪。这主要是指外邪侵袭人体所形成的病理反应。由于外邪侵袭由表入里、由浅入深不断伤害人体，特别是伤及体表的卫气，或使卫气难于宣散，或壅遏于内而发病。②邪气扰乱气血与气血自通自调。这主要是指内邪对人体气血的阻滞、扰乱过程和人体气血自身的对抗作用。③邪气损伤形质与阳气、阴精之来复。这主要是指阴邪损伤阳气，阳邪煎熬阴精，以及外来创伤破坏形体、脏腑结构的完整，而引起形体、脏腑、气血本身受伤而发病。邪气损伤形质，从正邪斗争来看，就是正常生命物质减少，抗御邪气的能力减弱。而气血津液，是脏腑、形体功能的物质基础，在正邪斗争中，是构成正气抗邪最重要的物质力量。

影响发病的因素很多，除致病邪气外，自然与社会环境、体质因素、情志因素、饮食营养和锻炼等均与健康、发病有着密切关系。

中医发病学认为，发病类型有六种。

（1）感邪即发：即感邪后立即发病，常见于外感寒邪或温邪，情志遽变及食物中毒的发病。

（2）伏而后发：是指感受某些病邪后，病邪潜伏于体内，经过一段时间，或在其诱因的作用下发病。多是温热发病的一种类型，也是破伤风、狂犬病等发病的类型。

（3）徐发：是指徐缓发病。这在外感寒湿的发病较为常见，另外，内伤病因中情志过度、饮食失宜、房事过度等也多为徐缓发病。

（4）继发：系指在原发疾病的基础上继发新的病症。无论是外感还是内伤发病，继发都较为常见。

（5）合病与并病：首见于《伤寒论》。所谓合病，是指两经或三经的证候同时出现者，而并病，则是一经病证未罢又出现另一经证候者。这种类型多见于伤寒而发病。

（6）复发：是指疾病重新发作。复发是邪气、正气、诱因三者相互作用的结果。复发的主要类型有三种：一是疾病少愈即复发；二是休止与复发交替；三是急性发作与慢性缓解期交替。复发的诱因有新感复发、因饮食失宜复发、过劳复发以及用药不当而复发。

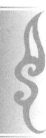

　　总之，中医学的核心认识是：邪正斗争是疾病全过程的基本矛盾，正邪斗争的胜负决定发病与否，正气不足是疾病的内在根据，邪气是疾病的重要条件。

第7章　基本病机

　　病机，即疾病发生、发展与变化的机制。疾病的发生、发展与变化，与患病机体的体质强弱和致病邪气的性质密切相关，内容包括疾病发生的机制、病变的机制和疾病传变的机制。由于病机是用中医理论分析疾病现象，从而得出的对疾病内在、本质、规律性的认识，是防治疾病的依据，所以受到历代医家的极大重视。病邪作用于人体，机体的正气必然奋起抗邪，而形成正邪相争，破坏了人体阴阳的相对平衡，或使脏腑、经络的功能失调，或使气血功能紊乱，从而产生全身或局部的多种多样的病理变化。因此，尽管疾病的种类繁多，临床征象错综复杂，千变万化，各个疾病、各个症状都有其各自的病机，但从总体来说，总离不开邪正盛衰、阴阳失调、精气血津液失常、经络和脏腑功能紊乱等病机变化的一般规律。

第一节　邪正盛衰

　　邪正盛衰，是指在疾病过程中，机体的抗病能力与致病邪气之间相互斗争中所发生的盛衰变化。这种斗争，不仅关系着疾病的发生，而且直接影响着疾病的发展和转归，同时也影响着病证的虚实变化。所以，从一定意义上来说，许多疾病的过程，也就是邪正斗争及其盛衰变化的过程。

一、邪正盛衰与虚实变化

　　在疾病的发展变化过程中，正气和邪气这两种力量不是固定不变的，而是正邪双方在其斗争的过程中，在力量对比上发生着消长盛衰的变化。一般地说，正气增长而旺盛，则必然促使邪气消退；反之，邪气增长而亢盛，则必然会损耗正气。随着体内邪正的消长盛衰，形成了病证的虚实变化。

（一）虚实病机

　　《素问·通评虚实论》曰："邪气盛则实，精气夺则虚。"实，主要指邪气亢盛，是以邪气偏盛为矛盾主要方面的一种病理反应。也就是说，邪气的致病力和机体的抗病能力都比较强盛，或是邪气虽盛而机体的正气不衰，能积极与邪抗争，故正邪相搏，斗争剧烈，反应明显，在临床上出现一系列病理反应比较剧烈的、亢奋的、有余的证候，即谓之实证。实证常见于外感六淫致病的初期和中期，或由于痰、食、水、血、结石等滞留于体内而引起的病证。如临床上见到的痰涎壅盛、食积不化、水湿泛滥、瘀血内阻等病变，以及壮热、狂躁、声高气粗、腹痛拒按、二便不通、脉实有力等证，都属于实证。

虚，主要指正气不足，是以正气虚损为矛盾主要方面的一种病理反应。也就是说，机体的气、血、津液和经络、脏腑等生理功能较弱，抗病能力低下，因而机体的正气对于致病邪气的斗争，难以出现较剧烈的病理反应，所以，临床上可出现一系列虚弱、衰退和不足的证候，即谓之虚证。虚证，多见于素体虚弱或疾病的后期，以及多种慢性病证。如大病、久病，消耗精气；或大汗、吐利、大出血等耗伤人体气血津液、阴阳，均会导致正气虚弱，出现神疲体倦、面容憔悴、声低息微、心悸气短、自汗、盗汗，或五心烦热，或畏寒肢冷、脉虚无力等正虚的临床表现。

（二）虚实变化

邪正的消长盛衰，不仅可以产生单纯的虚或实的病理变化，而且在某些长期的、复杂的疾病中，往往又多见虚实错杂的病理反应。这是由于疾病失治或治疗不当，以致病邪久留，损伤人体正气；或因正气不足，无力驱邪外出；或正虚，而内生水湿、痰饮、瘀血等病理产物的凝结阻滞。以上种种因素，均足以导致疾病的由实转虚或因虚致实的转化，同时也足以导致疾病的正虚邪实、正衰邪恋等虚实夹杂的错综复杂的病理变化。

总之，在疾病的发生和发展过程中，病机的虚和实，都只是相对的而不是绝对的，因而，由实转虚、因虚致实和虚实夹杂，常常是疾病发展过程中的必然趋势。因此，在临床上不能以静止的、绝对的观点来对待虚和实的病机变化，而应以能动的、相对的观点来分析虚和实的病机。

病机的或实或虚，在临床上均有一定的征象可循。但必须指出，临床上的征象，仅仅是疾病的现象，在一般情况下，即是现象与本质相一致的情况下，可以反映病机的虚或实；在特殊情况下，即疾病的现象与本质不完全一致的情况下，在临床上往往会出现与疾病本质不符的许多假象，这些假象是不能反映病机的虚或实的，因而有"至虚有盛候"的真虚假实和"大实有赢状"的真实假虚。真实假虚中假象的出现，常常是由于实邪结聚，阻滞经络，气血不能外达所致，如热结胃肠的里热炽盛证，一方面有大便秘结、腹痛硬满、谵语等实热症状，同时因阳气被郁，不能四布，而见面色苍白、四肢逆冷、精神委顿等状似虚寒的假象。再如小儿食积而出现的腹泻，妇科瘀血内阻而出现的崩漏下血等，也属此类。真虚假实中假象的出现，常常是由于脏腑的气血不足，运化无力所致。因此，分析病机的虚或实，必须透过现象看本质，才能不被假象所迷惑，真正把握住疾病的虚实变化。如脾气虚弱，运化无力，可见脘腹胀满、疼痛（但时作时减）等假实征象。再如老年或大病久病，因气虚推动无力而出现的便秘（大便不干不硬，但排泄无力），也属此类。

二、邪正盛衰与疾病转归

在疾病的发生、发展及其转归的过程中，邪正的消长盛衰，不是固定不变的。在一般情况下，由于正气不虚，具有抗御病邪的能力，能逐渐战胜病邪，而使疾病得到好转或痊愈。但是，在某些情况下，由于正气抗御病邪的能力低下，或正气未能来复，邪气日益资长，而使疾病日趋恶化，甚则导致死亡的不良结局。因此，疾病的转归，实质上取决于邪正的消长盛衰：正胜邪退，疾病趋向于好转和痊愈；邪胜正衰，则疾病趋向于恶化，甚则导致死亡。

1. 正胜邪退　是在邪正消长盛衰发展过程中，疾病向好转和痊愈方面转归的一种结局，也是在许多疾病中最常见的一种转归。这是由于：或因患者的正气比较充盛，抗御病邪的能力较强，或因及时地得到正确的治疗，则邪气难以进一步发展，进而促使病邪对机体的作用消失或终止，机体的脏腑、经络等组织的病理性损害逐渐得到修复，精、气、血、津液等的耗伤也逐渐得到恢复，机体的阴阳两个方面在新的基础上又获得了新的相对平衡，疾病即告痊愈。例如，由六淫所致的外感疾病，邪气从皮毛或口鼻侵入人体，若机体正气不虚，抗御病邪的能力较强，则不仅能延缓病情的进一步发展，使病变局限在肌表或经络，而且可在机体正气抗御病邪的作用下，驱邪外出，一经发汗解表，则邪去而营卫和调，疾病痊愈。

2. 邪胜正衰　是在邪正消长盛衰发展过程中，疾病向恶化甚至死亡方面转归的一种结局。这是由于机体的正气虚弱，或由于邪气炽盛，机体抗御病邪的能力日趋低下，不能制止邪气的致病作用及其进一步的发展，机体受到的病理性损害日趋严重，则病情因而趋向恶化和加剧。若正气衰竭，邪气独盛，气血、脏腑、经络等生理功能衰惫，阴阳离决，则机体的生命活动亦告终止而死亡。例如，在外感热病过程中，"亡阴""亡阳"等证候的出现，即是正不敌邪，邪胜正衰的典型表现。

此外，在邪正消长盛衰的过程中，若邪正双方的力量对比势均力敌，出现邪正相持或正虚邪恋，邪去而正气不复等情况，则常常是许多疾病由急性转为慢性，或留下某些后遗症，或慢性病持久不愈的主要原因之一。

第二节　阴阳失调

阴阳失调，即是阴阳消长失去平衡协调的简称。是指机体在疾病的发生发展过程中，由于各种致病因素的影响，导致机体的阴阳消长失去相对的平衡，从而形成阴阳偏胜、偏衰，或阴不制阳、阳不制阴的病理状态。同时，阴阳失调又是脏腑、经络、气血、营卫等相互关系失调，以及表里出入、上下升降等气机失常的概括。由于六淫、七情、饮食劳倦等各种致病因素作用于人体，必须通过机体内部的阴阳失调才能形成疾病，所以，阴阳失调又是疾病发生、发展的内在根据。

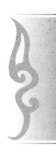

阴与阳两者之间相互制约、相互转化，既对立又统一，维持着动态的平衡，这是进行正常生命活动的基本条件，因而，在中医学的病机理论中，阴阳的消长失去协调平衡，是对人体各种功能性和器质性病变的高度概括。

阴阳失调的病理变化，甚为复杂，但其主要表现，不外阴阳的偏胜、阴阳的偏衰、阴阳的互损、阴阳的格拒以及阴阳的亡失等几方面。兹分述如下。

1. 阴阳偏胜　阴或阳的偏胜，主要是指"邪气盛则实"的实证。病邪侵入人体，必从其类（同类相召）。即性质属阳的邪气侵入人体，可形成阳偏胜；性质属阴的邪侵入人体，形成阴偏胜。《素问·阴阳应象大论》曰："阳胜则热，阴胜则寒"，明确地指出了阳偏胜和阴偏胜病机的临床表现特点。

阴和阳是相互制约的，阳长则阴消，阴长则阳消，阳偏胜必然会制阴，从而导致阴偏衰；阴偏胜也必然会制阳，从而导致阳偏衰。所以，《素问·阴阳应象大论》又说："阳胜则阴病，阴胜则阳病"，这是指出了阳偏胜或阴偏胜的必然发展趋势。

（1）阳偏胜：即是阳盛，是指机体在疾病过程中，所出现的一种阳气偏盛、功能亢奋、热量过剩的病理状态。一般地说，其病机特点多表现为阳盛而阴未虚的实热证。形成阳偏胜的主要原因，多由于感受温热阳邪，或虽感受阴邪，但从阳化热，也可由于情志内伤、五志过极而化火；或因气滞、血瘀、食积等郁而化热所致。

由于阳是以热、动、燥为其特点，阳偏胜，即出现热象，所以说"阳胜则热"，如壮热、面红、目赤等，即是阳偏胜的具体表现。《素问·调经论》说的"阳盛则外热"，实际上是指外邪客于体表，则卫外之阳气充盛于肌表与邪气抗争，从而引起的发热症状。

"阳胜则阴病"，即阳盛则阴虚。但从病机上必须区分阴的相对虚和绝对虚两类。邪客于阳而致阳盛，此时由于阴的相对不足，从而出现实热证。如果由于阳盛而耗伤机体的阴液，此时阴由相对的不足转而成为绝对的亏虚，这就从实热证转化为虚热证或实热兼阴亏证。

（2）阴偏胜：即是阴盛，是指机体在疾病过程中所出现的一种阴气偏盛、功能障碍或减退、产热不足以及病理性代谢产物积聚的病理状态。一般地说，其病机特点多表现为阴盛而阳未虚的实寒证。阴偏胜多由感受寒湿阴邪，或过食生冷，寒滞中阻，阳不制阴而致阴寒内盛。

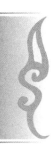

阴是以寒、静、湿为其特点，阴偏胜，就出现寒象，所以说"阴胜则寒"。如形寒、肢冷、舌淡等，即是阴偏胜的具体表现。《素问·调经论》在论述"阴盛生内寒"时说："寒气积于胸中而不泻，不泻则温气去，寒独留，则血凝泣，凝则脉不通，其脉盛大以涩，故中寒。"说明了阴寒内盛的主要病机。

"阴胜则阳病"，即阴盛则阳虚。从病机理论来说，虽然也可区分为阳的相对不足和绝对的虚损，但是，由于阳主动而易耗散，而且阴寒内盛多因素体阳虚、阳不制阴所致。所以，实际上是阳的损伤。

2. 阴阳偏衰　阴或阳的偏衰，是指"精气夺则虚"的虚证。这里所说的"精气夺"，实质上是包括了机体的精、气、血、津液等基本物质的不足及其生理功能的减退，同时也包括了脏腑、经络等生理功能的减退和失调。机体的精、气、血、津液和脏腑、经络等组织器官及其生理功能，均可区分为阴、阳两类属性。在正常的生理情况下，它们之间存在着相互制约、互根互用及相互转化的关系，维持着相对平衡的状态。如果由于某种原因，出现阴或阳的某一方面物质减少或功能减退时，必然不能制约对方而引起对方的相对亢盛，形成"阳虚则阴盛"、"阳虚则寒"（虚寒）、"阴虚则阳亢"、"阴虚则热"（虚热）的病理现象。

（1）阳偏衰：即是阳虚，是指机体阳气虚损，功能减退或衰弱，热量不足的病理状态。一般地说，其病机特点多表现为机体阳气不足，阳不制阴，阴相对亢盛的虚寒证。形成阳偏衰的主要原因，多由于先天禀赋不足，或后天饮食失养和劳倦内伤，或久病损伤阳气所致。

阳气不足，一般以脾肾之阳虚为主，其中尤以肾阳为诸阳之本，所以，肾阳虚衰（命门之火不足）在阳偏衰的病机中占有极其重要的地位。由于阳气的虚衰，阳虚则不能制阴，阳气的温煦功能减弱，经络、脏腑等组织器官的某些功能活动也因之而减退，血和津液的运行迟缓，水液不化而阴寒内盛，这就是阳虚则寒的主要机理。阳虚则寒，虽也可见到面色㿠白、畏寒肢冷、舌淡、脉迟等寒象，但还有喜静蜷卧、小便清长、下利清谷等虚象。所以，阳虚则寒与阴胜则寒，不仅在病机上有区别，而且在临床表现方面也有不同：前者是虚而有寒；后者是以寒为主，虚象不明显。

（2）阴偏衰：即是阴虚，是指机体精、血、津液等物质亏耗，以及阴不制阳，导致阳相对亢盛，功能虚性亢奋的病理状态。一般地说，其病机特点多表现为阴液不足及滋养、宁静功能减退，以及阳气相对偏盛的虚热证。形成阴偏衰的主要原因，多由于阳邪伤阴，或因五志过极，化火伤阴，或因久病耗伤阴液所致。

阴液不足，一般以肝肾之阴为主，其中尤以肾阴为诸阴之本，所以，肾阴不足在阴偏衰的病机中占有极其重要的地位。由于阴液不足，不能制约阳气，从而形成阴虚内热、阴虚火旺和阴虚阳亢等多种表现。如五心烦热、骨蒸潮热、面红升火、消瘦、盗汗、咽干口燥、舌红少苔、脉细数无力等，即是阴虚则热的表现。阴虚则热与阳胜则热的病机不同，其临床表现也有所区别：前者是虚而有热；后者是以热为主，虚象并不明显。

3. 阴阳互损

（1）阴阳互损：是指在阴或阳任何一方虚损的前提下，病变发展影响及相对的一方，形成阴阳两虚的病机。在阴虚的基础上，继而导致阳虚，称为阴损及阳；在阳虚的基础上，继而导致阴虚，称为阳损及阴。由于肾藏精气，内寓真阴真阳，为全身阳气阴液之根本，因此，无论阴虚或阳虚，多在损及肾脏阴阳及肾本身阴阳失调的情况下，才易于发生阳损及阴或阴损及阳的阴阳互损的病理变化。

（2）阴损及阳：系指由于阴液亏损，累及阳气生化不足或无所依附而耗散，从而在阴虚的基础上又导致了阳虚，形成了以阴虚为主的阴阳两虚的病理状态。例如：临床上常见的肝阳上亢一证，其病机主要为水不涵木的阴虚阳亢，但病情发展，亦可进一步损耗肾脏精气，损及肾阳，继而出现畏寒、肢冷、面色㿠白、脉沉弱等阳虚症状，转化为阴损及阳的阴阳两虚证。

（3）阳损及阴：系指由于阳气虚损，无阳则阴无以生，累及阴液的生化不足，从而在阳虚的基础上又导致了阴虚，形成了以阳虚为主的阴阳两虚病理状态。例如：临床上常见的水肿一证，其病机主要为阳气不足，气化失司，水液代谢障碍，津液停聚而水湿内生，溢于肌肤所致。但其病变发展，则又可因阴无阳生而日益亏耗，而见日益消瘦、烦躁生火，甚则癥瘕等阴虚症状，转化为阳损及阴的阴阳两虚证。

4. 阴阳格拒

（1）阴阳格拒：是阴阳失调中比较特殊的一类病机，包括阴盛格阳和阳盛格阴两方面。形成阴阳相互格拒的机制，主要是由于某些原因引起阴或阳的一方偏盛至极，因而壅遏于内，将另一方排斥格拒于外，迫使阴阳之间不相维系，从而出现真寒假热或真热假寒等复杂的病理现象。

（2）阴盛格阳：又称格阳，系指阴寒之邪壅盛于内，逼迫阳气浮越于外，使阴阳之气不相顺接，相互格拒的一种病理状态。阴寒内盛是疾病的本质，但由于格阳于外，在临床上出现面红、烦热、口渴、脉大等假热之象，故称其为真寒假热之证。

（3）阳盛格阴：又称格阴，系指邪热内盛，深伏于里，阳气被遏，郁闭于内，不能外达于肢体而格阴于外的一种病理状态，阳盛于内是疾病的本质，但由于格阴于外，在临床上出现四肢厥冷、脉象沉伏等假寒之象，故称为真热假寒之证。

5. 阴阳亡失　阴阳的亡失，包括亡阴和亡阳两类，是指机体的阴液或阳气突然大量地亡失，导致生命垂危的一种病理状态。

（1）亡阳：是指机体的阳气发生突然性脱失，而致全身功能突然严重衰竭的一种病理状态。一般地说，亡阳多由于邪盛，正不敌邪，阳气突然脱失所致。也可由于素体阳虚，正气不足，疲劳过度等多种原因，或过用汗法，汗出过多，阳随阴泄，阳气外脱所致。慢性消耗性疾病的亡阳，多由于阳气的严重耗散，虚阳外越所致。阳气暴脱，多见大汗淋漓、心悸气喘、面色苍白、四肢逆冷、畏寒蜷卧、精神萎靡、脉微欲绝等生命垂危的临床征象。

（2）亡阴：是指由于机体阴液发生突然性的大量消耗或丢失，而致全身功能严重衰竭的一种病理状态。一般地说，亡阴都由于热邪炽盛，或邪热久留、大量煎灼阴液所致。也可由于其他因素大量耗损阴液而致亡阴。《素问·生气通天论》曰："阴者，藏精而起亟也。"故亡阴时多见喘渴烦躁，手足虽温而汗多欲脱的危重证候。

亡阴和亡阳，在病机和临床征象等方面，虽然有所不同，但由于机体的阴和阳存在着互根互用的关系，阴亡，则阳无所依附而散越；阳亡，则阴无以化生而耗竭。故亡阴可以迅速导致亡阳，亡阳也可继而出现亡阴，最终导致"阴阳离决，精气乃绝"，生命活动终止而死亡。

综上所述，阴阳失调的病机，是以阴阳的属性，阴和阳之间所存在着的相互制约、相互消长、互根互用和相互转化关系的理论，来阐释、分析、综合机体一切病理现象的机制。因此，在阴阳的偏胜和偏衰之间，亡阴和亡阳之间，都存在着内在的密切联系。也就是说，阴阳失调的各种病机，并不是固定不变的，而是随着病情的进退和邪正盛衰等情况的变化而变化的。

第三节　精气血失常

精气血失常，包括精、气和血的不足及其各自生理功能的异常，精、气、血互根互用关系失常等病理变化。

精、气和血，是构成人体的基本物质，也是人体各种生理活动的物质基础。如果人体的精、气、血失常，必然会影响机体的各种生理功能，而导致疾病的发生，故《素问·金匮真言论》曰："夫精者，身之本也，故藏于精者，春不病温。"清·冯兆张《冯氏锦囊秘录》曰："足于精者，百病不生；穷于精者，万邪蜂起。"《素问·调经论》曰："血气不和，百病乃变化而生。"但是，精、气和血又是脏腑功能活动的产物，因此，脏腑发生病变，也会引起精、气、血的病理变化。所以，精气血失常的病机，同邪正盛衰、阴阳失调一样，是分析研究各种临床疾病病机的基础。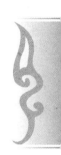

一、精的失常

精的失常主要包括精虚和精瘀两方面。

1. 精虚　精，包括先天之精、水谷之精及二者合化的生殖之精和分藏于脏腑的脏腑之精。先天之精和水谷之精是人体之精的来源。肾精虽为脏腑之精之一，但因其藏先天之精，并受后天水谷之精的充养，故为生殖之精和各脏腑之精的根本。因此，精虚主要是指肾精（主要为先天之精）和水谷之精不足，及其功能低下所产生的病理变化。

肾精禀受于父母，来源于先天，赖后天水谷之精的充养而维持其充盛状态。在生理上，肾精为脏腑之精的根本，具有促进生长发育、生殖和生髓化血、充脑养神等功能。因此，由于先天禀赋不足，或后天失养，或过劳伤肾，以及脏腑精亏不足，日久累及于肾等，均能导致肾精不足的病理变化。肾精不足有多方面的临床表现，如生长发育不良、女子不孕、男子精少不育或滑遗过多、精神委顿、耳鸣、健忘，以及体弱多病、未老先衰等。

水谷之精来源于饮食，是脾胃之气化水谷而生的具有丰富营养价值的精微物质，与津液融合，由脾气转输至全身，起着濡养各脏腑形体官窍的作用，并能化生气血以维持机体的生命进程。若因脾失健运，或饮食不当等，致使水谷之精乏源或生成不足，则形成水谷之精匮乏的病理变化。水谷之精不足，可以出现面黄无华、肌肉瘦削、头晕目眩、疲倦乏力等虚弱状态。

水谷之精不足以及肾精亏耗，皆可导致五脏六腑之精不足的病理变化，其临床表现复杂，随病变所在之脏腑而异。肾是藏精的主要脏器，所以精虚以肾精亏虚最为重要。脾是化生水谷之精的重要脏器，故精虚之源又在于脾。

2. 精瘀　指男子精滞精道，排精障碍而言。《素问·上古天真论》曰："肾者主水，受五脏六腑之精而藏之，故五脏盛，乃能泻"，"丈夫……二八肾气盛，天癸至，精气溢泻"，指出肾精充沛，肾气充盛，青春期后的男性有排精现象是符合生理规律的。藏精是排精的基础，排精也是藏精的生理功用之一。如果房劳过度，忍精不泄，少年手淫，或久旷不交，或惊恐伤肾，或瘀血、败精、湿热瘀阻，或手术所伤等，皆可导致精瘀而排泄不畅，若肾气虚而推动无力，或肝气郁结而疏泄失职，亦致精泄不畅而瘀。

精瘀的主要临床表现是排精不畅或排精不能，可伴精道疼痛、睾丸小腹重坠、精索小核硬结如串珠、腰痛、头晕等症状。治疗则应审因论治，或补气，或疏肝，或活血化瘀，或祛痰利湿。

二、气的失常

气的失常包括：由于气的生化不足或耗散太过而致气的不足、气的某些功能减退、气的运动失常等。前两者多表现为气虚，后者则为气滞、气逆、气陷、气闭和气脱等气机失调病理变化。

1. 气虚　指一身之气不足及其功能低下的病理状态。

形成的原因主要由于先天禀赋不足，或后天失养，或肺脾肾的功能失调而致气的生成不足。也可因劳倦内伤，久病不复等耗气而致。如：精神委顿，倦怠，四肢无力，眩晕，自汗，易于感冒等，都是气虚的具体表现。

由于气和血、津液的关系极为密切，因而在气虚的情况下，必然会影响及血和津液，导致血和津液的生成不足，运行迟缓，或无故流失，从而引起血和津液的多种病变。如：气不摄血（津），气不生血，气血两虚等。

2. 气机失调　是指气的升降出入失常而引起的气滞、气逆、气陷、气闭和气脱等病理变化。升降出入，是气的基本运动形式，是脏腑经络、阴阳气血矛盾运动的基本过程。

人体脏腑经络的功能活动，脏腑经络以及气血阴阳的相互关系，无不依赖于气的升降出入运动维持着相对的平衡。如：肺的呼吸和宣发肃降，脾的升清和胃的降浊，心肾的阴阳相交、水火既济（心火下降，肾水上升）以及肝主升和肺主降等生理功能之间的协调平衡，都是气的升降出入运动正常的具体体现。气的升降出入异常，则能影响脏腑、经络、气血、阴阳等各方面功能的协调平衡。若气机失调，可涉及五脏六腑、表里内外、四肢九窍等各方面的多种病变。一般地说，气机失调可概括为：气滞（气的流通障碍）、气逆（气的上升运动过强或下降运动不及）、气陷（气的上升力量不足或下降力量过强）、气闭（气的外出受阻）和气脱（气不内守而外脱）等。兹分述如下。

（1）气滞：即气机郁滞不畅。主要由于情志内郁，或痰、湿、食积、瘀血等阻滞，影响到气的流通，形成局部或全身的气机不畅或阻滞，从而导致某些脏腑、经络的功能障碍。气滞于某一局部，可以出现胀满、疼痛，甚则引起血瘀、水停，形成瘀血、痰饮等病理产物。由于肝升肺降、脾升胃降，在调整全身气机中起着极其重要的作用，因此，气滞不仅能见肺气壅滞、肝郁气滞，或脾胃气滞，而且，肺、肝、脾、胃等脏腑功能的障碍也能形成气滞。

（2）气逆：为气机升降失常，脏腑之气逆上的病理状态。多由情志所伤，或因饮食寒温不适，或因痰浊壅阻等所致。气逆最常见于肺、胃和肝等脏腑。在肺，则肺失肃降，肺气上逆，发为咳逆上气。在胃，则胃失和降，胃气上逆，发为恶心、呕吐、嗳气、呃逆、哕等；在肝，则肝气上逆，发为头痛头胀、头晕、面红目赤而易怒。由于肝为刚脏，主动主升，而又为藏血之脏，因此，在肝气上逆时，甚则可导致血随气逆，或为咯血、吐血，或壅遏清窍而致昏厥。一般地说，气逆于上，以实为主，但也有因虚而气上逆者。如肺虚而失肃降或肾不纳气，都可导致肺气上逆；胃虚失降也能导致胃气上逆。这都是因虚而气逆的病机。

（3）气陷：是气虚病机的一种，以气的无力升举为主要特征的一种病理状态。正常机体内脏位置的相对恒定，全赖于气的正常升降出入运动。所以，在气虚而升举力量减弱的情况下，就会引起某些内脏的下垂，如胃下垂、肾下垂、子宫脱垂、直肠下垂等。由于"人受气于谷"，气生化于脾，脾主升，而脾胃又为气血生化之源，所以在脾胃气虚时，更易导致气机下陷，故气陷又常称为中气（即脾胃之气的合称）下陷，还可伴见腰腹胀满重坠、便意频频以及短气乏力、语声低微、脉弱无力等症。

（4）气闭和气脱：都是以气的出入异常为主的病理状态，其临床表现多为厥、脱等重证。

①气闭：多由于浊邪外阻，或因气郁之极，甚至气的外出亦为所阻，从而出现突然闭厥的病理状态。例如，触冒秽浊之气所致的闭厥，外感热病过程中的热盛闭厥，突然精神创伤所致的昏厥等，其病机都属于气的外出受阻而致气闭。

②气脱：多由于正不敌邪，或正气的持续衰弱，以致气不内守而外脱，或因大出血、大汗等气随血脱或气随津脱而致气脱，从而出现功能突然衰竭的病理状态。气脱实际上是各种虚脱病变的主要病机。

气脱与亡阳、亡阴在病机和临床表现方面多有相同之处，病机都属气的大量脱失，临床上都可见因气脱失而致虚衰不固及功能严重衰竭的表现，但亡阳是阳气突然大量脱失，当见冷汗淋漓、四肢厥冷等寒象，而亡阴是阴气突然大量脱失，当出现大汗而皮肤尚温、烦躁、脉数疾等热性征象。若无明显寒象或热象，但见气虚不固及功能衰竭的上述表现，则称为气脱。因此，气脱若偏向阳气的暴脱，则为亡阳；若偏向阴气的大脱，

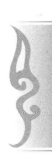

则为亡阴。

三、血的失常

血的失常，包括血液的生成不足或因出血、久病等耗损血液太过，或血的濡养功能减弱而致血虚；由于血热而导致血行加速；血的循行迟缓而导致血瘀等病理变化。兹分述如下。

1. **血虚** 指血液不足或血的濡养功能减退的病理状态。失血过多，新血不及生成补充；或因脾胃虚弱，饮食营养不足，化生血液的功能减弱或化源不足，而致血液化生障碍；或因久病不愈，慢性消耗等因素而致营血暗耗等，均可导致血虚。

全身各脏腑、经络等组织器官，都依赖于血的濡养，因而，在血虚时，就会出现全身或局部的失荣失养，功能活动逐渐衰退等虚弱的证候。如面色不华、唇舌爪甲色淡无华、头目眩晕、心悸怔忡、神疲乏力、形体瘦怯，或手足麻木、关节屈伸不利，或两目干涩、视物昏花等，都是血虚的临床征象。

2. **血瘀** 指血液的循行迟缓和不流畅的病理状态。气滞而致血行受阻，或气虚而血运迟缓，或痰浊阻于脉络，或寒邪入血，血寒而凝，或邪热入血，煎熬血液等，均足以形成血瘀，甚则血液瘀结而成瘀血。所以，瘀血是血瘀的病理产物，而在瘀血形成之后，又可阻于脉络，而成为形成血瘀的一种原因。

血瘀的病机主要是血行不畅，所以血瘀而阻滞在脏腑、经络等某一局部时，则发为疼痛，痛有定处，得寒温而不减，甚则可形成肿块，称之为癥。同时，可伴见面目黧黑、肌肤甲错、唇舌紫黯以及瘀斑、红缕等血行迟缓和血液瘀滞的征象。血瘀反过来又可加剧气机的阻滞，从而形成气滞导致血瘀、血瘀导致气滞的恶性循环。

3. **血热** 多由于热入血分所致，如温邪、疠气入于血分，或其他外感病邪入里化热，伤及血分。另外，情志郁结，五志过极化火，内火炽盛郁于血分，或阴虚火旺，亦致血热。

血热病变，除一般热盛的证候外，由于血行加速，脉络扩张，可见面红目赤、肤色发红、舌色红绛、经脉异常搏动等症状。血热炽盛，灼伤脉络，迫血妄行，常可引起各种出血，如吐血、衄血、尿血、皮肤斑疹、月经提前量多等。心主血脉而藏神，血热则心神不安，可见心烦，或躁扰不安，甚则神昏、谵语、发狂等症。血热的临床表现，以既有热象，又有动血为其特征。

邪热又可煎熬血和津液。所以，血热的临床表现，以既有热象，又有耗血、动血及伤阴为其特征。因为血液主要由营气和津液组成，热入血脉不仅可以耗伤营气、津液而致血虚，而且可由热灼津伤，使其失去润泽流动之性，变得浓稠，乃至干涸不能充盈脉道，血液运行不畅而为瘀。

四、精气血相互关系失调

精气互化，精血同源，气为血帅，血为气母，精、气、血三者，在生理上密切相

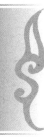

关，病理上则相互影响。

（一）精与气血关系的失调

精、气、血在病理上常见相互影响、同病的病机变化。

1. 精气两虚　由于精可化气、气聚为精，精气并虚或精伤及气、气伤及精，都可见精气两虚的证候。肾藏精，元气藏于肾，故本病机最具有代表性的是肾的精气亏虚。肾之精气亏虚，以生长、发育迟缓，生殖功能障碍以及早衰等为临床特征。

2. 精血不足　肾藏精，肝藏血。肾与肝，精血同源，故肝肾精血不足较为常见。多种疾病伤及肝肾，或肝病及肾、肾病及肝皆可形成肝肾精血不足的病机，见面色无华、眩晕、耳鸣、神疲健忘、毛发脱落稀疏、腰膝酸软；男子精少、不育；女子月经愆期、经少、不孕等。

3. 气滞精瘀和血瘀精阻　气机失调、疏泄失司及瘀血内阻，皆可致精道瘀阻而形成气滞精瘀或血瘀精阻的病机变化，而且二者可互为因果，同时并存。临床所见，除有一般精瘀症状外，前者以情志因素为多，阴部胀痛重坠明显；后者可见血精、阴部小核硬结等瘀血表现。

（二）气与血关系失调

气属于阳，血属于阴，两者之间的关系，犹如阴阳相随、相互依存、相互为用。气对于血，具有推动、温煦、化生、统摄的作用；血对于气，则具有濡养和运载等作用。故气的虚衰和升降出入异常，必然影响及血。如：气虚则血无以生化，血必因之而虚少；气虚则推动、温煦血液的功能减弱，血必因之而凝滞；气虚而统摄功能减弱，则血必因之外溢而出血；气滞则血必因之而瘀阻；气机逆乱，血必随气上逆或下陷，甚则上为吐衄，下为便血、崩漏。同样，在血的虚衰和血的运行失常时，也必然影响及气。如：血虚，则气亦随之而衰少；血瘀，则气亦随之而郁滞；血脱，则气无所依而随血脱逸，临床上气血相互为用的功能失调，主要有气滞血瘀、气不摄血、气随血脱、气血两虚和气血不荣经脉等几方面。

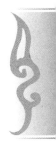

1. 气滞血瘀　常同时存在。由于气的运行不畅，导致血运的障碍，而形成气滞血瘀，也可由于闪挫外伤等因素，而致气滞和血瘀同时形成。在一般情况下，肝主疏泄而藏血，肝的疏泄在气机调畅中起着关键的作用，因而气滞血瘀多与肝的生理功能异常密切相关。其次，由于心主血脉而行血，故在心的生理功能失调时，则多先发生血瘀而后导致气滞。气滞血瘀，在临床上多见胀满疼痛、瘀斑及积聚癥瘕等病症。

2. 气不摄血　是指由于气虚不足，统摄血液的生理功能减弱，血不循经，溢出脉外，而导致各种出血的病理状态。由于脾主统血，所以气不摄血的病变，主要表现为中气不足，气不摄血的咯血、吐血、紫斑、便血、尿血、崩漏等症，同时兼见面色不华、疲乏倦怠、脉虚无力、舌淡等气虚的表现。因脾主四肢肌肉，脾气主升，所以脾不统血的病机，易见肌衄及便血、尿血、崩漏等病证。

气摄血的功能，虽以脾之统血功能为主，但亦与其他脏腑之气的盛衰有关，如肺气、肝气、肾气以及胃气亏虚，也可减弱气之统摄功能而发生出血。

3. **气随血脱** 是指在大量出血的同时，气也随着血液的流失而散脱，从而形成气血两虚或气血并脱的病理状态。常由外伤失血，或妇女崩中、产后大出血等因素所致。血为气之载体，血脱，则气失去依附，故气亦随之散脱而亡失。

4. **气血两虚** 即气虚和血虚同时存在的病理状态，多因久病消耗，气血两伤所致；或先有失血，气随血耗；或先因气虚，血的生化无源而日渐衰少，从而形成气血两虚。在临床上，可同时见到面色淡白或萎黄、少气懒言、疲乏无力、形体瘦怯、心悸失眠、肌肤干燥、肢体麻木等气血不足之症。

5. **气虚血瘀** 是指因气对血的推动无力而致血行不畅，甚至瘀阻不行的病理状态。气虚血瘀，较多见于心气不足、运血无力而致的惊悸怔忡、喘促、水肿及气虚血滞的肢体瘫痪、痿废。另外，老年人多血瘀，且多气虚，故气虚血瘀病机在老年病中具有重要意义。气虚和气滞可与血瘀并存，三者相互影响。

第四节　津液代谢失常

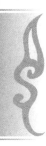

津液的代谢，实质上即是津液的生成、输布和排泄的过程。津液的正常代谢，是维持体内津液的正常输布、生成和排泄之间相对恒定的基本条件。津液的代谢失常，也就是津液的输布失常，津液的生成和排泄之间失去平衡，从而出现津液的生成不足、耗散和排泄过多，以致体内的津液不足；或是输布失常、排泄障碍，以致津液在体内的环流缓慢，形成水液滞留、停积、泛滥等病理变化。

津液的代谢，是一个复杂的生理过程。多个脏腑的多种生理功能的相互协调，才能维持正常的代谢平衡。简要地说，津液的生成、输布和排泄，离不开气的升降出入运动和气的气化功能。气的升降出入运动正常，津液的升降出入才能维持正常的平衡；气的气化功能健旺，津液才能正常地生成、输布和排泄。所以，气的运动和气化功能，实际上调节着全身的津液代谢。从有关脏腑的生理功能来说，津液的生成，离不开脾胃的运化；津液的输布和排泄，离不开脾的散精、肺的宣发和肃降、肝的疏泄、肾和膀胱的蒸腾气化以及三焦的通调。这些脏腑生理功能的相互配合，构成了津液代谢的调节机制，维持着津液的生成、输布和排泄之间的协调平衡。因此，如果气的升降出入运动失去平衡，气化功能失常，或是肺、脾、肾等有关脏腑和有关生理功能中，任何一脏或任何一种生理功能的异常，均能导致津液的代谢失常，形成体内的津液不足，或是津液在体内的滞留，从而内生水湿或痰饮。兹分述于后。

一、津液不足

津液不足，是指津液在数量上的亏少，进而导致内则脏腑，外而孔窍、皮毛，失其濡润滋养作用，因之产生一系列干燥失润的病理状态。多由燥热之邪或五志之火，或发热、多汗、吐泻、多尿、失血，或过用误用辛燥之剂等引起津液耗伤所致。

津和液，在性状、分布部位、生理功能等方面均有所不同，因而津液不足的病机及临床表现，也存在着一定的差异。津较清稀，流动性较大，内则充盈血脉，润泽脏腑，外则达于皮毛和孔窍，易于耗散，也易于补充。如炎夏而多汗，或因高热而口渴引饮；气候干燥季节，常见口、鼻、皮肤干燥；大吐、大泻、多尿时所出现的目陷、螺瘪，甚则转筋等，均属于伤津为主的临床表现。液较稠厚，流动性较小，是以濡养脏腑，充养骨髓、脑髓、脊髓，滑利关节为主，一般不易损耗，一旦亏损则亦不易迅速补充。如热病后期或久病伤阴，所见到的舌光红无苔或少苔，唇舌干燥而不引饮，形瘦肉脱，肌肤毛发枯槁，甚则肉䐃，手足震颤蠕动等，均属于阴液枯涸以及动风的临床表现。

但须指出，伤津和脱液，在病机和临床表现方面虽然有所区别，但津和液本为一体，二者之间在生理上互生互用，在病理上也互有影响。一般说来，伤津时并不一定兼有伤阴脱液；而在脱液时，则必兼有伤津。故说津伤乃伤阴脱液之渐，液脱乃津液干涸之甚。

二、津液的输布、排泄障碍

津液的输布和排泄，是津液代谢中的两个重要环节。这两个环节的功能障碍，虽然各有不同，但其结果都能导致津液在体内不正常的停滞，成为内生水湿、痰饮等病理产物的根本原因。

1. 津液的输布障碍　是指津液得不到正常的输布，导致津液在体内环流迟缓，或在体内某一局部发生滞留，因而津液不化，水湿内生、酿痰成饮。导致津液输布障碍的原因很多，涉及肺的宣发和肃降、脾的运化和散精、肝的疏泄条达和三焦的水道是否通利等各个方面。如：肺失宣散和肃降，则痰壅于肺；脾失健运，运化水湿和散精功能减退，则津液环流迟缓，而生湿酿痰；肝失疏泄，则气机不畅，气滞而致津液停留，为痰为水；三焦的水道不利，不仅直接影响着津液的环流，而且也影响着津液的排泄。津液的输布障碍，虽然有上述多种成因，但其中最主要的还是脾的运化功能障碍。故《素问·至真要大论》曰："诸湿肿满，皆属于脾。"

2. 津液的排泄障碍　主要是指津液转化为汗液和尿液的功能减退，而致水液潴留，上下溢于肌肤而为水肿。津液化为汗液，主要是肺的宣发功能；津液化为尿液，主要是肾的蒸腾气化功能。肺和肾的功能减弱，虽然均可引起水液潴留，发为水肿，但是肾的蒸腾气化则起着主宰排泄的作用。这是因为，在肺失宣发、腠理闭塞、汗液排泄障碍的情况下，津液经过代谢后的废液，仍可化为尿液而排出体外，反之，如果肾的蒸腾气化功能减退，尿液的生成和排泄障碍，则必致水湿泛滥而为水肿。

应当指出，津液的输布障碍和排泄障碍，二者虽然有别，但亦常相互影响和互为因果，其结果导致内生水湿，酿痰成饮，引起多种病变。

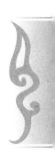

三、津液与气血的功能失调

如上所述，津液的生成、输布和排泄，依赖于脏腑的气化和气的升降出入，而气之循行亦以津液为载体，通达上下内外，遍布于全身。同时津液的充足，亦是保持血脉充盈、运行通畅的条件。因此，津液与气血的功能协调，乃是保证人体生理活动正常的重要方面。一旦津液与气血失其协调的关系，则可出现如下几种病理变化。

1. **津停气阻**　主要指津液代谢障碍，水湿痰饮潴留导致气机阻滞的病理状态。如水饮阻肺，肺气壅滞，宣降失职，可见胸满咳嗽，喘促不能平卧；水饮凌心，阻遏心气，心阳被抑，则可见心悸、心痛；水饮停滞中焦，阻遏脾胃气机，可致清气不升，浊气不降，而见头昏困倦，脘腹胀满，纳化呆滞；水饮停于四肢，则可使经脉阻滞，表现为肢体沉重胀痛等临床表现。

2. **气随液脱**　主要指津液丢失太过，气失其依附而随津液之外泄暴脱亡失的病理状态，多由高热伤津，或大汗伤津脱液，或严重吐泻耗伤津液等所致。《伤寒论·阳明病篇》曰："发汗多，若重发汗者，亡其阳"，此即汗出过多津液外泄，阳气随之亡失的病理变化。又如《景岳全书·泄泻》曰："若关门不固，则气随泻去，气去则阳衰。"《金匮要略心典·痰饮篇》亦指出："吐下之余，定无完气。"此即说明频繁而大量的呕吐、泄泻，亦可使正气随津液的耗伤而脱失。

3. **津枯血燥**　主要指津液亏乏枯竭，导致血燥虚热内生或血燥生风的病理状态。津液是血液的重要组成部分，津血又同源于后天的水谷精微，若因高热伤津，或烧伤引起津液损耗，或因失血脱液，或阴虚痨热津液暗耗，会导致津枯血燥，表现为心烦、鼻咽干燥，或五心烦热、肌肉消瘦、皮肤干燥，或肌肤甲错并有皮肤瘙痒或落皮屑等临床表现。

4. **津亏血瘀**　主要指津液耗损导致血行郁滞不畅的病理状态。多由高热、烧伤，或吐泻、大汗出等因素所致。津液大量亏耗，则血容量减少，血液循行滞涩不畅，从而可发生血瘀之病变。在原有津液不足的基础上，出现舌质紫绛，或有瘀点、瘀斑，或见斑疹显露等临床表现。

第五节　内生"五邪"

内生"五邪"，是指在疾病的发展过程中，由于气血津液和脏腑等生理功能的异常，而产生的类似风、寒、湿、燥、火六淫外邪致病的病理现象，而产生的化风、化寒、化湿、化燥、化火等病理变化。因病起于内，又与风、寒、湿、燥、火外邪所致病证的临床征象类似，故分别称为"内风""内寒""内湿""内燥"和"内火"，统称为内生"五邪"。因此，所谓内生"五邪"，并不是致病因素，而是由于气血津液、脏腑等生理功能失调所引起的综合性的病机变化。

一、风气内动

风气内动，即是"内风"。由于"内风"与肝的关系较为密切，故又称肝风内动或肝风。凡在疾病发展过程中，因为阳盛，或阴虚不能制阳，阳升无制，出现动摇、眩晕、抽搐、震颤等病理反应，即是风气内动的具体表现。《素问·至真要大论》曰："诸暴强直，皆属于风"，"诸风掉眩，皆属于肝。"即指明了这些临床表现，不仅与风邪为病同类，而且亦指出了与肝相关。

风气内动，是体内阳气亢逆变动而形成的一种病理状态。《临证指南》指出："内风乃身中阳气之变动。"体内阳气之变动有多种原因，主要有肝阳化风、热极生风、阴虚风动、血虚生风等。

1. 肝阳化风　多由于情志所伤，操劳过度，耗伤肝肾之阴，以致阴虚阳亢，水不涵木，浮阳不潜，久之则阳愈浮而阴愈亏，终至阴不制阳，肝之阳气升而无制，便亢而化风，形成风气内动。轻则可见筋惕肉瞤，肢麻震颤，眩晕欲仆，或为口眼㖞斜，或为半身不遂，甚则血随气逆而发猝然仆倒，或为闭厥，或为脱厥。

2. 热极生风　又称热甚动风。多见于热性病的极期，由于邪热炽盛，煎灼津液，伤及营血，燔灼肝经，使其筋脉失其濡养，阳热亢盛则化而为风，出现痉厥、抽搐、鼻翼煽动、目睛上吊等临床表现，并伴有高热、神昏、谵语等症。

3. 阴虚风动　多见于热病后期，阴津亏损，或由于久病耗伤，阴液大亏所致，主要病机是阴液枯竭，无以涵养筋脉，筋脉失养，则变生内风，此属虚风内动。临床可见筋惕肉瞤，手足蠕动。阴虚风动在病机和临床表现等方面与肝阳化风、热极生风是有区别的。

4. 血虚生风　多由于生血不足或失血过多，或久病耗伤营血、肝血不足，筋脉失养，或血不荣络，则虚风内动。临床可见肢体麻木不仁，筋肉跳动，甚则手足拘挛不伸。

此外，尚有血燥生风，此多由久病耗血，或年老精亏血少，或长期营养缺乏生血不足，或瘀血内结，新血生化障碍所致。其病机是津枯血少，失润化燥，肌肤失于濡养，经脉气血失于和调，于是血燥动而生风。临床可见皮肤干燥或肌肤甲错，并有皮肤瘙痒或落屑等。

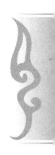

二、寒从中生

寒从中生，又称"内寒"，是指机体阳气虚衰，温煦气化功能减退，虚寒内生，或阴寒之邪弥漫的病理状态。其病机有如下几方面。

阳虚则阴盛，阴盛则内寒，从而表现为阳热不足，温煦失职，虚寒内生；或血脉收缩、血行减慢等"收引"症状。如面色苍白，形寒肢冷，或筋脉拘挛，肢节痹痛等。《素问·举痛论》曰："寒则气收"，这主要与脾肾阳虚不足有关。脾为后天之本，为气血生化之源，脾阳能达于肌肉四肢。肾阳为人身阳气之根，能温煦全身脏腑组织。故脾肾阳气虚衰，则温煦失职，最易表现虚寒之象，而尤以肾阳虚衰为关键。《素问·至真要大论》曰："诸寒收引，皆属于肾。"

阳气虚衰，则气化功能减退或失司，阳不化阴，代谢活动障碍或减退，从而导致阴寒性病理产物的积聚或停滞，如水湿、痰饮之类。故《素问·至真要大论》曰："诸病水液，澄澈清冷，皆属于寒。"临床多见尿频清长，涕唾痰涎稀薄清冷，或大便泄泻，或水肿等，此多由阳气不足，蒸化无权，津液不能化气所致。

阳虚阴盛之寒从中生，与外感寒邪或恣食生冷所引起的寒证，即"内寒"与"外寒"之间，不仅有所区别，而且还有联系。其区别是，"内寒"的临床特点主要是虚而有寒，以虚为主；"外寒"的临床特点则主要是以寒为主，或许亦可因寒邪伤阳而兼虚象，但仍以寒为主。两者之间的主要联系是寒邪侵犯人体，必然会损伤机体阳气，而最终导致阳虚；而阳气素虚之体，则又因抗御外邪能力低下，易感寒邪而致病。

三、湿浊内生

湿浊内生，又称"内湿"，是指由于脾的运化功能（运化水谷和水湿）和输布津液的功能障碍，从而引起水湿痰浊蓄积停滞的病理状态。由于内生之湿多因脾虚，故又称之为脾虚生湿。内湿的产生，多因素体肥胖，痰湿过盛；或因恣食生冷，过食肥甘，内伤脾胃，致使脾失健运不能为胃行其津液，津液的输布发生障碍所致。于是，水液不化，聚而成湿，停而为痰，留而为饮，积而成水。因此，脾的运化失职是湿浊内生的关键。故《素问·至真要大论》曰："诸湿肿满，皆属于脾。"

脾主运化有赖于肾阳的温煦和气化。因此，内湿不仅是脾阳虚津液不化而形成的病理产物，且与肾有密切关系。肾主水液，肾阳为诸阳之本，故在肾阳虚衰时，亦必然影响及脾之运化而导致湿浊内生。反之，由于湿为阴邪，湿胜则可损伤阳气，因之湿浊内困，久之必损及脾阳肾阳，而致阳虚湿盛之证。

湿性重浊黏滞，多阻遏气机，故其临床表现常可随湿邪阻滞部位的不同而各异。如湿邪留滞经脉之间，则症见头闷重如裹，肢体重着或屈伸不利，故《素问·至真要大论》曰："诸痉项强，皆属于湿。"湿犯上焦，则胸闷咳嗽；湿阻中焦，则脘腹胀满，食欲不振，口腻或口甜，舌苔厚腻；湿滞下焦，则腹胀便溏，小便不利；水湿泛溢于皮肤肌腠，则发为水肿。故《素问·六元正纪大论》曰："湿胜则濡泄，甚则水闭肿。"湿浊虽可阻滞于机体上、中、下三焦的任何部位，但以湿阻中焦脾胃为主，因此脾虚湿困常是必见之证。

此外，外感湿邪与内生湿浊，在其形成方面虽然有所区别，但二者亦常相互影响。湿邪外袭每易伤脾，脾失健运则滋生内湿。故临床所见，脾失健运，内湿素盛之体，亦每易外感湿邪而发病。

四、津伤化燥

津伤化燥，又称"内燥"，是指机体津液不足，人体各组织器官和孔窍失其濡润，而出现干燥枯涩的病理状态。因久病伤阴耗液，或大汗、大吐、大下，或亡血失精导致阴亏液少，以及某些热性病过程中的热邪伤阴或湿邪化燥等所致。由于津液亏少，不足以内溉脏腑，外润腠理孔窍，从而燥热便由内而生，故临床多见干燥不润等病变。所以《素问·阴阳应象大论》曰："燥胜则干。"

一般来说，阴津亏损，可产生内燥，而实热伤津亦可导致燥热内生。内燥病变可发生于各脏腑组织，以肺、胃及大肠为多见。内燥病变，临床多见津液枯涸的阴虚内热之证，如：肌肤干燥不泽，起皮脱屑，甚则皲裂，口燥咽干唇焦，舌上无津，甚或光红龟裂，鼻干目涩，爪甲脆折，大便燥结，小便短赤等燥热之象。如以肺燥为主，还兼见干咳无痰，甚则咯血；以胃燥为主时，则胃阴虚，可伴见舌光红无苔；若系肠燥，则兼见便秘等症。故刘河间《素问玄机原病式》曰："诸涩枯涸，干劲皴揭，皆属于燥。"

五、火热内生

火热内生，又称"内火"或"内热"，是指由于阳盛有余，或阴虚阳亢，或由于气血的郁滞，或由于病邪的郁结，而产生的火热内扰，功能亢奋的病理状态。

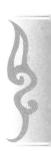

火与热同类，均属于阳，故有"火为热之极，热为火之渐"之说。因此，火与热在病机与临床表现上基本是一致的，唯在程度上有所差别。但是，火热内生却有虚实之分，其病机主要有如下几方面。

1. 阳气过盛化火　人身之阳气在正常的情况下，本有养神柔筋，温煦脏腑组织之作用，中医学称之为"少火"。但是在病理情况下，若阳气过亢，功能亢奋，必然使物质的消耗增加，以致伤阴耗液。此种病理性的阳气过亢则称为"壮火"，中医学又称为"气有余便是火"。

2. 邪郁化火　邪郁化火包括两方面的内容，一是外感风、寒、燥、湿等病邪，在病理过程中，皆能郁滞从阳而化热化火，如寒郁化热、湿郁化火等；二是体内的病理性代谢产物（如痰、瘀血等）和食积、虫积等，均能郁而化火。邪郁化火的主要机制，实质上也是由于这些因素导致机体阳气的郁滞，气郁则生热化火、实热内结所致。

3. 五志过极化火　又称为"五志之火"，多指由于精神情志的刺激，影响了机体阴阳、气血和脏腑功能的平衡，造成气机郁结，气郁久则从阳而化热，因之火热内生。如情志内伤，抑郁不畅，则常能导致肝郁气滞、气郁化火，发为"肝火"。

4. 阴虚火旺　此属虚火。多由于精亏血少，阴液大伤，阴虚阳亢，则虚热虚火内生。一般说来，阴虚内热多见全身性的虚热征象，如五心烦热、骨蒸潮热、面部烘热、消瘦、盗汗、咽干口燥、舌红少苔、脉细数无力等；阴虚火旺，多集中于机体某一部位的火热征象，如虚火上炎所致的牙痛、齿衄、咽痛、颧红等。

内生火热，主要有心火、肝火、相火（肾火）及胃火等证，其临床表现则随其发病机制和病位的差异而各有不同。

第8章 **防治原则**

防治原则，是预防疾病发生和治疗疾病，以阻断其发展，并使之好转或痊愈所遵循的基本原则，是在整体观念和辨证论治精神指导下制定的反映中医预防和治疗学的规律和特色的理论知识，是中医学理论体系的重要组成部分。

第一节 预 防

预防，就是采取一定的措施，防止疾病的发生与发展。中医学历来注重预防，早在《内经》就提出了"治未病"的预防思想。《素问·四气调神大论》指出："圣人不治已病治未病，不治已乱治未乱……夫病已成而后药之，乱已成而后治之，譬犹渴而穿井，斗而铸锥，不亦晚乎。"

预防，对于健康人来说，可增强体质，预防疾病的发生；对于病者而言，可防止疾病的发展与传变。预防的主要内容包括未病先防和既病防变两个方面。

一、未病先防

未病先防就是在疾病未发生之前，做好各种预防工作，以防止疾病的发生。

疾病的发生，关系到邪正两个方面。邪气是导致疾病的重要条件，而正气不足是疾病发生的内在原因和根据。外邪通过内因而起作用。因此，治未病，必须从两个方面入手，一方面调养身体，提高正气抗邪能力，主要从顺应自然、养性调神、护肾保精、体魄锻炼、调摄饮食、针灸、推拿、药物调养等方面调摄；另一方面要防止病邪的侵害，主要是避其邪气及药物预防。

二、既病防变

既病防变指的是在疾病发生的初始阶段，应力求做到早期诊断、早期治疗，以防止疾病的发展及传变。

1. 早期诊治 早期诊治的时机在于要掌握好不同疾病的发生、发展变化过程及其传变的规律，病初即能及时做出正确的诊断，从而进行及时有效和彻底的治疗。

2. 防止传变 是指在掌握疾病的发生发展规律及其传变途径的基础上，早期诊断与治疗以防止疾病的发展。防止传变包括阻截病传途径与先安未受邪之地两个方面。

（1）阻截病传途径：疾病一般都有其一定的传变规律和途径。邪气侵犯人体后，根据其传变规律，早期诊治，阻截其病传途径，可以防止疾病的深化与恶化。

（2）先安未受邪之地：可以五行的生克乘侮规律、五脏的整体规律、经络相传规律等为指导。根据不同病变的传变规律，实施预见性治疗，当可控制其病理传变。

第二节　治　则

治则，是治疗疾病时所必须遵循的基本原则。它是在整体观念和辨证论治精神指导下而制定的治疗疾病的准绳，对临床立法、处方、用药、针灸等具有普遍的指导意义。

治病求本是中医学治病的主导思想，是指在治疗疾病时，必须辨析出疾病的病因病机，抓住疾病的本质，并针对疾病的本质进行治疗。故《素问·阴阳应象大论》曰："治病必求于本"。病因病机是对疾病本质的抽象认识，因其涵盖了病因、病性、病位、邪正关系、机体体质及机体反应性等，因而是疾病本质的概括。故"求本"，实际上就是辨清病因病机，确立证候。这是整体观念与辨证论治在治疗观中的体现。在此思想的指导下，治则的基本内容包括正治与反治、治标与治本、扶正与祛邪、调整阴阳、调理精气血津液、三因制宜等。

一、正治与反治

正治与反治，是指所用药物性质的寒热、补泻效用与疾病的本质、现象之间的从逆关系而言。即《素问·至真要大论》所谓"逆者正治，从者反治"。

（一）正治

正治，是指采用与疾病的证候性质相反的方药以治疗的一种治疗原则。由于采用的方药与疾病证候性质相逆，如热证用寒药，故又称"逆治"。

正治适用于疾病的征象与其本质相一致的病证。实际上，临床上大多数疾病的外在征象与其病变本质是相一致的，如热证见热象、寒证见寒象等，故正治是临床最为常用的治疗原则。正治主要包括如下几种治法。

1. **寒者热之**　是指寒性病证出现寒象，用温热方药来治疗，即以热药治寒证，如表寒证用辛温解表方药，里寒证用辛热温里的方药等。

2. **热者寒之**　是指热性病证出现热象，用寒凉方药来治疗，即以寒药治热证，如表热证用辛凉解表方药，里热证用苦寒清里的方药等。

3. **虚则补之**　是指虚损性病证出现虚象，用具有补益作用的方药来治疗，即以补益药治虚证，如阳虚用温阳的方药，阴虚用滋阴方药，气虚用益气的方药，血虚用补血的方药等。

4. **实则泻之**　是指实性病证出现实象，用攻逐邪实的方药来治疗，即以攻邪泻实

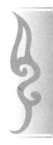

药治实证，如食滞用消食导滞的方药，水饮内停用逐水的方药，瘀血用活血化瘀的方药，湿盛用祛湿的方药等。

（二）反治

反治是指顺从病证的外在假象而治的一种治疗原则。由于采用的方药性质与病证中假象的性质相同，故又称为"从治"。

反治适用于疾病的征象与其本质不完全吻合的病证。由于这类情况较少见，故反治的应用相对也较少。究其实质，用药虽然是顺从病证的假象，却是逆反病证的本质，故仍然是在治病求本思想指导下针对疾病的本质而进行的治疗。反治主要包括以下内容。

1. **热因热用**　即以热治热，是指用热性药物来治疗具有假热征象的病证。它适用于阴盛格阳的真寒假热证。如格阳证中，由于阴寒充塞于内，逼迫阳气浮越于外，故可见身反不恶寒，面赤如妆等假热之象，但由于阴寒内盛是病本，故同时可见下利清谷、四肢厥逆、脉微欲绝、舌淡苔白等内真寒的表现。因此，当用温热方药以治其本。

2. **寒因寒用**　即以寒治寒，是指用寒性药物来治疗具有假寒征象的病证。它适用于阳盛格阴的真热假寒证。如热厥证中，由于里热盛极，阳气郁阻于内，不能外达于肢体起温煦作用，并格阴于外而见手足厥冷、脉沉伏之假寒之象。但细究之，患者手足虽冷，但躯干部却壮热而欲掀衣揭被，或见恶热、烦渴饮冷、小便短赤、舌红绛、苔黄等里真热的征象。这是阳热内盛，深伏于里所致。其外在寒象是假，内热盛极才是病之本质，故须用寒凉药清其内热。

3. **塞因塞用**　即以补开塞，是指用补益药物来治疗具有闭塞不通症状的虚证，适用于因体质虚弱，脏腑精气功能减退而出现闭塞症状的真虚假实证。如血虚而致经闭者，由于血源不足，故当补益气血而充其源，则无须用通药而经自来。又如肾阳虚衰，推动蒸化无力而致的尿少癃闭，当温补肾阳，温煦推动尿液的生成和排泄，则小便自然通利。再如脾气虚弱，出现纳呆、脘腹胀满、大便不畅时，是因为脾气虚衰无力运化所致，当采用健脾益气的方药治疗，使其恢复正常的运化及气机升降，则症自减。因此，以补开塞，主要是针对病证虚损不足的本质而治。

4. **通因通用**　即以通治通，是指用通利的药物来治疗具有通泻症状的实证，适用于因实邪内阻出现通泄症状的真实假虚证。一般情况下，对泄泻、崩漏、尿频等症，多用止泻、固冲、缩尿等法，但这些通泄症状出现在实性病证中，则当以通治通。如食滞内停，阻滞胃肠，致腹痛泄泻，泻下物臭如败卵时，不仅不能止泄，相反当消食而导滞攻下，推荡积滞，使食积去而泄自止。又如瘀血内阻，血不循经所致的崩漏，如用止血药，则瘀阻更甚而血难循其经，则出血难止，此时当活血化瘀，瘀去则血自归经而出血自止。再如湿热下注而致的淋证，见尿频、尿急、尿痛等症，以利尿通淋而清其湿热，则症自消。这些都是针对邪实的本质而治的。

正治与反治相同之处，都是针对疾病的本质而治，故同属于治病求本的范畴。其不同之处在于：正治适用于病变本质与其外在表现相一致的病证，而反治则适用于病变本质与临床征象不完全一致的病证。

二、治标与治本

标与本是相对而言的，标本关系常用来概括说明事物的现象与本质，在中医学中常用来概括病变过程中矛盾的主次先后关系。

作为对举的概念，不同情况下标与本之所指不同。如就邪正而言，正气为本，邪气为标；就病机与症状而言，病机为本，症状是标；就疾病先后言，旧病、原发病为本，新病、继发病是标；就病位而言，脏腑精气病为本，肌表经络病为标等。

掌握疾病的标本，就能分清主次，抓住治疗的关键，有利于从复杂的疾病矛盾中找出和处理其主要矛盾或矛盾的主要方面。在复杂多变的疾病过程中，常有标本主次的不同，因而治疗上就有先后缓急之分。根据不同情况常使用的方法有缓则治本、急则治标、标本兼治三方面。

总之，病证之变化有轻重缓急、先后主次之不同，因而标本的治法运用也就有先后与缓急、单用或兼用的区别，这是中医治疗的原则性与灵活性有机结合的体现。区分标病与本病的缓急主次，有利于从复杂的病变中抓住关键，做到治病求本。

三、扶正与祛邪

正邪相搏中双方的盛衰消长决定着疾病的发生、发展与转归，正能胜邪则病退，邪能胜正则病进。因此，治疗疾病的一个基本原则，就是要扶助正气，祛除邪气，改变邪正双方力量的对比，使疾病早日向好转、痊愈的方向转化。

四、调整阴阳

阴阳失去平衡协调是疾病的基本病机，对此加以调治即为调整阴阳。调整阴阳，即指纠正疾病过程中机体阴阳的偏盛偏衰，损其有余，补其不足，恢复人体阴阳的相对平衡。

1. 损其有余 即"实则泻之"，适用于人体阴阳中任何一方偏盛有余的实证。

2. 补其不足 即"虚则补之"，适用于人体阴阳中任何一方虚损不足的病证。调补阴阳，又有据阴阳相互制约原理的阴阳互制的调补阴阳，以及根据阴阳互根原理的阴阳互济的调补阴阳。阴阳两虚者则宜阴阳并补。

五、调整脏腑功能

人体是一个有机的整体，脏与脏，腑与腑，脏与腑之间在生理上相互协调、相互促进，在病理上则相互影响。因此，注意调整各脏腑之间的关系，使其功能协调，才能收到较好的治疗效果。

六、调理气血关系

气血是各脏腑及其他组织功能活动的主要物质基础，气血各有其功能，又相互为用。调理气血是以"有余泻之，不足补之"为原则，使它们的关系恢复协调。

七、因时、因地、因人制宜

三因制宜即因时、因地、因人制宜，是指治疗疾病要根据季节、地区以及人体的体质、性别、年龄等不同而制定适宜的治疗方法。由于疾病的发生、发展与转归，受多方面因素的影响，如时令气候、地理环境等，尤其是患者个体的体质因素，对疾病的影响更大。因此，在治疗疾病时，必须把这些方面的因素考虑进去，对具体情况做具体分析，区别对待，以制定出适宜的治疗方法。

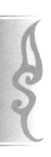

第二篇

中医诊断入门

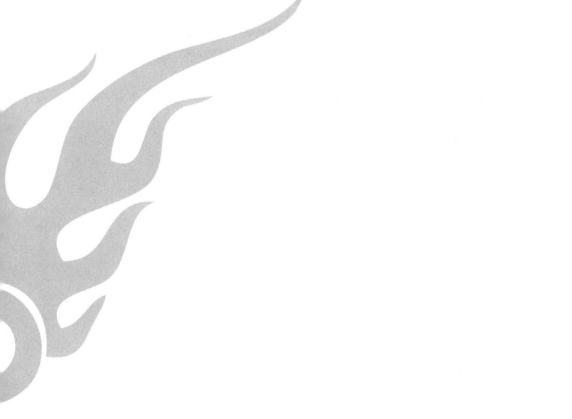

第9章 四 诊

　　四诊是中国传统医学具有特色的一种诊断方法，是中医诊察疾病的方法，古人叫"诊法"，包括四种基本方法，即望、闻、问、切。望、闻、问、切是中医诊病的四大法宝。当人体有病时机体有一些不正常的表现，即症状和体征，可以通过这四种不同的方法观察、了解疾病。

　　望、闻、问、切是调查了解疾病的四种方法，各有其独特作用，不能单一地运用某一种诊法去判断疾病，忽视四诊合参是不对的，所以在临床上四诊必须结合运用，综合分析，才能全面了解病情，对疾病做出正确的诊断。望、问、闻、切——诊断疾病的四大法宝。

第一节 望 诊

　　根据现代研究，人们由视觉获得的信息量，占全部信息量的 80%；所以允分利用视觉，训练敏锐的观察力，是熟练掌握望诊技术所必需的，望诊在中医诊断学中占有特殊的地位。

　　难怪古人说"望而知之谓之神"。意思是说通过望诊而了解病情是非常神妙的，是医生高超医术的体现。

　　望诊，即运用最直观的视觉对人体全身和局部的一切可见征象以及排出物进行有目的的观察，以了解健康或疾病状态。

　　人体的内脏与体表通过经络及其气血运行而密切联系，因而内脏病变可通过体表而表现出来，也就是说通过对体表变化的观察可以了解、测知内脏的健康或病态；而人体的排出物是内脏功能活动的产物，可以显示脏腑功能活动的变化。因此，通过对人体体表的观察，可以诊断整个机体的健康状态和病变，中医称此为"视其外应，以知其内脏，则知所病"。

　　望诊的内容主要包括观察人的精神状态、面部色泽、形体动态、舌象、皮肤、五官九窍等局部情况，排泄物、分泌物的形色质量以及望小儿指纹等。

一、望全身情况

（一）望神

　　"神"，是指神气、神志而言，是人体生命活动的外在表现。它包括人的精神、意识、思维等功能状态。神来源于先天之（肾）精，靠后天（脾胃化生）之精不断滋养、补充而兴旺，所以它也是脏腑气血盛衰的外露征象。观察神的变化，就可以知道气血的盛衰、疾病的轻重和预后的吉凶。如有的病人虽然症状严重，但是精神饱满、目光有采、言语清楚、面色润泽、气息如常，说明正气未伤，神气未去，其预后一般良好；相反，如果症状表现虽然不太严重，但精神萎靡、眼昏睛暗、言语失伦、呼吸异常，这都是正气衰败、神气将夺的征象，预后一般不良，中医称此为"得神者昌，失神者亡"，神是生命的主宰。

　　望神的方法是以神会神，即医生应集中精神与患者进行信息交流，如通常所说的心领神会，因为人之神气在有意无意之间流露最为真实。神的表现是多方面的，如形体动静、面部表情、语言气息等。但人的精神活动，往往于无意中流露于目光，所以眼睛可以传神，目光也成为望神的重点。此外，神志意识也是望神的重要内容。望神的内容主要包括得神、失神、假神、神气不足、神志异常等。得神、失神、假神的鉴别如表9-1所示。

表 9-1　望神鉴别表

鉴别	两目	神志	语言	呼吸动作	饮食	面色
得神	神采奕奕	清楚	清晰	呼吸均匀，动作如常	正常	明润
失神	晦暗无神	精神不振或昏迷	低微或语无伦次	呼吸不匀或急促或微细而喘，动作失灵或无能	饮食锐减或不进饮食	明润
假神	突然目光转亮，浮光暴露	突然神志清醒，想见亲人	原来语音低微，时断时续，忽见语言清亮，喋喋不休		原来食欲不振，忽而索食大吃	原来面色十分晦暗，忽见两颊泛红如妆

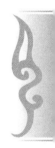

　　神气不足是轻度失神的表现，它是由于气血不足导致心神失养所致，通常表现为精神不振、健忘、容易疲倦、说话声音低微或有气无力。神志异常是失神的另一种表现，一般包括热病过程中的烦躁不安、脏躁（相当于现代医学的癔症）以及癫、狂、痫等。这些病由特殊的病因病机和发病规律所决定，其失神表现并不一定意味着病情的严重性。

（二）望色

　　望色，主要是望面部的颜色与光泽。面部可以称为人体的第一门窗，因为面部位于人体最暴露的部位，是阳气集中之处，经络汇聚之所，是气血最丰富的部位，所以面部的色泽是脏腑气血的外在表现。疾病往往最能在头面部预知，故面部可以称为人体的第一门窗。

　　望色首先要区别正常人体在生理状态时的面色和疾病状态时的面色。我国人的正常面色是微黄红润而有光泽，虽然体质差异、所处环境不同以及季节、气候、工作等的不同，都可使正常面色有偏黑或偏白的差异，但只要是明润光泽，皆属于正常面色的范围。

望色最好选择在白天自然光线下进行，医生和患者都必须进入安定、平静的状态，调匀呼吸气息使血脉平静。色与泽都是物体对光线的吸收和反射现象，色显示色调的变化，不同的色反映着不同的证；而泽是亮度的变化，它反映着机体精气的盛衰，所以观察颜面肤色的润泽与否，对判断疾病的轻重和推断病情的发展具有较重要的意义。

一般而言，病人气色鲜明荣润，提示病变轻浅，气血未衰，其病易治；如病人面色晦暗枯槁，提示病变深重，精气已伤，其病难治，预后不好。

中医经过实践探索，归纳出五色诊法，即以青、黄、赤、白、黑五色分别代表不同脏腑的病变，也代表不同性质的病邪。现将五色主病概述如下。

1. 白色　多由于阳气虚弱，气血运行无力或失血耗气、气血不足、不能营养面部所致。一般提示病人患有虚寒证或失血证。

2. 黄色　多由于脾虚不能化生气血或水湿内盛，使脾不能运化所致，是脾虚和体内有水湿的外在表现，一般提示病人患有脾胃虚弱，如出现面、目、身皆黄色且色彩鲜明似橘子，称为阳黄，提示病人患有湿热证；如色彩黄而晦暗似烟熏，称为阴黄，提示病人患有寒湿证，这两种情况常见于传染性肝炎，或胆道、胆囊疾病。

3. 赤色　多由热盛而致血液充盈脉络，一般提示病人患有热证，如外感发热或里实热证。虚热的病人，只有两颧部潮红。如久病或重病的病人面色苍白却突然出现粉红色似化妆样，这是虚阳上越的严重征候，称为戴阳证。

4. 青色　多由于寒邪留于经脉，致使气血运行不畅或气滞或气虚而致血液停滞成瘀血，一般提示病人患有寒证、痛证、瘀血证及惊风证。

5. 黑色　多由于肾阳虚致使水分过多地留于体内，造成寒水阴邪过盛，一般提示病人肾虚、水饮证、瘀血证。

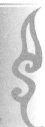

（三）望形体

望形体主要是观察病人体形的壮、弱、胖、瘦等。

形体强弱与五脏功能盛衰相一致。脏腑功能强盛、发育正常则外强，表现为肌肉丰满，皮肤润泽，躯体壮实，四肢匀称，体重身长与年龄相称；内衰则外弱，常见与疾病发生发展有关的有"形盛气衰""精血不足"等形体特征。

一般来讲，形盛气衰者，平时形体肥胖，肌肉松软，吃饭减少，不爱活动，稍动则喘，容易疲劳，容易患有脾虚痰湿证，即所谓"胖人多湿"；精血不足者，平时形体消瘦，胸廓狭窄，饭量大，皮肤干燥，情绪容易激动，容易患有虚劳痰嗽，即所谓"瘦人多火"。

（四）望姿态

望姿态主要是观察病人的动静姿态及与疾病有关的体位变化。

正常的姿态是舒适自然，运动自如，反应敏捷，行住坐卧，各随所愿。正如养生谚语所说："行如风，站如松，坐如钟，卧如弓"，这是对正常健康姿态的描述。但是，不同的疾病可表现出不同的姿态和体位。如病人卧位，但能够自由转侧，喜欢面朝向外面，一般提示患有阳证、热证、实证；如病人精神萎靡，身体困重难以转身，喜欢面朝向里面，一般提示患有阴证、寒证、虚证。

临床上还应注意观察病人的一些异常动作，如患急性热病的病人眼睑、口唇、手指、足趾不时颤动，提示病人将发生抽筋；如一侧手足不能自主运动或麻木不仁，多提示中风偏瘫；如项背强直，呈角弓反张状态，四肢抽搐，提示患有痉病（常见为破伤风）。

二、望局部情况

局部是全身的一部分，它也反映了内部脏腑气血的运行与功能活动，当体内有病变时，体外相应的部位就会出现一些异常的表现，所以细致观察局部的某些变化，也可测知体内脏腑气血的盛衰及其病变。

由于头部是各条阳经经脉交会的地方，并内藏有脑髓，所以望局部主要是观察头的外形、动态及发的色泽变化，从而可以测知肾和气血的盛衰情况。

（一）望头与发

对头的形态及动态的观察，主要是了解小儿的发育及对风证的辨别。如先天肾精不足，可见小儿头形过大或过小，并伴有智力发育不全；如小儿囟门高突，一般是患热证；无论大人或小儿，若头部摇摆不定，都是患有风证。

头发的色泽来自精血的滋养，如头发细而稀疏并且容易脱落，或者头发干枯无光泽，一般提示患者肾虚精血不足；如突然出现片状脱发，称为"斑秃"，俗称"鬼剃头"，一般是血虚受风所致，也可因忧虑、紧张等精神刺激致气滞血瘀、血热生风而成。

头发生长障碍的原因很多，既可是全身气血虚损，或头皮局部病变所致，也可由外邪侵袭所致。

（二）望目

目，即眼睛，眼睛不仅是人类心灵的窗户，而且是人体内脏的外镜。眼睛和身体健康有着密切的关系。西方"医学之父"的希波克拉底曾经说过："眼睛如何，身体就如何"。所以眼睛又被称为健康之窗。

古人将目的不同部位分属于五脏。瞳仁属肾，称为"水轮"；黑睛属肝，称为"风轮"；两眦血络属心，称为"血轮"；白睛属肺，称为"气轮"；眼睑属脾，称为"肉轮"，并认为观察目的不同部位的形色变化可以诊察相应脏腑的病变，此即"五轮"学说，对眼科临床和内科疾病的诊断具有指导意义。

眼神是望神的重点，此外，由于脏腑经络气血都上注于目，特别是目为肝窍，所以观察目的异常变化，不仅可观察肝，而且也能观察其他脏腑的病变。目的望诊，主要应注意色诊、动态和形态。若白睛黄染，提示病人患黄疸；若眼睑红肿热痛，提示患有肝

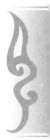

经风热证；若眼睑肿大像卧蚕，提示患有水肿；若病人突然昏倒，不省人事，一侧肢体瘫痪，双目紧闭，提示病人患有中风，病情危重。

现代医学研究也证实，许多全身性疾病都可在眼睛部位反映出来。临床上有经验的老中医，只要观察眼睛及其目光，就能看出一个人的健康状况，甚至能诊断出体内患了什么病症。

（三）望耳

耳是人体体表外窍中重要的荧光屏，是人体信息输出、输入最强，最集中的地方之一。中医学认为，耳为肾之窍，现代耳针的研究，足以证明耳与肾有关，而且与五脏六腑、四肢百骸都有密切关系。在经络学说中少阳经脉绕耳而过。因此，把耳比喻为缩小了的人体身形，人体各脏腑、各部位于耳部皆有集中反应点，当人体内脏器官组织发生病变时，在耳特定部位就会产生相应的变化和反应。因此，通过望耳可以窥知内脏的疾患。

望耳主要观察耳的色泽及耳轮、耳道的情况。皮肤耳轮正常色泽红润；耳道以通畅无湿为正常情况。凡肾精亏损，或邪犯少阳者，多影响耳窍的功能，出现耳聋、耳鸣等。如耳轮干枯无荣，色焦黑，提示肾精亏虚；如耳内流脓水并发臭，提示肝胆湿热证（常见为化脓性中耳炎）。

（四）望鼻

鼻居面部中央，为肺之窍，是呼吸的通道，外象属土，足阳明胃经分布于鼻旁，鼻上和鼻周围有各脏腑的相应部位，故也为脾所主。五气入鼻，藏于心肺，心肺有病而为之不利。鼻乃胃的经脉所经之处。望鼻不仅可以诊察肺和脾胃的病变，而且还可以判断脏腑的虚实、胃气的盛衰、病情的轻重和预后。

正常人鼻外观端正，大小适中，无红肿疮疖，鼻色红黄隐隐，明润含蓄，鼻毛色黑，疏密适中，无鼻塞、流涕、出血等。望鼻主要是观察鼻的外形和鼻道分泌物两个方面。如鼻翼煽动伴咳嗽气喘，提示患有肺热证；若见鼻头或周围充血或生红色丘疹，提示患有酒糟鼻；如鼻流浊涕不止伴腥臭难闻，提示患有鼻渊（鼻炎）。

（五）望唇

口为饮食通道，脏腑要冲，脾开窍于口，其华在唇，手足阳明经环绕口唇，所谓"脾主口，其华在唇"，故望口与唇的异常变化，主要可以诊察脾与胃的病变。

口唇位于头面较为显露的部位，望诊极为方便。望口唇主要是观察其色泽和形态的变化。

正常人口唇红润，说明脾气之气充盛。如口唇深红伴糜烂，提示患者脾胃有热上蒸；若口唇干燥并有裂纹，提示感受外邪，热甚损伤津液，属于实热证；如突然口眼㖞斜，但神志清楚，无肢体偏瘫，提示属于中风中经络。

（六）望齿

中医学认为"齿为骨之余"，骨为肾所主，龈为胃之络，胃的经脉连于齿龈，齿和龈通过诸多经脉的运行，与内脏保持密切的联系，所以，肾胃的病变可表现为齿与齿龈的症状。其中足阳明胃经入上齿，手阳明大肠经入下齿，观察齿、龈可以反映肾、胃等脏腑的生理及病理变化。另外，验齿还是诊断温热病的独特方法之一，古今温病学派均非常重视验齿之法。验齿对判断温热之邪的轻重、体内津液的存亡及病情的预后，有重要的临床参考价值。

望齿应注意观察色泽、润燥、形态等变化。如患有热病并见牙齿干燥，提示胃热炽盛、津液大伤；若牙齿松动稀疏、牙根外露者，提示属于肾虚或虚火上炎；如牙龈红肿热痛，或伴齿龈出血，提示属于实证，多为胃中有火；如睡眠时咬牙作响，醒后自然停止，提示胃中有热，并兼积滞或有虫积。

（七）望咽喉

咽喉为全身经脉循行交会之要冲，人身的十四条经脉绝大多数直接循行于咽喉。咽喉为肺、胃之门户，是呼吸、进食必经之通道。足少阴肾经循喉咙、挟舌本，亦与咽喉关系密切，故望咽喉主要可以诊察肺、胃、肾的病变。望诊时应注意观察其色泽形态变化和有无脓点、假膜等。通过望咽喉，可以帮助判断疾病的阴阳寒热的属性、脏腑气血的盛衰及病情的预后。

咽喉部的正常状态是：色淡红润泽，不痛不肿，呼吸通畅，发音正常。

如咽喉肿痛，多提示患有肺胃实热证；若咽喉长期疼痛，但不严重，检查见咽喉鲜红娇嫩，多提示为阴虚火旺；如发现咽喉有灰白色假膜，擦之不去，用力擦则出血，并随即复生，提示患有白喉病，属于肺热阴伤。

（八）望皮肤

皮肤就好像一堵墙，居人一身之表，是维护身体正常生理活动的第一道防线，保护着体内的各种器官。

皮肤属肺所主，为人体之屏障。肺主皮毛，卫气循行于肌表，脾主肌肉，观察皮肤形色的变化，可以了解肺、脾的病变。望皮肤，主要应注意观察皮肤颜色和外形的变化。在患病前及病变过程中，皮肤会随时向人体发出各种疾病信号。望皮肤主要包括望皮肤的色泽和皮肤的形态。

1. **色泽** 观察皮肤的色泽主要有以下几方面。

皮肤发赤：皮肤发赤，色如涂丹，边缘清楚，热如火灼者，为丹毒。发于头面者名抱头火丹，发于小腿者名流火，发于全身、游走不定者名赤游丹。发于上部者多由风热化火所致，发于下部者多因湿热化火而成，亦有因外伤染毒而引起者。

皮肤发黄：面目、皮肤、爪甲俱黄者，为黄疸。其黄色鲜明如橘皮色者为阳黄，为湿热蕴蒸，胆汁外溢肌肤而发。黄色晦暗如烟熏色者属阴黄，为寒湿阻遏，胆汁外溢肌肤所致。

皮肤发黑：皮肤黄黑晦暗，面额色黑者，多由劳损伤肾所致。周身皮肤发黑亦可见于肾阳虚衰的病人。

皮肤白斑：白斑大小不等，界限清楚，病程缓慢者，为白驳风，多因风湿侵袭，气血失和，血不荣肤所致。

2. 形态　正常人皮肤润泽、柔韧光滑而无肿胀。

润燥：皮肤润泽，为津液未伤，营血充足。皮肤干枯无华，多为津液已伤，或营血亏虚，肌肤失养。皮肤干枯粗糙，状若鱼鳞，称为"肌肤甲错"，常兼见面色黧黑，属血瘀日久，肌肤失养所致。

肿胀：周身肌肤肿胀，按有压痕，为水肿病，其中头面先肿，继及全身，半身以上肿甚者，多属阳水；足跗下肢先肿，继及全身，半身以下肿甚者，多属阴水。

此外，还要注意皮肤的一些常见病，如斑疹、痈疽、疔、疖等。

斑疹：斑、疹均为全身性疾病表现于皮肤的症状，两者虽常常并称，但实质有区别。

凡色深红或青紫，多点大成片，平铺于皮肤，抚之不碍手，压之不褪色者为斑，有阳斑、阴斑之分。色多红紫，形似锦纹、云片，兼有身热烦躁、脉数等实热证表现者为阳斑，多由外感温热邪毒，内迫营血而发。色多青紫，隐隐稀少，兼有面白肢凉、脉虚等虚寒证表现者为阴斑，多由脾虚血失统摄或阳衰寒凝气血所致。

凡色红、点小如粟或如花瓣，高出皮肤，抚之碍手，压之褪色者为疹，有麻疹、风疹、瘾疹等。疹色桃红，形似麻粒，先见于发际颜面，渐延及躯干四肢，后按发出顺序逐渐消退者为麻疹，因外感风热时邪所致，属儿科常见传染病。疹色淡红，细小稀疏，皮肤瘙痒，症状轻微者为风疹，为外感风邪所致。皮肤上突然出现淡红或淡白色丘疹，形状不一，小似麻粒，大如花瓣，皮肤瘙痒，搔之融合成片，出没迅速者为瘾疹，为外感风邪或过敏所致。

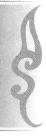

三、望舌

望舌诊病是中医诊病的内容，俗话说"观舌诊病，中医一绝。"中医看病很注意舌，舌诊常作为中医医师诊断疾病，观察病情，决定治疗，估计预后的重要依据之一。

望舌，又称舌诊，舌诊可以及时提醒需要注意体内的变化，以预防疾病的发生。望舌是通过观察舌象（包括舌质、舌苔等）以了解人体生理功能和病理变化的一种诊察方法。舌诊是中医"四诊"的重要组成部分，也是中医诊断疾病的重要依据之一。现代医学也证实，舌是人体唯一暴露于外而能被人看见的内脏组织。

（一）舌与脏腑的关系

舌是人体的一个运动器官，不仅饮食和说话不可缺少，它亦是机体唯一的味觉器官。中医学认为，舌是反映内脏功能的一面镜子，舌通过经络与内脏及其他组织密切联系，全身气血、津液、脏腑功能的信息均及时传递到舌，出现多种舌象变化。

望舌诊病的基本原理就是舌与脏腑的相应关系。舌通过经络系统中的经脉等分支直接或间接与脏腑联系，脏腑化生的精气通过经脉输送给体表的器官和组织。脏腑功能正常，化生气血充盛，体表器官和组织就能得其荣养而外现华彩，表现在舌象上可见舌体红活荣润，充满生机。反之，体表器官或组织有病时，也可通过经络影响内在脏腑；内在脏腑发生病变，影响精气的化生与输布，也必然会反映于体表器官和组织。所以，望舌可以诊察和推断内在脏腑的病变，用现代的语言来说，舌象的变化可看作是机体的一种输出信息，根据这些信息即可分析和判断机体内部的情况，因此，中医学形象地把舌比喻为"外露之脏腑"。

我们还应进一步从脏腑理论分析，舌尤其与心、脾胃的关系最为密切。因为心开窍于舌，手少阴心经联系于舌，由于舌体的血脉极为丰富，因此从舌质的色泽可以直接察知气血的运行情况，并判断心主血脉功能的盛衰。另一方面，也可从舌体的运动、语言的表达等方面观察心主神明的功能。简单地说，心有病变，也容易从舌上反映出来，如果心阳不足，可见舌质淡白胖嫩；心火上炎则常见舌尖红赤，甚至糜烂生疮；又如心血瘀阻，可见舌质紫黯或有瘀斑、瘀点；此外，若心主神明的功能失常，舌窍失其所主，还可出现舌的运动失常，如舌强、语言不利或失语等。舌又为脾之外候，足太阴脾经"连舌本，散舌下"，舌苔的形成与胃气密切相关，是由胃气上蒸于舌面而形成的，而五脏六腑皆禀气于胃，脾胃为气血生化之源。

（二）望舌的方法和内容

1. **望舌的方法**　正确地望舌，首先要心平气和，尽量做到敏捷迅速，准确细致。一般要求病人取正坐位，如为卧床可取仰卧位，面对亮光，最好取自然光源，患者应缓慢自然地将舌伸出口外，舌体放松，舌面展平，舌尖略向下，并尽量张口，以充分暴露舌体，注意尽量缩短时间，并在食前或饭后 2 小时以上进行为宜。

临床上望舌主要观察两方面的内容，即舌质和舌苔。舌质是指舌的本质，舌苔是舌面上的苔垢，两者在临床上的意义有所侧重又密切相关。

一般而言，察舌质，重在辨脏腑的虚实；察舌苔，重在了解邪正的盛衰。但实际上它们的联系是不可分割的，舌质有变化可影响到舌苔，反之，舌苔有变化也可导致舌质发生变化。对于初学者，首先应分别观察舌质和舌苔各自的变化，然后将它们有机地联系在一起进行综合分析，才能为辨证提供可靠的依据。舌诊主要是观察舌质的色、形、态和舌苔的色和质。舌质的色，即颜色的变化；形主要是了解舌质的荣枯老嫩及形体的变化情况；舌态主要是观察舌体运动的变化。舌苔的色，即是苔的色泽；舌苔的质主要是观察苔的厚薄、润燥、腐腻、剥脱以及有根无根。

2. **正常的舌象**　要正确掌握舌诊，首先必须了解正常人的舌象。正常舌象，指一般无病之人最常见的共同舌象表现。我国（黄色人种）常人的正常舌象可概括为：舌体大小适中，颜色淡红，活动自如，舌面布有一层薄而颗粒均匀、干湿适中的白苔，通常简称为"淡红舌，薄白苔"。

3. **舌的各部分与脏腑的关系**　中医学认为，各脏腑的病变在舌面上都有其特定的反应区，即舌的一定部位与一定的脏腑相联系，并能反映相应脏腑的病理变化。一般把舌划分

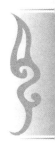

为舌尖、舌中、舌根和舌边四个部分，每个部分分属不同的脏腑。舌尖部分反映上焦心肺的病变，舌中部分反映中焦脾胃的病变，舌根部分反映下焦肾的病变，舌边部分反映肝胆的病变。这种以舌的分部来诊察脏腑病的方法，在临床上具有一定的参考价值。

根据生物全息论的分析，任何局部都近似整体的缩影，舌也不例外，上面所述的脏腑分属就符合这个道理的。

4. 假苔　舌诊时还要注意排除各种因素造成的假象，特别是极易影响舌象的饮食。如进食后由于食物摩擦舌面，会使舌苔变薄；进食过热或辛辣的食物，会使舌质偏红；吃过冷的食品会使舌质变得淡白或青紫。此外，许多食物和药品可使舌苔染上颜色，掩盖了原来的苔色，称为"染苔"或"假苔"，如牛奶、豆浆等可使舌苔变白变厚，蛋黄、橘子等可将舌苔染成黄色，橄榄、乌梅、桑椹及补中益气丸等能使舌苔染成灰黑色，丹砂制成的丸散、山楂等可把舌苔染成红色，某些嗜好，如常饮酒、喝茶、吸烟的人，往往有较厚的黄苔或灰黄苔。上述所列的例子均不是舌的本质，属于假象，观察时应注意鉴别。

（三）望舌质

望舌质，主要是察其颜色、形态的异常。

1. 望舌神　舌神主要表现在舌质的荣枯和灵动方面。"荣"就是荣润红活，有生气，有光彩，故称为有神，虽然病了也是预后良好；"枯"就是干枯死板，毫无生气，失去光泽，故称为无神，这为恶候，预后不良。

2. 望舌色　正常舌质呈淡红色，不深不浅。常见的舌色如下。

（1）淡白舌：较正常舌色浅淡，偏于白色，称为淡白舌，多由于阳气不足或气血虚弱所致，提示阳虚或感受寒邪或气血虚证，常见于贫血、营养不良、慢性肾功能不全等。

（2）红舌：舌色较正常红色偏深，甚至呈鲜红色，这是由于热盛而气血上涌所致，中医学认为此为感受阳热之邪所引起的各种实热证或阴液耗损所致的阴虚内热证。另外，舌边发红，常见于高血压、甲状腺功能亢进或高热；舌尖发红，常因工作时间过长，经常失眠，心火亢盛致消耗过多，体内缺乏维生素等所致。现代研究认为，红舌常见于高热证及各种感染性疾病等。

（3）绛舌：绛为深红色。外感热病时，提示热邪已入里，为热性病的严重阶段（热邪已进入营血分）；久病、重病之人见此舌象，提示津液亏耗，虚火内盛。

（4）紫舌：舌质淡紫或舌见紫斑、瘀点，前者多提示阴寒内盛，后者多提示血脉瘀阻。现代研究发现，长期青紫舌是恶性肿瘤最多见的舌象，肿瘤越接近中、晚期，青紫舌的发生率越高。此外，慢性肝炎患者活动期也以舌质暗红、青紫者为多。值得注意的是，青紫舌不是一种疾病的特殊症状，许多妇科疾病、心血管系统疾病也会出现。在正常人群中出现青紫舌的比例也不很低（约占普通人群的11%），且随着年龄的增长，青紫舌比例还会逐渐升高。中医学认为主要与血瘀有关，可采用活血化瘀的方法进行治疗。

病理舌色的特征及其临床意义如表 9-2 所示。

表 9-2 病理舌色的特征及临床意义

病理舌色	特 征	临床意义
淡红舌	舌色淡红润泽，白中透红	气血调和，见于正常人；或外感初起，病邪轻浅
淡白舌	较正常舌色浅淡，白多红少，舌色白，全无血色	淡白舌主气血两虚，阳虚（虚寒证）
红舌	较正常舌色红	主热证：舌色愈红，热势愈甚。舌尖红，为心火；舌边红，为肝胆火
绛舌	较红舌更深或略带暗红色	舌红绛有苔，为实热；无苔，为虚热；紫红或绛红，苔少而干，见于营血热
青色、紫色瘀斑舌	青为淡蓝之色，全舌呈均匀青色为青色；淡紫、绛紫、青紫均为紫色。舌上局部出现青紫色斑点，大小不一，不高于舌面为瘀斑	主气血运行不畅

3. 望舌形 主要是观察舌质的荣枯老嫩以及形体的异常变化。常见的舌形如下。

（1）荣、枯：舌质滋润，红活鲜明为荣舌；舌质干枯，色泽晦暗，缺少血色为枯舌。舌质的荣枯，是衡量机体正气盛衰的标志之一，也是估计疾病的轻重和预后的依据。

（2）老、嫩：舌体坚敛苍老，纹理粗糙或皱缩，舌色较暗者为老舌；舌体浮胖娇嫩，纹理细腻，舌色浅淡者为嫩舌。舌质老嫩是舌色和形质的综合表现。老和嫩是疾病虚实的标志之一。舌质坚敛苍老，多见于实证；舌质浮胖娇嫩，多见于虚证。

荣枯、老嫩的特征与临床意义如表 9-3 所示。

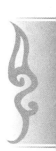

表 9-3 荣枯、老嫩的特征与临床意义

舌体的形质	特 征	临床意义
荣	舌质荣润，红活鲜明	有神之象，津充气足，病轻，预后好
枯	舌质干枯，色泽晦暗	无神之象，津亏气乏，病重，预后差
老（坚敛苍老）	纹理粗糙，紧缩色暗	邪气盛实（实证）
嫩（浮胖娇嫩）	纹理细腻，舌色浅淡	正气不足（虚证）

（3）胖大舌：舌体比正常舌体大而厚，甚则伸舌满口，称胖大舌。一般提示气虚或水湿内停。常见于肾炎及内分泌功能低下的患者。

（4）齿痕舌：舌体的边缘有牙齿痕迹，犹如女性裙子的边缘，舌色多淡白，舌形多胖大，称为齿痕舌。一般提示脾虚湿盛。常与胖大舌并见，是由于体内营养不良，尤其是缺乏蛋白质引起舌的水肿。

（5）瘦薄舌：舌体瘦薄而小，称为瘦薄舌。提示阴液不足或气血亏损。现代医学认为瘦薄舌多见于慢性消耗性疾病，多伴有全身消瘦。

（6）裂纹舌：舌面上出现各种形状的裂纹、裂沟，深浅不一，多少不等，称为裂纹舌。此多由于气血阴液亏损，舌体得不到足够的营养所致。一般提示热盛或热盛损伤津液。

（7）芒刺舌：即舌生芒刺。舌面的乳头增生、肥大高起如刺，称为芒刺舌。中医学认为热邪亢盛。较多见于舌尖或舌边，是心肺火盛所致，常见于高热或肺炎。

胖大舌、齿痕舌、芒刺舌、瘦薄舌、裂纹舌的特征和临床意义如表9-4所示。

表9-4　胖大舌、齿痕舌、芒刺舌、瘦薄舌、裂纹舌的特征和临床意义

舌体形质	特　征	临床意义
胖大	都较正常舌体大而厚	淡胖齿痕为阳虚湿停；红胖为里热
齿痕	舌体胖大，舌边有齿痕	胖大有齿痕为脾虚湿盛，不胖大有齿痕为气血两虚
点（星）刺（芒刺）	舌蕈状乳头充血水肿增大，蕈状乳头增大、高突，形如芒刺	点、刺均为阳热亢盛；红星青、杨梅舌为血分热盛；点刺色紫为热盛血瘀
瘦薄	较正常舌瘦小而薄	色淡为气血两虚，色红为阴虚火旺
裂纹舌	舌面上出现各种形状的裂纹、裂沟，深浅不一，多少不等	此多由于气血阴液亏损，舌体得不到足够的营养所致。一般提示热盛或热盛伤津

4. 舌态

（1）痿软舌：指舌体软弱，伸缩无力，转动不便。提示气阴两虚或阴液亏损，筋脉失养。常见于唾液分泌减少、神经系统疾病、舌肌无力等症。

（2）歪舌：指伸舌时，舌体偏向一侧，提示风痰阻滞经络，可能发展为中风。常见于脑血管意外、舌下神经损伤、面神经麻痹等症。

（3）舌强：指舌体强硬，运动不灵活，伸缩不方便，致使说话时语言不清楚。见于外感热病时，提示热入心包；见于内伤杂病时，多为中风的先兆。常见于乙型脑炎高热昏迷、肝性脑病、脑血管意外、脑震荡等症。古人认为舌强直发硬，转动不灵是一种危象，应引起重视。

5. 望舌苔　正常生理状态下，舌面上有一层薄苔，清洁薄润，不滑不燥。若人体处于病理状态时，邪气挟胃气上蒸而形成各种病苔。

望舌苔主要观察舌苔的颜色，简称苔色。不同性质的邪气所致的病证反映于舌，会出现不同颜色的苔，而且随着疾病的变化，苔色也会发生相应的改变，所以望舌苔可以从苔的变化和病邪的性质来推断病情的轻重进退。提示疾病的苔色主要有白、黄、灰和黑4种。

（1）白苔：白苔指舌苔呈白色，主要提示病人患有表证或寒证。此外，还要注意苔的厚薄与干腻，不同的情况，所提示的证型不同。如舌苔白而薄，提示感受外邪，邪还在肌表，尚未入里；白苔比较湿润黏滑厚腻，多提示寒湿证或有痰湿内阻；白而厚的苔，多提示饮食停滞；白而干的苔，多提示外感温热燥邪并损伤津液。

（2）黄苔：黄苔指舌苔呈黄色，多提示患有里证和热证。黄苔的厚薄和干腻同样要鉴别。在外感病中，舌苔由白转黄，提示邪已入里化热，黄色越深，热邪越重；薄黄苔多提示风热犯肺；厚黄苔多提示胃肠积滞；黄腻苔多提示湿热内蕴或痰热阻肺；苔黄且干燥发焦，多提示积热已伤阴。此外，脾胃病变也多呈黄色，如果舌头上有一层厚厚的黄苔，多半是患有胃炎，故现代研究发现，如有脾胃病的症状，且舌苔呈黄色，往往预示消化系统存在炎症。

（3）灰、黑苔：因为苔色呈浅黑时即为灰，苔色呈深灰时即为黑，所以灰苔与黑苔同属一类，一般提示里证而且病情比较严重。根据苔的干湿，可以判断不同的病情。如灰黑而干者，称为灰黑燥苔，提示里热很盛或阴虚火旺；如灰黑而湿者，称为灰黑润苔，提示寒湿内阻或者阴寒内盛。临床上常见于癌症使用化疗的病人，还有某些慢性病出现肾亏症状者。

（4）剥苔：正常人均有薄白苔，如出现舌苔剥落，则表示体内有病。舌苔剥落，提示气阴两虚或胃阴不足，常见有以下几种情况：舌苔部分脱落，脱落处光滑无苔，称为"剥苔"，或"花剥苔"，可见于营养不良、胃肠功能失调、贫血、B族维生素缺乏及过敏体质等，但个别正常人有时也可见到，应注意鉴别。如舌苔大片剥落，边缘凸起，界线清楚，剥脱部位不固定，时有转移者，称为"地图舌"，也属剥苔，其意义与花剥苔一样，部分人的剥苔或地图舌的出现与遗传因素有关。若舌苔全部剥落，舌面无苔，光滑如镜面者，称为"镜面舌"，是剥苔中最严重的一种，多见于重病阶段，提示久病正气大伤，阴液亏损，胃气将绝。历来医家都重视胃气，认为人以胃气为本，所以中医有"有胃气则生，无胃气则死"之说。

6. **舌质与舌苔的综合分析及临床意义**　舌质与舌苔的变化都是内在复杂病变在舌象上的反映，因此在分别掌握舌质、舌苔的基本变化及其主病的同时，还应同时分析舌质与舌苔的相互关系。一般认为，察舌质重在辨正气的虚实及邪气的性质，而察舌苔重在辨邪气的深浅与性质及胃气的存亡，无论二者是同时变化还是单独变化，都应进行综合分析。

一般情况下，舌质与舌苔的变化是一致的，这时提示的疾病情况往往是二者的综合。如里热实证，多见舌红苔黄而干；里虚寒证，多见舌淡苔白而润。但有时也出现舌质与舌苔变化不一致的情况，如红绛舌兼白干苔，这是由于燥热伤津、燥气化火迅速、苔色尚未转黄便已进入营分所致，所以这种情况更需要综合分析舌质与舌苔的变化，并参考其他诊察所获的信息，才能做出正确的判断，为辨证提供确切的依据。

现将常见的舌诊（舌质与舌苔）舌象介绍如下。

（1）淡白舌、薄白苔：舌质色白偏浅淡，提示虚寒证，而薄白苔则提示病邪在表，病位较浅，所以这种舌象常见于风寒、风湿等病邪在表之证。

（2）淡白舌、白干苔：舌质淡白属虚寒证，白苔属于缺少津液，这种情况提示阳气虚弱不能输布津液。

（3）淡白舌、白腻苔：舌质淡白属虚寒证，而白腻苔提示寒痰湿浊，这种情况提示脾阳虚弱，水湿停聚。

（4）淡白舌、黄滑苔：舌色淡白属虚寒，舌上有微黄润滑、光亮之苔，提示脾阳虚弱，内有水饮。

（5）淡白舌、黄干苔：这种舌象多提示气虚津液亏损。

（6）淡白舌、黑滑苔：舌质浅淡胖嫩，舌面布有灰黑发亮的浮苔，提示阳气虚衰，阴寒极盛，气血双亏，病情严重。

（7）淡白舌、黑燥苔：这种舌象应注意辨别，关键在于辨舌质，可用刮苔法加以鉴别。如舌苔随刮而去，显现浅淡的舌质，说明黑苔是一种假象，提示此属真寒假热证，多是阳虚衰微，不能气化，津液不得输布。

（8）红绛舌、薄白苔：舌质鲜红或深红而舌苔薄白，这种舌象常见于表邪未解，但邪热已进入营分或者见于阴虚体质而感受外邪者。

（9）红（绛）舌、白腻苔：舌质鲜红或深红而舌面上见有白厚黏腻的苔，这种舌象多见于湿邪阻遏而致热不能宣散透发或者阴虚夹湿或食滞。

（10）红（绛）舌、白干苔：舌质鲜红或深红提示邪已进入营分，白干苔提示津液已被邪热耗伤，病邪已由表入里，白苔是由于病邪入里较快，所以苔色尚来不及转黄。

（11）舌尖红、苔薄白：舌尖红，提示心火独旺，或提示风热表证。

（12）红（绛）舌、黄白苔：这种舌象多提示表邪未解、表证未去，但里热已盛之证。

（13）红（绛）舌、黄腻苔：这种舌象提示外邪化火入里之证，多见于湿热证。

（14）红（绛）舌、焦黄糙苔：舌质鲜红或深红，提示邪热结聚在里；苔色焦黄、干而粗糙或生裂纹则提示邪热已耗伤津液，所以这种舌象多提示里实热重证。

（15）舌尖红、苔黄：多提示外邪已化热或者胃热心火俱盛。

（16）红（绛）舌、灰黑润滑苔：这里指舌质红而舌体发胖，提示寒极之证，虚阳上浮故见舌质红；灰黑滑苔且易刮去，多见于阳虚寒极患者，病情危重。

（17）红（绛）舌、灰黑干苔：提示火毒炽盛入里化热，多见于实热重证。

（18）舌尖红绛，根黑干苔：多提示三焦热盛。

（19）红瘦舌、黑干苔：多见于津枯血燥。

（20）紫舌、薄白苔：这种舌象多见于喝酒的人感受风寒。

（21）紫舌、白腻苔：这种舌象多见于嗜酒之人，酒毒内积，风寒入里。

（22）青紫舌、黄滑苔：这种舌象多提示寒凝血脉或食滞脾胃。

（23）紫舌、黄燥苔：舌质紫绛提示热入血分，苔黄厚干燥提示胃肠实热证。

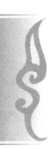

（24）紫舌、焦苔：舌质深绛，苔干焦或起刺，这种舌象多提示热毒深重证。

舌诊在临床上的应用很广，主要用于以下几个方面。

（1）判断正气的盛衰：一般来说，舌质色深赤的多为邪气实，舌质淡白的多为正气虚。舌色深赤而舌苔较薄的，是正气能够胜邪的表现；舌质较淡而舌苔较厚的是邪气胜正的反映。

（2）分辨病位的深浅：中医所指的表证，即六淫外邪从外侵袭人体肌表皮毛或从口鼻入侵肺卫阶段的证候，病变部位较浅，病情较轻，舌象常变化不大，常见为薄白苔；里证则为外邪入里或内伤杂病，病变部位较深，病情相对较重，如属外邪入里，舌苔常由白转黄，由薄转厚，所以，中医学有"白苔主表，黄苔主里，薄苔主表，厚苔主里"的观点。

（3）区别病邪的性质：由于邪气每每与胃气搏聚而成苔，所以辨别病邪的性质以望舌苔为主，如黄苔多主热，白滑苔多主寒等。

（4）推断病势：病势指疾病向好或坏的方面转化，除了出现临床症状相应加重或减轻外，舌象上也会反映出来。如外感病苔色由白转黄，由黄转灰，由灰转黑；舌苔质由润转干，舌苔由薄转厚，都说明病邪由表入里，由浅入深，病情由轻变重；反之，若苔色由深变浅，苔质由厚变薄、由干转润，说明病邪渐退，津液复生，为病退。

（5）推测疾病的预后：凡舌象的神气、形态、颜色无大的异常变化，表明正气尚存，病情虽然重，但仍有转机，预后较好。反之，若出现危重舌象，舌的形、色、神气败坏，舌如去膜的猪腰子或舌起白苔如雪花片者，则提示正气大伤，脏气衰竭，预后多不良。

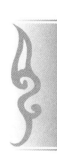

（6）指导用药：即辨舌用药，如舌质青紫或瘀斑、瘀点，多见于冠心病、肿瘤、妇科病等，治疗时可在一般辨证用药的基础上，根据舌象特点加用丹参、红花、赤芍等活血化瘀药，可提高疗效。

（7）判断疗效：如痰湿证常见腻苔，若正确辨证论治，腻苔会渐渐消退，但如过用温燥之品，则会耗伤津液而出现舌干少津，甚则阴液大伤出现剥苔。

四、望小儿指纹

小儿指纹，即小儿示指（食指）络脉，又称为"虎口三关脉纹"。望小儿指纹，是儿科临床常用的诊断方法，适用于 3 岁以下小儿。指纹是小儿食指掌侧前缘所显现的脉络，属手太阴肺经的分支，望指纹与诊寸口脉有相同的临床意义。由于小儿脉部短小，诊病时常啼哭躁动，以致影响切脉的准确性；而小儿皮肤薄嫩，脉络易于暴露，指纹更显而易见，因此，望指纹较切脉更为方便准确，所以对 3 岁以下小儿常结合观察指纹的变化以辅助诊断。

临床上根据指纹的隐露、色泽、形态等，可协助诊察病邪的性质和浅深，判断气血的盛衰，推测疾病的轻重等预后情况。

1. **望指纹的三关分部** 指纹分"风""气""命"三关，即示（食）指近掌心的第一节部位为"风关"，第二节为"气关"，第三节为"命关"。

2. **望指纹的方法** 医生用左手示（食）指、拇指握小儿示（食）指，以右手拇指从命关向气关、风关直推，用力要适中，推数次后，使指纹更为显现，便于观察。

3. **望指纹的内容** 望指纹首先应了解什么是正常的指纹。正常的指纹应是红色略兼青，隐约不显，不浮不沉。异常的指纹，即疾病时的指纹，一般从色泽、长短、浮沉等方面进行观察。

从色泽方面来看，色鲜红者，多提示外感风寒表证；紫黑色者，多因血络闭塞所致，提示病情危重；虚证者，常见指纹色浅淡；实证者，常见指纹色暗滞。从指纹长短来看，指纹在风关，说明病邪浅、病情轻；指纹透达气关者，说明病邪已深入；指纹透达到命关时，说明病情更重；假如指纹透达到指甲端，传统称为"透关射甲"，提示病情危重，应积极抢救。至于指纹的浮沉，一般来说，指纹浮现明显的，多提示病位在表；沉隐不明显的，多提示病位在里。医家将其概括为："浮沉分表里，红紫辨寒热，淡滞定虚实，三关测轻重。"

五、望排泄物

排泄物是指人体排出的代谢废物，包括汗液、大便、小便和泪、痰、涕等。各种排泄物都是各有关脏腑生理活动或病理活动的产物，因此，望排泄物可以测知其有关脏气的盛衰以及感受邪气的性质。望排泄物主要是观察其形态、色、质、量的变化情况，以供辨证分析时参考。

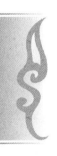

1. **望痰** 痰是由肺和气道排出的黏液，属病理产物，在一般情况下，正常人是不咳痰的，说明肺部组织、气管黏膜组织的代谢正常，无病。当呼吸道发生病变时，痰的量、色等发生改变。

痰（广义）是由肺和气道排出的黏液，清而稀者称为饮，浊而稠者称为痰（狭义）。痰饮的形成与肺、脾、肾三脏功能失调有密切的关系。临床上咳吐痰液清稀且伴有较多泡沫者，多提示为风痰；如痰量多，色白且容易咳出者，提示为湿痰。痰色白而质清稀，多提示患有寒证；痰色黄或白而黏稠，不易咳出者，多提示患有热证；如痰少极黏，很难咳出者，多属于燥痰；若患有热毒蕴藏在肺部的肺痈病，常见咳吐脓血如米粥状；若邪热损伤了肺的络脉，则可见痰中带血或咯血。

2. **望呕吐物** 呕吐也是较为常见的临床症状之一，是胃气上逆所致，但其原因是多种多样的，呕吐物也是形形色色的，如饮食物、清水，甚至鲜血等。

通过观察呕吐物的形、色、质、量，可以了解胃气上逆的原因。常见的有以下几种情况：若呕吐物清稀无臭味，一般提示胃寒呕吐；若为感受外来风寒所致，经常是先呕吐清水，接着呕吐所进的食物；若呕吐物伴酸臭味，多提示胃热呕吐；若呕吐物伴酸腐味且夹杂不消化的食物，多是食积所致的伤食呕吐，经常起因于暴饮暴食损伤脾胃；若呕吐黄绿或青蓝苦水或酸水，多提示肝胆湿热，胆汁上逆；若呕吐鲜血或血色紫暗夹有血块和食物残渣，多提示胃中有积热，或肝火损伤胃络，迫血妄行所致，常见于胃溃疡出血、肝硬化食管静脉曲张破裂出血、食管癌出血等危重症；若呕吐蛔虫，多因为脏寒以致蛔虫上扰。

3．望大便　大便的形成与脾、胃、肠的功能关系密切，此外还与肝的疏泄和命火的温煦有关，故观察大便的异常改变，主要可以诊察脾胃肠的病变和肝肾的病变，以及病性的寒热虚实。望诊时应注意其形、色、质、量的异常改变。

正常人一般每天或两天排一次大便。当大便次数、颜色、性状发生改变时，均提示内在脏腑有病变。观察大便主要是观察其颜色和性状的变化，而大便次数的改变一般由病人自己察觉而告诉医生。无论是中医学还是现代医学都十分重视大便的诊察。大便颜色的变化与疾病有着十分密切的关系。

健康人的大便呈棕黄色，如大便颜色深黄且黏滞、稀溏如糜，多提示病人肠中有湿热；如大便稀薄如水样，夹有不消化的食物，多提示患寒湿证；如大便似黏冻，夹有脓血，伴里急后重，多见于痢疾，但要特别警惕早期结（直）肠癌也有这种表现；如大便之前便出鲜血，称为近血，常见于肛裂、痔疮等，而先大便后便血者，称为远血，常见于内痔、消化道（特别是肠道）出血等；如大便呈柏油状，多提示内脏出血，常见于消化道溃疡等。

4．望小便　小便即尿液，是人体津液代谢的排出物之一。望小便主要是从其量、质、色等方面来辨别病情。正常人一天的尿量为 1000～2000ml，色为淡黄色，呈透明状。

小便的形成与肾和膀胱的功能密切相关，此外还与肺的肃降、脾的运化、三焦的通调和津液的盈亏有关，故观察小便的异常改变，主要可以诊察肾、膀胱、肺、脾、三焦的病变，并可了解津液的盈亏和病性的寒热虚实。望诊时应注意其色、质、量的变化。

一般来说，小便清，量多者，提示属于虚寒证；如小便黄赤而量少者，提示属于热证。小便质的改变有：如尿像米泔水一样，提示患湿热证；如尿中夹砂石者，属于石淋；如尿似脂膏者，属于膏淋；如小便伴疼痛者，常见于砂石、急性膀胱炎等；如小便便血但不伴有疼痛者，常见于肾痨（相当于肾结核）、膀胱癌。

第二节　闻　诊

闻诊包括耳听声音、鼻嗅气味两方面的内容，是医生获得客观体征的重要方法，是中医诊断的重要组成部分之一。闻诊是诊察病情的重要方法之一，颇受历代医家重视。早在《内经》中就有根据病人发出的声音来测知内在病变的记载。

由于声音和气味都是人体生命活动的外在征象，能够反映脏腑功能活动和气血津液的盛衰。因此，外邪侵袭或脏腑功能紊乱，气血津液失调，人体必然会出现声音和气味方面的异常。通过观察病人声音和气味的各种变化，就能了解疾病的性质、部位等方面的情况，特别是当临床上出现病人的脉搏、望诊和症状不相符合时，病人声音和气味的异常表现往往会成为辨证的关键。可见，闻诊也是一种不可缺少的诊察方法，是医生获得客观体征的一个重要途径。

听声音

听声音，即医生用耳朵听取病人的异常声音，以帮助诊断疾病。

正常的声音是脏腑调和、气血充盛的表现，当外邪侵袭或脏腑失调时，就会使人发出异常的声音。由于致病邪气不同和病变所在脏腑不同，其发出的异常声音也不相同。因此，我们可以通过诊察病人的各种异常声息，了解疾病所在脏腑和邪正的盛衰。

听声音的范围很广，包括语声、呼吸、咳嗽和呃逆、嗳气等。

1. **语声**　听语声主要包括两个方面的内容，即语声的强弱和语言的异常。

中医学认为，人体的声音以阳气为动力，肺为气之主，肾为气之根，发声的强弱与肺肾两脏关系密切——肺气直接参与发声，声音大小与肾气是否充盛有直接关系。虽然正常人个体之间的声音有所差异，但声音均是清晰洪亮，音调抑扬顿挫，和畅自然。这是脏腑精气充盛，气血和调的表现。而久病、重病的人往往语声低微无力，不相接续，提示脏腑精气衰败。

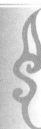

一般来说，病人语声高而洪亮，且话多伴躁动者，提示患有实证、热证；如病人语声低微无力，且话少而沉静，提示患有虚证、寒证。

如果病人发不出声音，称为"失音"，事实上，它包括了声嘶和失音，声嘶是指语声低沉，浑浊不清；而失音是指完全不能发音。如果突然不能发音，称为"暴喑"或"暴哑"。声嘶和失音的病因病机基本相同，所以二者通常称为声音嘶哑，常见有两种情况。①新病声音嘶哑：最常见的表现为突然声音嘶哑，常伴咽喉肿痛、咽干喉痒、咳嗽、恶寒、发热、脉浮；或为声哑咳嗽，痰黄稠黏，咽喉肿痛较甚或如有物堵塞，伴身热、便秘、尿黄。多由感受外邪，使肺失宣降所致。②久病肺肾阴虚声音嘶哑：表现为发病缓慢，声哑逐渐加重，口干咽痒，微痛发红，伴阴虚症状。

另外，长期用声过度（如高音歌唱家、教师等职业的人群）易出现声嘶和失音。暴怒喊叫或持续高声喧讲，伤及喉咙所致音哑或失音者，亦属气阴耗伤之类。

声重：语声重浊，称为声重，多属外感风寒，以致肺气不宣，鼻窍不通；或湿浊阻滞，中气不宣之故。临床常伴有鼻塞、流涕或咳嗽、痰多等症。

鼻鼾：是指熟睡或昏迷时喉鼻发出的一种声响，是气道不利所发出的异常呼吸声。熟睡鼾声若无其他明显症状，多因慢性鼻病，或睡姿不当所致，体胖、年老之人较常见。若昏睡不醒或神识昏迷而鼾声不绝者，多属高热神昏，或中风入脏之危候。

喷嚏：是指肺气上冲于鼻而发出的声响。闻诊主要应注意喷嚏的次数及有无兼症。偶发喷嚏，不属病态。若喷嚏频作，须视病之久暂，新病喷嚏，兼有恶寒发热、鼻流清涕等症状者，多因外感风寒，刺激鼻道之故，属表寒证；久病阳虚之人，突然出现喷嚏，多为阳气回复，病有好转趋势。

呵欠：是张口深舒气，微有声响的一种表现。困倦欲睡而欠者，不属病态。若病者不拘时间，呵欠频频不止，称数欠，多为阴盛阳衰，体虚之故。

俗语说"言为心声"，语言是人经过思维发出的，当人生病后，如果心神被扰，就会出现语言失常的表现。若病人神志昏迷，胡言乱语，声音调高且有力，往往伴有高热烦躁等，称为谵语，这是因为邪气太盛，扰动心神所致，多属于实证、热证。若病人神志不清，重复说同一句话，声音低弱，称为郑声，这是因为正气大伤，心神失养所致，多属于虚证。如病人情绪处于极度兴奋状态，言语粗鲁，甚至理智失去控制而哭笑无常，狂妄叫骂，四处乱走，称为狂证，由于痰火扰心所致，多属于实证、热证。如果病人自言自语，讲话无对象，见人便停止称为独语，常见于癫证，多是心气虚、精不养神所致。此外，还有一种语言蹇涩，常见于中风后遗症的病人，表现为说话时发音不清楚，伴有舌体强硬或歪斜、半身不遂等。

2. 呼吸　闻呼吸是诊察病人呼吸的快慢是否均匀通畅，以及气息的强弱粗细、呼吸音的清浊等情况。一般来说，病人呼吸正常，是形病气未病；呼吸异常，是形气俱病。呼吸气粗，疾出疾入者，多提示热邪内盛，气道不利，多属热证、实证，常见于外感病。呼吸气微，徐出徐入者，多提示肺肾虚弱，属于内伤虚损，多属寒证、虚证，常见于内伤杂病。

肺主呼吸，肺功能正常则呼吸均匀，当外邪侵袭或其他脏腑病变影响于肺时，就会使肺气不利而出现呼吸异常，主要表现为哮、喘、短气、少气等。

哮：又称"哮吼"等，是以呼吸急促、喉中痰鸣如哨为主要特征，多反复发作，不易痊愈，往往在季节转换、气候变化时突然发作。

喘：又称气喘，是指呼吸急促困难，甚至张口抬肩，鼻翼煽动，不能平卧，常见于多种急慢性肺脏疾病。习惯上常常把"哮"和"喘"合称为哮喘，但中医学认为"哮"和"喘"有所不同，所以把它们分列为两个证进行辨证论治。

短气：是以呼吸急促、不相接续为特点，多因肺气不足所致，病人多伴有乏力、自汗，动则加剧，容易感冒等。

少气：是以呼吸短促低微、语声微弱无力不相接为特点，多因气虚所致；若病人自觉胸中郁闷不舒，常常发出长叹的声音，称为"叹息"，多因情志抑郁、肝不疏泄所致。

3. 咳嗽　是呼吸系统疾病最常见的症状，是肺所主，但"五脏六腑皆令人咳"。咳嗽是肺失宣肃，肺气上逆的反应。

对于咳嗽，首先应注意分辨咳声和痰的色、量、质的变化，其次要参考时间、病史及兼症等，以鉴别病证的寒热虚实性质。一般来说，如果病人咳声重浊紧闷，提示多属实证，是寒痰湿浊停聚于肺，肺失肃降所致。咳声轻清低微，多属虚证，常因久病肺气虚损，失于宣降所致。咳声不扬，痰稠而黄，不易咳出，多属热证，常因热邪犯肺，肺

津被灼之故。咳有痰声，痰多易咯，多属痰湿阻肺。干咳无痰或少痰，多属燥邪犯肺或阴虚肺燥所致。

如咳嗽呈阵发性发作，咳声连续，终止后伴有怪叫，其声如"鹭鸶鸣"，称为"顿咳"（百日咳），常见于5岁以下小儿，多发于冬、春季节，病程较长，不易速愈；若咳声如犬叫，干咳阵作，伴有呼吸困难，应注意是否患白喉病，要进一步检查咽喉部；干咳无痰，或只有少量稠痰，一般提示燥邪犯肺或阴虚肺燥；若病人年纪较大，有吸烟史，无明显诱因而呈阵发性呛咳，应引起高度警惕，因为这往往是早期肺癌的表现；如咳嗽有痰，则应分清痰的颜色、痰量、痰质的变化以辨别性质。

4. 呕吐、呃逆、嗳气　胃气上逆的不同临床表现，三者所提示的疾病情况有所差别。

呕吐是指饮食物、痰涎从胃中上涌，由口中吐出的症状。有物有声为呕吐；有物无声为吐；有声无物为干呕。呕、吐、干呕皆为胃气失于和降所致。临床可根据呕吐的声响强弱，吐势缓急，呕吐物的性状、气味及兼见症状来判断病证的寒热虚实。

吐势徐缓，声音微弱，吐物清稀者，多属虚寒证。

吐势较猛，声音壮厉，吐出黏痰黄水，或酸腐或苦者，多属实热证。重证热扰神明，呕吐呈喷射状。

呕吐者，暴病多实，久病多虚。有些呕吐还需结合望、问、切诊，综合分析，才能准确判断。如同进餐者多发吐泻，应查明饮食的卫生质量，可能为食物中毒；霍乱、类霍乱则吐利并作。反胃见朝食暮吐或暮食朝吐，多属脾阳虚；食入即吐多胃热；水逆证则口干欲饮，饮后则呕等。

呃逆，俗称"打呃"，正常人在刚进食后，或遇风寒，或进食过快均可见呃逆，往往是暂时的，呃声不高不低，无其他不适，大多能自愈。如果呃逆是由于胃气上逆所致，常表现为一种不由自主、病人自觉不舒适的动作。一般呃声高亢而短，并且响亮有力，多属于实热证；如呃声低沉而长，并且气弱无力，多属于虚寒证；若久病胃气衰败，则呃声低微无力，属于危重症。

嗳气，古代称"噫气"，俗称"打饱嗝"。正常人在饱食、饮啤酒或汽水之后可见嗳气，嗳后脘腹舒适，身体多无不适，这不属病态。如进食后嗳出酸腐气味，多由于宿食停积，或消化不良所致；如无酸腐气味的，则是肝胃不和或胃虚气逆所致。

第三节　问　诊

问诊，是医生通过询问病人或陪诊者了解疾病的发生、发展、治疗经过、现在症状及其他与疾病有关的情况，以诊察疾病的方法。问诊的目的在于充分收集其他三诊无法取得的与辨证关系密切的资料，如疾病发生的时间、地点、原因或诱因以及治疗的经过、自觉症状、既往健康情况、自然环境与社会影响等。这些常是辨证中不可缺少的重

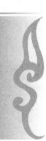

要证据之一，掌握了这些情况有利于对疾病的病因、病位、病性做出正确的判断。由此可见，问诊是了解病情和病史的重要方法之一，它可以弥补其他三种诊察方法的不足，在四诊中占有重要的地位。

明代张景岳认为，问诊为"诊病之要领，临证之首务"。问诊不是医患之间的简单交谈，也不是医生无目的泛泛而问，更不是医生自问自答，或未诊先知，故弄玄虚，而是医生根据问诊得到的材料，进行科学思维，然后结合其他三诊进行正确诊断。因此，问诊要做到恰当准确，简要明了；做到确立主诉后，问辨结合，以整体观察来考虑一切。

问诊首先要抓住患者自诉的主要病痛，然后围绕主要病痛，有目的地一步步深入询问，收集病情。问诊既要抓住重点，又要了解一般。没有重点，抓不住主要矛盾，则会主次不分，针对性不强；而不做一般了解，又容易遗漏病情。

（一）问病人的一般情况

首先要询问一些基本情况，主要包括姓名、年龄、民族、职业、婚否、现在工作单位、现在住址等。这些基本情况虽然很简单，但也必须认真对待，因为这些项目除姓名外，均与疾病有关。如性别不同，则疾病不一，男子可有遗精、阳痿等病，妇女可以有经带胎产等方面的特殊疾病。年龄不同发病亦多有不同，小儿易患外感寒热、内伤饮食，如患麻疹、消化不良等病，而且疾病变化较快，易致高热惊厥，治疗时应注意；老年人气血多衰，病多虚证，或虚实夹杂证，治疗要慎重。职业不同，工作环境不同，可有一些不同的致病因素，如高温作业易中热邪而伤阴，水中作业易中湿邪伤及脾肾，另外，冶炼、铸造、放射等工作可偶发某些职业病。民族、籍贯、住址等不同对人的健康、疾病影响较大，因而不同民族、籍贯、住址的患者，疾病性质往往不同，如某些山区因水土关系，易生瘿瘤（地方性甲状腺肿）、大骨节病等；岭南等地疟疾的发病率较高；长江以南江淮地区可见血吸虫病等。以上这些基本情况都是诊断及治疗的重要参考资料。

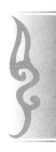

（二）问病史

问病史主要包括主诉和现病史两个方面。

主诉是病人就诊时陈述其感受最明显或最痛苦的主要症状及其持续的时间。主诉通常是病人就诊的主要原因，也是疾病的主要矛盾。准确的主诉可以帮助医生判断疾病的大致类别、病情的轻重缓急，也是调查、认识、分析、处理疾病的根据。因此，主诉在疾病的诊断与治疗上具有重要作用。实际上，疾病的症状是复杂多样的，但总有主次之分，尽管有时病人的陈述凌乱而不分主次，医生却要善于抓住其中的主要症状，并将其部位、性质、程度、持续时间询问清楚，加以归纳整理后将其作为主诉。

完成了主诉问诊后，接着就是了解现病史。现病史包括从病之初到就诊时病情演变与诊察治疗的全部过程，以及就诊的全部自觉症状。具体应包括以下内容。

1. **起病情况**　即询问发病的环境与时间，自觉有否明显的起病原因或诱因，是否有传染病接触史，起病的轻重缓急，疾病初起的症状及其部位、性质、持续时间及程度等。

2. 病情演变过程　要按时间顺序询问从发病到就诊时病情发展变化的主要情况，症状的性质、部位程度有无明显变化，其变化有无规律性，影响变化的诱因是否存在，病情演变有无规律性，其总的趋势如何等。

3. 诊察治疗过程　要询问起病之初到就诊前的整个过程中所做的诊断与治疗情况，疾病初起就医、检查情况及检查结果、诊断、治疗（服用过哪些药物以及剂量、用法、时间、疗效，其他不良反应）等。总之，现病史是整个疾病史的主要组成部分，了解现病史，可以帮助我们分析病情，摸索疾病规律，为确定诊断提供依据。如问发病时间，往往可以判断目前疾病的性质是属表还是属里，是属实还是属虚；问发病原因或诱因，常可推测致病的病因与疾病的性质，如寒、热、湿等；传染病接触史，常可为某些传染病的诊断提供依据，如白喉、痢疾、麻疹等；问清疾病的演变过程，可以了解邪正斗争的情况，对机体正气的盛衰、预后的好坏等情况做出初步的判断；问清疾病的诊察治疗过程，可为目前疾病诊断提供依据，并为进一步检查提供线索，也是决定治疗的重要参考。

除了上述内容外，完整的病史还应包括既往史、生活史和家族史。既往史包括既往健康状况，曾患过何种疾病，其诊治主要情况（做过何种检查、治疗等），现在是否痊愈或留有后遗症，是否得过传染病，对小儿还应注意询问既往接受过何种预防接种等。生活史包括病人的生活习惯、经历、饮食嗜好、劳逸起居、工作情况等，特别要注意询问是否到过有地方病或传染病流行的地区。妇女应询问月经及生育史、初潮年龄、月经周期、行经天数、经量色质以及闭经年龄，已婚妇女还应问妊娠生产情况，次数多少，有无流产、小产等。家族史是指病人直系亲属或者血缘关系密切的旁系亲属的患病情况，有否传染性疾病或遗传性疾病。许多传染病的发生与生活密切接触有关，如肺痨（肺结核）病、传染性肝炎等；而有些遗传病则有明显的家族史，如血友病、多发性家族性肠道息肉等。

（三）问现在症状

问现在症状，是指询问病人就医时的全部症状。症状是疾病的表现，是临床辨证的主要依据，了解、掌握病人的现在症状，可以明确疾病目前的主要矛盾，并围绕主要矛盾进行辨证。可见，问现在症状是问诊中的重要一环。问现在症状要全面准确而无遗漏，一般是根据明代医家张景岳归纳的"十问歌"为顺序来进行的。

1. 问寒热　"寒热"是指疾病中较为常见的"恶寒"和"发热"的症状。恶寒主要是指病人的主观感觉。凡病人感觉怕冷，甚至加衣盖被仍觉寒冷的，称为恶寒；若虽怕冷，但加衣盖被，或近火取暖而有所缓解者，称为畏寒。发热除指体温高于正常者外，还包括病人自觉全身或某一局部发热的主观感觉。

恶寒和发热的出现是由感受外邪的性质和机体阴阳的盛衰两个方面决定的。一般来说，感受外邪致病时，寒邪多导致恶寒，热邪多导致发热；在机体阴阳失调致病时，阳盛时则发热，阴盛时则恶寒；阴虚阳盛时亦发热（虚热），阳衰阴盛时亦恶寒（虚寒）。总之，寒为阴象，热为阳征。通过询问病人恶寒发热的状况，就可以辨别病变的性质和阴阳的盛衰。

问寒热，首先要问病人有没有恶寒发热的感觉。如有寒热，就必须问清恶寒与发热是同时出现，还是单独出现；问清楚寒热的轻重、出现的时间、持续时间的长短、寒热的临床特点以及寒热的兼症。一般常见的有以下四种情况。

（1）恶寒发热：为寒热同时并见之证，它是外感表证的主要症状之一，多由于外邪与卫阳之气相争所致。询问寒热的轻重不同表现，常可推断感受外邪的性质。如恶寒重，发热轻，多属于外感风寒的表寒证；而发热重，恶寒轻，多属于外感风热的表热证；恶寒、发热，并有怕风自汗，脉浮缓，多属于表虚证；恶寒、发热兼有头痛、身痛、无汗、脉浮紧是外感表实证。表证寒热的轻重，不仅与病邪的性质有关，而且与正气的盛衰亦有密切关系。如邪气轻正气虚的，恶寒发热常较轻；邪正俱盛的，恶寒发热多较重；邪气盛正气虚的，恶寒重而发热轻等。

（2）但寒不热：在疾病过程中，病人只有怕冷的感觉而无发热者，称为但寒不热。这种情况可见于外感病初起尚未发热之时，或者寒邪直接侵犯脏腑经络；如果伴有面色苍白，四肢冰冷，喜欢穿厚的衣服，这是阳虚的虚寒证。

但寒不热可分为恶风、恶寒、畏寒、寒战几种情况。①恶风：遇风则有怕风战抖，避风则缓，多为外感风邪所致；②恶寒：时时觉冷，虽加衣盖被，或近火取暖亦不能解寒，多为感受寒邪；③畏寒：自觉怕冷，但得热得暖可以缓解，称为畏寒，又称畏冷，多为里寒证；④寒战：恶寒时伴有战栗，称为寒战，又称寒颤，为恶寒之甚者，如疟疾发作时。恶风、恶寒、寒战三者名异实同，只是恶寒程度上的不同，因此泛称恶寒。恶风为恶寒之轻，寒战为恶寒之重。

（3）但热不寒：在疾病过程中，病人只觉得发热而无怕冷的感觉者，称为但热不寒。我们知道发热是机体正气抵抗邪气的一种防御性反应，但是长期发热可以消耗正气，损伤机体。外感病出现但热不寒的表现，是外邪入里的标志。因此，通过询问发热的有关情况可以判断机体的虚实、病位的表里和病情的发展趋势。常见下列几种情况。

①壮热：指病人发高热（39℃以上），持续不退，多伴有面赤、口渴、喜欢喝冷水，出汗多，舌红苔黄等，常见于风寒邪气入里化热或风热内传的里实热证。

②潮热：指病人在固定的时间发热或者发热加重，有一定规律，如潮汐之有定时。外感病或内伤病都可见潮热，由于潮热的热势高低、持续时间不同，常见有以下 3 种情况。

阴虚潮热：其特点是中午后或夜间发热加重，热势比较低，体温并不高，往往是病人的自我感觉，典型者出现手心、足心发热，称为"五心烦热"，严重者自觉有热从体内深处向外透发，称为"骨蒸潮热"，这多由于各种原因所致阴液亏少，虚阳偏亢而生

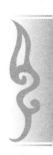

内热，所以常兼有盗汗、颧红、口咽干燥、舌红少津等。

阳明潮热：这种潮热多见于《伤寒论》中的阳明腑实证，所以称为阳明潮热。其特点是热势较高，多在日晡（下午）时热势加重，因此又称日晡潮热。这是由于胃肠燥热所致，常兼有腹满痛拒按、大便燥结、舌红苔黄燥等。

湿温潮热：多见于"温病"中的湿温病，故称为湿温潮热，其特点是病人虽然自觉很热，但按其皮肤开始并不觉得很热，过一会儿后才会觉得烫手，这种情况又称为"身热不扬"，而且午后热势加重，退后热不净，这是湿热病特有的一种热型，也属于潮热的范畴，并且多伴有胸闷、恶心欲呕、头身困重、大便溏薄、苔腻等。

③低热：发热时间长，热势轻微（一般不超过 38℃），称为微热或低热。常见于温病后期，亦见于内伤气虚发热或小儿夏季热等。

（4）寒热往来：恶寒与发热交替发作，寒时自觉寒而不热，热时自觉热而不寒，界线分明，称为寒热往来，是半表半里证的特征。这是邪由表入里过程中，邪气停留于半表半里之间，此时邪气不太盛，正气亦未衰，但不能抗邪外出，正邪相争处于相持阶段，正气胜邪气弱则发热，邪气胜正气弱则恶寒，故见寒热往来。如表现为寒战与高热交替，发作有固定的时间（每日 1 次或两三日 1 次），兼有头痛欲裂，汗出热退，持续反复，经久不愈，多是疟疾。

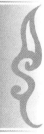

2. 问汗　汗为心之液，由津液所化生，即内为津液，外为汗。出汗是一种正常的生理现象，正常人在高温环境、剧烈运动或进食太热的东西、情绪紧张等情况下均可出汗。汗有调节体温和人体阴阳平衡的作用。一般情况下，夏季汗多尿少，冬季汗少尿多，以适应气候变化，保持阴阳消长平衡的稳定，维持体温的正常。当过劳、过热、紧张时，可随时汗出。

当人体发生疾病时，各种因素影响了汗液的生成和排泄。一方面出汗可排出致病的邪气，促进机体恢复健康，是机体抗邪的正常反应；另一方面，汗由津液所生，过度的出汗可耗伤津液，导致阴阳失衡。因此问汗可以判断机体内正邪斗争的状态，疾病的病位、病性，为诊断提供依据。

问汗首先要问有汗或无汗，然后再进一步问清出汗的时间、部位、汗量的多少及主要兼症等。常见以下几种情况。

（1）表证辨汗：出汗的病变在外感证和内伤证中都可以见到。表证是病位在肌表，了解表证有汗与无汗，往往可以分辨感受外邪的性质和正气的盛衰。如果病人无汗，发病急，病程短，并表现为恶寒重，发热轻，多属于外感寒邪的表寒实证；如病人有汗，病程短，兼有发热怕风的症状，多属于外感风邪的太阳中风证之类，也可见于外感风热表证。

（2）里证辨汗：这里指表邪入里化热的里证或体内脏腑病变所导致的出汗，常见的有下列几种情况。

①自汗：病人白天经常汗出不止，活动后尤其严重，称为自汗，这种情况多由于气

虚或卫阳不固所致，常伴有容易疲劳、气短、易感冒等。

②盗汗："盗"的含义为"偷"，病人经常在入睡后"偷偷"出汗，醒后则汗止，称为盗汗，多由于阴虚阳亢，虚热迫汗而致，所以常伴有五心烦热、颧红、舌红苔少、脉细数等。

③大汗：指出汗量多，可见于寒热虚实等病变，应加以辨别。如病人高热，大汗不止，伴面红、口渴、喜饮冷水、脉洪大等，这属于阳热亢盛，迫汗外泄的里实热证。若病人大汗淋漓不止，伴有呼吸喘促、疲乏气弱、四肢冰冷、脉微等，这是阳气将绝、元气欲脱、津随气泄的危险征兆，又称为"脱汗""绝汗"。

④战汗："战"，顾名思义是经过斗争、战斗而后出汗的，所以把病人先全身战栗，几经挣扎，表情痛苦，然后出汗者，称为战汗，多见于外感热病过程中邪正剧烈相争，这往往是疾病的转折点。如汗出后热退，脉搏平稳，说明正气战胜邪气，疾病开始好转；如战汗之后，仍发热不退，并且烦躁不安，脉搏快急，说明邪气盛、正气衰，属于危险的征兆。

（3）局部出汗：指身体某一部位异常出汗，常见下列几种情况。

①头汗：指出汗仅限于头部，如果伴有口渴，舌红苔黄，脉浮数等，多由于上焦邪热所致；如果伴有头身困重、脘闷、小便不利、舌苔黄腻等，多由于中焦湿热郁蒸所致；如果头汗发生在大病之后，或者老年人气喘伴头额汗出，多属于虚证；若危重病人在疾病后期突然头额大量出汗，这是虚阳上浮，阴津随气而脱的危象。

②半身出汗：指仅半侧身体出汗，或见于左侧，或见于右侧，或见于上半身，或见于下半身，这多由于风痰或风湿之邪阻滞经脉，或营卫不和，或气血不和所致。

③手足心汗：正常情况下，手足心有时会少许出汗，但手心、足心出汗较多者，称为手足心汗，是一种病理现象。如伴有五心烦热、颧红、盗汗、咽干口燥等，多属于阴虚内热；如手足心出汗，伴有日晡潮热、腹胀便秘，多属于热结胃肠的阳明腑实证。

3. 问疼痛　疼痛是临床常见的一种自觉症状，也是疾病的一种信号，各科都可见到，机体的各个部位均可发生。一般认为，身体内发生的一种难以忍受的感觉叫作痛，在痛的过程中伴有酸的感觉的称作疼。但临床上疼与痛多相提并论，不加区分。

中医学认为，疼痛的形成，有因实而致痛的，如感受外邪，或气滞血瘀，或痰浊凝滞，或虫积食积等阻闭经络，使气血运行不畅，"不通则痛"；也有因气血不足，或阴精亏损，脏腑经脉失养，因虚致痛的。

问疼痛时，应问清楚疼痛的部位、性质及发生的时间、牵涉的范围、兼有的症状等。一般可按从上（头）到下（足）的顺序逐一询问。

（1）疼痛的部位：人体是一个统一整体，身体各部分通过经络与脏腑密切相连，局部病变可以影响于脏腑，脏腑病变亦可反映于局部。因此询问疼痛的部位，可以判断疾病的位置及相应经络脏腑的变化情况。临床上常见的有以下几个部位的疼痛。

①头痛：头部是全身经脉交会的地方，特别是三条阳经直接循行于头部——"头为

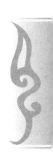

诸阳之会"，而且头部汇聚着脑髓——"脑为髓之海"，无论外感或内伤均可引起头痛。凡头痛较剧烈，发生突然，疼痛没有休止且伴有外感症状者，为外感头痛；凡头痛较轻，病程较长，时痛时止者，多为内伤头痛。某些外感邪气，如风、寒、暑、湿、火以及痰浊、瘀血阻滞或上扰清阳，所引起的头痛多为实证；气血精液亏损，不能上荣于头，致使脑海空虚，也可以发生头痛，则属于虚证。头部不同部位的疼痛一般与经络分布有关，如头痛连及项部痛属太阳经病，前额痛属阳明经病，头侧部痛属少阳经病，头顶痛属厥阴经病，头痛连及牙齿作痛属少阴经病。

②胸痛：胸为心肺所居，故心肺的病变，常可引起胸痛。如阳气不足，寒邪乘袭，瘀血阻滞，痰浊阻遏，火热伤络等，均可导致心肺损伤，胸部气机不畅而发生疼痛。如胸闷痛而痞满者，多为痰饮；如胸胀痛而到处走窜，嗳气后疼痛有所减者，多由于气滞所致；若胸痛而咳吐脓血者，多见于肺痈病；如胸痛喘促，且偶有发热，咯吐铁锈色痰者，多属肺热证（大叶性肺炎）；如胸痛伴有潮热、盗汗、颧红、痰中带血者，多属肺痨病（肺结核）；若胸痛彻背，背痛彻胸，多属于心阳不振，痰浊阻滞所致的胸痹（相当于现代医学的心肌缺血、缺氧，心绞痛）；若有胸前区憋闷，痛如针刺刀绞，严重者面色灰滞，冷汗淋漓，则为"真心痛"（多见于心绞痛、心肌梗死）。

③胁痛：胁部即指膈上、腋下胸廓侧缘处。这是肝胆所在的部位，又是肝胆经脉循行分布之处。所以，胁痛多属于肝胆及其经脉的病变。外邪侵入、内伤七情、饮食等因素造成饮邪停留、气滞不舒、肝胆火盛等均可引起胁痛。

④胃脘痛：即指胃痛。剑突下为上腹部，是胃脘所在的部位。凡寒、热、食积、气滞等病因及机体脏腑功能失调累及于胃，均可影响胃的气机通畅而出现疼痛。

⑤腹痛：腹部范围较广，其大致分为大腹、小腹、少腹三部分。脐周围称为脐腹，属脾与小肠；脐以上统称为大腹，属脾胃与肝胆；脐以下为小腹，属肾、膀胱、大小肠及胞宫；小腹两侧为少腹，是肝经经脉经行之处。所以询问疼痛发生的不同部位，就可以察知其所属的不同脏腑。腹痛有虚证与实证之分，如寒凝、热结、气滞、血瘀、食滞、虫积等所致者，多为实证；而气虚、血虚、虚寒等所致者，概属虚证。

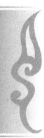

⑥腰痛：腰为肾之府，腰痛多见于肾的病变。因于风、寒、湿邪阻塞经脉者，或瘀血阻络者均为实证；因于肾精气不足或阴阳虚损不能温煦、滋养而致者则为虚证。

⑦四肢痛：四肢疼痛，或在关节，或在肌肉，或在经络，多由于风寒湿邪侵袭，阻碍气血运行而引起，但亦有因为脾胃虚损、水谷精气不能输布于四肢而致病的。如果仅有足跟痛，甚者牵及腰脊，多属于肾虚。

（2）疼痛的性质：由于引起疼痛的病因病机不同，其病的性质、特点也不同，所以询问疼痛的不同性质特点，有助于分辨疼痛的原因和病机。常见疼痛的性质如下。

①胀痛：其特点是痛处伴有一种支撑饱满感。瘀阻所致的真心痛、蛔虫上窜引起的脘腹痛、石淋引起的小腹痛等，往往还有绞痛的性质。

②刺痛：疼痛好像针刺一样，以胁肋、少腹、小腹、胃脘部多见。刺痛是瘀阻疼痛

的特点之一。

③走窜痛：疼痛的部位游走不定，或走窜攻痛，主要见于痹证风邪偏胜或肝郁气滞。

④掣痛：其特点是痛处有抽掣感或同时牵引其他地方疼痛，多由于筋脉失养或阻滞不通所致，因肝主筋，所以掣痛多与肝病有关。

⑤重痛：湿热郁阻，气滞血瘀等病变，皆可引起胁痛。其特点是疼痛并有沉重的感觉，多见于头部、四肢及腰部，并且多由于湿邪困遏气血所致，病人常感觉肢体沉重，喜欢卧床、不爱活动，乏力，常有酸重疼痛的感觉。

⑥灼痛：其特点是感觉痛处发热，如病在浅表，有时触摸痛处有热感，多喜凉冷。如肝火犯络可见两胁灼痛；胃阴不足，则可见胃脘部灼痛。

⑦冷痛：其特点是感觉痛处发凉而喜暖，常见于头、腰、脘腹部的疼痛，多由于寒邪阻络或由于阳气不足，脏腑、经络不得温养而致。

⑧隐痛：其特点是疼痛并不剧烈，可以忍受，但疼痛持续时间较长，常形容为绵绵不休，一般多是气血不足，阴寒内生，气血运行不畅所致，常见于头、脘、腹、腰部的虚性疼痛。

4. 问睡眠　睡眠是人体生理活动的重要组成部分，正常的睡眠是人体受自然界昼夜节律性变化影响，白天醒，晚上睡，以维持体内阴阳的协调平衡，保证正常生命活动的进行。

正常情况下，人的气血充盈，阴平阳秘，白天则卫气行于阳经，心肾相合，精力充沛；夜间则卫气入于阴经，心神归而守舍，肾志安平，入睡宁静；如人体发生疾病，则阴阳失调，气血亏虚，心肾不交，神志不安，就会出现睡眠失常的病理变化。所以询问睡眠时间的长短、入睡难易、有梦无梦等，常可判断机体阴阳气血盛衰及心肾等脏腑功能的强弱。临床常见的睡眠失常有失眠和嗜睡。

（1）失眠：又称"不寐"或"不得眠"，是指夜间不易入睡，或睡而易醒，或时时惊醒，睡不安，甚则彻底不眠。不寐，是阳不入阴、神不守舍的病理表现，其致病原因常见的有两个方面：一是阴血不足，阳热亢盛，以致心神不安，难以入睡，如心肾阴虚、心火炽盛怔忡不寐等；一是由于痰火食积，诸邪气干扰所致，如胆郁痰扰的失眠，食滞内停的"胃不和则卧不安"等。失眠还常伴有多梦。若失眠兼多梦、心悸、烦躁不安、手足心热或口舌生疮，为心阴不足所致；若失眠兼有多梦、心慌、气短乏力、面白自汗，是心阳不足，心神失其温养，神不安宁所致。

（2）嗜睡：又称多眠，指神疲困倦，睡意很浓，经常不由自主入睡。轻者神志清楚，呼之可应；重者精神极度疲惫，困倦易睡，或似睡非睡状态，呼之能应，称为"但欲寐"（《伤寒论》）。轻者多见于阳虚阴盛，痰湿困滞，如头目昏沉而嗜睡者，多由痰湿困遏，清阳不升所致；"但欲寐"是少阴心肾阴虚之征；昏睡见于急性热病者，多属邪入心包、热盛神昏的征象。

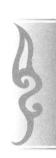

5. 问饮食口味　询问饮食和口味可以了解机体脏腑功能活动正常与否及精微物质的盈亏。

饮食是人体赖以生存的基本条件，是精津气血的原始物质，也是保证人体正常生理活动、生长发育的物质基础。饮食的摄纳和消化吸收，主要与脾、胃、肝、胆、大肠、小肠、三焦的功能活动关系密切。而口味则是反映饮食摄纳情况的主要因素。问饮食与口味主要是询问病人的食欲、进食量、口渴及饮水等情况。

(1) 食欲与饮食：食欲（俗称"胃口"）与食量常常是判断脾胃功能强弱的标志。古人云："有胃气则生，无胃气则死"，所以，询问病人的食欲与食量，常可判断病人的脾胃功能，疾病的轻重、转归和预后。

食欲减退，又称"纳呆""纳少"。厌食是指厌恶食物或恶闻食物的气味，又称"恶食"。这二者都是脾胃功能失常的表现。常见的有：①慢性病，病程较长，出现食欲减退并伴有面色萎黄，形体消瘦，疲倦乏力等症状，多由于脾胃虚弱所致。②食欲减退伴有胸闷、腹胀、肢体困重、舌苔腻厚者，则多是脾被湿邪所困、不能运化。③厌食并伴有嗳气酸腐味、腹胀、腹痛、舌苔厚腻，多见于食滞内停，多因为暴饮暴食，损伤脾胃，腐熟运化功能失常所致；若厌食，同时厌油腻厚味，多见于肝胆脾胃湿热证（常见于急性肝炎）。④妇女停经，并出现厌食、呕吐，脉滑数冲和者，为妊娠恶阻，多因妊娠后冲脉之气上逆，胃失和降所致，如轻微者属于生理反应，无须治疗，不久可逐渐消失，若严重者，仍需进一步辨证论治。

如食欲过于旺盛，食量大，食后不久即又感到饥饿，称为"消谷善饥""善食易饥"，这都由于胃火炽盛，消化功能亢进所致，病人往往反而消瘦；如伴有口渴多饮、尿多等症状，是胃、肾阴亏火亢所致，常见于消渴（糖尿病、甲状腺功能亢进等）。如病人感觉饥饿而又不想进食，或进食很少，称为"饥不欲食"，多由于胃阴不足、虚火上炎所致；如病人容易饥饿，食量大，但大便泄泻如鸭粪，消化不良，多属于胃强脾弱。

在询问食欲与食量时，还应注意进食时的情况。如喜进热食，为寒证；喜进冷食，多为热证；进食稍安，多为虚证；进食加重，多为实证或虚中夹实证。

在疾病过程中，如病人随着病情的好转，食量逐渐增加，表示胃气正在恢复。如病情无变化或病情恶化，食量亦随之减少，提示脾胃功能衰退。若久病病人，原来不能进食，但突然"胃口大开"而暴食，称为"除中"，是中焦脾胃之气将绝的征象，属于危重证候。

(2) 口渴与饮水：口渴必饮水，微渴少饮，大渴多饮，一般情况下呈正相关。一旦有病常不呈相关。当人体体内缺乏津液时，会出现口渴，提醒人们喝水以补充水分，这是一种常见的生理现象。而病人出现口渴，多是由于体内津液不足或输布障碍所致。若病变过程中没有口渴症状出现，说明津液未受损伤，多见于寒证；如出现口渴，多提示津液损伤，或因津液内停不能气化上承所致。

具体病因病机可根据口渴的特点、饮水的反应及其有关兼症加以分析。一般来说，口渴而多饮水，多见于热证；如口渴甚而喜饮冷水的，多由于热盛损伤津液所致；如口渴而喜饮热水，但饮水量不多或口渴欲饮水，一饮水即吐，且小便不利，多见于痰饮内停，津液不能上承之证；如口渴但饮水不多，常见于急性热病，多属于热入营血分；如口干，但只是欲漱水而不欲咽的，可见于瘀血；如口渴明显，饮水量多的，称为"大渴引饮"，伴有小便多、消瘦等，多见于消渴病（糖尿病）。

（3）口味：主要是询问病人口中的异常味觉与气味。口苦多见于热证，特别是常见于肝胆实热的病变；口甜而腻，多属于脾胃湿热；口中泛酸，多提示肝胆蕴热；口中酸馊，多是食积内停；口淡乏味，常见于脾虚、运化功能差。

6. 问二便　在问诊中，问二便是不可缺少的内容。二便指大、小便，是机体的代谢废物。询问二便的情况可以判断机体消化功能的强弱、津液代谢的状况，还可以辨别疾病的性质、部位，所以询问二便某些情况是诊断疾病的重要依据。

询问二便主要是询问大、小便的性状、颜色、气味、量、排便的时间、排便间隔、排便时的感觉及排便时伴随的症状等。

（1）大便：大肠直接管理大便的排泄，因此肠道气机正常与否及津液的盈亏与排便有直接关系。健康人一般一日或两日排一次大便，为黄色成形软便，排便顺利通畅。如果受疾病影响，病人的消化功能失职，则可见到黏液及夹有未消化食物等。大便失常通常见于排便次数和排便感觉出现异常。

①便次异常：指排便次数增多或减少，但均超过正常范围。常见有便秘和溏泻两种。

便秘：即大便秘结、干硬，甚则如羊粪状；且排出困难，大便次数减少，排便间隔时间延长。从便秘的兼症，可以辨别其病因病机。如便秘兼有壮热口渴、腹满胀痛、舌红苔黄燥，是里实热证，热盛津亏而致；若伴有畏寒、喜热饮、面色苍白、脉沉迟，是里寒证，寒滞气机而致；若病人大便干结，伴有五心烦热、舌红少苔、脉细数，是阴虚、津亏肠燥而致；如果是久病、产后或老年人发生便秘，多由于气液两亏，气虚传导无力，液亏肠道涩滞所致。

溏泻：指大便稀软不成形，甚则呈水样，大便次数增多，一天三四次以上，间隔时间缩短，又称为便溏或泄泻，常见于脾失健运，小肠不能分清别浊，水湿直趋大肠。如大便先干后溏，多为脾胃虚弱；如大便时干时稀，多由于肝郁脾虚、肝脾不和所致；如所泻之物清冷，杂有不消化食物或者均于每天黎明时腹泻（称为"五更泻"），多见于脾肾阳虚，寒湿内盛证；如泻下物呈黄糜状，则多属于大肠湿热；如大便夹有不消化食物且酸腐臭秽，多是伤食积滞；老年人大便不干不稀，只是排便困难，多由于气虚所致。

②排便感觉异常：指排便时有明显不适感。不同的病因病机，产生的感觉亦不同。

肛门灼热：指排便时肛门有火热感，多是热迫直肠所致。若病人腹泻，肛门热灼，伴有腹痛、痛泻交替发作，小便短赤，多是火热泄泻，又称"火泻"；若病人秋季发生腹泻，同时见有肛门灼热，排便不爽，便多臭秽，口黏而渴，多为湿热泄泻，湿热蕴结大肠所致。

排便不爽：即腹痛且排便不通畅爽快，有滞涩难尽的感觉，多是由于肠道气机不畅所致。若病人腹痛腹泻而排便不爽，伴有腹胀矢气较多，多为肝气犯脾；若病人腹泻，排便不爽，粪便中夹杂有不消化食物，酸臭难闻，多为伤食泄泻。

里急后重：常见于痢疾，病人腹痛，时时有便意欲泻，但排便时便量极少，又觉肛门重坠，便出不爽，欲便又无，称为里急后重。若病人腹痛，里急后重，便有脓血，为热病，是热毒内迫，肠道气机不利所致，见于痢疾，也常见于直肠炎症或直肠癌病人。

滑泻失禁：即久泻不愈，大便不能控制，呈滑出之状，又称"滑泻"，多因久病体虚，脾肾虚衰，肛门失约而致。

肛门气坠：即肛门有重坠向下之感，甚则肛门脱出，多因脾气虚衰，中气下陷所致。

若病人久泻不愈，肛门有下坠感，同时伴有气短乏力，倦怠少食，手足不温，多为脾阳虚衰，中气下陷而致。

（2）小便：小便的排泄，直接由膀胱所主，但与肾的气化、脾的传输、肺的宣降、三焦的气化等功能有密切的关系。机体内部津液的盈亏亦可影响尿液的多少。

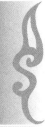

一般情况下，健康人排尿次数、尿量受饮水、温度、出汗、年龄等因素的影响。如果一旦受疾病影响，机体的津液营血不足、气化功能失常、水饮停留等，均可使排尿次数、尿量及排尿时的感觉出现异常。

①尿量异常：指昼夜尿量过多或过少，超过正常范围。如病人小便清长量多，伴有畏寒喜暖，多见于虚寒证；若病人小便清长，夜间尿量尤多，伴有腰膝冷痛，多由于肾阳虚，阳不化气所致；若病人口渴、多饮、多尿、消瘦，则为"消渴病"（多见于糖尿病或甲状腺功能亢进）。凡机体因水渗泄的源流有所阻滞，皆可导致尿量减少。如病人尿少色黄，伴发热口渴，多见于实热或汗吐下损伤津液等；若病人尿少，并伴有浮肿，这多是水肿病，由于肺脾肾功能失常，水湿内停所致。

②排尿次数异常：通常指排尿次数增多，时欲小便并伴有急迫感觉的小便频数。如病人小便色黄赤，频数急迫，多由于湿热下注而致，常见于淋证（急性泌尿系统感染等）；若病人夜间尿频，小便清长，多是肾气不固而致。

③排尿异常：指排尿感觉和排尿过程发生变化。多与肾与膀胱及水道病变有关。常见下列情况。

小便涩痛：指排尿时伴有尿道灼热疼痛，这多是湿热下注膀胱，灼伤经脉所致，常见于淋证。

癃闭：小便不畅，点滴而出为"癃"；小便不通，点滴不出为"闭"。一般统称为癃闭。如病人小便不利，甚至点滴而出，伴有全身浮肿，多是肾阳虚衰，不能化气行水所致。

余沥不尽：即小便后点滴不止，如伴有腰膝无力，动则汗出喘促，多是肾气虚衰，膀胱不固，常见于老年人或久病体衰者。

小便失禁：指小便不能随意识控制而自动排出，又称为"尿失禁"，多由于肾虚、膀胱失职，不能制约水液所致，常见于老年肾虚者。若病人中风神志不清，伴有小便失禁，多为脱证，乃神气逆乱所致，是危重征象。

遗尿：指睡眠中小便排出，俗称"尿床"，多由于脾肺气虚，或肾阳虚弱所致，常见于儿童。若病人遗尿，伴有四肢不温、小便清长频数，多为肾阳虚；若病人遗尿，伴有多梦、困倦乏力、食少懒言，多为脾阳虚，中气不足而致。

7. **问妇女经带胎产** 俗话说"男女有别"。由于妇女有月经、带下、妊娠、产育等生理特点，青春期开始之后的妇女发生疾病时，常会引起这些方面的改变，所以除了一般的问诊内容外，还应针对妇女的生理特点，询问月经、带下、妊娠、产育等情况，为辨证提供有价值的信息。

（1）月经：指正常性成熟妇女所特有的胞宫周期性出血的生理现象。一般初潮多在13－15岁开始，45岁以后绝经，月经周期约28天，行经天数3～7天，月经量50～100ml。由于月经的周期与农历每月的天数相近，所以称为月经，又称为月信、月事、信水等。

月经的形成是由肾、脾、肝、胞宫、冲脉、任脉等协调作用的结果。根据月经的有关情况，可以判断机体脏腑功能强弱、气血盈亏等。当机体发生疾病时，常影响月经而出现异常改变。因此，根据月经的周期、量、色、质等的异常改变，亦可推断疾病的虚实寒热性质。临床诊察时，应注意询问月经的周期（包括初潮或停经的年龄），行经的天数，月经的量、色、质，有无闭经或经前、经后有无头痛或腰腹痛、乳房胀痛或情绪异常，历年来月经有何变化，末次月经时间等。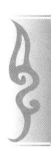

经期：即月经的周期，指每次月经相隔的时间，正常为28±7天。经期异常的主要表现有月经先期、月经后期和月经先后不定期。①月经先期：若月经周期提前八九天以上，称为月经先期，多因为邪热迫血妄行，或因气虚不能摄血而致，属于肝郁或瘀血的也较常见。②月经后期：指月经周期错后八九天以上，称月经后期，多因血寒、血虚、血瘀而致。若月经错后，伴有经色紫暗，夹有瘀血块，以及面色苍白、肢冷、小腹痛、喜温喜按等，多是血寒所致；若伴有经色淡红、质稀以及唇淡面白，多为血虚；若伴有经色暗红，经行不畅，腹痛，舌红，有瘀斑，为血瘀。③月经先后不定期：月经超前与错后不定，相差时间在八九天以上，称为月经先后不定期，又称为月经愆期，多因肝气郁滞，或因脾肾虚损，也有因瘀血积滞所致者。④经行不止：指月经天数过多，或者经血不止，又称崩漏，临床以血热、气虚多见。⑤经闭：成熟女性月经未潮，或月经停止3个月以上，又未妊娠者，称为经闭或闭经。经闭是由多种原因形成的，常见有生化不足，气虚血少，或血瘀不通，或血寒凝滞，或肝气郁滞等。但也有因生活环境的改变而停经的，若无明显病状者，不属病态。总之，闭经应注意与妊娠期、哺乳期、绝经期等生理性闭经，或者青春期、更年期，因情绪、环境改变而致一时性闭经及暗经（极少数妇女终身不见月经，但也能正常妊娠生育的，称为"暗经"，属于异常生理现象，不作病论）加以区别。

经量：月经的出血量，称为经量。正常约为50ml，但可略有差异。经量的异常主要表现为月经过多和月经过少。①月经过多：每次月经量超过100ml，称为月经过多，多因血热妄行，冲任受损，气虚不摄而致。月经过多，伴有月经先期，经色深红，身热或五心烦热，多为血热所致；如伴有月经后期，经色紫暗，有瘀块，多为血瘀所致。②月经过少：指每次月经量少于30ml，称为月经过少，多因血虚生化不足，或因寒凝、血瘀、痰湿阻滞等所致。月经量少，伴有月经后期、经血色深、畏寒肢冷、喜温喜热，多为血寒；若伴有经血色淡、口唇色白，多为血虚；若伴有经行不畅、少腹部刺痛，多为血瘀。

色质：正常月经颜色红，质地不稀不稠，亦不夹杂血块。若经色淡红质稀，多为血少不荣，属于虚证；若经色深红质稠，属于血热内炽，多为实证；若经色紫暗杂有血块，是寒凝血滞或血瘀。

痛经：指在月经期或行经前后出现小腹部疼痛，甚至剧痛不能忍受，并随月经周期持续发作，亦称为行经腹痛。多由于寒凝，气滞血瘀，气血亏虚等导致气血运行不畅而作痛。一般来说，行经前或行经期小腹胀痛者，多属于气滞血瘀；如小腹冷痛，遇暖则疼痛减轻者，多属于寒凝所致；若行经或经后小腹隐隐作痛伴腰酸痛者，均由于气血亏虚，胞脉失养所致。

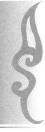

（2）带下：指正常情况下，妇女阴道内流出的一种少量乳白色、无臭的黏性液体，连绵不断，其状如带，具有濡润阴道壁的作用，又称为生理性白带。如带下色白、量多淋漓者，称为白带；如白带中夹有血液，赤白分明的，为赤白带；如带下淡红黏稠，似血非血，称为赤带。后两种带下应警惕，要注意排除宫颈癌的可能。若带下色淡黄，黏稠臭秽，是为黄带。临床上以白带、黄带较为多见。

问带下应注意了解量的多少、色质和气味等。若带下量多色白，清稀如涕，多属于脾虚湿注；若带下色黄，黏稠臭秽，或伴有外阴瘙痒疼痛，多是湿热下注所致；若带下色赤，淋漓不断，微有臭味，多属于肝经郁热；若带下晦暗，质稀薄而多，伴有腰腹酸痛，多属于肾虚。总之，凡带下色白而清稀者，多属于虚寒证；色黄或赤，黏稠臭秽者，多为实证、热证。

8. 问小儿　小儿的生理特点是机体正在成长，发育尚未完全，气血未充，胃肠薄弱，不能很好地适应外界气候环境的变化，抵抗力差。因此，小儿的发病特点最易受六淫邪气的侵袭和被饮食所伤。问小儿的病情比较困难，有人称儿科是"哑科"，所以大多靠询问陪诊者来获取有关疾病的资料。因此，应从小儿生理、病理特点出发，详细询问小儿的出生与发育情况和容易导致小儿发病的因素，结合其他诊法所获取的有关资料，加以全面分析，才能得出正确的诊断而不致误诊。实际上，除了一般的问诊内容外，还应重点询问以下内容。

（1）问出生前后情况：小儿的某些疾病与母亲妊娠期保健及分娩情况有关，如癫痫病，因此要询问母亲在妊娠期间的营养、健康、疾病、服药等情况及分娩时是否顺产，或难产、早产，婴儿头部是否受到损伤等。这些情况往往对诊断某些先天性疾病有一定参考价值。

（2）问喂养情况：主要是要询问小儿喂养方式（是母乳还是人工喂养），辅食的添加时间、种类及食量多少，消化吸收情况等，从而了解小儿后天的营养状况等。

（3）问生长发育情况：小儿生长的各个阶段都有不同的发育标志，如囟门的闭合、换牙以及不同年龄体重身长的大致标准，皆可作为判断发育的标志。若发育过迟，一般与先天禀赋不足和后天营养吸收不良有关，可见于营养不良、五迟五软等病；而发育过早即早熟，如体重超重、身体超高等。

（4）问预防接种史、传染病接触史：预防接种是采用免疫学方法帮助小儿建立后天免疫，以减少发生某些传染病，如小儿麻痹症等；还有患过某些传染病后，由于自动免疫，常可获得终身免疫力，而不再患此病，如流行性腮腺炎；又如密切接触传染病，常可造成小儿感染发病，如水痘及传染性肝炎等，询问这些情况常有助于确定诊断。

第四节　切　诊

切诊包括脉诊和按诊两部分内容，是医生运用指端的触觉，在病人的一定部位进行触、摸、按、压，以了解病情的一种诊断方法。

一、脉诊

脉诊，又称"切脉""候脉""按脉""持脉"，是医生用手指触压病人的动脉，探查脉象，以了解病情变化的一种诊病方法。

人体血管内充盈着的血液无时不在流动，往复循环，一停下来就意味着生命结束，所以它就得约束在一些相通的管道里面，这些约束着血液的管道就叫血脉，一般简称为"脉"。血液是靠心气的推动在血脉内流动，由于心气的推动是一张一缩有一定节奏的，所以血脉内血液流动亦不是像流水那么均匀、从容，而是一涨一落。因此，当心气已绝的时候，血就不能流动，生命也就停止。古人把心气与血液的关系形象地比喻为"橐龠"（橐龠是古代的一种乐器，样子像一个皮囊袋，气进则鼓起，气出则瘪下，用它比作心气一张一缩以推动血流），而血随气动，有如波澜之升降，升则脉张，落则脉缩，于是产生有节律的搏动，脉的搏动就叫脉搏。脉的搏动有快有慢，有强有弱，可随着人体气血的盈亏、脏腑的盛衰与邪气的进退等情况而产生各种不同的、医生手指的触觉能够感知的形象。脉的这种可供手指感知的形象就叫脉象，所以，医生从病人的身体上选择一定的部位，用三个指头按在搏动的血脉上面，凭触觉感知其脉象，认知脉象的种

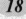

类，以作为辨别证候的依据，这个过程就叫脉诊。

脉象的形成和脏腑气血的关系十分密切，所以，气血脏腑发生病变，血脉运行受到影响，脉象就会有变化，通过诊察脉象的变化，可以判断疾病的病位、性质、邪正盛衰与推断疾病的进退预后。概括地说，心、脉是形成脉象的主要脏器，气血是形成脉象的物质基础，其他脏腑亦协助脉象的形成。

（一）切脉的部位和方法

切脉根据部位的不同有遍诊法、三部诊法和寸口诊法三种。自晋代以来普遍选用的切脉部位是寸口，即寸口诊法。

寸口又称气口、脉口。因为这个部位系手太阴肺经循行之处，肺主气，气的盛衰可反映于此，所以称为气口；肺朝百脉，所以又称为脉口。要辨别寸口的位置，用现代的语言说，寸口的位置在腕后桡动脉所在部位。寸口分为寸、关、尺三部。掌后高骨（桡骨茎突）的部位为"关"，关前（腕端）为"寸"，关后（肘端）为"尺"。两手各有寸、关、尺三部，共为六部脉。六部脉分候脏腑是：右寸候肺，右关候脾，右尺候肾（命门）；左寸候心，左关候肝，左尺候肾。这种划分方法在临床上有一定的参考意义，但不能机械看待，须结合具体疾病、综合各方面情况加以分析，才能得出正确的诊断。这里所说寸口的位置是指绝大多数人的情况，此外，还有极个别人的寸口脉有生理性的变异，常见的有两种情况：一是反关脉，即病人寸口部无脉搏，而在腕关节的背侧面，有一手反关，也有两手反关；二是斜飞脉，即脉从尺部斜向腕侧虎口而得名，与反关脉一样，有一手斜飞，也有两手斜飞。临诊时，如果寸口脉搏摸不到，可在上述的两个位置上寻找。

为什么要选"寸口"作为诊脉的部位呢？因为寸口脉搏能够反映五脏六腑的病变。首先，寸口乃手太阴肺经的大会，而五脏六腑的经脉均须会合于肺，即所谓"肺朝百脉"；其次，足太阴脾经与手太阴肺经相通，脾胃为各脏腑气血之源。因此，全身脏腑经脉气血的情况，都可以从寸口脉上反映出来，要正确掌握脉诊方法，应把握好以下几个环节。

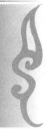

1. 时间的选择　一天之中最适合脉诊的时间是早晨，即所谓平旦，因为清晨脉少受干扰，较能如实反映病情。但在实际工作中，不可能每个病人都在清晨诊脉。总的说来，诊脉时要求有一个安静的内外环境。诊脉之前先让病人休息片刻，使气血平静，诊室也要保持安静，以避免外界环境的影响和病人情绪的波动，且有利于医生体会脉象。当然，在紧急情况下，应随时随地诊察病人。

2. 病人的体位　诊脉时，病人应取坐位或正卧位，手臂平放，与心脏近于同一水平，直腕仰掌，并在腕关节背垫上布枕，这样可使气血运行通畅，以反映机体的真正脉象。此外，手表、手镯一类挂在手臂的东西要脱掉，以免影响布指或阻碍血脉的流通。

3. 脉诊指法　与吹笛子、拉二胡、弹古琴一样，脉诊也要讲究指法，才能从脉诊中获取有诊断参考价值的信息。帮助病人定好体位以后，医生正坐或侧坐在病人身旁。

一般是医生用左手诊病人的右手，用右手诊病人的左手。用于诊脉的是示指、中指和环指三个指头，三个指头分别放在寸、关、尺三个位置上。诊脉下指时，首先下指的是中指，把它放在高骨内侧，以定关位——鱼际后面过了手腕的横纹有个凹陷的地方，过了凹陷的地方，就有一块隆起的骨头，那就是高骨（桡骨茎突）。关位定好以后，接着把示指放在中指前面的寸脉位置，最后把环指按在关后的尺脉位置。中指与示指、环指的距离一致，这样三个指头便放在寸关尺三个位置上了。寸关尺又称三关，因此古人把这一步骤叫做下指定三关。位置取准之后，三指应呈弓形；指头平齐，节节相对，以指腹按触脉体（因指腹感觉较为灵敏）。布指的疏密要与病人的身长相适应，身高臂长者，布指宜疏；身矮臂短者，布指宜密。总之，以适度为宜。三指平布同时用力按脉，称为总按；若为了重点地诊察某一部脉象，也可用单按，即用一指单按其中一部脉象，如要重点诊察寸脉时，微微提起中指和环指，诊察关脉则微提示指和环指，诊察尺脉则微提示指和中指。临床上总按、单按常配合使用。由于小儿寸口部短，容不下三指，且小儿易哭闹，不合作，所以，诊小儿脉常用“一指定三关”，而不细分三部。那么，三指应如何用力按触脉搏呢？古人把运用不同的指力、不同的角度以及动与静等不同的体察脉象的方法，概括为举、按、寻三种指法。“举”，是轻按的意思，具体做法是用指头轻轻地触按脉体上的皮肤，注意是否即能感觉到脉的搏动，如浮、濡等脉象，就要用举的指法，这类脉象的共同点是轻取即得。“按”是用力重按的意思，如沉、实等脉象要用按的指法。“寻”，是用力时不轻不重，委曲求之，许多脉象都应用这种指法才能获得。所谓举、按、寻的分别，实际上是指头用力的轻重不同，所以举、按、寻又分别称为浮取、沉取、中取。

4. 脉象的诊察　脉象的划分主要依据脉位、脉数、脉律、脉形和脉势5个方面。这5个方面就是诊察脉象的内容。

（1）脉位：指脉搏跳动位置的深浅。浅的浮（轻）取即得，用举的指法就感觉到；深的应沉取，要用按的指法才能摸到；不深不浅的，则委曲求之，用寻的指法。用举即知的称为浮脉，表示病位在肌表，提示邪气仍在表而未入里，病势亦轻浅，治疗相对容易；脉位深的称为沉脉，表示病已入里，在脏在腑，提示病位深且病势较重，治疗也相应复杂。

（2）脉数：指脉搏在正常的一呼一吸时间内的至数（跳动的次数）。一呼一吸为一息，脉跳动一次为一至，健康成年人正常的脉数是一息四五至。一息在五至以上的称为数（读 shuò）脉，“数”有急促、太快的意思，数脉意味着证候属热；而一息不满四至的，称为迟脉，意味着证候属寒。所以，医生在诊脉时，应思想集中，避免干扰，全神贯注地诊察脉象。

（3）脉律：指脉搏的节律。正常的脉象节律均匀，快慢一致。如果快慢不一，时有停顿，则说明脏腑功能失常，气血运行不畅，如结脉、代脉等。

（4）脉形：指脉的形体，其中有大、小、长、短等区别。脉形可反映气血的盈亏盛衰及运行情况，如气血充盈则脉形大而长；气血不足则脉形短小或细。

（5）脉势：指脉搏的强弱及来去的盛衰，它能提示邪正的盛衰，如脉势强而有力，提示邪气盛而正气未衰，邪正相争而表现为实证；反之，若脉势软弱无力，则提示正气已衰而表现为虚证。

可见，位、数、律、形、势是辨别脉象的五个要点，每次诊脉都必须有步骤、有次序、全面而不遗漏地从这几个方面去诊察脉象的变化。

（二）正常脉象

正常脉象，又称"平脉"或"常脉"，是健康无病之人的脉象。平脉的至数是一息四五至（相当于 72～80/min。现代医学认为，心率为 60～90/min 属正常范围），脉象不大不小，从容和缓，柔和有力，不快不慢，节律一致，尺脉沉取有一定力量，并随生理活动和气候环境的不同而有相应的正常变化。

古人总结平脉有三个特点：一是"有神"，即脉象和缓有力；二是"有胃"（胃气），即脉来去从容，节律一致；三是"有根"，即在尺部沉取有一种从容不迫、应指有力的现象。正常脉象随人体内外因素的影响而有相应的生理性变化。

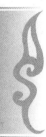

1. 四时气候　由于受气候的影响，平脉有春弦、夏洪、秋浮、冬沉的变化。春季虽然阳气已升，但寒未尽除，气机有约束之象，故脉弦；夏天阳气隆盛，脉气来势盛而去势衰，故脉稍洪；秋天阳气欲敛，脉象来势洪盛已减，轻而如毛，故脉稍浮；冬天阳气潜藏，故脉气来势沉而搏指。此由于人与天地相应，人体受自然界四时气候变化的影响，生理功能也相应地变化，故正常人四时平脉也有所不同。

2. 地理环境　地理环境也会影响脉象。如南方地处低下，气候偏温，空气湿润，人体肌肤比较疏松，所以南方人脉多细软或略数；北方地势高，空气干燥，气候偏寒，人体肌肤比较紧密，所以北方人脉多沉实。

3. 性别　一般妇女脉象较男子濡弱而略快，妇女妊娠则常见脉象滑数而冲和。

4. 年龄　一般年龄越小，脉搏越快。婴儿每分钟脉搏 120～140 次；五六岁的幼儿，每分钟脉搏 90～110 次；年龄渐长则脉象渐和缓。青年体壮，脉搏有力。老年人气血虚弱，精力渐衰，脉搏较弱（如患有动脉硬化，则见脉象沉实）。

5. 体格　身躯高大的人，脉的显现部位较长；矮小的人，脉的显现部位较短；瘦人肌肉薄，脉常浮；肥胖的人，皮下脂肪厚，脉常沉。凡常见六部脉沉细等同，而无病象的，叫作六阴脉；六部脉常见洪大等同，而无病象的，叫作六阳脉。

6. 情志　一时性的精神刺激，脉象也会发生变化，如喜则伤心而脉缓，怒则伤肝而脉急，惊则气乱而脉动等。但当情志恢复平静后，脉象也随之恢复正常。

7. 劳逸　剧烈运动或远行，脉多急疾；入睡后，脉多迟缓；脑力劳动的人，脉多弱于体力劳动的人。

8. 饮食　饭后、饮酒后脉多数而有力，饥饿时稍缓而无力。以上情况在临床诊脉时应注意与病脉鉴别。

（三）常见病脉和主病

疾病反映于脉象的变化，叫做病脉。一般来说，除了正常生理变化范围以及个体生理特点之外的脉象，均属病脉。那么"主病"又是什么意思呢？所谓主病，是指病脉所揭示的证候。因此，通过脉诊，辨别病脉，就有助于推断病人所患的证候。历代中医根据各人的体会与经验曾提出 20 种、16 种、27 种、28 种等脉象，但临床上常见的是多种脉象复合而成的"相兼脉"。

1. 浮脉　脉位表浅，就像木头浮在水面上一样，一摸就能摸到的脉象。即指头可轻轻触及脉搏的跳动，如果用力按下，跳动反会减弱，不如轻按时明显，但并不空虚。临床上见于表证。浮而有力是表实证，浮而无力是表虚证。

2. 沉脉　脉位深沉，轻取不应，中指应指尚模糊，即重按脉搏形状开始清楚地显露于指下之际，指力由重渐轻，到中部便觉脉搏不甚清楚，举至肌肤则全然不见。临床上见于里证。有力是里实证，无力是里虚证。

3. 迟脉　脉来迟慢，一息不足四至（相当于每分钟脉搏在 60 次以下）。临床上见于寒证。有力是冷积证，无力是阳虚证。

4. 数脉　一息脉来五至以上（相当于每分钟在 90 次以上），去来急促。临床上见于热证。有力是实热证，无力是虚热证。

5. 滑脉　应指有一种圆滑感并往来流利，即其脉象如珠子在盘中滚动，古人比喻为"往来流利，如盘走珠"。常见于痰饮证、食滞证和实热证等。妇女妊娠亦常见滑脉，这是血气充盛而调和的表现。

6. 涩脉　往来艰涩不畅，即指下有如轻刀刮竹。常见于气滞、血瘀、精伤、血少等证候。

7. 虚脉　不足为虚，虚脉是脉管的紧张力弱，脉管内的血液充实度不足的状态。三部脉举按皆无力，是无力脉的总称，即隐隐蠕动于指下，令人有一种软而空豁的感觉。常见于气血两虚，尤多见于气虚。

8. 实脉　是脉管的紧张力强，脉管内的血液充实紧张的状态。三部举按皆较大而坚实有力，常见于实证。

9. 弦脉　端直为弦，古人比喻像琴弦一样，端直以长，按之不移。说明从气势、形态来看是直而长，很像琴弦。弦脉在时应春，在脏为肝，所以春日健康人常见弦而柔和者为常脉。临床上常见于肝胆病、痰饮病。

10. 结代脉　来缓慢而有不规则的间歇，代脉指脉来缓弱而有规则的歇止，间歇时间较长。结脉常见于阴盛气结，寒痰瘀血，而代脉主要见于脏气衰微。

二、按诊

按诊，是医生对病人的肌肤、手足、脘腹及其他病变部位施行触摸按压，以测知局部冷热、软硬、压痛、痞块或其他异常变化，从而推断疾病的部位和性质的一种诊断

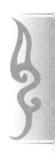

方法。

按诊的手法大致可分触、摸、按三类。触是以手指或手掌轻轻接触患者局部，如额部和四肢皮肤等，以了解凉热、润燥等情况；摸是以手抚摸局部，如肿胀部位等，以探明局部的感觉情况及肿物的形态、大小等。按是以手按压局部，如胸腹或肿物部位，以了解深部有无压痛，肿块的形态、质地，肿胀的程度、性质等。在临床上，各种手法是综合运用的，常常是先触摸，后按压，由轻到重，由浅入深，逐层了解病变的情况。

按诊时要体贴病人，手法要轻巧，避免突发暴力，冬天要事先把手暖和后再进行检查，同时要嘱咐病人主动配合，随时反映自己的感觉，还要边检查边观察病人的表情变化，了解其痛苦所在。

按诊的应用范围较广，临床上以按肌肤、按手足、按脘腹等为常用。

（一）按肌肤

按肌肤主要是审察肤表的寒热、荣枯、润燥以及肿胀等。一般来说，热邪盛的，身体多热；阳气虚的，身体多冷。凡身热，按其皮肤，开始按时热甚，久按热感反而减轻的，是热在表；热自内向外蒸发的，是热在里；若肌肤按之有热而无蒸腾感的，属于虚劳发热。通过轻触肌肤，还可察知皮肤的润燥，了解津液是否损伤等，如皮肤光泽而润的，提示津液尚未损伤；若皮肤干燥或甲错，多提示津液已被损伤。此外，重手按压肿胀，可以辨别水肿和气肿，若按之凹陷，不能即起的，是水肿；若按之凹陷，举手即起的，是气肿。

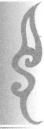

在外科疮疡方面，触按病变部位，可以辨别病变的阴阳和是否成脓。如疮疡按之肿硬而没有热感，根盘平塌漫肿的，多属阴证；若按之高肿灼手，根盘紧束的，多属阳证；如按之固定，坚硬而热不甚，是未成脓；若按之边硬顶软而热甚的，是已成脓；轻按即痛的，是脓在浅表；重按方痛的，是脓在深部。按之陷而不起为脓未成，按之有波动感的为脓已成。可进一步把两手分放在肿物的两侧，一手时轻时重地加以压力，一手静候深处有无波动感，若有波动感应手，即为有脓，根据波动范围的大小，即可测知脓液的多少。

（二）按手足

按手足主要是用来辨寒热，测知阳气的盛衰。如果手足俱热，多是阳热亢盛；若手足皆冷，则是阳气虚衰。比较掌心与掌背的冷热，还可作为辨别外感与内伤的参考。如果手背热盛，额部也热，大都是外感发热；如果手心热盛而手背与额部反不甚，多是内伤，多见于阴虚内热，若小儿见此现象还提示伤食或食积。如果小儿发高热反而手指冰冷，应防止动风抽筋。

（三）按脘腹

按脘腹是指通过触摸表面皮肤，观察皮肤的润燥；触按局部，了解是否有压痛；适度用力触按，以判断有无肿块及其软硬程度，从而辨别脏腑虚实和病邪性质及其积聚的情况。

1.　按脘部　脘部指胸骨以下部位，又称"心下"。按心下看是否有压痛或了解软硬情况，可鉴别痞证与结胸。心下按之硬而痛的是结胸，属实证；而心下按之濡软且不痛的，多是痞证；心下坚硬，大如盘，边如旋杯，是水饮。

2.　按腹部　主要是了解冷热、软硬度、胀满、肿块、压痛等情况，从而协助诊断与辨证。

（1）辨凉热：腹壁冷，喜暖喜按者，多见于虚寒证；腹壁灼热，喜放置冷物于腹壁上者，多见于实热证。

（2）辨疼痛：腹痛，凡喜按者属虚，拒按者属实。

（3）辨腹胀：如腹部胀满，按之有充实感、压痛，叩之声音重浊的，是实满；若腹部膨满，但按之不实，无压痛，叩之作空声的，多是气胀，属于虚满。

（4）辨痞满：痞满是自觉心下或胃脘部痞塞和胀满的一种症状。如按之柔软，无压痛者，属虚证；若按之较硬，有抵抗感和压痛，为实证。

（5）辨肿块：应注意其大小、形态、硬度、压痛等。

（四）按腧穴

腧穴是经络气血在身体表面聚集、输注或通过的重点部位，也是五脏六腑之气所转输的地方。它可以通过经络的联系，对机体内部脏腑的生理病理变化产生一定的反应。因此按腧穴，了解腧穴的变化与反应，也可以作为诊察内脏疾病的依据之一。腧穴的变化主要是出现结节或条索状物，或者出现压痛及敏感反应。据临床报道，肺病患者，有些可在肺俞穴摸到结节，有些在中府穴出现压痛；肝病患者，可出现肝俞或期门穴压痛；胃病在胃俞和足三里有压痛；肠痈患者，阑尾穴有压痛。

第10章　八纲辨证

辨证的过程，实际上就是在整体观念指导下，以阴阳五行、脏象经络、病因病机等基本理论为依据，对通过四诊所搜集到的疾病的起因、病史、症状、体征及环境因素等临床资料，进行综合分析，辨明其内在联系和各种病症间的相互关系，从而求得对疾病本质的认识，对疾病证候做出判断的过程。辨证论治是中医学的特色与精华，这一点学习中医的朋友们一定要牢记，因为这是中医师在看病的时候必须遵循的原则，是对疾病进行诊断，确定治疗原则以及开方用药的主要依据。辨证也是中医在诊断疾病时与西医辨病的不同之处，尤其是在处理一些疑难杂症时，即便是在对该病种的整个病理过程不甚了解，不知道病名的情况下，我们通过对具体病情进行辨证治疗，仍会达到较好的治疗效果，也不至于延误病情，而且中医讲究辨证与辨病相结合，这就大大丰富了中医学对疾病的处理能力。

第
19
日

中医学辨证包括八纲辨证、病性辨证、脏腑辨证，另外还有六经辨证、卫气营血辨证、三焦辨证等。

八纲辨证是根据四诊取得的材料，进行综合分析，以探求疾病的性质、病变部位、病势的轻重、机体反应的强弱、正邪双方力量的对比等情况，归纳为阴、阳、表、里、寒、热、虚、实八类证候，是中医辨证的基本方法，是各种辨证的总纲，也是从各种辨证方法的个性中概括出的共性，在诊断疾病过程中，起到执简驭繁，提纲挈领的作用。

疾病的表现尽管极其复杂，但基本都可以归纳于八纲之中，疾病总的类别，有阴证、阳证两大类。依据病位的深浅，可分为在表在里；依据阴阳的偏颇，阳盛或阴虚则为热证，阳虚或阴盛则为寒证；依据邪正的盛衰，邪气盛的为实证，正气衰的为虚证。因此，八纲辨证就是把千变万化的疾病，按照表与里、寒与热、虚与实、阴与阳这种朴素的两点论来加以分析，使病变中各个矛盾充分揭露出来，从而抓住其在表在里、为寒为热、是虚是实、属阴属阳的矛盾，这就是八纲的基本精神。

第一节　八纲基本证候

一、表里辨证

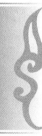

表里是说明病变部位深浅和病情轻重的两个纲领。表证即病在肌表，病位浅而病情轻；里证即病在脏腑，病位深而病情重。

（一）表证

【临床表现】恶寒，发热，舌苔薄白，脉浮等症状为主，也常见头痛，身痛，关节酸痛，或鼻塞流涕、喷嚏，微有咳、喘等症状。

【病因病机】表证是病邪侵犯肌表，病变首先反映在身体浅层，而出现以恶寒、发热为主证的证候。表证是由六淫之邪从皮毛、口鼻侵入人体浅表，而引起外感病的初起阶段，病邪尚未深入人体深部，病变部位主要在人体的浅表。因此，表证往往具有起病急、病程短、病位浅的特点。

由于外邪束表，郁于肌腠，阻遏人体卫气的正常宣发，肌表得不到卫阳之气的温煦，所以出现恶寒的感觉；又因卫气具有抗御外邪的功能，外邪侵入体表，卫气起而抗邪，正邪相争，肌腠闭郁，故出现发热。病邪在浅表尚未深入，故舌象没有显著的变化而呈现薄白苔；邪在皮毛，正气与之相争于表，脉气亦为之鼓动于外，故见浮脉。此外，由于外邪束表，郁于经络，使经气运行不能畅通，不通则痛，故见头痛，身痛，关节酸痛。肺主皮毛，鼻为肺之窍，皮毛受邪，内传于肺，引起肺气失宣，则出现鼻塞流涕、喷嚏、咳嗽、气喘等症状。

【治疗原则】解表。即通过发汗以祛邪外出，使邪随汗解。

（二）里证

【临床表现】里证包括的范围是极为广泛的，临床表现多种多样，但它的基本特点是以脏腑的证候表现为主。

【病因病机】里证是病变部位在身体深层，系脏腑等受病而反映出来的证候。《景岳全书·传忠录》曰："里证者，病之在内，在脏也。"里证是与表证相对而言的，概括地说，凡非表证的一切证候皆属里证。

里证的成因，大致有三种情况：一是表证进一步发展，表邪入里，从而形成里证，如外感病过程中，表寒入里化热，表证已罢，出现潮热、神昏、烦躁、汗出、口渴等症状，即是邪热炽盛的里热证；二是外邪直接侵犯脏腑，即所谓"直中"，病一开始，就主要表现为里证，如过食生冷，或腹部受凉，寒湿之邪直中脏腑，出现呕吐清水、腹泻肠鸣、脘腹冷痛等症状，即是里寒证；三是内伤七情、劳倦、饮食等因素，直接影响脏腑、气血、精髓而为病，病一开始，就是里证，如郁怒伤肝，肝郁气滞，出现两胁胀痛等症状，属里证。

【治疗原则】里证范围很广，所以治法也是多种多样的，应根据具体证候而确定。但里证总的治疗原则可用"和里"二字加以概括。

二、寒热辨证

寒热是辨别疾病性质的两个纲领，是用以概括机体阴阳盛衰的两类证候。一般地说，寒证是机体阳气不足或感受寒邪所表现的证候，热证是机体阳气偏盛或感受热邪所表现的证候，所谓"阳盛则热，阴盛则寒""阳虚则寒，阴虚则热"。辨别寒热是治疗时使用温热药或寒凉药的依据，所谓"寒者热之，热者寒之"。

（一）寒证

【临床表现】恶寒喜暖，手足凉，口淡不渴，或渴喜热饮，面色白，蜷卧喜静，冷痛喜温，小便清长，大便稀薄，舌质浅淡或青紫，舌苔白滑，脉紧或迟等。

【病因病机】寒证是指由阴寒之邪引起阴偏盛而阳气受伤，或是机体阳气不足而阴寒内盛，从而表现为病理性功能衰退，并具有"冷、凉"特点的证候。

阳气不足或为外寒所伤，不能发挥其温煦周身的作用，故见恶寒喜暖，肢凉蜷卧，阴寒内盛，津液未伤，所以口淡不渴；阴盛阳虚欲得热助，故可见渴喜热饮，寒邪不伤阴液，或阳虚不能温化水液，以致尿及痰、涕、涎等排泄物皆为澄澈清冷。寒邪伤及脾阳，或脾阳久虚者，则使运化失常而见大便稀薄。寒湿内盛，阳虚不化，则舌淡苔白滑；寒邪束遏阳气则脉紧，阳虚鼓动乏力则脉迟。

【治疗原则】寒者热之。

（二）热证

【临床表现】发热或恶热，手足温，口渴，面赤或颧红，烦躁不宁，小便短黄，大便燥结，舌红少津，脉数。

【病因病机】热证是指感受阳热之邪，阳热盛则阴液易损，或阴液亏而阳气偏亢，从而表现为病理性功能亢进，并具有"火、热"为其特点的证候。多由外感火热之邪，

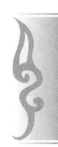

或寒湿郁而化热；或七情过激，五志化火；或过食辛燥，蓄积为热等，均能导致体内阳热过盛。亦有因房室劳倦，劫夺阴精，使阴虚阳亢而表现为热的证候。

阳热偏盛，或阴虚内热，故见发热或恶热。阴液亏少，或火热伤津，故见口渴，舌干少津，小便短少，大便干燥；火性炎上，故见面赤，颧红，舌红。虚阳偏亢，或火热内扰，心神不宁，故见烦躁。火热迫血妄行，心动加速，则见脉数。

【治疗原则】热者寒之。

三、虚实辨证

虚实是辨别人体的正气强弱和病邪盛衰的两个纲领。一般而言，虚证是正气不足所表现的证候，实证是由邪气过盛所表现的证候。《素问·通评虚实论》曰："邪气盛则实，精气夺则虚"。虚实辨证，是辨别邪正盛衰的纲领。虚证多见于慢性疾病或疾病的后期，病程较长；实证多见于疾病的初期、中期，病程较短。辨别疾病的虚实，可作为治疗时确定采用补虚扶正或泻实祛邪的依据。

（一）虚证

【临床表现】由于"虚"的性质不同，故其证候亦极不一致，很难概括全面。常见的有，面色无华，精神萎靡，身倦无力，气短自汗，形寒肢冷，大便滑脱，小便失禁，或面色萎黄，手足心热，心烦心悸，盗汗，舌嫩无苔，脉细无力等。

【病因病机】虚证是指慢性久病，正气虚衰，而呈现不足、松弛、衰退现象的证候。虚证的形成，有先天不足和后天失养两个方面，但以后天失于调养为主。如饮食失宜，后天之本不固，情志怫郁，劳倦过度，内伤脏腑气血，产育过多，房事不节，耗伤肾脏真元，久病不愈，失治误治，损伤人体正气等，均可引起虚证。

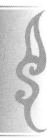

在辨证时，虚证应分气虚与血虚两个方面。人若气弱阳虚，则失于温运、固摄，可见面色无华、精神萎靡、身倦无力、气短自汗、形寒肢冷、大便滑脱、小便失禁等功能低弱的症状。若血少阴虚，失于濡润、滋养，可见面色萎黄、手足心热、心烦心悸、盗汗等症状。至于舌嫩无苔，是由于阳气虚衰，不能蒸化水津，或阴血亏损，无以滋养上承。脉虚细无力，乃气血两虚，经脉不能充盈，血行又失其鼓动所致。

【治疗原则】虚者补之。

（二）实证

【临床表现】身热面赤，烦躁，甚至神昏谵语，呼吸喘粗，胸闷不适，痰涎壅盛，脘腹胀痛拒按，大便秘结，小便不利，以及体内有痰凝、饮停、水泛、血瘀、虫积等。舌老苔厚，脉来有力。

【病因病机】实证是新病急病，邪气亢盛，正气未衰，势均力敌，而呈现有余、实结、强盛现象的证候。形成实证的原因有两个方面：一是风寒暑湿燥火六淫之邪，侵入人体，郁闭经络或内结脏腑；二是由于内脏功能失调，代谢障碍，使本来属于"正"的气、血、津液转化为病邪，如气机不畅而停滞，出现"气滞"，血行不畅而淤积，成为

"瘀血"，津液不化而停聚，变成"水湿"等。"气滞""瘀血""水湿"以及食积、虫积等，都可形成邪气盛的实证。

实证的证候表现：一方面表现为邪正相争，功能亢进。由于邪气太盛，正气与之抗衡，以致阳热亢盛，而发热面赤，实邪扰心或蒙蔽心神，引起烦躁，甚至神昏谵语；邪阻于肺，则肺气宣降失常，出现胸闷，喘息气粗；其痰盛者，可见痰涎壅盛，痰声辘辘；若实邪积于肠胃，则见腹胀满疼痛拒按，大便秘结；或水湿内停，气化不行，故见小便不利。实邪内积，多见舌质老而舌苔厚；邪正相争，搏击于血脉，故脉来有力。另一方面表现为病邪停留体内。上述痰饮、水湿、瘀血、气滞等，均为病邪停积体内，往往影响正常的生理活动而出现种种病变。

【治疗原则】实者泻之。

四、阴阳辨证

阴阳辨证是从事物可分的观点出发，把病证分为阴证和阳证两大类，作为八纲辨证的总纲。《类经·阴阳类》曰："人之疾病……必有所本，或本于阴，或本于阳，病变虽多，其本则一"，指出了证候虽然复杂多变，但总不外阴阳两大类，而诊病之要也必须首先辨明其属阴属阳，因此阴阳是八纲的总纲，一般表、实、热证属于阳证，里、虚、寒证属于阴证。

（一）阴证

阴证是体内阳气虚衰、阴偏盛的证候。一般而言，阴证必见寒象，以身畏寒，不发热，肢冷，精神萎靡，脉沉无力或迟等为主证，由脏腑器官功能低下，机体反应衰减而形成，多见于年老体弱或久病，呈现一派虚寒的表现。

（二）阳证

阳证是体内阳气亢盛，正气未衰的证候。一般而言，阳证必见热象，以身发热，恶热，肢暖，烦躁口渴，脉数有力等为主证，由脏腑器官功能亢进而形成，多见于体壮者、新病、初病，呈现一派实热的表现。

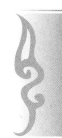

第二节　八纲证候之间的关系

表里寒热虚实阴阳八纲，都各有特定的证候。然而八纲证候并不是彼此孤立、静止不变的。随着疾病的发展变化，证候也不断发生变化。因此，临床辨证时，既要注意八纲证候的辨别，又要注意八纲证候之间的关系，才能对疾病做出正确的判断。八纲证候之间的互相联系，可归纳为"证候相兼""证候错杂""证候真假"和"证候转化"四种关系。

一、证候相兼

"相兼"即指两个纲以上的症状同时出现，如外感热病初期，见有表证，还须进一步辨其兼寒或兼热，故可分为表寒证和表热证；久病多虚证，当进一步辨其属虚寒证或虚热证。相兼证的出现，不能平均看待，而是有主次和从属关系，如表寒证、表热证都是以表证为主，寒或热从属于表证，治疗当以解表为主，分别用辛温解表或辛凉解表；虚寒证、虚热证都是以虚证为主，寒或热也从属于虚证，治疗时当以补虚为主，分别用补阳或滋阴的方法。至于表里相兼时，以何证为主，须看具体病情而定。

简言之，所谓"证候相兼"，就是从表里病位、寒热病因、虚实病性等不同角度，对疾病病情进行综合辨别。

二、证候错杂

证候错杂，是指八纲中两种互相对立的证候在疾病某一阶段同时出现。它包括表里同病、寒热错杂、虚实夹杂三类。

错杂的证候中，所含矛盾的两个方面，都反映了疾病的本质。但是，证候之表与里、寒与热、虚与实的错杂出现，对于这种矛盾的双方，是不能平均对待的，必须抓住矛盾的主要方面，但也不忽视矛盾的次要方面，分清主次，采取有效的措施，进行处理，才能解决矛盾，治愈疾病。

（一）表里同病

表里同病，是指疾病在某一时期同时出现表证和里证。除病的初期可见表里证并存的情况外，还多因表证未去，又涉及里；或表病未解又兼他病，如先外感，又伤饮食；或先病内伤，又受外感之类。

（二）寒热错杂

寒热错杂，是指寒证、热证同时并见。寒热错杂是就疾病的性质而言的，结合病位则有上下寒热错杂和表里寒热错杂的不同。

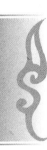

1. **上下寒热错杂**　病体上部与下部的寒热病性不同，称为上下寒热错杂。如患者素有胃中虚寒，又病下焦湿热，表现为胃痛喜温喜按，呕吐清涎等胃中虚冷的上寒证，又见小便短赤、尿频、尿痛等下焦湿热的下热证，就属于上寒下热的证候。又如患者胸中有热，肠中有寒，就表现为胸中烦热、咽痛口干等热在上焦的证候，又见腹痛喜暖、大便稀薄等寒在肠中的证候，即属上热下寒证。

2. **表里寒热错杂**　表里同病，但病性的寒热性质不同，称为表里寒热错杂。如患者先有食积内热，复感风寒之邪，表现为既有腹满、烦躁、口渴、苔黄等内热食积的证候，又见恶寒重、微发热，身痛等寒邪外束的证候，即为表寒里热证。又如平素脾肾阳虚之人，又感风热之邪，表现为既有发热、恶风、头痛、咽喉肿痛等外感风热的证候，又见肢冷、便溏或下利、不渴等脾肾阳虚的证候，便是表热里寒证。

（三）虚实夹杂

在同一病人身上，既有虚证，又有实证，虚实证候夹杂出现，叫做虚实夹杂。

1. **虚证夹实**　疾病的性质以虚为主，而又夹有实证者，为虚证夹实。如脾胃虚弱之人，复伤饮食，可出现脾虚食滞的虚中夹实证，表现为既见久泻或久痢、体弱不思食、食入不化等脾虚证，又见脘痞腹痛、嗳腐吞酸、便后腹痛缓解等食滞证。本证久病脾虚是本，新病食滞为标，治宜健脾为主，佐以化食。

2. **实证兼虚**　疾病的性质以实为主，因邪盛而伤正，称为实证兼虚。如外感温热病中常见实热伤津的证候，表现为既见发热、舌红、脉数、便秘等里有邪热的实证，又见口渴、尿黄短、舌苔焦裂等邪热伤津的虚象。本证以实热为本，津伤亦源于实热，故治宜清热泻实为主，兼用养阴生津之品。

三、证候真假

某些疾病的发展过程中特别是病情危重的阶段，可以出现一些与疾病本质相反的假象，甚至掩盖病情的真象，这叫证候真假。所谓"真"，是指疾病的内在本质；所谓"假"，是指疾病表现的某些假象。对于证候的真假，必须认真辨别，才能去伪存真，抓住疾病的本质，当机立断，做出正确的处理。

（一）寒热真假

寒证或热证发展到严重阶段，有时出现一些假象，形成寒热真假的局面。

1. **真热假寒**　即内有真热而外见假寒的证候，如热性病中毒较重时可见表情淡漠、困倦懒言、手足发凉、脉沉细等，粗看好似寒证，但又有口鼻气热，胸腹灼热，口渴喜冷饮，大便秘结，小便短赤，舌红绛，苔黄干，脉虽沉细但数而有力，为阳热内郁不能外达，本质是热证，故称"真热假寒"，治疗上应清泻里热，疏达阳气。

2. **真寒假热**　如慢性消耗性疾病患者常见身热、两颧潮红、躁扰不宁、苔黑、脉浮大等，表面上看似有热象，但病人却喜热覆被，精神委顿淡漠，蜷缩而卧，舌质淡白，苔黑而润，脉虽浮大但无力，为阴盛于内，格阳于外，其本质仍是寒证，故称"真寒假热"，治宜温里回阳，引火归元。

（二）虚实真假

虚证和实证，都有真假疑似的情况。《内经知要》所谓"至虚有盛候""大实有羸状"，就是指证候的虚实真假。

1. **真实假虚**　本来是实证，大实反见虚羸现象，称为真实假虚。如热结肠胃，痰食壅滞，湿热内结，大积大聚，以致经络阻滞，气血不能畅达，因而出现一些类似虚证的假象（如神情默默、不愿多言、身体倦怠、大便下利、脉象沉细等）。但仔细观察，病人虽然神情默默，不愿多言，但语声高亢气粗；身体倦怠，但稍动则觉舒适；大便下利，但得泄而反快；脉象沉细，但按之有力。

2. **真虚假实**　本来是虚证，反见充盛之状，称为真虚假实。如脏腑虚衰，气血不足，运化无力，因而出现腹满、腹胀、腹痛、脉弦等类似实证的假象。但病人虽然腹满，却有时减轻，不似实证之常满不减；腹虽胀，但有时和缓，不似实证之常急不缓，腹虽痛，但不拒按，而是按之痛减；脉虽弦，但重按则无力。

四、证候转化

八纲中相互对立的证候，在一定条件下，可以互易其位而发生相互转化。

证候转化，是一种证候转化为另一种证候，矛盾的性质已经改变，现象与本质都已变换。因此，施治时必须根据已经改变了的证候，重新确定对证的治法。

（一）表里转化

疾病发展过程中，在一定条件下，表证不解，内传入里，出现里证，即为表证入里；某些里证，病邪从里透达肌表，即是里邪出表。

1. **表证入里** 由于机体抗病能力低下或邪气太盛，或治疗、护理失当，可导致表证入里。如本有发热恶寒，反而出现不恶寒反恶热，并见烦渴多饮、舌红苔黄、尿赤等症，即表示病由表入里，转为里热证。

2. **里邪出表** 由于机体抗病能力增强，或治疗、护理得当等，而致病邪从里透达于肌表，即由里出表。如里证内热烦躁、咳逆胸闷，继而发热汗出、烦躁减轻，或见斑疹透露，此即属病邪由里达表的现象。

表证入里和里邪出表，这种病势的变化，主要取决于邪正双方斗争的情况。表证入里，多因机体抗病能力降低，或病邪过盛，或护理不当，或误治、失治等因素所致。里邪出表，多为治疗、护理得当，机体抗病能力增强而成。一般地说，表证入里，表示病势加重，凡伤寒、温病入里一层，病深一层；里邪出表，反映邪有出路，病势减轻。因此，掌握病势的表里出入变化，对于预测疾病的发展转归，有着重要意义。

（二）寒热转化

寒证与热证，有着本质的区别，然而在一定条件下，二者可以互相转化，出现寒证化热和热证转寒的证候。

（1）寒证化热 先寒证，而后转为热证，寒证渐退。如感受寒邪，开始恶寒、发热、身痛、无汗、苔白、脉浮紧，为表寒证，病变进一步发展，寒邪入里化热，恶寒等症状消退，并出现心烦口渴、苔黄、脉数等症，此即表示证候已由表寒转化成里热。

（2）热证转寒 先热证，而后转为寒证，热证渐退。如高热者，由于大汗不止，阳从汗泄，或吐泻频频，阳随津脱，出现四肢厥冷、面色苍白、脉转沉迟，说明由热证转化成寒证。

转换主要取决于正邪双方的盛衰。凡寒转热者，皆为邪盛而正气尚充，阳气旺盛，而从阳化热；凡热转寒者，多是邪热伤正，正不胜邪，阳气衰败所致。

（三）虚实转化

在疾病发展过程中，由于正气与邪气的变化，因而虚证与实证之间，可以出现实证转虚和虚证转实的现象。

1. **实证转虚** 是指先出现实证，后出现虚证，而实证随之消失的现象，即实证转化为虚证。这种证候，病本为实证，因失治、误治等原因，以致病程迁延，虽邪气渐

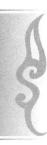

去，而正气亦伤，逐渐变成虚证。例如外感热病的病人，始见高热、口渴、烦躁、脉洪大等实证，因治疗失当，日久不愈，导致津气耗伤，而出现肌肉瘦削、面白不华、不欲饮食、虚羸少气、脉细无力等虚象，即是由实证转化为虚证。

2. **虚证转实**　真正由虚证转化成实证的现象，临床很少见到。而所谓"虚证转实"，一般有两种情况：①指本来患有虚证，但因感受外邪等原因，以致当前病情主要表现为高热、无汗、疼痛剧烈，咳唾痰涎，呕吐腹泻，苔厚脉实之类的实证，而虚证暂时表现不明显，此时应急则治标，以祛邪为主。②因虚致实，即病本为虚证，由于正气不足，不能布化，以致产生实邪，而出现种种实证，如阳虚水停、脾虚生湿、阴虚便秘等，虽然此时可能实证较虚证更为突出，但据治病求本的原则，治疗往往仍以扶正为主，标本兼顾。

第11章　病性辨证

病性辨证就是根据中医理论对病人所表现的各种症状、体征等进行分析、综合，从而确定疾病当前证候性质的辨证方法。病性也就是病理变化的本质属性，由于病性是导致疾病当前证候的本质性原因，因而也有称病性为病因的，病因即致病因素。本章主要介绍六淫证候、气血证候、津液证候、阴阳虚损证候以及情志证候。

第一节　辨六淫证候

六淫之邪侵袭人体，机体必然发生一定的病理变化，通过不同的症状和体征反映出来。六淫辨证，就是将四诊所获得的临床资料，根据风、寒、暑、湿、燥、火六淫之特性和致病特点，探求疾病属于何种病邪所致，即一般所称的"审症求因"。然后，针对不同的病因进行治疗，如病邪是风则祛风，是热则清热，是火则泻火，是湿则除湿，则称作"审因论治"。

风、寒、暑、湿、燥、火，是外感病的致病因素，其证候一般具有外感病的特征，其致病与季节、时令、气候有关。六淫可以单独致病，也可以复合致病，但只要掌握了诸种外邪致病的各自证候，则遇到复合病邪引起的病证，也就不难分析辨认了。

风邪、寒邪、暑邪、湿邪、燥邪、火邪，是外感病的致病因素，是邪从外来，属于病因的范畴。此外，临床上还有一些病症，并不是外感六淫之邪，而是在疾病发展过程中，由于内在的病理变化，形成类似风、寒、湿、燥、火的证候，为了使之与外感六淫病因相区别，因而将其称之为内风、内寒、内湿、内燥、内火等，这属于病理改变的范畴。风、寒、湿、燥、火之名，虽然二者相同，但实际概念各异，一属外感病因，一属内在病理，在治疗上二者亦是有所区别的。

一、风淫证

风性轻扬开泄，容易侵犯机体的高位和体表，善行数变，具有发病急、消退快、游走不定的特点，又为百病之长，常与他邪合并侵犯人体而致病。临床上常见的风邪致病的证候有伤风和风中经络两种。

（一）伤风

【临床表现】发热，恶风，汗出，微咳，咽痛，鼻塞，流涕，苔薄白，脉浮缓。

【病因病机】伤风是气候突然寒暖失常，机体抗病能力下降，外界风邪从皮毛或口鼻侵犯人体，使人肌表不固，肺气失宣的病证。风邪袭于肌表，使人腠理疏松，故见发热、恶风、汗出等卫表不固现象。风邪犯肺，使肺气失宣，而气管、喉咙、鼻窍都属于"肺系"，故见咳嗽、咽痛、鼻塞、流涕等肺气不利症状。苔薄白，脉浮缓，为外感初期，风邪在表之征。

【治疗原则】疏风解表。

（二）风中经络

【临床表现】面部麻痹，不仁，口眼㖞斜，或颈项强直，口噤不开，四肢抽搐等。

【病因病机】风中经络，是指风邪流窜，侵入经络和筋脉之中，使人经气阻滞不通，筋脉活动不利的病证。风邪中于经络，引起局部筋脉拘急、麻痹，例如风痰壅滞于手太阳小肠经和足阳明胃经，则可出现面部麻痹、不仁，口眼㖞斜等面瘫疾病；风邪中于经络，则引起全身筋脉拘急、抽搐。

【治疗原则】祛风。

二、寒淫证

寒为阴邪，易伤人阳气；其性凝滞，则气血不通，不通则痛；主收引，则腠理闭塞、经脉拘急。寒邪侵袭人体，阳气不能卫外，以致邪气入侵致病。病变有伤寒、中寒之分。若寒邪伤于肌表，名曰伤寒；直中脏腑，名曰中寒。至于内寒，为机体阳气不足，属阳虚证，不入六淫范畴。但内寒与寒邪常相互影响，如阳虚内寒之人易于感受寒邪；而外寒侵入后，常使阳气受损，导致内寒发生。

（一）伤寒

【临床表现】恶寒，发热，无汗，鼻塞，咳嗽，气喘，头痛，身痛，苔薄白，脉浮紧。

【病因病机】伤寒是人体抵抗力降低的情况下，感受外界寒邪，寒袭肌表，腠理闭塞，阳气被遏所致的表寒证。《灵枢·岁露论》曰："寒则皮肤急而腠理闭。"由于寒邪束表，肌腠郁闭，卫阳不得宣发，故见恶寒、发热、无汗等表实证的表现。"肺合皮毛"，皮毛受邪，内舍于肺，肺气宣降失常，故见鼻塞、咳嗽、喘息等肺气不利的症状。

寒性凝滞收引，经气不利，筋脉拘急，气血阻滞不通，不通则痛，故见头痛、身痛等经腧不利的现象。苔薄白，脉浮紧，为寒邪束表之征。

【治疗原则】散寒解表。

（二）中寒

【临床表现】呕吐清水，肠鸣泄泻，脘腹冷痛喜温，其痛多急骤而剧烈，遇冷更甚，或为咳嗽哮喘，咯稀白痰，恶寒肢冷，舌苔白厚，脉弦紧或沉紧。

【病因病机】中寒是指过食生冷，或胸腹部受凉，寒邪直中脏腑，而致内脏气机紊乱的病证。寒邪直中肠胃，以致脾胃气机紊乱，升降失常，故主见呕吐泄泻，腹痛肠鸣等症；阴寒过盛，损伤阳气，寒性凝滞，阻遏气机，故为冷痛喜温，遇冷更甚。若寒邪袭肺，则肺气郁闭，故见咳嗽喘哮，咯痰稀白，恶寒肢冷而不发热，舌苔白厚，脉弦紧或沉紧，均为寒邪在里之征。

【治疗原则】温里散寒。

三、暑淫证

暑性炎热升散，为病必见热象，容易耗气伤津，暑必夹湿，常是暑热与湿象并见。感受暑热较轻的病证，称之为"伤暑"，感受暑热严重的病证，称之为"中暑"。

（一）伤暑

【临床表现】恶热，多汗，心烦，口渴引饮，倦怠乏力，小便短赤，舌红，苔薄黄，脉虚数。

【病因病机】伤暑是夏季感受暑热之邪，汗出过多，耗气伤津的病证。暑为夏令火热之气所化，其性炎热，故暑邪伤人，则见身热、多汗、心烦、尿赤、脉数等热象。暑热灼伤津液，暑病汗出过多亦能伤津，故见口渴、尿短等津液受伤的症状。暑病汗多，气随汗泄，故见倦怠乏力、脉虚等气耗的现象。

【治疗原则】清热解暑。

（二）中暑

【临床表现】轻则精神困倦，头晕胸闷，腹痛，恶心呕吐，恶热，汗出，烦渴；重则发热面赤，大汗不止，口渴气喘；或突然晕倒，神昏痉厥，舌苔干燥，脉细数或散大。

【病因病机】中暑是夏季在烈日或高温环境中劳动过久，感受暑热过重的病证。夏季气候炎热而多湿，由于暑湿内袭，阻遏气机，故见精神困倦、头晕胸闷、腹痛、恶心呕吐、发热汗出、烦渴等热盛津伤、湿阻清阳的现象，是为中暑轻证。中暑重证，常表现有发热面赤、大汗不止、口渴、气喘等暑热伤气的现象；或见突然晕倒，神昏痉厥，舌苔干燥，脉散大等暑热扰闭心神、伤耗气阴的证候。

【治疗原则】急用芳香开窍，醒后用甘寒清热。

四、湿淫证

湿性重浊黏滞，容易阻遏人体阳气，为病缠绵难愈。外来湿邪，侵袭肌表，则为"伤湿"，亦称"表湿"，湿邪侵入脏腑，阻滞于中焦，则成"湿阻"。

（一）伤湿

【临床表现】恶寒，发热，汗出而热不彻，头身酸重，胸闷，口不渴，苔白滑，脉濡缓。

【病因病机】伤湿是指外界湿邪侵袭肌表，出现表证并见湿象的病证。常发生在多雨季节外感病的初期，亦称表湿证。湿邪阻滞肤表，遏制清阳，故见恶寒、发热、汗出等表证，又见汗出而热不彻、头身酸重、胸闷、口不渴，苔白滑，脉濡缓等湿邪困阻的证候。

【治疗原则】发汗祛湿。

（二）冒湿

【临床表现】首如裹，遍体不舒，四肢懈怠，脉来濡弱，湿伤关节，则关节酸痛重着，屈伸不利。

【病因病机】冒湿是冒犯雾露，或感受湿邪，阳气被遏所致。湿在头部，清阳被困，则头重如裹；湿邪弥漫全身，阳气不得敷布，则遍体不舒、四肢懈怠，脉来濡弱，亦为湿邪困遏之征；湿邪侵入关节，气血不畅，故酸痛；湿性重滞，故感受重着，临床称之为"着痹"。

【治疗原则】化浊利湿。

五、燥淫证

燥性干燥，容易伤津伤阴，发病即见燥象。燥邪致病有温燥、凉燥之分，这与秋季气候有偏热偏寒的不同变化相关。

（一）温燥

【临床表现】身热，微恶风寒，头痛少汗，口渴心烦，干咳痰少，甚或痰中带血，皮肤及鼻咽干燥，舌干苔黄，脉浮数。

【病因病机】秋初气候尚热，炎暑未消，气候干燥，燥热迫于肺里，灼伤津液，故见发热、微恶风寒、头痛、少汗等类似风热表证的现象，又见干咳、痰黏量少，皮肤及咽干燥，口渴心烦等燥热伤津的症状。舌干苔黄，脉浮而数，均为燥热之证。

温燥是指初秋感受燥热之邪，出现燥而偏热的证候。多为初秋久旱无雨，气候干燥，燥邪与热邪合而致病，亦见于素体阴虚津亏，又感燥邪的患者。

【治疗原则】轻宣凉润。

（二）凉燥

【临床表现】恶寒重，发热轻，头痛，无汗，咳嗽，喉痒，鼻塞，舌白而干，脉

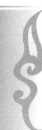

象浮。

【病因病机】凉燥多因深秋气候转凉，燥邪与寒邪合而致病。燥寒袭于肺卫，故见恶寒重、发热轻、头痛、无汗等类似外感风寒表证的现象，又见咳嗽、鼻塞、咽痒舌干、脉浮等肺燥的证候。

【治疗原则】轻宣温润。

六、火热证

火与热同类，都是阳盛之象，故火热常常混称，但火与热仍有所区别，热较轻而火较重，热较静而火易动。温邪与火热同性，火是热之极，温是热之渐。由于温邪也是外感热病的一类致病因素，更近于热，所以，温热也就常常并称。

火、热、温邪，其性燔灼急迫，为病常见全身或局部有显著热象，容易耗伤阴津，使筋脉失于滋润而动风，亦可迫血妄行，导致络脉损伤而出血。

【临床表现】壮热，口渴，面红目赤，心烦，汗出，或烦躁谵妄，衄血，吐血，斑疹，或躁扰发狂，或见痈脓，舌质红绛，脉象洪数或细数。

【病因病机】火热之邪侵入气分，则见壮热、口渴、面红目赤、脉洪数。若邪在气分不解，进入营血，耗血动血，迫血妄行，则吐血、衄血、发斑、发疹；火热壅盛，心肝受灼，则躁扰发狂；火毒壅于血肉之间，积聚不散，则肉腐血败而见痈脓。舌红绛，脉数，是火热深入营血之征象。

【治疗原则】清热泻火解毒。

第二节　辨阴阳虚损证候

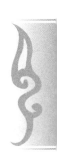

阴阳盛衰辨证，是运用阴阳学说的理论，对阴阳本身的病变，即阴阳的相对平衡遭到破坏所引起的病变现象，进行分析综合，从而判断其所反映的不同证候，然后据证进行治疗的方法。

阴阳盛衰的病变，其所反映的证候，除了在八纲辨证中已作介绍的阴阳偏盛所引起的阳盛则热、阴盛则寒的热证和寒证之外，还有阴阳偏衰所引起的阴虚与阳虚，阴阳暴脱所引起的亡阴与亡阳，以及本虚标实的阴虚阳亢（将在脏腑辨证中讨论）和真寒假热的虚阳浮越（已在八纲辨证的寒热真假中讨论）。

一、阴虚

【临床表现】形体消瘦，口燥咽干，头晕目眩，心悸，失眠，脉细，舌红少苔；甚则五心烦热，潮热，盗汗，颧红，舌红绛，脉细数。

【病因病机】《景岳全书·传忠录》曰："阴虚者，水亏也。"所以，阴虚是阴液亏损，滋养和润泽的作用减弱的证候。

由于阴液不足，滋养和润泽作用减弱，故见形体消瘦、口燥咽干、头晕目眩、心悸、失眠、脉细、舌红少苔等阴虚的表现。阴虚不能制阳，则相对的导致阳气偏盛而生内热，除见阴液不足的虚象外，还有五心烦热、潮热、盗汗、颧红、舌红绛、脉细数等阴不制阳、内生虚热的表现。

【治疗原则】补阴。

二、阳虚

【临床表现】神疲乏力，少气懒言，蜷卧嗜睡，畏寒肢冷，口淡不渴，或渴喜热饮，尿清便溏，或尿少肿胀，面白，舌淡胖，脉沉迟无力等。

【病因病机】《景岳全书·传忠录》曰："阳虚者，火虚也。"所以阳虚是阳气不足，温煦和推动作用减弱的证候。

由于阳气亏虚，温煦、推动作用减弱，故见神疲乏力、少气懒言、蜷卧嗜睡等气虚功能减退的证候。阳虚不能制阴，则相对的导致阴气偏盛而虚寒内生，除见阳气不足的虚象外，还有畏寒肢冷，口淡不渴，尿清便溏，或尿少肿胀，面白，舌淡胖，脉沉迟无力等阳不制阴，寒从中生的表现。

【治疗原则】补阳。

三、亡阴

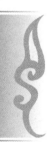

【临床表现】汗热味咸而黏，呼吸短促，身畏热，手足温，躁妄不安，口渴喜冷饮，面色潮红，舌干无津，脉细数疾而按之无力。

【病因病机】亡阴是指体液大量消耗，阴液严重缺损而欲竭的证候。亡阴与亡阳，都是疾病过程中的危重证候。它既可以反映在慢性疾病的最后阶段，也可以在急性病急剧变化时出现。一般来说，热盛之病，或阴虚之体，容易引起亡阴的病变；大量出血，或汗吐泻过度，也多引起亡阴的病变。

由于阴液消耗过度，阴气欲竭，故出现汗热味咸而稠黏，并可见一系列热盛的表现。正如徐灵胎《医学源流论·亡阴亡阳论》所说："亡阴之汗，身畏热，手足温，肌热，汗亦热而味咸，口渴喜凉饮，气粗，脉洪实，此其验也。"但毕竟属虚证，脉洪实者少，多是脉细数疾而按之无力。

【治疗原则】养阴增液，或滋阴固气。

四、亡阳

【临床表现】冷汗淋漓，味淡而微黏，肌肤凉，手足冷，口不渴或喜热饮，呼吸气微，面色苍白，舌淡而润，脉微欲绝。

【病因病机】亡阳是指体内阳气严重衰竭而表现阳气暴脱的证候。一般来说，寒盛之病，或阳虚之体，容易引起亡阳的病变，大汗淋漓，阳随汗泄过度，也容易导致亡阳。

由于阳气耗散过多，故见冷汗淋漓，汗味淡而微黏，并可见一系列虚寒的现象。正如徐灵胎《医学源流论·亡阴亡阳论》所说："亡阳之汗，身反恶寒，手足冷，肌冷，汗冷而味淡微粘，口不渴而喜热饮，气微，脉浮数而空，此其验也。"由于虚阳外越，故脉浮数而空，或脉微欲绝。

【治疗原则】回阳救逆，补气固脱。

第三节　辨气血证候

气血病辨证，就是根据脏象学说中有关气血的理论，针对疾病的临床表现，分析有无气血的病理变化。

气病与血病之间有着密切的关系，一般是气病影响及血者为常见，如气虚而致血虚，气滞而致血瘀等，但血病也可影响于气，如血虚而气乏，血瘀而气滞等。

气病与血病之间，以及气病各证之间，血病各证之间，常有因果、兼并的病理关系存在，因而有气血两虚、气滞血瘀、气虚血瘀、血虚夹瘀等证候，所以临床辨证时应当气血互参，治疗时亦应互相照顾。

一、气的证候

临床常见的气的病证，可概括为气虚、气陷、气滞和气逆。

（一）气虚

【临床表现】少气懒言，神疲乏力，头晕目眩，自汗，活动时诸证加剧，舌淡苔白，脉虚无力。

【病因病机】气虚证，是指脏腑组织功能减退所表现的证候。常由久病体虚，劳累过度，年老体弱等因素引起。本证以全身功能活动低下的表现为辨证要点。人体脏腑组织功能活动的强弱与气的盛衰有密切关系，气盛则功能旺盛，气衰则功能活动减退。由于元气亏虚，脏腑组织功能减退，所以气少懒言，神疲乏力；气虚清阳不升，不能温养头目，则头晕目眩；气虚毛窍疏松，卫外不固，则自汗；劳则耗气，故活动时诸症加剧；气虚无力鼓动血脉，血不上营于舌，而见舌淡苔白；运血无力，故脉象按之无力。

【治疗原则】补气。

（二）气陷

【临床表现】头晕目花，少气倦怠，久痢久泄，腹部有坠胀感，脱肛或子宫脱垂，舌淡苔白，脉弱。

【病因病机】气陷证，是指气虚无力升举而反下陷的证候。多见于气虚证的进一步发展，或劳累用力过度，损伤某一脏器所致。本证以内脏下垂为主要诊断依据。气虚功能减退，故少气倦怠；清阳之气不能升举，所以头晕目花；脾气不健，清阳下陷，则久痢久泄；气陷于下，以致诸脏器失其升举之力，故见腹部坠胀、脱肛，子宫或胃等内脏

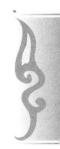

下垂等证候；气虚血不足，则舌淡苔白，脉弱。

【治疗原则】补气升阳。

（三）气滞

【临床表现】胸胁脘腹等处疼痛，时轻时重，疼痛部位不固定，表现为"胀痛""攻痛""串痛"。胸闷、腹胀在嗳气、矢气后减轻。脉弦，舌、苔无显著改变。

【病因病机】气滞是指人体或某一部分、某一脏腑的气机阻滞、运行不畅的证候。所谓"初病在气"，主要是指气滞而言。引起气滞的原因很多，一是精神情志不舒，饮食失调，感受外邪，或用力努伤、闪挫等因素，均能引起气机失调，这是气滞的常见原因；二是痰饮、瘀血、食积等病理产物的阻塞，也可使气的运行发生障碍而致气滞；三是阳气虚弱，运行无力，以致脏腑气机不畅，也可形成气滞。

气的运行发生障碍，不通则痛，故气滞以疼痛、胀闷为其主要临床表现。由于气机阻滞，故疼痛表现为"胀痛""攻痛"及"串痛"性质；由于嗳气、矢气可使气机暂时得到通畅，故胀闷、疼痛缓解；脉弦，为气机阻滞不利，脉气不舒之象。

此外，气机流通发生障碍，由情志不畅引起者，临床常称之为"气郁"。气机阻滞闭塞严重者，则称为"气闭"。

【治疗原则】行气。

（四）气逆

【临床表现】肺气上逆，则见咳嗽喘息；胃气上逆，则见呃逆、嗳气、恶心、呕吐；肝气上逆，则见头痛、眩晕、昏厥、呕血等。

【病因病机】气逆证，是指气机升降失常，逆而向上所引起的证候。临床以肺胃之气上逆和肝气升发太过的病变为多见。本证以症状表现是气机逆而向上为辨证要点。肺气上逆，多因感受外邪或痰浊壅滞，使肺气不得宣发肃降，上逆而发喘咳。胃气上逆，可由寒饮、痰浊、食积等停留于胃，阻滞气机，或外邪犯胃，使胃失和降，上逆而为呃逆、嗳气、恶心、呕吐。肝气上逆，多因郁怒伤肝，肝气升发太过，气火上逆而见头痛、眩晕、昏厥；血随气逆而上涌，可致呕血。

【治疗原则】降气。

二、血的证候

血的病变，临床常见者主要有血虚和血瘀两种。

（一）血虚

【临床表现】面白无华或萎黄，唇色淡白，爪甲苍白，头晕眼花，心悸失眠，手足发麻，妇女经血量少色淡，经期错后或闭经，舌淡苔白，脉细无力。

【病因病机】血虚证，是指血液亏虚，脏腑百脉失养，全身虚弱的证候。血虚证的形成，有禀赋不足；或脾胃虚弱，生化乏源；或各种急慢性出血；或久病不愈；或思虑过度，暗耗阴血；或瘀血阻络新血不生；或因患肠寄生虫病而致。

本证以面色、口唇、爪甲失其血色及全身虚弱为辨证要点。人体脏腑组织，赖血液之濡养，血盛则肌肤红润，体壮身强，血虚则肌肤失养，面唇爪甲舌体皆呈淡白色。血虚脑髓失养，睛目失滋，所以头晕眼花。心主血脉而藏神，血虚心失所养则心悸，神失滋养而失眠。经络失滋致手足发麻，脉道失充则脉细无力。女子以血为用，血液充盈，月经按期而至，血液不足，经血乏源，故经量减少，经色变淡，经期迁延，甚则闭经。血虚之极，或突然大量失血，出现面色苍白、脉微欲绝者，临床常称为"血脱"。

【治疗原则】补血。

（二）血瘀

【临床表现】疼痛如针刺刀割，痛有定处，拒按，常在夜间加剧。肿块在体表者，色呈青紫；在腹内者，质硬按之不移，称为癥积。出血反复不止，色泽紫黯，中夹血块，或大便色黑如柏油。面色黧黑，肌肤甲错，口唇爪甲紫黯，或皮下紫斑，或肤表丝状如缕，或腹部青筋外露，或下肢筋青胀痛等。妇女常见经闭。舌质紫黯，或见瘀斑、瘀点，脉象细涩。

【病因病机】血瘀证，是指因瘀血内阻所引起的一些证候。形成血瘀证的原因有：寒邪凝滞，以致血液瘀阻，或由气滞而引起血瘀；或因气虚推动无力，血液瘀滞；或因外伤及其他原因造成血液流溢脉外，不能及时排出和消散所形成。本证以痛如针刺，痛有定处，拒按，肿块，唇舌爪甲紫黯，脉涩等为辨证要点。由于瘀血阻塞经脉，不通则痛，故疼痛是瘀血证候中最突出的一个症状。瘀血为有形之邪，阻碍气机运行，故疼痛剧烈如针刺，部位固定不移。由于夜间血行较缓，瘀阻加重，故夜间痛甚。积瘀不散而凝结，则可形成肿块，故外部肿块色青紫，内部肿块触之坚硬不消。出血是由于瘀血阻塞络脉，阻碍气血运行，致血涌络破，不循经而外溢。由于所出之血停聚不行，故色紫黯，或已凝结而为血块。瘀血内阻，气血运行不利，肌肤失养，则见面色黧黑，肌肤甲错，口唇、舌体、指甲青紫色暗等体征。瘀血内阻，冲任不通，则为经闭。丝状红缕、青筋显露、脉细涩等，皆为瘀阻脉络，血行受阻之象。舌体紫黯，脉象细涩，则为瘀血之证。

【治疗原则】活血化瘀。

第四节　辨津液证候

津液的病变，是体内津液代谢发生异常，或亏虚损伤，或停聚不化等，而反映于临床的证候，根据脏象学说中有关津液代谢的理论，可以辨出津液病变的不同性质。

津液的病变，可概括为津液不足和水液停聚两个方面。

一、津液不足

津液不足证，是指由于律液亏少，失去其濡润滋养作用所出现的以燥化为特征的证

候。多由燥热灼伤津液，或因汗、吐、下及失血等所致。

【临床表现】皮肤干燥瘦瘪，眼球深陷，咽干唇焦，小便短少，舌燥无津，脉细数无力等。

【病因病机】脱液是因大吐、大泻以及高热大汗等原因，迅速引起津液严重耗损的病变。脱液是津液大量脱失的重证，津液不能充实形体，故见皮肤干燥瘦瘪，眼球凹陷；机体失其濡润，故见咽干唇焦，舌燥少津等症。

【治疗原则】滋阴补液。

二、水液停聚

津液的生成、输布及排泄，与肺、脾、肾关系最为密切。若肺、脾、肾等脏腑的气化功能失常，津液不能正常输布、排泄，便可积聚并转化为水湿之邪。水湿泛滥，就会出现水肿；水湿凝聚，就会出现痰病；水湿停聚在局部，就会出现饮证。所以，水泛、痰凝和饮停，主要是肺脾肾三脏气化功能失常，引起津液的敷布和排泄障碍，形成病理性水液停滞的病变。

（一）水停证

【临床表现】头面、眼睑、四肢、腹部、甚至全身浮肿，或开始眼睑浮肿，继而头面、四肢及全身皆肿，来势迅速，伴恶寒，发热，无汗，苔白，脉浮、濡。或下肢浮肿较甚，按之凹陷没指，神疲肢冷，尿少，便溏，舌淡，脉细弱。

【病因病机】水肿是指某些原因，引起肺脾肾三脏气化功能失调，水道不利，以致水湿潴留，泛滥肌肤，发生浮肿的病证。凡外感风邪、水湿浸淫等因素引起水肿者，多为阳水，往往眼睑先肿，继而头面、四肢皆肿，来势迅速，伴有恶寒、发热、无汗、苔白润、脉浮或濡等肌表闭塞、水湿停聚不行的症状。因饮食劳倦、房事过度等，以致脾肾亏虚而成水肿者，多为阴水。常见全身浮肿，腰以下更甚，按之没指，神疲肢冷，尿少便溏，舌淡，脉细弱等脾肾阳虚而水湿停聚的表现。

【治疗原则】发汗利水或温阳利水。

（二）痰证

【临床表现】咳嗽唾痰，头目眩晕，胸闷呕恶，苔腻，脉滑等。

【病因病机】痰证是由肺脾肾三脏气化功能失调，水不化津，凝聚而成痰浊的病证。由于脾失健运，水不化津，转化为水湿，凝聚而成痰浊。这是痰凝的根源。所以，李时珍说："脾为生痰之源"。肺气宣降失职，则由脾上归于肺的水津不能布散通调，聚而成痰，因而肺就成了痰浊留滞的场所，故李时珍又说："肺为贮痰之器"。肾阳虚衰，蒸化无力，水不化气，亦可凝聚而成痰浊。

咳嗽，唾痰，头目眩晕，胸闷呕恶，苔腻，脉滑，是痰凝的共有症状。临床常见的痰证，按其性质可分为风痰、热痰、湿痰、燥痰、寒痰五种。以痰证兼见风象的为风痰，兼见热象的为热痰，兼见湿象的为湿痰，兼见燥象的为燥痰，兼见寒象的为寒痰。

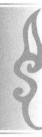

【治疗原则】化痰理气。

（三）饮证

【临床表现】咳嗽气喘，痰多而稀，胸闷心悸，甚或倚息不能平卧，或脘腹痞胀，水声漉漉，泛吐清水，或头晕目眩，小便不利，肢体浮肿，沉重酸困，苔白滑，脉弦。

【病因病机】饮证是指水饮质地清稀，停滞于脏腑组织之间所表现的病证。多由脏腑功能衰退或障碍等原因引起。饮证主要以饮停心肺、胃肠、胸胁、四肢的病变为主。饮停于肺，肺气上逆则见咳嗽气喘，胸闷或喘息不能平卧；水饮凌心，心阳受阻则见心悸；饮停胃肠，气机不畅，则脘腹痞胀，水声漉漉；胃气上逆，则泛吐清水；水饮留滞于四肢肌肤，则肢体浮肿，沉重酸困，小便不利；饮阻清阳，则头晕目眩。饮为阴邪，故苔见白滑，饮阻气机，则脉弦。

【治疗原则】温阳化饮。

第五节　辨情志证候

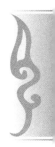

七情，是指喜、怒、忧、思、悲、恐、惊七种情志。当外来的精神刺激过于强烈或持续过久，超过了正常活动范围，便可导致情志内伤病的发生。

七情病证，常与患者个性有关，而人事环境，则为内因。不同的情志变化，对内脏有不同的影响。《素问·阴阳应象大论》指出"喜伤心""怒伤肝""忧伤肺""思伤脾""恐伤肾"。且因五脏之间存在相互依存、相互制约的关系，情志所伤亦可相互影响，故临床见证亦颇复杂。辨证时除详查病因之外，还须细审脏腑见症，则论治有据。

应当特别指出的是，中医学将各种情志活动分属于不同脏腑，因此当情志活动过激，成为致病因素时，首先多伤及所属之脏（即所谓"反伤本脏"），因而其病变证候有一定的规律可循。但是，情志异常对脏腑的损伤，可互通为病，一情可伤多脏，一脏可被多情所伤。这种互通为病，决定了情志损伤病证的复杂多变性，因而七情证候就不一定完全像以下所述的那样单纯、机械，而应灵活辨析。

一、喜证

【临床表现】心神不安，精神涣散，思想不能集中，或语无伦次，哭笑无常，精神错乱，举止失常，甚至痴狂等。

【病因病机】喜为心之志，适度喜乐能使人心情舒畅，精神焕发，营卫调和。但是，喜乐无制，超过正常限度，则心神受伤。"喜伤心""喜则气缓"，过喜伤心，使心气弛缓，心主藏神，神不守舍，故见心神不安，精神涣散，思想不集中等症。暴喜过度，甚至还可能出现语无伦次，哭笑无常，或精神错乱，举止失常，狂躁不安等。

二、怒证

【临床表现】头胀头痛，面红目赤，眩晕，呃逆呕血，腹胀飧泄，甚或神昏暴厥等。

【病因病机】"怒伤肝""怒则气上"，过于愤怒而致肝的疏泄功能失常而呈亢进状态。过于愤怒，大怒不止，怒则气上，肝气升发太过，肝藏血，血随气涌，故见头胀头痛，面红目赤，眩晕；甚则气血并走于上，蒙蔽清窍，而出现神昏暴厥。《素问·生气通天论》曰："大怒则形气绝，而血菀于上，使人薄厥"。肝失条达，横逆犯胃，胃气上逆，则见呃逆、呕血；横逆犯脾，脾失健运，则见腹胀、飧泄等症。《素问·举痛论》曰："怒则气逆，甚则呕血飧泄"。

三、思证

【临床表现】食欲不振，腹胀便溏，形体消瘦，或睡眠不佳，多梦健忘，心悸怔忡等。

【病因病机】"思伤脾""思则气结"，思虑太过、气机郁滞而致脾主运化功能失常。思为脾之志，《灵枢·本神》篇云："因志而存变谓之思，因思而远慕谓之虑"。思虑太过而易致气结不散，正如《素问·举痛论》所说："思则心有所存，神有所归，正气留而不行，故气结矣。"意即过度冥思苦想，易造成志凝神聚的精神状态，久而出现气机郁滞的病理变化，故《诸病源候论·气病诸候》曰："结气病者，忧思所生也；心有所存，神有所止，气留而不行，故结于内。"

四、悲证

【临床表现】面色惨淡，吁叹饮泣，神气不足，萎靡不振，烦热躁乱，情绪抑郁，神疲乏力等。

【病因病机】"悲伤肺""悲则气消"，过度悲哀，忧愁不解，耗伤肺气。悲忧伤肺，肺主气而为娇脏。忧愁不解，肺气闭塞不行，则见情绪抑郁，神疲乏力等。"悲则气消"，过度悲哀，耗伤肺气，意志消沉，故精神萎靡不振，吁叹饮泣。气消而神亦涣散，故面色惨淡而神气不足。《素问·举痛论》曰："悲则心系急，肺布叶举，而上焦不通，营卫不散，热气在中，故气消矣。"心主血属营，肺主气属卫，心肺郁结，最易引起营卫之气不得通利，郁久而化热，则见心神烦热躁乱之症等。

五、恐证

【临床表现】下焦胀满，遗精滑精，二便失禁，或怵惕不安，常欲闭户独处，如人将捕之，或情绪不安，甚至神志错乱，语言举止失常等症状。

【病因病机】"恐伤肾""恐则气下"，恐惧、惊骇伤及人之肾气。恐为肾之志，恐惧、惊骇而伤肾，肾居下焦，主藏精，司二便之开阖，"恐则气下"，则见遗精滑精、二便失禁等肾气不固的症状。惊恐伤肾，肾伤精却，肾经不得上奉，当上者不上，当下者不降，久而上焦闭，上焦闭则气归于下，气不行而见下焦胀满不舒。另一方面，《素问·举痛论》说："惊则心无所倚，神无所归，虑无所定，故气乱矣。"故惊骇所伤，则有怵惕不安，常欲闭户独处，恐人将捕之等心神不宁之症，甚至神志错乱，语言举止失

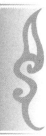

常等症状。

第12章　脏腑辨证

　　脏腑病辨证，是在认识脏腑的生理活动、病理特点的基础上，将疾病所反映的临床症状、体征等，进行综合分析，从而推断疾病所在的脏腑病位及其具体性质的辨证方法。简言之，即以脏腑为纲，对疾病进行辨证。

　　由于脏腑病辨证，全面而系统地讨论了各脏腑病变的证候及治疗，因而是临床诊断疾病（特别是内伤杂病）时的基本方法，为临床各科的辨证基础，是整个辨证体系中的重要组成部分。脏腑病辨证，是八纲辨证中辨"表""里"（主要是里证）病位的深入，它能具体地分辨出病变所在的脏腑位置及其病因病性，从而使治疗有较强的针对性。脏腑病辨证，也是其他有关辨证方法的基础，如六经、卫气营血和三焦辨证，虽然主要是运用于外感病的辨证方法，但其所辨疾病的病位，实际都不可能脱离脏腑，理解了脏腑病理，将有利于其他辨证方法的学习和掌握。

　　脏腑病证，不仅包括脏的病变、腑的病变，各脏腑间亦存在着很多兼夹合并、相互转化等病理关系。脏腑病辨证的内容是极其丰富的，本章所介绍的内容，仅是临床上比较常见的、比较单纯的证候，学习时应该注意掌握要领，知常达变，临床时才能灵活运用。

第一节　心病辨证

　　心的病变主要反映在两个方面，即心脏本身及其主血脉功能的失常、心神的意识思维等精神活动异常。故以心悸、心慌、心痛、心烦、失眠、多梦、健忘、神昏、谵语、癫狂、脉结代或促等为主症者，常是心的病变。由于舌为心之苗，故舌痛、舌疮等，常归属于心的病变。临床所谓"邪入心包"，实际是病邪影响了心神的正常活动；所谓"心移热于小肠"，即出现小便赤涩灼痛等症，亦认为与心有关。

一、心血虚

　　【临床表现】心悸，头晕，健忘，多梦，面色淡白或萎黄，唇舌色淡，脉细无力等。

　　【病因病机】脾气亏虚，生化之源不足，或因失血、劳神等耗伤血液，均可导致心血亏虚。血亏心失所养，故心悸；血不养神，则有健忘、多梦等症；血不上荣于头面，故见头晕、面白、舌淡，血少脉道失充，则脉细无力。

　　【治疗原则】补血养心，常兼以益气。

二、心阴虚

【临床表现】心悸，心烦，失眠，多梦，或见五心烦热，盗汗，颧红，脉细而数，舌红少津等。

【病因病机】因热病伤耗阴津，或是肝肾等他脏阴液亏少，或因劳神太过而暗耗营阴，或因思虑日久而致阴阳失调等，均可形成心阴虚证。

心阴虚的证候，一方面心神不宁的症状突出，另一方面全身有阴虚阳亢的表现。由于心阴亏少，心失濡养，再加虚阳偏亢，扰乱心神，故有心悸、心烦、失眠、多梦等心气不宁、神不守舍的症状。阴液不足，虚火内扰，则可有五心烦热、盗汗、舌红、脉细数等症状。

【治疗原则】滋阴安神。

三、心气虚

【临床表现】心悸，气短，精神疲倦，活动后加重，或有自汗，脉虚，舌淡嫩等。

【病因病机】多因素体虚弱，或久病失养，或年高脏气衰弱等原因所致。心气不足，鼓动乏力，故觉心悸；"动则气耗"，故活动劳累后加重；心气亏虚，不足以运行气血而供养全身，则见气短、神疲，舌质淡嫩，脉搏无力等症。

【治疗原则】补益心气。

四、心阳虚

【临床表现】心悸怔忡，气短，自汗，脉弱或结代，畏冷、肢凉，心胸憋闷而喘，面色及嘴唇暗滞，舌淡紫或淡胖，或见肢体浮肿。甚者可见大汗淋漓，四肢厥冷，口唇青紫，面色苍白，脉微欲绝，神志恍惚乃至昏迷等。

【病因病机】心阳虚一般是由心气虚发展而来，故常有心气虚的临床表现。"阳虚则寒"，故畏冷肢凉明显者，病情已属阳虚。心阳不振，胸中阳气阻痹，故心悸而喘，胸中憋闷，阳气虚弱，不能推行血液，则血行不畅，故见唇舌青紫，"血不利则为水"（《金匮要略》），故可见身肿而喘不得卧。

若心阳虚进一步发展，或因寒邪暴伤阳气，或因瘀痰阻塞心窍，均可导致心阳虚脱，而表现为大汗淋漓、四肢厥冷、面色苍白、脉微欲绝等一派心阳垂微、宗气大泄的证候。

【治疗原则】温补心阳。

五、心火亢盛

【临床表现】心烦，失眠，身热，口渴，尿黄，便结，面赤，口舌赤烂疼痛，舌尖红赤、苔黄、脉数。或兼见小便赤、涩、灼、痛，或见吐血、衄血、尿血，甚或狂躁谵语，神志不清等。

【病因病机】火热之邪内侵，或情志之火内发，或过食辛热，温补之品，均可形成心火亢盛证。《济生方》中对心火亢盛的证候作了比较全面的归纳，曰："心气者……热则心烦神乱，面赤身热，口舌生疮，咽燥头痛，喜笑恐惊，手心烦热，汗出衄血，其脉洪实者，是实热之候。"其中心烦、失眠、舌尖红、脉数等，是心火内炽、扰乱心神的一般证候。舌为心之苗，心之华在面，心火上炎故见口舌生疮而面赤。有心火的一般证候，而兼见小便赤、涩、灼、痛等表现者，古人称之为"心移热于小肠"，其实这是由于火热之邪伤津灼液，使尿液量少质浓而灼热，刺激尿道所致，或者本有膀胱湿热之故。心火炽盛，必然扰乱心神，轻者仅为烦躁、失眠，重者则可见神昏、谵语。心火迫血妄行，除见面赤、舌红、脉数等症外，甚至出现吐血、衄血、尿血等脉络受损而动血的证候。

【治疗原则】清心泻火。

六、痰蒙心神，痰火扰神

【临床表现】神志痴呆，蒙眬昏昧，精神抑郁，表情淡漠，喃喃独语，或神躁不寐，狂越妄动，打人毁物，哭笑不休，或昏仆不省人事而口吐涎沫，喉中痰鸣等。一般有吐痰、苔腻、脉滑以及其他"寒""热"表现。

【病因病机】痰蒙心神，又称痰迷心窍，多因七情所伤，如抑郁、暴怒等，或感受湿浊邪气，阻塞气机，以致气结而痰凝、阻闭心窍所致。若气郁化火，煎熬津液成痰，痰火扰闭心神，或外感温热病中，邪热夹痰内陷心包，则为痰火扰神。

本证常见于癫、狂、痫、中风、外感温热病等病之中。证候的主要特点是神志错乱不清，故其病位在心神（或称心包、心窍），有吐痰、苔腻、脉滑等一般证候，故其病因主要为痰，或者兼有火热之邪。《难经·二十难》说："重阳者狂，重阴者癫"。痰浊属阴，阴主静，心窍为痰浊所阻闭，则神志被遏制，故见神志昏蒙痴呆、神情抑郁、独语不欢而为癫病。由于痰的性质偏寒，故有吐痰色白、苔腻而滑、脉滑或濡、口和不渴等症。

痰火为犯则其性属热，火热属阳而阳主动，痰火搏结，扰乱心神，则多发为狂病，或为神志昏迷等。因系痰热为犯，故所吐之痰当为黄稠，舌苔腻而黄，脉滑而数，并可有心烦、口渴、面赤、气粗、便秘、尿黄等症。

痫病的发作，因有突然昏仆，四肢抽搐，口吐涎沫或喉中痰鸣等特点，故常认为是风痰阻闭心窍所致。在痰的性质上仍须区分其属寒、属热。

【治疗原则】痰蒙心神，痰性偏寒者，治宜温阳涤痰开窍；痰火扰神，痰性偏热者，治宜清心豁痰安神。

七、心血瘀阻

【临床表现】心悸，气短，心胸憋闷或刺痛，疼痛常牵引肩背内臂，时发时止，舌质紫黯或见瘀斑、瘀点，脉细涩或结代。重者暴痛欲绝，口唇青紫，肢厥神昏，脉微欲绝。

【病因病机】本证的主要病理改变是瘀血阻塞心脉。血液凝聚不畅而为瘀的原因，往往与心阳不振，心气不宣，无力温运、推行血液，以致血行不利，或气机郁滞、寒痰凝聚等，阻塞血液的运行而有关。故其证常因劳倦、感寒、情志刺激、痰湿凝结等而诱发或加重。

本证多见于心痛、胸痹等病，心阳不振，瘀血阻痹心脉，故心胸憋闷而刺痛，手少阴经脉循行臂内，故痛引肩背内臂。阳气亏虚，瘀血阻滞，心脉搏动失常，故心悸，气短，脉结代。脉涩，唇舌青紫，或见瘀斑瘀点等，为气滞血瘀之征。

本证之严重者，古称为"真心痛"，如《灵枢·厥病》说："真心痛，手足清至节，心痛甚，旦发夕死，夕发旦死"，说明病情危重，常可引起心阳暴绝。

【治疗原则】通阳化痰；心急暴绝者，急救回阳。

八、瘀阻脑络

【临床表现】头部刺痛或胀痛，头晕，摇头或震动时晕、痛常加重，睡眠不宁，或神志恍惚，甚至神志昏迷，或见手足麻痹，语言不利等。舌质暗或边有瘀点，脉沉细或细涩。

【病因病机】多因头部外伤，或脑生肿物，或中风后瘀阻脑络等所致。由于颅脑受损，或脑络有瘀血阻塞，故头部刺痛或胀痛；瘀血内阻，心神不宁，则见寐差，神志恍惚，甚至昏迷；瘀血阻滞，经气不利，可见手足麻痹、语言不利等症。舌暗或有瘀点、脉涩等，为内有瘀血之征。

【治疗原则】化瘀通窍。

第二节　肺病辨证

肺的病变主要反映在主气司呼吸功能的失常、水液代谢以及卫外功能的失常等方面。其主要症状有咳嗽、喘哮、吐痰、咯血、气短、声嘶或失音、胸痛、胸闷、喉痛、鼻衄、鼻塞流涕等，其中尤以咳嗽、气喘更为常见，因而《素问·藏气法时论》曰："肺病者，喘咳逆气"，《中藏经》亦曰："肺者……虚实寒热皆令喘嗽"。

一、肺气虚

【临床表现】咳嗽无力，动则气短，痰液清稀，声音低怯，神疲乏力；或有自汗，畏风，容易感冒；面色淡白，舌质淡嫩，脉虚或浮而无力。

【病因病机】多因久咳久喘耗伤肺气，或是脾虚生化之源不足，或是肾虚失其摄纳之权，以致肺主气的功能减退。《灵枢·本神》曰："肺气虚则鼻塞不利，少气"。由于肺主气而司呼吸，肺气亏虚，故呼吸气短，咳嗽无力，声音低怯；肺主皮毛，肺气不能宣发卫气于肤表，腠理不密，卫表不固，故见自汗，畏风，容易感冒而鼻塞不利等。气虚而气血不荣，故面白舌淡而脉弱。

【治疗原则】补益肺气。

二、肺阴虚

【临床表现】干咳痰少，或痰黏不易咯出，或痰中带血，口燥咽干，或有声音嘶哑。形体消瘦，甚则午后潮热，五心烦热，盗汗，颧红，舌红少津，脉细而数。

【病因病机】多由久咳久咯，耗伤肺之气阴，或因痨虫袭肺，燥热之邪犯肺，灼烁阴液，或是汗多不固，阴津耗泄等，以致肺之阴液亏虚。肺为娇脏，性喜清肃柔润，肺之阴津不足，则肺失清润之性；阴虚则火旺，虚火灼肺，以致肺热叶焦，肺失肃降，故干咳而痰少，口燥咽干，甚至声音嘶哑；若肺络受损，则可见咳痰带血或咯血。潮热颧红，五心烦热，盗汗，脉数，舌红等，皆是阴虚失养，虚热内蒸之象。

【治疗原则】滋阴润肺，或滋阴降火。

三、风寒束肺

【临床表现】咳嗽气喘，咯痰稀白，喉痒或痛，鼻塞流清涕，恶寒发热，头身痛楚；或为哮喘，或见浮肿少尿；脉浮紧或弦紧，舌苔白。

【病因病机】肺司呼吸，又主皮毛，风寒之邪侵袭皮毛，或内舍于肺，使肺卫失宣，而成本证。风寒外袭，一般均有表证，但因肺可主表，故可称风寒束肺；若表证较肺证突出，则宜称风寒束表；若表证已不明显，可称为寒邪犯肺；若肺本有饮邪内停，而为外感风寒所引动，则称外寒内饮，或称表寒肺饮。

风寒束表，卫阳被遏，故见恶寒发热，头身痛，鼻塞流清涕；肺为娇脏，不耐寒温，一物不容，毫毛必咳，风寒束于肺，则肺失宣降，故咳嗽气喘，肺津不布，则可凝聚而为痰饮；或本有寒饮停肺，而为外感之邪所引动，则见吐痰清稀色白，若痰饮与气相搏，气道不利，则发为哮喘。《素问·水热穴论》认为水肿之形成，"其本在肾，其末在肺"，外邪束肺，使肺气宣降失司，上窍不通，则水道不利，故可见尿少而浮肿。

【治疗原则】宣肺散寒解表。

四、肺热壅盛

【临床表现】咳声洪亮，气喘息粗，吐痰黄稠，发热口渴，胸痛，咽痛，鼻煽气灼，大便秘结，小便短赤；或有微恶风寒，或咳吐脓血腥臭痰；舌红，苔黄，脉数。

【病因病机】多因外感风热之邪，或风寒外感郁而发热，以致热邪迫肺，肺失宣降。表证尚未解时，称风热犯肺；痰稠而多，或吐脓痰腥臭者，为痰热壅肺。

邪热迫肺，肺失清肃，故发热而喘咳，气急息粗，痰黄而稠；热灼津伤，故口渴，尿黄，便秘。肺居胸中，喉为肺之门户，鼻为肺之窍，热邪壅肺，肺系不利，所以胸

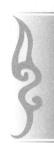

痛、喉痛、鼻煽气灼。若仍有微恶风寒，脉数而浮，是尚有风热表邪未解；若肺热内郁，炼液为痰，痰热交阻，营血被腐而为脓，故吐脓血腥臭痰，是为肺痈之疾。

【治疗原则】清热宣肺，止咳平喘。

五、燥邪犯肺

【临床表现】干咳无痰，或痰黏难咯，咳甚则胸痛，甚或咯血，鼻衄，喉痒，口鼻干燥，肤涩，便结，舌干苔薄而少津，脉浮细。常兼发热，微恶风寒，头痛身楚等。

【病因病机】多因秋令感受外界燥邪，耗伤肺津，或因风湿诸邪伤津化燥而成。燥邪犯肺，津液亏少，肺不得滋润而失清肃，故干咳不止，痰黏难咯，咳伤肺络，则胸痛咯血；燥伤肺津，津液不布，则口鼻皮肤干燥，舌体少津，大便干结。由于系燥邪外袭，肺卫失宣，故常兼发热恶寒、头身疼痛而脉浮等表证。

本证在辨证时，一方面要注意燥的性质是偏温还是偏凉；另一方面要注意与肺阴虚的比较鉴别。

【治疗原则】清肺润燥。

六、痰饮停肺

【临床表现】咳嗽痰多，痰质或稠或稀，色白易咯，胸闷，或见喘哮痰鸣，舌苔白腻或白滑，脉象弦滑或濡缓。

【病因病机】外邪束肺，或肺气亏虚，以致肺不布津，停聚而为痰饮，或因脾失健运，聚湿成痰，上渍于肺，而成痰饮停肺之证。《金匮要略·痰饮咳嗽篇》曰："膈上病痰，满喘咳吐，发为寒热"。痰饮停肺，实质上可分为痰浊阻肺和饮停于肺，而痰、饮的性质均有寒、热的不同。

痰饮阻滞肺气，肺失宣降，故见咳喘胸闷，吐痰量多，其中痰质稠黏者，为痰浊阻肺；痰质稀薄者，为饮停于肺。痰饮阻塞，息道不利，则见哮喘痰鸣。苔腻或苔滑，脉弦滑或濡缓，均为内有痰饮之象。吐痰色白，舌苔白，脉不数，故痰饮的性质偏寒。

【治疗原则】温化痰饮。

第三节　脾病辨证

脾的病变主要表现为饮食运化功能的迟钝，以及因营气亏虚、水湿潴留等而导致的种种病理改变。脾病的基本证候主要有：食少无味，腹胀隐痛，大便溏泄，神疲嗜睡，体倦乏力，脉缓弱等。此外，身体困重、肥胖、肢体痿软，口甜，口腻，带下量多，气短下坠等症，亦常是脾病的特殊症状。

一、脾气亏虚

【临床表现】食少纳呆，脘腹痞胀，食后尤甚，大便溏薄，精神疲乏，肢体倦怠，气短懒言，形体消瘦，面色萎黄，舌淡苔白，脉缓弱。

【病因病机】由于饮食失调，或者劳倦耗损，或因思虑劳神，或是呕泻损伤，或由他脏疾病的影响等，均可导致脾气亏虚而运化失常。

脾主运化，脾气虚则化食磨谷的功能减退，故食少、腹胀、便溏；脾失健运，精微不能输布，营气亏虚，气血生化不足，四肢肌肉及全身得不到营血的充养，故有神疲、乏力、气短、懒言、体瘦、面色萎黄、舌质浅淡、脉缓无力等一系列症状。

【治疗原则】益气健脾。

二、脾气下陷

【临床表现】气短乏力，神疲嗜卧，声低懒言，食少便溏，动则气坠。或见头晕目眩，或为食后脘腹重坠作胀，或是便意频而肛门坠重，甚或脱肛、子宫下垂等。面白舌淡，脉缓弱。

【病因病机】本证多是脾气亏虚的发展，或为其特殊表现形式，也可因素体虚弱，久泄久利，过度劳倦等所致。脾气主升，能升发清阳和升举内脏。脾气不升而下陷，全身失却精微营气之充养，故声低气短，倦怠乏力，脉弱无力；清阳之气不能上升于头面，则为头晕目眩，面白舌淡，神疲思睡；气虚升举无力，内脏无托，故脘腹重坠，便意频数，或见脱肛、子宫下垂；劳则气耗，故动则气短、气坠等症尤甚；食少便溏等，是脾气亏虚的一般表现。

【治疗原则】益气升提。

三、脾不统血

【临床表现】便血肌衄，或妇女月经过多，崩漏，以及其他出血等，同时常兼有脾虚气弱的其他证候，如食少便溏，气短神疲，脉虚舌淡等。

【病因病机】多由病久脾气亏虚，或因劳倦伤脾等所致。"气为血帅，血随气行"，脾为气血生化之源，脾气又有统摄血液运行，而使之不溢出于脉外的功能。中气虚弱，统摄无权，加之脾虚则精微失运，脾虚则生化无源，导致血液生化上的形、质不全，而血液不能自固，从而使血液不能循经脉运行而溢于脉外。血溢肌肤，则见皮下出血；溢于胃肠，是为便血；渗于膀胱，则为尿血。气虚则冲任不固，渐成月经过多，或为崩漏等。

【治疗原则】益气摄血。

四、脾阳虚衰

【临床表现】纳少腹胀，脘腹疼痛而喜温喜按，畏冷肢凉，口淡不渴，大便稀溏；或见肢体浮肿，小便不利，或见带下量多而稀白。舌质淡胖，舌苔白滑，脉沉迟无力。

【病因病机】每由脾胃气虚发展而成，也可因饮食失调，过食生冷或用寒凉药物而损害脾阳，亦可因肾阳不振而导致。脾阳不振，气虚不运，寒从中生，而成脾虚寒证。

脾以阳气为用，脾虚气弱则运化无权，故纳少腹胀，大便溏泄稀薄；脾位于中焦，证属虚寒，故脘腹疼痛而喜温喜按，阳虚无以温煦，所以畏冷而四肢不温。脾虚不能运化水湿，故小便不利；水湿泛溢于肌肤，则肢体浮肿，渗注于下则为白带量多。口淡不渴，舌淡胖，苔白滑，脉沉迟无力等，皆为阳气亏虚，寒湿内停之象。

【治疗原则】温中健脾。

五、寒湿困脾

【临床表现】脘腹胀闷，口腻纳呆，口淡不渴，泛恶欲吐，腹痛溏泄，头重如裹，身体困重，体胖或浮肿，妇女常见白带量多，面色黄晦，舌胖苔白腻或白滑，脉濡缓。

【病因病机】多因过食生冷瓜果，以致寒湿停于中焦，或因阴雨气候、居住潮湿、冒雨涉水，遂使寒湿内侵，或是过食肥甘，中阳被困，以致湿从内生，均可形成寒湿困脾。

章虚谷说："脾气弱则湿自内生，湿盛而脾不健运"，可见脾虚与湿盛之间，是互为因果的。寒湿内生，则湿遏脾阳；而运化失司，升降失常，故脘腹胀闷，泛恶欲吐，腹痛溏泄；湿邪弥漫，阻滞气机，遏制清阳，则见头重如裹，身体困重；湿泛肌肤，则身体肥胖，或为浮肿；湿邪下注，则带下量多，口腻不渴，舌苔滑腻，脉象濡缓等，均为寒湿内困所致。

【治疗原则】化湿温中。

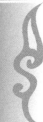

第四节　胃肠病辨证

胃主受纳饮食，腐熟水谷，为"水谷之海"。胃与脾互为表里，胃气宜降，喜润恶燥。胃气对于人体具有重要的生理意义，因而有"人以胃气为本""脾胃为后天之本"等说法。

小肠为"受盛之官"，主化物，泌别清浊，与心互为表里。

大肠为"传导之官"，能吸收水分，传导糟粕，与肺互为表里。

胃肠病辨证包括胃、小肠、大肠病变的辨证分析。

根据胃的生理功能与特性等，胃的病变主要表现为三个方面：一是食欲与消化能力的改变，如不欲食、食后脘胀，或消谷善饥等；二是胃脘部疼痛或痞胀不适；三是呕吐、呃逆、嗳气、恶心等胃气上逆的症状。

小肠、大肠的病变，主要反映为下消化道功能活动的失常，因而其主要表现：一是大便的异常，如便秘、泄泻、便结、便脓血等；二是腹胀、腹痛、肠鸣等腹部的症状。

一、胃阴不足

【临床表现】口舌干燥，饥不欲食，或胃脘嘈杂，痞胀不舒，或见干呕呃逆，或吞咽有哽塞感，大便干结，小便短黄，舌红少津，脉细而数。

【病因病机】多因温热病后，伤耗胃阴，或是呕泻伤津耗液，或因平素喜食煎炒香燥，或温燥之药太过，而暗耗胃阴等，均可使阴液亏少，胃失濡润。

胃之受纳，消化食物，赖胃气与胃之津液的共同作用，以消磨腐熟。胃之津液不足，则胃失濡润，食不得化，故纳少脘痞，嘈杂不适，津亏液少；胃失和降，所以干呕呃逆，或吞食哽塞；阴津不能上承，故口燥舌干；胃燥津伤及肠，肠道失润，故大便干结，小便短黄。舌红少苔，脉细数等，均为阴液亏少的表现。

【治疗原则】滋养胃阴。

二、胃阳气虚

【临床表现】胃脘时痛，喜温喜按，食少脘痞，或得食痛缓，口淡不渴，气短倦怠，或畏冷肢凉，舌质淡嫩或淡胖，脉沉无力。

【病因病机】多由饮食不节，饥饱失常，使胃气亏损，或因呕吐等损伤胃气，或由脾虚及胃，或是久病失养等所致。

胃气亏虚，则受纳腐熟水谷之功能减退，因而食少脘痞，阳气不足，胃失温煦，故胃脘时痛而喜温喜按，气短倦怠、舌淡嫩、脉弱等，是气虚的表现，若尚有畏冷肢凉、舌淡胖等症者，则是胃阳已虚。

【治疗原则】益气温胃。

三、胃寒证

【临床表现】胃脘冷痛，痛势急剧，遇寒加剧，得温则减，脘痞作胀，恶心欲呕，呕后痛缓，口淡不渴，或口泛清水，甚或脘腹部有水声漉漉，呕吐清水，舌苔白滑，脉弦或紧。

【病因病机】多因过食生冷，或脘腹受凉，以致寒凝于胃，或脾胃阳气素亏，复感寒邪等所致。《素问·举痛论》曰："寒气客于肠胃，厥逆上出，故痛而呕也。"寒邪在胃，胃阳被困，故胃脘冷痛；病情属实，故病势急而痛剧；温则寒气散，故得温痛减；寒滞于中，胃失和降而气逆，故脘痞恶心欲呕；阳气迫寒邪外出，故得呕而痛缓；寒伤胃阳，水饮不化而上逆，故口淡不渴而泛清水，若脘腹水声漉漉、呕吐清水，是明显的寒饮停胃证候。舌苔白滑，脉弦或紧，是内有寒饮的表现。

【治疗原则】温胃散寒。

四、胃热证

【临床表现】胃脘灼痛，拒按，渴喜冷饮，或消谷善饥，或见口臭，牙龈肿痛、齿衄，大便秘结，小便短黄，舌红苔黄，脉滑数。

【病因病机】多由邪热犯胃，或情志郁火犯胃，或过食辛辣温热之品，以致胃热火旺，阳气亢盛。《灵枢·师传》曰："胃中热则消谷，令人悬心善饥，脐以上皮热。"热郁

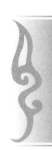

火扰，使胃失和降，故胃脘灼痛而拒按；实火内灼，耗液消谷，故渴欲饮冷，或消谷善饥；火热之邪循经上炎，则见口臭、牙龈肿痛；若灼伤血络，迫血妄行，则见齿衄。便秘尿黄，舌红苔黄，脉滑数等，是火热之邪耗伤津液，迫血妄行的表现。

【治疗原则】清胃泻火。

五、食积胃肠

【临床表现】脘腹痞胀疼痛，厌食，嗳气酸馊，或呕吐酸腐食物，肠鸣矢气，大便不爽，或泻下之物酸腐臭秽，舌苔厚腻，脉滑或沉实。

【病因病机】由于饮食不节，暴饮暴食，以致食积不化，或因脾胃功能本弱，再加饮食不慎而导致。食物停积胃肠，滞塞胃肠气机，故脘腹痞胀疼痛，肠鸣矢气；食积于内，拒于受纳，故厌食；食积化腐，胃气上逆，故嗳气酸馊，呕物酸腐；食浊下趋，则矢气臭如败卵，大便不爽，或泻下之物酸腐臭秽。舌苔厚腻，脉滑或沉实，为实邪内积之象。

【治疗原则】消食导积。

六、胃肠气滞

【临床表现】腹部痞胀疼痛，痛而欲呕或欲泻，泻而不爽，或腹胀痛剧，游走不定，嗳气频作，肠鸣矢气，得之觉舒，亦或胀痛而无肠鸣矢气，苔厚，脉弦。

【病因病机】感受寒邪，饮食不慎，情志失调，虫扰邪积，其他脏腑病变的影响等，都可引起胃肠气机紊乱而为病。

胃肠气机阻塞不舒，故腹部痞胀疼痛；气机不通而上逆，则嗳气欲呕；气机下迫，则欲泻而不爽；嗳气、肠鸣、矢气等，是滞塞之气机暂时通畅的表现，故得之觉舒。若胀痛剧烈而无肠鸣矢气，并有便秘等症者，是肠道气机闭塞的重症。

【治疗原则】理气行滞。

七、寒积肠道

【临床表现】脐腹冷痛，痛势较剧，拒按喜热，腹泻清稀，亦或为便秘、恶寒、肢冷、面白或青，舌苔白滑，脉弦紧或沉紧。

【病因病机】多因腹部感寒，或食生饮冷等，使寒邪内侵，肠道气机紊乱或素有阳气不振，肠胃功能不健，再因感寒等而发作。《素问·举痛论》曰："寒气客于小肠，小肠不得成聚，故后泄腹痛矣"，《灵枢·邪气脏腑病形》曰："大肠病者，肠中切痛而鸣濯濯，冬日重感于寒即泄，当脐而痛，不能久立"。由于寒性凝滞收引，寒邪内侵，肠道气机滞塞，故腹痛剧烈；寒邪阻遏或耗伤阳气，故冷痛喜温，腹泻清稀；阳气被遏，机体失去温煦，则恶寒、肢冷、面白或青。苔白滑，脉弦紧，是实寒内积之证。

【治疗原则】散寒温肠。

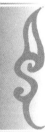

八、肠道湿热

【临床表现】腹痛、暴注下泄，粪如蛋汤，或腹泻不爽，粪质腥臭，黏稠如黄糜，肛门灼热，或腹痛坠胀（里急后重），下痢脓血。身热口渴，或渴不欲饮，小便短黄，舌红，苔黄腻，脉滑数。

【病因病机】多见于夏秋之季，暑湿热邪侵犯肠胃，或因饮食不洁或不节，致使湿热之邪内结肠道。湿热内侵肠道，小肠气机紊乱，泌别功能失常，清浊相干，湿热下迫，故腹痛暴泄，粪如蛋汤；湿热之邪蕴结不解，气机传导不畅，食浊与湿热结聚腐败，故腹痛作泻而不爽，粪质臭秽，黏稠如黄糜；湿热疫毒壅阻，大肠传导失职，湿热伤及气血，气机滞塞，则腹痛坠胀；肠伤血腐，则下赤白脓血；热邪内积，泻泄伤津，故身热口渴而小便短黄。苔黄腻，脉滑数等，表明内有湿热。

【治疗原则】清化肠道湿热。

九、虫积肠道

【临床表现】胃脘嘈杂，腹痛时作时止，贪食，大便排虫，面黄肌瘦，或鼻孔作痒，睡中龂齿，唇内有小白点如粟粒状，或面部有白色虫斑。亦或突发腹痛，按之有条索状块，甚至痛剧而汗出肢厥，呕吐蛔虫。

【病因病机】由于食入不洁的瓜果蔬菜等，虫卵随饮食物入口，在肠道内繁殖滋生。而饮食不节，损伤脾胃，产生湿热，是寄生虫生存繁殖的有利条件。虫居肠道，争食水谷，吮吸精微，故觉嘈杂而贪食；蛔虫扰动，则腹痛时作，虫安则痛止；虫下随便而出，则见排虫；水谷精微被虫吸取，人体气血生成不足，故面黄肌瘦；手阳明大肠经入下齿，环唇口，行面颊，足阳明胃经起于鼻，入上齿，布面颊，虫踞肠道，湿热内蕴，循胃肠经上熏，故龂齿，鼻痒，唇生小点，面生白斑。又蛔虫性喜团聚，又喜钻窜，聚而成团，搏于肠中，阻塞不通，则腹中痛剧而扪之有块；虫体上窜，侵入胃膈、胆道，则脘腹剧痛而呕蛔。

【治疗原则】驱蛔安中。

十、肠燥阴亏

【临床表现】大便秘结干燥，难于排下，常数日一行，口干或臭，或有头晕等症，舌质少津，舌苔黄燥，脉细涩。

【病因病机】外燥、呕泻、久病、温病等耗伤阴液，或是年老而阴血亏少，或因失血、新产、痔疮下血等耗损阴血，均可使体内阴血津液亏虚，大肠失却濡润。大肠液亏，肠道失却濡润，传导失职，故大便燥结难下。大肠腑气不畅，浊气不泄而上干，以致胃失和降，清阳被扰，则口干、口臭、头晕。燥热阴亏，所以脉来细涩，苔黄少津。便结难下只是疾病的现象，本证所含之原因，实际上有津液亏损，阴虚、血虚以及气虚等的不同，辨证论治时，要注意从起因、病程和全身证候等方面加以分辨。

【治疗原则】润肠通便。

第五节　肝胆病辨证

肝的病变范围涉及较广，主要概括肝脏本身、藏血、情志活动、内脏气机、目、筋脉等方面功能活动的失常以及肝经所过部位的病变等。胆的病变一般仅表现于胆的局部证候、胆汁排泄异常以及部分情志方面、胆经所过部位的病变等。

临床上，胁痛、胁胀、胁间积聚、黄疸、口苦、情绪抑郁、胆怯易惊或烦躁易怒、脉弦等，常是肝胆病变的共有表现。许多眼疾，偏头痛或头顶痛，部分月经病，阴部疾患，乳房疾病，眩晕，震颤、抽搐等"内风"证，多属肝的病变。

一、肝气郁结

【临床表现】情志抑郁，闷闷不乐而喜太息，胸闷胁胀，或流窜作痛，不欲饮食，脉弦等。病情常随情志的变化而增减。妇女常见乳房作胀，或见月经不调、痛经等。咽部"梅核气"、颈部瘿瘤、乳房生核、胁部癥块、妇女经闭等的形成，以及气郁而昏厥的发生等，在病理上常与肝气郁结有关。

【病因病机】多因情志郁结不舒，郁怒伤肝，或是其他原因引起肝气失于疏泄、条达所致。肝郁气滞而气机不畅，故胸胁胀闷，或流窜作痛；肝郁而失条达之性，不能调节情志，故情志抑郁不乐而善太息，且病情每因情志不遂而发；肝胆气郁，则内脏气机不调，肝木不能疏土，即不能助脾胃化食和升散精微，故不欲饮食，并见脘腹痞胀。妇女以血为本，肝为女子之先天，肝郁气滞，影响血液运行，气血失和，冲任失调，故常见月经不调、痛经、乳房作胀、甚至经闭等。肝气郁结不解，则全身气机失调，久之则可导致痰湿内生（实质上是肝病及脾之变）、血行瘀滞、气郁化火等病理改变，痰气搏结，阻于咽喉，则感咽中哽塞，如有炙脔，咯之不出，咽之不下，是为"梅核气"；痰气积聚于颈部，则可形成瘿瘤；乳房为肝经所过之处，气滞痰郁，可以结为乳核，气滞则血瘀，气血瘀滞日久，可以形成癥块积于胁下。若因情志等刺激，气郁不解，阻闭气机，则可出现突然身麻肢厥，或手足拘急，昏倒不省人事，胸闷气哽之"气厥"证。

【治疗原则】疏肝解郁。

二、肝胆火盛

【临床表现】胁肋灼痛，口苦口干，或呕吐苦水，急躁狂怒，不寐或噩梦纷纭，或目赤肿痛，或头痛眩晕，或突然耳聋，耳鸣如潮，或吐血衄血，便秘尿黄，面红舌红，苔黄，脉弦数。

【病因病机】由于情志不遂，肝郁化火，或外感火热之邪，以致肝胆气火上逆。火热之邪内扰肝胆，则胁肋灼痛，火性上炎；火热循肝胆之经窜扰清窍，故头痛眩晕、耳聋、耳鸣、口苦、呕吐苦水、目赤肿痛；火邪内扰，神魂不得安宁，故急躁狂怒，噩梦不寐；火伤血络，迫血妄行，则见吐血、衄血；津液被灼，则口干、便秘、尿赤。

【治疗原则】清泻肝胆。

三、肝阳上亢

【临床表现】眩晕耳鸣，头目胀痛，头重脚轻，面赤口苦，急躁易怒，失眠多梦，腰膝酸软，舌红，脉弦有力。

【病因病机】多由情志过急，或因烟酒刺激等，使肝之用阳太过，亢扰于上。肝为刚脏，体阴用阳，若因情志所伤等，致使阴阳失调，则肝阳容易妄动，以致疏泄太过，血不归藏而随气上升，气血并走于上，故面赤舌红，头目胀痛，眩晕耳鸣；亢阳扰乱神志，则急躁易怒，失眠多梦；上盛则下虚，阳亢则阴亏，肝阳过亢则肝肾之阴不足，故感头重脚轻，腰膝酸软。

肝火上炎与肝阳上亢，在证候与病机上相近似，临床较难辨别。一般来说，肝火上炎以目赤肿痛、口苦口渴、尿黄便秘等"火热"症状为主，病程较短，病势较急，阴虚证候不突出，故病情属实。肝阳上亢以头目胀痛、眩晕、头重脚轻等"上亢"症状为主。病程较长，病势略缓，阴虚证候明显，故病情常是上实下虚、虚实夹杂。

【治疗原则】平肝潜阳。

四、肝胆湿热

【临床表现】胁肋胀痛，或胁部痞块，或身目发黄，身热，口苦、纳呆、呕恶，腹胀，大便不调，小便短赤，舌苔黄腻，脉弦数或滑数；或阴部湿疹、灼热瘙痒，或带下黄臭，或睾丸肿胀热痛等。

【病因病机】由于脾湿蕴而化热，或湿热之邪内侵，或嗜酒肥甘，化生湿热，以致湿热蕴结，阻于肝胆。湿热内阻，肝胆疏泄失常，气机郁滞，血行不畅，故胁肋胀痛，或有痞块；湿热熏蒸，胆气上溢则口苦；胆汁不循常道而外溢肌肤，则身目发黄；湿热郁阻，脾胃升降失司，运化失常，故纳呆，呕恶，腹胀，大便不调。肝经循绕阴器，若湿热之邪循经下注，则见阴部湿疹，或睾丸肿胀，或带下黄臭，而外阴灼热瘙痒。

【治疗原则】清利肝胆湿热。

五、寒滞肝脉

【临床表现】少腹牵引阴部冷痛，上连胁肋，或阴器收引，小腹剧痛，或为巅顶冷痛，遇寒则甚，得温痛缓，并见形寒肢冷，呕吐清涎或干呕，舌苔白滑，脉沉紧或弦紧。

【病因病机】主要是感受外寒，肝经寒凝气滞所致，或是素体阳气不足，因外寒而引发。《素问·举痛论》曰："寒气客于厥阴之脉，厥阴之脉者，络阴器，系于肝。寒气客于脉中，则血泣脉急，故胁肋与少腹相引痛矣。"由于寒性凝滞收引，致使气血凝滞；

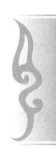

经脉挛急收缩，故上下牵引，猝然作痛；寒为阴邪，阳气被遏而不布，故形寒肢冷，遇寒病增，得热则缓；阴寒凝滞，水饮不化，故呕吐清涎。苔白滑，脉沉而弦紧，是寒盛之象。

【治疗原则】暖肝散寒。

六、胆郁痰扰

【临床表现】烦躁不宁，或胆怯易惊，谋虑不决，胸闷胁胀，善太息，失眠梦多，头晕目眩，口苦呕恶，舌苔黄腻，脉弦滑。

【病因病机】多由情志郁结，气郁化火、生痰，痰热内扰，而胆气不宁。胆为清净之府，痰热内扰，则胆气不宁，故神情烦躁、谋虑不决，夜寐不安；气郁痰阻，胆气不舒，故胸闷胁胀善太息，或胆怯易惊；胆脉络头目，入耳，痰浊上扰，故头晕目眩，或兼耳鸣，呕恶口苦。舌苔黄腻，脉弦滑等，为痰热内阻的表现。

【治疗原则】化痰解郁，清胆和胃。

七、肝阴血虚

【临床表现】头晕眼花，多梦易惊，眼睛干涩，视物模糊，或成雀盲，或有肢体麻木、震颤、痉挛、瘙痒等症；妇女常见月经量少，或质稀色淡，甚或经闭，面色淡白或颧红，舌质浅淡或舌红少津，脉细弱或细数。

【病因病机】阳亢日久，或温热病后，耗损阴液，肾阴不足，水不涵木；脾气亏虚，生血不足；产后、崩漏等，失血过多，均可导致肝之阴血亏虚。肝之阴血亏虚，不能上荣头目，故头晕眼花，两眼干涩，视物模糊，或成雀盲；虚火上扰，或血不养神，则神不安，魂不宁，而见多梦、易惊、失眠等；筋脉肌肤失却阴血的濡养滋润，可见肢体麻木、震颤、痉挛、瘙痒等症；妇女以血为本，月经由血所化，肝血不足，冲任亏虚，则月经量少色淡，甚至经闭。面白、舌淡、脉细弱者，以肝血虚为主；颧红、舌赤、脉细数者，以肝阴虚为主。

【治疗原则】滋阴补血养肝。

八、肝风内动

在疾病过程中出现眩晕、抽搐、震颤等具有"动摇"特点为主的症状，临床称为"动风"。"动风"一般只是病理现象，其病理本质，常是由于机体内在的阴阳失调所致，尤其与肝的关系密切，如《素问·至真要大论》就有"诸风掉眩，皆属于肝"的说法，所以临床常称为"肝风内动"。根据引起肝风内动的原因及虚实性质，一般又可分为肝阳化风、热极生风、阴虚动风、血虚生风四种。

1. 肝阳化风 《临证指南》曰："内风乃身中阳气之变动"，即指肝阳化风而言。由于肝阳亢盛，耗损阴液，或是肝肾阴亏，而致肝阳上亢，从而形成上盛下虚的病理表现。

阳亢于上，阴亏于下，则风自内生，上达巅顶，横窜脉络，除有面红目赤、头痛、烦躁等症外，并有头晕眼花，头重脚轻，肢体麻木，手足蠕动等风动之象。若进而猝然晕仆，口眼㖞斜，舌謇语塞，半身不遂等，则是"暴风骤至"，称为中风。

肝阳化风的治疗，应当平肝潜阳以息风。

2. 热极动风　多见于外感温热病中，由于热邪亢盛，燔灼经络筋脉，热闭心包，而引起肝风内动，故症见高热烦躁、神志昏迷而项背拘挛、两目上翻、手足抽搐者，为热极动风。

3. 阴虚动风　外感热性病后期，阴液耗损；或内伤久病，阴液亏虚，筋脉失养所致手足震颤、蠕动，或肢体抽搐，眩晕耳鸣，并伴有阴虚的表现。肝阴不足，筋脉失养，筋膜挛急，则见手足震颤、蠕动，或肢体抽搐。治疗应当滋阴以息风。

4. 血虚生风　多见于内伤杂病，因久病血虚，或急、慢性失血，而致营血亏虚，筋脉肌肤失养所致眩晕，肢体震颤、麻木，手足屈伸不利，肌肉蠕动，皮肤瘙痒，并伴有血虚的表现。肝血不足，肝在体为筋，爪甲为筋之余，筋失血养，则肢体震颤，手足屈伸不利，肌肉瞤动，治疗应当养血以息风。

第六节　肾与膀胱病辨证

肾的病变主要反映在生长发育生殖功能、水液代谢的异常，脑、脊髓、骨骼以及某些呼吸、听觉、大小便的病变等，亦常与肾有关。膀胱的病变一般只反映为排尿的异常以及尿质的改变。

一、肾阴虚

【临床表现】眩晕耳鸣，失眠健忘，齿松发脱，腰膝酸痛，男子遗精，女子经少经闭，或见崩漏。咽干舌燥、入夜为甚，五心烦热，或潮热盗汗，或骨蒸发热，小便短黄，形体消瘦，午后颧红，舌红少津少苔，脉细数。

【病因病机】多因温热病后期、阳亢日久、虚劳久病、过服温燥之品等，使肾阴亏虚，或因房事不节、情欲妄动，而耗损肾阴所致。肾阴为一身阴液之根本，有滋润形体脏腑，充养脑髓骨骼，抑制阳亢火动等功能。肾阴亏损，则形体脏腑失其滋养，精血髓汁等日益不足，肾阳无制则亢而为害。阴亏而脑髓空虚、骨骼失充，故眩晕、耳鸣、健忘、齿松、发脱，腰膝酸痛；形体、口舌得不到阴液的滋养，故咽干舌燥，形体消瘦，阴虚不能制阳；虚火内扰，则五心烦热，或潮热、盗汗、颧红，甚或骨蒸发热；虚火扰神，则失眠多梦，相火妄动，扰乱精室，故常梦遗；阴液精血亏少，冲任失充，则妇女经行量少，甚或经闭；虚火迫血妄行，亦可导致崩漏。

【治疗原则】滋补肾阴。

二、肾阳虚

【临床表现】面色㿠白或黧黑，形寒肢冷，腰膝以下尤甚，腰痛膝软，男子阳痿、早泄、精冷，妇女宫寒不孕，性欲减退。小便频而清长，夜尿多，舌淡胖，舌苔白，脉沉细无力而两尺尤弱。

【病因病机】多因素体阳虚，或年高命火虚衰，或久病及肾，房劳过度等，以致肾阳亏损。肾阳即命火，为一身阳气之根本，有温煦形体，气化水液，促进生殖发育等功能。肾阳不足，命门火衰，则形体失其温煦而生寒，气化无权而水液代谢失常，不能促进生殖功能减退。

命火为下焦之元阳，肾阳不足故形寒肢冷，腰膝以下尤甚；命门火衰，不能促进性功能，故性欲减退，男子阳痿早泄，女子宫寒不孕；阳气不能气化水液，而水液下趋，故小便清长，夜尿增多；尺脉候肾，故肾阳虚者，尺脉沉细无力。

【治疗原则】温补肾阳。

三、肾虚水泛

【临床表现】畏冷肢凉，小便短少，身体浮肿、腰以下为甚、按之没指，腹部胀满，腰膝冷痛，或见心悸气短，喘咳痰鸣。舌质淡胖，边有齿印，舌苔白滑，脉沉弦。

【病因病机】多因久病伤阳，或素体阳虚，以致命门火衰，不能温化水液，或是肺、脾水液代谢失常，久而伤及肾阳所致。

本证实际上是肾阳虚，而主要表现为水液代谢障碍的病变。《素问·水热穴论》曰："肾者，至阴也，至阴者，盛水也……肾者，胃之关也，关门不利，故聚水而从其类也。上下溢于皮肤，故为胕肿。胕肿者，聚水而生病也。"肾之主水，全赖命火之气化，肾阳虚衰，气化无权，故小便不利而尿少；水液排泄障碍，蓄积体内而泛溢肌肤，故身体浮肿；"水曰润下"，水液不得阳气之蒸腾，势必趋下而腰以下肿甚；阳虚水停，中焦气机不畅，故腹胀满闷；水邪泛滥，抑遏心阳，则见心悸气短；水泛为痰，痰饮停肺，则为咳喘，痰声辘辘。舌胖有齿痕，苔白滑，脉沉弦等，俱为阳虚有水之征。

【治疗原则】温肾利水。

四、精气亏虚

【临床表现】性功能低下，男子精少不育，女子经闭不孕。小儿发育迟缓，身材矮小，智力和动作迟钝，囟门迟闭，骨骼痿软。成人则见早衰，发脱齿摇，耳鸣失聪，健忘恍惚，足痿无力等。

【病因病机】多由禀赋不足，先天元气不充，或由后天失养，久病，房劳等，致使肾精不足。肾精亏少，肾气不足，则性功能低下，男子并见精少不育，女子并见经闭不孕。精亏髓少，无以充养骨髓、脑海，则骨骼失充，脑髓不足，小儿可见五迟五软，成人则为齿松发脱、耳鸣健忘、足痿无力等。

【治疗原则】填精益气补肾。

五、肾气不固

【临床表现】耳鸣，腰痛，膝软，小便频数而清，或尿后余沥不尽，或遗尿，或小便失禁，男子滑精、早泄，女子月经淋漓不尽，或带下清稀而多，或胎动易滑等，或兼畏冷肢凉，舌淡脉弱。

【病因病机】由于年高而肾气衰弱，或因年幼而肾气不充，或是久病而肾气耗损，或因过用滑利之剂而下元不固等所致。《素问·六节脏象论》曰："肾者主蛰，封藏之本"，肾气有固摄下元的作用。肾气亏虚，则失却封藏固摄之权。耳鸣，腰痛、膝软，脉弱等，是肾气亏虚的表现；肾虚膀胱失约，故小便频数而清，尿后余沥不尽，或夜尿频多，甚或遗尿，尿失禁；肾气亏虚，精关不固，则见滑精、早泄，肾虚不能固护冲任，所以月经淋漓不尽，带下清稀，易于滑胎。

【治疗原则】补肾固摄。

六、膀胱湿热

【临床表现】尿急而频，排尿有灼热或涩痛感，小便黄赤或浑浊，或尿血，甚或有砂石。可伴有发热、腰酸胀痛等症，舌苔黄腻，脉滑而数。

【病因病机】多由外感湿热之邪，蕴结膀胱，或饮食不节，湿热内生，下注膀胱所致。湿热蕴结，膀胱气化失常，故小便频数，短涩不利，淋漓不尽；湿热阻滞，下迫尿道，故尿急而排尿灼热、涩痛；湿热伤及阴络则尿血；热灼湿蕴，煎熬尿垢，日久可结成砂石；膀胱与肾互为表里，湿热蕴结膀胱，腑病及脏，影响肾之气化，故见腰酸胀痛。

【治疗原则】清热利湿通淋。

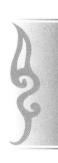

第七节　脏腑合病辨证

人体各脏腑，在生理上是一个有机联系的整体，脏与脏、腑与腑之间，存在着分工协作的关系，脏与腑之间存在着表里相合的关系。因而在发生病变时，各脏腑之间，往往不是孤立无关，而是时常相互影响。脏病及脏，脏病及腑，腑病及腑，腑病及脏，凡两个或两个以上脏器相继或同时发病的，即为脏腑合病。

一般说来，脏腑合病，是两个或两个以上脏器证候的兼并，因此，只要掌握了每一脏器所见证候的特点，对于脏腑合病的辨证，就不会太困难。然而，脏腑合病，实际上并不是两脏病症的简单相加，而是在病理上有内在的相互影响。因此，辨证时应当注意审辨是两脏同时受病，或是尚有先后之分，何脏病变为主，何脏病变为次，其中有无"因""果""生""克"关系等，这样才能明确病理机制，做出恰当的治疗。

一、心肺气虚

【临床表现】心悸咳嗽，气短而喘，动则尤甚，胸闷，吐痰清稀，声音低怯，头晕神疲，自汗乏力，面色淡白，舌质淡嫩，脉细无力。

【病因病机】久病体虚，久咳伤肺，劳倦耗气，脾虚生气之源不足等，致使心肺气虚。由肺吸入的自然界清气和由脾转输而来的谷气，两者结合而为宗气，"宗气积于胸中，出于喉咙，以贯心脉，而行呼吸焉"（《灵枢·邪客》）。心肺的功能活动，皆由宗气所推动，心气虚弱或肺气亏虚，都将形成宗气不足。心主血，肺主气，气以帅血，血以载气，因而心、肺之气虚可相互影响。

宗气不足，则心动乏力，故而心悸，脉细无力；宗气不能推动肺气以行呼吸，则咳嗽，气短而喘，声音低怯；胸阳不振，肺气失宣，可见胸闷而吐痰清稀；心肺气虚，机体缺少气血之供养，故有头晕，神疲，自汗，乏力，面色淡白，舌质淡嫩等症。

【治疗原则】补益宗气。

二、心脾两虚

【临床表现】心悸心慌，失眠多梦，头晕健忘，食欲不振，腹胀便溏，倦怠乏力，或见皮下出血，妇女月经量少色淡，淋漓不尽等，面色萎黄，舌质淡嫩，脉细无力。

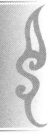

【病因病机】多由病久失调，慢性出血，或思虑过度、劳倦太过等，以致心血耗伤、脾气受损所致。心主血而藏神，脾主运化而为后天之本。脾气亏虚，则生血不足、统摄无权，可致心血亏耗，思虑劳神，耗伤心血，也要影响脾的运化与统血功能，故而形成心脾气血两虚证。

心血亏虚，心气乏力，心失血养，血不养神，故心悸心慌，失眠多梦，头晕健忘；脾气亏虚，运化迟钝，故食少、腹胀、便溏；机体失气血之充养，则倦怠乏力，面色萎黄不华，舌淡脉弱。若脾虚失于统摄，则血行脉外，可见各种出血、月经淋漓等，血虚亦可致冲脉失充，而为月经量少色淡。

【治疗原则】补益心脾。

三、脾肺气虚

【临床表现】食欲不振，腹胀便溏，久咳不止，气短而喘，声低懒言，或吐痰多而稀白，或见面浮肢肿，倦怠乏力，舌淡，苔白滑，脉细无力。

【病因病机】多因久咳伤肺，气不布津，影响于脾，或因饮食不节，损伤脾气，痰湿内生，不能输精于肺所致。脾为生气之源，肺为主气之枢。《素问·经脉别论》曰："脾气散精，上归于肺"，脾虚失运，精气不能上输于肺，肺因之而虚损，明·周慎斋说："肺为五脏华盖，统摄诸气，运行不息"，若肺气失于宣降，则脾因之而呆滞，脾肺之气均不足，则水津无以散布，而痰湿由之内生。故脾肺同病，可以表现为肺脾气虚而主气司呼吸，运化水谷的功能减退，或是脾失健运、痰湿中阻，肺失宣肃、水津不布的病变。

肺虚不足以息，故气短而喘，声音低怯；脾虚运化迟钝，则食少，腹胀、便溏；脾不运湿，气不行水，则水湿泛滥，故面浮足肿；痰湿内生，停聚于肺，肺失肃降，故咳喘而痰多清稀。

【治疗原则】补脾益肺。

四、脾胃虚寒

【临床表现】食少纳呆，口淡不渴，脘腹痞胀、食后为甚，时觉脘腹疼痛，喜温喜按，或时吐清水，大便溏薄，气短乏力，畏冷肢凉，面色萎黄不华，舌淡胖，舌苔白，脉缓弱。

【病因病机】多因饮食失调，劳倦太过，或因吐泻等损伤脾胃，亦可由其他脏器的病变影响而成。脾与胃互为表里，在生理、病理上密切相关。脾主运化，胃主受纳，脾气主升，胃气宜降，脾喜燥恶湿，胃喜润恶燥，共同对饮食物起消化、吸收、输布的作用。当脾胃发生病变时，常互相影响，脾失健运，往往胃的受纳、腐熟功能亦减退，胃失和降，亦常致脾的运化功能不及。

脾胃功能减退，故食少纳呆，食后脘腹痞胀，大便溏泻；中焦阳气不振，温煦无能，故脘腹时觉隐痛而喜温喜按；脾胃亏虚，生化无源，则有气短，乏力，神疲，脉弱等症；阳虚生寒，湿饮内停，故有畏冷肢凉，时吐清水，舌淡胖，舌苔白等症。

【治疗原则】益气温中。

五、脾胃湿热

【临床表现】脘腹痞闷，呕恶厌食，渴不多饮，肢体困重，便溏不爽，小便短赤不利，或身热起伏，汗出热不解，或面目肌肤发黄，舌红苔黄腻，脉濡数或滑数。

【病因病机】多由感受湿热之邪，或饮食不节，过食肥甘酒酪，酿成湿热，内蕴脾胃所致。薛生白《湿热病篇》曰："湿热病属阳明太阴经者居多"。由于湿热之邪蕴结中焦，脾胃受纳运化之功能障碍，升降失常，故脘腹痞闷，呕恶厌食；热遏湿中，湿阻热外，互结不解，故渴不多饮，身热起伏，不为汗解；湿热交阻而下迫，故大便溏而不爽，小便短赤不利；脾胃湿热熏蒸肝胆，肝胆气机受阻，胆液逆而外泄，则面目肌肤发黄。舌红苔黄腻，脉滑数或濡数，均为湿热之象。

【治疗原则】清热化湿和中。

六、肝胃、肝脾不和

【临床表现】胁肋、脘腹胀满，流窜作痛，情志抑郁不乐，善太息，或烦躁易怒，病情常随情志改变而变化；纳食减少，呃逆嗳气，吞酸嘈杂，腹胀便溏，或溏结不调，或肠鸣矢气，腹痛欲泻；苔白或薄黄，脉弦或弦缓。

【病因病机】多由情志不舒，郁怒伤肝，肝气横逆而犯脾胃，或由饮食劳倦，损伤

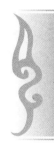

脾胃，中气不健，而致肝脾、肝胃不和。肝主疏泄，分泌胆汁，能助脾胃腐熟水谷、升散精微，肝又能舒畅气机，关系脾胃之健运，若肝失条达，则横逆而影响脾胃之功能。脾虚失运，胃气失和，升降失常，亦能影响于肝，使肝失疏泄，气机受阻，以致形成肝郁脾虚，肝气犯胃等病理。

肝气郁滞，经气不利，脾胃失健，气机不畅，故胁肋、脘腹胀满，流窜疼痛；肝失条达，情志不舒，故郁闷不乐，或烦躁易怒，情志不遂，则肝气不和，故病情随情志而改变。肝气疏泄失常，横而犯胃，使胃失和降，故有呃逆嗳气、吞酸嘈杂等症；肝气不调，脾失健运，肝脾不和，故见食少、腹胀，便溏，或大便溏结不调，或时有腹痛肠鸣欲泻等。

【治疗原则】肝胃不和，宜疏肝和胃；肝脾不和，宜疏肝健脾。

七、肝火犯肺

【临床表现】胸胁灼痛，急躁易怒，头晕目赤，烦热口苦，咳嗽阵作，甚则咳血，舌红苔薄黄，脉弦数。

【病因病机】多因情志郁结，或邪热蕴结肝经，郁而化火，上犯于肺所致。肝气升发，肺性肃降，升降相因，则气机调畅。若肝气升发太过，气郁化火而亢逆上行，影响及肺，使肺失清肃，便形成"木火刑金"的肝火犯肺证。

肝经火郁，故胁肋灼痛；郁火内积，肝失条达柔和之性，故急躁易怒；肝火上炎，熏灼于肺，则肺失清肃，故咳嗽发作，胸部灼痛，若火热内灼，咳伤肺络，则见咳血；肝火炎上，故烦热口渴，头晕目赤。

【治疗原则】泻肝清肺。

八、心肾不交

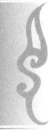

【临床表现】心烦不眠，惊悸多梦，头晕，健忘，耳鸣，腰膝酸软，时有梦遗，咽干，尿黄，便结，或见潮热盗汗，舌红苔薄黄少津，脉细数。

【病因病机】多由思虑劳神太过，或思虑不遂，情志化火，致心阳偏亢，耗损肾阴，或是房事不节，虚劳久病等，以致肾精亏损，虚阳偏亢，扰乱心神。《素问·生气通天论》曰："阴平阳秘，精神乃治"，生理上心阳下降于肾，以温肾水，肾阴上济于心，以制心火，心肾相交，则水火既济。若肾阴不足，不能上滋心阴，则心阳偏亢，或是心火亢于上，而内耗阴精，以致肾阴亏于下。心肾之阴阳水火，失去协调既济的关系，从而形成心肾不交的病理改变。

肾阴亏少，心阳偏亢，虚火内扰，则心神不安，故虚烦失眠，惊悸多梦；阴精不足，则耳目失养，骨髓不充，故头晕，健忘，耳鸣，腰酸，膝软；阴不敛阳，相火偏旺，扰乱精室，故时有梦遗；虚火内扰，阴液耗伤，则见口干，盗汗，潮热，尿黄，便结，脉细数等症。

【治疗原则】滋阴降火，交通心肾。

九、肺肾阴虚

【临床表现】咳嗽痰少，或痰中带血，口燥咽干，或声音嘶哑，腰膝酸软，或有骨蒸潮热，盗汗颧红，男子遗精，女子月经不调。舌红少苔，脉细数。

【病因病机】多因燥热，痨虫等，耗伤肺阴，或久咳久咯，肺阴亏损，而病久及肾，或因房劳太过，阴精亏少，阴液不能上承，或虚火灼肺，从而形成肺肾阴虚证。肺喜清润，能敷布津液，肾之阴精为一身阴液之根本，肺肾之阴津互相滋助。若肺肾阴液亏虚，则机体失其濡养而燥热内生，故肺失清肃而气逆，肾阴不能敛阳而火动，是为肺肾阴虚的病理特点。

阴虚肺燥，津不上承，肺失清润，故干咳少痰，口燥咽干，甚或音哑；虚火内扰，灼伤肺络，故见咳血或痰中带血；阴虚生内热，髓亏骨失充养，则骨蒸潮热、颧红盗汗，腰膝酸软；阴精不足，虚火内扰，故男子可见遗精，女子可为经少经闭，亦可为月经量多。

【治疗原则】滋补肺肾。

十、肾不纳气

【临床表现】呼多吸少，喘促气短，动则尤甚，声音低怯，咳吐白痰，腰膝酸软，或溺随咳出，或疲乏自汗，或畏冷肢凉，面白唇暗，舌淡苔白，脉弱而数。抑或咽干，口燥，颧红，躁扰不宁，脉细而数。

【病因病机】多由久病咳喘，耗伤肺气，病久及肾，以致肺肾气虚。肺司呼吸，肾主纳气，肺为气之主，肾为气之根。故肺肾气虚的病变，常表现为呼吸气息的异常。因其病本已经及肾，肾虚而摄纳无权，故称"肾不纳气"。肾不纳气以气虚为主，一般偏于阳虚，但亦有偏于阴虚而为气阴不足者。

肺肾气虚，气不归元，肾失摄纳，故呼多吸少，气短喘促，动则尤甚；肺气亏虚，津液不得敷布，则聚而为痰饮，痰饮停肺，故见咳嗽吐痰；肺虚则宗气亦微、卫表不固，故声音低怯，常自汗出；肾气不固，膀胱失约，则尿随咳出，或余沥不尽。若兼见畏冷肢凉，面白唇暗，脉弱而数者，为气虚而偏阳虚，系阳气失却温煦，推动乏力，若兼见颧红、咽干、躁扰不宁，脉细而数者，为气虚而兼阴液亏少，以致阴不敛阳。

【治疗原则】补肾纳气。

十一、脾肾阳虚

【临床表现】形寒肢冷，面色㿠白，腰膝或少腹冷痛，久泻久痢不止，或下利清谷，五更泄泻，完谷不化，或面浮肢肿，小便不利，甚则腹胀水臌。舌质淡胖或淡嫩，舌苔白滑，脉弱或沉迟无力。

【病因病机】多因病久耗伤阳气，如水邪久踞，肾阳虚衰而不能温养脾土，或为久泻久痢，脾阳衰微而病损及肾，终则脾肾阳气俱衰。

脾为后天之本，肾为先天之本，脾肾之阳气互相资助，共同温煦机体。脾主运化，赖命火助其腐熟，肾主水液，亦须脾阳之健运以为之转输。故脾肾阳虚，其证候主要表现为阴寒内盛，运化失职，水液停聚等。

脾肾阳虚，则阴寒内盛，阴寒阻滞阳气，机体失其温煦，故形寒肢冷，面色㿠白，少腹腰膝冷痛；脾阳不振，又不得命火之助，则运化迟钝；水谷不得腐熟，故下利清冷，或完谷不化，五更泄泻；脾阳虚不能运化水湿，命门火衰而不能气化水液，则水湿内停，泛溢肌肤，而见小便不利、肢体浮肿、腹胀水臌等症。

【治疗原则】温补脾肾。

十二、肝肾阴虚

【临床表现】头晕目眩，失眠健忘，耳鸣如蝉，口燥咽干，胁痛，腰膝酸软，五心烦热，颧红盗汗，男子遗精，女子月经量少，舌红少苔，脉细而数。

【病因病机】多由房事不节，肾之阴精耗损，以致肝阴随之亏虚，或因情志内伤，肝阳过亢，久则耗阴，肝阴不足而下及肾阴，或是温热病久，肝肾阴液被劫夺所致。

肝肾同源，肝阴与肾阴互相滋长，盛则同盛，衰则同衰。肾阴不足则水不荣木，因而肝阴亦亏；肝阴不足，则下及肾阴，以致肾阴亦虚。阴虚则阳亢，故肝肾阴虚证以阴液亏少，虚阳偏亢为病变特点。

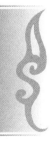

肝肾阴液亏虚，不能上荣头目，故头晕，目眩，耳鸣，健忘；阴亏而虚阳偏亢，虚火内扰，则见失眠，五心烦热，颧红盗汗等症；肝失滋养，则胁痛隐隐；阴精亏少，则腰膝酸软；虚火扰动精室，则见遗精；阴亏冲任空虚，故月经量少。

【治疗原则】滋补肝肾。

另外，中医辨证还包括六经辨证、卫气营血辨证及三焦辨证等，这些辨证方法详见于《伤寒论》《金匮要略》等著作，在此我们仅作简要介绍。

1. 六经辨证　六经是指太阳、阳明、少阳、太阴、少阴、厥阴经脉而言。六经辨证则是一种辨证纲领，它将外感疾病中错综复杂的证候表现，划分为太阳病、阳明病、少阳病、太阴病、少阴病、厥阴病六个类型，并以此解释疾病部位、证候性质、邪正盛衰、传变规律以及立法处方等问题。手足三阴三阳经脉及其络属脏腑是六经辨证的物质基础。

一般来说，三阳病属表，三阴病属里。三阳病多热证、实证，三阴证多寒证、虚证。三阳病治疗，当以祛邪为主；三阴病治疗，当以扶正为先。

在六经辨证中，六种类型病证关系并非彼此孤立，而是相互联系，相互传变的。病变由太阳→阳明→少阳→太阴→少阴→厥阴的发展演变，反映了邪气由表入里，由阳入阴，正气渐衰的过程。

在六经病证的传变中，循三阳三阴顺序而传者，称之为循经传，不循此顺序而传者，称越经传。表里相合两经的病证互相传变者，称表里传。疾病初起即见三阴病证者，称之为直中。一经病证未罢，又见它经病证者，称并病。二经病证同时出现者，称为合病。六经病证基础上，又有它证表现者，称为兼证。六经病证转变为其他病证者，叫做变证。误治伤正，病情恶化者，称为坏证。

六经病证的传变，往往与正气的盛衰、邪气的强弱、治疗护理是否得当、患者体质偏差以及疾病种类等因素有关。

2. **卫气营血辨证**　是外感温热病的辨证纲领，也是外感温热病证候分类的一种方法，是清代叶桂在《内经》理论的指导下，总结前人及自己的经验而创立的一种辨证方法，他把温病的产生、发展、演变过程，划分为卫分、气分、营分和血分四个阶段，用来说明温病证候浅深轻重和传变规律。

一般来说，卫气营血辨证中，邪在卫分、气分者病情轻浅，邪入营分、血分者，病情深重。温病的传变有顺传和逆传两种，由卫分到气分，进而发展到营分、血分者，为顺传；卫分证直接陷入营分证者，为逆传。

由于温病病情复杂多变，卫、气、营、血四个阶段并非截然分开。因此，在临床上往往有不同阶段的证候相互交织错杂的表现，如卫气同病、气血两燔等。

脏腑经络是卫气营血辨证的物质基础。卫分证病变多涉及肺卫皮毛，气分证病变多影响胸膈、肺肠、脾胃、胆等脏腑组织，营分证候多关系到心与心包络，血分证病变多耗损肝肾阴血。

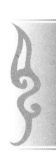

3. **三焦辨证**　自清代医家吴鞠通的《温病条辨》以上、中、下三焦论述温病的证治以来，三焦辨证就成为温病辨证的方法之一。这是依据《内经》关于三焦所属部位的概念，在《伤寒论》及叶天士卫气营血辨证的基础上，结合温病传变规律的特点而总结出来的，着重阐述了三焦所属脏腑在温病过程中的病理变化、证候特点及其传变的规律。

三焦辨证是在阐述上、中、下三焦所属脏腑病理变化及其证候的基础上，同时也说明了温病初、中、末三个不同的阶段。三焦辨证认为：温病一般始于上焦手太阴肺，然后传入中焦脾胃，最后终于下焦肝肾。但是，由于温病有风温、春温、暑温、湿温、秋燥、伏暑、瘟疫等不同种类，因此，它们的发病和传变规律不尽相同。如暑温初起，即可表现为中焦病证。此外，三焦病证亦可以相兼互见，如湿温初起，多上、中二焦同时发病。

在三焦辨证中，邪在上焦主要表现为手太阴肺经和手厥阴心包经的病变；病在中焦则表现为脾胃功能障碍的证候；邪入下焦，主要反映出足厥阴肝和足少阴肾的病变。上、中二焦病变，多属实证；下焦病变，多为虚证。

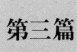

第三篇

中药学入门

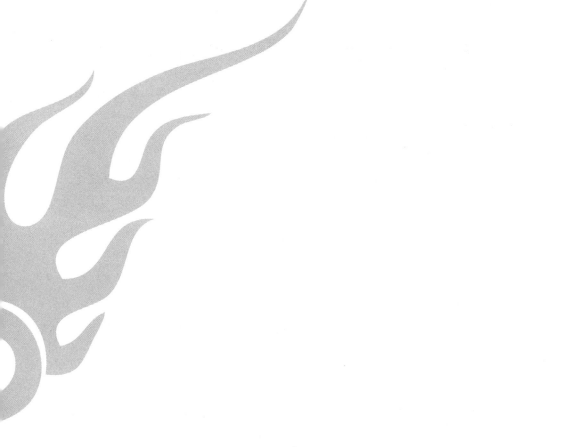

第13章　中药基础知识

第一节　中药的产地与采集

道地药材，又称地道药材，是在一定地域气候作用下产生的药材，是优质纯真药材的专用名词。它是指历史悠久、产地适宜、品种优良、产量宏丰、炮制考究、疗效突出、带有地域特点的药材。

中药的采收时节和方法对确保药物的质量有着密切的关联。因为动、植物在其生长发育的不同时期，药用部分所含有效及有害成分各不相同，因此药物的疗效和毒性反应也往往有较大的差异，故药材的采收必须在适当的时间。

全草：大多数在植物枝叶茂盛、花朵初开时采集，从根以上割取地上部分。

叶类：通常在花蕾将放或正盛开的时候采集，此时叶片茂盛、性味完壮、药力雄厚。

花、花粉：花类药材，一般采收未开放的花蕾或刚开放的花朵，以免香味散失、花瓣散落而影响质量。

果实、种子：果实类药物，如青皮、枳实、覆盆子、乌梅等，未成熟时采收；种子，完全成熟后采集。

根、根茎：一般以秋末或春初（即二月、八月）采收为佳，"春宁宜早，秋宁宜晚"（《本草纲目》）。

树皮、根皮：通常在春、夏时节植物生产旺盛，植物体内浆液充沛时采集。

动物昆虫类药材，为保证药效也必须根据生长活动季节采集，矿物药材全年皆可采收，不拘时间，择优采选即可。

第二节　中药的性能

（一）四气

1. 定义　四气就是寒热温凉四种不同的药性，又称四性。它反映了药物对人体阴阳盛衰、寒热变化的作用倾向。

2. 属性　寒凉属阴，温热属阳。

3. 来源　以效定性。

4. 作用　寒凉药分别具有清热泻火、凉血解毒、滋阴除蒸、泻热通便、清热利尿、清化热痰、清心开窍、凉肝息风等作用；而温热药则分别具有温里散寒、暖肝散结、补火助阳、温阳利水、温经通络、回阳救逆等作用。

（二）五味

1. 定义　五味是指药物有酸、苦、甘、辛、咸五种不同的味道，有些还具有淡味或涩味，因而实际上不止五种。但是，五味是最基本的五种滋味，所以仍然称为五味。

2. 属性　《内经》云："辛甘淡属阳，酸苦咸属阴"。《洪范》谓："酸味属木、苦味属辛、甘味属土、辛味属金、咸味属水"。

3. 作用　《素问·藏气法时论》指出："辛散、酸收、甘缓、苦坚、咸软。"这是对五味作用的最早概括。

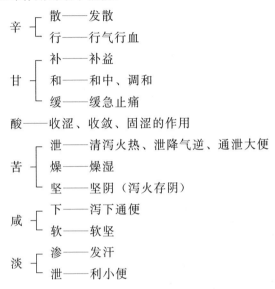

辛 ┬ 散——发散
　 └ 行——行气行血

甘 ┬ 补——补益
　 ├ 和——和中、调和
　 └ 缓——缓急止痛

酸——收涩、收敛、固涩的作用

苦 ┬ 泄——清泻火热、泄降气逆、通泄大便
　 ├ 燥——燥湿
　 └ 坚——坚阴（泻火存阴）

咸 ┬ 下——泻下通便
　 └ 软——软坚

淡 ┬ 渗——发汗
　 └ 泄——利小便

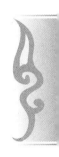

第三节　升降浮沉

1. 定义　升降浮沉是药物对人体作用的不同趋向性。升，即上升提举，趋向于上；降，即下达降逆，趋向于下；浮，即向外发散，趋向于外；沉，即向内收敛，趋向于内。升降浮沉也就是指药物对机体有向上、向下、向外、向内四种不同作用趋向。

2. 属性　按阴阳属性区分，则升浮属阳，沉降属阴。

3. 影响药物升降浮沉的因素

（1）内因

①四气五味：凡味属辛、甘，气属温、热的药物，大都是升浮药；凡味属苦、酸、咸，性属寒、凉的药物，大都是沉降药。

②药物的升降浮沉与药物的质地轻重有关：一般来说，花、叶、皮、枝等质轻的药物大多为升浮药，而种子、果实、矿物、贝壳及质重者大多都是沉降药。某些药也有特殊性，有"诸花皆升，旋覆独降；诸子皆降，苍耳独升"之说。

（2）外因

①炮制：如有些药物酒制则升，姜炒散，醋炒收敛，盐炒下行。

②配伍：有些药物药性上行，当与大队沉降药物同用时，不升反降或先升后降，如济川煎与升麻葛根汤中的升麻。

第四节　归　经

1. 定义　归经是指药物对于机体某部分的选择性作用，即某药对某些脏腑经络有特殊的亲和作用。

2. 依据

（1）五味入五脏：味辛、色白入肺；味苦、色赤入心、小肠经等。

（2）五色入五脏：黄色入脾、白色入肺、黑色入肾、红色入心、青色入肝。

（3）取类比象：连翘像心而入心经清心降火。

（4）以效定归经：佩兰芳香醒脾胃入脾胃经。

3. 作用

（1）掌握归经便于临床辨证用药。

（2）掌握归经理论还有助于区别功效相似的药物。

（3）运用归经理论指导临床用药，还要依据脏腑经络相关学说，注意脏腑病变相互影响，恰当选择用药。

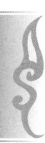

第五节　毒　性

1. 毒性的概念　古代毒性的概念：古代药物毒性的含义较广，既认为毒药是药物的总称，毒性是药物的偏性，又认为毒性是药物副作用大小的标志。

中药的副作用有别于毒性作用。副作用是指在常用剂量时出现与治疗需要无关的不适反应，一般比较轻微，对机体危害不大，停药后可自行消失。此外，中药副作用还有一定的相对性。

2. 中药毒性分级　当今《中华人民共和国药典》采用大毒、有毒、小毒三类分类方法，是目前通行的分类方法。

3. 对中药毒性的认识　正确对待中药的毒性，是安全用药的保证，这里包含如何总体评估中药的毒性，如何正确看待文献记载及如何正确看待临床报告。

4. 中药中毒的主要原因　一是剂量过大；二是误服伪品；三是炮制不当；四是制剂服法不当；五是配伍不当。此外，药不对证、自行服药、乳母用药及个体差异也是引起中毒的原因。

第14章 解表药

• **定义**

凡以发散表邪，治疗表证为主的药，称解表药，又叫发表药。

• **药性特点**

本类药物大多辛散轻扬，主入肺、膀胱经。

• **功效**

（1）"其在皮者，汗而发之"。

（2）部分解表药兼能利水消肿、止咳平喘、透疹、止痛、消疮等。

• **分类及其适应证**

发散风寒药（辛温解表药）——外感风寒初起。

发散风热药（辛凉解表药）——外感风热、温邪上受于上焦卫分。

第一节　发散风寒药

1. **麻黄**　呈细长圆柱形，少分枝，表面淡绿色或黄绿色，有纵棱线纹，内髓部红棕色——朱芯麻黄。气微香、味微苦涩。麻黄作为一种传统中药材，至今已有四千多年的应用历史。汉代《神农本草经》中就已提到并将其列为中品。

麻黄茎枝、根均可入药。麻黄茎枝性味辛、苦，温，入肺、膀胱经，主要有发汗、平喘、利水、祛风作用，可治风寒感冒、发热恶寒、无汗、百日咳、支气管炎、支气管哮喘、大叶性肺炎、麻疹初期透发不畅、风疹身痒及风水浮肿、小便不利等疾病。麻黄根性味甘、涩，平，归心、肺经，可治疗自汗、盗汗。麻黄的药用种类主要是草麻黄、木贼麻黄、中麻黄。从麻黄提炼出的麻黄碱、伪麻黄碱、甲基麻黄碱、甲基伪麻黄碱、去甲基麻黄碱、去甲基伪麻黄碱、麻黄定碱等开始应用于医药方面。现代医药已证明：麻黄碱有平喘、升高血压、收缩血管等作用。伪麻黄碱有升压利尿作用，与麻黄碱相似，对横纹肌有兴奋作用。麻黄定碱能降低血压，增加离体豚鼠子宫的收缩及离体兔肠的蠕动。麻黄挥发油在体外试验时对流感病毒有抑制作用，同时对高热的动物有降温作用。

用量：2～9g。发汗解表宜生用，止咳平喘多炙用。生用、蜜炙或捣绒用。

本品发汗宣肺力强，忌过汗、误汗。

2. **桂枝**　为樟科植物肉桂的干燥嫩枝。春、夏二季采收，除去叶，晒干，或切片晒干。主产于广西、广东、云南等地。呈长圆柱形，多分枝，表面棕色至红棕色，有纵棱线、细皱纹及小疙瘩状的叶痕、枝痕、芽痕，皮孔点状或点状椭圆形。质硬而脆，易折断。断面皮部红棕色，木部黄白色至浅黄棕色，髓部略呈方形。有特异香气，味甜、微辛，皮部味较浓。

桂枝性味辛、甘，温，归心、肺、膀胱经。具有发汗解肌、温通经脉、助阳化气、平冲降气的功效。用于风寒感冒，脘腹冷痛，血寒经闭，关节痹痛，痰饮，水肿，心悸，奔豚。进入夏季，肉桂便成了卤料中的"香饽饽"。但同时，在购买肉桂时发现，周围的一些朋友、甚至是商贩都将肉桂与桂枝混为一谈。难道肉桂就是桂枝吗？其实不然。肉桂和桂枝虽同属于肉桂树的产物，但在中药里，由于各自的药用部位不同，其性味功能主治与临床应用也不尽相同，故不能混为一谈。所谓肉桂，是指将其树皮去除最外层栓皮后的树干皮，中医将其形象称为"肉桂"。而桂枝入药，则仅取其带木质心的嫩枝。中医学认为，二者虽均味辛、甘，均能助阳散寒、温经通脉、止痛，均可治脘腹冷痛、风寒湿痹、阳虚水肿以及经寒血滞引起的痛经、经闭、月经不调等证。但肉桂性热，归心、肝、肾、脾经，力强而功专走里，宜用于治阳衰与里寒重证，如补命门火、治寒疝腹痛等。而桂枝则性温，归心、肺、膀胱经，力缓而既走表又走里，治阳衰与里寒轻证宜用，又能发汗解表，治风寒感冒有汗或无汗。

用量：3～9g。

本品辛温助热，易伤阴动血，凡温热病及阴虚阳盛、血热妄行、孕妇等慎用。

3. 紫苏　为唇形科植物紫苏的干燥地上部分，又名赤苏、红苏、香苏。全草名全苏，我国南北均产。紫苏的果实、叶片和茎干燥后分别称苏子、苏叶和苏梗，均作药用。

紫苏性味辛，温，归肺、脾经。具有解肺表、化脾湿的功效，可用于治疗风寒感冒，脾胃气滞，胸闷呕吐。紫苏味辛能行，能行气以宽中除胀，和胃止呕，兼有理气安胎之功；还能解鱼蟹毒。苏子具润肺、下气、消痰的功能；苏叶和苏梗药效同全苏，但苏梗还有安胎的作用。紫苏既可入药，生品亦是餐桌上的调味品。

用量：3～9g。

4. 生姜　为双子叶植物药姜科植物姜的鲜根茎。全国著名的生姜品种有广州的疏轮大肉姜、密轮细肉姜、湖北的枣阳生姜、贵州遵义的白姜、云南玉溪的生姜、陕西汉中的黄姜、四川的犍为姜和东北的丹东姜。

生姜性味辛，温，入肺、胃经。具有发表、散寒、止呕、化痰的功效。用于治感冒风寒，呕吐，痰饮，喘咳，胀满，泄泻；解半夏、天南星及鱼蟹、鸟兽肉毒。除此以外，还可作香料和药材。姜有健胃、除湿、祛寒的作用，在医药上是良好的发汗剂和解毒剂。煨姜，辛苦，大热，有温胃散寒的作用。

用量：3～9g。

阴虚内热者忌服。

5. 荆芥　为唇形科植物荆芥的干燥地上部分。夏、秋二季花开到顶、穗绿时采割，除去杂质，晒干。体轻，质脆，断面类白色。小坚果棕黑色。

荆芥性味辛，微温，归肺、肝经。能够解表散风，用于风寒感冒出现的头痛、肢体酸痛。偏于风热者，每与金银花、连翘、柴胡等药配伍，宣透在表的邪气，治疗麻疹不透、疮疡初起及各种皮肤类疾病。炒炭后其性味由辛温变为苦涩平和，长于理血止血，可用于吐血、衄血、便血、崩漏等多种出血证。发表透疹消疮宜生用；止血宜炒用。荆芥穗更长于祛风。

用量：4.5～9g，不宜久煎。

6. 防风　为伞形科植物防风的干燥根，别名关防风、东防风，以根入药。此外，防风叶、防风花也可供药用。主产黑龙江、吉林、辽宁、河北、山东、内蒙古等省区。东北产的防风为道地药材，素有"关防风"之称。防风根圆柱形或长圆锥形，表面灰棕色，有纵槽，并有横向皮孔及点状根痕；根头部密集环节，上有棕褐色毛状残存叶基；体轻质松，断面不平坦，皮部深棕色，有裂隙、木部浅黄色。气特异，味微甘。含挥发油及甘露醇。

防风性味辛、甘，微温，质润，归膀胱、肝、脾经。具有解表祛风、胜湿、止痉的功效。治疗外感风寒引起的感冒头痛，风湿停留阻滞关节出现的痹痛、四肢拘挛，风邪外袭皮表的风湿瘙痒等病候。荆芥同防风均味辛性微温，温而不燥，长于发表散风，对于外感表证，无论是风寒感冒还是风热感冒两者均可使用。同时，两者也都可用于风疹瘙痒。但荆芥质轻透散，发汗之力较防风为强，又能透疹、消疮、止血。防风质松而润，祛风之力较强，为"风药之润剂""治风之通用药"，又能胜湿、止痛、止痉。

用量：3～9g。

7. 羌活　为伞形科植物羌活或宽叶羌活的干燥根茎及根。春、秋二季采挖，除去泥土及须根，晒干或烘干。羌活为多年生草本，野生于海拔1700～4500m的林缘及灌丛中，分布于陕西、甘肃、青海、四川、云南等省。表面棕褐色，节间有稀、密之分，体轻，质脆，断面不平整，多裂隙，皮部黄棕色，油润，木部黄白色，射线明显。气香，味微苦而辛。本品质量以根茎粗壮、全体环节紧密、形似蚕状、气清香纯正者为佳。

本品性味辛、苦，温，质燥，归膀胱、肾经。本品辛温发散，气味雄烈，善于升散发表，有较强的解表散寒、祛风胜湿、止痛之功，用于风寒袭于足太阳经的感冒头痛（脑后痛）；风寒湿侵袭全身出现的关节痹痛、肩背酸痛，尤以上半身风寒湿痹、肩背肢节疼痛者为多用。

用量：3～9g。

8. 白芷　为伞形科植物白芷或杭白芷的干燥根。夏、秋间叶黄时采挖，除去须根及泥沙，晒干或低温干燥。本品呈长圆锥形，表面灰棕色或黄棕色，根头部钝四棱形或近圆形，具纵皱纹、支根痕及皮孔样的横向突起，有的排列成四纵行；顶端有凹陷的茎痕；质坚实，断面白色或灰白色，粉性，形成层环棕色，近方形或近圆形，皮部散有多数棕色油点。气芳香，味辛、微苦。主产于浙江、湖北、辽宁等地。

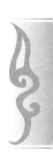

本品性味辛，温，归胃、大肠、肺经。主要功用为解表散寒，祛风止痛，通鼻窍，燥湿止带，消肿排脓。用于外感风寒出现的头痛（前额）、鼻塞。本品芳香通达可以祛风止痛。用于疮疡肿痛者，未溃能消散，已溃能排脓。还可以运用于寒湿带下和寒凝气滞血瘀引起的痛经。

用量：3～9g。

9. 细辛　本品为马兜铃科植物北细辛、汉城细辛或华细辛的干燥全草。卷缩成团，多为须根或根茎，有的残留有叶、花或果，夏季果熟期或初秋采挖，除去泥沙，阴干生用。辽细辛根细、色灰黄、叶色绿，味辛辣麻舌以根茎为重，是东北的道地药材之一。含挥发油，挥发油的主要成分是甲基丁香油酚。

本品性味辛，温，有小毒，归肺、肾、心经。具有温经散寒、通诸窍之功效。治疗风寒感冒，既入肺经散在表之风寒，又入肾经而除在里之寒邪；治疗风冷牙痛，煎汤含漱；治疗风湿头痛和关节痹痛；为治鼻渊之良药，宜与白芷、苍耳子、辛夷等散风寒、通鼻窍药配伍；治疗肺寒咳喘，外能发散风寒，内能温肺化饮。

用量：煎服，1～3g；散剂每次服 0.5～1g。

阴虚阳亢头痛，肺燥伤阴干咳者忌用。不宜与藜芦同用。

第二节　发散风热药

1. 薄荷　薄荷亦称苏薄荷、鱼香草，唇形科薄荷属，可作药用亦可作食用。薄荷是散风解热药，它所含的薄荷油，是药用的有效成分。

薄荷在中医药中用途甚广，以茎、叶入药，性寒，味辛，归肺、肝经。具有解表、散风热的功能。主治外感发热、头痛、目赤、咽喉肿痛。用茎、叶煎汤熏洗，可治各种皮肤湿疹、漆疹。炎热夏日，薄荷药膳，如薄荷豆腐荷叶汤、薄荷鸡丝汤等，可谓防暑降温佳品。此外，本品芳香辟秽，兼能化湿和中。

用量：3～6g，宜后下。薄荷叶长于发汗解表，薄荷梗偏于行气和中。

本品芳香辛散，发汗耗气，故体虚多汗者不宜使用。

2. 牛蒡子　为菊科植物牛蒡的干燥成熟果实。生用或炒用，用时捣碎。本品富油性，无臭，味苦后微辛而稍麻舌。

本品性味辛、苦，寒，归肺、胃经。具有疏散风热，透疹利咽，解毒散肿的功效。用于风热感冒，咽喉肿痛。本品辛散苦泄，寒能清热，故有疏散风热，宣肺利咽之效。①用于麻疹不透。本品清泄透散，能疏散风热，透泄热毒而促使疹子透发。②用于痈肿疮毒，痄腮喉痹。本品辛苦性寒，于升浮之中又有清降之性，能外散风热，内泄其毒，有清热解毒，消肿利咽之效，且性偏滑利，兼可通利二便，故可用治风热外袭，火毒内结，痈肿疮毒。本品配瓜蒌、连翘、天花粉、青皮等同用，又可用治肝郁化火，胃热壅络之乳痈证。本品配玄参、黄芩、黄连、板蓝根等同用，还可用治瘟毒发颐、痄腮喉痹等热毒之证。

用量：6～12g。炒用可使其苦寒及滑肠之性略减。

本品性寒，滑肠通便，气虚便溏者慎用。

3. 蝉蜕 为蝉科昆虫黑蚱的若虫羽化时脱落的皮壳。夏、秋二季收集，除去泥沙，晒干。蝉蜕略呈椭圆形而弯曲，表面黄棕色，半透明，有光泽。胸部背面呈十字形裂开，裂口向内卷曲，脊背两旁具小翅 2 对；腹面有足 3 对，被黄棕色细毛。腹部钝圆，共 9 节。体轻，中空，易碎。无臭，味淡。

本品性味苦，寒，归肺、肝经。主要功能为散风除热，利咽，透疹，退翳，解痉。用于风热感冒，温病初起，咽痛音哑；麻疹不透，风疹瘙痒。本品入肝经，善疏散肝经风热而有明目退翳之功；治疗急慢惊风，破伤风证。此外，本品还常用以治疗小儿夜啼不安。

用量：3～10g，或单味研末冲服。一般病证用量宜小；止痉则需大量。

孕妇当慎用。

4. 桑叶 为桑科植物桑的干燥叶。需在霜降后收集。生用或蜜炙用。

本品性味甘、苦，寒，质润，归肺、肝经。具有疏散风热、凉肝润肺的功效。用于风热感冒，温病初起；肺热、燥热咳嗽。若肝热引起的头昏、头痛，本品亦可与菊花、石决明、夏枯草等清肝药同用。此外，本品尚能凉血止血。外用煎水洗眼。桑叶蜜制能增强润肺止咳的作用，故肺燥咳嗽多用蜜制桑叶。

用量：5～9g。

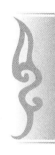

5. 菊花 为菊科植物菊的干燥头状花序。生用。可把药菊分成 4 大类，即白菊花、滁菊花、贡菊花和杭菊花四类。在每一类里则根据原产地取名。在白菊花类里，以产安徽亳县的亳菊品质最佳，其次如河南武陟的怀菊，四川中江的川菊，河北安国的祁菊，浙江德清的德菊等。以亳菊和滁菊品质最优。

本品性味辛、甘、苦，微寒，归肺、肝经。具有疏散风热、清肝明目的功效。用于风热感冒、温病初起、肝阳上亢、肝经热盛、热极动风等证。本品辛散苦泄，微寒清热，入肝经，既能疏散肝经风热，又能清泄肝热以明目。黄菊和野菊花还可治疗疮痈肿毒。

用量：5～9g。疏散风热宜用黄菊花，平肝、清肝明目宜用白菊花。

6. 蔓荆子 为马鞭草科植物单叶蔓荆干燥带宿萼的成熟果实。生用或炒用。气特异而芳香，味淡、微辛。质量以干燥、粒大饱满、气芳香、无杂质霉变者为佳。

本品性味辛、苦，微寒，归膀胱、肝、胃经。有疏散风热、清利头目的功效。本品辛能散风，微寒清热，轻浮上行，解表之力较弱，偏于清利头目、疏散头面之邪。用于风热感冒，头昏头痛；还治疗中气不足，清阳不升，耳鸣耳聋。此外，取本品祛风止痛之功，也可用治风湿痹痛。

用量：6～12g。

7. 葛根　为豆科植物野葛或甘葛藤的干燥根。生用，或煨用。野葛多趁鲜切成厚片或小块，干燥；甘葛藤习称"粉葛"，多除去外皮，用硫黄熏后，稍干，截段或再纵切两半，干燥。生用，或煨用。体重，质硬，富粉性。

本品性味甘、辛，凉，质润，归脾、胃经。具有发表解肌、升阳透疹、清热生津的功效。用于表证发热，项背强痛。本品甘辛性凉，轻扬升散，具有发汗解表，解肌退热之功。外感表证发热，无论风寒与风热，均可选用。甘凉，于清热之中，又能鼓舞脾胃清阳之气上升，而有生津止渴之功。其升提之功对于热泄、热痢甚佳。

用量：9～15g。解肌退热、透疹、生津宜生用，升阳止泻宜煨用。

8. 柴胡　为伞形科植物柴胡或狭叶柴胡的干燥根。按性状不同，分别习称"北柴胡"及"南柴胡"。春、秋二季采挖，除去茎叶及泥沙，干燥。北柴胡呈圆柱形或长圆锥形；根头膨大，表面黑褐色或浅棕色，具纵皱纹、支根痕及皮孔；质硬而韧，不易折断，气微香，味微苦。南柴胡根较细，圆锥形，顶端有多数细毛状枯叶纤维，下部多不分枝或稍分枝；表面红棕色或黑棕色，靠近根头处多具紧密环纹；质稍软，易折断，不显纤维性；具败油气。

本品性味苦，微寒，归肝、胆经。具有疏散退热、疏肝、升阳的功效。用于表证发热、寒热往来及少阳证。本品辛行苦泄，性善调达肝气、疏肝解郁，可用于治疗胸胁胀痛，月经不调；升阳举陷，可用于治疗气虚下陷，脏器脱垂。此外，本品还可退热截疟，又为治疗疟疾寒热的常用药。南柴胡偏于疏理肝气，北柴胡重于清热。

用量：3～9g。解表退热宜生用，且用量宜稍重；疏肝解郁宜醋炙，升阳可生用或酒炙，其用量均宜稍轻。

柴胡其性升散，古人有"柴胡劫肝阴"之说，阴虚阳亢、肝风内动、阴虚火旺及气机上逆者忌用或慎用。

第29日

第15章　清热药

- **定义**

凡以清解里热、治疗里热证为主要作用的药物，称为清热药。

- **药性特点**

本类药物药性寒凉，沉降入里。

- **功效**

《内经》所谓"热者寒之"，《神农本草经》所谓"疗热以寒药"。

- **分类及其适应证**

根据清热药的功效及其主治证的差异，可将其分为五类：

清热泻火药——气分实热证
清热燥湿药——湿热证
清热凉血药——血分实热证
清热解毒药——热毒证
清虚热药——虚热证

第一节　清热泻火药

1. **石膏**　为硫酸盐类矿物硬石膏，主要含水硫酸钙（$CaSO_4 \cdot 2H_2O$）。全年均可采挖。采挖后，除去泥沙及杂石。本品为纤维状的集合体，呈长块状、板块状或不规则块状。白色、灰白色或淡黄色，有的半透明。体重，质软，纵断面具绢丝样光泽。无臭，味淡。

本品性味甘、辛，大寒，归肺、胃经。生用，清宣降润肺胃（气分）；煅用，凉涩清热燥湿。临床中多取生石膏以清热泻火，除烦止渴，用于温热病气分实热证的高热烦渴，是清泻肺胃气分实热之要药。清散肺热，治疗喘咳证；清泻胃火，治疗牙痛、头痛、消渴证。煅石膏可以治疗溃疡不敛、湿疹瘙痒、水火烫伤、外伤出血，有敛疮生肌、止血等作用。

用量：煎汤，15～60g（大剂量150～240g）。

打碎先煎；或入丸、散。外用适量，煅研细末，撒或调敷。

虚寒证禁服，脾胃虚弱及血虚、阴虚发热者慎服。

2. **知母**　为百合科植物知母的干燥根茎。春、秋二季采挖，除去须根及泥土，晒干，习称"毛知母"；除去外皮，晒干，称"知母肉"；或盐水炙用。知母生于山地、干燥丘陵或草原地带，主产于河北。本品呈长条状，微弯曲，略扁，偶有分枝，一端有浅黄色的茎叶残痕。质硬，易折断，断面黄白色。气微，味微甜、略苦，嚼之带黏性。

本品性味苦、甘，寒。质润，归肺、胃、肾经。具有清热泻火（肺肾）、生津润燥的功效。用于热病烦渴。本品味苦甘而性寒质润，苦寒能清热泻火除烦，甘寒质润能生津润燥止渴。本品主入肺经而长于泻肺热、润肺燥，用治肺热燥咳，常配贝母治疗肺热燥咳；兼入肾经而能滋肾阴、泻肾火、退骨蒸。与黄柏相须为用，治疗内热津伤所致的消渴、便秘。

用量：6～12g。

3. **芦根**　为禾本科植物芦苇的新鲜或干燥根茎。鲜用，或切后晒干用。体轻，质坚硬，不易折断，气微，味微苦而涩。

本品性寒，味甘，归肺、胃经。具有清热生津、除烦、止呕、利尿的功效。①用于热病烦渴，本品性味甘寒，既能清透肺胃气分实热，又能生津止渴除烦；②清胃热而止呕逆；③清肺化痰治疗肺热咳嗽、肺痈吐脓；④清热利尿而治热淋涩痛。芦根为芦苇的根茎，苇茎为芦苇的嫩茎。二者出自同一种植物，功效相近。但芦根长于生津止渴，苇

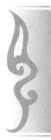

茎长于清透肺热，略有侧重。药市中多无苇茎供应，可以芦根代之。

用量：干品 15～30g；鲜品加倍，或捣汁用。

脾胃虚寒者忌服。

4. 天花粉　为葫芦科植物栝楼的干燥根。秋、冬二季采挖，洗净，除去外皮，切段或纵剖成瓣，干燥。此外，双边栝楼的质量虽然稍差，但产量较大，也是主要来源之一。本品以身干、块大、筋少、色白、粉足、质坚、细腻者为佳。

本品性味甘、微苦，微寒，归肺、胃经。具有清热生津、消肿排脓的功效。用于热病烦渴。本品甘寒，既能清肺胃二经实热，又能生津止渴，可用于治疗肺热燥咳。本品既能泻火以清肺热，又能生津以润肺燥，可用于治疗内热消渴，本品既能清热泻火而解毒，又能消肿排脓以疗疮，未成脓者可使消散，脓已成者可溃疮排脓。

用量：10～15g。

反乌头。

5. 栀子　为茜草科植物栀子的干燥成熟果实。生用、炒焦或炒炭用。霜降后采摘红黄色成熟果实，分布于南方各省，主产于湖南、江西、四川等省。此外，江苏、浙江、安徽、广西、云南、贵州、河南等省也产。栀子呈卵圆形或椭圆形，表面红黄色或棕红色，具 6 条翅状纵棱，棱间有 1 条明显的纵脉纹，并有分枝。浙江省加工生产的栀子形圆、个小、色红，素有"小红栀"或"红栀子"之称，调供全国及出口。质量以色红、圆形、饱满者为佳。

栀子为常用中药。性味苦，寒，归心、肝、肺、三焦经。具有泻火除烦、清热利尿、凉血解毒的功效。用于热病心烦、黄疸尿赤、血淋涩痛、血热吐衄、目赤肿痛、火毒疮疡；调醋外敷治扭挫伤痛。焦栀子入血分以凉血止血，用于血热吐衄、尿血、崩漏。栀子泻热是使三焦热邪随小便下行而解。

用量：6～12g。

6. 夏枯草　为唇形科植物夏枯草的干燥果穗。夏季果穗呈棕红色时采收，除去杂质，晒干。本品呈棒状，略扁，淡棕色至棕红色，外表面有白毛。每一苞片内有 3 朵花，花冠多已脱落，宿萼二唇形，内有 4 枚小坚果，卵圆形，棕色，尖端有白色突起。体轻，气微，味淡。

本品性味辛、苦，寒，归肝、胆经。具有清火明目、散结消肿的功效。用于治疗肝经外感风热或内生郁热引起的目赤肿痛、目珠夜痛、头痛眩晕。夏枯草还有很好的散结消肿的作用，治疗瘰疬、乳痈、瘿瘤等疾病。还有一定的降压作用。

用量：9～15g。

7. 决明子　为豆科植物决明或小决明的干燥成熟种子。秋季采收成熟果实，晒干，打下种子，除去杂质。生用，或炒用。本品略呈菱方形或短圆柱形，两端平行倾斜，表面绿棕色或暗棕色，平滑有光泽；一端较平坦，另端斜尖，质坚硬，不易破碎；种皮薄。气微，味微苦。

本品性味苦，微寒，归肝、肾、大肠经。具有清热明目、润肠通便的功效。①用于目赤肿痛、羞明多泪、青盲内障等症。目赤肿痛，羞明多泪等症，系肝火上扰，或风热上壅头目所致。决明子既能清泄肝胆郁火，又能疏散风热，为治目赤肿痛要药。风热者，常与蝉蜕、菊花等同用；肝火者，常配龙胆草、黄芩、夏枯草等同用；青盲内障，多由肝肾不足所引起。决明子清肝而明目，常与补养肝肾药（如沙苑蒺藜、女贞子、枸杞子、生地黄等）同用，以治青盲内障。②用于治疗大便燥结。近年来临床上又用于高血压病而呈现肝阳上扰、头晕目眩等证候者，常与钩藤、生牡蛎等同用。

用量：10～15g。用于润肠通便，不宜久煎。

气虚便溏者不宜用。

第二节　清热燥湿药

1. 黄芩　为唇形科植物黄芩的干燥根。春、秋二季采挖，除去须根及泥沙，晒后撞去粗皮，晒干。生用、酒炙或炒炭用。本品呈圆锥形，扭曲，表面棕黄色或深黄色，质硬而脆，易折断，断面黄色，中间红棕色；老根中心枯朽状或中空，呈暗棕色或棕黑色。气微，味苦。

本品性味苦，寒，归肺、胆、脾、大肠、小肠经。具有清热燥湿、泻火解毒、止血、安胎的功效。用于湿温、暑湿、胸闷呕恶，湿热痞满、黄疸泻痢。本品性味苦寒，功能清热燥湿，善清肺、胃、胆及大肠之湿热，尤长于清中上焦湿热。可治大肠湿热之泄泻、痢疾，肺热咳嗽、高热烦渴。本品能清热泻火以凉血止血，清热泻火解毒治疗痈肿疮毒，清热安胎治疗胞宫有热引起的胎动不安。

用量：3～9g。

清热多生用，安胎多炒用，清上焦热可酒炙用，止血可炒炭用。

2. 黄连　为毛茛科植物黄连、三角叶黄连和云连的干燥根茎。秋季采挖，除去须根及泥沙，晒干或烘干，撞去残留须根，生用或清炒、姜汁炙、酒炙、吴茱萸水炙用。本品以条粗壮、无毛须、金黄色者为佳。

本品性味苦，寒，质燥，归心、脾、胃、胆、大肠经。黄连为常用中药，性寒、味苦。具有清热燥湿、泻火解毒之功效。用于湿热痞满、呕吐、泻痢、黄疸、高热神昏、心火亢盛、心烦不寐、血热吐衄、目赤吞酸、牙痛、消渴、痈肿疔疮。本品具有敛疮生肌的作用，外用可治疗湿疹、湿疮、耳道流脓。酒黄连善清上焦火热；姜黄连善清胃和胃止呕；萸黄连善舒肝和胃止呕。

用量：3～9g。

本品大苦大寒，过服久服易伤脾胃，脾胃虚寒者忌用；苦燥易伤阴津，阴虚津伤者慎用。

3. 黄柏　为芸香科植物黄皮树或黄檗的干燥树皮。前者习称"川黄柏"，后者习称

"关黄柏"。生用或盐水炙、炒炭用。本品以片张大、鲜黄色、无栓皮者为佳。

本品性味苦，寒，归肾、膀胱、大肠经。具有清热燥湿、泻火解毒、退虚热的功效。用于湿热阻滞出现的泻痢、黄疸、带下、热淋、脚气、骨蒸劳热、盗汗、遗精、疮疡肿毒、湿疹瘙痒等证候。盐黄柏滋阴降火，常配伍知母，用于阴虚火旺、盗汗骨蒸。

用量：3～9g。

苦寒之药，易伤脾胃，脾胃虚寒者忌用。

4. 龙胆草　为龙胆科植物龙胆、条叶龙胆、三花龙胆的干燥根及根茎。前三种习称"龙胆"，后一种习称"坚龙胆"。生用。龙胆草为东北的道地药材，行销全国，颇负盛名。

本品性味苦，寒，归肝、胆经。具有清泻肝胆实热（湿热火毒）的功效。用于湿热黄疸、阴肿阴痒、带下、湿疹瘙痒。本品苦寒，清热燥湿之中，尤善清下焦湿热，常用治下焦湿热所致诸证，如肝火头痛、目赤耳聋、胁痛口苦。龙胆味苦，有健胃、抗菌、抗肿瘤的作用。

用量：3～6g。

苦寒之药，易伤脾胃，脾胃虚寒者忌用。

5. 苦参　为豆科植物苦参的干燥根。生用。根呈圆柱形，栓皮薄，常破裂外卷，脱落处显黄色；质坚韧，断面粗纤维性，黄白色。气微，味极苦。

本品性味苦，寒，归心、肝、胃、大肠、膀胱经。具有清热燥湿、杀虫利尿的功效。用于热痢、便血、黄疸尿闭、赤白带下、阴肿阴痒、湿疹、湿疮、皮肤瘙痒、疥癣麻风；外用可治疗滴虫阴道炎。本品既能清热燥湿，又能杀虫止痒，为治湿热所致带下证及某些皮肤病的内服、外洗常用药。本品既能清热，又能利尿。

用量：3～6g；外洗 10～15g。

脾胃虚寒者忌用，反藜芦。

第三节　清热解毒药

1. 金银花　为忍冬科植物忍冬、红腺忍冬、山银花或毛花柱忍冬的干燥花蕾或带初开的花。夏初花开放前采收，干燥；或用硫黄熏后干燥。金银花为半常绿性缠绕灌木，适应性很强，耐旱、耐寒，除西北、东北外，其他各省区均有分布。其中山东"东银花"产量较大，畅销国内外；河南"密银花"花蕾均匀清晰，无开放花朵，花冠较厚而有骨气，用手握之有顶手感觉，颜色黄白而略带绿意，质量最好。金银花商品呈棒状，以花蕾肥大、色青白、花冠较厚、握之有顶手感者为佳。生用、炒用或制成露剂使用。

本品性味甘，寒，归肺、心、胃经。具有清热解毒、凉散风热的功效。用于治疗外感风热，温病初起；为一切内痈、外痈、喉痹、丹毒、热血毒痢之要药。金银花藤为忍冬藤，又名银花藤，其解毒作用不及金银花，但有清、通、散的作用，故常用于温病发热、风湿热痹、关节红肿热痛、屈伸不利等症。

用量：6～100g。煎服，9～30g。疏散风热、清泄里热以生品为佳。

脾胃虚寒及气虚疮疡脓清者忌用。

2. 连翘　本品为木樨科植物连翘的干燥果实。秋季果实初熟尚带绿色时采收，除去杂质，蒸熟，晒干，习称"青翘"；果实熟透时采收，晒干，除去杂质，习称"老翘"。主要分布于中条山、太行山、伏牛山、桐柏山等山区。青翘以干燥、色黑绿、不裂口者为佳；老翘以色棕黄、壳厚、显光泽者为佳。

本品性味苦，微寒，归心包、肝、胆、三焦。具有清热解毒、消肿散结之功效。用于痈疽、瘰疬、乳痈、丹毒，有"疮家圣药"之称。本品可治疗风热外感或温病初起，温热病热入心包，高热神昏，热入营血之舌绛神昏，烦热斑疹等，还可治疗热淋涩痛。

用量：6～30g。

脾胃虚寒及气虚脓清者不宜用。

连翘临床有青翘、老翘及连翘心之分。青翘，其清热解毒之力较强；老翘，长于透热达表，而疏散风热；连翘心，长于清心泻火，常用治邪入心包的高热烦躁、神昏谵语等症。

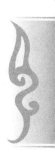

3. 蒲公英　为菊科植物蒲公英、碱地蒲公英或同属数种植物的干燥全草。鲜用或生用。多年生草本，有乳汁，全株被白色疏软毛。根深长，圆柱形，生于路边、沟边、宅旁及田野草地。全国各地均有分布，以岱中、岱西、秀山为多。

本品性味甘、微苦，寒，归肝、胃经。具有清热解毒、消肿散结的功效。用于治疗上呼吸道感染、眼结膜炎、流行性腮腺炎、乳腺炎、胃炎、痢疾、肝炎、胆囊炎、急性阑尾炎、泌尿系感染、盆腔炎。本品为治疗乳痈之要药，可用于治疗痈肿疔毒，乳痈内痈。用治乳痈肿痛，可单用本品浓煎内服；或以鲜品捣汁内服，渣敷患处。

用量：9～15g。

用量过大，可致缓泻。

4. 土茯苓　为百合科植物光叶菝葜的干燥块茎。生用。本品略呈圆柱形，稍扁或呈不规则条块，折断时有粉尘飞扬，以水湿润后有黏滑感。无臭，味微甘、涩。

本品性味甘、淡，平，归肝、胃经。具有除湿解毒、通利关节的功效。用于湿热淋浊，湿疹瘙痒，如带下、痈肿、瘰疬、疥癣。为治梅毒的要药。

用量：15～30g。外用适量。

肝肾阴虚者慎服。服药时忌茶。

5. 败酱草　为败酱科植物黄花败酱、白花败酱的干燥全草。生用。生长于山坡草地、路旁。除西北外，全国均有分布。

本品性味辛、苦，微寒，归胃、大肠、肝经。具有清热解毒、祛瘀排脓的功效。本品辛散苦泄，性寒清解，善疗内痈，肺痈、肠痈均可应用；兼有祛瘀之功，用于阑尾炎、痢疾、肠炎、肝炎、眼结膜炎、产后瘀血腹痛、痈肿疔疮。此外，本品亦可用治肝热目赤肿痛及赤白痢疾。

用量：6～15g。外用适量。

脾胃虚弱，食少泄泻者忌服。

6. 射干　为鸢尾科植物射干的干燥根茎。生用。分布于湖北、河南、安徽等 20 多个省、区。射干商品呈不规则的结节状，表面黄褐色、棕褐色或黑褐色，皱缩，有排列较密的环纹。本品以粗壮、无须根、质坚硬、断面黄色者为佳。

本品性味苦，寒，归肺经。具有清热解毒、消痰利咽的功效，可用于热毒痰火郁结、咽喉肿痛、痰涎壅盛、咳嗽气喘等症。

用量：3～9g。

本品苦寒，脾虚便溏者不宜使用。孕妇忌用或慎用。

7. 山豆根　又名广豆根，为豆科植物越南槐的干燥根及根茎。秋季采挖，除去杂质，洗净，干燥。切片生用。本品根茎呈不规则的结节状，质坚硬，难折断，断面皮部浅棕色，木部淡黄色。有豆腥气，味极苦。

本品性味苦，寒，有小毒，归肺、胃经。具有清热解毒，消肿利咽的功效。用于火毒蕴结所致的咽喉肿痛，齿龈肿痛，为治疗咽喉肿痛的要药。此外，本品还可用于湿热黄疸、肺热咳嗽、痈肿疮毒等证，有一定的抗癌作用。

用量：3～6g。

本品有毒，过量服用易引起呕吐、腹泻、胸闷、心悸等不良反应，故用量不宜过大。脾胃虚寒者慎用。

8. 白花蛇舌草　为茜草科植物白花蛇舌草的全草。生用。

本品性凉，味甘、淡，归胃、大肠、小肠经。具有清热解毒、活血利尿的功效。用于扁桃体炎、咽喉炎、尿路感染、盆腔炎、阑尾炎、肝炎、菌痢、毒蛇咬伤、肿瘤。近年利用本品清热解毒消肿之功效，已广泛用于各种癌症的治疗，与半枝莲并称抗癌双将。本品甘、寒，有清热利湿通淋之效。此外，本品既能清热又兼利湿，尚可用于湿热黄疸。

用量：15～30g。外用适量。

阴疽及脾胃虚寒者忌用。

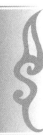

第四节　清热凉血药

1. 生地黄　本品为玄参科植物地黄的块根，经加工炮制而成。切片用，或炒炭用。

本品味甘、苦，性寒，归心、肝、肺经。具有清热凉血、养阴生津的功效。用于温病后期，余热未尽，阴液已伤，夜热早凉，舌红脉数者。可治温热病热入营血，血热毒盛，吐血衄血，斑疹紫黑。用于津伤口渴，内热消渴。治温病伤阴，肠燥便秘。本品质润入肾，善滋补肾阴，填精益髓，为补肾阴之要药。古人谓之"大补五脏真阴""大补真水"。鲜生地味甘苦、性大寒，作用与干地黄相似，滋阴之力稍逊，但清热生津、凉血止血之力较强。

用量：10～30g。

本品性寒而滞，脾虚湿滞腹满便溏者，不宜使用。

2. 玄参　为玄参科植物玄参的干燥根。生用。主产于浙江磐安、仙居、桐乡等县，产量大，质量好，是供应全国和出口的地道产区。气特异似焦糖，味甘、微苦。本品以支条肥大、皮细、质坚、芦头修净、肉色乌黑者为佳。

玄参为常用中药，性微寒，味甘、苦、咸，归肾经。具有凉血滋阴、泻火解毒之功效。用于热病伤阴、舌绛烦渴、温毒发斑、津伤便秘、骨蒸劳嗽、目赤、咽痛、瘰疬、白喉、痈肿疮毒。兼具解毒、散结、养阴、凉血诸功效。

用量：10～15g。

脾胃虚寒，食少便溏者不宜服用。反藜芦。

3. 牡丹皮　为毛茛科植物牡丹的干燥根皮。秋季采挖根部，除去细根，剥取根皮，晒干。生用或酒炙用。本品呈筒状或半筒状，有纵剖开的裂缝，略向内卷曲或张开，质硬而脆，易折断，断面较平坦，粉性，淡粉红色。气芳香，味微苦而涩。

本品性味苦、辛，微寒，归心、肝、肾经。长于清热凉血，活血化瘀。用于温毒发斑，吐血衄血，夜热早凉，无汗骨蒸，经闭痛经，痈肿疮毒，跌仆伤痛等症。明·倪朱谟《本草汇言》对牡丹皮治气理血的机制作了较为详细的阐述："牡丹皮，清心，养肾，和肝，利包络，并治四经血分伏火，血中气药也。善治女人血脉不通及产后恶血不止。又治衄血、吐血、崩漏、淋血、跌仆瘀血，凡一切血为病，统能治之。"

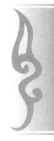

用量：6～12g。清热凉血宜生用，活血祛瘀宜酒炙用。

血虚有寒、月经过多及孕妇不宜用。

4. 紫草　本品为紫草科植物新疆紫草、紫草或内蒙紫草的干燥根。前者习称"软紫草"，后两种习称"硬紫草"。春秋二季采挖，除去泥沙，干燥。软紫草呈不规则的长圆柱形，多扭曲。质量均以根条肥大、黯紫色、松软者为佳。

紫草为常用中药，性寒，味甘、咸，归心、肝经。具有凉血、活血、解毒透疹之功效。用于温病血热毒盛、斑疹紫黑、麻疹不透、疮疡、湿疹、水火烫伤等症。

用量：5～10g。

外用适量，熬膏或用植物油浸泡涂搽。

第五节　清虚热药

1. 青蒿　为菊科植物青蒿和黄花蒿的干燥地上部分的全草。生用。广泛分布于全国各地。

本品性味苦、辛，寒，归肝、胆经。有清透肝、胆邪热，解暑，截疟等功效。用于温邪伤阴，夜热早凉；阴虚发热，劳热骨蒸；暑热外感，发热口渴和疟疾寒热。

用量：6～12g。

不宜久煎。

2. 地骨皮　为茄科植物枸杞或宁夏枸杞的干燥根皮。晒干，切段入药。质脆，折断面分内外两层，外层较厚，土黄色；内层类白色。微有香气，味稍甜。

本品性味甘，寒，质润，归肺、肝、肾经。具有凉血除蒸、清肺降火的功效。用于阴虚潮热、骨蒸盗汗、肺热咳嗽、咯血、衄血。《汤液本草》曰："泻肾火，降肺中伏火，去胞中火，退热，补正气。"

用量：6～12g。

外感风寒发热及脾虚便溏者不宜用。

第 16 章　泻下药

● 定义

凡能引起腹泻，或润滑大肠，促进排便的药物，称为泻下药。

● 药性特点

本类药为沉降之品，主归大肠经。

● 功效

本类药物主要具有泻下通便作用，以排除胃肠积滞和燥屎等，起到"上病治下""釜底抽薪"的作用；或有逐水退肿，使水湿停饮随大小便排除，达到祛除停饮，消退水肿的目的。部分药还兼有解毒、活血祛瘀等作用。

● 分类及其适应证

本类药物适应于里实证，部分药还可用于疮痈肿毒及瘀血证。

$$\left[\begin{array}{l}润下药——力缓\\攻下药——力中\\峻下逐水药——力猛\end{array}\right.$$

1. 大黄　为蓼科植物掌叶大黄、唐古特大黄或药用大黄的干燥根及根茎。主产于青海、甘肃等地。又名川军、锦纹。生用，或酒炒，酒蒸，炒炭用。

本药为常用药。性味苦，寒，归脾、胃、大肠、肝、心包经。具有泻下攻积、清热泻火、凉血解毒、逐瘀通经的功效。泻下攻积功效，用于胃肠实热积滞、大便秘结、腹部胀满、疼痛拒按，甚至高热不退、神昏谵语，如大承气汤；或脾阳不足之冷积便秘，如温脾汤。解毒消痈功效，用于热毒疮疡、暴赤眼痛、口舌生疮、齿龈肿痛，如大黄牡丹皮汤。行瘀通经功效,用于瘀血阻滞之月经闭止、产后瘀阻、癥瘕积聚及跌打损伤、瘀血肿痛。亦可凉血止血,用于热伤血络之吐血、衄血、便血、崩漏、赤白带下。现代临床可用于治疗流行性脑膜炎、大叶性肺炎、急性胆道感染、急性腮腺炎、急性阑尾炎、急性传染性黄疸型肝炎、急性肠炎、细菌性痢疾、消化道出血、咽喉炎、牙龈脓肿、皮炎、湿疹、淋病、带状疱疹、肾衰竭等。

用量:5~15g;入汤剂应后下,或用开水泡服。外用适量。

本品为峻烈攻下之品,易伤正气,如非实证,不宜妄用;本品苦寒,易伤胃气,脾胃虚弱者慎用;其性沉降,且善活血祛瘀,故妇女怀孕、月经期、哺乳期应忌用。生大黄泻下力强,久煎则泻下力减弱。酒制大黄泻下力较弱,活血作用较好,宜用于瘀血证。大黄炭则多用于出血证。

2. 芒硝　本品为含硫酸钠的天然矿物经精制而成的结晶体。主含含水硫酸钠($Na_2SO_4 \cdot 10H_2O$)。无色透明或类白色半透明,质脆易折断,断面呈玻璃样光泽,无臭,味苦咸,置干燥空气中易逐渐风化,外层渐变为白色粉霜。以无色,透明,呈结晶状者为佳。

本品性味苦、咸,大寒,入胃、大肠经。具有泻下攻积、润燥软坚、清热消肿的功效。用于实热积滞,大便燥结,热邪水饮结聚之大结胸证,积滞腹痛,肠痈。外治痈肿疮疹,并能回乳,消除乳房肿痛。

用量:6~15g,不入煎剂,以药汁或开水溶化后服。外用适量,包敷患处。

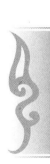

第17章　祛风湿药

• 定义

凡以祛除风寒湿邪,治疗风湿痹证为主的药物,称为祛风湿药。

• 药性特点

本类药物味多辛苦,性或温或凉。

• 功效

本类药物能祛除留着于肌肉、经络、筋骨的风湿之邪,有的还兼有散寒、舒筋、通络、止痛、活血或补肝肾、强筋骨等作用。

• 分类及其适应证

祛风寒湿药——风、寒、湿痹
祛风湿热药——热痹
祛风湿强筋骨药——久痹、顽痹

第一节　祛风寒湿药

1. **独活**　为伞形科植物重齿毛当归的干燥根。生用。独活以身乾，粗壮，质坚实，香气浓厚为佳。

本品性味辛、苦，微温，质燥，归肾、膀胱经。具有祛风湿、止痛、解表的功效。用于风寒湿痹。本品辛散苦燥，气香温通，功善祛风湿，止痹痛，为治风湿痹痛主药，凡风寒湿邪所致之痹证，无论新久，均可应用；因其主入肾经，性善下行，尤以腰膝、腿足关节疼痛属下部寒湿者为宜。本品善入肾经而搜伏风治疗少阴头痛。

用量：3～9g。

2. **威灵仙**　为毛茛科植物威灵仙、棉团铁线莲或东北铁线莲的根及根茎。主产于江苏、安徽等地。

本品性味辛、咸，温，归膀胱经。具有祛风湿、通络止痛、消骨鲠的功效（辛散走窜十二经，软坚）。用于治疗风湿痹证。本品辛散温通，其性善走，既祛在表之风，又化在里之湿，通经达络，可导可宣，主治风湿痹痛，尤善治腰腿疼痛。本品辛散温通，性猛善走，通行十二经，既能祛风湿，又能通经络而止痛，为治风湿痹痛要药，尤宜于风邪偏盛（可单用为末服）。用治骨鲠咽喉，本品味咸，能软坚而消骨鲠，可单用或与砂糖、醋煎后慢慢咽下。本品历来以"祛风湿，通经络"为主要功效，是治疗风湿痹痛之良药，有宣通经络止痛之功。

随着对威灵仙临床应用及药理作用研究的不断深入，目前不仅用于风湿痹证，还用于梅核气、尿路结石、便秘、癌症等疾病的治疗。

用量：6～9g。

本品辛散走窜，气血虚弱者慎服。

3. **乌梢蛇**　为游蛇科动物乌梢蛇除去内脏的干燥体。中文名称为乌梢蛇。是用柴火熏干，至表面略呈黑色为度，再晒干或烘干而成。蛇类中乌梢蛇入药最多，与蕲蛇功能相同，无毒，为传统的名贵药材。切段生用、酒炙，或黄酒闷透，去皮骨用。

本品性味甘、咸，微温，归肝经。乌梢蛇有祛风湿，通经络、止痛、透筋骨，定惊的功效（通行十二经，内走脏腑，外彻皮肤，无处不到）。用于治疗风湿性关节疼痛、肌肤不荣、皮肤瘾疹、瘫痪、抽搐、惊风、麻风、破伤风、小儿麻痹、骨结核、眉须落、瘰疬恶疮疥癣等症。药用乌蛇干又名乌梢蛇干，为传统的名贵药材，可治风湿性关节痛、中风、口眼㖞斜、半身不遂等顽固性疾病。与其他补益中药配伍，还可以治疗小儿惊风、破伤风所引起的筋脉痉挛、儿童体虚脱肛、妇女子宫脱垂等疾病。本品对于干湿癣、慢性湿疹、荨麻疹、皮炎等均有特效。

用量：煎汤，3～9g；研末吞服，每次1～1.5g，每日2次或3次。或酒浸、熬膏、入丸散服。

阴虚内热及对异性蛋白过敏者，血虚生风者忌服。

4. 木瓜　为蔷薇科植物贴梗海棠的近成熟干燥果实。夏秋果实绿黄色时采摘，置沸水中烫至外皮灰白色，对半纵剖，晒干。以安徽宣木瓜为地道产品，质量较优，气微清香，味酸。本品以果面紫红、皱缩、肉厚坚硬、味酸涩者为佳。

本品性味酸，温，归肝、脾经。具有舒筋活络、和胃化湿的功效。用于风湿痹证。其味酸入肝，益筋和血，善舒筋活络，且能祛湿除痹，尤为湿痹、筋脉拘挛要药；治疗脚气水肿、吐泻转筋。本品温通，去湿舒筋，为脚气水肿常用药。此外，本品尚有消食作用，并能生津止渴。

用量：煎服，6~9g。

内有郁热、小便短赤者忌服。

第二节　祛风湿热药

1. 秦艽　为龙胆科植物秦艽、麻花秦艽、粗茎秦艽或小秦艽的干燥根。前三种按性状不同分别习称"秦艽"和"麻花艽"，后一种习称"小秦艽"。生用。质硬而脆，易折断，断面柔润，皮部黄色或棕黄色，木部黄色。气特异，味苦、微涩。

本品性味辛、苦，平，归胃、肝、胆经。具有祛风湿、通络止痛、退虚热、清湿热的功效。①用于风湿痹证：本品辛散苦泄，质偏润而不燥，为风药中之润剂。其性偏寒，兼有清热作用，故对热痹尤为适宜。②用于中风不遂：本品既能祛风邪，舒筋络，又善"活血荣筋"，可治中风口眼㖞斜，骨蒸潮热，疳积发热。③本品能退虚热，除骨蒸，亦为治虚热要药。④用于湿热黄疸：本品苦以降泄，能清肝胆湿热而退黄。此外，本品尚能治痔疮、肿毒等。

用量：3~9g。

2. 防己　为防己科植物粉防己及马兜铃科植物广防己的干燥根。前者习称"汉防己"，后者习称"木防己"。生用。秋季采挖，洗净，除去粗皮，晒至半干，切段，个大者再纵切，干燥。本品呈不规则圆柱形、半圆柱形或块状，多弯曲，表面淡灰黄色，体重，质坚实，断面平坦，灰白色，富粉性，气微，味苦。

本品性味苦、辛，寒。归膀胱、肺经。具有利水消肿、祛风止痛的功效。木防己辛能行散，苦寒降泄，既能祛风除湿止痛，又能清热。对于风湿痹证湿热偏盛、肢体酸重，关节红肿疼痛及湿热身痛者，尤为要药。汉防己苦寒降利，能清热利水，善走下行而泄下焦膀胱湿热。

用量：4.5~9g。

3. 桑枝　为桑科植物桑的干燥嫩枝。春末夏初采收，去叶，晒干，或趁鲜切片，晒干，生用或炒用。本品呈长圆柱形，质坚韧，不易折断，气微，味淡。

本品性味微苦，平，归肝经。功能祛风湿，利关节，为上肢引经药。用于肩臂、关节酸痛麻木。本品性平，祛风湿而善达四肢经络，通利关节，痹证新久、寒热均可应用，尤宜于风湿热痹，肩臂、关节酸痛麻木者。单用力弱。此外，本品尚能利水，治水肿；祛风止痒，治白癜风、皮疹瘙痒；生津液，治消渴。

用量：9～15g。

第三节　祛风湿强筋骨药

1. **五加皮**　为五加科植物细柱五加的干燥根皮。习称"南五加皮"。生用。

本品性味苦，温，归肝、肾经。具有祛风湿、补肝肾、强筋骨、利水湿的功效。用于风湿痹证。本品辛能散风，苦能燥湿，温能祛寒，且兼补益之功，为强壮性祛风湿药，尤宜于老人及久病体虚者。用于筋骨痿软，小儿行迟，体虚乏力。本品有温补之效，能补肝肾，强筋骨。本品能温肾而除湿利水治水肿、脚气。

用量：4.5～9g；或酒浸、入丸散服。

2. **狗脊**　为蚌壳蕨科植物金毛狗脊的干燥根茎。原药或生狗脊片砂烫用。

本品性味苦、甘，温，归肝、肾经。具有祛风湿、补肝肾、强腰膝的功效。用于风湿痹证。本品苦温能温散风寒湿邪，甘温以补肝肾、强腰膝、坚筋骨，能行能补，对肝肾不足，兼有风寒湿邪之腰痛脊强、不能俯仰者最为适宜。治疗腰膝酸软，下肢无力有良效。本品又有温补固摄作用，可治疗遗尿、白带过多。此外，狗脊的绒毛有止血作用，外敷可用于金疮出血。

用量：6～12g。

肾虚有热，小便不利，或短涩黄赤者慎服。

第18章　化湿药

- **定义**

凡气味芳香，性偏温燥，以化湿运脾为主要作用的药物，称为化湿药。

- **药性特点**

脾喜燥而恶湿，"土爱暖而喜芳香"。本类药物辛香温燥，主入脾、胃经。

- **功效**

本类药物能促进脾胃运化，消除湿浊，前人谓之"醒脾""醒脾化湿"等。同时，其辛能行气，香能通气，能行中焦之气机。此外，部分药还兼有解暑、辟秽、开窍、截疟等作用。

● 适应证

本类药物适用于脾为湿困证（湿阻中焦证）。

1. 藿香　又称土藿香、大藿香。唇形科。全草有强烈芳香。茎直立，方形，疏生细毛。叶对生，广布于中国各地。藿香茎、叶含挥发油，油中主要成分为甲基胡椒酚、茴香醛、茴香醚等，可提取芳香油。以茎叶入药。

本品性味辛，微温，归脾、胃、肺经。具有化湿、止呕、解暑的功效。中医学认为，长夏酷暑，湿土当令，暑多夹湿，湿邪及易困阻脾胃伤人致病，中医常常选用藿香祛暑解表、化湿醒脾、辟秽和中。盛夏季节，出现发热、四肢倦怠、胸闷不适、恶心呕吐、舌苔腻等症，选用藿香，能解暑、醒脾、化湿，不论偏寒、偏热都可配伍应用。《本草正义》言其："芳香而不嫌其猛烈，温煦而不偏于燥烈，能祛除阴霾湿邪，而助脾胃正气，为湿困脾阳，倦怠无力，饮食不好，舌苔浊垢者最捷之药。"

用量：5～10g。

阴虚血燥者不宜用。

2. 佩兰　为菊科植物佩兰的干燥地上部分。生用，或鲜用。夏、秋二季分两次采割，除去杂质，晒干。本品茎呈圆柱形，气芳香，味微苦。

本品性味辛，平，归脾、胃、肺经。具有芳香化湿、醒脾开胃、发表解暑的功效。用于湿浊中阻，脘痞呕恶，口中甜腻，口臭，多涎，暑湿表证，头胀胸闷。本品气味芳香，其化湿和中之功与藿香相似，治湿阻中焦之证，每相须为用；脾瘅证，可单用煎汤服。

用量：3～9g。

3. 苍术　为菊科植物茅苍术或北苍术的干燥根茎。春、秋两季采挖，除去泥沙，晒干，撞去须根。药用多收购北苍术。香气较淡，味辛、苦。本品以个大、形如连珠状、质坚实、有油性、断面朱砂点多、切片放置后生白霜、香气浓郁者为佳。

苍术为常用中药，性温，味辛、苦，归脾、胃、肝经。具有燥湿醒脾，祛风散寒之功效。用于湿阻中焦证的脘腹胀满、泄泻、水肿。本品辛散苦燥，长于祛湿，故痹证湿胜的脚气痿痹、风湿痹痛者尤宜。风寒夹湿的表证，苍术也可以解除在表的寒湿之邪。此外，本品尚能明目，用于夜盲症及眼目昏涩。可单用，或与羊肝、猪肝蒸煮同食。

用量：3～9g。

阴虚血燥者不宜用。

4. 厚朴　为木兰科植物厚朴或凹叶厚朴的干燥干皮、根皮和枝皮。厚朴树龄越大，皮越厚，油分越足，质越优。本品以肉厚油润、断面紫棕色、少纤维、嚼之少渣、香辣味浓烈者为佳。

厚朴为常用中药，性温，味苦、辛，归脾、胃、肺、大肠经。具有燥湿消痰、下气除满（宽中散寒燥湿）之功效。用于湿阻或食滞中焦，脘腹胀满。本品苦燥辛散，能燥

湿，又下气除胀满，为消除胀满的要药。此外还能燥湿消痰，下气平喘。如治喘证的桂枝加厚朴汤和治梅核气证的半夏厚朴汤。

用量：3～9g。

5. 砂仁　为姜科植物阳春砂、绿壳砂或海南砂的干燥成熟果实。夏、秋果实成熟时采收，晒干或低温干燥成熟果实。用时打碎生用。以广东阳春县所产为地道，深受国内外欢迎。本品以个大、坚实、仁饱满、气味浓厚者为佳。

本品性味辛，温，归脾、胃、肾经。具有化湿开胃、温脾止泻、理气安胎之功效。用于湿阻中焦及脾胃气滞证。本品辛散温通，气味芬芳，其化湿醒脾，行气温中之效均佳，古人曰其："为醒脾调胃要药"。其善能温中暖胃以达止呕止泻之功，但其重在温脾。对于气滞妊娠恶阻及胎动不安，本品能行气和中而止呕安胎。

用量：3～6g，入汤剂宜后下。

阴虚血燥者慎用。

第19章　利水渗湿药

• 定义

凡以通利水道，渗泄水湿，治疗水湿内停病证为主要作用的药物，称利水渗湿药。

• 药性特点

本类药物味多甘淡，主归膀胱、小肠经，作用趋向偏于下行。

• 功效

具有利水消肿、利尿通淋、利湿退黄等功效。

• 分类及其适应证

利水消肿药——水肿
利尿通淋药——湿热淋证
利湿退黄药——黄疸

第一节　利水消肿药

1. 茯苓　为多孔菌科真菌茯苓的干燥菌核。寄生于松科植物赤松或马尾松等树根上。生用。呈类球形、椭圆形、扁圆形或不规则团块，大小不一。外皮薄而粗糙，棕褐色至黑褐色，有明显的皱缩纹理。体重，质坚实，无臭，味淡，嚼之黏牙。

本品性味甘、淡，平，归心、肺、脾、肾经。具有利水渗湿、健脾宁心的功效。本品味甘而淡，甘则能补，淡则能渗，药性平和，既可祛邪，又可扶正，利水而不伤正气，实为利水消肿之要药，可用治寒热虚实各种水肿；治疗痰饮在中焦；可以健脾渗湿而止泻，尤宜于脾虚湿盛泄泻。茯苓味甘，善入脾经，能健脾补中而宁心安神。此外茯苓是很好的药膳原料，如茯苓赤豆薏米粥、茯苓大枣粥、茯苓车前子粥、茯苓饼等。

用量：9～15g。

虚寒精滑者忌服。

2. 薏苡仁　为禾本科植物薏苡的干燥成熟种仁。生用或炒用。呈宽卵形或长椭圆形，质坚实，断面白色，粉性。气微，味微甜。

本品性味甘、淡，凉，归脾、胃、肺经。具有健脾渗湿、除痹止泻、清热排脓的功效。本品淡渗甘补，既利水消肿，又健脾补中，渗除脾湿。薏苡仁渗湿除痹，能舒筋脉，缓和拘挛，也是治疗肺痈、肠痈的常用药物。另外，本品在健脾化湿等食疗方中经常使用，是很好的日常保健食品和药物。

用量：9～30g。清利湿热宜生用，健脾止泻宜炒用。

3. 猪苓　为多孔菌科真菌猪苓的干燥菌核。春、秋二季采挖，除去泥沙，干燥。本品呈条形、类圆形或扁块状，表面黑色、灰黑色或棕黑色，皱缩或有瘤状突起。体轻，质硬，断面类白色或黄白色，略呈颗粒状。气微，味淡。

本品性味甘、淡，平，归肾、膀胱经。具有利水消肿、渗湿的功效。用于水肿，小便不利，泄泻。本品甘淡渗泄，利水作用较强，用于水湿停滞的各种水肿，单味应用即可取效。本品药性沉降，入肾、膀胱经，善通利水道，可用治热淋，小便不通，淋漓涩痛。

用量：6～12g。

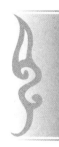

4. 泽泻　为泽泻科多年生沼泽植物泽泻的干燥块茎。冬季茎叶开始枯萎时采挖，洗净，干燥，除去须根及粗皮。麸炒或盐水炒用。本品呈类球形、椭圆形或卵圆形。质坚实，断面黄白色，粉性，有多数细孔。气微，味微苦。

本品性味甘，寒，归肾、膀胱经。具有利水消肿、渗湿、泄热的功效。用于治疗水肿，小便不利，泄泻。泽泻能利小便而实大便，治痰饮停聚，清阳不升；治疗淋证，遗精。本品性寒，既能清膀胱之热，又能泄肾经之虚火，下焦湿热者尤为适宜。

用量：6～12g。

第二节　利尿通淋药

1. 车前子　为车前科植物车前或平车前的干燥成熟种子。夏、秋二季种子成熟时采收果穗，晒干，搓出种子，除去杂质。性状呈椭圆形、不规则长圆形或三角状长圆形，略扁，表面黄棕色至黑褐色，质硬。气微，味淡。

本品性味甘，微寒，归肝、肾、肺、小肠经。具有清热利尿、渗湿通淋、祛痰明目的功效。用于治疗小便不通、淋浊、带下、尿血、暑湿泻痢、咳嗽多痰、湿痹、目赤障嬖。水肿、腹泻常配白术、茯苓、猪苓、泽泻。车前子单用即可止水泻。治尿道涩痛、小便不利，常配木通。

用量：9～15g，入煎剂宜包煎。

2. 滑石　为硅酸盐类矿物滑石族滑石，主含含水硅酸镁，水飞晾干用。

本品性味甘、淡，寒，归膀胱、肺、胃经。具有利尿通淋，清热解暑，收湿敛疮的功效。可清利渗泄三焦湿热。用于热淋，石淋，尿热涩痛。滑石性滑利窍，寒则清热，故能清膀胱湿热而通利水道，是治淋证常用药。本品甘淡而寒，既能利水湿，又能解暑热，是治暑湿之常用药。本品外用有清热收湿敛疮作用，可治疗湿疮、湿疹。

用量：10～20g。宜包煎。外用适量。

3. 瞿麦　为石竹科植物瞿麦和石竹的干燥地上部分。切段生用。

本品性味苦，寒，归心、小肠经。具有利尿通淋、破血通经的功效。本品苦寒泄降，能清心与小肠火，导热下行，有利尿通淋之功，为治淋常用药，尤以热淋最为适宜。本品能破血通经，治疗闭经。

用量：9～15g。

孕妇忌服。

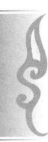

4. 海金沙　为海金沙科植物海金沙的干燥成熟孢子。生用。

本品性味甘、咸，寒，归膀胱、小肠经。具有清热解毒、利尿通淋的功效。用于淋证（热淋、沙淋、石淋）。本品其性下降，善清小肠、膀胱湿热，尤善止尿道疼痛，为治诸淋涩痛之要药。

用量：6～15g。宜包煎。

5. 萆薢　为薯蓣科植物绵萆薢、福州薯蓣或粉背薯蓣的干燥根茎。前两种称"绵萆薢"，后一种称"粉萆薢"，生用。性状为不规则的薄片，边缘不整齐，大小不一，质松，略有弹性。气微，味辛、微苦。

本品性味苦，平，归肾、胃经。具有利湿去浊、祛风除痹的功效。用以治疗膏淋、白浊、白带过多。本品善利湿而分清去浊，为治膏淋要药；亦能祛风除湿，通络止痛。

用量：10～15g。

肾阴亏虚、遗精滑泄者慎用。

第三节　利湿退黄药

1. 茵陈　为菊科植物滨蒿或茵陈蒿的干燥地上部分。春季采收的习称"绵茵陈"，秋季采割的称"茵陈蒿"。生用。

本品性味苦、辛，微寒，归脾、胃、肝、胆经。具有利湿退黄、解毒疗疮的功效。

①用于黄疸：本品苦泄下降，性寒清热，善清利脾胃肝胆湿热，使之从小便而出，为治黄疸之要药。②治疗湿疮瘙痒：本品苦微寒，有解毒疗疮之功。

用量：6～15g。外用适量。煎汤熏洗。

2. 金钱草　为报春花科植物过路黄的干燥全草。夏、秋二季采收，除去杂质，晒干。性状常缠结成团，无毛或被疏柔毛。气微，味淡。

本品性味甘、咸、微寒，归肝、胆、肾、膀胱经。具有利湿退黄、利尿通淋、解毒消肿的功效。用于石淋、热淋。①利尿通淋，善消结石，尤宜于治疗石淋；②清肝胆之火，除下焦湿热，有清热利湿退黄之效；③用鲜品捣汁内服或捣烂外敷，治疗痈肿疔疮、毒蛇咬伤。

用量：15～60g，鲜品加倍。

第20章　温里药

● 定义

凡以温里祛寒，治疗里寒证为主的药物，称温里药，又名祛寒药。

● 药性特点

本类药物均味辛而性温热，辛能散、能行，温能通。

● 功效

本类药物善走脏腑而能温里祛寒，温经止痛，故可用治里寒证，尤以里寒实证为主。即《内经》所谓"寒者热之"，《神农本草经》"疗寒以热药"之意。个别药物尚能助阳、回阳，用以治疗虚寒证、亡阳证。

● 分类及其适应证

本类药物因其主要归经的不同而有多种效用。

主入脾胃经者——温中散寒止痛，可用治外寒入侵、直中脾胃或脾胃虚寒证

主入肺经者——温肺化饮，用治肺寒痰饮证

主入肝经者——暖肝散寒止痛，用治寒侵肝经的少腹痛、寒疝腹痛或厥阴头痛等

主入肾经者——温肾助阳，用治肾阳不足证

主入心肾两经者——温阳通脉，用治心肾阳虚证；或回阳救逆，用治亡阳厥逆证

1. 附子　为毛茛科植物乌头的子根的加工品。加工炮制为盐附子、黑附片（黑顺片）、白附片、淡附片、炮附片。

本品性味辛、甘，大热，有毒，归心、肾、脾经。具有回阳救逆、补火助阳、散寒止痛的功效。用于亡阳证，阳气衰微，阴寒内盛证，心、脾、肾阳虚诸证，寒痹证。本品辛温大热，秉性纯阳，火性迅发，性善走，通行十二经，无所不到，上助心阳、中温脾阳、下补肾阳，为补火助阳、回阳救逆第一药。

用量：3～12g；宜先煎0.5～1小时，至口尝无麻辣感为度。

掌握其适应证"阳虚寒盛"。

孕妇及阴虚阳亢者忌用。反半夏、瓜蒌、贝母、白蔹、白及。生品外用，内服须炮制，若内服过量，或炮制、煎煮方法不当，可引起中毒。甘草、蜂蜜、干姜可减附子的毒性。组方时可适当考虑。

2. 吴茱萸　为芸香科植物吴茱萸石虎或疏毛吴茱萸的干燥近成熟果实。用甘草汤制过应用。

本品性味辛、苦，热，有小毒，归肝、脾、胃、肾经。具有散寒止痛、降逆止呕、助阳止泻的功效。本品辛散苦泄，性热燥烈，能散能温，能燥能坚，主入肝经，兼入脾胃，其性下气最速，既散肝经之寒邪，又疏肝气之郁滞，故其所治之证皆取其散寒温中、燥湿解郁之功而已。是开郁化滞，逐冷降气之要药。临床用于寒凝疼痛；胃寒呕吐；治肝郁化火，肝胃不和的胁痛口苦，呕吐吞酸，配伍黄连；治脾肾阳虚，五更泄泻，配五味子等。

用量：1.5～4.5g。外用适量。

本品辛热燥烈，易耗气动火，故不宜多用、久服。阴虚有热者忌用。

3. 高良姜　为姜科植物高良姜的干燥根茎。生用。质坚韧，不易折断，断面灰棕色或红棕色，纤维性，中柱约占1/3。气香，味辛辣。

本品性味辛，热。归脾、胃经。具有散寒止痛、温中止呕的功效。①用于胃寒冷痛。本品辛散温通，能散寒止痛，为治胃寒脘腹冷痛之常用药，每与炮姜相须为用。②用于胃寒呕吐。本品性热，能温散寒邪，和胃止呕。

用量：3～6g。

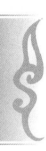

第21章　理气药

● 定义

凡以疏理气机为主要作用，治疗气滞或气逆证的药物，称为理气药，又名行气药。

● 药性特点

理气药性味多辛苦温而芳香，主归脾、胃、肝、肺经。

● 功效

其味辛能行，味苦能泄，芳香能走窜，性温能通行，故有疏理气机（即行气、降气、解郁、散结）的作用，即《素问》"逸者行之""结者散之""木郁达之"之意。本类药物因其性能不同，而分别具有理气健脾、疏肝解郁、理气宽胸、行气止痛、破气散结等功效。

• 分类及其适应证

┌ 气滞证——脾胃气滞
│ 肝气郁滞
│ 肺气壅滞
│ 气逆证（不顺即为逆）——肺气上逆
│ 胃气上逆
└ 肝胆气横逆

1. 陈皮（青皮）　为芸香科植物橘的果皮。全国各产橘区均产。果实成熟时制取果皮，晒干。以陈久者为佳，故称陈皮，生用。质稍硬而脆。性味苦、辛，温，归脾、肺经。功效为理气健脾，燥湿化痰。通过疏理气机、条畅中焦而使之升降有序；本品既能燥湿化痰，又能温化寒痰，且辛行苦泄而能宣肺止咳，为治痰之要药。用于治疗胸脘胀满、食少吐泻、咳嗽多痰等症。

青皮为芸香科植物橘及其栽培变种的幼果或未成熟果实的干燥果皮。生用或醋炙用。性味苦、辛，温，归肝、胆、胃经。具有疏肝下气、消积化滞的功效。辛散温通、苦泄下行而奏疏肝理气、散结止痛之功。性沉而降，其气芳烈，破气散结。入肝胆气分，尤宜于治肝郁气滞。

用量：3～9g。

附药

橘核　为橘的种子。性味苦，平，归肝经。功能温散肝经寒结。适用于疝气疼痛、睾丸肿痛及乳房结块等。煎服，3～9g。

橘叶　为橘树的叶。性味辛、苦，平，归肝经。功能温散肝经寒结，适用于胁肋作痛、乳痈、乳房结块等。煎服，6～9g。

2. 枳实　为芸香科植物酸橙及其栽培变种或甜橙的干燥幼果，生用或麸炒用。果实半球形，少数球形，主产于四川、江西。质坚硬。气清香，味苦微酸。

本品性味苦、辛、酸，凉，归脾、胃、大肠经。具有为化痰散痞、破气消积的功效。用于积滞内停、痞满胀痛、泻痢后重、大便不通、痰滞气阻胸痹。本品辛散苦降，气锐力猛，性烈而速，善破气滞，消积导滞，化痰湿，用治积滞内停，痰滞气阻之痞满胀痛，胸脘结胸，泻痢后重，大便不通等证。

此外，本品尚可用治胃扩张、胃下垂、子宫脱垂、脱肛等脏器下垂病症，可单用本品，或配伍补中益气之品黄芪、白术等以增强疗效。

用量：3～9g。

3. 木香　为菊科植物木香、川木香的根。生用或煨用。

本品性味辛、苦，温，归脾、胃、大肠、胆、三焦经。具有温燥散湿、行气止痛的功效。用于脾胃气滞证。本品辛行苦泄温通，芳香气烈而味厚，善通行脾胃之滞气，既为行气止痛之要药，又为健脾消食之佳品。本品辛行苦降，善行大肠之滞气，为治湿热泻痢里急后重之要药，常与黄连配伍。本品气香醒脾，味辛能行，味苦主泄，走三焦和胆经，可用治腹痛、胁痛、黄疸、疝气疼痛。此外，本品气芳香能醒脾开胃，故在补益方剂中用之，能减轻补益药的腻胃和滞气之弊，有助于消化吸收。

用量：3～6g。生用行气力强，煨用行气力缓而实肠止泻，用于泄泻腹痛。

4. 川楝子　为楝科植物川楝的干燥成熟果实。冬季果实成熟时采收，除去杂质，干燥。生用或炒用。本品呈类球形，表面金黄色至棕黄色，微有光泽，少数凹陷或皱缩，具深棕色小点。气特异，味酸、苦。

本品性味苦，寒，有小毒，归肝、小肠、膀胱经。具有疏肝行气止痛、驱虫的功效。用于胸胁、脘腹胀痛，疝痛，虫积腹痛，如肝郁化火所致诸痛证。其苦寒降泄，能清肝火、泄郁热、行气止痛。此外，本品苦寒有毒，能清热燥湿，杀虫而疗癣。可用本品焙黄研末，以油调膏，外涂治疗。

用量：4.5～9g。外用适量。炒用寒性减低。

本品有毒，不宜过量或持续服用，以免中毒。又因性寒，脾胃虚寒者慎用。

5. 香附　为莎草科植物莎草的干燥根茎。生用，或醋炙用。用时碾碎。

本品性味辛、微苦、微甘、平，归肝、脾、三焦经。具有疏散肝气（郁结）的功效。用于肝郁气滞引起的胁痛、腹痛。本品为气中血药，妇科调经之要药，可用于治疗月经不调、痛经，气滞腹痛，乳房胀痛。临床上也常用于脾胃气滞证。

用量：6～9g。醋炙止痛力增强。

第22章　消食药

• 定义

凡以消化食积为主要作用，主治饮食积滞的药物，称为消食药。

• 药性特点

消食药多味甘性平，主归脾胃二经。

• 功效

本类药物具消食化积以及健脾开胃、和中之功。

• 分类及其适应证

本类药物主治宿食停留、饮食不消以及脾胃虚弱、消化不良等证。

1. 山楂　为蔷薇科植物山里红或山楂的成熟果实。生用或炒用。中医学认为，山楂具有健胃消食、降压降脂之功效，是保健食疗的佳品。

本品性味酸、甘，微温，归脾、胃、肝经。能消食养筋，散瘀。用于肉食积滞证。本品酸甘，微温不热，功善消食化积，能治各种饮食积滞，尤为消化油腻肉食积滞之要药。山楂入肝经，能行气散结止痛，炒用兼能止泻止痢，可用治泻痢腹痛，疝气痛。本品性温兼入肝经血分，能通行气血，有活血祛瘀止痛之功，可用治瘀阻胸腹痛，痛经。本品长期服用可防治消化不良、冠心病、高血压、高血脂、肥胖症、脂肪肝、妇科病等。值得提醒的是，山楂虽好，但孕妇及消化性溃疡患者不宜多食，一般空腹时也不宜多吃。

2. 神曲 为面粉和其他药物混合后经发酵而成的加工品。生用或炒用。治疗饮食积滞证（宿食）。本品辛以行散消食，甘温健脾开胃，和中止泻。常配山楂、麦芽、木香等同用，治疗食滞脘腹胀满，食少纳呆，肠鸣腹泻。又因本品略能解表退热，故尤宜外感表证兼食滞者。

此外，凡丸剂中有金石、贝壳类药物者，前人用本品糊丸以助消化，如磁朱丸。

3. 麦芽 为禾本科植物大麦的成熟果实经发芽干燥而成。生用、炒黄或炒焦用。具有消食（面食）、回乳的功效，又兼能疏肝解郁，用治肝气郁滞或肝胃不和之胁痛、脘腹痛等。

4. 鸡内金 为雉科动物家鸡的干燥沙囊内壁。杀鸡后，取出鸡肫，立即剥下内壁，洗净，干燥。生用、炒用或醋制入药。性状为规则卷片，厚约2mm。表面黄色、黄绿色或黄褐色，薄而半透明，具明显的条状皱纹。质脆，易碎，断面角质样，有光泽。气微腥，味微苦。

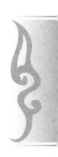

本品性味甘，平，归脾、胃、小肠、膀胱经。具有健胃消食、涩精止遗的功效。用于食积不消，呕吐泻痢，小儿疳积，遗尿，遗精。本品消食化积作用较强，并可健运脾胃，故广泛用于米面薯芋乳肉等各种食积证。以鸡内金单味炒焦研末，温酒送服治遗精、遗尿。本品入膀胱经，有化坚消石之功。

用量：3～10g；研末服，每次1.5～3g。研末服效果比煎剂好。

5. 槟榔 为棕榈科植物槟榔的干燥成熟种子。浸透切片或捣碎用。槟榔为海南特产，四大南药之一，含有多种人体必需的氨基酸、生物碱、胡萝卜素、维生素 B_1、维生素 C 和儿茶精，具有较高的医疗保健功效。

本品性味苦，辛，温，归胃、大肠经。具有杀虫、破气下积、逐水、截疟的功效。用于多种肠道寄生虫病，并以泻下作用驱除虫体为其优点。用治绦虫证疗效最佳，可单用，亦可与木香同用，现代多与南瓜子同用，其杀绦虫疗效更佳。与使君子、苦楝皮同用，可治蛔虫病、蛲虫病；与乌梅、甘草配伍，可治姜片虫病。本品辛散苦泄，入胃肠经，善行胃肠之气，消积导滞，兼能缓泻通便，治疗食积气滞，泻痢后重。常与木香、青皮、大黄等同用，治疗食积气滞、腹胀便秘等证；与木香、黄连、芍药等同用，可治湿热泻痢。本品既能利水，又能行气，气行则助水运，故可治疗水肿，脚气肿痛。常与商陆、泽泻、木通等同用，治疗水肿实证，二便不利。本品截疟，常与常山、草果等同用。

用量：3～10g。驱绦虫、姜片虫 30～60g。生用力佳，炒用力缓；鲜者优于陈久者。

脾虚便溏或气虚下陷者忌用；孕妇慎用。

第23章　止血药

·定义

凡以制止体内外出血，治疗各种出血病证为主的药物，称止血药。

·药性特点

止血药均入血分，因心主血、肝藏血、脾统血，故本类药物以归心、肝、脾经为主，尤以归心、肝二经者为多。

·功效

本类药物因其药性有寒、温、散、敛之异，故本章药物的功效分别有凉血止血、温经止血、化瘀止血、收敛止血之别。

·分类及其适应证

凉血止血药——血热妄行出血
温经止血药——虚寒性出血
化瘀止血药——瘀血性出血
收敛止血药——各种出血病证

第一节　凉血止血药

1. **小蓟**　为菊科植物刺儿菜或刻叶刺儿菜的地上部分或根。生用或炒炭用。

2. **大蓟**　为菊科植物蓟的地上部分或根。生用或炒炭用。

二药性味甘、苦，凉，质润，归心、肝经。具有凉散降润心肝之血——止血的功效。用于血热迫血妄行的出血证。二者性属寒凉，善清血分之热而凉血止血，吐咯衄血、便血崩漏等出血由于血热妄行所致者皆可选用。且能清热解毒，散瘀消肿。大蓟散瘀消痈力强，止血作用广泛，故对吐血、咯血及崩漏下血尤为适宜；小蓟兼能利尿通淋，故以治血尿、血淋为佳。

用量：6～10g。

3. **地榆**　为蔷薇科植物地榆或长叶地榆的根。晒干生用，或炒炭用。

本品性味苦、酸、涩，微寒，归肝、大肠经。内服具凉涩降肝、大肠血之功效；外用具解毒敛疮之功效。用于血热迫血妄行的出血证。本品味苦寒入血分，长于泄热而凉血止血；味兼酸涩，又能收敛止血，可用治多种血热出血之证。又因其性下降，故尤宜于下焦之下血。本品苦寒能泻火解毒，味酸涩能敛疮，为治水火烫伤之要药。止血多炒炭用，解毒敛疮多生用。

用量：10～15g，大剂量可用至30g；或入丸、散，外用适量。

本品性寒酸涩，凡虚寒性便血、下痢、崩漏及出血有瘀者慎用。对于大面积烧伤病人，不宜使用地榆制剂外涂，以防其所含鞣质被大量吸收而引起中毒性肝炎。

4. 白茅根　为禾本科植物白茅的干燥根茎。呈长圆柱形，体轻，质略脆，断面皮部白色，多有裂隙，放射状排列，中柱淡黄色，易与皮部剥离。无臭，味微甜。

本品性味甘，寒，归肺、胃、膀胱经。具有凉血止血、清热利尿的功效。用于血热吐血、衄血、尿血，热病烦渴，黄疸，水肿，热淋涩痛，急性肾炎水肿。本品味甘性寒入血分，能清血分之热而凉血止血，可用治多种血热出血之证，且单用有效，或配伍其他凉血止血药同用。本品能清热利尿，而达利水消肿、利尿通淋、利湿退黄之效。本品既能清胃热而止呕，又能清肺热而止咳。

用量：9～30g，鲜品30～60g。

第二节　化瘀止血药

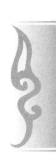

1. 三七　为五加科植物三七的干燥根。生用或研细粉用。秋季开花前采挖，洗净，分开主根、支根及茎基，干燥。主产于云南、广西。三七分"春七"和"冬七"两类。"春七"是在打去花蕾之后采挖，体重色好，产量质量均佳；"冬七"是在结籽后起收，外皮多皱纹抽沟，体大质松轻泡，质量次于"春七"。

三七为常用中药，性温，味辛、微苦，归肝、胃经。具有散瘀止血、消肿定痛之功效。用于咯血、吐血、衄血、便血、崩漏、外伤出血、胸腹刺痛、跌仆肿痛。本品味甘微苦性温，入肝经血分，功善止血，又能化瘀生新，有止血不留瘀，化瘀不伤正的特点，对人体内外各种出血，无论有无瘀滞，均可应用，尤以有瘀滞者为宜。单味内服外用均有良效。本品活血化瘀而消肿定痛，为治瘀血诸证之佳品，为伤科之要药用，治跌打损伤，瘀血肿痛。可单味应用。

用量：多研末吞服，1～1.5g；煎服，3～10g，亦入丸散。外用适量，研末外搽或调敷。

孕妇慎用。

2. 茜草　为茜草科植物茜草的干燥根及根茎。生用或炒用。

本品性味苦，寒，归肝经。具有凉血活血止血的功效。用于出血证。本品味苦性寒，善走血分，既能凉血止血，又能活血行血，故可用于血热妄行或血瘀脉络之出血证，对于血热夹瘀的各种出血证，尤为适宜；对血瘀经闭、跌打损伤，风湿痹痛有良效。本品能通经络，行瘀滞，故可用治经闭、跌打损伤、风湿痹痛等血瘀经络闭阻之证，尤为妇科调经要药。止血炒炭用，活血通经生用或酒炒用。

用量：10～15g，大剂量可用 30g。亦入丸散。

3. 蒲黄　为香蒲科植物水烛香蒲的干燥花粉。生用或炒用。花粉为黄色粉末。体轻，放水中则飘浮水面。手捻有滑腻感，易附着手指上，气微，味淡。

本品性味甘，凉，归肝、心包经。具有止血、化瘀、利尿的功效。用于吐血、衄血、咯血、崩漏、外伤出血、经闭、痛经、脘腹刺痛、跌打肿痛、血淋涩痛。本品甘平，长于收敛止血，兼有活血行瘀之功，为止血行瘀之良药，有止血不留瘀的特点，对出血证无论属寒属热，有无瘀滞，均可应用，但以属实夹瘀者尤宜。本品味辛，能行血通经，消瘀止痛，凡跌打损伤、痛经、产后疼痛、心腹疼痛等瘀血作痛者均可运用，尤为妇科所常用。本品既能止血，又能利尿通淋，故可用治血淋尿血。止血多炒用，化瘀、利尿多生用。

用量：3～10g，包煎。外用适量，研末外搽或调敷。

第三节　收敛止血药

1. 白及　为兰科植物白及的块茎。生用。性味苦、甘、涩，寒，归肺、胃、肝经。

内服则凉涩肺胃血，外用则凉涩诸外出血。本品质黏味涩，为收敛止血之要药，可用治体内外诸出血证。因其主入肺、胃经，故临床尤多用于肺胃出血之证。本品寒凉苦泄，能消散血热之痈肿；味涩质黏，能敛疮生肌，为外疡消肿生肌的常用药。对于疮疡，无论未溃或已溃均可应用。

用量：3～10g；大剂量可用至 30g；亦可入丸、散，入散剂，每次用 2～5g；研末吞服，每次 1.5～3g；外用适量。

反乌头。

2. 仙鹤草　为蔷薇科植物龙牙草的全草。生用或炒炭用。

本品性味苦、涩，平，归心、肝经。具有凉涩心肝血、补虚的功效。本品味涩收敛，功能收敛止血，广泛用于全身各部的出血之证。因其药性平和，大凡出血病证，无论寒热虚实，皆可应用。本品涩敛之性，能涩肠止泻止痢，因本品药性平和，兼能补虚，又能止血，故对于血痢及久病泻痢尤为适宜；本品还有补虚、强壮的作用。此外，本品尚能解毒杀虫，可用治疮疖疔痈肿、阴痒带下等。

用量：3～10g；大剂量可用至 30g。

第四节　温经止血药

艾叶　为菊科植物艾的叶。生用、捣绒或制炭用。性状多皱缩，破碎，有短柄。质柔软。气清香，味苦。

本品性味辛、苦，温，有小毒，归肝、脾、肾经。内服具温肾暖宫之功效；外用具温通经脉之功效。可用治心腹冷痛，泄泻转筋，久痢，吐衄，下血，月经不调，崩漏，带下，胎动不安，痈疡，疥癣。①温经止血：可用治下元虚冷，痛经闭经、崩漏出血，月经过多以及宫冷不孕等证。②散寒止痛：常用治风湿痹证，关节疼痛，于针刺时加艾灸。此外，水煎外洗，可治湿痒症。本品可治疗胎动不安，为妇科安胎之要药。

此外，将本品捣绒，制成艾条、艾炷等，用以熏灸体表穴位，能温煦气血，透达经络，为温灸的主要原料。

用量：3～10g；外用适量。温经止血宜炒炭用，余生用。

第24章　活血化瘀药

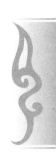

- 定义

凡以通利血脉，促进血行，消散瘀血为主要功效，用于治疗瘀血病证的药物，称活血化瘀药，或活血祛瘀药，简称活血药，或化瘀药。其中活血作用较强者，又称破血药，或逐瘀药。

- 药性特点

活血化瘀药，性味多为辛、苦、温，部分动物类药味咸，主入心、肝两经。味辛则能散、能行，味苦则通泄，且均入血分，故能行血活血，使血脉通畅，瘀滞消散。

- 分类及适应证

活血化瘀药按其作用特点和临床应用的不同，可分为活血止痛药、活血调经药、活血疗伤药、破血消癥药四类。

第一节　活血止痛药

1. 川芎　为伞形科植物川芎的根茎。切片生用或酒炙。

本品性味辛，温，归肝、胆、心包经。具有活血行气、祛风止痛的功效。本品为"血中之气药"，可治疗血瘀气滞痛证。川芎善"下调经水，中开郁结"，为妇科要药，能活血调经，可用治多种妇产科的疾病，也为治头痛要药。本品辛散温通，能祛风通络止痛，又可治风湿痹痛。

用量：3～9g。

阴虚火旺、多汗、热盛、无瘀之出血证及孕妇慎用。

2. 延胡索　为罂粟科植物延胡索的干燥块茎。夏初茎叶枯萎时采挖，除去须根，洗净，置沸水中煮至恰无白心时，取出，晒干。切厚片或捣碎，生用或醋炙用。本品质硬而脆，断面黄色，角质样，有蜡样光泽。气微，味苦。

本品性味辛、苦，温，归肝、心、脾经。具有活血、理气、止痛之功效。用于胸腹疼痛，肢体疼痛，疝痛，痛经等症。本品活血力弱，止痛力佳，既能治血瘀疼痛之治，又能治气滞疼痛，单味用亦效，也可配伍其他药物入于煎剂，用治气血瘀滞之痛证。为活血行气止痛之良药，前人谓其能"行血中之气滞，气中血滞，故能专治一身上下诸痛"。本品为常用的止痛药，无论何种痛证，均可配伍应用。

用量：3～9g，研末冲服每次 1.5～3g。

3. 郁金　为姜科植物温郁金、姜黄、广西莪术或蓬莪术的块根。切片或打碎，生用，或矾水炙用。

本品性味辛、苦，寒，归肝、心、肺经。具有行气化瘀、清心解郁、利胆退黄的功效。用于经闭痛经，胸腹胀痛、刺痛，热病神昏，癫痫发狂，黄疸尿赤。通过活血止痛、行气解郁，治疗气滞血瘀引起的胸胁刺痛、痛经、闭经、癥瘕痞块及肝脾大等证。郁金清心，凉血止血，可用于温热病，高热谵语；清热化痰开窍治疗湿温浊邪蔽窍，神志不清，痰热癫狂。本品能顺气降火而凉血止血，用治血热妄行引起的吐血、衄血、尿血及崩漏、倒经等证。其通过利胆退黄，又常用治湿热黄疸、胆道结石等疾病。

用量：5～12g；研末服，2～5g。

畏丁香。

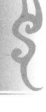

4. 乳香与没药　乳香为橄榄科植物乳香树及其同属植物皮部渗出的树脂。打碎生用，内服多炒用。没药为橄榄科没药树或其他同属植物皮部渗出的油胶树脂。打成碎块生用，内服多制用，清炒或醋炙。

乳香性味辛、苦，温，归心、肝、脾经。具有散血行气止痛、消肿生肌的功效。用于跌打损伤，疮疡痈肿。乳香为外伤科要药，也可用以治疗气滞血瘀之痛证。专家认为，乳香中含有一种未知的杀菌物质，能杀死幽门螺杆菌。

没药的功效主治与乳香相似。常与乳香相须为用。区别在于乳香偏于行气、伸筋，治疗痹证多用。没药偏于散血化瘀，治疗血瘀气滞较重之胃痛多用。另外，二药可用于疮疡初起，红肿热痛，或疮疡溃破，久不收口以及瘰疬、痰核坚硬不消者。

用量：3～10g，宜炒去油用。外用适量，生用或炒用，研末外敷。

胃弱者慎用，孕妇及无瘀滞者忌用。

5. 五灵脂　为鼯鼠科动物复齿鼯鼠的粪便。生用或醋炙、酒炙用。

本品性味苦、咸、甘，温，归肝经。具有活血止痛、化瘀止血的功效。用于胸胁、脘腹刺痛，痛经，经闭，产后血瘀疼痛，跌仆肿痛，蛇虫咬伤。本品对于瘀血阻络、血不循经的瘀滞出血证也有较好的疗效。

用量：3～10g，宜包煎。

血虚无瘀及孕妇慎用。"十九畏"认为人参畏五灵脂，一般不宜同用。

第二节　活血调经药

1. **丹参**　为唇形科植物丹参的根。切成厚片，晒干。生用或酒炙用。春、秋二季采挖，除去泥沙，干燥。丹参商品呈长圆柱形，略弯曲，并有须状细根。本品以条粗、色紫红、无芦头、无须根者为佳。

丹参为常用中药，性微寒、味苦。具有祛瘀止痛、活血通经、清心除烦之功效。用于月经不调、经闭痛经、癥瘕积聚、胸腹刺痛、热痹疼痛、疮疡肿痛、心烦不眠、肝脾大、心绞痛。《本草纲目》谓其"能破宿血，补新血。"《妇科明理论》有"一味丹参散，功同四物汤"之说。可单用研末酒调服。本品对热病烦躁神昏及心悸失眠亦有效。

用量：5～15g。活血化瘀宜酒炙用。

反藜芦。孕妇慎用。

2. **红花**　为菊科植物红花的筒状花冠。夏季开花，花色由黄转为鲜红时采摘。阴干或微火烘干。红花又名黄兰、红兰花、草红花、红花菜。菊科红花属一年生草本植物。晋代张华著《博物志》称中原的红花是"张骞得种于西域"，可知其为丝绸之路上的物产之一。

本品性味辛，温，归心、肝经。具有活血化瘀、通经止痛之功效。用于血滞经闭、痛经、产后瘀滞腹痛。治痛经，单用奏效，以本品一味与酒煎服。本品对胸痹心痛、血瘀腹痛、胁痛有良效。治疗跌打损伤，瘀滞肿痛，可制为红花油、红花酊涂搽。此外，红花还可用于回乳，治疗瘀阻头痛、眩晕、中风偏瘫、喉痹、目赤肿痛等证。

今新疆仍盛产红花。红花籽用来榨油，花用来治病。红花油色黄、味香、液清，是食用油中的上品，经常食用红花油可以防止动脉粥样硬化，治高血压、中风、心力衰竭、心绞痛等症。

用量：3～9g。

附药：番红花

本品为鸢尾科植物番红花的花柱头，又名"藏红花""西红花"。性味甘、微寒，归心、肝经。凉散心肝血瘀。

3. **桃仁**　为蔷薇科植物桃的干燥成熟种子。果实成熟后收集果核，除去果肉及核壳，取出种子，晒干。生用或炒用。桃仁呈扁长卵形，表面黄棕色至红棕色，密布颗粒状突起。一端尖，中部膨大，另端钝圆稍扁斜，边缘较薄。富油性。气微，味微苦。

本品性味苦、甘，平，有小毒，归心、肝、大肠经。具有活血祛瘀、润肠通便的功效。可用于治疗经闭，痛经，癥瘕痞块，跌仆损伤，肠燥便秘。

用量：5～10g。

孕妇忌用。便溏者慎用。本品有毒，不可过量。

4. **益母草**　为唇形科植物益母草的干燥地上部分。夏季茎叶茂盛、花未开或初开时采割，晒干，或切段晒干。生用或熬膏用。气微，味微苦。

本品性味苦、辛，微寒，归肝、心、膀胱经。具有活血调经、利尿消肿的功效。用于月经不调，痛经，经闭，恶露不尽，水肿尿少。对于血滞经闭、痛经、经行不畅、产后恶露不尽、瘀滞腹痛，可单用熬膏服，配当归等药用。本品可治疗小便不利或血瘀（先病血后病水）引起的水肿。本品既能活血散瘀以止痛，又能清热解毒以消肿。用于跌打损伤瘀痛，可与川芎、当归同用；治疮痈肿毒，皮肤瘾疹，可单用外洗或外敷，亦可配黄柏、蒲公英、苦参等煎汤内服。

用量：9～30g。

孕妇禁用。

5. 牛膝　为苋科植物牛膝（怀牛膝）和川牛膝（甜牛膝）的根。生用或酒炙用。

本品性味苦、甘、酸，平，归肝、肾经。具有活血利水、补肝肾、引火（血）下行的功效。用于治疗瘀血阻滞之经闭、痛经、经行腹痛、胞衣不下及跌仆伤痛；腰膝酸痛，下肢痿软；火热上炎，阴虚火旺之头痛、眩晕、齿痛、口舌生疮、吐血、衄血。牛膝有川牛膝和怀牛膝之分。两者均能活血通经、补肝肾、强筋骨、利尿通淋、引火（血）下行。但川牛膝长于活血通经，怀牛膝长于补肝肾、强筋骨。本品为动血之品，性专下行，孕妇、月经过多者忌服。中气下陷，脾虚泄泻，下元不固，多梦遗精者慎用。

用量：6～15g。

活血通经、利水通淋、引血下行宜生用；补肝肾、强筋骨宜酒炙用。

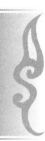

6. 土鳖虫　属节肢动物门，为鳖蠊科昆虫地鳖或冀地鳖雌虫的全体。晒干或烘干。

本品是一种珍贵紧缺的药用食用动物。性寒、味咸，有微毒，能入肝、心、脾经。具有破血逐瘀、续筋接骨之功效。用于跌打损伤，筋伤骨折，妇女闭经、月经不调、产后瘀滞腹痛，积聚痞块，脑血栓，心脏病。近年医学研究证明，土鳖虫对败血症有良好的疗效。同时，土鳖虫食用，又是一道营养丰富、味道鲜美的佳肴。土鳖虫是中医中药不可缺少的要药，具有抑制肿瘤、调节血脂、免疫调节等保健功效。

用量：3～10g；研末服，1～1.5g，黄酒送服。外用适量。

孕妇忌服。

7. 血竭　为棕榈科植物麒麟竭的果实及树干中渗出的树脂。树脂自然渗出，凝固而成。打碎研末用。本品略呈类圆四方形或方砖形，表面暗红粉，有光泽，附有因摩擦而成的红粉。质硬而脆，破碎面红色，研粉为砖红色。气微，味淡。在水中不溶，在热水中软化。

本品性味甘、咸，平，归心、肝经。具有祛瘀定痛、止血生肌的功效。用治跌打肿痛，内伤瘀痛；外伤出血不止，瘰疬，臁疮溃久不合。内服活血散瘀止痛，可用于外伤瘀痛，筋骨伤痛，血瘀痛经，产后瘀阻腹痛及血瘀心腹诸痛。外用止血生肌敛疮，善治痈疽恶疮、久不收口及外伤出血。本品可治疗腹中血块。

用量：内服，研末，1～2g，或入丸剂；外用，研末撒或入膏药用。无瘀血者不宜用，孕妇及月经期忌用。

8. **莪术与三棱**　莪术为姜科植物蓬莪术或温郁金、广西莪术的根茎。生用或醋制用。三棱为黑三棱科植物黑三棱的块茎。生用或醋炙后用。

莪术性味辛、苦，温，归肝、脾经。具有破血下积的功效。所治病证二者基本相同，常相须为用。然三棱偏于破血，莪术偏于破气。二者可用于气滞血瘀所致癥瘕积聚、经闭、心腹瘀痛、食积脘腹胀痛。此外，二者既破血祛瘀，又消肿止痛，可用于跌打损伤，瘀肿疼痛，常与其他祛瘀疗伤药同用。

用量：3～15g。醋制后可加强祛瘀止痛作用。外用适量。

孕妇及月经过多者忌用。

9. **斑蝥**　为芜青科昆虫南方大斑蝥或黄黑小斑蝥的全体。

本品性味辛，热，有大毒，归肝、肾、胃经。具有破血逐瘀、散结消癥、攻毒蚀疮的功效。用于癥瘕、经闭。本品辛行温通而入血分，能破血通经，消癥散结。现代用治多种癌症，尤以肝癌为优；治疗痈疽恶疮，顽癣，瘰疬等。本品为辛散有毒之品，外用有以毒攻毒、消肿散结之功。此外，本品外敷，有发疱作用，可作发疱疗法以治多种疾病，如面瘫、风湿痹痛等。

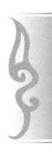

用量：内服多入丸散，0.03～0.06g；外用适量，研末敷贴，或酒、醋浸涂，或作发疱。内服需与糯米同炒，或配青黛、丹参以缓其毒。

本品有大毒，内服宜慎，应严格掌握剂量，体弱忌用，孕妇禁用。外用对皮肤、黏膜有很强的刺激作用，能引起皮肤发红、灼热、起疱，甚至腐烂，故不宜久敷和大面积使用。

10. **穿山甲**　为鲮鲤科动物鲮鲤的鳞甲。生用；或砂烫至鼓起，洗净，干燥；或炒后再以醋淬后用，用时捣碎。

本品性味咸，微寒，归肝、胃经。具有散血、通经、下乳的功效，用于癥瘕、经闭。本品善于走窜，性专行散，既能活血祛瘀，又能消癥通经。本品性善走窜，内达脏腑，外通经络，活血祛瘀力强，能通利经络，透达关节用于风湿痹痛，中风瘫痪。本品活血走窜，擅长通经下乳，为治疗产后乳汁不下之要药。本品可单用研末，治疗痈肿疮毒，瘰疬。本品能活血消痈，消肿排脓，可使脓未成者消散，已成脓者速溃，为治疗疮疡肿痛之要药。

用量：3～10g。研末吞服，每次1～1.5g。

孕妇慎用。痈肿已溃者忌用。

第 25 章　化痰止咳平喘药

• 定义

凡能祛痰或消痰，治疗"痰证"为主要作用的药物，称化痰药；以制止或减轻咳嗽和喘息为主要作用的药物，称止咳平喘药。

• 药性特点

化痰止咳平喘药可分为温化寒痰药、清化热痰药及止咳平喘药三类。温化寒痰药味多辛苦，性多温燥，主归肺、脾、肝经；清化热痰药药性多寒凉，部分药物质润、味咸；止咳平喘药主归肺经，其味或辛或苦或甘，其性或温或寒，由于药物性味不同，质地润、燥有异。

• 功效

化痰止咳平喘药具有宣肺祛痰、止咳平喘等功效。主要用于痰多咳嗽、痰饮喘息以及与痰饮有关的瘿瘤瘰疬等证。

• 分类及其适应证

┌ 温化寒痰药──主治寒痰、湿痰证
├ 清化热痰药──主治热痰、火痰证
└ 润燥化痰药──燥痰证

第一节　温化寒痰药

1. 半夏　为天南星科植物半夏的块茎。一般用姜汁、明矾制过入药。半夏无臭，味辛辣，麻舌而刺喉。本品以颗粒大，外色白净，无粗皮，质坚实，粉性足者为佳。

本品性味辛，温，有毒，归脾、胃、肺经。半夏为常用中药，具有燥湿化痰、降逆止呕、消痞散结之功效。用于痰多咳喘、痰饮眩悸、风痰眩晕、痰厥头痛、呕吐反胃、胸脘痞闷、梅核气等症。生品外用可治痈肿痰核。姜半夏长于辛温散结；法半夏长于燥湿化痰，且温性较弱（甘草石灰水所制）；半夏曲则有化痰消食之功；清半夏能清化热痰（明矾制，酸寒）；竹沥半夏，能清化热痰，主治热痰、风痰之证。

用量：3～9g。

反乌头。

2. 天南星　为天南星科植物天南星异叶天南星或东北天南星的干燥块茎。用姜汁、明矾制过用，为制南星。河南禹州市（即原禹县）所产天南星习称"禹南星"，个大、质坚、粉足、色洁白，畅销全国并出口。质坚硬，不易破碎，断面不平坦，色白，粉性。气微辛，味麻辣。

天南星为常用中药，性温，味苦、辛，有毒。具有燥湿化痰、祛风止痉、散结消肿之功效。用于顽痰咳嗽、风疾眩晕、中风痰壅、口眼喎斜、半身不遂、癫痫、惊风、破伤风。生用外治痈肿、蛇虫咬伤。胆南星清热化痰、息风定惊，用于痰热咳嗽、咯痰黄稠、中风痰迷、癫狂惊痫。

用量：3～10g，多制用。外用适量。

阴虚燥痰及孕妇忌用。

附药：胆南星

胆南星为天南星用牛胆汁拌制而成的加工品。性味苦、微辛，凉，归肝、胆经。功能清化肝、胆热痰，息风定惊。适用于中风、癫痫、惊风、头风眩晕、痰火喘咳等证。

3. 白芥子　为十字花科植物白芥的种子。生用或炒用。性味辛，温，归肺、胃经。能温肺化痰，降气平喘。治疗寒痰喘咳，悬饮；阴疽流注，肢体麻木，关节肿痛。本品温通经络，善散"皮里膜外之痰"，又能消肿散结止痛。

用量：3～6g。外用适量，研末调敷，或作发疱用。

本品辛温走散，耗气伤阴，久咳肺虚及阴虚火旺者忌用；消化道溃疡、出血者及皮肤过敏者忌用。用量不宜过大。

4. 白前　为萝摩科植物柳叶白前或芫花叶白前的干燥根茎及根。生用或蜜炙用。秋季采挖，洗净，晒干。生用或蜜炙用。气微，味微甜。

本品性味辛、苦，微温，归肺经。具有降气、消痰、止咳的功效。用于肺气壅实，咳嗽痰多，胸满喘急。本品性微温而不燥烈，长于祛痰、降肺气以平咳喘。无论属寒属热，外感内伤，新嗽久咳均可用之，尤以痰湿或寒痰阻肺、肺气失降者为宜。

用量：3～9g。

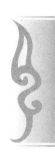

第二节　清化热痰药

1. 贝母　川贝母为百合科植物川贝母、暗紫贝母、甘肃贝母或梭砂贝母的鳞茎。前三者按不同性状习称"松贝"和"青贝"；后者称"炉贝"。生用。浙贝母为百合科植物浙贝母的鳞茎，原产于浙江象山，现主产于浙江鄞县。

本品性味苦、甘，微寒，质润，归肺、心经。川贝母以甘味为主，性偏于润，肺热燥咳、虚劳咳嗽用之为宜。浙贝母以苦味为主，性偏于泄，痰热郁肺之咳嗽用之为宜，清热散结之功为胜。本品性寒味微苦，能清泄肺热化痰，又味甘质能润肺止咳，尤宜于内伤久咳，燥痰、热痰之证。治肺阴虚劳嗽，久咳有痰者，常配沙参、麦冬等以养阴润肺化痰止咳；治肺热、肺燥咳嗽，常配知母以清肺润燥，化痰止咳。本品还能清化郁热，化痰散结。治痰火郁结之瘰疬，常配玄参、牡蛎等药用，治热毒壅结之乳痈、肺痈，常配蒲公英、鱼腥草等以清热解毒，消肿散结。

用量：3～10g；研末服1～2g。

反乌头。脾胃虚寒及有湿痰者不宜用。

2. 瓜蒌　为葫芦科植物栝楼和双边栝楼的成熟果实。生用，或以仁制霜用。

本品性味甘、微苦，寒，归肺、胃、大肠经。具有清热化痰、宽胸理气、润肠通便的功效。治疗痰热咳喘。本品甘寒而润，善清肺热，润肺燥而化热痰、燥痰。本品能利气开郁，导痰浊下行而奏宽胸散结之效。瓜蒌仁润燥滑肠，适用于肠燥便秘。

用量：全瓜蒌 10～20g，瓜蒌皮 6～12g，瓜蒌仁 10～15g，打碎入煎。

本品甘寒而滑，脾虚便溏者及寒痰、湿痰证忌用。反乌头。

本品入药又有全瓜蒌、瓜蒌皮、瓜蒌仁之分。瓜蒌皮之功，重在清热化痰，宽胸理气；瓜蒌仁之功重在润燥化痰，润肠通便；全瓜蒌则兼有瓜蒌皮、瓜蒌仁之功效。

3. 竹茹　为禾本科植物青杆竹、大头典竹或淡竹的茎的中间层。体轻松，质柔韧，有弹性。气微，味淡。以身干，色黄白，条细，质柔韧不易折，无杂质为佳。生用、炒用或姜汁炙用。

本品性味甘，微寒，归肺、胃经。具有清热化痰、除烦止呕之功效。用于痰热咳嗽，胆火夹痰，烦热呕吐，惊悸失眠，中风痰迷，舌强不语，胃热呕吐，胎动不安。本品能清热降逆止呕，为治热性呕逆之要药。

用量：6～10g。生用（凉润）清化痰热，姜汁炙（温散）用止呕。

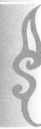

4. 前胡　为伞形科植物白花前胡或紫花前胡的干燥根茎。生用或蜜炙用。以湖南、浙江等省所产量大质佳，根条粗壮、质柔软、气香浓。广东、广西所产根细、体轻、质硬、气微香，质量较次。

前胡为常用中药，性微寒，味苦、辛，归肺经。具有散风清热、降气化痰之功效。本品辛散苦降，性寒清热，宜于痰热壅肺的咳喘。用于风热咳嗽痰多、痰热喘满、咳痰黄稠。又能疏散风热，宣发肺气，化痰止咳。白前与前胡，均能降气化痰，治疗肺气上逆，咳喘痰多，常相须为用。但白前性温，祛痰作用较强，多用于内伤寒痰咳喘。

用量：6～10g。

5. 桔梗　为桔梗科植物桔梗的根。全国大部分地区均有。生用或炒用。

本品性味苦、辛，平，归肺经，一为诸药之舟楫；一为肺部之引经。具有升宣肺气、化痰止咳的功效。用于咳嗽痰多，胸闷不畅。本品辛散苦泄，宣开肺气，祛痰，无论寒热皆可应用；咽喉肿痛，失音时本品能宣肺泄邪以利咽开音。本品性散上行，能利肺气以排壅肺之脓痰。此外，本品又可宣开肺气而通二便，用治癃闭、便秘。

用量：3～10g。

本品性升散，凡气机上逆，呕吐、呛咳、眩晕、阴虚火旺咳血等不宜用，胃、十二指肠溃疡者慎服。用量过大易致恶心呕吐。

第三节　止咳平喘药

本类药物主归肺经，其味或辛或苦或甘，其性或温或寒，由于药物性味不同，质地润燥有异，止咳平喘之理也就有所不同，有宣肺、清肺、润肺、降肺、敛肺及化痰之别。其中有的药物偏于止咳，有的偏于平喘，有的则兼而有之。

1. 苦杏仁 为蔷薇科植物山杏、西伯利亚杏、东北杏或杏的成熟种子，生用。

本品性味苦，平，质润，有小毒，归肺、大肠经。具有化痰止咳、润肠通便、降气的功效。用于治疗咳嗽气喘，本品主入肺经，味苦降泄，肃降肺气而能止咳平喘，为治咳喘之要药，随证配伍可治多种咳喘病证。杏仁质润可用于肠燥便秘。本品外用，可治蛲虫病、外阴瘙痒。

用量：3～10g，宜打碎入煎。

阴虚咳喘及大便溏泻者忌用。本品有小毒，用量不宜过大；婴儿慎用。

2. 莱菔子 为十字花科植物萝卜的干燥成熟种子。夏季果实成熟时采割植株，晒干，搓出种子，除去杂质，再晒干。黄白色，有油性。无臭，味淡、微苦辛。

本品性味辛、甘，平，归肺、脾、胃经。具有消食除胀、降气化痰的功效。用于饮食停滞，脘腹胀痛，大便秘结，积滞泻痢，痰壅喘咳。本品味辛行散，消食化积之中，尤善行气消胀，治疗食积气滞证。

用量：6～10g。生用吐风痰，炒用消食下气化痰。

本品辛散耗气，故气虚及无食积、痰滞者慎用。不宜与人参同用。

3. 百部 为百部科植物直立百部、蔓生百部或对叶百部的块根。生用，或蜜炙用。

本品性味甘、苦，微凉，归肺经。具有清润降肺、杀虫灭虱的功效。主要用于新久咳嗽，百日咳，肺痨咳嗽。本品甘润苦降，微温不燥，功专润肺止咳，无论外感、内伤、暴咳、久嗽，皆可用之。可单用或配伍应用。治风寒咳嗽，配荆芥、桔梗、紫菀等；久咳不已，气阴两虚者，则配黄芪、沙参、麦冬等；治肺痨咳嗽，阴虚者，常配沙参、麦冬、川贝母等；治阴道滴虫，可单用，或配蛇床子、苦参等煎汤坐浴外洗，治头虱、体虱及疥癣，可制成20％乙醇液，或50％水煎剂外搽。

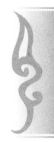

用量：5～15g；外用适量。久咳虚嗽宜蜜炙用。

4. 款冬花 为菊科植物款冬的干燥花蕾。12月或地冻前，当花尚未出土时采挖，除去花梗及泥沙，阴干取净款冬花用蜜水炒至不黏手。本品呈长圆棒状。上端较粗，下端渐细或带有短梗，外面被有多数鱼鳞状苞片。内表面密被白色絮状茸毛。体轻，撕开后可见白色茸毛。气香，味微苦而辛。

本品性味辛、微苦，温，归肺经。具有润肺下气、止咳化痰的功效。本品温而不燥，既可化痰，又能润肺，咳嗽无论寒热虚实、病程长短均可用之。可用于新久咳嗽，喘咳痰多，劳嗽咳血。

用量：3～10g。

5. 枇杷叶 为蔷薇科植物枇杷的叶。生用或蜜炙用。

本品性味苦，微寒，质润，归肺、胃经。本品具有清热化痰、润肺止咳的功效。常用于肺热咳嗽，气逆喘急，如枇杷清肺饮（《医宗金鉴》），清燥救肺汤（《医门法律》)。此外其在胃热呕吐，哕逆中也可应用。

用量：5～10g，止咳宜炙用，止呕宜生用。

6. 葶苈子　为十字花科植物独行菜或播娘蒿的干燥成熟种子。前者习称"北葶苈"，主产于河北、辽宁、内蒙古、吉林等地；后者习称"南葶苈"。

本品性味辛、苦，大寒，归肺、膀胱经。具有泻肺平喘、行水消肿的功效。用于痰涎壅肺，喘咳痰多，胸胁胀满，不得平卧，胸腹水肿，小便不利；在水肿、悬饮、胸腹积水、肺源性心脏病所致水肿等疾病中经常配伍使用。

用量：6～12g。

第26章　安神药

• 定义

凡以安定神志、治疗心神不宁病证为主的药物，称安神药。

• 药性特点

本类药主入心、肝经，具有镇惊安神或养心安神之效。

• 功效

安神药除具有重镇安神、养心安神作用外，某些药物还兼有清热解毒、平肝潜阳、纳气平喘、敛汗、润肠、祛痰等作用。

• 分类及其适应证

```
┌ 重镇安神药——实证心神不安
└ 养心安神药——虚证心神不安
```

第一节　重镇安神药

1. 朱砂　为硫化物类矿物辰砂族辰砂，主含硫化汞。采挖后，选取纯净者，用磁铁吸净含铁的杂质，再用水淘去杂石和泥沙。具光泽。体重，质脆，片状者易破碎，粉末状者有闪烁的光泽。无臭无味，以颗粒大、色鲜红有光泽、质脆、易碎、无沙石杂质者为佳。

本品性味甘，微寒，有毒，归心经。具有清心镇惊、安神解毒的功效。本品甘寒质重，寒能降火，重可镇怯，专入心经，既可重镇安神，又能清心安神，为镇心、清火、安神定志之要药。用于心悸易惊，失眠多梦，癫痫发狂，小儿惊风，视物昏花。本品性寒，不论内服、外用，均有清热解毒作用，可用于口疮、喉痹、疮疡肿毒。外用适量，常配其他药物研末干撒患处。

用量：0.1～0.5g，多入丸散服；外用适量。

该品不宜久服、多服，以防慢性汞中毒；肝、肾功能不正常者尤宜慎用。

2．龙骨　为古代大型哺乳类动物象类、三趾马类、犀类、鹿类、牛类等骨骼的化石或象类门齿的化石。生用或煅用。

本品性味甘、涩，平，归心、肝、肾经。具有镇惊安神、平肝潜阳、收敛固涩的功效。用于心神不宁，心悸失眠，惊痫癫狂。本品质重，入心、肝经，能镇静安神，为重镇安神的常用药。本品入肝经，质重沉降，有较强的平肝潜阳作用，可用于肝阳眩晕。本品味涩能敛，有收敛固涩功效，通过不同配伍可治疗遗精、滑精、尿频、遗尿、崩漏、带下、自汗、盗汗等多种正虚滑脱之证。本品性收涩，外用有收湿、敛疮、生肌之效，掺敷患处，可用治湿疮痒疹，疮疡久溃不敛。

用量：15～30g，宜先煎。外用适量。镇静安神，平肝潜阳多生用；收敛固涩宜煅用。

湿热积滞者不宜使用。

附药：龙齿

龙齿为古代多种大型哺乳动物的牙齿骨骼化石。采挖龙骨时即收集龙齿，刷净泥土，敲去牙床，研碎生用或煅用。本品性味甘、涩，凉，归心、肝经。功效为镇惊安神，主要适用于惊痫癫狂、心悸怔忡、失眠多梦等证。用法、用量与龙骨相同。生龙齿功专镇惊安神，煅龙齿则略兼收涩之性。

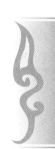

第二节　养心安神药

1．酸枣仁　为鼠李科植物酸枣的干燥成熟种子。生用或炒用，用时捣碎。主产于河北、陕西、河南、辽宁等地，本品扁圆形，形面紫红色或红棕色，有光泽，边缘略薄，外皮薄而坚硬。皮内有仁，黄白色，肥厚油润。

本品性味生则甘、凉；炒则甘，温。归心、肝、胆经。具有养心益肝、安神敛汗之功效。用于心悸虚烦不眠、惊悸多梦、体虚多汗、津伤口渴，为养心安神之要药。在自汗、盗汗中也经常使用。酸枣仁含有较多的脂肪酸和蛋白质，并含有甾醇、三皂萜化合物、维生素C，还含有白桦脂肪、白桦脂酸、酸枣苷等，有镇痛、降低血压和调节神经等作用。可以煮粥治疗失眠证。

用量：9～15g。研末吞服，每次1.5～2g。

2．柏子仁　为柏科植物侧柏的干燥成熟种仁。秋、冬二季采收成熟种子，晒干，除去种皮，收集种仁，生用。质软，富油性。气微香，味淡。

柏子仁性味甘平，入心、脾、肝经。具有养心安神、润肠通便之功效。用于虚烦失眠，心悸怔忡，阴虚盗汗，肠燥便秘。此外，本品甘润，可滋补阴液，还可用治阴虚盗汗、小儿惊痫等。现代药理实验表明，柏子仁内含大量植物脂肪和少量挥发油。它虽非长生不老之药，但对老年虚秘、阴虚精亏、劳损低热等虚损性疾病大有裨益。

用量：10～20g。

便溏及多痰者慎用。

3. 远志　为远志科植物远志的干燥根。春、秋二季采挖，除去须根及泥沙，晒干。生用或炙用。质硬而脆，易折断，断面皮部棕黄色，木部黄白色，皮部易与木部剥离，嚼之有刺喉感。本品以筒粗、肉厚、皮细、色黄者为佳。

远志为常用中药，性温，味苦、辛。具有安神益智、祛痰开窍、消散痈肿之功效。用于心肾不交、失眠多梦、健忘惊悸、神志恍惚、咳痰不爽、疮疡肿毒、乳房肿痛。其性善宣通通达，既能开心气而宁心安神，又能通肾气而强志不忘，为交通心肾、安定神志、益智强识之佳品。能利心窍，逐痰涎，故可用治痰阻心窍所致之癫痫抽搐，惊风发狂等症。本品苦温性燥，入肺经，炙用能祛痰止咳。

用量：3～9g。外用适量。化痰止咳宜炙用。

凡实热或痰火内盛者，以及有胃溃疡或胃炎者慎用。

第27章　平肝息风药

•定义

凡以平肝潜阳或息风止痉为主，治疗肝阳上亢或肝风内动病证的药物，称平肝息风药。

•药性特点

本类药物皆入肝经，多为介类、昆虫等动物药物及矿石类药物。

•功效

本类药物具有平肝潜阳、息风止痉之功效。部分平肝息风药物以其质重、性寒沉降之性，兼有镇惊安神、清肝明目、降逆、凉血等作用；某些息风止痉药物兼有祛风通络之功。

•分类及其适应证

　热极生风——凉肝息风
　肝阳化风——潜阳息风（质变）
　血虚生风——养血息风
　阴虚动风——滋阴息风

第一节　平抑肝阳药

1. **石决明**　为鲍科动物杂色鲍（光底石决明）、皱纹盘鲍（毛底石决明）、羊鲍、澳洲鲍、耳鲍或白鲍的贝壳。

2. **珍珠母**　为蚌科动物三角帆蚌、褶纹冠蚌或珍珠贝科动物马氏珍珠贝的贝壳。

3. **牡蛎**　为牡蛎科动物长牡蛎、大连湾牡蛎或近江牡蛎的贝壳。

以上三味药物，性味均为咸寒，归肝经。都有平肝潜阳、平息内风的作用。但石决明平肝定眩为强。

4. **赭石**　为三方晶系氧化物类矿物赤铁矿的矿石。打碎生用或醋淬研粉用。

本品性味苦，寒，归肝、胃、心经。具有平肝潜阳、降逆止血的功效。用于肝阳上亢，头晕目眩。本品为矿石类药物，质重沉降，长于镇潜肝阳；又性味苦寒，善清肝火，故为重镇潜阳常用之品。本品质重性降，为重镇降逆要药，尤善降上逆之胃气而具止呕、止呃、止噫之效。治疗气逆喘息是由于本品重镇降逆，亦能降上逆之肺气而平喘。本品亦可用治哮喘有声，卧睡不得者；血热吐衄，崩漏。本品苦寒，入心肝血分，有凉血止血之效。又本品善于降气、降火，尤适宜于气火上逆，迫血妄行之出血证。

用量：10～30g；宜打碎先煎。入丸散，每次1～3g。降逆、平肝宜生用，止血宜煅用。孕妇慎用。因含微量砷，故不宜长期服用。

5. **刺蒺藜**　为蒺藜科植物蒺藜的果实。炒黄或盐炙用。

本品性味为辛、苦，微寒，有小毒，归肝经。具有平肝息风、疏风散热的功效。本品味苦降泄，主入肝经，有平抑肝阳之功效，用于治疗肝阳上亢，头晕目眩。本品苦泄辛散，功能疏肝而散郁结，尚入血分而活血。用治肝郁气滞，胸胁胀痛，可与柴胡、香附、青皮等疏肝理气药同用。本品味辛，又疏散肝经风热而明目退翳，为祛风明目要药。如果皮肤出现风疹瘙痒，瘙痒难耐也可以使用本品。

用量：3～9g。

第二节　息风止痉药

1. **钩藤**　为茜草科植物钩藤、大叶钩藤、毛钩藤、华钩藤或无柄果钩藤的干燥带钩茎枝。立冬至清明前采集。

本品性味甘，凉，归肝、心包经。具有凉肝息风的功效。主要针对肝经热极生风的证候。本品性凉，主入肝经，既能清肝热，又能平肝阳，故用于头痛、眩晕。本品入肝、心包二经，有和缓的息风止痉作用，又能清泄肝热，故用于热极生风、四肢抽搐及小儿高热惊风症，尤为相宜。

此外，本品具有轻清疏泄之性，能清热透邪，故又可用于风热外感、头痛、目赤及斑疹透发不畅之证。与蝉蜕、薄荷同用，可治小儿惊啼、夜啼，有凉肝止惊之效。

用量：3～12g。入煎剂宜后下。

2. 天麻　为兰科植物天麻的干燥块茎。家种天麻块茎较长，为类圆柱形。本品以体大、色黄白、质坚实、断面半透明者为佳。

天麻为常用中药，性平，味甘。具有平肝、息风、止痉之功效。用于头痛眩晕、肢体麻木、小儿惊风、癫痫抽搐、破伤风症。本品主入肝经，功能息风止痉，且味甘质润，药性平和。故可用治各种病因之肝风内动，惊痫抽搐，不论寒热虚实，皆可配伍应用。本品既息肝风，又平肝阳，为治眩晕、头痛之要药，不论虚证、实证，随不同配伍皆可应用。本品又能祛外风、通经络、止痛，治疗肢体麻木，手足不遂，风湿痹痛。

用量：3～12g。

3. 地龙　为钜蚓科动物参环毛蚓、通俗环毛蚓、威廉环毛蚓或栉盲环毛蚓的干燥体。生用或鲜用。

本品性味咸，寒，归肝、脾、肾经。地龙秉承阴气，又善于走动，故可清肝息风、通络止痉。本品性寒，既能息风止痉，又善于清热定惊，故适用于热极生风所致的神昏谵语、痉挛抽搐及小儿惊风，或癫痫、癫狂等症；气虚血滞引起的半身不遂、痹证都可以通过地龙的善于通行走窜治疗。本品性寒降泄，长于清肺平喘，与其他止咳平喘药同用，可增强清肺化痰、止咳平喘之功，还可以治疗慢性支气管炎。

用量：5～9g。鲜品 10～20g。研末吞服，每次 1～2g。外用适量。

4. 全蝎　系钳蝎科动物问荆蝎的干燥全体。单用尾，称蝎尾。水漂去盐质，晒干。体轻、质脆、气微腥，味咸。

本品性味辛，平。具有息风解痉、祛风止痛、解毒散结的功效。用于中风引起的半身不遂、口眼㖞斜。对顽固难治之风湿性及类风湿关节炎之疼痛，头痛功效显著。亦可用治颈淋巴结核溃脓期，骨髓炎，骨结炎。外用可治子宫颈癌，内服可作为治疗胃癌、肝癌、肺癌的辅助药物。

用量：1.5～6g，水煎服。研末吞服，每次 0.5～1g，每日 2 次。

辛散有毒，虚证慎用。

5. 蜈蚣　为蜈蚣科动物少棘巨蜈蚣的干燥体。春、夏二季捕捉，用竹片插入头尾，绷直，干燥。现在仍靠捕捉野生蜈蚣药用，供应偏紧。气微腥，并有特殊刺鼻的臭气，味辛而微咸。质量以身干、虫体条长完整、头红身绿者为佳。

蜈蚣为常用药材，性温，味辛，有毒。具有息风镇痉、攻毒散结、通络止痛之功效。用于小儿惊风、抽搐痉挛、中风口眼㖞斜、半身不遂、破伤风症、风湿顽痹、疮疡、瘰疬、毒蛇咬伤等疑难疾病。这些作用与本品为动物药的灵动搜风，以毒攻毒有关。

用量：1～2 条。研粉每次 0.5～1g。

辛散有毒，虚证慎用，不可过服。

6. 僵蚕　为蚕蛾科昆虫家蚕的幼虫感染（或人工接种）白僵菌而致死的干燥体。生用或炒用。质硬而脆，易折断，断面平坦，外层白色，中间有亮棕色或亮黑色的丝腺环 4 个。气微腥，味微咸。

本品性味咸、辛，平，归肝、肺、胃经。功效为祛风定惊，化痰散结。用于惊风抽搐，咽喉肿痛，面神经麻痹，皮肤瘙痒。本品咸辛平，入肝、肺二经，既能息风止痉，又能化痰定惊，故对惊风、癫痫而夹痰热者尤为适宜。本品味咸，能软坚散结，又兼可化痰治疗痰核、瘰疬。

用量：5～9g。研末吞服，每次 1～1.5g；散风热宜生用，其他多制用。

第28章　开窍药

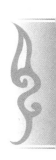

• 定义
凡具辛香走窜之性，以开窍醒神为主要作用，治疗闭证神昏的药物，称为开窍药，又名芳香开窍药。

• 药性特点
本类药味辛、其气芳香，善于走窜，皆入心经。

• 功效
本类药物具有通关开窍、启闭回苏、醒脑复神的作用。部分开窍药以其辛香行散之性，尚兼活血、行气、止痛、辟秽、解毒等功效。

• 分类及其适应证
寒闭——温开——辛温开窍药
热闭——凉开——辛凉开窍药

1. 麝香　为鹿科动物林麝、马麝或原麝成熟雄体香囊中的干燥分泌物。香气浓烈而持久。本品应密闭，避光贮存。阴干的麝香囊即为"整麝香"，又称"毛香"，为扁圆形或椭圆形的囊状体，重量依年龄不同而异。囊内的麝香仁有浓烈香气，为猪肝色或紫红色大小不等的颗粒和粉末。

麝香性温，味辛，归心、脾经。走窜通行十二经。具有开窍醒神、活血通经、消肿止痛的作用。麝香辛温，气极香，走窜之性甚烈，有很强的开窍通闭、辟秽化浊作用，为醒神回苏之要药。可用于各种原因所致之闭证神昏，无论寒闭、热闭，用之皆效。本品辛香行散，有良好的活血散结、消肿止痛作用，用治疮疡肿毒，瘰疬痰核，咽喉肿痛，内服、外用均有良效。麝香又为伤科要药，血瘀经闭，癥瘕，心腹暴痛，头痛，跌打损伤皆可施用。本品活血通经，辛香走窜，力达胞宫，有催生下胎之效。

现代临床药理研究也证明麝香具有兴奋中枢神经、刺激心血管、促进雄性激素分泌和抗炎等作用。

用量：入丸散，每次 0.03～0.1g。外用适量。不宜入煎剂。

孕妇禁用。

2. 冰片　为龙脑香科植物龙脑香树脂加工品，称"龙脑冰片"，亦称"梅片"。由菊科植物艾纳香（大艾）叶的升华物经加工劈削而成，称"艾片"。现多用松节油、樟脑等，经化学方法合成，称"机制冰片"。

本品性味辛、苦，微寒，归心、脾、肺经。具有清热解毒、通诸经窍的功效。用于闭证神昏。本品味辛气香，具有开窍醒神之功效，功似麝香但力较弱，二者常相须为用。冰片性偏寒凉，为凉开之品。本品苦寒，有清热止痛、泻火解毒、明目退翳、消肿之功，为五官科常用药。治疗目赤肿痛，单用点眼即效。本品有清热解毒、防腐生肌作用，故外用清热消肿、生肌敛疮方中均用冰片。此外，本品用治冠心病心绞痛及齿痛，有一定疗效，很多防止心绞痛的中成药都含有本品。

用量：入丸散，每次 0.15～0.3g。外用适量，研粉点敷患处。不宜入煎剂。

3. 石菖蒲　为天南星科植物石菖蒲的干燥根茎，生用。气芳香，味苦、微辛。以条粗、断面色类白、香气浓者为佳。

本品性味辛、苦而温，归心、脾、肝经。具有豁痰开窍，和中辟浊的功效。用于痰浊壅闭、神识昏迷、高热神昏、癫狂痴呆、耳目失聪、湿浊中阻及噤口痢疾等症。本品辛开苦燥温通，芳香走窜，不但有开窍醒神之功，且兼具化湿、豁痰、辟秽之效。故擅长治痰湿秽浊之邪蒙蔽清窍所致之神志昏乱。本品入心经，开心窍、益心智、安心神、聪耳明目，故可用于健忘、失眠、耳鸣、耳聋诸症。

用量：3～9g。

阴虚阳亢、烦躁汗多、咳嗽咯血、滑精者慎用。

第29章　补虚药

• **定义**

凡能补虚扶弱，纠正人体气血阴阳虚衰的病理偏向，以治疗虚证为主的药物，称为补虚药。

• **药性特点**

味多甘，气寒温不同。归经分入五脏。

• **功效**

补虚药具有扶助正气以祛邪之功效，绝大多数无明显毒性反应和不良反应。

- 分类及其适应证

> 补气药——气虚证
> 补阳药——阳虚证
> 补血药——血虚证
> 补阴药——阴虚证

第一节　补气药

- 定义

补气又包括补脾气、补肺气、补心气、补肾气等。

- 分类及其适应证

补气药的主治证包括脾气虚、肺气虚、心气虚、肾气虚。

- 药性特点

本类药的性味以甘温或甘平为主。其中，少数兼能清火或燥湿者，可有苦味。能清火者，药性偏寒。大多数药能补益脾肺之气，主要归脾肺经；少数药兼能补心气者，可归心经。

- 注意事项

本类药中部分味甘壅中、碍气助湿之品，对湿盛中满者应慎用，必要时应辅以理气除湿之药。

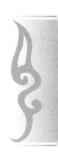

1. 人参　为五加科植物人参的干燥根。栽培者称"园参"，野生者称"山参"。多于秋季采挖，洗净。园参晒干或烘干，称"生晒参"，蒸制后，干燥，称"红参"；山参晒干，称"生晒山参"。加工断下的细根称"参须"。

人参为名贵中药，补益佳品。性温，味甘，微苦。具有大补元气、复脉固脱、补脾益肺、生津、安神之功效。用于体虚欲脱、肢冷脉微、脾虚食少、肺虚喘咳、津伤口渴、内热消渴、久病虚羸、惊悸失眠、阳痿宫冷、心力衰竭、心源性休克。此外，本品还常与解表药、攻下药等祛邪药配伍，用于气虚外感或里实热结而邪实正虚之证，有扶正祛邪之效。

用量：3～5g。

阴虚有热，体质壮实者忌用。

2. 西洋参　为五加科植物西洋参的根。切片生用。西洋参在市场诸多保健药品中药性平和，但疗效明显。

其性味甘、微苦、凉，质润，归肺、心、肾、脾经。清润滋补五脏的气阴。适用于气阴两伤证。本品亦能补益元气，但作用弱于人参。其药性甘而偏凉，能补肺气，兼清火、养阴生津。此外，本品还能补心气，益脾气，并兼能养心阴，滋脾阴。在夏季炎热汗出过多，或平素就乏力，活动后汗出明显的，西洋参可以说是益气敛汗的佼佼者。

用量：3～6g。切片每次用1～2g，每日2次。

3. **党参** 为桔梗科植物党参、素花党参或川党参的干燥根。秋季采挖，洗净，晒干生用。有特殊香气，味微甜。质量以条大粗壮、横纹多、皮松肉紧、味清甜、嚼之无渣者为佳。产于甘肃文县的西党和东北三省的东党为优质党参。

党参为常用中药，性平，味甘。具有补中益气、健脾益肺之功效。用于脾肺虚弱、气短心悸、食少便溏、虚喘咳嗽、内热消渴。其补益脾肺之功与人参相似而力较弱，临床常用以代替古方中的人参，用以治疗脾肺气虚的轻证。宜与麦冬、五味子等养阴生津之品同用治疗气津两伤证。此外，用于气虚外感或里实热结而气血亏虚等邪实正虚之证，以扶正祛邪，使攻邪而正气不伤。

用量：9～30g。

4. **太子参** 为石竹科植物孩儿参的干燥块根。夏季茎叶大部分枯萎时采挖，洗净，除去须根，置沸水中略烫后晒干或直接晒干使用。质量以肥润条匀、色黄白、无须根者为佳。

太子参为常用中药，性凉，味甘、微苦，质润。具有益气健脾、生津润肺之功效。用于脾虚体倦、食欲不振、病后虚弱、气阴不足、自汗口渴、肺燥干咳。本品能补脾肺之气，兼能养阴生津，其性略偏寒凉，属补气药中的清补之品。用于脾肺气阴两虚证。

用量：9～30g。

5. **黄芪** 为豆科植物蒙古黄芪、膜荚黄芪或多序岩黄芪（红芪）的干燥根。春、秋两季采挖，除去须根和根头，晒干，生用或蜜炙用。质量以根条粗长、菊花心鲜明、空洞小、破皮少者为佳；红芪以皮色红润、根条均匀、坚实、粉性足者为佳。

黄芪为常用中药，性温，味甘。具有补气固表、利尿托毒、排脓、敛疮生肌之功效。用于气虚乏力、食少便溏、中气下陷、久泻脱肛、便血崩漏、表虚自汗、气虚水肿、久溃不敛、慢性肾炎、蛋白尿、糖尿病等。蜜制黄芪益气补中，用于气虚乏力、食少便溏。本品甘温，善入脾胃，为补中益气要药，又能益气生血。为治气虚水肿之要药，常与白术、茯苓等利水消肿之品配伍。本品入肺又能补益肺气，治疗气虚自汗证。本品以其补气之功还能收托毒生肌之效。对于中风后遗症，常与当归、川芎、地龙等同用以益气活血。

用量：9～30g。

6. **白术** 为菊科植物白术的根茎。以浙江于潜产者最佳，称为"于术"。生用或土炒、麸炒用。质量以个大、表面灰黄色、断面黄白色、质坚实、有油室（习称"朱砂点"）、无空心者为佳。

白术为常用中药，性温，味甘、苦。具有健脾益气、燥湿利水、止汗、安胎之功效。用于脾虚食少、腹胀泄泻、痰饮眩悸、水肿自汗、胎动不安。炒白术健脾、和胃、安胎，用于脾虚食少、泄泻便溏、胎动不安。本品甘苦性温，主归脾胃经，以健脾、燥湿为主要作用，被前人誉之为"脾脏补气健脾第一要药"。治疗脾肺气虚，卫气不固，

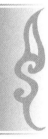

表虚自汗，易感风邪者。本品还能益气安胎。

用量：6～12g。

7. 山药 为薯蓣科植物薯蓣的根茎。习惯认为河南（怀庆府）所产者品质最佳，故有"怀山药"之称。生用或麸炒用。冬季茎叶枯萎后采挖，切去根头，洗净，除去外皮及须根，用硫黄熏后，干燥成毛山药；如再经加工成光条即为光山药。质量以质坚硬、粉性足、色洁白者为佳。

山药为常用中药，其亦食亦药，"气轻性缓，非堪专任。生：甘，凉，质润，归脾、肺、肾经；炒：甘，温，质干，主入脾。具有补脾养胃、生津益肺、补肾涩精之功效。用于脾虚食少、久泻不止、肺虚喘咳、肾虚遗精、带下、尿频、虚热消渴。炒山药补脾健胃，用于脾虚食少、泄泻便溏、白带过多。本品还能补肾气，兼能滋养肾阴，对肾脾俱虚者，其补后天亦有助于充养先天。可用于治疗消渴气阴两虚证。

用量：15～30g。

8. 甘草 为豆科植物甘草、胀果甘草或光果甘草的根及根茎。生用或蜜炙用。内蒙古的甘草开发较早，品质也最好，以其条长均匀、皮细色红、质坚油润、断面黄白、味甜粉足，被誉为优质地道药材。

甘草为常用中药，归心、肺、脾、胃经。生：甘，凉，质润；炙：甘，温，质润。生甘草具清热解毒、祛痰止咳、调和诸药之功效。用于咳嗽痰多，痈肿疮毒，缓解药物毒性和烈性。炙甘草具有补脾益气、缓急止痛、调和诸药之功效，用于脘腹、四肢挛急疼痛，脾胃虚弱，倦怠乏力，心动悸，脉结代。本品味甘，善入中焦，具有补益脾气之力。因其作用缓和，宜作为辅助药用，能"助参芪成气虚之功"。

用量：3～9g。

第二节 补阳药

1. 鹿茸 为鹿科动物梅花鹿或马鹿的雄鹿未骨化密生茸毛的幼角。前者习称"花鹿茸"，后者习称"马鹿茸"。夏、秋二季锯取鹿茸，经加工后，阴干或烘干入药。

本品性味甘、咸，温，归肾、肝经。具有壮肾阳、益精血、强筋骨、调冲任、托疮毒的功效。用于阳痿滑精、宫冷不孕、羸瘦、神疲、畏寒、眩晕、耳鸣、耳聋、腰脊冷痛、筋骨痿软、崩漏带下、阴疽不敛。本品甘温补阳，甘咸滋肾，禀纯阳之性，具生发之气，故能壮肾阳、益精血，而兼能固冲任、止带下。本品补阳气、益精血而达到温补内托的目的，可用于治疗疮疡久溃不敛，阴疽疮肿内陷不起。

用量：1～2g，研末冲服，或入丸散。

服用本品宜从小量开始，缓缓增加，不可骤用大量，以免阳升风动，头晕目赤，或伤阴动血。凡发热者均当忌服。

2. 杜仲 为杜仲科植物杜仲的干燥树皮。晒干生用或盐水炒用。质脆，易折断，断面有细密、银白色、富弹性的橡胶丝相连。气微，味稍苦。

本品性味甘，温，归肝、肾经。具有补肝肾、强筋骨、壮腰膝、固冲任、安胎元的功效。用于肾虚腰痛，筋骨无力，妊娠漏血，胎动不安。近年来单用或配入复方治高血压病有较好效果，多与夏枯草、桑寄生、菊花等同用。近代医学研究发现，杜仲除传统的医疗功效外，还具有双向调节血压的作用，并可降低人体胆固醇含量，预防心脑血管硬化。

用量：3～9g。

3. 续断　为川续断科植物川续断的干燥根。

本品性味苦、辛，微温，归肝、肾经。具有补益肝肾，强筋健骨，止血安胎，疗伤续折的功效。用于阳痿不举，遗精遗尿，腰膝酸痛，寒湿痹痛。本品甘温助阳，辛以散瘀，兼有补益肝肾，强健壮骨，通利血脉之功，用治跌打损伤，筋伤骨折。本品补益肝肾，调理冲任，有固本安胎之功，用治滑胎证。此外，本品活血祛瘀止痛，常配伍清热解毒之品，用治痈肿疮疡，血瘀肿痛；以之与蒲公英配伍，可治疗乳痈肿痛。

用量：3～12g。

4. 肉苁蓉　为列当科植物肉苁蓉的干燥带鳞叶的肉质茎。多于春季苗未出土或刚出土时采挖，除去花序，切段，晒干。切片生用，或酒制用。体重，质硬，微有柔性，不易折断。气微，味甜、微苦。

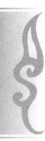

本品性味甘、咸，温，归肾、大肠经。具有补肾阳、益精血、润肠通便的功效。用于阳痿，宫寒不孕，腰膝酸软，筋骨无力，肠燥便秘。本品温补肾阳而柔润，不燥伤阴液，属补益药中之上品。

用量：6～9g。

5. 益智仁　为姜科植物益智的成熟果实。生用或盐水微炒用。用时捣碎。

本品性味辛，温，归肾、脾、心经。具有温补脾肾、摄唾缩尿的功效。用于下元虚寒遗精、遗尿、小便频数；脾胃虚寒，腹痛吐泻及口涎自流。多涎唾，可单用本品含之，或与理中丸、六君子汤等同用。益智仁收摄力强，对于老年人脾肾两虚，夜尿频数而又无实邪的均可以使用。

用量：6～9g。

阴虚有热，或有实邪者慎用。

6. 菟丝子　为旋花科植物菟丝子或大菟丝子的成熟种子。生用，或煮熟捣烂作饼用。

本品性味辛、甘，温，归肾、肝、脾经。具有温补肝肾、明目填精的功效。①用于肾虚腰痛、阳痿遗精、尿频及宫冷不孕，与枸杞子、覆盆子、车前子同用；②用于肝肾不足，目暗不明；③用于脾肾阳虚，便溏泄泻；④用于肾虚胎动不安。

此外，本品亦可治肾虚消渴，如《全生指迷方》单用本品研末蜜丸服，治消渴。

用量：6～12g。

7. 蛤蚧 为脊椎动物壁虎科动物蛤蚧除去内脏的干燥体。用时去头（有小毒）、足和鳞片，也有单取其尾，或炒酥研末。气腥，味微咸。

本品性味咸，平，归肺、肾经。具有补肺益肾、纳气定喘、助阳益精的功效。用于虚喘气促，劳嗽咳血，阳痿遗精。本品兼入肺肾二经，长于补肺气、助肾阳、定喘咳，为治多种虚证喘咳之佳品。本品质润不燥，补肾助阳兼能益精养血，有固本培元之功。

用量：3～6g，多入丸散或酒剂。

8. 冬虫夏草 为麦角菌科植物冬虫夏草菌的子座及其寄生蝙蝠蛾科昆虫绿蝙蝠蛾幼虫的尸体的复合体。

蝙蝠蛾幼虫居于土中，冬虫夏草菌侵入虫体后菌丝在幼虫体内生长并充满幼虫体，至冬季变成菌核而幼虫外形不变，夏初从幼虫尸体头部长出的子座露出土外，故有"冬虫夏草"之称。在较为板结、湿度大、腐殖质多的土壤中分布较多，海拔相对较高的地区虫体肥大。

冬虫夏草为常用中药中的贵重滋补品，性温，味甘、平。具有补肺益肾、止血化痰之功效。用于久咳虚喘、劳嗽咯血、阳痿遗精、腰膝酸痛。本品补肾益精，有兴阳起痿之功。甘平，为平补肺肾之佳品，功能补肾益肺、止血化痰、止咳平喘，尤为劳嗽痰血多用。

用量：5～15g。也可入丸散。

第三节 补血药

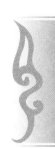

1. 当归 为伞形科植物当归的根。质柔韧，断面黄白色或淡黄棕色，皮部厚，有裂隙及棕色油点，气特异。切片生用，或经酒拌、酒炒用。

当归为熟知的妇科要药。性味甘、辛，温，归肝、心、脾经。具有补血活血、调经止痛、润肠通便的功效。用于血虚萎黄、眩晕心悸、月经不调、经闭痛经、虚寒腹痛、肠燥便秘、风湿痹痛、跌仆损伤、痈疽疮疡。当归头——止血，当归身——补血，当归尾——活血。本品甘温质润，长于补血，为补血之圣药。辛行温通，为活血行气之要药。治疗血虚血瘀寒凝之腹痛。本品补血以润肠通便，用治血虚肠燥便秘。

用量：3～6g。

2. 白芍 为毛茛科植物芍药的根。一般生用或酒炒或清炒用。夏、秋二季采挖，洗净，除去头尾及细根，刮去外皮后置沸水中略煮，或先煮后刮去外皮，晒干。

白芍为常用中药，性微寒，味苦、酸。具有柔肝止痛、养血调经、敛阴止汗之功能。用于头痛眩晕、胁痛、腹痛、四肢挛痛、血虚萎黄、月经不调、自汗、盗汗。主要针对肝经阴血不足、肝阳虚亢的系列表现。

用量：5～15g。

3. 阿胶 为马科动物驴的皮经漂泡去毛后熬制而成的胶块。以原胶块用，或将胶块打碎；用蛤粉炒或蒲黄炒成阿胶珠用。以山东省东阿县的产品最为著名。捣成碎块或以蛤粉烫炒成珠用。

阿胶味甘，性平，主归肺、肝、肾经。在中药里，阿胶为妇科上等良药，为补血之佳品，尤适宜出血而兼见阴虚、血虚证者。阿胶既能补血，又能滋阴。止血常用阿胶珠。李时珍在《本草纲目》中称之为"圣药"。阿胶与人参、鹿茸并称"中药三宝"。本品为血肉有情之品，甘温质润，为补血要药，多用治血虚诸证，而尤以治疗出血而致血虚为佳。其品味甘，质黏，为止血要药。本品滋阴润肺治疗阴虚燥咳，热病伤阴之心烦失眠及阴虚风动所致手足瘛疭等。

用量：5～15g，烊化兑服。

阿胶性质黏腻，有碍消化，凡脾胃虚弱、纳食不消及呕吐泄泻者均忌服。

4. 何首乌　为蓼科植物何首乌的块根。生首乌若以黑豆煮汁拌蒸，晒后变为黑色，称制首乌。质量以坚实、显粉性者为佳。

何首乌为常用中药，性温，味苦、甘、涩。具解毒、消痈、润肠通便之功效。用于瘰疬疮痈、风疹瘙痒、肠燥便秘。制首乌具补肝肾、益精血、乌须发、强筋骨的功效，用于血虚萎黄、眩晕耳鸣、须发早白、腰膝酸软、肢体麻木、崩漏带下、久疟体虚。其干燥藤茎也作药用，名夜交藤（首乌藤），具养血安神、祛风通络之功效。

用量：10～15g。

第四节　补阴药

1. 沙参　为桔梗科植物轮叶沙参的干燥根。春、秋二季采挖，除去须根，洗后趁鲜刮去粗皮，洗净，干燥，生用。质量以根条粗大、色黄白者为佳。

沙参为常用中药，性微寒，味甘。具有养阴清肺、益胃生津、化痰益气之功效。用于肺热燥咳、阴虚劳嗽、干咳痰黏、气阴不足、烦热口干。本品甘润而偏于苦寒，能补肺阴，兼能清肺热，适用于阴虚肺燥有热之干咳少痰、咳血或咽干音哑等证。甘润能补胃阴而生津止渴，兼能清胃热。

用量：6～10g。

2. 黄精　为百合科植物黄精、滇黄精或多花黄精的根茎。

黄精味甘、性平，入脾、肾、肺经。是补药的一种。具有健脾、补肾、润肺、生津等功效。临床上常用于脾胃虚弱、肺虚咳嗽、病后精血不足等病证的治疗。黄精常与其他药物配伍应用。主治阴虚咳嗽，肺燥咳嗽，肾虚精亏，消渴，脾胃虚弱，干咳口渴，营养不良，消耗性热病，病后诸虚弱证。有补脾养肺、益肾补精的功效，用于脾胃虚弱、体倦乏力、饮食减少、舌干少津、肺虚咳嗽、干咳无痰、阴血不足、眩晕腰酸等。有许多常年服用本品后延年益寿的资料和故事。

用量：6～10g。

3. 石斛　为兰科植物环草石斛、马鞭石斛、黄草石斛、铁皮石斛或金钗石斛的茎。生用。

本品性味甘，微寒，归胃、肾经。具有益胃生津、滋阴清热的功效。用于阴伤津亏，口干烦渴，食少干噫，病后虚热，目暗不明。

用量：6～12g。

4. 枸杞子　为茄科植物宁夏枸杞的成熟果实。生用。"西枸杞"以宁夏、内蒙古、甘肃、新疆等地质量较好，具有粒大、色紫红、肉厚、糖分足、籽少、味甜的特点，特别是宁夏枸杞，为地道产品，驰名中外。

枸杞子为常用中药，性平，味甘，归肝、肾经。具有滋补肝肾、益精明目之功效。用于虚劳精亏、腰膝酸痛、眩晕耳鸣、内热消渴、血虚萎黄、目昏不明。枸杞子也是常用营养滋补佳品，在民间常用其煮粥、熬膏、泡酒或同其他药物、食物一起食用。本品能滋肝肾之阴，为平补肾精肝血之品可用治肝肾阴虚及早衰证。

用量：6～12g。

5. 墨旱莲　为菊科一年生草本植物鳢肠的地上部分，夏、秋季果实近成熟时采割，在露水中露过后，晒干切段生用。分布于东北、黄河和长江流域。

本品性味甘、酸，寒，归肝、肾经。具有滋补肝肾、凉血止血的功效。用于肝肾阴虚证。单用或与滋养肝肾之品配伍。本品长于补益肝肾之阴而凉血止血，以治疗血淋为主。

用量：6～10g。

6. 女贞子　为木犀科植物女贞的成熟果实。生用或酒制用。肾形，紫黑色，油性。无臭，味甘、微苦涩。

本品性味甘、苦，凉，归肝、肾经。具有滋补肝肾、明目乌发的功效。用于眩晕耳鸣，腰膝酸软，须发早白，目暗不明。本品性偏寒凉，能补益肝肾之阴，常与墨旱莲配伍，即二至丸。

用量：6～12g。

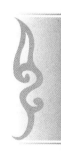

7. 龟甲　为龟科动物乌龟的腹甲，以砂炒后醋淬用。以块大均匀、淡黄白色、无腐肉、无腥臭味者为佳。

本品性味甘，寒，归肾、肝、心经。具有滋肾阴、通冲任之功效。用于肝肾阴虚所至的阴虚阳亢、阴虚内热、阴虚风动证，阴血亏虚之惊悸、失眠、健忘。本品入于心肾，又可以养血补心，安神定志。此外，本品还能止血，故尤宜于阴虚血热，冲任不固之崩漏、月经过多。临床表明，它有很高的营养价值，用本品治疗原发性肝癌和肺肿瘤，能减轻症状，使病人体质增强、寿命延长。

用量：9～24g，先煎；可熬膏或入丸、散。

8. 鳖甲　为鳖科动物鳖的背甲。以砂炒后醋淬用。砂炒醋制后能使之酥松，易于粉碎及煎出有效成分，并起矫臭、增强入肝消积等作用。

本品性味甘、咸，寒，归肝、肾经。具有滋阴潜阳、退热除蒸、软坚散结的功效。用于阴虚劳热，骨蒸盗汗；热病伤阴，夜热早凉，动风抽搐；癥瘕积聚，妇女经闭等症。本品滋养之力不及龟甲，但长于退虚热、除骨蒸，故尤为临床多用，治疗温病后期，邪伏阴分，夜热早凉。本品味咸，还长于软坚散结，适用于肝脾大等癥瘕积聚证。

用量：10～30g。先煎。

第43日

第30章　收涩药

• 定义

凡以收敛固涩，用以治疗各种滑脱病证为主要作用的药物称为收涩药，又称固涩药。

• 药性特点

本类药物味多酸涩，性温或平，主入肺、脾、肾、大肠经。

• 功效

本类药物具有敛耗散、固滑脱之功效，即陈藏器所谓"涩可固脱"。分别有固表止汗、敛肺止咳、涩肠止泻、固精缩尿、收敛止血、止带等作用。

• 分类及其适应证

收涩药根据其药性及临床应用的不同，可分为固表止汗药、敛肺涩肠药、固精缩尿止带药三类。收涩药主要用于久病体虚、正气不固、脏腑功能衰退所致的自汗、盗汗、久咳虚喘、久泻、久痢、遗精、滑精、遗尿、尿频、崩带不止等滑脱不禁的病证。

1. 五味子　为木兰科植物五味子或华中五味子的成熟果实。前者习称"北五味子"，主产于东北；后者习称"南五味子"，生用或经醋、蜜拌蒸，晒干用。

五味子为五味子科五味子属多种植物的果实。始载于《神农本草经》，列为上品。性味酸、甘，温，归肺、心、肾经。具有补肺滋肾、生津安神的功效。用于久嗽虚喘，梦遗滑精，遗尿尿频，久泻不止，自汗盗汗，津伤口渴，心悸失眠。本品五味俱全，以酸为主，善能敛肺止汗。治自汗、盗汗者，可与麻黄根、牡蛎等同用。其味酸涩、性收敛，能涩肠止泻。

用量：3～6g。

2. 乌梅　为蔷薇科植物梅的近成熟果实。去核生用或炒炭用。

本品性味酸、涩，平，归肝、脾、肺、大肠经。具有敛肺止咳、涩肠止泻、安蛔止痛、生津止渴的功效。用于肺虚久咳少痰或干咳无痰之证及久泻、久痢。本品酸涩入大肠经，有良好的涩肠止泻痢作用，为治疗久泻、久痢之常用药；是治疗蛔厥腹痛、呕吐的主要药物。其味酸、涩，性平，可以治疗虚热消渴。夏季可以同冰糖、薏苡仁等清凉之品作为防暑解渴之食品。

此外，本品炒炭后，涩重于酸，收敛力强，能固冲止漏，可用于崩漏不止、便血等；外敷能消疮毒，可治胬肉外突、头疮等。

用量：6～12g。

3. 山茱萸 为山茱萸科植物山茱萸的成熟果肉。晒干或烘干用。质量以表面紫红、有光泽、肉厚者为佳。

山茱萸为常用中药，性微温，味酸、涩，归肝、肾经。具有补益肝肾、涩精固脱之功效。用于眩晕耳鸣、腰膝酸痛、阳痿遗精、遗尿尿频、崩漏带下、大汗虚脱、内热消渴。本品酸微温，质润，其性温而不燥，补而不峻，补益肝肾，既能益精，又可助阳，为平补阴阳之要药；既能补肾益精，又能固精缩尿；于补益之中又具封藏之功，为固精止遗之要药。此外，本品亦治消渴证，多与生地黄、天花粉等同用。

用量：3～9g。

4. 桑螵蛸 为螳螂科昆虫大刀螂、小刀螂或巨斧螳螂的卵鞘。

本品性味甘、咸，平，归肝、肾经。具有固精缩尿、补肾助阳（温涩补肾精）的功效。用于遗精滑精，遗尿尿频，白浊。本品甘能补益，咸以入肾，性收敛。能补肾气，固精关，缩小便。为治疗肾虚不固之遗精滑精、遗尿尿频、白浊之良药。本品有补肾助阳功效，可用于治疗阳痿。对老年人夜尿多而清者尤为适宜。

用量：3～9g。

本品助阳固涩，故阴虚多火、膀胱有热而小便频数者忌用。

5. 海螵蛸 为乌鲗科动物无针乌贼或金乌贼的内壳。收集其骨状内壳洗净，干燥。生用。

本品性味咸、涩，微温，归肝、肾经。具有固精止带、收敛止血、收湿敛疮、制酸止痛的功效。本品温涩收敛，有固精止带之功，可用于遗精，带下；本品能收敛止血，可用于崩漏、吐血、便血及外伤出血。本品味咸而涩，能制酸止痛，为治疗胃脘痛胃酸过多之佳品，可用于胃痛吐酸。本品外用能收湿敛疮，可用于湿疮、湿疹、溃疡不敛等。海螵蛸配伍茜草可以活血通经，治疗闭经。

用量：6～12g。

6. 莲子 为睡莲科植物莲的成熟种子。晒干。生用。鲜者甘平，干者甘温，不去皮才有固涩之功，去皮则专主补脾。

莲子性味甘、涩，平，禀清芳之气，得稼穑之味，乃脾之果也。尤其适用于老年体虚之人。具有补脾止泻、益肾涩精、养心安神的功效。用于脾虚久泻、遗精带下、心悸失眠。①补脾止泻功效，因其甘平补益，涩能收涩，所以可用于脾虚久泄，食欲不振者，常与人参、白术、茯苓、淮山药同用。莲子因为可以滋补脾阴，又能止泻，所以称其能厚实肠胃。②补肾固精功效，可用于肾虚遗精、滑精，此时当用石莲子，收涩能力

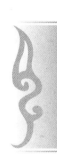

更强。③养心、益肾、交通心肾的作用，可用于虚烦、惊悸、失眠，用带心莲子效果较好。药理研究表明，莲子心有降血压及抗心律失常的作用。莲子对体质虚弱之心慌、失眠多梦、遗精者，脾气虚之慢性腹泻者及妇女脾肾亏虚之白带过多者均有较好疗效，如与其他健脾胃食品（如山药、芡实、扁豆、薏苡仁、菱实等）一同食用，更好。由于莲子具有固涩作用，平素大便干结难解，或腹部胀满之人忌食。

用量：6～12g。

7. 芡实 本品为睡莲科植物芡的成熟种仁。捣碎生用或炒用。

本品性平，味甘涩，无毒，入脾、肾经。具有固肾涩精、补脾止泄、利湿健中的功效。主治腰膝痹痛、遗精、淋浊、带下、小便不禁、大便泄泻等病症。

芡实还有不可低估的食疗作用。①强身健体，防癌抗癌。②延长寿命，防止衰老。③芡实味甘涩，有明显的固摄作用，对于大便溏泄、小便不禁、遗精带下等病症有良好的治疗作用；还可防止人体元气耗损，是体虚久病者的服食佳品。

用量：9～15g。

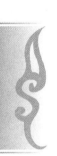

第四篇

方剂学入门

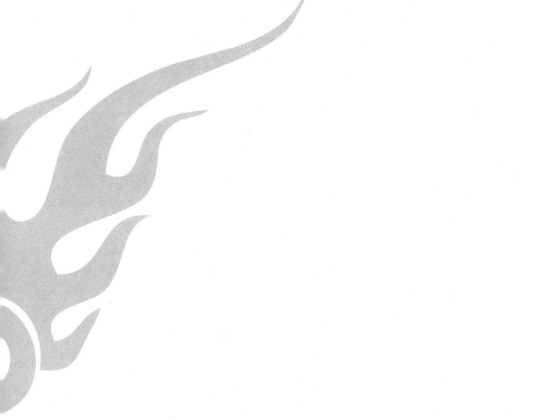

方剂是在审证求因确定治法以后，选择合适的药物，酌定用量，按照组方结构的要求，妥善配伍而成的一种用药组织形式，是临床辨证论治的主要工具之一。方剂学是研究治法与方剂配伍规律及其临床运用的一门学科。

方剂学是中医学重要的基础学科之一，也是联系中医基本理论和临床之间的一个桥梁学科，方剂的组成与运用是否正确，对疾病的转归至关重要。

方剂产生的历史悠久，其上限年代已经无可考证。据说已经有 2000 多年的历史。早在原始社会时期，我们的祖先在长期的生活和生产实践中就逐步积累了一些药物知识，发现了药物的应用。最初只是用单味药治病，经过长期的经验积累，认识到几味药配合起来，其疗效优于单味药，于是便逐渐形成了方剂。

早期原始的方剂，多数是单味药（俗称单方），或仅由二三味药组成，十分简单。将两种或两种以上的药物组成复方加以利用，可以增效减毒，复方的使用是古代医药学发展过程中的巨大进步。

现存最古老的方书是 1973 年在湖南长沙马王堆 3 号汉墓出土的帛书之一《五十二病方》。据考证该书成书于秦汉以前，整理者依据其内容分 52 题而定此名。全书共有医方 283 个，涉及临床各科病证 100 余种。诸方用药 240 余种，有不少品种是《神农本草经》中所未收载的。药方的用法，内服外用皆有。内服剂型有丸、汤、饮、散等；外用有敷、浴、蒸、熨等。其中还有大约 34 次涉及使用祝由术治病。这本书不论是从其组方药味的多寡和治病方法的多样性来说，都是比较原始的。

《黄帝内经》约成书于春秋战国时期，是现存医籍中最早的中医药理论经典著作。全书虽只载 13 首方剂（有说其中小金丹非其固有之方），但在剂型上已有汤、丸、散、膏、酒等，并总结出有关辨证、治法与组方原则、组方体例等理论，为方剂学的发展初步奠定了理论基础。虽有君臣佐使理论，却也并没有用于指导组方用药。这两部书是方剂学发展的原始阶段。

东汉张仲景著《伤寒杂病论》，分为《伤寒论》与《金匮要略》，融理法方药于一体，用药精专，结构严谨；量宏力专，主次分明；攻补兼施，全面系统。共载方 314 首，被后世誉为"方书之祖"，立后世用药之法门。

唐·孙思邈《备急千金要方》载方 5300 余首，《千金翼方》载方 2200 余首，而王焘的《外台秘要》载方 6800 余首，基本上代表了唐代方剂学的真实水平。

宋代官府药局——和剂局的成药配本《太平惠民和剂局方》初刊载方 297 首，后补至 788 首方剂。书中所收录的方剂都是"天下高手医，各以得效秘方进，下太医局试验"，而后颁行全国，可看作是我国历史上第一部由政府编制颁行的成药药典。后世诸多名方（如逍遥散、苏合香丸等）均出自本书，至今仍为临床所常用。

金元时期有不同流派的学术争鸣，创制了许多著名方剂。金元四大家成就突出，尤以李杲、朱丹溪成就突出，制方亦多。李杲《内外伤辨惑论》《脾胃论》等方，至今仍广泛应用于临床实践。朱震亨著《格致余论》《丹溪心法》，对后世温病学派影响亦深。

金·成无己的《伤寒明理药方论》，是历史上首次依据君臣佐使理论剖析组方原理的专著，开后世方论之先河，把方剂学理论推到了一个新阶段。

明代皇裔朱橚主持编著《普济方》，收 61 739 方，是我国现存的古代最大方书，博采明以前各家方书，并兼收其他有关资料而成，收方虽有重复，却是一部医学研究和临床参考的重要文献。明·许宏《金镜内台方义》，是继成无己之后的方论专著。吴昆的《医方考》，阐述方剂组成、方义、功用、主治，是方剂专著中比较有影响的书籍。

清·罗美的《古今名医方论》，选辑历代名医名方 150 余首，方论 200 余则，既详述其药性配伍，又对类似方加以鉴别比较。汪昂的《医方集解》，按功用分类为 21 门，每方均说明组成、主治、方义及附方加减等，颇具实用价值。王子接的《绛雪园古方选注》，方论多有点睛之笔。张秉成的《成方便读》，汇集古今成方 290 余首，继承汪氏综合分类方法，每方编成歌诀，加以方义注释，既便于记诵，又能充分理解方义。众多方书与方论专著，使方剂学成为一门具有完善理论的学科。

新中国成立以来，中医药事业得到蓬勃发展，众多医家研制了不少新的有效方剂，对民间单方、验方进行了大量地发掘和整理，编写出系统的方剂学教材和专著，并且利用现代科学技术与方法对一些方剂做了证治机理与组方原理的阐发，为方剂学研究开创了新的局面。

当代南京中医药大学主编的《中医方剂大辞典》收录历代方剂 96 592 首，汇集了古今方剂学研究的成果，内容浩瀚，考订严谨，填补了自明初《普济方》问世以来缺少大型方书的空白。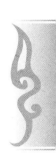

方剂学是在历代医药学家广泛实践基础上逐渐发展成熟的，不仅积累了大量行之有效的方剂，而且形成了能够指导实践的理论体系，成为中医学的重要基础课程之一。

现将学习方剂的方法总结如下。①要理解每首方剂的组方原理，掌握方剂的配伍规律及其配伍变化，熟悉其功用、主治以及临床运用等。同时，应背诵和熟记一定数量的基础方、代表方和常用方的方歌，反对趣味记忆法。对组成和功用、主治近似的方剂，应注意比较其特点和异同。正确处理理解和记忆的关系，防止两个极端——记忆和理解。②要紧密联系中医各科知识，如中医基础理论、中医诊断学、中药学等。③要注意理论联系实际，尽量做到学以致用，通过运用来加强记忆。④对于自学者而言，倘若实在记不住方剂组成，还有最后一招，临证时可以通过分析病因、病机来确定治则，进而确定治法，再由治法选择具有相应功能的药物，如此做来，所书处方离真正当选处方也不远矣。当然，这样做的前提条件是要对药物功效有足够的认识，熟悉常用药物的功用。

第31章 方剂学总论

第一节 方剂与治法的关系

治法和方剂，都是中医学理、法、方、药体系的重要组成部分。治法是在临床实践中不断总结形成的，是在审证求因明确病机后，有针对性地采取的治疗法则，是后于方剂而产生的。早在《素问·至真要大论》中已有治法理论的记载，如"寒者热之，热者寒之，微者逆之，甚者从之，坚者削之，客者除之，劳者温之，结者散之，留者攻之，燥者濡之，急者缓之，散者收之，损者益之，逸者行之，惊者平之，上之下之，摩之浴之，薄之劫之，开之发之"等，为中医学奠定了治法理论的基础。

东汉张仲景"勤求古训，博采众方"，创造性地使治法和方证融为一体，创立了辨证论治体系。后世历代医家对中医理论和临床实践的不断丰富和总结，使治法内容更加丰富，且适应各种病证的治疗需要。

方剂是中医临床处方用药的基本形式，是在辨证立法的基础上选药配伍而成的。所以，首先要理解方剂与治法的关系，才能正确地遣药组方或运用成方。二者的关系可以概括为"方从法出，法随证立，以法统方，方即是法"。简单一点说，处方是依据治法而来，治法是根据证型确立的，明确治法就可以初步确定处方的具体药物，方剂与治法是统一的。

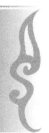

第二节 方剂的分类

方剂的分类由于临床医家的意见不一，有多种方法，包括病证分类法、病因分类法、脏腑分类法、组成分类法、治法（功能）分类法以及综合分类法。

以病证分类的首推《五十二病方》，张仲景的《伤寒杂病论》，明代的《普济方》，清代《张氏医通》等，都是按病证分类方剂的代表作。这种分类方法，便于临床按病索方。病证分类法还包括了按临床分科，或以脏腑病证或以病因等来分类方剂的不同方法，如《备急千金要方》《外台秘要》等都是以病证分类为基础的相关方法结合的方书。

脏腑分类亦系病证分类之属，只是首列脏腑，下分病证，如清代巨著《古今图书集成·医部全录》中的"脏腑身形"等。

病因分类亦属病证分类，是以病因为纲，分列诸证，如宋·陈言的《三因极一病证方论》，清·张璐的《张氏医通》，都有此项分类。

以组成分类的上可追溯至《素问·至真要大论》的"七方"说。"七方"只是概括地说明制方的方法，并不是为了方剂分类而设。至金代成无己在《伤寒明理药方论·

序》中说："制方之用，大、小、缓、急、奇、偶、复七方是也。"这才明确提出"七方"的名称，并将《内经》的"重"改为"复"。于是后人引申为"七方"，是最早的方剂分类法。迄今为止，也还未见到按"七方"分类的方书。

确切以组成分类的当首推明·施沛的《祖剂》。该书选《黄帝内经》《太平惠民和剂局方》以及后世医家的部分基础方剂，冠以祖方之名，用以归纳其他同类方剂。清代《张氏医通》除按病因、病证列方外，另编一卷《祖方》，选古方 34 首为主，各附衍化方若干首。

以治法分类始于北齐徐之才的"十剂"说。唐·陈藏器《本草拾遗·条例》中提出"药有宣、通、补、泄、轻、重、滑、涩、燥、湿十种"。宋·赵佶《圣济经》于每种之后加一"剂"字。金·成无己《伤寒明理论》中说："制方之体，宣、通、补、泄、轻、重、滑、涩、燥、湿十剂是也"。至此在方书中才有"十剂"这个名称。但对十剂分类，还不足以完全概括临床常用方药，所以后世各家又有增益，如《本草衍义》于十剂外增加寒、热二剂；明代缪仲淳增加升、降二剂。方书中除清·陈修园《时方歌括》载方 108 首是按上述十二剂分类外，其余尚不多见。

明·张景岳按照补、和、攻、散、寒、热、固、因八阵来分类方剂。有古方八阵，还有新方八阵，为便于专科临证运用，又另列妇人、小儿、痘疹、外科四大门类，作为补充。可见，张氏的八阵分类方法是对原有功效（治法）分类方法的进一步完善和发展。

清·程钟龄在《医学心悟》中提出："论治病之方，则又以汗、和、下、消、吐、清、温、补八法尽之"，明确提出了"以法统方"的思想，也是对方剂以治法分类从理论上的总结。

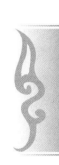

清·汪昂于《医方集解》中，开创了综合分类法，选"正方三百有奇，附方之数过之"，既能体现以法统方，又能结合方剂功效和治证病因，并照顾到治有专科。分别为补养、发表、涌吐、攻里、表里、和解、理气、理血、祛风、祛寒、清暑、利湿、润燥、泻火、除痰、消导、收涩、杀虫、明目、痈疡、经产、救急等二十余类。这种分类法，提纲挈领，切合临床实用，照顾面广，被后世多数医家所推崇，如清·吴仪洛的《成方切用》、清·张秉成的《成方便读》都是借用汪氏分类法。

总之，历代医家对于方剂的分类，各有取法，繁简不一。古今方书浩瀚无穷，数不胜数。加之一方可以多用，一方常兼几法，在整理历代方剂时，如何使分类细而不烦琐，简而不致挂一漏万，还需要很好研究总结。这实际上是一个有争议的话题。

高等中医院校最近几版教材从有利于教学和临床出发，借汪氏分类法为基础，将方剂学的内容具体分为解表、泻下、和解、清热、祛暑、温里、补益、固涩、安神、开窍、理气、理血、治风、治燥、祛湿、祛痰、消食、驱虫、涌吐等章节，并对其中内容较多的大章，再分为若干小节，尽可能做到法与方的统一，条理清晰，便于学习和掌握，为临床辨证论治和遣药组方打下一定基础。

各版《方剂学》教材均将解表剂分为辛温解表、辛凉解表与扶正解表三类，其中前二者主治风寒表证与风热表证，是从主治病证的病性角度分的，而后者主治虚人外感，又是从正邪虚实的角度分的，在一次分类过程中采用了两个分类标准，出现逻辑混乱。类似错误还表现在清热剂、泻下剂、祛湿剂等章节。由于中医学术本身的特点和方剂学分类的复杂性，为了便于学习和记忆，我们认为教材的分类是可以接受的。但是在本书中，为了便于自学和篇幅所限，我们采取治法分类方法，用八法（即汗、吐、下、和、温、清、消、补）分类方剂。

第三节　方剂的配伍

中医临床用药物治病，多数采用复方的形式。"方以药成"，在审证求因，明确病因病机的基础上确定治则、治法之后，就进入了具体的遣方用药阶段。要开出一首临床有效的方剂，必须重视两个重要环节，一是熟练的中药学知识，熟悉常用药物的功效及其配伍；二是掌握组方的基本理论。

方剂是由药物组成的，是在辨证立法的基础上选择合适的药物组合成方。方剂的配伍就是要通过合理的组方用药，达到减毒增效、治病救人的目的，充分发挥药物的功用，避免其偏性。所谓"药有个性之专长，方有合群之妙用"，就已经点明了方与药的区别。

一、方剂配伍的基本理论

方剂的形成最早是由单味药演化而来，是临床实践的结果，最早并无理论指导，待临床实践发展到一定程度后，为了解释方剂组成的原理，出现了多种理论学说，其中影响最大、比较成熟而且为大多数人公认的方剂配伍理论是君臣佐使理论，还有六气淫胜理论、五脏苦欲补泻理论等。

（一）君臣佐使理论

每一首方剂的组成，必须根据病情，在审证求因的基础上选择合适的药物，按照一定的组织形式，如君臣佐使等，妥善配伍而成。这样才能达到主次分明，全面兼顾，减毒增效、治病救人的目的。

君臣佐使理论有两种。①《神农本草经》云："上药一百二十种为君，主养命以应天""中药一百二十种为臣，主养性以应人""下药一百二十五种为佐使，主治病以应地"。此君臣佐使为药物分类之理论，后世中药学的分类也并没有照此进行。②"君、臣、佐、使"组方基本结构的理论，作为组方原则最早见于《素问·至真要大论》，指出"主病之谓君，佐君之谓臣，应臣之谓使。"又说："君一臣二，制之小也；君一臣三佐五，制之中也；君一臣三佐九，制之大也。"金代张元素则明确地说："力大者为君"，并在《医学启源·用药各定分两》中更具体地指出："为君最多，臣次之，佐使又次之，药之于证，所主停者，则各等分也。"

元代李东垣说："主病之为君……兼见何病,则以佐使药分治之,此制方之要也",并在《脾胃论》中再次申明:"君药分量最多,臣药次之,使药又次之。不可令臣过于君,君臣有序,相与宣摄,则可以御邪除病矣。"清代吴仪洛进一步解释说:"主病者,对证之要药也,故谓之君,君者,味数少而分两重,赖之以为主也。佐君者谓之臣,味数稍多,而分两稍轻,所以匡君之不迨也。应臣者谓之使,数可出入,而分两更轻,所以备通行向导之使也。此则君臣佐使之义也。"根据历代医家的论述,现归纳分析如下。

君药是针对主病或主证起主要治疗作用的药物。在一个方剂中,君药是首要的、必不可缺的药物,其他药物以君药为中心组方。其功用居方中之首,一般而言,其用量较臣、佐药大。

臣药有两种意义,一是辅助君药加强治疗主病或主证的药物;二是针对兼病或兼证起治疗作用的药物。它的药力小于君药。

佐药有三种意义,一是佐助药,即协助君、臣药以加强治疗作用,或直接治疗次要的兼证;二是佐制药,即用以消除或减缓君、臣药的毒性与烈性;三是反佐药,即根据病情需要,用与君药性味相反而又能在治疗中起相成作用的药物。佐药的药力小于臣药,一般用量较轻。

使药有两种意义,一是引经药,即能引方中诸药以达病所的药物;二是调和药,即具有调和诸药作用的药物。使药的药力较小,用量亦轻。

综上所述,除君药外,臣、佐、使都各具两种以上含义。在每一首方剂中不一定每种意义的臣、佐、使药都具备,也不一定每味药只任一职。如病情比较单纯,用一二味药即可奏效,或君、臣药无毒烈之性,便不须加用佐药。主病药物能至病所,则不必再加引经的使药。在组方体例上,君药宜少,一般只用一味,《苏沈良方》就曾说:"主病者,专在一物,其他则节给相为用。"若病情比较复杂,亦可用至二味,但君药不宜过多,多则药力分散,而且互相牵制,影响疗效。总之,每一方剂的药味多少,以及臣、佐、使是否齐备,全视病情与治法的需要,并与所选药物的功用、药性密切相关。

(二)六气淫胜理论

《素问·至真要大论》提出了两个组方的基本规律,一为君臣佐使理论,二为运用五运六气学说制定的六气淫胜理论,如"风淫于内,治以辛凉,佐以苦甘;热淫于内,治以咸寒,佐以甘苦"等。在《素问·至真要大论》中通篇都在讲这个组方规律,但是有关内容过于晦涩难懂,至今不能被正确的挖掘整理出来,普遍运用于临床制方用药。后世医家用此理论者,据有关专家评论,用错者不鲜见,即便是吴鞠通之流也有对此理论进行断章取义之使用之嫌。因此,本书对此问题不过多阐述,以免误导后学。

(三)五脏苦欲补泻理论

中医关于药物的补泻学说主要有三种:①五味作用的补泻学说,根据中药的五味中酸能收能涩,苦能泻能燥能坚,甘能补能缓能和,辛能散能行,咸能下能软,将甘和酸作为补药,辛苦咸作为泻药,成为中药药性理论的核心内容之一。②从阴阳分类,称作

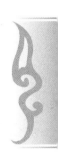

阴阳药味补泻学说。《素问·阴阳应象大论》曰："气味辛甘发散为阳，酸苦涌泄为阴"。③五脏苦欲补泻理论，《素问·藏气法时论》曰："肝苦急，急食甘以缓之……肝欲散，急食辛以散之，用辛补之，酸泻之。""心苦缓，急食酸以收之……心欲软，急食咸以软之，用咸补之，甘泻之。""脾苦湿，急食苦以燥之……脾欲缓，急食甘以缓之，用苦泻之，甘补之。""肺苦气上逆，急食苦以泄之……肺欲收，急食酸以收之，用酸补之，辛泻之。""肾苦燥，急食辛以润之……肾欲坚，急食苦以坚之，用苦补之，咸泻之"。这种补泻对每一个药味来说都有补泻两个方面，根据各个脏腑生理病理特点而不同。因其不好理解，故而历史上只有少数医家，如张元素、王好古、李时珍、缪希雍等，阐发较多，本理论对临床组方用药意义重大，但后世医家真正用其指导组方者却不多。

本书主要以传统的方剂配伍组成理论君臣佐使来阐释方剂的组成配伍规律，其间间或夹杂以五脏苦欲补泻理论来分析方剂的配伍组成。

二、方剂配伍的变化形式

方剂的组成既有严格的原则性，又有极大的灵活性。临证组方时在遵循君、臣、佐、使等的原则下，要结合患者的病情、体质、年龄、性别与季节、气候以及生活习惯等，组成一首精当的方剂。在选用成方时，必须根据病人的具体情况，予以灵活化裁，加减运用，做到"师其法而不泥其方，试其方而不泥其药"，即所谓"运用之妙，存乎一心"是也。常见的方剂组成变化主要有以下三种形式。

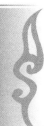

1. 药味增减变化　方剂是由药物组成的，药物是决定方剂功用的主要因素。因此，方剂中药味的增减，必然使方剂的功效发生变化。药味增减变化有两种情况，一种是佐使药的加减，另一种是臣药的加减。

上述变化主要用于临床选用成方，其目的是使之更加适合变化了的病情需要。必须指出，在此所指的药味增减的变化，是指在主病、主证、基本病机以及君药不变的前提下，改变方中的次要药物，以适应变化了的病情需要，即我们常说的"随证加减"。例如桂枝汤与桂枝加葛根汤、桂枝去芍药汤的加减就属于这种情况。

2. 药量增减变化　方剂的药物组成虽然相同，但具体药物用量各不相同，则其药力便有大小之分，配伍关系也会有君臣佐使之变，从而其功用、主治则各有所异。如小承气汤与厚朴三物汤虽均由大黄、厚朴、枳实三药组成，但小承气汤以大黄四两为君，枳实三枚为臣，厚朴二两为佐，而厚朴三物汤则以厚朴八两为君，枳实五枚为臣，大黄四两为佐使。前者行气以助攻下，病机是因热结而浊气不行；后者是泻下以助行气，病机是因气郁而大便不下。药量增减变化引起了功用主治病机的变化。

3. 剂型更换变化　方剂的剂型各有特点，同一方剂，即便用药、用量完全相同，如果剂型不同，其作用亦可不同。但这种不同只是药力大小与峻缓的区别，在主治病情上有轻重缓急之分而已。

在所有教科书中都喜用抵当汤与抵当丸为例来说明此问题，两方基本相同，前者用汤剂，主治下焦蓄血之重证，其人发狂或如狂，少腹硬满，小便自利；后者用丸剂，主治下焦蓄血之轻证，只见身热，少腹满，小便自利。同样理中丸与人参汤也是组成相同，但功效不同。类似例子在中医方剂学当中还有很多。

上述三种方剂配伍的变化形式在实际运用时，经常两种或三种结合起来同用，以适应临床千变万化的病情需要。

第四节　剂　型

方剂组成以后，根据病情与药物的特点制成一定的形态，称为剂型。方剂的剂型历史悠久，有着丰富的理论和宝贵的实践经验。早在《黄帝内经》中就有汤、丸、散、膏、丹等剂型，历代医家又有很多发展，明代《本草纲目》所载剂型已有40余种。新中国成立以来，伴随制药工业的发展，又研制了许多新的剂型，如片剂、冲剂、注射剂等。现将常用剂型的主要特点及制备方法简要介绍如下。

1. 汤剂　古称汤液，是将药物饮片加水或酒浸泡后，再煎煮一定时间，去渣取汁，制成的液体剂型。主要供内服，如桂枝汤、补阳还五汤等。外用的多作洗浴、熏蒸及含漱。汤剂特点是吸收快、能迅速发挥药效，特别是能根据病情的变化而随证加减，适用于病证较重病情不稳定的患者。李杲说："汤者荡也，去大病用之。"汤剂的不足之处是服用量大，药物的有效成分不易煎出或易挥发散失，不适于大量生产，亦不便于携带，其功效的发挥也因煎药人煎药水平的高低而受到影响。

2. 散剂　是将药物打碎，均匀混合，制成粉末状制剂。分为内服与外用两类，内服散一般是研成细粉，以温开水冲服，量小者亦可直接吞服，如七厘散。亦有制成粗末，以水取汁服的，称为煮散，如银翘散。散剂特点是制作简便，吸收较快，节省药材，便于携带。李杲说："散者散也，去急病用之"。外用散剂一般作为外敷，掺撒疮面或患病部，如金黄散、生肌散，亦有作点眼、吹喉等，如八宝眼药、冰硼散等，应研成极细粉末，以刺激疮面。

3. 丸剂　是将药物研成细粉或运用药材提取物，加适宜的黏合剂制成球形的固体剂型。丸与汤剂相比，吸收较慢，药效持久，节省药材，便于携带与服用。李杲说："丸者缓也，舒而治之也"，适用于慢性、虚弱性疾病，如六味地黄丸等。但也有些丸剂药性比较峻急，含芳香类药物与剧毒药物，不宜作汤剂煎服，如安宫牛黄丸、舟车丸等。常用的丸有蜜丸、水丸、糊丸、浓缩丸等。

其他剂型还有膏剂、酒剂、丹剂、茶剂、露剂、锭剂、条剂、线剂、搽剂、栓剂、冲剂、片剂、糖浆剂、口服液、注射剂、胶囊剂、灸剂、熨剂、灌肠剂、气雾剂等各种剂型，因为在临床最常用者即为汤剂、散剂、丸剂，其他不常用者限于篇幅不予介绍。

以上诸般剂型，各有特点，临证应根据病情与方剂特点酌以选用。此外，临床随着制剂水平的提高，还在不断研制新剂型，以提高药效、方便临床使用。

第五节　方剂的服法

方剂的服法包括服药时间和服药方法。服法的恰当与否，对疗效也有一定影响。因而，方剂的服用方法，也应予以重视。

服药时间的传统讲究是：宜在饭前约 1 小时服药，以利于药物尽快吸收。但对胃肠有刺激的方药，宜饭后服，以防产生副作用。滋补方药，宜空腹服用；治疟方药，宜在发作前 2 小时服；安神药，宜在睡前服；急证重病可不拘时间服用；慢性病应定时服用，使之能持续发挥药效。根据病情的需要，有的可一天数服，有的可煎泡代茶时时饮用。个别方剂，古人对服药时间有特殊要求，如鸡鸣散在天明前空腹冷服效果较好，可参考运用。

这是历版教材的提法，我们想要说明的一点是：考虑到患者的实际情况，对于大多数患者，如果不是病情特别需要，可能在服药完毕不感觉腹胀是最佳的服药时间。还有，安神药宜在睡前服的提法值得商榷，失眠证型有多种，倘若病人因为肝血不足而致失眠，恐怕睡前服药就不一定正确，因为肝血不足不可能在睡前服药就一下改善，应当是如其他常见病一样来掌握服药时间的。

服药方法的传统做法是：运用汤剂，一般情况下是一日一剂，将头煎、二煎兑合，分 2 次或 3 次温服。但特殊情况下，亦可一日连服两剂，以增强药力。散剂和丸剂是根据病情和具体药物定量，日服 2 次或 3 次。散剂中有些可直接用水送服，如七厘散等；有些粗末散剂，可加水煮沸取汁，如香苏散等。还有些散剂是用于外敷或掺撒疮面，如生肌散等；亦有作为点眼或吹喉用的，如八宝眼药、冰硼散等。各种丸剂都可以直接用水送服。至于其他不同剂型，可参考制剂情况及方药功用酌情而定。

我们需要强调的是：煎出药的量一定要足，太少有浪费药材之嫌，而现在被很多人采纳接受的机器煎药应当是不得已而为之的最后选择，因为这种方法煎出的药量太少，药物的有效成分不一定被完全煎出。

至于峻烈药或毒性药，如大多数教材所说应审慎从事，宜先进小量，而后逐渐增大，至有效止，不可过量，以免发生中毒。

总之，在治疗过程中，应根据病情和药物的性能情况来决定不同的服法。

第32章　**方剂学各论**

早在《黄帝内经》中就记载有许多治法及其理论依据。《素问·阴阳应象大论》云："形不足者，温之以气；精不足者，补之以味。其高者，因而越之，其下者，引而竭之，中满者，写之于内；其有邪者，渍形以为汗；其在皮者，汗而发之"。《素问·至真要大论》曰："寒者热之，热者寒之，微者逆之，甚者从之，坚者削之，客者除之，劳者温之，络者散之，留者攻之，燥者濡之，急者缓之，散者收之，损者益之，逸者行之，惊者平之，上之下之，摩之浴之，薄之劫之，开之发之"的记载等。

汉代张仲景在《伤寒杂病论》中又总结出若干具体治法，如"当以汗解，宜桂枝汤""可发汗，宜麻黄汤""当和胃气，宜调胃承气汤""急下之，宜大承气汤""当从小便去之，苓桂术甘汤主之""当温之，宜四逆辈"等。其后，历代医家在长期医疗实践中又制定了许多治法，以治疗复杂多变的各种疾病。清代程钟龄将诸多治法概括为"八法"，他在《医学心悟》中说："论病之原，以内伤外感四字括之。论病之情，则以寒热虚实表里阴阳八字统之。而论治病之方，则又以汗和下消吐清温补八法尽之"。

上述八种治法，适应了表里寒热虚实不同的证候。但病情往往是复杂的，不是单独一法所能奏效，常须数种方法配合运用，才能无遗邪，无失正，照顾全面。数法合用，又有主次轻重之分，所以虽为八法，但配合之后变法多端。正如《医学心悟》中说："一法之中，八法备焉，八法之中，百法备焉。"因此，临证处方，能够针对具体病证，灵活运用八法，使之切合病情，方能收到满意的疗效。

为适应自学需要及限于篇幅，本书以程钟龄《医学心悟》的"八法"分类方剂，选取一些经典方剂介绍给大家。

第一节　汗法之剂

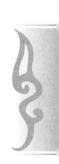

所谓汗法是通过发汗解表，宣肺散邪的方法，使在表的六淫之邪随汗而解的一种治法。汗法适用于外感表证、疹出不透、疮疡初起以及水肿、泄泻、咳嗽、疟疾而见恶寒发热、头痛身疼等表证者，由于其病情有寒热，邪气有兼夹，体质有强弱，故汗法又有辛温、辛凉的区别，以及汗法与补法、下法、消法、清法、温法等其他治法的结合运用。

（一）桂枝汤（《伤寒论》）

【组成】桂枝去皮，三两（9g）　　芍药三两（9g）　　甘草炙，二两（6g）　　生姜切，三两（9g）　　大枣擘，十二枚（3g）

【用法】上五味，㕮咀，以水七升，微火煮取三升，适寒温，服一升。服已须臾，啜热稀粥一升余，以助药力。温覆令一时许，遍身漐漐微似有汗者益佳，不可令如水流漓，病必不除。若一服汗出病瘥，停后服，不必尽剂；若不汗，更服如前法；又不汗，后服小促其间，半日许，令三服尽。若病重者，一日一夜服，周时观之，服一剂尽，病证犹在者，更作服；若汗不出，乃服至二三剂。禁生冷、黏滑、肉面、五辛、酒酪、臭恶等物（现代用法：水煎服，温覆取微汗）。

【功用】解肌发表，调和营卫。

【主治】①外感风寒表虚证。恶风发热，汗出，头痛，鼻鸣干呕，苔白不渴，脉浮缓或浮弱者。②病后、产后体弱，营卫不和者。

【方解】本方证因外感风寒，营卫不和所致。外感风寒表虚证，《伤寒论》谓之太阳中风，其病机为卫强营弱。外感风邪，风性疏泄，卫气因之失其固护之性，"阳强而不能密"，不能固护营阴，致令营阴不能内守而外泄，故恶风发热，汗出，头痛，脉浮缓等。邪气郁滞，肺胃失和，则鼻鸣干呕。风寒在表，应辛温发散以解表，但本方证属表虚，腠理不固，故当解肌发表，调和营卫，即祛邪调正兼顾为治。

方中君药桂枝辛甘温，辛散温通，辛甘发散为阳，助卫阳、通经络、解肌发表而祛在表之风邪。芍药为臣，酸苦微寒，益阴敛营，敛固外泄之营阴。桂芍等量合用，针对卫强营弱而设。此为本方外可解肌发表，内调营卫阴阳。生姜辛温，既助桂枝辛散表邪，又兼和胃止呕；大枣甘平，意在益气补中，且可滋脾生津。姜枣相配，是为补脾和胃、调和营卫的常用组合，共为佐药。炙甘草调和药性，合桂枝辛甘化阳以实卫，合芍药酸甘化阴以和营，功兼佐使之用。综观本方，药虽五味，但结构严谨，发中有补，散中有收，邪正兼顾，阴阳并调。故而柯琴在《伤寒来苏集·伤寒附翼》卷上中赞桂枝汤"为仲景群方之冠，乃滋阴和阳，调和营卫，解肌发汗之总方也"。

桂枝汤虽H"发汗"，实为解肌发表与调和营卫双重用意，外邪去而肌表固密，营卫和则津不外泄。故如法服用本方，于遍身微汗之后，则原证之汗出自止。为了区别两种汗出的不同性质，近贤曹颖甫称外感风寒表虚证之汗出为"病汗"，谓服桂枝汤后之汗出为"药汗"，并鉴别指出："病汗常带凉意，药汗则带热意，病汗虽久，不足以去病，药汗瞬时，而功乃大著，此其分也。"

本方的治疗范围，从《伤寒论》与《金匮要略》以及后世医家的运用情况来看，不仅用于外感风寒表虚证，而且还运用于病后、产后体弱等因营卫不和所致的病证。徐彬说："桂枝汤，外证得之，解肌和营卫；内证得之，化气调阴阳"（《金匮要略论注》卷上），是对本方治病机理的高度概括。

需要注意，张仲景用的桂枝系如今的肉桂。有人曾进行过考证。明代以前所用桂枝，系以桂树较粗的枝皮入药，其枝条直径应在5cm以上，相当于目前的官桂（桂通）药材。现代使用之桂枝以幼嫩枝条入药，最早记载于北宋元枯七年（公元1092年），《重广补注神农本草并图经》谓："仲景《伤寒论》发汗用桂枝……取其轻薄而能发散。今又有一种柳桂，乃桂之嫩小枝条也，尤宜入治上焦药用也。"

【现代运用】本方常用于感冒、急性支气管炎等呼吸系统疾病，同时也可用来治疗产后的多汗体痛、荨麻疹等。

【医案选】顾伯华治瘾诊（荨麻疹）案（选自《外科经验集》）。

李某，女，23岁。

初诊：1974年1月3日。风疹反复发作已3个多月，初因秋后淋雨后而发。以后每逢遇到冷风一吹，暴露部位即起风团，瘙痒不堪，晚上更甚。被暖方停。曾静脉注射西药无效。近来发现胃脘部也痛，大便偏稀。

检查：人体消瘦，面色㿠白。全身遍发蚕豆、核桃大小水肿性斑块，色白，压之无血色，部分融合成手掌大一片，以手足、头面最多。苔薄白，脉濡细。

实验室检查：轻度贫血。大便常规未发现肠寄生虫卵。

证属营血不足，卫分不固，腠理开疏，风寒之邪，侵袭肌肤，营卫不和所致。拟养阴血、调营卫、祛风寒之邪。

当归9g，鸡血藤15g，赤白芍各9g，小胡麻12g，川桂枝6g，生姜皮3g，炙甘草3g，白鲜皮9g，大枣5枚，饴糖1匙冲服。

二诊：1月10日。药后胃中舒服，发疹逐渐减少。唯大便仍溏薄。前方出入。

上方去当归、白鲜皮；加党参12g，淮山药12g，焦白术9g。嘱保暖，不要接触冷水，避免冷风吹。

三诊：1月20日。风团已停发。再拟固表祛风巩固之。

玉屏风散9g（分吞），乌梢蛇片5片，日2次。

以后根治，没有再发。

（二）小青龙汤（《伤寒论》）

【组成】麻黄去节，三两（9g）　芍药三两（9g）　细辛三两（9g）　干姜三两（9g）　甘草炙，三两（9g）　桂枝去皮，三两（9g）　半夏洗，半升（9g）　五味子半升（9g）

【用法】上八味，以水一斗，先煮麻黄，减二升，去上沫，内诸药，煮取三升，去滓，温服一升（现代用法：水煎，温服）。

【功用】解表散寒，温肺化饮。

【主治】外寒里饮证。恶寒发热，无汗，喘咳，痰涎清稀而量多，或痰饮喘咳，不得平卧，或干呕，或身体痛重，头面四肢浮肿，舌苔白滑，脉浮。

【方解】本方主治外感风寒，寒饮内停之证。风寒外袭，皮毛闭塞，卫阳被遏，营阴郁滞，故见恶寒发热，无汗，身体疼痛。素有水饮之人，一旦感受外邪，每致表寒引动内饮，《难经·四十九难》云："形寒饮冷则伤肺"。水寒相搏，内外相引，饮动不居，水寒射肺，肺失宣降，故咳喘痰多而稀。水停心下，阻滞气机，故胸痞；水留胃中，胃气上逆，故干呕；水饮溢于肌肤，故浮肿身重。舌苔白滑，脉浮，是为外寒里饮之佐证。治宜解表与化饮配合，一举而表里双解。

方中辛温之麻黄、甘温之桂枝相须为君，发汗散寒以解表邪，且麻黄又能宣发肺气而平喘咳，桂枝化气行水以利里饮之化。干姜、细辛辛热散寒为臣，温肺化饮，兼助麻、桂解表祛邪。然而素有痰饮，纯用辛温发散，恐耗伤肺气，故佐用五味子敛肺止咳，芍药和营养血，二药与辛散之品相配，一散一收，既可增强止咳平喘之功，又可制约诸药辛散太过之性，且可防止温燥药物伤津；半夏苦温燥湿化痰，和胃降逆，亦为佐药。炙甘草兼为佐使之药，既可益气和中，又能调和辛散酸收之间。药虽八味，配伍严

谨，散中有收，开中有合，宣中有降，使风寒解、水饮去、宣降复，则诸证自平。

【现代运用】本方常用于支气管炎、支气管哮喘、肺炎、百日咳、肺心病、过敏性鼻炎、胸膜炎、胸腔积液等属于外寒里饮证者。

【医案选】徐灵胎《洄溪医案》治疗痰喘。

松江王孝贤夫人素有血证，时发时止，发则微嗽，又因感冒变成痰喘，不能着枕，日夜俯几而坐，竟不能支持矣。是时有常州名医法丹书，调治无效，延余至余曰："此小青龙证也"。法曰："我固知之，但弱体而素有血证，麻桂等药可用乎？"余曰："急则治标，若更喘数日则毙矣。且治其新病，愈后再治其本病可也。"法曰："诚然，然病家焉能知之？治本病而死，死而无怨，如用麻桂而死，则不咎病本无治，而恨麻桂杀之矣。我乃行道之人，不能任其咎，君不以医名，我不与闻，君独任之可也。"余曰："然。服之有害我自当之，但求先生不阻之耳。"遂与服，饮毕而气平就枕，终夕得安，然后以消痰润肺、养阴开胃之方以次调之，体乃复旧。法翁颇有学识，并非时俗之医，然能知而不能行者，盖欲涉世行道，万一不中则谤声随之，余则不欲以此求名，故毅然用之也。凡举事一有利害关心，即不能大行我志，天下事尽然，岂独医也哉！

（三）银翘散（《温病条辨》）

【组成】连翘一两（30g）　金银花一两（30g）　苦桔梗六钱（18g）　薄荷六钱（18g）　竹叶四钱（12g）　生甘草五钱（15g）　荆芥穗四钱（12g）　淡豆豉五钱（15g）　牛蒡子六钱（18g）

【用法】上为散。每服六钱（18g），鲜芦根汤煎，香气大出，即取服，勿过煮。肺药取轻清，过煮则味厚入中焦矣。病重者，约二时一服，日三服，夜一服；轻者，三时一服，日二服，夜一服；病不解者，作再服（现代用法：作汤剂，水煎服，用量按原方比例酌减）。

【功用】辛凉透表，清热解毒。

【主治】温病初起。发热，微恶风寒，头身疼痛，身热怕风无汗，胸膈不快者。

【方解】温病初起，邪在卫分，卫气被郁，开阖失司，故发热，微恶风寒，无汗或有汗不畅。肺位最高而开窍于鼻，邪自口鼻而入，上犯于肺，肺气失宣，则见咳嗽。咽为肺之门户，喉为肺系，风热搏结气血，蕴结成毒，热毒侵袭肺系门户，则见咽喉红肿疼痛。温邪伤津，故口渴。舌尖红、苔薄白或微黄，脉浮数，均为温病初起之佐证。治宜辛凉透表，清热解毒。

方中金银花甘寒清气分热，连翘气味芳香，合用既能疏散风热，清热解毒，又可辟秽化浊，在透散卫分表邪的同时，兼顾了温热病邪易蕴而成毒及多夹秽浊之气的特点，故重用为君药。薄荷、牛蒡子味辛而性凉，疏散风热，清利头目，且可解毒利咽；荆芥穗、淡豆豉辛而微温，开皮毛逐邪，此两者虽属辛温，但辛而不烈，温而不燥，配入辛凉解表方中，增强辛散透表之力，是为去性取用之法，以上四药俱为臣药。芦根、竹叶甘凉清热生津；桔梗辛苦开宣肺气而止咳利咽，同为佐药。甘草甘平，既可调和药性，

护胃安中，又合桔梗利咽止咳，是属佐使之用。正如吴鞠通云："此方之妙，预护其虚，纯然清肃上焦，不犯中下，无开门揖盗之弊，有轻以去实之能，用之得法，自然奏效。"本方所用药物均系清轻之品，加之用法强调"香气大气，即取服，勿过煮"，体现了吴氏"治上焦如羽，非轻莫举"的用药原则。

【现代运用】本方广泛用于感冒、急性扁桃体炎、上呼吸道感染、肺炎、麻疹、腮腺炎等辨证属温病初起，邪郁肺卫者。皮肤病如风疹、荨麻疹、疮痈疖肿，亦可用之。

【医案选】米伯让治温病伏暑型卫分重证案（钩端螺旋体病）（选自《米伯让先生医案》）。

患者汤某，男，12 岁。

初诊（10 月 6 日）：半日前突感发冷，发热，头痛，体痛，小腿肌痛，出少许汗，口渴，食欲不振，二便正常，面色潮红，眼结膜充血，苔薄白，脉浮数，体温 39℃。血清暗视野镜检查：钩端螺旋体阳性。诊断：伏暑型卫分重证。治法：辛凉透邪解毒。予银翘散。处方：金银花 17.5g，连翘 17.5g，薄荷 10.5g，竹叶 10.5g，桔梗 10.5g，生甘草 7g，淡豆豉 10.5g，牛蒡子 10.5g，荆芥穗 7g，苇根 35g。

二诊（10 月 7 日）：服上方一剂后，发热、头痛减轻，食欲增进，余症消退，苔薄白，脉数，体温 37.2℃。予竹叶石膏汤以清热生津，益气和胃。处方：竹叶 10.5g，生石膏 14g，麦冬 10.5g，姜半夏 10.5g，炙甘草 10.5g，生大米 17.5g，党参 10.5g。

三诊（10 月 8 日）：脉静身和，体温 37℃。

（四）败毒散（《太平惠民和剂局方》）

【组成】柴胡去苗　前胡去苗，洗　川芎　枳壳去瓤，麸炒　羌活去苗　独活去苗　茯苓去皮　桔梗　人参，去芦　甘草各三十两（900g）

【用法】上为粗末。每服二钱（6g），水一盏，加生姜、薄荷各少许，同煎七分，去滓，不拘时服，寒多则热服，热多则温服（现代用法：作汤剂煎服，用量按原方比例酌减）。

【功用】散寒祛湿，益气解表。

【主治】气虚外感风寒湿表证。壮热恶寒，头项强痛，肢体烦痛，无汗，鼻塞声重，咳嗽有痰，胸膈痞满，舌淡苔白，脉浮而按之无力。风痰头痛，呕哕寒热，并皆治之。

【方解】本方所治证候系正气素虚，又感风寒湿邪。风寒湿邪，袭于肌表，卫阳被遏，正邪交争，故见憎寒壮热、无汗；客于肢体、骨节、经络，气血运行不畅，故头项强痛，肢体酸痛。风寒犯肺，肺气郁而不宣，津液聚而不布，故咳嗽有痰，鼻塞声重，胸膈痞闷。舌苔白腻，脉浮按之无力，正是虚人外感风寒兼湿之征。治当散寒祛湿，益气解表。

柴胡散热升清，协川芎和血；前胡、枳壳降气行痰，协桔梗、茯苓以泄肺热而除湿消肿；甘草和里而发表；人参扶正以匡邪。

方中羌活、独活发散风寒，除湿止痛，羌活长于祛上部风寒湿邪并止痛，入太阳而

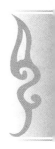

理游风；独活长于祛下部风寒湿邪并止痛，入少阴而理伏风。合而用之，为通治一身风寒湿邪的常用组合，并为君药。川芎行气活血平肝，并能祛风以治头痛目昏；柴胡解肌透邪，并能行气，二药既可助君药解表逐邪，又可行气活血加强宣痹止痛之力，共为臣药。桔梗辛散，宣肺利膈，以升提上行之力为最，枳壳苦温，理气宽中，以降泄下行之力为著，二药相配，一升一降，是宣降肺气、宽胸利膈的常用组合；前胡化痰以止咳；茯苓渗湿以消痰，俱为佐药。生姜、薄荷为引，以襄助解表之力；甘草调和药性，兼以益气和中，皆为佐使之品。方中人参亦属佐药，一则人参扶正以匡邪，并寓防邪入里之义；二则令全方散中有补，不致耗伤真元。综观全方，用二活、芎、柴、枳、桔、前等与参、苓、草相配，构成邪正兼顾，祛邪为主的配伍形式。扶正药得祛邪药则补不滞邪，无闭门留寇之弊；祛邪药得扶正药则功力更大，解表不伤正，无内顾之忧，相辅相成，相得益彰。对虚人外感者，确为惬当之剂。

喻嘉言用本方治疗外邪陷里而成之痢疾，意即疏散表邪，表气疏通，里滞亦除，其痢自止。此种治法，称为"逆流挽舟"法。

【现代运用】本方常用于感冒、支气管炎、痢疾、过敏性皮炎、湿疹等属外感风寒湿邪兼气虚者。

【医案选】李丹萍用败毒散治疗头痛［交通医学，1999，13（3）：421］。

患者，女，52岁。右侧头痛2年余，疼痛时作时止，每遇风寒而引发，痛发时剧烈难忍，连及右眼及右下颌部，触之即痛，缓解后患侧有空洞感，伴恶风寒、乏力、倦怠、舌淡红、苔白腻、脉浮紧。西医诊为三叉神经痛，经治疗无效。处方：羌活25g，独活10g，云茯苓10g，川芎20g，枳壳10g，柴胡10g，党参6g，桔梗10g，白芷20g，藁本15g，薄荷（后下）6g，甘草10g，生姜3片，3剂，复诊时头痛明显减轻，无恶风寒，余症及舌脉同前。

上方去薄荷、生姜，加党参至15g，连服15剂，痛除，随访1年未见复发。本例病机属风寒湿邪较重，正气已虚，正不胜邪，故头痛2年不愈，故用党参扶正祛邪，羌活、独活、川芎、白芷不仅能除湿、散风寒，且有较好的止痛之功，故对正气虚弱、阳气不足、清阳不升、复感风寒湿邪阻滞清阳而致的头痛运用败毒散化裁，止痛效果显著。

第二节　和法之剂

所谓和法是通过和解与调和的方法，使半表半里之邪，或脏腑、阴阳、表里失和之证得以解除的一种治法。适用于邪犯少阳，肝脾不和，寒热错杂，表里同病等。《伤寒论》中尚有和营卫、和胃气及"消息和解其外"等，亦都属于和法的范畴。戴天章又广其义说："寒热并用之谓和，补泻合剂之谓和，表里双解之谓和，平其亢厉之谓和。"何廉臣又增加了"苦辛分消""平其复遗""调其气血"，使和法的范围逐渐扩大。常用的有和解少阳，开达膜原，调和肝脾，疏肝和胃，调和寒热，表里双解等。

（一）小柴胡汤（《伤寒论》）

【组成】柴胡半斤（24g）　　黄芩三两（9g）　　人参三两（9g）　　甘草三两，炙（9g）　　半夏半升，洗（9g）　　生姜三两，切（9g）　　大枣十二枚，擘（4枚）

【用法】上七味，以水一斗二升，煮取六升，去滓，再煎，取三升，温服一升，日三服（现代用法：水煎服）。

【功用】和解少阳。

【主治】

（1）伤寒少阳证：往来寒热，胸胁苦满，默默不欲饮食，心烦喜呕，口苦，咽干，目眩，舌苔薄白，脉弦者。

（2）热入血室证：妇人中风，经水适断，寒热发作有时；以及疟疾、黄疸等病而见少阳证者。

【方解】本方为和解少阳的代表方剂。少阳经脉循胸布胁，位于太阳、阳明表里之间。伤寒邪犯少阳，病在半表半里，邪正相争，正胜欲拒邪出于表，邪胜欲入里并于阴，故往来寒热。足少阳之脉起于目锐眦，其支者，下胸中，贯膈，络肝，属胆，循胁里。邪在少阳，经气不利，郁而化热，胆火上炎，而致胸胁苦满，心烦，口苦，咽干，目眩。胆热犯胃，胃失和降，气逆于上，故默默不欲饮食而喜呕。若妇人经期，感受风邪，邪热内传，热与血结，血热瘀滞，疏泄失常，故经水不当断而断，寒热发作有时。治疗大法，邪在表者，当从汗解；邪入里者，则当吐下；今邪既不在表，又不在里，而在表里之间，则非汗、吐、下所宜，故唯宜和解之法。

方中柴胡苦辛微寒，入肝胆经，透泄少阳之邪，并能疏泄气机之郁滞，使少阳半表之邪得以疏散，为君药。黄芩苦寒，清泄少阳半里之热，为臣药。柴胡之升散，得黄芩之降泄，两者配伍，而达到和解少阳之目的。胆气犯胃，胃失和降，佐以半夏、生姜和胃降逆止呕；邪从太阳传入少阳，缘于正气本虚，故又佐以甘温的人参、大枣益气健脾，一者取其扶正以祛邪，一者取其益气以御邪内传，俾正气旺盛，则邪无内向之机。炙甘草助参、枣扶正，且能调和诸药，为使药。诸药合用，以和解少阳为主，兼补胃气。使邪气得解，枢机得利，胃气调和，则诸证自除。原方"去滓再煎"，使药性更为醇和，药汤之量更少，减少了汤液对胃的刺激，避免停饮致呕。

小柴胡汤为和剂，一般服药后不经汗出而病解，但也有药后得汗而愈者，这是正复邪却，胃气调和所致。正如《伤寒论》所说："上焦得通，津液得下，胃气因和，身濈然汗出而解"。若少阳病证经误治损伤正气，或患者素体正气不足，服用本方，亦可见到先寒战后发热而汗出的"战汗"现象，属正胜邪却之征。

【现代运用】本方常用于感冒、疟疾、慢性肝炎、肝硬化、急慢性胆囊炎、胆结石、急性胰腺炎、胸膜炎、多发性神经炎、急性乳腺炎、睾丸炎、胆汁反流性胃炎、胃溃疡等属邪踞少阳，胆胃不和者。

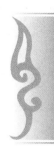

【医案选】刘强治热入血室案（选自《新中医》1979年1月）。

刘某，女，21岁。

患者不能自诉病情，由家属陪伴就诊。见患者神志失常，谵语如狂，手舞足动，时做推人之势，并有恐惧不安之象。其家属介绍：1周前曾患外感，发热恶寒。后寒热止，则自觉胸胁胀满，心烦意乱，耳中如闻异声，眼中如见鬼神，狂言乱语，惶恐不安，入夜尤甚。曾经某医院和某卫生院中西医治疗，均诊断为精神失常（癫狂），服药无效，反增口渴思饮等症，病情加剧，故来我科诊治。经细问，知患者初病发热恶寒时，适逢月经来潮。现六脉弦数，舌红苔黄，据此脉症，诊为"热入血室"，处以小柴胡汤加味：柴胡12g，清半夏9g，黄芩9g，台党参9g，生赭石30g，灵磁石30g，当归12g，白芍12g，甘草6g，生姜3片，大枣3枚，2剂，并针刺期门、百会、风池、阳白、印堂、内关、神门诸穴。

7月5日复诊，服上药两剂，神志已定，夜能入睡，恐惧之状大减。惟感头晕头痛，口渴思凉饮，心中烦乱。舌质红，苔黄燥，脉洪数。因前医误用攻下，胃阴被伐，津伤液耗，邪热炽盛，故予白虎大剂。

处方：生石膏90g，知母9g，玄参30g，牡丹皮15g，柴胡9g，当归12g，白芍12g，甘草6g，3剂。

药服完后病告痊愈。

（二）逍遥散（《太平惠民和剂局方》）

【组成】甘草微炙赤，半两（15g）　当归去苗，锉，微炒　茯苓去皮，白者　白芍药　白术　柴胡去苗各一两（各30g）

【用法】上为粗末，每服二钱（6g），水一大盏，烧生姜一块切破，薄荷少许，同煎至七分，去渣热服，不拘时候（现代用法：共为散，每服6～9g，煨姜、薄荷各少许，共煎汤温服，日三次。亦可作汤剂，水煎服，用量按原方比例酌减。亦有丸剂，每服6～9g，日服2次）。

【功用】疏肝解郁，养血健脾。

【主治】肝郁血虚脾弱证。两胁作痛，头痛目眩，口燥咽干，神疲食少，或往来寒热，或月经不调，乳房胀痛，脉弦而虚者。又疗室女血弱阴虚，营卫不和，痰嗽潮热，身体羸瘦，渐成骨蒸。

【方解】肝性喜条达，恶抑郁，为藏血之脏，体阴而用阳。若情志不畅，肝木不能条达，则肝体失于柔和，以致肝郁血虚。足厥阴肝经"布胁肋，循喉咙之后，上入颃颡，连目系，上出额，与督脉会于巅"。肝郁血虚则两胁作痛，头痛目眩；郁而化火，故口燥咽干。肝木为病易于传脾，脾胃虚弱故神疲食少。脾为营之本，胃为卫之源，脾胃虚弱则营卫受损，不能调和而致往来寒热。肝藏血，主疏泄，肝郁血虚脾弱，在妇女多见月经不调，乳房胀痛。治宜疏肝解郁，养血健脾之法。

顾松园云："此方辛散酸收、甘缓养血，而兼宁心扶脾之剂。乃肝经之要药，女科之神剂也。"方中柴胡性苦辛微寒而质轻扬，功能升清降浊，为足少阳胆、足厥阴肝两经要药，故在脏则主血，在经则主气，辛能发散，疏肝解郁，使肝气得以条达故为君药。当归甘辛苦温，甘缓养血和血，且其味辛散，乃血中气药；白芍酸苦微寒，养血敛阴，柔肝缓急；归、芍与柴胡同用，益营血以养肝，共为臣。木郁则土衰，肝病易传脾，故以白术、茯苓、甘草健脾益气，且可宁心扶脾，非但实土以御木侮，且使营血生化有源，共为佐药。用法中加薄荷少许，疏散郁遏之气，透达肝经郁热；烧生姜降逆和中，且能辛散达郁，亦为佐药。柴胡为肝经引经药，又兼使药之用。合而成方，深合《素问·藏气法时论》"肝苦急，急食甘以缓之""脾欲缓，急食甘以缓之""肝欲散，急食辛以散之"之旨，可使肝郁得疏，血虚得养，脾弱得复，气血兼顾，肝脾同调，为调肝养血之名方。

逍遥散为调和肝脾之名方，又为妇科调经的常用方。其主治证的病机乃肝郁、血虚、脾虚三者互见而又互为因果。故治疗本病，不仅要疏肝解郁，健脾助运，更需养血柔肝。若但知疏肝理气，甚至大量使用苦辛温燥之品，必致更耗阴血，肝愈燥急，郁终不解。正如秦伯未所说，此乃"肝脾两虚，木不疏土，肝既不能疏泄条畅，脾又不能健运生化，因而形成郁象……不可简单地把它当作疏肝主方。"秦氏之说，符合《局方》逍遥散本意，也与临床实际相吻合。

【现代运用】本方常用于慢性肝炎、肝硬化、胆石症、消化性溃疡、慢性胃炎、胃肠神经官能症、经前期紧张症、乳腺小叶增生、更年期综合征、盆腔炎、不孕症、子宫肌瘤等属肝郁血虚脾弱者。

【医案选】杨鸿仁治慢性肝炎、早期肝硬化案（选自《辽宁中医》杂志，1980年2月）。

杨某，男，25岁。半年前常有肝区疼痛，腹胀，恶心，食欲不振，大便溏泻，疲乏无力，身体消瘦，肝大在肋下二横指，且有压痛，苔白，脉弦而无力。肝功能检查：黄疸指数8U，麝香草酚絮状试验（＋＋），硫酸锌浊度试验11U。诊断：慢性肝炎。中医辨证为肝脾不和，气滞血瘀。拟以逍遥散去薄荷，加川楝子、延胡索、枳壳、山药、陈皮各9g，麦芽、丹参各12g，每日1剂，继服1个月余，症状消失。肝功能恢复正常。

（三）痛泻要方（《丹溪心法》）

【组成】白术炒，三两（90g）　白芍炒，二两（60g）　陈皮炒，一两五钱（45g）防风一两（30g）

【用法】上细切，分作八服，水煎或丸服（现代用法：作汤剂，水煎服，用量按原方比例酌减）。

【功用】补脾柔肝，祛湿止泻。

【主治】脾虚肝旺之痛泻。肠鸣腹痛，大便泄泻，泻必腹痛，泻后痛缓，舌苔薄白，脉两关不调，左弦而右缓者。

【方解】痛泻之证，系由土虚木乘，肝脾不和，脾运失常所致。《医方考》说："泻责之脾，痛责之肝；肝责之实，脾责之虚，脾虚肝实，故令痛泻。"其特点是泻必腹痛。治宜补脾抑肝，祛湿止泻。方中白术苦甘而温，补脾燥湿以治土虚，为君药。白芍酸寒，柔肝缓急止痛，与白术相配，于土中泻肝木，为臣药。陈皮辛苦而温，理气燥湿，醒脾和胃，为佐药。配伍少量防风，与术、芍相伍，防风辛散，气薄性升，辛可散肝，香能舒脾，风能胜湿，为理脾引经要药，兼具佐使之用。陈皮、防风合用辛能散肝，散肝即补肝。四药相合，可以补脾胜湿而止泻，柔肝理气而止痛，使脾健肝柔，痛泻自止。

【现代运用】本方常用于急性肠炎、慢性结肠炎、慢性腹泻、胃肠神经官能症、溃疡性结肠炎、过敏性结肠炎、肠易激综合征等属肝旺脾虚者。

【医案选】颜德馨治慢性结肠炎案（选自《中华名中医治病囊秘·颜德馨卷》）。

病史：患者华某，男，57岁，反复发作性腹痛、腹泻8年，每遇受凉或进食油腻生冷后即感腹痛欲便，大便稀薄，时有黏红，便后腹痛稍减，每日3～8次，反复发作，胃肠钡餐摄片证实为慢性黏液性结肠炎与胃窦炎，收住入院。

初诊：慢性泄泻八载，反复经治不愈，少腹作胀隐痛，日行7次或8次，糊状或稀伴黏液，口苦、口干、胸闷，有时畏寒，苔薄腻微黄，脉弦缓，拟以痛泻要方加味以协调肝脾，宣畅气机。

方药：炒白术9g，防风6g，茯苓12g，炒白芍9g，香连丸（吞）1.5g，党参9g，炒薏苡仁12g，延胡索9g，陈皮6g，川楝子9g，4剂。

二诊：所患甫有转机，又以食复，胸闷腹痛，便行不畅，脉小数，舌苔薄腻，暑湿滞交结肠胃，转当宣导。

方药：川厚朴4.5g，木香6g，枳实3g，槟榔9g，山楂9g，神曲9g，广藿梗9g，佩兰9g，车前子12g，老山甲12g，4剂。

三诊：通因通用，舌苔已化，新停食滞已有消化之机，大便糊烂，日行3次，腹痛泻后稍减，因患者泄泻已八年，久病入络为瘀，以膈下逐瘀汤主之。

方药：白芍12g，川芎6g，当归12g，桃仁9g，红花9g，甘草4.5g，五灵脂9g，香附9g，延胡索9g，乌药6g，枳壳9g，木香3g，4剂。

用膈下逐瘀汤后大便成形，一日一至二次。已多年无此现象，大便多次检查阴性，症状缓解出院。

（四）防风通圣散（《宣明论方》）

【组成】防风　川芎　当归　芍药　大黄　薄荷叶　麻黄　连翘　芒硝各半两（各15g）　石膏　黄芩　桔梗各一两（各30g）　滑石三两（90g）　甘草二两（60g）　荆芥　白术　栀子各一分（各0.3g）

【用法】上为末，每服二钱（6g），水一大盏，生姜三片，煎至六分，温服。涎嗽，加半夏半两，姜制。

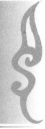

【功用】疏风解表，泄热通便。

【主治】治风热壅盛，气血怫郁，表里三焦皆热者；并治疮疡肿毒。症见憎寒壮热无汗，头目昏眩，目赤睛痛，口苦舌干，咽喉不利，涕唾稠黏，大便秘结，小便赤涩，舌苔黄腻，脉数有力。亦治肠风痔漏，鼻赤瘾疹等证。

【方解】本方所治之证乃由外感风邪，内有蕴热，表里皆实所致。外感风邪，邪正交争于表，故憎寒壮热无汗；风热上攻，以致头目昏眩，目赤睛痛；内有蕴热，故口苦舌干，咽喉不利，涕唾稠黏，便秘溲赤。至于疮疡肿毒，肠风痔漏，鼻赤瘾疹等证，亦属风热壅盛所致。治宜疏风解表，通里清热。

方中麻黄、荆芥、防风、薄荷疏风解表，使外感风邪从汗而解；防风、麻黄解风热之在皮肤者，使由汗而泄；荆芥、薄荷清上焦风热之在巅顶者，使由鼻而泄；大黄、芒硝泻热通便，通肠胃，风热在内部者，由后而泄；滑石、栀子清热利湿，通利水道，风热在膀胱者，从二便分消。配伍石膏、桔梗清肺胃之邪；连翘、黄芩祛诸经之火。如此则上下分消，表里并治。火热之邪，灼血耗气，汗下并用，亦易伤正，故用当归、白芍、川芎养血和血以平肝；白术、甘草益气和胃而健脾，其中大量甘草甘以缓之，又能调和诸药。合而成方，汗下清利四法具备，上中下三焦并治。正如《王旭高医书六种·退思集类方歌注》云："汗不伤表，下不伤里，名曰通圣，极言其用之效耳。此为表里、气血、三焦通治之剂。"

本方用药较多，牵涉面较广，总的说来，是以祛除表里之邪为目的。

【现代运用】本方常用于感冒、习惯性便秘、荨麻疹、急性泌尿系感染、急性扁桃体炎等病。

【医案选】门纯德治银屑病案（选自《名方广用》）。

患者王某，男，42岁。症见：皮损积有厚厚一层脂斑，布满躯干、四肢，瘙痒难忍，搔之有点状出血，癞状怕人。每至夏暑此症加甚，长期不愈，患者十分痛苦。诊其舌苔黄而薄，脉无虚象，治以防风通圣汤加蝉蜕12g，萆薢9g，麦冬6g，鳖甲9g。服药三十余剂，而愈。至今14年未复发。

第三节　下法之剂

所谓下法是通过荡涤肠胃、排出粪便的方法，使停留在肠胃的有形积滞从大便而出的一种治法。适用于燥屎内结，冷积不化，瘀血内停，宿食不消，结痰停饮以及虫积等。由于积滞有寒热，正气有盛衰，邪气有夹杂，故下法有寒下、温下、润下、逐水、攻补兼施之别，以及与汗法、消法、补法、清法、温法等的配合运用。

大承气汤（《伤寒论》）

【组成】大黄酒洗，四两（12g）　厚朴去皮，炙，半斤（24g）　枳实炙，五枚（12g）　芒硝三合（6g）

【用法】上四味，以水一斗，先煮二物，取五升，去滓，内大黄，更煮取二升，去滓，内芒硝，更上微火一、二沸，分温再服。得下，余勿服（现代用法：水煎，先煎厚朴、枳实，后下大黄，芒硝溶服）。

【功用】峻下热结。

【主治】

（1）阳明腑实证：大便不通，频转矢气，脘腹痞满，腹痛拒按，按之则硬，甚或潮热谵语，手足濈然汗出，舌苔黄燥起刺，或焦黑燥裂，脉沉实。

（2）热结旁流证：下利清水，色纯青，其气臭秽，脐腹疼痛，按之坚硬有块，口舌干燥，脉滑实。

（3）里热实证之热厥、痉病或发狂等。

【方解】本方为治阳明腑实证的主方。其成因乃实热内结，胃肠气滞，腑气不通，故大便秘结不通，频转矢气，脘腹痞满胀痛；燥屎结聚肠中，则腹痛拒按，按之坚硬；里热炽盛，上扰神明，故谵语；四肢皆禀气于阳明，阳明经气旺于申酉时，热结于里，郁蒸于外，故潮热，手足濈然汗出；舌苔黄燥，或焦黑燥裂，脉沉实，是热盛津伤，燥实内结之征。前人将本方证的证候特点归纳为"痞、满、燥、实、坚"，系由伤寒之邪内传阳明之腑，入里化热，或温病邪入胃肠，热盛灼津，燥屎乃成，邪热与肠中燥屎互结成实所致。

至于"热结旁流"证，乃燥屎坚结于里，胃肠欲排除而不能，逼迫津液从燥屎之旁流下所致。热厥、痉病、发狂等，皆因实热内结，或气机阻滞，阳气受遏，不能外达于四肢；或热盛伤津劫液，筋脉失养而挛急；或胃肠浊热上扰心神，神明昏乱等所造成。证候表现虽然各异，然其病机则同，皆是里热结实之重证，法当峻下热结，急下存阴，釜底抽薪。

方中大黄苦寒通降，泻热通便，荡涤胃肠实热积滞，是为君药。芒硝咸寒润降，泻热通便，软坚润燥，以除燥坚，用以为臣，此即《内经》所谓："热淫所胜，治以咸寒"。硝、黄配合，相须为用，泻下热结之功益峻。实热内阻，腑气不行，故佐以厚朴下气除满，此即《内经》所谓："燥淫于内，治以苦温"，枳实行气消痞，与大黄合用，即《内经》所谓："燥淫所胜，以苦下之"。合而用之，既能消痞除满，又使胃肠气机通降下行以助泻下通便。四药相合，共奏峻下热结之功。吴鞠通称其为："辛开苦降，咸以入阴"法。

需要注意一点，宋代以前所用之枳实，并不是后世以幼果入药之枳实，而正是今日之枳壳。故仲景方中之枳实，亦是今日之枳壳。对此，宋代沈括曾早有论述，《梦溪笔谈》云："六朝以前医方，唯有枳实，无枳壳，故本草亦只有枳实。后人用枳之小嫩者为枳实，大者为枳壳，主疗各有所宜，遂别出枳壳一条……古人言枳实者，便是枳壳。《本草》中枳实主疗，便是枳壳主疗。"临床使用时，希望能引起重视。

热结旁流，治以大承气汤，是因"旁流"是现象，燥屎坚结才是本质，故用峻下，使热结得去，"旁流"可止，乃属"通因通用"之法。

热厥，治以大承气汤，是因四肢厥冷是假象，里实热结是本质，所谓"热深者，厥亦深"，四肢虽厥寒，但必见大便秘结，腹痛拒按，口干舌燥，脉滑实等实热证候，故用寒下，使热结得下，气机宣畅，阳气敷布外达，而厥逆可回。这种用寒下之法治厥冷之证，亦称为"寒因寒用"。

本方煎服方法，先煎枳、朴，后下大黄，芒硝溶服。因大黄生用、后下则泻下之力峻，久煎则泻下之力缓，正如《伤寒来苏集·伤寒附翼》所说："生者气锐而先行，熟者气钝而和缓"。

近代何廉臣，曾归纳承气汤八禁，确为临床实践有得之见。引用如下：一者表不解，如恶寒未除，小便清长，知病仍在表也，法当汗解；二者心下硬满，心下为膈中上脘之间，硬满则邪气尚浅，若误攻之，恐利随不止；三者合面赤色，面赤为邪在表，浮火聚于上，而未结于下，故未可攻，又面赤而娇艳，为戴阳证，尤宜细辨；四者平素食少，或病中不能食，盖平素食少，则胃气虚，故不可攻，然病中有燥粪，即不能食，若不能食则无燥粪，不过便硬耳，但须辨之，亦未可攻也；五者呕多，呕属少阳，邪在上焦，故未可攻也；六者脉迟，迟为寒，攻之则呕；七者津液内竭，病人自汗出，小便自利，此为津液内竭，不可攻之，宜蜜煎导而通之；八者小便少，病人平日小便日三四行，今日再行。

【现代运用】本方常用于各种肠梗阻、急性胆囊炎、急性胰腺炎、菌痢，以及各种热性病中属热结里实者。

【医案选】顾伯华治急性单纯性肠梗阻（选自《外科经验选》）。

吴某，女，44 岁。

初诊：1975 年 3 月 15 日。脐周阵发性绞痛 7 小时余，轻度恶心，昨日大便 1 次，今未排大便，不排气，腹胀痛不适，腹软，扪之无明显块物，肠鸣音亢进，腹围 76cm，苔腻，脉滑。腹部 X 线透视膈下无游离气体，中腹部有充气肠曲并伴有数个液面。患者于 1958 年作过输卵管结扎。1959 年起有数次类似发作。证属气滞瘀阻肠道，不通则痛，清气不能升，浊气不得降。治拟通里攻下，行气散结。

处方：生大黄（后入）9g，玄明粉（分冲）9g，枳实 9g，川厚朴 9g，莱菔子（打）15g，大腹皮 12g，红藤 30g，桃仁 12g，上午、下午各一剂。

大承气汤 1 剂，浓煎 200ml，肛门滴注。静脉输液，纠正电解质的平衡。

二诊：3 月 17 日。经上述处理，于当日下午排便 2 次。X 线腹透：肠腔无明显充气及液平。患者自诉尚有轻度腹痛、腹胀。腹软，无明显压痛，肠鸣音正常，未闻到气过水声。再拟前法，以巩固疗效。原方，3 剂。

顾按：粘连性肠梗阻的特点是腹痛、腹胀、恶心呕吐、停止排便排气，伴有腹部手术史。《内经》有关这方面的描述是"饮食不下，膈塞不通，邪在胃脘"，以及"关格""肠结"的记载。"关者，不得出也；格者，不得入也"。治疗以通里攻下、行气散结的

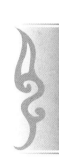

承气汤、硝菔通结汤为主，使肠道气滞通畅后，上可缓解恶心呕吐，下可通气通便，中可缓解腹胀腹痛。所以，肠梗阻治疗的原则是"以通为主"。

第四节　消法之剂

所谓消法是通过消食导滞、行气活血、化痰利水，以及驱虫的方法，使气、血、痰、食、水、虫等所结成的有形之邪渐消缓散的一种治法。适用于饮食停滞，气滞血瘀，癥瘕积聚，水湿内停，痰饮不化，疳积虫积等。消法与下法虽皆治有形之实邪，但两者有所不同。下法是对于病势急迫，形证俱实，必须急下，并且可以从下窍而出的情况下使用。消法则是对病在脏腑、经络、肌肉之间渐积而成，病势较缓，而多虚实夹杂，必须渐消缓散而不能急于排除的病情而设。但两者亦可配合使用，并依据病情之寒热，与温法、清法合用，若涉正虚者，又需与补法配合应用。

（一）二陈汤（《太平惠民和剂局方》）

【组成】半夏汤洗七次　橘红各五两（各15g）　白茯苓三两（9g）　甘草炙，一两半（4.5g）

【用法】上药㕮咀，每服四钱（12g），用水一盏，生姜七片，乌梅一个，同煎六分，去滓，热服，不拘时候（现代用法：加生姜7片，乌梅1个，水煎温服）。

【功用】燥湿化痰，理气和中。

【主治】湿痰证。咳嗽痰多，色白易咯，呕吐恶心，胸膈痞闷，肢体困重，或头眩心悸，或中脘不快，舌苔白滑或腻，脉滑。

【方解】本方证多由脾失健运，湿无以化，湿聚成痰，郁积而成。湿痰为病，犯肺致肺失宣降，则咳嗽痰多；停胃令胃失和降，则恶心呕吐；阻于胸膈，气机不畅，则感痞闷不舒；留注肌肉，则肢体困重；阻遏清阳，则头目眩晕；痰浊凌心，则为心悸。治宜燥湿化痰，理气和中。

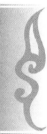

方中半夏辛温体滑性燥，行水利痰，且又和胃降逆，善能燥湿化痰，为君药。橘红为臣，既可理气行滞，又能燥湿化痰。君臣相配有"治痰先治气，气顺则痰消"之意；方中半夏、橘红皆以陈久者良，而无过燥之弊，故方名"二陈"。是为本方燥湿化痰的基本结构。佐以甘淡之茯苓健脾利水渗湿，湿去则脾健，健脾可以杜绝生痰之源。鉴于橘红、茯苓是针对痰因气滞和生痰之源而设，故二药为祛痰剂中理气化痰、健脾渗湿的常用组合；煎加味辛而凉，豁痰止呕的生姜，既能制半夏之毒，又能协助半夏化痰降逆、和胃止呕；复用少许乌梅，乃取其性酸合甘化阴，以滋胃津，防半夏、橘红劫阴，消痰而不伤正。以甘草甘平无毒，补中缓急，甘守津还，与乌梅相合，酸甘化阴，制半夏之辛燥太过也，为佐使。

方中半夏、茯苓、生姜三者乃《金匮要略》小半夏加茯苓汤，再加橘红以收燥湿化痰、理气和中之功，本方随证加减化裁，可用于多种痰证。

【现代运用】本方常用于慢性支气管炎、肺气肿、慢性胃炎、梅尼埃综合征、神经性呕吐、癫痫等属湿痰者。

【医案选】李今庸治痰壅喘咳案（选自《中国现代名中医医案精华》）。

患儿，男，1岁。

主诉：2个月前发病，呼吸喘促，咳嗽有痰，发热，口渴，烦躁不安，哭叫不已，数夜未眠，不食，形体消瘦，大便泄利，小便次数多而量少色黄。

诊查：舌苔白，指纹粗大紫黑伸出命关。

治法：拟二陈汤加味。

处方：法半夏6g，陈皮6g，茯苓6g，炙甘草5g，厚朴5g，杏仁（打）5g，前胡5g，天花粉6g。

服药3剂，喘平就睡，大小便亦正常，指纹色转浅淡；尚微有咳嗽、发热、食欲不振。遂于方中去厚朴、杏仁而加白术继服。

处方：法半夏6g，陈皮6g，茯苓6g，炙甘草5g，前胡5g，天花粉6g，炒白术5g。

服药3剂，诸证悉退，其病痊愈。

（二）半夏白术天麻汤（《医学心悟》）

【组成】半夏一钱五分（4.5g）　天麻　茯苓　橘红各一钱（各3g）　白术三钱（9g）　甘草五分（1.5g）

【用法】生姜一片，大枣二枚，水煎服（现代用法：加生姜1片、大枣2枚，水煎服）。

【功用】化痰息风，健脾祛湿。

【主治】风痰上扰证。痰厥头痛，胸膈多痰，动则眩晕者；兼治风痰旋扰，眩晕耳鸣，泛恶欲吐，舌淡胖、苔白滑，脉弦滑者。

【方解】本方证缘于脾湿生痰，湿痰壅遏，引动肝风，风痰上扰清空所致。风痰上扰，蒙蔽清阳，故眩晕、头痛；痰阻气滞，升降失司，故胸膈痞闷，恶心呕吐；内有痰浊，则舌苔白腻；脉来弦滑，主风主痰。治当化痰息风，健脾祛湿。

方中半夏燥湿化痰，降逆止呕；天麻平肝息风，而止头眩，两者合用，为治风痰眩晕头痛之要药。李杲在《脾胃论》中说："足太阴痰厥头痛，非半夏不能疗，眼黑头眩，风虚内作，非天麻不能除"。故以两味为君药。以白术、茯苓为臣，健脾祛湿，能治生痰之源。橘红理气化痰，俾气顺则痰消。使以甘草和中调药。煎加姜、枣以调和脾胃，生姜兼制半夏之毒。综观全方，风痰并治，标本兼顾，但以化痰息风治标为主，健脾祛湿治本为辅。

此方从二陈演绎而来，二陈燥湿化痰，加白术健脾化湿，以杜生痰之源，天麻、蔓荆子，平息肝风，于风痰上扰之眩晕，最为合辙。

【加减】若眩晕较甚者，可加僵蚕、胆南星等以加强化痰息风之力；头痛甚者，加蔓荆子、白蒺藜、钩藤等以祛风止痛；呕吐甚者，可加代赭石、旋覆花以镇逆止呕；兼

气虚者，可加党参、生黄芪以益气；湿痰偏盛，舌苔白滑者，可加泽泻、桂枝以渗湿化饮。

【现代运用】本方常用于耳源性眩晕、高血压病、神经性眩晕、癫痫、面神经瘫痪等属风痰上扰者。

【医案选】郝洪江治痰厥头痛案（选自《吉林中医药》）。

高某，男，61岁，教员。主诉头痛年余，经检查诊为神经性头痛，服药罔效。诊见：右侧头痛为著，虽服止痛药可缓解，但停服即痛。有时剧痛难忍，发作时伴有眼黑、恶心欲吐，纳呆，二便正常，舌质红胖，苔白腻，脉弦滑。证属脾胃虚弱，痰浊内生，上扰清窍所致。治宜理湿化痰，活络镇痛。用半夏白术天麻汤加减：姜半夏、天麻、白术、苍术、陈皮各15g，干姜7.5g，麦芽、神曲各20g，茯苓25g，枳实10g，全蝎5g，蜈蚣2条。

共服8剂，头痛止，疾愈。随访至今，未复发。

（三）越鞠丸（芎术丸）（《丹溪心法》）

【组成】香附　川芎　苍术　栀子　神曲各等份（各6～10g）

【用法】为末，水丸如绿豆大（原书未著用法用量。现代用法：水丸，每服6～9g，温开水送服。亦可按参考用量比例作汤剂煎服）。

【功用】行气解郁。

【主治】气、血、痰、火、湿、食等郁结所致胸膈痞闷，脘腹胀痛，嗳腐吞酸，恶心呕吐，饮食不消。

【方解】本方所治证乃因喜怒无常，忧思过度，或饮食失节，寒温不适所致气、血、痰、火、湿、食六郁之证。六郁之中以气郁为主。气郁而肝失条达，则见胸膈痞闷；气郁又使血行不畅而成血郁，故见胸胁胀痛；气血郁久化火，则见嗳腐吞酸吐苦之火郁；气郁即肝气不舒，肝病及脾，脾胃气滞，运化失司，升降失常，则聚湿生痰，或食滞不化而见恶心呕吐，饮食不消之湿、痰、食郁，气郁又可因血、痰、火、湿、食诸郁导致，治宜行气解郁为主，使气行则血行，气行则痰、火、湿、食诸郁自解。

方中香附辛香入肝，行气解郁为君药，以治气郁；川芎辛温入肝胆，为血中气药，既可活血祛瘀，以治血郁，又可助香附行气解郁；栀子苦寒清热泻火，以治火郁；苍术辛苦性温，燥湿运脾，以治湿郁；神曲味甘性温入脾胃，消食导滞，以治食郁；共为臣佐之药。因痰郁乃气滞湿聚而成，若气行湿化，则痰郁随之而解，故方中不另用治痰之品，此亦治病求本之意。

丹溪立方原义："郁病多在中焦"，其治重在调中焦而升降气机。然临证难得六郁并见，应视何郁为主而调整其君药并随证加减运用，方不离辨证论治之旨。本方所治诸郁终属实证，若为虚证郁滞，则当扶正为主，理气解郁佐之即可。

吴仪洛曾云："越鞠之芎䓖，即逍遥之归、芍也；越鞠之苍术，即逍遥之白术也；越鞠之神曲，即逍遥之陈皮也；越鞠之香附，即逍遥之柴胡也；越鞠之栀子，即逍遥之加味也。但越鞠峻而逍遥则和矣，越鞠燥而逍遥则润矣。"可资参考。

【现代运用】本方常用于胃神经官能症、消化性溃疡、慢性胃炎、胆石症、胆囊炎、肝炎、肋间神经痛、妇女痛经、月经不调、更年期综合征等辨证属"六郁"者。

【医案选】高辉远治郁证（自主神经功能紊乱）案（选自《高辉远临证验案精选》）。

丁某，男，52 岁。因情绪不稳定，近 5 个月来常有头晕头痛，且日渐加重，伴胸闷胁胀，脘堵纳少，惊悸烦躁，重则坐立不安，或时有心前区闷痛，少寐多梦，曾在北京某医院检查未发现异常，查心电图正常范围，血压不高。经服地西泮（安定）、柏子养心丸等药物，未见明显改善，特就诊于中医治疗，观舌质淡红，苔白稍厚，脉沉弦。高师四诊合参，辨为肝郁气滞，肝阳上亢之证，治拟行气解郁，平肝潜阳之法，用越鞠丸加味：苍术 10g，川芎 8g，香附 10g，栀子 8g，建曲 10g，菊花 10g，白蒺藜 10g，天麻 10g，白薇 10g，豆豉 10g。每日 1 剂，水煎分服。连服 12 剂药后，头晕头痛，胸闷胁胀，脘闷纳少，惊悸烦躁等症减轻，但心前区闷痛，少寐多梦无显著变化，且又见脉律不整。再予上方去白薇、豆豉，加石菖蒲 10g，远志 10g，夜交藤 15g，又进 12 剂，上述症状基本消失。1 年后随访，患者心绪稳定，精神爽利，身体健康。

（四）半夏厚朴汤（《金匮要略》）

【组成】半夏一升（12g）　厚朴三两（9g）　茯苓四两（12g）　生姜五两（15g）苏叶二两（6g）

【用法】以水七升，煮取四升，分温四服，日三、夜一服（现代用法：水煎服）。

【功用】行气散结，降逆化痰。

【主治】梅核气。咽中如有物阻，咯吐不出，吞咽不下，胸膈满闷，或咳或呕，舌苔白润或白滑，脉弦缓或弦滑。

【方解】本方证多因痰气郁结于咽喉所致。情志不遂，肝气郁结，肺胃失于宣降，津液不布，聚而为痰，痰气相搏，结于咽喉，故见咽中如有物阻，咯吐不出，吞咽不下之症；肺胃失于宣降，还可致胸中气机不畅，而见胸胁满闷，或咳嗽喘急，或恶心呕吐等。气不行则郁不解，痰不化则结难散，故治宜行气散结，化痰降逆，乃辛开苦泄之法。

方中半夏辛温入肺胃，化痰散结，降逆和胃，为君药。厚朴苦辛性温，下气除满，助半夏散结降逆，为臣药；茯苓甘淡渗湿健脾，以助半夏化痰；生姜辛温散结，和胃止呕，且制半夏之毒；共用为佐药。苏叶芳香行气，理肺疏肝，助厚朴行气宽胸，宣通郁结之气，一升一降，用为佐药。全方辛苦合用，辛以行气散结，苦以燥湿降逆，使郁气得疏，痰涎得化，痰气郁结之梅核气自除。

【加减】若气郁较甚者，可酌加香附、郁金、青皮助行气解郁之功；胁肋疼痛者，酌加川楝子、延胡索以疏肝理气止痛；咽痛者，酌加玄参、桔梗、木蝴蝶以解毒散结，宣肺利咽。

【现代运用】本方常用于癔症、神经官能症、慢性咽炎、慢性支气管炎。

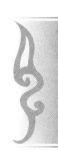

【医案选】丁德正治焦虑性神经症案［陕西中医，1992（9）：412］。

曹某，男，43岁。愁郁焦虑，惶恐不安，胸闷气急，眩晕呕吐，卧床不起，自谓"病危""顷刻即死"。故昼夜呻吟，唉叫连天。近日益剧，每于人嘈杂及闭户掩窗时，则觉心悸憋闷，喉头似堵，呼吸极度困难，顷之，喘促声粗，痰声辘辘，窒息昏厥。病起于暴怒气逆之后，始则愁虑少寐，后则渐觉胸闷痰多，焦虑遂起。曾诊为气机怫郁，心神不宁，屡服疏郁宁神药罔效。诊见：面容愁悴而苦楚，目光呆凝而疑虑。苔白腻，脉沉滑。证属痰气交阻，予半夏厚朴汤加香附、郁金各20g，枳实、远志各15g。

二诊：服15剂，喘促憋闷、悸厥得止；且焦虑愁悴及惶恐大减；上方加减续服35剂，焦虑惶恐等消失。惟胸闷痰多，夜寐欠佳，予六君子汤加酸枣仁等以善后。

（五）苏子降气汤（《太平惠民和剂局方》）

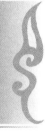

【组成】紫苏子 半夏汤洗七次，各二两半（各75g） 川当归去芦，两半（45g） 甘草爁，二两（60g） 前胡去芦 厚朴去粗皮，姜汁拌炒，各一两（各30g） 肉桂去皮，一两半（45g）［一方有陈皮去白，一两半（45g）］

【用法】上为细末，每服二大钱（6g），水一盏半，入生姜二片，枣子一个，苏叶五叶，同煎至八分，去滓热服，不拘时候（现代用法：加生姜二片，大枣一枚，苏叶2g，水煎服，用量按原方比例酌定）。

【功用】降气平喘，祛痰止咳。

【主治】上实下虚喘咳证。痰涎壅盛，喘咳短气，胸膈满闷；或腰痛脚弱，肢体倦怠；或肢体浮肿，舌苔白滑或白腻，脉弦滑。

【方解】本方证由痰涎壅肺，肾阳不足所致。其病机特点是"上实下虚"。"上实"，是指痰涎上壅于肺，使肺气不得宣畅，而见胸膈满闷，喘咳痰多。"下虚"，是指肾阳虚衰于下，一见腰痛脚弱；二见肾不纳气，呼多吸少，喘逆短气；三见水不化气，而致水泛为痰，外溢为肿等。本方证虽属上实下虚，但以上实为主。故治以降气平喘，祛痰止咳为重，兼顾下元。

方中紫苏子辛温除寒温中，降逆定喘，祛痰止咳，润肠通便为君药。半夏辛温燥湿化痰降逆；厚朴下气宽胸除满；前胡下气祛痰止咳，三药助紫苏子降气祛痰平喘之功，共为臣药。君臣相配，以治上实。肉桂温补下元，纳气平喘，以治下虚；当归既治咳逆上气，又养血补肝润燥，同肉桂以温补下虚；略加生姜、苏叶以散寒宣肺，共为佐药。甘草、大枣和中调药，是为使药。诸药合用，标本兼顾，上下并治，而以治上为主，使气降痰消，则喘咳自平。

本方原书注"一方有陈皮去白一两半"，则理气燥湿祛痰之力增强。《医方集解》载："一方无桂，有沉香"，则温肾之力减，纳气平喘之效增。

【加减】若痰涎壅盛，喘咳气逆难卧者，可酌加沉香以加强其降气平喘之功；兼表证者，可酌加炙麻黄、杏仁以宣肺平喘，疏散外邪；兼气虚者，可酌加党参等以益气。

【现代运用】本方常用于慢性支气管炎、肺气肿、支气管哮喘等属肺气壅实者。

【医案选】董飞侠治疗毛细支气管炎（中国中医药报网站）。

林某，男，1 岁零 6 个月。咳喘 1 周，加重 1 天。经西医诊断为毛细支气管炎。给予抗病毒、扩张支气管治疗后病情未缓解，求中医诊治。诊见：发热 38.8℃，体质瘦弱，烦躁不安，咳嗽气促，张口抬肩，口唇发绀，喉中痰鸣。辨证为上实下虚，痰热闭肺。予苏子降气汤加地龙 5g，蝉蜕 6g，红花 5g。3 天后病情控制，1 周后出院。

毛细支气管炎是一种病毒性肺炎，主要由呼吸道合胞病毒、腺病毒、副流感病毒引起，发病急，以突然发作性喘憋为特征。小儿肺脏娇嫩，抵抗力差，其病理机制主要是上实下虚，肺气郁闭，故配合苏子降气汤可以较快地改善临床症状，缩短病程，提高治愈率。较单纯应用抗病毒疗效显著提高，并且减少不良反应。

（六）血府逐瘀汤（《医林改错》）

【组成】桃仁四钱（12g）　　红花三钱（9g）　　当归三钱（9g）　　生地黄三钱（9g）　　川芎一钱半（4.5g）　　赤芍二钱（6g）　　牛膝三钱（9g）　　桔梗一钱半（4.5g）　　柴胡一钱（3g）　　枳壳二钱（6g）　　甘草二钱（6g）

【用法】水煎服。

【功用】活血化瘀，行气止痛。

【主治】胸中血瘀证。胸痛，头痛，日久不愈，痛如针刺而有定处或呃逆日久不止，或饮水即呛，干呕，或内热瞀闷，或心悸怔忡，失眠多梦，急躁易怒，入暮潮热，唇暗或两目暗黑，舌质黯红，或舌有瘀斑，或瘀点，脉涩或弦紧。

【方解】本方主治诸证皆为瘀血内阻胸部，气机郁滞所致。即王清任所称"胸中血府血瘀"之证。胸中为气之所宗，血之所聚，肝经循行之分野。血瘀胸中，气机阻滞，清阳郁遏不升，则胸痛、头痛日久不愈，痛如针刺，且有定处；胸中血瘀，影响及胃，胃气上逆，故呃逆干呕，甚则水入即呛；瘀久化热，则内热瞀闷，入暮潮热；瘀热扰心，则心悸怔忡，失眠多梦；郁滞日久，肝失条达，故急躁易怒；至于唇、目、舌、脉所见，皆为瘀血征象。治宜活血化瘀，兼以行气止痛。

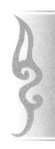

方中桃仁、红花辛甘温，活血祛瘀共为君药。赤芍、川芎助君药活血祛瘀；牛膝活血通经，祛瘀止痛，引血下行，共为臣药。生地黄、当归养血益阴，清热活血；桔梗、枳壳，一升一降，宽胸行气，桔梗并能载药上行；柴胡疏肝解郁，升达清阳，与桔梗、枳壳同用，尤善理气行滞，使气行则血行；以上均为佐药。甘草调和诸药，为使药。全方配伍，特点有三：一为活血与行气相伍，既行血分瘀滞，又解气分郁结；二是祛瘀与养血同施，则活血而无耗血之虑，行气又无伤阴之弊；三为升降兼顾，既能升达清阳，又佐降泄下行，使气血和调。合而用之，使血活、瘀化、气行，则诸证可愈，为治胸中血瘀证之良方。

【现代应用】本方常用于冠心病心绞痛、风湿性心脏病、胸部挫伤及肋软骨炎之胸痛，以及脑血栓形成、高血压病、高脂血症、血栓闭塞性脉管炎之头痛、头晕等属瘀阻气滞者。

【医案选】王希知治臌胀案（选自《中国现代名中医医案精华·二》）。

巩某，男，53 岁。

主诉：因腹胀日渐增大已 3 个月余，门诊以肝硬化腹水收入住院。患者近半年来常在食后脘腹胀满不适、嗳气、矢气后腹胀可稍缓。近 3 个月来，腹胀不消，食后益甚，且逐渐增大，经医院检查诊为肝硬化失代偿期，服药腹胀不减，嘱服中药而来我院求治。

诊查：患者颈胸部皮肤血丝缕缕，腹胀大如鼓，腹硬满呈球形、腹筋起，仰卧位腹前壁鼓之有声，脐旁两侧以下鼓之成实，移动其卧位时，则浊音亦随之移动，冲击腹部，左上部可触及癥块。舌质暗红，苔薄白，脉弦沉涩。

辨证：诊为臌胀，证属肝脾血瘀。

治法：以活血化瘀立法。方用血府逐瘀汤加减。

处方：柴胡 10g，枳壳 10g，赤芍 15g，当归尾 12g，川芎 9g，桃仁 9g，红花 9g，川牛膝 12g，桔梗 6g，丹参 15g，鳖甲 30g，益母草 30g，车前草 30g。

水煎服，36 剂，臌胀渐消退。后用柴芍香砂六君子汤加活血化瘀药服四十余剂，诸症悉退，胃纳增加，二便正常，精神良好，体重增加。

（七）补阳还五汤（《医林改错》）

【组成】黄芪生，四两（120g）　当归尾二钱（6g）　赤芍一钱半（5g）　地龙去土一钱（3g）　川芎一钱（3g）　红花一钱（3g）　桃仁一钱（3g）

【用法】水煎服。

【功用】补气，活血，通络。

【主治】中风，气虚血瘀证。半身不遂，口眼㖞斜，语言謇涩，口角流涎，小便频数或遗尿失禁，舌黯淡，苔白，脉缓无力。

【方解】本方证由中风之后，正气亏虚，气虚血滞，脉络瘀阻所致。正气亏虚，不能行血，以致脉络瘀阻，筋脉肌肉失去濡养，故见半身不遂，口眼㖞斜；正如《灵枢·刺节真邪》所言："虚邪偏客于身半，其入深，内居荣卫，荣卫稍衰则真气去，邪气独留，发为偏枯"。气虚血瘀，舌本失养，故语言謇涩；气虚失于固摄，故口角流涎，小便频数，遗尿失禁；而舌黯淡、苔白、脉缓无力，为气虚血瘀之象。本证以气虚为本，血瘀为标，即王清任所谓"因虚致瘀"。治当补气为主，活血通络为辅。

本方重用甘温之生黄芪，补益元气，意在气旺则血行，瘀去络通，为君药。当归尾活血通络而不伤血，用以为臣药。赤芍、川芎、桃仁、红花四味，协同当归尾以活血祛瘀，为佐药；地龙通经活络，力专善走，周行全身，配合诸药以行药力，为佐使药。全方的配伍特点是：重用补气药与少量活血药相伍，使气旺血行以治本，祛瘀通络以治标，标本兼顾；且补气而不壅滞，活血又不伤正。合而用之，则气旺、瘀消、络通，诸症向愈。

张锡纯云："若遇脉之虚而无力者，用其方原可见效。若其脉象实而有力，其人脑

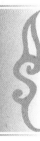

中多患充血，而复用黄芪之温而升补者，以助其血愈上行，必至凶危立见，此固不可不慎也。"

【现代应用】本方常用于脑血管意外后遗症、冠心病、小儿麻痹后遗症以及其他原因引起的偏瘫、截瘫，或单侧上肢或下肢痿软，属气虚血瘀者。

【医案选】颜德馨治痿病案（选自《上海老中医经验选编》）。

洪某，女，33 岁。宫外孕手术后，逐渐肥胖，乏力，肢倦，月经色淡量少。去年 8 月突感握物困难，手足痿软，行走不便，已失去自主生活的能力，经期症状加重，心中懊恼，伴有心慌，多汗，多梦。一度低血钾，纠正后症状不见好转，头颅摄片阴性，甲状腺、性腺、肾上腺皮质功能检查未见异常，院外会诊，拟为：①自主神经功能失调；②单纯性肥胖症，医治 3 年，毫无进展。

患者形体丰腴，言语有力，但倦怠不能行动，脉沉迟无力，舌紫满布，此乃阳虚气弱，不能畅通气血，宿瘀久滞不化，新瘀又生。即王清任所云："元气虚不能达于血管，血管无气必停留而瘀"。《丹溪心法》论痿症："亦有食积死血妨碍，不得下降者"。乃取益气化瘀之法。

处方：桂枝 6g，龙骨 15g，牡蛎 15g，黄芪 18g，党参 12g，桃仁 9g，丹参 12g，牛膝 9g，红花 9g，穿山甲 9g，蒲黄 9g，赤芍 12g，川芎 9g，乌梅 4.5g。

服药 30 剂后，懊恼先除，并能扶持行走，乃去乌梅继续服用，服药 100 剂后，已能上下楼单独行走，生活自理。

（八）生化汤（《傅青主女科》）

【组成】全当归八钱（24g）　　川芎三钱（9g）　　桃仁去皮尖，十四枚（6g）　　干姜炮黑，五分（2g）　　甘草炙，五分（2g）

【用法】黄酒、童便各半煎服（现代用法：水煎服，或酌加黄酒同煎）。

【功用】养血祛瘀，温经止痛。

【主治】血虚寒凝，瘀血阻滞证。产后恶露不行，小腹冷痛。

【方解】本方证由产后血虚寒凝，瘀血内阻所致。妇人产后，血亏气弱，寒邪极易乘虚而入，寒凝血瘀，故恶露不行；瘀阻胞宫，不通则痛，故小腹冷痛。治宜活血养血，温经止痛。

方中重用全当归补血活血，化瘀生新，行滞止痛，为君药。血中之气药——川芎活血行气，桃仁活血祛瘀，均为臣药。炮姜入血散寒，温经止血；黄酒温通血脉以助药力，共为佐药。炙甘草和中缓急，调和诸药，用以为使。原方另用童便同煎（现多已不用）者，乃取其益阴化瘀，引败血下行之意。全方配伍得当，寓生新于化瘀之内，使瘀血化新血生，诸症向愈。正如唐宗海所云："血瘀可化之，则所以生之，产后多用"（《血证论》），故名"生化"。

妇科名家刘奉五尚有北京地区习用之产后生化汤，刘氏认为此方较傅青主之生化汤更切合临床实用，其歌诀云：川芎一钱当归三，一红一母一泽兰，桃仁炙草炮姜五，南

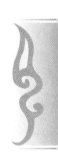

楂二钱老酒煎。功用为养血、活血、化瘀，适应于产后恶露不尽，瘀血内停，以及因产后瘀血所引起的腹痛、低热、阴道出血不止等症。另可用于人工流产、人流后残余胎膜滞留所引起的腹痛、阴道出血等（似有药物刮宫之效，如无特殊兼证，应以全方原量为宜）。加减之法为腹痛明显者，加失笑散；腹痛重，阴道出血多，蒲黄炒炭用，兼能止血；见有瘀血低热者去炮姜；腰痛者加川续断、杜仲、桑寄生；胃痛或胃脘不适者，加高良姜、砂仁；便溏、便次增多者，炮姜改干姜，另加白术健脾温中；见有胃纳不香，时有恶心等肝胃不和之象者，加柴胡、黄芩、半夏。

【现代应用】本方常用于产后子宫恢复不良，产后宫缩疼痛，胎盘残留等属产后血虚寒凝，瘀血内阻者。

【医案选】门纯德治胎盘残留案（选自《名方广用》）。

郭某，女，24岁。妊娠3个月，忽然小腹抽痛不止，起卧不安，痛时嘴唇发白，时感小腹下坠，腰部憋胀，直至下部点滴出血，终至胎坠而小产。小产后，头昏眼涩，气息不足，次日小腹阵阵抽痛，痛时下部少量出血，延至三四日，仍然如此，医院检查为"胎盘残留"，动员做刮宫手术，但患者要求中药治疗。余诊之脉仍有滑象，认为此小产后妇人气血俱虚，恶露存留未净，便以生化汤加五灵脂9g，蒲黄9g，枳壳9g，桂枝9g，延胡索9g，皂红花6g，令取3剂。药后疼痛止，恶露行。第四日下血稍多，且有血块和纤维状物数片，之后逐日康复。

（九）消风散（《外科正宗》）

【组成】当归　生地黄　防风　蝉蜕　知母　苦参　胡麻　荆芥　苍术　牛蒡子　石膏各一钱（各6g）　甘草　木通各五分（各3g）

【用法】水二盅，煎至八分，食远服（现代用法：水煎服）。

【功用】疏风除湿，清热养血。

【主治】风疹、湿疹。皮肤瘙痒，疹出色红，或遍身云片斑点，抓破后渗出津水，苔白或黄，脉浮数。

【方解】本方所治之风疹、湿疹，是由风湿或风热之邪侵袭人体，浸淫血脉，内不得疏泄，外不得透达，郁于肌肤腠理之间所致，故见皮肤瘙痒不绝，疹出色红，或抓破后津水流溢等。治宜疏风为主，佐以清热、除湿之法。

痒自风而来，止痒必先疏风，故以荆芥、防风、牛蒡子、蝉蜕之辛散透达，疏风散邪，使风去则痒止，共为君药。配伍苍术祛风燥湿，苦参清热燥湿，木通渗利湿热，是为湿邪而设；石膏、知母清热泻火，是为热邪而用，以上俱为臣药。然风热内郁，易耗伤阴血；湿热浸淫，易瘀阻血脉，故以当归、生地黄、胡麻仁养血活血，并寓"治风先治血，血行风自灭"之意，为佐。甘草清热解毒，和中调药，为佐使。诸药合用，以祛风为主，配伍祛湿、清热、养血之品，祛邪之中，兼顾扶正。使风邪得散，湿热得清，血脉调和，则痒止疹消，为治疗风疹、湿疹之良方。

【加减】若风热偏盛而见身热、口渴者，宜重用石膏，加金银花、连翘以疏风清热解毒；湿热偏盛而兼胸脘痞满，舌苔黄腻，加地肤子、车前子以清热利湿；血分热重，皮疹红赤，烦热，舌红或绛者，宜重用生地黄，或加赤芍、紫草以清热凉血。

【现代运用】本方常用于急性荨麻疹、湿疹、过敏性皮炎、稻田性皮炎、药物性皮炎、神经性皮炎等属于风热或风湿所致者。

【医案选】宁小菊消风散加减治疗过敏性紫癜［宁夏医学杂志，2001，23（4）：247］。

患者，女，14岁，上呼吸道感染3天，突然双下肢出现紫斑点，呈对称性，分批出现，斑点大小不等，有的融合成片，无发热，有轻微痒感伴有乏力、头晕气短、食欲减退、腰痛、腹痛、口唇色淡，舌淡胖有瘀斑，脉细无力。西医诊断为过敏性紫癜。中医诊断为血证（气不摄血型）。治则：疏风祛邪，益气固气。方药：消风散加味。处方：当归12g，生地黄12g，防风15g，蝉蜕15g，知母10g，苦参10g，胡麻10g，荆芥10g，苍术9g，牛蒡子15g，石膏10g，甘草6g，木通9g，炙黄芪15g，白芍10g，焦三仙各9g，上方3剂，水煎服，日1剂。经过二诊、三诊加减治疗2周后，嘱以归脾丸调，愈。

（十）藿香正气散（《太平惠民和剂局方》）

【组成】大腹皮 白芷 紫苏 茯苓去皮，各一两（30g） 半夏曲 白术 陈皮去白 厚朴去粗皮 姜汁炙 苦桔梗各二两（各60g） 藿香去土，三两（90g） 甘草炙，二两半（75g）

【用法】上为细末，每服二钱（6g），水一盏，姜三片，枣一枚，同煎至七分，热服，如欲出汗，衣被盖，再煎并服（现代用法：散剂，每服9g，生姜、大枣煎汤送服；或作汤剂，加生姜、大枣，水煎服，用量按原方比例酌定）。

【功用】解表化湿，理气和中。

【主治】外感风寒，内伤湿滞证。恶寒发热，头痛，胸膈满闷，脘腹疼痛，恶心呕吐，肠鸣泄泻，舌苔白腻以及山岚瘴疟等。

【方解】本方主治之外感风寒，内伤湿滞证，为夏月常见病证。风寒外束，卫阳郁遏，故见恶寒发热等表证；内伤湿滞，湿浊中阻，脾胃不和，升降失常，则为上吐下泻；湿阻气滞，则胸膈满闷，脘腹疼痛。治宜外散风寒，内化湿浊，兼以理气和中之法。

本方是治疗外感风寒，内伤湿浊所致霍乱吐泻之常用方。其功重在化湿和胃，而解表散寒之功力稍逊，对夏月伤湿感寒，脾胃失和者最宜。若感触山岚瘴气以及水土不服而发寒热吐泻者，用此方化浊辟秽，快气和中而调理脾胃，故可一并治之。

方中藿香辛温解在表之风寒，芳香而化在里之湿浊，且可理气和中，辟恶止呕，为治霍乱吐泻之要药，为君。半夏曲、陈皮理气燥湿，和胃降逆以止呕；白术、茯苓健脾运湿以止泻，共助藿香内化湿浊而止吐泻，俱为臣药。湿浊中阻，气机不畅，故佐以大腹皮、厚朴行气化湿，畅中行滞，且寓气行则湿化之义；紫苏、白芷辛温发散，助藿香

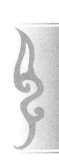

外散风寒，紫苏尚可醒脾宽中，行气止呕，白芷兼能燥湿化浊，散阳明之湿，二物亦能发越脾气，故曰正气；桔梗宣肺利太阴之气，既益解表，又助化湿；煎用生姜、大枣，内调脾胃，外和营卫。使以甘草，调和药性，并协姜、枣以和中。诸药合用，外散风寒与内化湿滞相伍，健脾利湿与理气和胃共施，使风寒外散，湿浊内化，气机通畅，脾胃调和，清升浊降，则霍乱自已。感受山岚瘴气及水土不服者，亦可以本方辟秽化浊，和中悦脾而治之。

【加减】若表邪偏重，寒热无汗者，可加香薷以助解表；兼气滞脘腹胀痛者，可加木香、延胡索、威灵仙以行气止痛。

【现代运用】常用于急性胃肠炎或四时感冒，属湿滞脾胃，外感风寒者以及消化性溃疡、荨麻疹、婴幼儿秋季腹泻、痢疾等病证。

【医案选】韩玲娣治急性胃肠炎案（选自《河南中医》，1984 年 6 月）。

赵某，女，47 岁，患者昨晚食剩菜后，感到胃脘不适，恶心嘈杂。夜间忽呕吐大量胃内容物及清水，继之腹痛腹泻，泻下稀粪清水，四肢清冷，胃脘胀闷，舌苔白腻，脉沉细无力。脉症合参，系寒湿郁阻表里、寒热互结，痞塞三焦，清浊不分，吐泻交作。治宜芳香化浊，散寒燥湿。

处方：半夏 10g，川厚朴 9g，云苓 15g，藿香 12g，白蔻 10g，陈皮 12g，茵陈 12g，佩兰 10g，车前子（布包）12g，甘草 6g，川黄连 6g，延胡索 9g。水煎服。

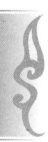

配合针灸：取上、中、下三脘，合谷（双），足三里（双），服药二剂后，吐泻不止，恶心，腹痛减轻，仍有胃脘痞满，不思饮食，以原方去延胡索，加白术 10g，又进 2 剂，病告痊愈。

（十一）八正散（《太平惠民和剂局方》）

【组成】车前子　瞿麦　萹蓄　滑石　山栀子仁　甘草炙　木通　大黄面裹煨，去面，切，焙，各一斤（各500g）

【用法】上为散，每服二钱（6g），水一盏，入灯心，煎至七分，去滓，温服，食后临卧。小儿量力少少与之（现代用法：散剂，每服 6～10g，灯心煎汤送服；汤剂，加灯心，水煎服，用量根据病情酌定）。

【功用】清热泻火，利水通淋。

【主治】湿热淋证或大人、小儿心经邪热，一切蕴毒。咽干口燥，大渴引饮，心悸面热，烦躁不宁，目赤睛痛，唇焦鼻衄，口舌生疮，咽喉肿痛，又治小便赤涩，或癃闭不通及热淋、血淋。

【方解】"八正"者，"八"谓本方由八味主要药物组成；"正"乃正治之意。朱丹溪曰："小便不通有热有湿，有气结于下，宜清宜燥宜升，有隔二隔三之治。如不因肺燥，但因膀胱有热，则泻膀胱，此正治也。"总之，本方以八味药物为散，通过正治之法（热者寒之），以奏清热通淋之功，用以治疗湿热下注之淋证，故称"八正散"。

本方为治疗热淋的常用方，其证因湿热下注膀胱所致。湿热下注蕴于膀胱，水道不利,故尿频尿急,溺时涩痛,淋沥不畅,甚则癃闭不通;湿热蕴蒸,故尿色浑赤;湿热郁遏,气机不畅,则少腹急满;津液不布,则口燥咽干。治宜清热利水通淋。

方中以滑石、木通为君药。方中滑石沉寒滑利,善能滑利水道,"治前阴窍涩不利",为滑能去著之主药。木通苦寒通利,最能通窍利水,李时珍言其"上能通心清肺(即可清心火),治头痛,利九窍;下能泄湿热,利小便,通大肠",为通可去滞之佳品。萹蓄、瞿麦、车前子为臣,三者均为清热利水通淋常用之品。佐以山栀子仁,清泄三焦,通利水道,以增强君、臣药清热利水通淋之功。大黄荡涤邪热,并能使湿热从大便而去,亦为佐药。甘草调和诸药,兼能清热,缓急止痛,是为佐使之用,用梢者,取其径达茎中,甘能缓痛也。煎加灯心以增利水通淋之力。

【加减】本方苦寒清利,凡淋证属湿热下注者均可用之。若属血淋者,宜加生地黄、小蓟、白茅根以凉血止血;石淋,可加金钱草、海金沙、石韦、鸡内金等以化石通淋;膏淋,宜加萆薢、石菖蒲、益智仁以分清化浊。

【现代运用】泌尿系感染、泌尿系结石、急性前列腺炎、急性肾炎、术后或产后尿潴留等,属湿热下注者,皆可以本方加减治疗。

【医案选】史道生治下疳案(选自《中国现代名中医医案精华》)。

崔某,男,37岁。

主诉:不慎将龟头戳破,因而发炎,龟头及阴茎红肿,继而溃破溢脓,今已月余。曾注射大量抗生素未愈。

诊查:发热,体温38℃,阴茎已溃烂,溢脓,痛如火燎,口干而苦,小便黄赤。两侧腹股沟可扪及肿大之淋巴结,脉数,舌苔黄。

辨证:此由肝肾湿热、染毒而成。

治法:治宜清热解毒,泻火利湿。

处方:萹蓄12g,瞿麦12g,生栀子9g,车前子9g,木通6g,大黄9g,牡丹皮9g,盐炒黄柏9g,泽泻9g,竹叶心6g,滑石30g,甘草梢6g。水煎服。

洗药:羌独活各9g,荆防各9g,白芷9g,苦参12g,威灵仙9g,生艾叶30g,葱须根七个。煎后熏洗患处,每日3~5次。

服药后二便通利,热已退,肿消痛平,溢脓亦缓。以原方去大黄、竹叶心,加金银花30g继服。共服药六剂,熏洗二剂,痊愈。

(十二) 三仁汤(《温病条辨》)

【组成】杏仁五钱(15g)　飞滑石六钱(18g)　白通草二钱(6g)　白蔻仁二钱(6g)　竹叶二钱(6g)　厚朴二钱(6g)　生薏苡仁六钱(18g)　半夏五钱(15g)

【用法】甘澜水八碗,煮取三碗,每服一碗,日三服(现代用法:水煎服)。

【功用】宣畅气机,清利湿热。

【主治】湿温初起及暑温夹湿之湿重于热证。头痛恶寒,身重疼痛,苔白不渴,脉弦细而濡,面色淡黄,胸闷不饥,午后身热,状若阴虚,病难速已者,脉弦细而濡。

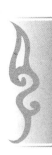

【方解】本方是治疗湿温初起，邪在气分，湿重于热的常用方剂。究其病因，一为外感时令湿热之邪；一为湿饮内停，再感外邪，内外合邪，酿成湿温，诚如薛生白所言："太阴内伤，湿饮停聚，客邪再至，内外相引，故病湿热"（《温热经纬》）。卫阳为湿邪遏阻，则见头痛恶寒；湿性重浊，故身重疼痛，肢体倦怠；湿热蕴于脾胃，运化失司，气机不畅，则见胸闷不饥；湿为阴邪，旺于申酉，邪正交争，故午后身热。其证颇多疑似，每易误治，故吴瑭于《温病条辨》中明示"三戒"：一者，不可见其头痛恶寒，以为伤寒而汗之，汗伤心阳，则神昏耳聋，甚则目瞑不欲言；二者，不可见其中满不饥，以为停滞而下之，下伤脾胃，湿邪乘势下注，则为洞泄；三者，不可见其午后身热，以为阴虚而用柔药润之，湿为胶滞阴邪，再加柔润阴药，两阴相合，则有锢结不解之势。故治疗之法，唯宜宣畅气机，清热利湿。

方中杏仁宣利上焦肺气，气行则湿化；白蔻仁芳香化湿，行气宽中，畅中焦之脾气；薏苡仁甘淡性寒，渗湿利水而健脾，使湿热从下焦而去；三仁合用，三焦分消，是为君药。滑石、通草、竹叶甘寒淡渗，加强君药利湿清热之功，是为臣药。半夏、厚朴行气化湿，散结除满，是为佐药。

用甘澜水（一名劳水）煮药，李时珍曰："水性本咸而体重，劳之则甘而轻，取其轻。"其意是将水扬数遍，取其轻扬而不助水湿，以益脾胃。综观全方，体现了宣上、畅中、渗下、三焦分消的配伍特点，使气畅湿行，暑解热清，三焦通畅，诸症自除。

秦伯未在《谦斋医学讲稿》中认为三仁汤为湿温证的通用方。其配伍为用杏仁辛宣肺气，以开其上；白蔻仁、厚朴、半夏苦辛温通，以降其中；薏苡仁、通草、滑石淡渗湿热，以利其下。虽然三焦兼顾，其实偏重中焦。

【加减】若湿温初起，卫分症状较明显者，可加藿香、香薷以解表化湿；若寒热往来者，可加青蒿、草果以和解化湿，柴胡亦可酌加。

【现代运用】常用于肠伤寒、胃肠炎、肾盂肾炎、布氏杆菌病、肾小球肾炎以及关节炎等，属湿重于热者。

【医案选】陈达夫治右眼火疳案（选自《中国现代名中医医案精华》）。

陈某，女，32岁。

主诉：7天前突感右眼红赤疼痛，且无眼屎。右侧头重痛。自用0.5%醋酸可的松眼液及新霉素眼液点滴，其症未减而来院诊治。西医诊断为右眼结节性巩膜炎。

诊查：自觉近日来膝、踝关节困重，有游走性疼痛感，口淡无味，食纳欠佳，胃脘痞闷。苔白腻，舌质淡，脉濡。双目视力1.5。右眼外眦部白睛与黑睛之际9点钟位处有黄豆大小暗红色隆起，周围有赤脉纵横，压之疼痛。血沉5mm/h，抗"O"正常。

辨证：太阴风湿，肺热郁滞。为右眼火疳。

治则：祛风除湿，清肺活血通络。以三仁汤加减。

处方：制川乌6g（先煎半小时），黄芩10g，薏苡仁30g，杏仁10g，白蔻仁10g，滑石15g，厚朴10g，通草10g，红花10g，桃仁5g，威灵仙10g。

服药 6 剂，右眼外眦处白睛隆起稍平，赤脉减少，胃脘痞闷、膝踝关节困痛减，饮食增加。再继续服药 20 剂，则眼痛及诸症愈。

（十三）真武汤（《伤寒论》）

【组成】茯苓三两（9g）　芍药三两（9g）　白术二两（6g）　生姜切三两（9g）附子一枚，炮，去皮，破八片（9g）

【用法】以水八升，煮取三升，去滓，温服七合，日三服（现代用法：水煎服）。

【功用】温阳利水。

【主治】阳虚水泛证。畏寒肢厥，小便不利，心下悸动不宁，头目眩晕，身体筋肉瞤动，站立不稳，四肢沉重疼痛，浮肿，以腰下为甚；或腹痛，泄泻；或咳喘呕逆。舌质淡胖，边有齿痕，舌苔白滑，脉沉细。

【方解】本方为治疗脾肾阳虚，水湿泛溢的基础方。盖水之制在脾，水之主在肾，脾阳虚则湿难运化，肾阳虚则水不化气而致水湿内停。肾中阳气虚衰，寒水内停，则小便不利；水湿泛溢于四肢，则沉重疼痛，或肢体浮肿；水湿流于肠间，则腹痛下利；上逆肺胃，则或咳或呕；水气凌心，则心悸；水湿中阻，清阳不升，则头眩。若由太阳病发汗太过，耗阴伤阳，阳失温煦，加之水渍筋肉，则身体筋肉瞤动，站立不稳。其证因于阳虚水泛，故治疗当以温阳利水为基本治法。

本方以附子为君药，本品辛甘性热，用之温肾助阳，以化气行水，兼暖脾土，以温运水湿。臣以茯苓利水渗湿，使水邪从小便去；白术健脾燥湿。佐以生姜之温散，既助附子温阳散寒，又合苓、术宣散水湿。白芍亦为佐药，其义有四，一者利小便以行水气，《本经》言其能"利小便"，《名医别录》亦谓之"去水气，利膀胱"；二者柔肝缓急以止腹痛；三者敛阴舒筋以解筋肉瞤动；四者酸收之品，可收阳气归根于阴。如此组方，温脾肾以助阳气，利小便以祛水邪。

【加减】若水寒射肺而咳者，加干姜、细辛温肺化饮，五味子敛肺止咳；阴盛阳衰而下利甚者，去芍药之阴柔，加干姜以助温里散寒；水寒犯胃而呕者，加重生姜用量以和胃降逆，可更加吴茱萸、半夏以助温胃止呕。

【现代运用】心力衰竭、慢性肾小球肾炎、肾病综合征、甲状腺功能低下、慢性支气管炎、支气管哮喘、慢性肠炎、慢性盆腔炎等，属脾肾阳虚，水湿内停者，可用本方加减治疗。

【医案选】唐祖宣治血管闭塞性脉管炎案（选自《新中医》，1980 年 5 月）。

刘某，男，35 岁。

2 年前因严冬涉水，受寒冷刺激而诱发双下肢发凉、麻木、跛行，继则色变黯紫，左足二趾溃破，经河南省某医院确诊为"血栓闭塞性脉管炎"。1964 年 12 月做双下肢腰交感神经节切除术及中西药治疗无效，经介绍入我院住院治疗。

诊见：双下肢麻木凉困，疼痛剧烈，夜难成眠，暖之稍减，五趾呈黯紫色，抬高则苍白，下垂见黯紫。左足二趾溃破已 2 个月，脓液清稀，足背、胫后、踝动脉均消失，股动脉搏动微弱，小腿腓肠肌萎缩，皮肤枯槁，汗毛脱落，趾甲增厚不长，面色黄瘦，舌淡苔白多津，腰背凉痛，小便清长，常自汗出，脉沉细无力。

此肾寒脾湿之证，治宜温肾阳，燥脾湿。方用：炮附子 15g，茯苓 30g，白芍 15g，白术 15g，桂枝 15g，干姜 15g，潞党参 15g，甘草 12g，黄芪 30g。

上方加减共服 57 剂，疼痛消失，温度色泽基本恢复正常，跛行基本消失，趾甲汗毛开始生长，踝动脉、足背动脉搏动恢复，伤口愈合。治愈并恢复工作。

（十四）保和丸（《丹溪心法》）

【组成】山楂六两（180g）　神曲二两（60g）　半夏　茯苓各三两（各 90g）　陈皮　连翘　莱菔子各一两（各 30g）

【用法】上为末，炊饼为丸，如梧桐子大，每服七八十丸（9g），食远白汤下（现代用法：共为末，水泛为丸，每服 6～9g，温开水送下。亦可水煎服，用量按原方比例酌减）。

【功用】消食和胃。

【主治】食滞胃脘证。食积停滞，消化不良，口黏、脘痞，嗳气恶食，便通不爽，舌苔黏黄，脉滑有力。

【方解】本方证因饮食不节，暴饮暴食所致。《素问·痹论》曰："饮食自倍，肠胃乃伤"。若饮食过度，食积内停，气机不畅，则脘腹痞满胀痛；脾胃升降失职，浊阴不降，则嗳腐吞酸，恶食呕逆；清气不升，则大便泄泻等。治宜消食化滞，理气和胃。

此二陈汤衍生变化之方，方以二陈降逆。方中重用酸甘性温之山楂为君，消一切饮食积滞，长于消肉食油腻之积；神曲甘辛性温，消食健胃，长于化酒食陈腐之积；莱菔子辛甘而平，下气消食除胀，长于消谷面之积，共为臣；三药同用，消各种食物积滞。食积易于阻气、生湿、化热，故以半夏、陈皮辛温，理气化湿，和胃止呕；茯苓甘淡，健脾利湿，和中止泻；连翘味苦微寒，既可散结以助消积，又可清解食积所生之热，均为佐药。诸药配伍，使食积得化，胃气得和，热清湿去，诸症自除。

【现代运用】常用于急慢性胃炎、急慢性肠炎、消化性溃疡、消化不良、婴幼儿腹泻等属食积内停者。

【医案选】郭炳森治不能食肉症案［河北中医，1987（3）：20］。

张某，男，51 岁，干部。患者 5 年前因食不洁肉食引起呕吐、腹泻，以急性胃肠炎住院 1 周痊愈出院。后每因寒冷、饮食欠当即脘腹不舒，便溏每日 3 次或 4 次，食肉更甚，故以素食调养。仅遗不能食肉，见肉即恶心欲吐，欲食而不能食，多处求医，久治不愈，主诉无不适，肝、胆、胰、胃、肠等检查，均未发现阳性体征。舌淡，苔薄白，脉缓。考虑病起于伤肉食，投以保和丸，重用山楂。

处方：焦山楂 20g，神曲 10g，麦芽 10g，法半夏 10g，茯苓 10g，陈皮 10g，连翘 10g。水煎服，日服 1 剂。

二诊：患者服药 7 剂后，见肉已不恶心欲吐，近 2 日少进肉食亦无任何不适。嘱其再进 7 剂，追访 2 年未复发。

第五节　吐法之剂

所谓吐法是通过涌吐的方法，使停留在咽喉、胸膈、胃脘的痰涎、宿食以及毒物等从口中吐出的一种治法。适用于中风痰壅，宿食壅阻胃脘，毒物尚在胃中，痰涎壅盛的癫狂、喉痹以及干霍乱吐泻不得等，属于病情急迫而又急需吐出之证。因吐法易伤胃气，故体虚气弱，妇人新产、孕妇均应慎用。若服后呕吐不止者，可服姜汁少许，或服用冷粥，冷开水以止之。

历史上张子和以长于汗、吐、下三法而著称于世。吐法的代表方剂有瓜蒂散、三圣散、救急稀涎散等，因其在现代临床中已经不常用，故本书不予介绍。

第六节　清法之剂

所谓清法是通过清热、泻火、凉血等方法，使在里之热邪得以解除的一种治疗方法。治疗热证、火证、热甚成毒以及虚热等证。由于里热证有热在气分，热入营血，气血俱热以及热在某一脏腑之分，因而清法中又有清气分热、清营凉血、气血两清、清热解毒、清脏腑热之别。热证最易伤阴，大热又能耗气，所以清热剂中常配伍生津、益气之品，切不可纯用苦寒泻火之法，苦能化燥伤阴，服之热亦不退。此即王冰所谓："寒之不寒，是无水也。"根据病情之虚实，邪气之兼夹，清法又常与汗法、下法、温法、消法、补法配合应用。

龙胆泻肝汤（《医方集解》）

【组成】龙胆草酒炒（6g）　黄芩炒（9g）　栀子酒炒（9g）　泽泻（12g）　木通（6g）　当归酒炒（3g）　生地黄酒炒（9g）　柴胡（6g）　生甘草（6g）　车前子（9g）（原书无用量）

【用法】水煎服，亦可制成丸剂，每服 6～9g，每日 2 次，温开水送下。

【功用】泻肝胆实火，清下焦湿热。

【主治】

（1）肝胆实火上炎证：头痛目赤，胁痛，口苦，耳聋，耳肿等，舌红苔黄，脉弦数有力。

（2）肝胆湿热下注证：症见阴肿，阴痒，阴汗，小便淋浊，或妇女带下黄臭等，舌红苔黄腻，脉弦数有力。

【方解】本方证是由肝胆实火上炎或肝胆湿热循经下注所致。肝经绕阴器，布胁肋，连目系，入巅顶；胆经起于目内眦，布耳前后入耳中，一支入股中，绕阴部，另一支布胁肋。肝胆之火循经上冲则头巅，耳目作痛，或听力失聪，旁及两胁则胁痛且口苦；湿热循经下注则为阴痒、阴肿、筋痿、阴汗；舌红苔黄腻，脉弦数有力皆为火盛及湿热之象。治宜清泻肝胆实火，清利下焦湿热。

方中龙胆草大苦大寒，既能泻肝胆实火，又能利肝胆湿热，泻火除湿，两擅其功，切中病机，故为君药。黄芩、栀子苦寒泻火，燥湿清热，加强君药泻火除湿之力，用以为臣。湿热的主要出路，是利导下行，从膀胱渗泄，故又用渗湿泄热之泽泻、木通、车前子，导湿热从水道而去；肝乃藏血之脏，若为实火所伤，阴血亦随之消耗；且方中诸药以苦燥渗利伤阴之品居多，故用当归、生地黄养血滋阴，使邪去而阴血不伤，以上皆为佐药。肝体阴用阳，性喜疏泄条达而恶抑郁，火邪内郁，肝胆之气不舒，骤用大剂苦寒降泄之品，既恐肝胆之气被抑，又虑折伤肝胆生发之机，故又用柴胡疏畅肝胆之气，并能引诸药归于肝胆之经；甘草调和诸药，护胃安中；以上两味，属使药而兼佐药之用。本方的配伍特点是泻中有补，利中有滋，降中寓升，祛邪而不伤正，泻火而不伐胃。使火降热清，湿浊得利，循经所发诸症，皆可相应而愈。

【加减】若肝胆实火较盛，可去木通、车前子，加黄连以助泻火之力；若湿盛热轻者，可去黄芩、生地黄，加滑石、薏苡仁以增强利湿之功；若玉茎生疮，或便毒悬痈，以及阴囊肿痛、红热甚者，可去柴胡，加连翘、黄连、大黄以泻火解毒。

【现代运用】常用本方治疗顽固性偏头痛、高血压、急性结膜炎、虹膜睫状体炎、外耳道疖肿、鼻炎、急性黄疸型肝炎、急性胆囊炎，以及泌尿生殖系炎症、急性肾盂肾炎、急性膀胱炎、尿道炎、脂溢性皮炎、甲状腺功能亢进、睾丸炎、腹股沟淋巴结炎、急性盆腔炎、带状疱疹等病，凡属肝经实火、湿热者均有良效。

【医案选】张良尧治小儿痫症（选自《江西中医药》，1983年2月）。

谢某，男，5岁。代诉：小孩性情急躁，近几个月来，每当哭急时则面青目翻，口吐涎沫，全身抽搐，最近发展到每哭必发，几乎天天发作。苔干黄，脉弦滑。杨老曰："小孩之哭，即为成人之怒，怒则气上，肝火随之上冲。火升痰升，蒙蔽清窍，故见斯症。"

处方：龙胆草4.5g，生栀子4.5g，黄芩4.5g，柴胡3g，生地黄6g，车前子6g，泽泻4.5g，当归4.5g，木通4.5g，胆南星4.5g，天竺黄4.5g，石菖蒲3g，生甘草3g。

小儿回春丹，每日2次，每次4粒。

上药连服6剂而愈。为巩固疗效继服6剂，迄今未发。

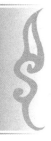

第七节　温法之剂

所谓温法是通过温里祛寒的方法，使在里之寒邪得以消散的一种治疗方法。适用于脏腑的沉寒痼冷，寒饮内停，寒湿不化，以及阳气衰微等。由于寒邪所在部位不同，寒邪与阳虚的程度不同，因而温法中又有温中散寒、温暖肝肾、回阳救逆之区分。其他尚有温肺化痰、温胃降逆、温肾纳气、温中行气、温血活血、温阳止血、温里解表等，这又是温法与汗法、下法、消法、补法的配合运用。

理中丸（《伤寒论》）

【组成】人参 干姜 甘草炙 白术各三两（各90g）

【用法】上四味，捣筛，蜜和为丸，如鸡子黄许大（9g）。以沸汤数合，和一丸，研碎，温服之，日三四服，夜二服。腹中未热，益至三四丸，然不及汤。汤法：以四物依两数切，用水八升，煮取三升，去滓，温服一升，日三服。服汤后，如食顷，饮热粥一升许，微自温，勿发揭衣被。（现代用法：上4药共研细末，炼蜜为丸，重9g，每次1丸，温开水送服，每日2次或3次。或作汤剂，水煎服，用量以原方比例酌减）

【功用】温中祛寒，补气健脾。

【主治】

（1）脾胃虚寒证：脘腹绵绵作痛，喜温喜按，呕吐，大便稀溏，脘痞食少，畏寒肢冷，口不渴，舌淡苔白润，脉沉细或沉迟无力。

（2）脾阳虚失血证：便血、吐血、衄血或崩漏等，血色暗淡，质清稀。

（3）脾胃虚寒所致的胸痹，兼见胸脘痞满，逆气上冲心胸；或病后多涎唾；或小儿慢惊风等。

【方解】本方所治诸证皆由脾胃虚寒所致。中阳不足，寒从中生，阳虚失温，寒性凝滞，故畏寒肢凉，脘腹绵绵作痛，喜温喜按。脾主运化而升清，胃主受纳而降浊，今脾胃虚寒，纳运升降失常，故脘痞食少，呕吐，便溏。舌淡苔白润，口不渴，脉沉细或沉迟无力皆为虚寒之象。治宜温中祛寒，益气健脾。

《内经》曰："寒淫所胜，平以辛热"，故而方中干姜为君，大辛大热，温脾胃之阳，祛里寒邪，扶阳抑阴。甘温之人参为臣，补气健脾，即《内经》所谓"脾欲缓，急食甘以缓之"。君臣相配，温中健脾。脾为湿土，虚则易生湿浊，故用甘温苦燥之白术为佐，健脾燥湿。甘草与诸药等量，寓意有三：一为合参、术以助益气健脾；二为缓急止痛；三为调和药性，是佐药而兼使药之用。纵观全方，温补并用，以温为主，温中阳，益脾气，助运化，故曰"理中"。

阳虚失血，无论吐、衄或便血、崩漏，但见面色㿠白，气短神疲，脉细或虚大无力，是阳气虚弱，脾不统血所致。亦可以本方为基础治疗。

胸痹一病，总由上焦阳气不足，阴寒之邪上乘，胸中之气痹而不通所致。若证属心中痞坚，气结在胸，见胸脘痞满，逆气上冲心胸，是中焦阳气亦虚，又有痰饮水寒之气上犯，不宜开破，可用本方温中祛寒，益气健脾，使中焦气旺，则上焦之气开发，逆气可平，胸痹可愈。

病后多生涎唾，久久不已，是脾气虚寒，不能摄津，津上溢于口所致。以本方丸剂缓治，亦可徐徐收功。

小儿慢惊，总由先天不足，后天失调，或过服寒凉之品，或大病后调理不善，戕伤脾胃阳气所致。若形气羸瘦，手足不温，呕吐泄泻，神疲食少，舌淡苔白，脉细迟或沉

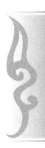

细缓弱者，是纯属中焦虚寒，亦可用本方治疗。

本方为温中祛寒的基础方，对后世温中方剂的形成有很大的影响。许多以温中祛寒为主要功能的方剂都是在此方的基础上化裁而成。如温中祛寒以治脾胃虚寒、脉微肢厥、脘腹疼痛的附子理中丸；温中祛寒，清泄肝火以治疗脾胃虚寒、呕吐酸水的连理汤；温中健脾，祛湿化痰，以治疗脾胃虚寒、痰饮内停的理中化痰丸；温中健脾，行气散结，以治疗脾胃虚寒、腹满胀痛的枳实理中丸；温中祛寒，降逆止呕，以治疗胃寒呕吐的丁萸理中汤等，都是在本方的基础上化裁而来。

综观本方，虽治多病，究其基本病机，总属中焦虚寒，故可以异病同治。本方在《金匮要略》中作汤剂，称"人参汤"。理中丸方后亦有"然不及汤"四字。盖汤剂较丸剂作用力强而迅速，临床可视病情之缓急酌定使用剂型。

【现代应用】本方适用于急、慢性胃肠炎，胃及十二指肠溃疡、胃痉挛、肠道易激惹症、慢性结肠炎等属脾胃虚寒者。

【医案选】罗来成治泄泻案（选自《江西中医药》，1980 年 4 月）。

沈某，女，57 岁。患者素健，昨晚起泄泻已 10 次，量多清澈不臭，尿少，引衣蜷卧，恶心欲吐，神志模糊，语言喃喃，脉微欲绝，重按则无，舌质正常。病属太阴重证，治当温阳救逆，拟理中汤加附子。

处方：红参 9g，熟附子 9g，炒白术 1g，炙甘草 9g。水煎服，一剂。

2 月 25 日二诊：药后神志已清，泄泻已止，四肢转温，守上方，红参改党参 15g，再进 2 剂。数日后随访，诸恙全失。

第八节　补法之剂

所谓补法是通过补养的方法，恢复人体正气的一种治法。适用于各种虚证。由于虚证有气虚、血虚、阴虚、阳虚之分，所以补法有补气、补血、气血双补、补阴、补阳、阴阳并补以及补心、补肝、补肺、补脾、补肾、滋补肝肾、补脾养心等。若正虚感受外邪，肺虚停饮，脾虚停湿、宿食，气虚留瘀等，则补法又需与汗法、消法合用。此外，尚有峻补、缓补、温补、清补以及"虚则补其母"等法。

（一）参苓白术散（《太平惠民和剂局方》）

【组成】莲子肉去皮，一斤（500g）　薏苡仁一斤（500g）　缩砂仁一斤（500g）桔梗炒令深黄色，一斤（500g）　白扁豆姜汁浸，去皮，微炒，一斤半（750g）　白茯苓二斤（1000g）　人参二斤（1000g）　甘草炒，二斤（1000g）　白术二斤（1000g）　山药二斤（1000g）

【用法】上为细末。每服二钱（6g），大枣汤调下。小儿量岁数加减服之（现代用法：作汤剂，水煎服，用量按原方比例酌减）。

【功用】益气健脾，渗湿止泻。

【主治】脾虚湿盛证。饮食不化，胸脘痞闷，肠鸣泄泻，四肢乏力，形体消瘦，面色萎黄，舌淡苔白腻，脉虚缓。治脾胃虚弱，饮食不进，多困少力，中满痞噎，心忪气喘，呕吐泄泻及伤寒咳噫。

【方解】本方主治脾虚湿盛证。脾胃虚弱，受纳运化乏力，故饮食不化；水谷不化，清浊不分，故见肠鸣泄泻；湿滞中焦，气机被阻，而见胸脘痞闷；脾失健运，则气血生化不足，肢体肌肤失于濡养，故四肢无力，形体消瘦，面色萎黄。治宜补益脾胃，兼以渗湿。

此乃甘淡扶脾法，胡慎柔《五书》有云："淡养胃气，微甘养脾阴，乃治虚劳之秘诀"。方中人参、白术、茯苓益气健脾渗湿为君。配伍山药、莲子肉助人参以健脾益气，兼能止泻；并用白扁豆、薏苡仁助白术、茯苓以健脾渗湿，均为臣药。更用砂仁醒脾和胃、行气化滞，是为佐药。桔梗宣肺利气，通调水道，又载药上行，以益肺气；炒甘草健脾和中，调和诸药，均为佐药而兼使药之用。

本方是在四君子汤基础上加山药、莲子、白扁豆、薏苡仁、砂仁、桔梗而成，补气兼有和胃渗湿作用，并有保肺之效，是治疗脾虚湿盛证及体现"培土生金"治法的常用方剂。

《古今医鉴》所载参苓白术散，较本方多陈皮一味，适用于脾胃气虚兼有湿阻气滞者。

【现代运用】常用于慢性胃炎、贫血、慢性支气管炎、功能性腹泻、小儿消化不良及妇女带下病等属脾虚湿盛者。

【医案选】茅玉琴治带下案［陕西中医，1994（4）：44］。

周某，女，32岁，工人。带下量多月余。就诊前曾口服甲硝唑（灭滴灵），并予妇炎平片、甲硝唑片等外用，效不佳。诊见：带下量多，绵绵不断，色白质稀无臭，面色萎黄，神疲乏力。舌淡，苔薄白，脉细弱。证属脾胃气虚，水湿不化，湿浊下注，任、带失约。治宜健脾益气除湿。方选参苓白术散加苍术、车前子（包煎）、柴胡。

二诊：服药5剂，带下即已。唯胃纳欠佳，予原方加健脾理气之谷芽、麦芽、陈皮，以善后。

（二）补中益气汤（《内外伤辨惑论》）

【组成】黄芪病甚、劳役热甚者一钱（18g）　甘草炙五分（9g）　人参去芦三分（6g）　当归酒焙干或晒干二分（3g）　橘皮不去白二分或三分（6g）　升麻二分或三分（6g）　柴胡二分或三分（6g）　白术三分（9g）

【用法】上㕮咀，都作一服，水二盏，煎至一盏，去滓，食远稍热服（现代用法：水煎服。或作丸剂，每服10～15g，每日2次或3次，温开水或姜汤下）。

【功用】补中益气，升阳举陷。

【主治】

（1）脾虚气陷证：饮食减少，体倦肢软，少气懒言，面色萎黄，大便稀溏，舌淡，脉虚以及脱肛、子宫脱垂、久泻、久痢、崩漏等。

（2）气虚发热证：身热，自汗，渴喜热饮，气短乏力，舌淡，脉虚大无力。

【方解】本方治证系因饮食劳倦，损伤脾胃，以致脾胃气虚，清阳下陷所致。脾胃为营卫气血生化之源，脾胃气虚，受纳与运化不及，故饮食减少，少气懒言，大便稀薄；脾主升清，脾虚则清阳不升，中气下陷，故见脱肛、子宫下垂等。气虚不能固表，阳浮于外，故身热自汗。但内伤发热，时发时止，手心热甚于手背，与外感发热热甚不休，手背热甚于手心者不同。治宜补益脾胃中气，升阳举陷。

《内经》曰："劳者温之，损者益之"。故投以辛甘温之剂，方中重用黄芪，味甘微温，入脾肺经，补中益气，升阳固表，为君药。配伍甘温之人参、甘平之炙甘草、苦温之白术，补气健脾为臣，与黄芪合用，以增强其补益中气之功。李东垣说："参、芪、甘草，泻火之圣药"。血为气之母，气虚日久，营血亦亏，故用甘温之当归养血和营，协人参、黄芪以补气养血；陈皮辛温理气和胃，使诸药补而不滞，共为佐药。并以少量升麻、柴胡升阳举陷，协助君药以升提下陷之中气，为佐使药。《本草纲目》谓："升麻引阳明清气上升，柴胡引少阳清气上行，此乃禀赋虚弱，元气虚馁，劳役饥饱，生冷内伤，脾胃引经最要药也。"炙甘草调和诸药，亦为使药。诸药合用，使气虚得补，气陷得升，气虚发热者，亦借甘温益气而除之，元气内充，则诸证自愈。

关于用本方治疗气虚发热的理论依据，李东垣说的很多，但从理论上却不是很好理解，考虑到本书的适用对象，这部分内容略去不讲。治疗气虚发热，"惟当以甘温之剂，补其中，升其阳，甘寒以泻其火则愈"。"盖温能除大热，大忌苦寒之药泻胃土耳！今立补中益气汤"（《内外伤辨惑论》）。李氏创立"甘温除大热"的理论，对区别外感与内伤发热的辨证、病机、治则、治法以及使用的宜忌等均有阐发，有兴趣的读者可参阅相关书籍。

【现代运用】本方临床应用范围甚广，如内脏下垂、久泻、久痢、脱肛、重症肌无力、乳糜尿、慢性肝炎等；妇科之子宫脱垂、妊娠及产后癃闭、胎动不安、月经过多；眼科之眼睑下垂、麻痹性斜视等，属脾胃气虚或中气下陷者，均可加减应用。

【医案选】叶熙春治子宫脱垂案（选自《叶熙春医案》）。

崔女，25岁。

中气素虚，产后过劳，气虚下陷。收摄无力，下腹重坠，阴中有物外挺，腰酸无力，带下如注，小便频急。脉象虚缓，舌淡苔白。治拟补中益气汤加味。

处方：清炙黄芪15g，炒潞党参9g，炒晒白术9g，炙当归9g，清炙甘草3g，柴胡4.5g，炙升麻4.5g，陈皮4.5g，炒杜仲12g，米炒怀山药12g，盐水炒桑螵蛸9g。

二诊：前用升提补摄之剂，阴中之物外挺略见内收，带减，腰酸亦差。仍以原法进之。

清炙黄芪15g，炒党参9g，炒白术9g，炙当归9g，清炙甘草3g，柴胡4.5g，炙升麻4.5g，枳壳4.5g，山茱萸9g，米炒怀山药12g，炒杜仲12g。

三诊：中虚之体，复因产后劳累，易成阴挺，方用补中益气，以符合"虚者补之" "陷者举之"之意。

（三）玉屏风散（《医方类聚》）

【组成】防风一两（30g）　黄芪蜜炙　白术各二两（各60g）

【用法】上㕮咀，每服三钱（9g），用水一盏半，加大枣一枚，煎至七分，去滓，食后热服。

【功用】益气固表止汗。

【主治】表虚自汗。汗出恶风，面色㿠白，舌淡苔薄白，脉浮虚。亦治虚人腠理不固，易感风邪。

【方解】本方主治卫气虚弱，不能固表之证。卫虚腠理不密，则易为风邪所袭，故时自恶风而易于感冒；表虚失固，营阴不能内守，津液外泄，则常自汗；面色㿠白，舌淡苔薄白，脉浮虚。皆为气虚之象。治宜益气扶正，固表止汗。

方中黄芪甘温，内可大补肺脾之气，外可固表止汗，为君药。白术健脾益气，助黄芪以加强益气固表之力，为臣药。两药合用，使气旺表实，则汗不外泄，外邪亦难内侵。佐以防风走表而散风邪，合芪、术则扶正为主，兼以祛邪。本方配伍特点在于：以补气固表药为主，配合小量祛风解表之品，使补中寓散。其中黄芪得防风，则固表而不留邪；防风得黄芪，则祛风而不伤正。对于表虚自汗，或体虚易于感冒者，用之有益气固表，扶正祛邪之功。方名玉屏风者，言其功用有似御风屏障，而又珍贵如玉之意。

根据蒲辅周、岳美中等人经验，此方当以小剂量作散剂长期服用月余效始佳，不宜大剂量汤剂服用。

本方与桂枝汤均可用治表虚自汗，然本方证之自汗，乃卫气虚弱，腠理不固所致；桂枝汤证之自汗，因外感风寒，营卫不和而致。故本方功专固表止汗，兼以祛风；而桂枝汤则以解肌发表，调和营卫取效。

【加减】自汗较重者，可加浮小麦、煅牡蛎、麻黄根，以加强固表止汗之效。

【现代运用】对于过敏性鼻炎、上呼吸道感染属表虚不固而外感风邪者，以及肾小球肾炎易于伤风感冒而诱致病情反复者、慢性消耗性疾病、病后恢复期者，均可加减用之。

【医案选】岳美中治表虚、外感风热案（选自《老中医医案医话选》）。

患者，40岁，男性。

初诊（1973年4月19日）：前因患甲状腺癌于某医院做手术、电疗后，服用甲状腺素片，经常出汗，极易感冒，舌苔薄白，脉象浮大无力。辨为表虚卫阳偏弱所致，予"玉屏风散"：黄芪27g，防风6g，白术15g，上药各研末，掺匀，每用9g，水煎服，日服2次，连服1个月，感冒及出汗等均愈。

二诊（1974年1月29日）：患者又因穿着不慎于4天前感冒后，鼻塞流涕，涕色黄白相兼且带血块，有时鼻流鲜血。咽痒，咳嗽，痰色白，量不多。食欲睡眠尚好，尿黄，经某医院耳鼻喉科诊为"鼻咽炎"及"上呼吸道感染"，经治未效而又就医。舌苔薄白，右脉数大。予以"自验外感方"：白薇9g，桔梗9g，荆芥穗9g，防风6g，前胡9g，白前6g，杏仁6g，浙贝母9g，橘红6g，甘草3g，连翘9g，牛蒡子6g。嘱服4剂。

1975年3月26日随访，患者服4剂药而鼻衄等均愈。

（四）归脾汤（《正体类要》）

【组成】白术　当归　白茯苓　黄芪炒　远志　龙眼肉　酸枣仁炒　各一钱（3g）人参一钱（3g）　木香五分（1.5g）　甘草炙三分（1g）

【用法】加生姜、大枣，水煎服。

【功用】益气补血，健脾养心。

【主治】

（1）心脾气血两虚证：心悸怔忡，健忘失眠，盗汗虚热，体倦食少，面色萎黄，舌淡，苔薄白，脉细弱。

（2）脾不统血证：便血，皮下紫癜，妇女崩漏，月经超前，量多色淡，或淋漓不止，舌淡，脉细弱。

【方解】本方证因思虑过度，劳伤心脾，气血亏虚所致。心藏神而主血，脾主思而统血。思虑过度，心脾气血暗耗，脾气亏虚，则体倦，食少，虚热；心血不足，则见惊悸、怔忡、健忘、不寐、盗汗；面色萎黄，舌质淡，苔薄白，脉细缓，均属气血不足之象。上述诸证虽属心脾两虚，却是以脾虚为核心，气血亏虚为基础。

脾为营卫气血生化之源，"中焦受气取汁，变化而赤是为血"，故方中以参、芪、术、草大队甘温之品补脾益气以生血，使气旺而血生；当归、龙眼肉甘温补血养心；远志、酸枣仁补肝以生心火，茯神补心以生脾土；木香辛香而散，理气醒脾，与大量益气健脾药配伍，复中焦运化之功，又能防大量益气补血药滋腻碍胃，使补而不滞，滋而不腻；用法中姜、枣调和脾胃，以资化源。全方奏益气补血，健脾养心之功，为治疗思虑过度，劳伤心脾，气血两虚之良方。

本方的配伍特点，一是心脾同治，重点在脾，使脾旺则气血生化有源，方名归脾，意在于此；二是气血并补，但重在补气，意为气为血之帅，气旺血自生，血足则心有所养；三是补气养血药中佐以木香理气醒脾，补而不滞。故张璐说："此方滋养心脾，鼓动少火，妙以木香调畅诸气。世以木香性燥不用，服之多致痞闷，或泄泻、减食者，以其纯阴无阳，不能输化药力故耳"（选自《古今名医方论》卷1）。

本方原载宋·严用和《济生方》，但方中无当归、远志，至明·薛己补此二味，使养血宁神之效尤彰。本方的适应范围，随着后世医家的临床实践，不断有所扩充，原治思虑过度，劳伤心脾、健忘、怔忡之证。元·危亦林在《世医得效方》中增加治疗脾不统血之吐血、下血。明·薛己《内科摘要》增补了治疗惊悸、盗汗、嗜卧少食、月经不调、赤白带下等证。

【现代运用】常用于胃十二指肠溃疡出血、功能性子宫出血、再生障碍性贫血、血小板减少性紫癜、神经衰弱、心脏病等属心脾气血两虚及脾不统血者。

【医案选】米伯让治虚劳（席汉综合征）案（选自《米伯让先生医案》）。

王某，女，35岁。

主诉：周身乏力，闭经4年。于1959年5月12日住院治疗。4年前因产后大出血，昏厥，遂致闭经，消瘦乏力，畏寒，阴毛脱落，恶心呕吐，经多方医治效果不著。孕12产7，5胎小产。

入院查体：体温35.5℃，血压100/70mmHg，面色苍白，形体消瘦，头发稀少，乳房干瘪，右侧肩胛角下有压痛。外阴检查：阴阜低，阴唇干瘪，阴毛全部脱落，下肢水肿（一）。经做血、尿、粪、血糖、肝功能、肾功能、基础代谢测定等检查，西医诊为"席汉综合征"。用丙酸睾酮等治疗，效果不明显，转请米老会诊。症见：头晕乏力，消瘦纳差，畏寒便秘，闭经，发稀疏脱落，白带多，舌质淡，苔薄白，脉弱。

诊断：虚劳病。心脾两虚证。

治则：补益心脾。方用归脾汤。

处方：黄芪35g，茯神10.5g，当归10.5g，党参10.5g，远志10.5g，酸枣仁10.5g，木香3.5g，白术10.5g，龙眼肉10.5g，生姜10.5g，大枣2枚。水煎服，12剂。

二诊：服上方后诸症减轻，舌脉同前，继服上方12剂。

三诊：服上方后诸症明显好转，全身毛发不再脱落，并有新发生出，精神好转，食纳增加。基础代谢检查各项指标回升到正常。患者要求出院，自行调养。继服归脾丸3个月。

（五）六味地黄丸（《小儿药证直诀》）

【组成】熟地黄八钱（24g）　　山茱萸　干山药各四钱（各12g）　　泽泻　牡丹皮茯苓去皮，各三钱（各9g）

【用法】上为末，炼蜜为丸，如梧桐子大。空心温水化下三丸（现代用法：亦可水煎服）。

【功用】滋补肝肾。

【主治】肝肾阴虚证。腰膝酸软，头晕目眩，耳鸣耳聋，盗汗，遗精，消渴，骨蒸潮热，手足心热，口燥咽干，牙齿动摇，足跟作痛，小便淋沥，以及小儿囟门不合，舌红少苔，脉沉细数。

【方解】肾藏精为先天之本，肝为藏血之脏，精血互可转化，肝肾阴血不足又常可相互影响。腰为肾之府，膝为筋之府，肾主骨生髓，齿为骨之余，肾阴不足则骨髓不充，故腰膝酸软无力，牙齿动摇；脑为髓海，肾阴不足，不能生髓充脑，肝血不足，不能上荣头目，故头晕目眩；肾开窍于耳，肾阴不足，精不上承，或虚热上扰清窍，故耳鸣耳聋；肾藏精，为封藏之本，肾阴虚则相火内扰精室，故遗精；阴虚生内热，甚者虚火上炎，故骨蒸潮热，消渴，盗汗，小便淋沥，舌红少苔，脉沉细数；小儿囟门不合，是肾虚生骨迟缓所致。治宜滋补肝肾为主，适当配伍清虚热、泻湿浊之品。

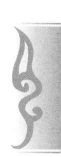

方中重用甘温之品熟地黄，滋阴补肾，填精益髓，为君药。山茱萸酸温补养肝肾，并能涩精，取"肝肾同源"之意；山药甘温，补益脾阴，亦能固肾，共为臣药。三药配合，肾、肝、脾三阴并补，是为"三补"，但熟地黄用量是山茱萸与山药之和，故仍以补肾为主。泽泻利湿而泄肾浊，使虚热从小便而解，并能防熟地黄之滋腻恋邪；茯苓淡渗脾湿，并助山药之健运，与泽泻共泻肾浊，助真阴得复其位；牡丹皮清泄虚热，并制山茱萸之温涩。三药称为"三泻"。均为佐药。六味合用，三补三泻，其中补药用量重于"泻药"，是以补为主；肝脾肾三阴并补，以补肾阴为主，这是本方的配伍特点。

六味地黄丸系酸甘化阴之代表方，宋·钱乙从《金匮要略》的肾气丸减去桂枝、附子而成，原名"地黄丸"，用治肾怯诸证。《小儿药证直诀笺正》曰："仲阳意中，谓小儿阳气甚盛，因去桂附而创立此丸，以为幼科补肾专药。"

【现代运用】慢性肾炎、高血压病、糖尿病、肾结核、尿崩症、中心性视网膜炎及无排卵性功能性子宫出血、更年期综合征、慢性前列腺炎、神经衰弱等属肾阴虚弱为主者，均可加减应用。

【医案选】沈仲圭治隐匿型肾炎案（选自《中国现代名中医医案精华·沈仲圭》）。

郑某，女，青年初诊。

主诉：据述患慢性肾炎 10 年，西医诊断为隐匿型肾炎，曾在北京某医院做肾造影正常，尿检查红细胞多，白细胞少，蛋白（＋）或（±），间有管型。

诊查：脉象沉细，舌洁无苔，周身乏力，溺黄而频。

辨证：根据患者病史及脉舌症状，诊断为肾阴不足，脉络损伤。

治法：养阴补肾，活血化瘀。方用六味地黄汤加怀牛膝、金狗脊、菟丝子、枸杞子、白茅根、藕节、茜根炭、炒白术、陈皮等。

服药 50 剂，同时少啖咸味，忌食发物，适当休息，怡悦性情。如是调理，尿中红细胞逐渐减少，最终消失，肢体亦轻快有力，尿检查正常，血压 110/60mmHg，患者要求改用丸药，遂处人参养荣丸长服以调补气血，患者病情迄今无反复。

（六）四神丸（《内科摘要》）

【组成】肉豆蔻二两（60g）　　补骨脂四两（120g）　　五味子二两（60g）　　吴茱萸浸，炒一两（30g）

【用法】上为末，用水一碗，煮生姜四两（120g），红枣五十枚，水干，取枣肉为丸，如桐子大。每服 50～70 丸（6～9g），空心食前服（现代用法：以上五味，粉碎成细粉，过筛，混匀。另取生姜 200g，捣碎，加水适量压榨取汁，与上述粉末泛丸，干燥，即得。每服 9g，每日 1 次或 2 次，临睡用淡盐汤或温开水送服；亦作汤剂，加姜、枣水煎，临睡温服，用量按原方比例酌减）。

【功用】温肾暖脾，固肠止泻。

【主治】脾肾阳虚之肾泄证。五更泄泻，不思饮食，食不消化，或久泻不愈，腹痛喜温，腰酸肢冷，神疲乏力，舌淡，苔薄白，脉沉迟无力。

【方解】肾泄，又称五更泄、鸡鸣泻，多由命门火衰，火不暖土，脾失健运所致。《素问·金匮真言论》说："鸡鸣至平旦，天之阴，阴中之阳也，故人亦应之。"五更正是阴气极盛，阳气萌发之际，命门火衰者应于此时，因阳气当至而不至，命门之火不能上温脾土，脾阳不升而水谷下趋，故令五更泄泻。正如《医方集解》所云："久泻皆由肾命火衰，不能专责脾胃"；脾失健运，故不思饮食，食不消化；脾肾阳虚，阴寒凝聚，则腹痛，腰酸，肢冷。《素问·生气通天论》曰："阳气者，精则养神"，脾肾阳虚，阳气不能化精微以养神，以致神疲乏力。治宜温肾暖脾，固涩止泻。

方中重用补骨脂辛苦大温，补命门之火以温养脾土，《本草纲目》谓其"治肾泄"，故为君药。臣以肉豆蔻温中涩肠，吴茱萸温脾暖肾，配合补骨脂是为温肾暖脾，固涩止泻的常用组合。五味子酸温，固肾涩肠，以助君、臣药温涩止泻之力，为佐药。用法中姜、枣同煮，枣肉为丸，意在温补脾胃，鼓舞运化。诸药合用，俾火旺土强，肾泄自愈。方名"四神"，正如《绛雪园古方选注》所说："四种之药，治肾泄有神功也"。

张锡纯说："泻者关乎下焦，实由关乎中焦，故又用肉豆蔻之辛温者以暖补脾胃，且其味辛而涩，协同五味之酸收者，又能固涩大肠，摄下焦气化。且姜、枣同煎，而丸以枣肉，使辛甘化合，自能引下焦之阳以达于中焦也。"

本方由《普济本事方》的二神丸与五味子散两方组合而成。二神丸（肉豆蔻、补骨脂）主治"脾肾虚弱，全不进食"；五味子散（五味子、吴茱萸）专"治肾泄"。两方相合，则温补脾肾，固涩止泻之功益佳。原方肉豆蔻、补骨脂、五味子、吴茱萸均未标剂量，后世方书此四药剂量多参照《证治准绳》卷6之四神丸而定。

《医方集解》记载本方服法宜在"临睡时淡盐汤或白开水送下"，颇为有理，正如汪昂所解释："若平旦服之，至夜药力已尽，不能敌一夜之阴寒故也。"故应嘱患者于临睡时服药，更为奏效。

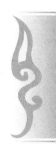

【现代运用】本方常用于慢性结肠炎、肠结核、肠道易激综合征、痢疾等属脾肾虚寒者。

【医案选】潘养之治泄泻案（选自《中医医案医话集锦·潘养之医案》）。

宋某，男，30岁。

患者每于黎明时腹痛，痛后即腹泻数次，已2年之久。经多次治疗未见效，来院门诊治疗。腰膝酸软，乏力，头晕，食欲不佳，舌苔薄白，脉沉而迟。此乃肾阳不足，命门火衰，不能上温脾胃，腐熟水谷。治宜温补肾阳，健脾止泄。方用四神丸加减。处方：补骨脂15g，肉豆蔻9g，五味子12g，吴茱萸9g，山药12g，芡实9g，禹余粮10g。

7月14日二诊：服上药3剂后，食欲增加，头晕、乏力消失，泄泻较前好转。仍服原方。3剂后，诸症消失，病愈。

（七）酸枣仁汤（《金匮要略》）

【组成】酸枣仁炒二升（15g）　甘草一两（3g）　知母二两（6g）　茯苓二两（6g）　川芎二两（6g）

【用法】上五味，以水八升，煮酸枣仁得六升，内诸药，煮取三升，分温三服（现代用法：水煎，分 3 次温服）。

【功用】养血安神，清热除烦。

【主治】肝血不足，虚热内扰证（虚劳虚烦不得眠）。虚烦失眠，心悸不安，头目眩晕，咽干口燥，舌红，脉弦细。

【方解】本方所治诸症，皆由肝血不足，阴虚内热而致。《内经》有云："肝藏血""人卧则血归于肝"，血舍魂；心藏神，血养心。肝血不足，则魂不守舍；心失所养，加之阴虚生内热，虚热内扰，故虚烦失眠，心悸不安。血虚无以荣润于上，每多伴见头目眩晕，咽干口燥。舌红，脉弦细，乃血虚肝旺之征。治宜养血以安神，清热以除烦。

方中重用酸枣仁为君，味酸平，入足厥阴、手少阴经血分，滋营气而敛心液，补肝之体；川芎，不言自明矣，肝体得养，肝用得遂，则血能归于肝矣。茯苓宁心安神，知母苦寒质润，滋阴润燥，清热除烦，共为臣药。与君药相伍，以助安神除烦之功。佐以辛温发散之川芎，调肝血而疏肝气，此为血中气药，上行头目，下行血海，则其舒肝达郁之用，与大量之酸枣仁相伍，辛散与酸收并用，补血与行血结合，具有养血调肝之妙。甘草和中缓急，调和诸药，为使。诸药相伍，标本兼治，养中兼清，补中有行，共奏养血安神，清热除烦之效。

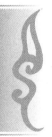

王子接于《绛雪园古方选注》曰："虚烦、胃不和、胆液不足，三者之不寐，是皆虚阳混扰中宫，心火炎而神不定也。用补母泻子之法，以调平之。川芎补胆之用，甘草缓胆之体，补心之母气也；知母清胃热，茯苓泄胃阳，泻心之子气也。独用枣仁至二升者，取酸以入心，大逐其欲而收其缓，则神自凝而寐矣。"其见解较独特，特录于此。

加减法，血虚甚而头目眩晕重者，加当归、白芍、枸杞子增强养血补肝之功；虚火重而咽干口燥甚者，加麦冬、生地黄以养阴清热；若寐而易惊，加龙齿、牡蛎、珍珠母镇惊安神；兼见盗汗，加五味子、牡蛎安神敛汗。

【现代运用】本方常用于神经衰弱、心脏神经官能症、更年期综合征等所致的失眠、心悸属于心肝血虚，虚热内扰者。

【医案选】章次公治不寐案（选自《章次公医案》）。

翁男中年以后之人，脉忌大忌弦。弦大则火浮于上，现代所谓血管硬化、血压亢进。用药纯温、纯凉，皆有流弊。今就寝辗转不能酣睡，精神兴奋太过使然，以酸枣仁汤为主。

处方：酸枣仁 12g，川芎 6g，茯神 12g，知母 9g，甘草 3g，当归 9g，白芍 9g，牛膝 12g，鸡子黄一枚。

二诊：药二服稍能静卧片时，既觉依旧辗转反侧，两脉皆弦。古人以为肝阴不足，虚火上炎，故两足常发冷。引火归原，即平其上部兴奋充血之义。

处方：炮附片 12g，生地黄、熟地黄各 12g，当归 12g，牛膝 18g，牡丹皮 9g，知母 9g，女贞子 9g，墨旱莲 9g，桑椹 18g，煅珍珠母 30g。

另：琥珀 2.4g，川贝母 6g，黄连 3g，肉桂 3g，共研末，分 10 包，卧前服 1 剂。

第五篇

临证诊治入门

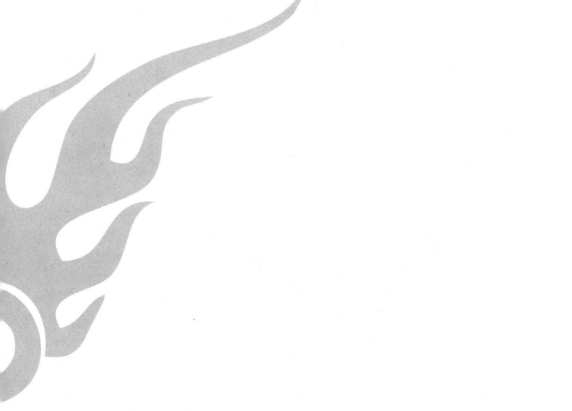

第33章　中医妇科

第一节　月经病

月经病是指月经的周期、经期、经量、经色、经质的异常；或伴随月经周期；或于经断前后出现明显症状。

月经病的病因病机，主要是寒热湿邪侵袭、内伤七情、生活和体质等因素，使脏腑功能失常，血气不和，冲任二脉损伤以及肾－天癸－冲任－胞宫轴失调。

月经病的诊断多以主证为依据，以主要症状而命名。

月经病的辨证，着重月经的期、量、色、质的异常及伴随月经周期或经断前后出现的症状，同时结合全身证候，运用四诊八纲进行综合分析。

月经病的治疗原则：一是重在治本调经，采用补肾、扶脾、疏肝、调理气血、调理冲任等法以调治；二是分清先病和后病的论治原则；三是应本着"急则治其标，缓则治其本"的原则。

一、月经先期

月经周期提前 7 天以上，甚至十余日一行，连续 2 个周期以上者称为"月经先期"，亦称"经期超前""经行先期""经早""经水不及期"等。

【病因病机】气虚：冲任不固，经血失统。血热：热伤冲任，迫血下行。

【诊断】月经提前来潮，周期不足 21 天，且连续出现 2 个月经周期以上，经期基本正常。

【辨证论治】

1. 气虚证

（1）脾气虚证

主要证候：月经提前，或经血量多，色淡红，质清稀；神疲肢倦，气短懒言，小腹空坠，纳少便溏；舌淡红，苔薄白，脉细弱。

治法：补脾益气，摄血调经。

方药：补中益气汤（《脾胃论》）。

人参 10g，黄芪 20g，甘草 6g，白术 12g，当归 10g，陈皮 6g，升麻 10g，柴胡 6g。

每日 1 剂，水煎服，分 2 次服用。

（2）肾气虚证

主要证候：月经提前，经量或多或少，色淡黯，质清稀；腰膝酸软，头晕耳鸣，面色晦暗或有黯斑；舌淡黯，苔白润，脉沉细。

治法：补益肾气，固冲调经。

方药：固阴煎（《景岳全书》）。

菟丝子 15g，熟地黄 12g，山茱萸 10g，人参 10g，山药 15g，炙甘草 6g，五味子 6g，远志 6g。

每日 1 剂，水煎服，分 2 次服用。

2．血热证

（1）阳盛血热证

主要证候：月经提前，量多，色深红或紫红质黏稠；或伴心烦，面红口干，小便短黄，大便燥结；舌质红，苔黄，脉数或滑数。

治法：清热凉血调经。

方药：清经散（《傅青主女科》）。

牡丹皮 10g，地骨皮 10g，白芍 10g，熟地黄 12g，青蒿 10g，黄柏 9g，茯苓 12g。

每日 1 剂，水煎服，分 2 次服用。

（2）阴虚血热证

主要证候：月经先期，量少或量多，色红，质稠；或伴两颧潮红，手足心热，咽干口燥；舌质红，苔少，脉细数。

治法：养阴清热调经。

方药：两地汤（《傅青主女科》）。

生地黄 10g，地骨皮 10g，玄参 10g，麦冬 10g，阿胶 10g，白芍 10g。

每日 1 剂，水煎服，分 2 次服用。

（3）肝郁血热证

主要证候：月经提前，量或多或少，经色深红或紫红，质稠，经行不畅，或有块；或少腹胀痛，或胸闷胁胀，或乳房胀痛，或心烦易怒，口苦咽干；舌红，苔薄黄，脉弦数。

治法：疏肝清热，凉血调经。

方药：丹栀逍遥散（《内科摘要》）。

牡丹皮 10g，栀子 9g，当归 10g，白芍 10g，柴胡 6g，白术 15g，茯苓 12g，煨姜 6g，薄荷 6g，炙甘草 6g。

每日 1 剂，水煎服，分 2 次服用。

【预后】易治愈。失治、误治可发展成崩漏。

【预防调护】

（1）节饮食，不宜过食肥甘、生冷、辛燥之品，以免损伤脾胃。

（2）调情志，以免损伤肝脾。

（3）适劳逸，经期不宜过度劳累、运动，以免损伤脾气。

（4）节房事，以免损伤精血。

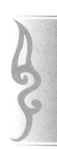

二、月经后期

月经周期延后7天以上，连续出现2个周期以上，甚至3~5个月一行者称为"月经后期""月经延后""月经落后""经迟"。

【病因病机】肾虚、血虚、虚寒，精亏血少，冲任不充，血海不能按时满溢。血寒、气滞，血行不畅，冲任受阻，血海不能按时满溢。

【诊断】月经周期延后7天以上，连续出现2个月经周期以上，甚至3~5个月一行。

【辨证论治】

1. 肾虚证

主要证候：月经延后，量少，色黯淡，质清稀，或带下清稀；腰膝酸软，头晕耳鸣，面色晦暗，或面部黯斑；舌淡，苔薄白，脉沉细。

治法：补肾养血调经。

方药：当归地黄饮（《景岳全书》）。

当归10g，熟地黄12g，山茱萸10g，山药15g，杜仲15g，怀牛膝15g，甘草6g。

每日1剂，水煎服，分2次服用。

2. 血虚证

主要证候：月经延后，量少，色淡红，质清稀，或小腹绵绵作痛；或头晕眼花，心悸少寐，面色苍白或萎黄；舌质淡红，脉细弱。

治法：补血益气调经。

方药：大补元煎（《景岳全书》）。

人参10g，山药15g，熟地黄12g，杜仲15g，当归10g，山茱萸10g，枸杞子15g，炙甘草6g。

每日1剂，水煎服，分2次服用。

3. 血寒证

（1）虚寒证

主要证候：月经延后，量少，色淡红，质清稀，小腹隐痛，喜暖喜按；腰酸无力，小便清长，大便稀溏；舌淡，苔白，脉沉迟或细弱。

治法：扶阳祛寒调经。

方药：温经汤（《金匮要略》）。

当归10g，吴茱萸6g，桂枝6g，白芍10g，川芎9g，生姜6g，牡丹皮10g，法半夏6g，麦冬9g，人参10g，阿胶10g，甘草6g。

每日1剂，水煎服，分2次服用。

（2）实寒证

主要证候：月经延后，量少，色黯有块，小腹冷痛拒按，得热痛减；畏寒肢冷，或面色青白；舌质淡黯，苔白，脉沉紧。

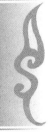

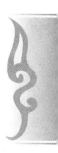

治法：温经散寒调经。

方药：温经汤（《妇人大全良方》）。

当归 10g，川芎 10g，芍药 10g，肉桂 6g，牡丹皮 10g，莪术 9g，人参 10g，甘草 6g，牛膝 12g。

每日 1 剂，水煎服，分 2 次服用。

4. 气滞证

主要证候：月经延后，量少或正常，色黯红，或有血块，小腹胀痛；或精神抑郁，胸胁乳房胀痛；舌质正常或红，苔薄白或微黄，脉弦或弦数。

治法：理气行滞调经。

方药：乌药汤（《兰室秘藏》）。

乌药 10g，香附 9g，木香 9g，当归 10g，甘草 6g。

每日 1 剂，水煎服，分 2 次服用。

【预后】预后较好，失治误治可发展为闭经。

【预防调护】

（1）适寒温，经期、经前避免受凉。

（2）节饮食，不宜过食肥甘、生冷、辛燥之品，以免损伤脾胃。

（3）调情志，以免损伤肝脾。

三、月经先后无定期

月经周期有时提前、有时延后 7 天以上，连续 3 个周期以上者，称为"月经先后无定期"，又称"经水先后无定期""月经愆期""经乱"等。

西医学功能失调性子宫出血出现月经先后无定期征象者可按本病治疗。

【病因病机】肝郁、肾虚、脾虚，冲任失调，血海蓄溢失常。

【诊断】月经不按周期来潮，提前或延后 7 天以上，并连续出现 3 个周期或以上，一般经期正常、经量不多。

【辨证论治】

1. 肝郁证

主要证候：经来先后无定期，经量或多或少，色黯红或紫红，或有血块，或经行不畅；胸胁、乳房、少腹胀痛，脘闷不舒，时叹息，嗳气食少；苔薄白或薄黄，脉弦。

治法：疏肝理气调经。

方药：逍遥散（《太平惠民和剂局方》）。

柴胡 6g，白术 15g，茯苓 12g，当归 10g，白芍 10g，薄荷 6g，煨姜 6g。

每日 1 剂，水煎服，分 2 次服用。

2. 肾虚证

主要证候：经行或先或后，量少，色淡黯，质清；或腰骶酸痛，或头晕耳鸣；舌淡苔白，脉细弱。

治法：补肾调经。

方药：固阴煎（《景岳全书》）。

每日 1 剂，水煎服，分 2 次服用。

3. 脾虚证

主要证候：经行或先或后，量多，色淡质稀，神倦乏力，脘腹胀满，纳呆食少，舌淡，苔薄，脉缓。

治疗：补脾益气，养血调经。

方药：归脾汤（《济生方》）。

人参 10g，黄芪 30g，白术 20g，炙甘草 6g，当归 10g，龙眼肉 10g，茯神 10g，远志 6g，酸枣仁 10g。

每日 1 剂，水煎服，分 2 次服用。

【预后】及时治疗可望治愈，否则可发展为崩漏或闭经。

【预防调护】

(1) 调情志，以利肝之疏泄。

(2) 节饮食，不宜过食肥甘、生冷、辛燥之品，以免损伤脾胃。

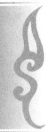

四、经期延长

月经周期基本正常，行经时间超过 7 天以上，甚或淋漓半月方净者，称为"经期延长"，又称"月水不断""经事延长"等。

【病因病机】

(1) 气虚：冲任不能制约经血。

(2) 虚热：迫血妄行。

(3) 血瘀：瘀阻冲任，血不归经。

【诊断】

行经时间超过 7 天以上，甚至淋漓半月始净，月经周期基本正常。

【辨证论治】

1. 气虚证

主要证候：经血过期不净，量多，色淡，质稀；倦怠乏力，气短懒言，小腹空坠，面色淡白；舌淡，苔薄，脉缓弱。

治法：补气摄血，固冲调经。

方药：举元煎（《景岳全书》）加阿胶 10g，炒艾叶 6g，乌贼骨 12g。

每日 1 剂，水煎服，分 2 次服用。

2. 虚热证

主要证候：经行时间延长，量少，色鲜红，质稠；咽干口燥，或见潮热颧红，或手足心热，舌红苔少，脉细数。

治法：养阴清热止血。

方药：两地汤合二至丸（《医方集解》）加四乌贼骨一蔗茹丸（《素问·腹中论》）。

生地黄 10g，地骨皮 10g，玄参 10g，麦冬 10g，阿胶 10g，白芍 10g，女贞子 10g，墨旱莲 10g，乌贼骨 12g，茜草根 10g。

每日 1 剂，水煎服，分 2 次服用。

3. 血瘀证

主要证候：经行时间延长，量或多或少，经色紫黯，有块；经行小腹疼痛，拒按；舌质紫黯或有瘀点，脉弦涩。

治法：活血祛瘀止血。

方药：桃红四物汤合失笑散加味。

桃仁 10g，红花 10g，当归 10g，熟地黄 10g，白芍 10g，川芎 9g，蒲黄 10g，五灵脂 10g，益母草 10g，茜草 10g。

每日 1 剂，水煎服，分 2 次服用。

【预后】预后一般良好。

【预防调护】

（1）经期避免重体力劳动、剧烈运动。

（2）注意外阴卫生。

（3）调畅情志。

五、经间期出血

两次月经中间，即氤氲之时，出现周期性的少量阴道出血者，称为经间期出血。

【病因病机】

（1）肾阴虚：阳气内动，阳气乘阴，迫血妄行。

（2）脾气虚：阳气内动，阳气不足，血失统摄。

（3）湿热：阳气内动，引动湿热，血瘀热扰冲任。

（4）血瘀：阳气内动，引动瘀血，血不循经。

【诊断】两次月经中间，在周期的第 12～16 天出现规律性的少量阴道出血，出血持续 2～3 日或数日，可伴有腰酸，少腹两侧或一侧胀痛、乳胀，白带增多，质地透明如蛋清样，或赤白带下。

【辨证论治】

1. 肾阴虚证

主要证候：两次月经中间，阴道少量出血或稍多，色鲜红，质稍稠；头晕腰酸，夜寐不宁，五心烦热，便艰尿黄；舌体偏小质红，脉细数。

治法：滋肾养阴，固冲止血。

第
52
日

方药：两地汤合二至丸。

生地黄 10g，地骨皮 10g，玄参 10g，麦冬 10g，阿胶 10g，白芍 10g，女贞子 10g，墨旱莲 10g。

每日 1 剂，水煎服，分 2 次服用。

2. 湿热证

主要证候：两次月经中间，阴道出血量稍多，色深红，质黏腻，无血块。平时带下量多色黄，小腹时痛；神疲乏力，骨节酸楚，胸闷烦躁，口苦咽干，纳呆腹胀，小便短赤；舌质红，苔黄腻，脉细弦或滑数。

治法：清利湿热，固冲止血。

方药：清肝止淋汤（《傅青主女科》）去阿胶、大枣，加小蓟、茯苓。

当归 10g，白芍 10g，生地黄 10g，牡丹皮 9g，黄柏 9g，牛膝 10g，制香附 9g，黑豆 9g。

每日 1 剂，水煎服，分 2 次服用。

3. 血瘀证

主要证候：经间期出血量少或多少不一，色紫黑或有血块，少腹两侧或一侧胀痛或刺痛；情志抑郁，胸闷烦躁；舌质紫或有紫斑，脉细弦。

治法：化瘀止血。

方药：逐瘀止血汤（《傅青主女科》）。

生地黄 10g，酒大黄 6g，赤芍 10g，牡丹皮 10g，当归尾 10g，枳壳 10g。

每日 1 剂，水煎服，分 2 次服用。

【预后】不及时治疗，可发展为崩漏。

【预防调护】

（1）出血期间适当休息。

（2）保持外阴清洁。

（3）饮食清淡。

第
53
日

第二节　崩　漏

崩漏是指经血非时暴下不止或淋漓不尽，前者谓之崩中，后者谓之漏下。崩与漏出血情况虽不同，然二者常交替出现，且其病因病机基本一致，故概称崩漏。本病属妇科常见病，也是疑难急重病证。

【病因病机】

（1）脾虚、肾虚：冲任不固，不能制约经血。

（2）血热：热伤冲任，迫血妄行。

（3）血瘀：瘀阻冲任、子宫，血不归经而妄行。

【诊断】月经周期紊乱，行经时间超过半月以上，甚或数月断续不休；亦有停闭数月又突然暴下不止或淋漓不尽。

【辨证论治】

（一）出血期辨证论治

1. 脾虚证

主要证候：经血非时暴下不止，或淋漓日久不尽，血色淡，质清稀；面色白，神疲气短，或面浮肢肿，小腹空坠，四肢不温，纳呆便溏；舌质淡胖，边有齿痕，苔白，脉沉弱。

治法：补气摄血，固冲止崩。

方药：固本止崩汤（《傅青主女科》）。

人参 10g，黄芪 60g，白术 20g，熟地黄 12g，当归 6g，黑姜 6g。

每日 1 剂，水煎服，分 2 次服用。

2. 肾虚证

（1）肾气虚证

主要证候：多见青春期少女或经断前后妇女出现经乱无期，出血量多势急如崩，或淋漓日久不净，或由崩而淋，由淋而崩反复发作，色淡红或淡黯，质清稀，面色晦暗，眼眶黯，小腹空坠，腰脊酸软；舌淡黯，苔白润，脉沉弱。

治法：补肾益气，固冲止血。

方药：加减苁蓉菟丝子丸（《中医妇科治疗学》）加党参 20g，黄芪 60g，阿胶 10g。

熟地黄 12g，肉苁蓉 10g，覆盆子 10g，当归 6g，枸杞子 15g，桑寄生 15g，菟丝子 12g，艾叶 6g。

每日 1 剂，水煎服，分 2 次服用。

（2）肾阳虚证

主要证候：经乱无期，出血量多或淋漓不尽，或停经数月后又暴下不止，血色淡红或淡黯质稀；面色晦暗，肢冷畏寒，腰膝酸软，小便清长，夜尿多；眼眶黯，舌淡黯，苔白润，脉沉细无力。

治法：温肾益气，固冲止血。

方药：右归丸（《景岳全书》）加党参 20g，黄芪 60g，三七 9g。

制附子 6g，肉桂 6g，熟地黄 12g，山药 12g，山茱萸 10g，枸杞子 15g，菟丝子 12g，鹿角胶 10g，当归 6g，杜仲 15g。

每日 1 剂，水煎服，分 2 次服用。

（3）肾阴虚证

主要证候：经乱无期，出血量少淋漓数月不止，或停闭数月后又突然暴崩下血，经色鲜红，质稍稠；头晕耳鸣，腰膝酸软，五心烦热，夜寐不宁；舌红，少苔或有裂纹，脉细数。

治法：滋肾益阴，固冲止血。

方药：左归丸（《景岳全书》）合二至丸（方见经期延长）。

熟地黄 12g，山药 12g，枸杞子 15g，山茱萸 10g，菟丝子 12g，鹿角胶 10g，龟甲胶 10g，川牛膝 10g。

每日 1 剂，水煎服，分 2 次服用。

3. 血热证

(1) 虚热证

主要证候：经来无期，量少淋漓不尽或量多势急血色鲜红；面颊潮红，烦热少寐，咽干口燥，便结，舌红，少苔，脉细数。

治法：养阴清热，固冲止血。

方药：上下相资汤（《石室秘录·燥证门》）。

人参 10g，沙参 10g，玄参 10g，麦冬 10g，玉竹 10g，五味子 6g，熟地黄 10g，山茱萸 10g，车前子 10g，牛膝 10g。

每日 1 剂，水煎服，分 2 次服用。

(2) 实热证

主要证候：经来无期，经血突然暴崩如注，或淋漓日久难止，血色深红，质稠；口渴烦热，便秘溺黄；舌红，苔黄，脉滑数。

治法：清热凉血，固冲止血。

方药：清热固经汤（《简明中医妇科学》）。

黄芩 9g，焦栀子 9g，生地黄 10g，地骨皮 9g，地榆 9g，生藕节 9g，阿胶 10g，陈棕榈炭 9g，龟甲 10g，牡蛎 20g，生甘草 6g。

每日 1 剂，水煎服，分 2 次服用。

4. 血瘀证

主要证候：经血非时而下，量时多时少，时出时止，或淋漓不断，或停闭数月又突然崩中，继之漏下，经色暗有血块；小腹疼痛或胀痛；舌质紫暗或尖边有瘀点，脉弦细或涩。

治法：活血化瘀，固冲止血。

方药：逐瘀止血汤（《傅青主女科》）。

生地黄 20g，酒大黄 6g，赤芍 10g，牡丹皮 10g，当归尾 10g，枳壳 10g，龟甲 10g，桃仁 10g。

每日 1 剂，水煎服，分 2 次服用。

(二) 止血后治疗

崩漏止血后治疗是治愈崩漏的关键。

(1) 辨证论治。

(2) 中药人工周期疗法：补肾为主的促卵泡汤、促排卵汤、促黄体汤、调经活血汤进行序贯治疗，一般连用 3 个月经周期以上。

（3）先补后攻法：以补肾为主，常选左归丸或归肾丸、或定经汤等先补 3 周左右，第 4 周在子宫蓄经渐盈的基础上改用攻法，即活血化瘀通经。

（4）健脾补血法：主要运用于更年期崩漏患者，可选大补元煎（方见月经后期）或人参养荣汤（《太平惠民和剂局方》）。

（5）手术治疗：对于生育期和更年期久治不愈的顽固性崩漏，或已经诊刮子宫内膜送病理检查，提示有恶变倾向者，宜手术治疗，手术方法分别选择诊刮术、宫内膜切除术或全子宫切除术。

（6）促绝经法：对于年龄超过 55 周岁仍未绝经，崩漏反复发作又无须手术者，可选用中药或西药促其绝经。

【预后】青春期随发育成熟可痊愈；生育期、更年期多可治愈，少数有转变为子宫内膜癌的可能。

【预防调护】

（1）注意经期卫生。

（2）避免或减少宫腔手术。

（3）及时治疗月经先期、月经过多、经期延长等出血性月经病。

第三节 闭 经

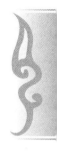

女子年逾 16 周岁，月经尚未来潮，或月经周期已建立后又中断 6 个月以上者，称闭经。前者称原发性闭经，后者称继发性闭经。

对先天性生殖器官缺如，或后天器质性损伤而无月经者，因非药物所能奏效，不属本节讨论范畴。

对于青春期前、妊娠期、哺乳期、绝经前后的月经停闭不行，或月经初潮后 1 年内月经不行，又无其他不适者，不作闭经论。

【病因病机】气血虚弱、肾气亏虚、阴虚血燥、冲任不充、血海空虚，无血可下；气滞血瘀、痰湿阻滞、瘀阻冲任，血不得下。

【诊断】女子已逾 16 周岁未有月经初潮；或月经初潮 1 年余，或已建立月经周期后，现停经已达 6 个月以上，注意有无周期性下腹胀痛、头痛及视觉障碍，有无溢乳、厌食、恶心等，有无体重变化（增加或减轻）、畏寒或潮红或阴道干涩等症状。

【辨证论治】

1. 气血虚弱证

主要证候：月经周期延迟、量少、色淡红、质薄，渐至经闭不行；神疲肢倦，头晕眼花，心悸气短，面色萎黄；舌淡、苔薄、脉沉缓或细弱。

治法：益气养血调经。

方药：人参养荣汤（方见崩漏）。

人参10g，黄芪60g，白术20g，茯苓12g，陈皮10g，甘草6g，熟地黄12g，当归10g，白芍10g，五味子6g。

每日1剂，水煎服，分2次服用。

2. 肾气亏损证

主要证候：年逾16岁尚未行经，或月经初潮偏迟，时有月经停闭，或月经周期建立后，由月经周期延后、经量减少渐至月经停闭；或体质虚弱，全身发育欠佳，第二性征发育不良，或腰腿酸软，头晕耳鸣，倦怠乏力，夜尿频多；舌淡黯，苔薄白，脉沉细。

治法：补肾益气，调理冲任。

方药：加减苁蓉菟丝子丸（方见崩漏）加淫羊藿10g、紫河车10g。

每日1剂，水煎服，分2次服用。

3. 阴虚血燥证

主要证候：月经周期延后、经量少、色红质稠，渐至月经停闭不行；五心烦热，颧红唇干，盗汗甚至骨蒸劳热，干咳或咳嗽唾血；舌红，苔少，脉细数。

治法：养阴清热调经。

方药：加减一阴煎（《景岳全书》）加丹参、黄精、女贞子、制香附。

生地黄12g，熟地黄12g，白芍10g，麦冬10g，知母10g，地骨皮9g，炙甘草6g。

每日1剂，水煎服，分2次服用。

4. 气滞血瘀证

主要证候：月经停闭不行，胸胁、乳房胀痛，精神抑郁，少腹胀痛拒按，烦躁易怒，舌紫黯，有瘀点，脉沉弦而涩。

治法：理气活血，祛瘀通经。

方药：血府逐瘀汤（《医林改错》）。

桃仁10g，红花10g，当归10g，生地黄10g，川芎9g，赤芍10g，牛膝15g，桔梗10g，柴胡6g，枳壳10g，甘草6g。

每日1剂，水煎服，分2次服用。

5. 痰湿阻滞证

主要证候：月经延后，经量少，色淡质黏腻，渐至月经停闭；伴形体肥胖，胸闷泛恶，神疲倦怠，纳少痰多或带下量多，色白；苔腻，脉滑。

治法：健脾燥湿化痰，活血调经。

方药：四君子汤（《太平惠民和剂局方》）合苍附导痰丸（方见月经先后无定期）加当归10g，川芎10g。

人参10g，白术12g，茯苓12g，炙甘草6g。

每日1剂，水煎服，分2次服用。

【预后】多数功能失调性闭经预后较好，器质性病变疗效常不满意。

【预防调护】

（1）注意经期卫生。

（2）避免或减少宫腔手术。

（3）调畅情志。

（4）节饮食。

（5）积极治疗月经后期、月经过少等疾病。

第四节　痛　经

妇女正值经期或经行前后出现周期性小腹疼痛或痛引腰骶，甚至剧痛晕厥者，称为痛经，又称"经行腹痛"。

【病因病机】气滞血瘀、寒凝血瘀、湿热瘀阻，冲任胞宫气血不畅；气血虚弱、肾气亏损，冲任胞宫气血不足。

【诊断】腹痛经潮前1～2天，行经第1天达高峰，可呈阵发性痉挛性或胀痛伴下坠感，严重者可放射到腰骶部、肛门、阴道、股内侧。甚至可见面色苍白、出冷汗手足发凉等晕厥之象。也有少数于经血将净或经净后1～2天始觉腹痛或腰腹痛者。

【辨证论治】

1. 气滞血瘀证

主要证候：经前或经期小腹胀痛拒按，经血量少，行而不畅，血色紫黯有块，块下痛减；乳房胀痛，胸闷不舒；舌质紫黯或有瘀点，脉弦。

治法：理气行滞，化瘀止痛。

方药：膈下逐瘀汤（《医林改错》）。

当归10g，川芎10g，赤芍10g，桃仁10g，红花10g，枳壳10g。

每日1剂，水煎服，分2次服用。

2. 寒凝血瘀证

主要证候：经前或经期小腹冷痛拒按，得热痛减，月经或见推后，量少，经色黯而有瘀块；面色青白、肢冷畏寒；舌黯苔白、脉沉紧。

治法：温经散寒，化瘀止痛。

方药：少腹逐瘀汤（《医林改错》）。

小茴香6g，干姜6g，延胡索15g，没药10g，当归10g，川芎10g，官桂6g，赤芍10g，蒲黄9g，五灵脂9g。

每日1剂，水煎服，分2次服用。

3. 湿热瘀阻证

主要证候：经前或经期小腹疼痛或胀痛不适，有灼热感，或痛连腰骶，或平时小腹疼痛，经前加剧；经血量多或经期长，色黯红，质稠或夹较多黏液；平素常带下量多，

311

色黄质稠有臭味；或伴有低热起伏，小便黄赤；舌质红，苔黄腻，脉滑数或弦数。

治法：清热除湿，化瘀止痛。

方药：清热调血汤（《古今医鉴》）加车前子、薏苡仁、败酱草。

牡丹皮 10g，黄连 9g，生地黄 10g，当归 10g，白芍 10g，川芎 10g，红花 10g，桃仁 10g，车前子 10g，薏苡仁 20g，败酱草 12g。

每日 1 剂，水煎服，分 2 次服用。

4. 气血虚弱证

主要证候：经期或经后小腹隐隐作痛，喜按或小腹及阴部空坠不适；月经量少，色淡质清稀；面色无华，头晕心悸，神疲乏力；舌质淡，脉细无力。

治法：益气养血，调经止痛。

方药：圣愈汤（《医宗金鉴·妇科心法要诀》）。

人参 10g，黄芪 60g，熟地黄 12g，当归 10g。

每日 1 剂，水煎服，分 2 次服用。

5. 肾气亏损证

主要证候：经期或经后 1～2 天小腹绵绵作痛，伴腰骶酸痛；经色黯淡，头晕耳鸣，面色晦暗，健忘失眠；舌质淡红，苔薄，脉沉细。

治法：补肾益精，养血止痛。

方药：益肾调经汤（《中医妇科治疗学》）。

巴戟天 10g，杜仲 12g，续断 12g，乌药 10g，艾叶 6g，当归 10g，熟地黄 12g，白芍 10g，益母草 9g。

每日 1 剂，水煎服，分 2 次服用。

【预后】功能性易治愈，器质性可减轻，治愈较困难。

【预防调护】

（1）注意经期、产后卫生。

（2）避免受寒。

（3）调畅情志。

（4）不宜过食寒凉、滋腻、生冷之品。

第五节　经行发热

经期或经期前后，出现以发热为主证者，称"经行发热"。

【病因病机】

（1）肝肾阴虚：经行之际，营阴愈虚，虚阳浮越。

（2）气血虚弱：经行气随血泄，营卫阴阳失调。

（3）瘀热壅阻：经行之际，血海充盈，瘀热内郁，气血营卫失调。

【诊断】经期或经行前后出现以发热为主证，但体温一般不超过 38℃，经净后可自退。

【辨证论治】

1. 肝肾阴虚证

主要证候：经期或经后，午后潮热，经量少色红；两颧红赤，五心烦热，烦躁少寐；舌红而干，脉细数。

治法：滋养肝肾，育阴清热。

方药：蒿芩地丹四物汤（《中医临床家徐志华》）。

青蒿 10g，黄芩 9g，地骨皮 10g，牡丹皮 10g，生地黄 12g，川芎 9g，当归 10g，白芍 10g。

每日 1 剂，水煎服，分 2 次服用。

2. 气血虚弱证

主要证候：经行或经后发热，热势不扬，动则自汗出，经量多，色淡质薄；神疲肢软，少气懒言；舌淡，苔白润，脉虚缓。

治法：补益血气，甘温除热。

方药：补中益气汤（方见月经先期）。

每日 1 剂，水煎服，分 2 次服用。

3. 瘀热壅阻证

主要证候：经前或经期发热，腹痛，经色紫黯，夹有血块；舌黯或尖边有瘀点，脉沉弦数。

治法：化瘀清热。

方药：血府逐瘀汤（方见闭经）加牡丹皮 10g。

每日 1 剂，水煎服，分 2 次服用。

【预防调护】

（1）注意经期卫生，避免感受外邪。

（2）调补脏腑之虚。

第六节　绝经前后诸证

妇女在绝经期前后，围绕月经紊乱或绝经出现烘热汗出、烦躁易怒、潮热面红、眩晕耳鸣、心悸失眠、腰背酸楚、面浮肢肿、皮肤蚁行样感、情志不宁等症状，称为绝经前后诸证，亦称"经断前后诸证"。

【病因病机】

（1）肾阴虚：肝肾阴虚或肝阳上亢；心肾不交；脑髓失养等。

（2）肾阳虚：脾肾阳虚；肾虚血瘀。

【诊断】月经紊乱或停闭，随之出现烘热汗出、潮热面红、烦躁易怒、头晕耳鸣；心悸失眠、腰背酸楚、面浮肢肿、皮肤蚁行样感、情志不宁等症状。

【辨证论治】

1. 肾阴虚证

主要证候：绝经前后，月经紊乱，月经提前量少或量多，或崩或漏，经色鲜红；头目晕眩，耳鸣，头部面颊阵发性烘热，汗出，五心烦热，腰膝酸痛，足跟疼痛，或皮肤干燥、瘙痒，口干便结，尿少色黄；舌红少苔，脉细数。

治法：滋养肾阴，佐以潜阳。

方药：左归丸（方见崩漏）合二至丸加制首乌 12g，龟甲 10g。

每日 1 剂，水煎服，分 2 次服用。

2. 肾阳虚证

主要证候：经断前后，经行量多，经色淡黯，或崩中漏下；精神萎靡，面色晦暗，腰背冷痛，小便清长，夜尿频数，或面浮肢肿；舌淡，或胖嫩边有齿痕，苔薄白，脉沉细弱。

治法：温肾扶阳。

方药：右归丸（方见崩漏）加减。

每日 1 剂，水煎服，分 2 次服用。

3. 肾阴阳俱虚证

主要证候：经断前后，月经紊乱，量少或多；乍寒乍热，烘热汗出，头晕耳鸣，健忘，腰背冷痛；舌淡，苔薄，脉沉弱。

治法：阴阳双补。

方药：二仙汤（《中医方剂临床手册》）合二至丸加菟丝子 12g，何首乌 10g，龙骨 20g，牡蛎 20g。

仙茅 10g，淫羊藿 10g，巴戟天 10g，当归 10g，盐知母 10g，盐黄柏 9g。

每日 1 剂，水煎服，分 2 次服用。

【预后】治疗得当，调理适宜，多可自愈。

【预防调护】

（1）调情志。

（2）适劳逸。

（3）节嗜欲。

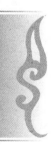

第七节　带下病

带下的量明显增多，色、质、气味发生异常，或伴全身、局部症状者，称为"带下病"，又称"下白物""流秽物"。

【病因病机】脾阳虚、肾阳虚，水湿内停，下注任带；肾阳虚损，精关不固，精液滑脱；阴虚夹湿、湿热下注、湿毒蕴结，损伤任带。

【诊断】带下量多；色白或淡黄，或赤白相兼，或黄绿如脓，或浑浊如米泔；质或清稀如水，或稠黏如脓，或如豆渣凝乳，或如泡沫状；气味无臭，或有臭气，或臭秽难闻。

【辨证论治】

1. 脾阳虚型

主要证候：带下量多，色白或淡黄，质稀薄，无臭气，绵绵不断，神疲倦怠，四肢不温，纳少便溏，两足跗肿，面色白，舌质淡，苔白腻，脉缓弱。

治法：健脾益气，升阳除湿。

方药：完带汤（《傅青主女科》）。

白术 15g，山药 15g，人参 10g，白芍 10g，苍术 10g，甘草 6g，陈皮 12g，黑芥穗 10g，柴胡 6g，车前子 10g。

每日 1 剂，水煎服，分 2 次服用。

2. 肾阳虚型

主要证候：带下量多，色白清冷，稀薄如水，淋漓不断，头晕耳鸣，腰痛如折，畏寒肢冷，小腹冷感，小便频数，夜间尤甚，大便溏薄，面色晦暗，舌淡润，苔薄白，脉沉细而迟。

治法：温肾助阳，涩精止带。

方药：内补丸（《女科切要》）。

鹿茸 3g，菟丝子 12g，沙苑子 10g，黄芪 15g，白蒺藜 10g，紫菀 10g，肉桂 6g，桑螵蛸 10g，肉苁蓉 10g，制附子 6g。

每日 1 剂，水煎服，分 2 次服用。

带下如崩，谓之"白崩"。治以补脾肾，固奇经，佐以涩精止带之品，方选固精丸（《济阴纲目》）。

牡蛎 20g，桑螵蛸 10g，龙骨 20g，白石脂 10g，白茯苓 10g，五味子 6g，菟丝子 15g，韭子 10g。

每日 1 剂，水煎服，分 2 次服用。

3. 阴虚夹湿型

主要证候：带下量不甚多，色黄或赤白相兼，质稠或有臭气，阴部干涩不适，或灼热感，腰膝酸软，头晕耳鸣，颧赤唇红，五心烦热，失眠多梦，舌红，苔少或黄腻，脉细数。

治法：滋阴益肾，清热祛湿。

方药：知柏地黄丸（《医宗金鉴》）加芡实 10g，金樱子 10g。

每日 1 剂，水煎服，分 2 次服用。

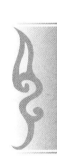

4．湿热下注型

主要证候：带下量多，色黄，黏稠，有臭气，或伴阴部瘙痒，胸闷心烦，口苦咽干，纳食较差，小腹或少腹作痛，小便短赤，舌红，苔黄腻，脉濡数。

治法：清热利湿止带。

方药：止带方（《世补斋·不谢方》）。

猪苓 10g，茯苓 12g，车前子 10g，泽泻 10g，茵陈 10g，赤芍 10g，牡丹皮 10g，黄柏 10g，栀子 10g，牛膝 10g。

每日 1 剂，水煎服，分 2 次服用。

若见带下量多，色黄或黄绿如脓，质黏稠或呈泡沫状，有臭气，伴阴部痒痛，头晕目眩，口苦咽干，烦躁易怒，便结尿赤，舌红，苔黄腻，脉弦滑而数。治宜泻肝清热除湿，方用龙胆泻肝汤（《医宗金鉴》）加苦参 10g，黄连 9g。

龙胆草 6g，柴胡 6g，栀子 9g，黄芩 9g，车前子 10g，木通 3g，泽泻 10g，生地黄 10g，当归 10g，甘草 6g。

每日 1 剂，水煎服，分 2 次服用。

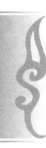

若见带下量多，色白，如豆渣状或凝乳状，阴部瘙痒，脘闷纳差，舌红，苔黄腻，脉滑数。治宜清热利湿，疏风化浊，方用萆薢渗湿汤（《疡科心得集》）加苍术 10g，藿香 10g。

萆薢 10g，薏苡仁 20g，黄柏 10g，赤茯苓 12g，牡丹皮 10g，泽泻 10g，滑石 15g，通草 10g。

每日 1 剂，水煎服，分 2 次服用。

5．湿毒蕴结型

主要证候：带下量多，黄绿如脓，或赤白相兼，或五色杂下，状如米泔，臭秽难闻，小腹疼痛，腰骶酸痛，口苦咽干，小便短赤，舌红，苔黄腻，脉滑数。

治法：清热解毒除湿。

方药：五味消毒饮（《医宗金鉴》）加土茯苓 10g，薏苡仁 20g。

蒲公英 15g，金银花 10g，野菊花 10g，紫花地丁 15g，天葵子 10g。

每日 1 剂，水煎服，分 2 次服用。

【预后】多可痊愈，失治、误治可致月经异常、癥瘕、不孕症等，带下日久不愈则应警惕恶性病变。

【预防调护】

（1）保持外阴清洁。

（2）避免感受湿邪，不宜过食肥甘、辛辣之品。

（3）避免多次宫腔手术。

（4）定期妇科检查。

第八节 妊娠病

妊娠期间，发生与妊娠有关的疾病，称妊娠病，又称"胎前病"。

妊娠病的发病机制有四：一是阴血虚；二是脾肾虚；三是冲气上逆；四是气滞。

妊娠病的诊断：①首先要明确妊娠诊断；②与激经、闭经、癥瘕等鉴别；③根据临床症状和检查；④注意胎元已殒与未殒的鉴别，注意胎儿的发育情况以及母体的健康状况，必要时要注意排除畸胎等。

妊娠病的治疗原则，大多是治病与安胎并举，下胎以益母。

妊娠期间，凡峻下、滑利、祛瘀、破血、耗气、散气以及一切有毒药品都应慎用或禁用（参照《中药学》妊娠禁用或慎用药物）。所谓"有故无殒，亦无殒也"。但须严格掌握剂量，"衰其大半而止"，以免动胎伤胎。

一、恶阻

妊娠早期出现恶心呕吐，头晕倦怠，甚至食入即吐者，称为"恶阻"，亦称之为"病儿""阻病"。正如《胎产心法》云："恶阻者，谓有胎气，恶心阻其饮食也。"

【病因病机】

（1）冲气上逆，胃失和降所致。

（2）脾胃虚弱：孕后血聚下以养胎，冲脉之气较盛，循经上逆犯胃，胃失和降。

（3）肝胃不和：孕后血聚下以养胎，肝火愈旺，上逆犯胃，胃失和降。

【诊断】恶心呕吐频繁，头晕，厌食，甚则恶闻食臭，食入即吐，不食亦吐。重可出现全身乏力，精神萎靡，消瘦，更甚者可见血压下降，体温升高，黄疸，嗜睡或昏迷。

【辨证论治】

1. 脾胃虚弱证

主要证候：妊娠早期，恶心呕吐不食，甚则食入即吐，口淡，呕吐清涎，头晕体倦，脘腹胀，舌淡，苔白，脉缓滑无力。

治法：健脾和胃，降逆止呕。

方药：香砂六君子汤（《名医方论》）。

人参10g，白术12g，茯苓10g，甘草6g，半夏6g，陈皮10g，木香10g，砂仁6g，生姜6g。

每日1剂，水煎服，分2次服用。

2. 肝胃不和证

主要证候：妊娠早期，恶心，呕吐酸水或苦水，恶闻油腻，烦渴，口干口苦，头胀而晕，胸满胁痛，嗳气叹息，舌淡红，苔微黄，脉弦滑。

治法：清肝和胃，降逆止呕。

方药：橘皮竹茹汤（《金匮要略》）加姜、半夏、枇杷叶、竹茹、乌梅。

橘皮 10g，竹茹 10g，大枣 10g，人参 10g，生姜 6g，甘草 6g。

每日 1 剂，水煎服，分 2 次服用。

经治未愈，呕吐剧烈，持续日久，变为干呕或呕吐苦黄水甚则血水，精神萎靡，形体消瘦，眼眶下陷，双目无神，四肢乏力，或发热口渴，尿少便秘，唇舌干燥，苔薄黄而干或光剥，脉细滑数无力，为气阴两虚之象。治宜益气养阴，和胃止呕。生脉散（《内外伤辨惑论》）合增液汤（《温病条辨》）。

人参 10g，麦冬 10g，五味子 6g，玄参 10g，生地黄 12g。

每日 1 剂，水煎服，分 2 次服用。

恶阻重症经以上治疗仍无明显好转，浆水不进，尿酮体持续阳性，电解质紊乱者，需中西医结合治疗。

【预后】恶阻经及时治疗，大多可治愈。若出现体温升高达 38℃ 以上，心率超过 120/min，出现持续黄疸或持续蛋白尿，精神萎靡不振等，应考虑及时终止妊娠。

【预防调护】

（1）消除紧张心理。

（2）食清淡、易消化饮食，忌肥甘、辛辣之品。

二、妊娠腹痛

妊娠期因胞脉阻滞或失养，发生小腹疼痛者，称为"妊娠腹痛"，亦名"胞阻""痛胎""胎痛""妊娠小腹痛"。

【病因病机】

（1）血虚：孕后阴血益虚，胞脉失养。

（2）气滞：孕后肝失所养，肝失条达，血行受阻，胞脉不畅。

（3）虚寒：孕后复感寒邪，胞脉失于温煦。

（4）血瘀：阻滞子宫、胞脉。

【诊断】妊娠期出现小腹部疼痛。

【辨证论治】

1. 血虚证

主要证候：妊娠后小腹绵绵作痛，按之痛减，面色萎黄，头晕目眩，或心悸，少寐，舌淡，苔薄白，脉细滑弱。

治法：养血安胎止痛。

方药：当归芍药散（《金匮要略》）加何首乌 10g，桑寄生 10g。

当归 9g，芍药 15g，川芎 6g，茯苓 10g，白术 10g，泽泻 10g。

每日 1 剂，水煎服，分 2 次服用。

2. 气滞证

主要证候：妊娠后小腹胸胁胀痛，或少腹胀痛，情志抑郁，嗳气吐酸，或烦躁易怒，苔薄黄，脉弦滑。

治法：疏肝解郁，养血安胎。

方药：逍遥散（方见月经先后无定期）。

每日1剂，水煎服，分2次服用。

3. 虚寒证

主要证候：妊娠后小腹冷痛，喜温喜按，面色白，形寒肢冷，纳少便溏，舌淡，苔白滑，脉沉细滑。

治法：暖宫止痛，养血安胎。

方药：胶艾汤（《金匮要略》）加巴戟天10g，杜仲15g，补骨脂12g。

阿胶12g，艾叶6g，当归10g，川芎6g，白芍10g，干地黄10g，甘草6g。

每日1剂，水煎服，分2次服用。

4. 血瘀证

主要证候：妊娠后小腹常感隐痛不适，或刺痛，痛处不移，或宿有癥瘕，舌黯有瘀点，脉弦滑。

治法：养血活血，补肾安胎。

方药：桂枝茯苓丸（《金匮要略》）合寿胎丸（《医学衷中参西录》）。

桂枝6g，茯苓10g，牡丹皮10g，芍药10g，桃仁10g，菟丝子12g，桑寄生12g，续断12g，阿胶10g。

每日1剂，水煎服，分2次服用。

【预后】预后良好。病久可致胎漏、胎动不安、堕胎、小产。

【预防调护】

（1）避免过劳、持重、剧烈运动。

（2）禁房事。

（3）保持心情舒畅。

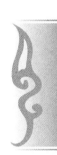

三、异位妊娠

受精卵在子宫体腔以外着床发育称为"异位妊娠"，以往习称"宫外孕"。异位妊娠包括输卵管妊娠、卵巢妊娠、腹腔妊娠、阔韧带妊娠、宫颈妊娠及子宫残角妊娠。宫外孕则仅指子宫以外的妊娠，不包括宫颈妊娠和子宫残角妊娠。因此异位妊娠含义更广。中医学古籍中未见有异位妊娠的病名记载，但在"妊娠腹痛""胎动不安""胎漏"相关章节有记载。

【病因病机】

（1）气虚血瘀：孕卵不能及时运达子宫。

（2）气滞血瘀：胞脉不畅，孕卵阻滞而不能运达子宫。

【诊断】

1. 未破损型

（1）病史：多有停经史及早孕反应，可有盆腔炎病史或不孕史。

（2）临床表现：多无明显腹痛，或仅有下腹一侧隐痛。

（3）检查

①妇科检查：子宫颈举摆痛，子宫稍大而软，与停经时间不符之囊性肿块压痛明显。一侧附件可触及薄壁之囊性包块，压痛明显。

②辅助检查：妊娠试验阳性或弱阳性。B超提示宫内未见妊娠囊，于一侧附件区可见混合性包块，或包块中可见胎心搏动。

2. 已破损型

（1）病史：同未破损型。

（2）临床表现

①腹痛：患者突感下腹一侧撕裂样剧痛，持续或反复发作。

②阴道不规则出血。

③晕厥与休克：腹腔内急性出血及剧烈腹痛可导致晕厥与休克，其程度与腹腔内出血量与出血速度有关，但与阴道出血情况不成正比。

（3）检查

①腹部检查：下腹部有压痛及反跳痛，以患侧为甚，腹肌紧张不明显，有移动性浊音。

②妇科检查：阴道后穹窿饱满，触痛，宫颈摇举痛明显，子宫稍大而软，但比停经月份小；出血多时子宫有飘浮感，子宫一侧或后方可触及肿块，边界不清，触痛明显，后穹窿饱胀。陈旧性宫外孕的肿块边界稍清楚，但不易与子宫分开。

③辅助检查：妊娠试验阳性或弱阳性。B超提示宫内未见妊娠囊，于一侧附件区可见混合性包块，甚至于包块中可见胎心搏动，破损时子宫直肠陷窝有液性暗区。后穹窿穿刺抽出不凝血。

【辨证论治】

1. 未破损期

主要证候：患者可有停经史及早孕反应，或有一侧下腹隐痛，或阴道出血淋漓；妇科检查可触及一侧附件有软性包块、压痛，妊娠试验阳性或弱阳性；舌正常，苔薄白，脉弦滑。

治法：活血化瘀，消癥杀胚。

方药：宫外孕Ⅱ号方（山西医学院附属第一医院）加蜈蚣、全蝎、紫草。

丹参10g，赤芍10g，桃仁10g，三棱10g，莪术10g。

2. 已破损期　指输卵管妊娠流产或破裂者。

（1）休克型：输卵管妊娠破损后引起急性大量出血，有休克征象。

主要证候：突发性下腹剧痛，肛门下坠感，面色苍白，四肢厥冷，或冷汗淋漓，恶心、呕吐，血压下降或不稳定，有时烦躁不安，脉微欲绝或细数无力。

治法：益气固脱，活血祛瘀。

方药：生脉散（方见崩漏）合宫外孕Ⅰ号方（山西医学院附属第一医院）。

人参 10g，麦冬 10g，五味子 6g，赤芍 10g，丹参 10g，桃仁 10g。

（2）不稳定型：输卵管妊娠破损后时间不长，病情不稳定，有再次发生内出血的可能。

主要证候：腹痛拒按，腹部有压痛及反跳痛，但逐步减轻，可触及界限不清的包块，有少量阴道出血，或头晕神疲，血压平稳；舌正常或舌质淡，苔薄白，脉细缓。

治法：活血化瘀，佐以益气。

方药：宫外孕Ⅰ号方加党参 20g，黄芪 60g。

（3）包块型：指输卵管妊娠破损时间较长，腹腔内血液已形成血肿包块者。

主要证候：腹腔血肿包块形成，腹痛逐步减轻，可有下腹坠胀或便意感；阴道出血逐渐停止；舌质黯或正常，苔薄白，脉细涩。

治法：活血祛瘀消癥。

方药：宫外孕Ⅱ号方（见未破损期）。

消癥散（经验方）：千年健 60g，续断 120g，追地风、花椒各 60g，五加皮、白芷、桑寄生各 120g，艾叶 500g，透骨草 250g，羌活、独活各 60g，赤芍 120g，当归尾 120g，血竭 60g，乳香 60g，没药 60g，上药共为末，每 250g 一份，纱布包，蒸 30 分钟，趁热外敷，每日 2 次，10 天为 1 个疗程。

【手术治疗】

（1）停经时间长，疑为输卵管间质部或残角子宫妊娠者。

（2）休克严重，内出血量多或持续出血，虽经抢救而不宜控制者。

（3）妊娠试验持续阳性，包块持续长大，杀胚药无效者。

（4）愿意同时施行绝育术者。

【预后】本病预后与妊娠部位、时间有关。

（1）早期诊断，可保守治疗免除手术。

（2）输卵管妊娠破裂，必须手术。

（3）不稳定型，在严密观察下可非手术治疗。

（4）宫颈、间质部妊娠必须手术。

【预防调护】

（1）减少宫腔手术，避免产后感染。

（2）积极治疗盆腔炎症。

（3）有盆腔炎、不孕史、宫内节育器者，尤应注意。

（4）异位妊娠术后，积极治疗炎症。

四、胎漏、胎动不安

妊娠期间，阴道不时有少量出血，时出时止，或淋漓不断，而无腰酸、腹痛、小腹下坠者，称为"胎漏"，亦称"胞漏"或"漏胎"。

妊娠期间出现腰酸、腹痛、小腹下坠，或伴有少量阴道出血者，称为"胎动不安"。

胎漏、胎动不安是堕胎、小产的先兆。

【病因病机】

（1）肾虚：冲任损伤，胎元不固。

（2）血热：热伤冲任，扰动胎元。

（3）气血虚弱：冲任匮乏，不能固摄滋养胎元。

（4）血瘀：瘀阻子宫、冲任，使胎元失养而不固。

【诊断】妊娠期间出现少量阴道出血，而无明显的腰酸、腹痛，可诊断为胎漏；妊娠期出现腰酸、腹痛、下坠，或伴有少量阴道出血，可诊断为胎动不安。

【辨证论治】

1. 肾虚证

主要证候：妊娠期阴道少量出血，色淡黯，腰酸、腹痛、下坠，或曾屡孕屡堕，头晕耳鸣，夜尿多，眼眶黯黑或有面部黯斑，舌淡黯，苔白，脉沉细滑尺脉弱。

治法：补肾健脾，益气安胎。

方药：寿胎丸（《医学衷中参西录》）加党参 20g，白术 15g，菟丝子 12g，桑寄生 12g，续断 10g，阿胶 10g。

每日 1 剂，水煎服，分 2 次服用。

2. 血热证

主要证候：妊娠期阴道少量出血，色鲜红或深红，质稠，或腰酸，口苦咽干，心烦不安，便结溺黄，舌质红，苔黄，脉滑数。

治法：清热凉血，养血安胎。

方药：保阴煎（《顾松园医镜》）。

每日 1 剂，水煎服，分 2 次服用。

3. 气血虚弱证

主要证候：妊娠期少量阴道出血，色淡红，质清稀；或小腹空坠而痛、腰酸，面色㿠白，心悸气短，神疲肢倦，舌质淡，苔薄白，脉细弱略滑。

治法：补气养血，固肾安胎。

方药：胎元饮（《景岳全书·妇人规》）。

人参 10g，白术 12g，炙甘草 9g，当归 10g，白芍 10g，熟地黄 12g，杜仲 12g。

每日 1 剂，水煎服，分 2 次服用。

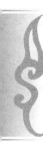

4. 血瘀证

主要证候：宿有癥积，孕后常有腰酸腹痛下坠，阴道不时下血，色黯红，或妊娠其闪挫，继之腹痛或少量阴道出血，舌黯红，或有瘀斑，脉弦滑或沉弦。

治法：活血消癥，补肾安胎。

方药：桂枝茯苓丸（《金匮要略》）合寿胎丸加减。

桂枝 6g，茯苓 10g，芍药 10g，牡丹皮 10g，桃仁 10g，菟丝子 12g，桑寄生 12g。

每日 1 剂，水煎服，分 2 次服用。

【预后】多可继续妊娠，否则可能为遗传或子宫畸形。

【预防调护】

（1）婚前、孕前检查。

（2）孕早期禁房事。

五、子痫

妊娠晚期或临产前及新产后，突然发生眩晕倒仆，昏不知人，两目上视，牙关紧闭，四肢抽搐，全身强直，须臾醒，醒复发，甚至昏迷不醒者，称为子痫，又称"子冒""妊娠痫证"，以产前子痫多见。子痫是产科的危、急、重症，严重威胁母婴生命安全。目前仍是孕产妇及围生儿死亡的重要原因之一。

【病因病机】

（1）肝风内动：孕后阴血养胎，肾精愈亏，心肝失养，肝阳上亢，风火相煽。

（2）痰火上扰：阴虚内热，灼津成痰，痰热交织，上蒙清窍。

【诊断】妊娠后期，或正值分娩时，或分娩后，忽然眩晕，昏不知人，牙关紧闭，四肢抽搐，角弓反张，须臾苏醒，醒后复发，甚或昏迷不醒。

【急症处理】一经确诊，立即住院治疗，积极处理。

【辨证论治】

1. 肝风内动证

主要证候：妊娠晚期或临产前及新产后，头痛，眩晕，突然发生四肢抽搐，昏不知人，牙关紧闭，角弓反张，时作时止，伴颜面潮红，口干咽燥，舌红或绛苔无或花剥，脉而数。

治法：滋阴潜阳，平肝息风。

方药：羚角钩藤汤（《重订通俗伤寒论》）。

羚羊角 10g，钩藤 10g，桑叶 9g，川贝母 10g，生地黄 12g，菊花 9g，白芍 10g，茯神 10g，鲜竹茹 10g，甘草 9g。

每日 1 剂，水煎服，分 2 次服用。

2. 痰火上扰证

主要证候：妊娠晚期或临产前及新产后，头晕头重，胸闷泛恶，突然倒仆，昏不知

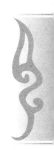

人，全身抽搐，气粗痰鸣，舌红，苔黄腻，脉弦滑而数。

治法：清热开窍，豁痰息风。

方药：牛黄清心丸（《痘疹世医心法》）加竹沥10g。

牛黄，朱砂，黄连，黄芩，山栀，郁金。

每日1剂，水煎服，分2次服用。

安宫牛黄丸（《温病条辨》）：温开水溶化灌服或鼻饲每次半丸至1丸，每日2次或3次。

【预后】子肿、子晕（先兆子痫）、子痫，可视为同一疾病的不同阶段，首先是子肿、子晕，为中药治疗的有效时期，若此时治疗不及时，病情进一步发展，可出现先兆子痫、子痫。

子晕一旦发作，需中西医结合治疗，若治疗及时，处理得当，母子可能平安；若抽搐反复发作，抽搐时间长，往往预后不良。

【预防调护】

（1）早期诊断与治疗。

（2）注意休息，左侧卧位，调节情志，多食高蛋白、高维生素饮食可控制抽搐，一般不严格控制食盐。

（3）子痫护理，宜单人房间，避声、光刺激，床周加护档，防止病人跌仆，取下活动性义齿等，昏迷期间禁止饮食。

（4）终止妊娠：子痫得以控制，亦应适时终止妊娠，以降低母婴围生期死亡率，并减少产后并发症。

第九节　产后病

产妇在新产后及产褥期内发生的与分娩或产褥有关的疾病，称为"产后病"。历代医家将产后常见病和危急重症概括为：①"三病"，病痉、病郁冒、病大便难；②"三冲"，冲心、冲肺、冲胃；③"三急"，呕吐、盗汗、泄泻。

产后病的病机特点为"多虚多瘀"，主要有亡血伤津，瘀血内阻，外感六淫，饮食房劳所伤等。

产后病的诊断，除运用四诊八纲外，还须注意"三审"，即先审小腹痛与不痛，以辨有无恶露停滞；次审大便通与不通，以验津液的盛衰；再审乳汁的行与不行和饮食多少，以察胃气的强弱。

产后病的治疗原则为"勿拘于产后，亦勿忘于产后"。具体治法有补虚化瘀、清热解毒、益气固表、调理肾肝脾等。

产后病的用药有"三禁"，即禁大汗以防亡阳，禁峻下以防亡阴，禁通利小便以防亡津液。

一、产后发热

产褥期内，出现发热持续不退，或突然高热寒战，并伴有其他症状者称"产后发热"。产后发热是产褥期最常见的严重并发症、急重症、至今仍为产妇死亡的重要原因之一。

【病因病机】

（1）感染邪毒：正邪交争。

（2）外感：营卫不和。

（3）血瘀：营卫不通，郁而发热。

（4）血虚：阴血骤虚，阳浮于外。

【诊断】发热持续不退，或突然高热、寒战。

【急症处理】

（1）支持疗法：加强营养，纠正水、电解质平衡紊乱，病情严重者或贫血者，多次少量输血或输血浆。

（2）热入营血，高热不退，心烦汗出，斑疹隐隐，舌红绛，苔黄燥，脉弦细数，治宜清营凉血养阴。清营汤加味，或用清开灵注射液，每日 20～40ml 5％葡萄糖注射液或生理盐水静脉滴注。

（3）热入心包，高热不退，神昏谵语，甚则昏迷，面色苍白，四肢厥冷，脉微而数，治宜凉血托毒，清心开窍。清营汤送服安宫牛黄丸。

（4）热深厥脱，冷汗淋漓，四肢厥冷，脉微欲绝等亡阳证候，急当回阳救逆，方用生脉散。

（5）西医给予足够的抗生素或皮质激素，纠正电解质紊乱，抗休克，及时处理伤口。若有盆腔脓肿切开引流。当病情稳定后，应检查原因，及时处理。

【辨证论治】

1. 感染邪毒证

主要证候：产后高热、寒战，热势不退，小腹疼痛拒按，恶漏量或多或少，紫黯气如臭秽，心烦口渴，尿少色黄，大便燥结，舌红苔黄，脉数有力。

治法：清热解毒，凉血化瘀。

方药：五味消毒饮（方见带下病）合失笑散（《太平惠民和剂局方》）加牡丹皮 10g，赤芍 10g，鱼腥草 10g，益母草 12g。

每日 1 剂，水煎服，分 2 次服用。

2. 外感证

主要证候：产后恶寒发热，鼻流清涕头痛、肢体酸痛，无汗，舌苔薄白，脉浮紧。

治法：养血祛风，疏解表邪。

方药：荆穗四物汤（《医宗金鉴》）加防风 9g，苏叶 9g。

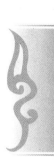

荆芥 9g，当归 10g，川芎 10g，白芍 10g，地黄 12g。

每日 1 剂，水煎服，分 2 次服用。

3. 血瘀证

主要证候：产后寒热时作，恶露不下或下亦甚少色紫黯有块，小腹疼痛拒按。舌黯或有瘀点，脉弦涩。

治法：活血化瘀，和营退热。

方药：生化汤（《傅青主女科》）加丹参 10g，牡丹皮 10g，益母草 12g。

当归 10g，川芎 10g，桃仁 10g，黑姜 6g，炙甘草 9g。

每日 1 剂，水煎服，分 2 次服用。

4. 血虚证

主要证候：产后低热不退，腹痛绵绵，喜按，恶露量或多或少，色淡质稀，自汗，心悸，舌质淡，苔薄白，脉细数。

治法：补血益气，和营退热。

方药：补中益气汤（方见月经先期）加地骨皮 10g。

每日 1 剂，水煎服，分 2 次服用。

【预后】

（1）积极合理有效治疗，很快即可痊愈。

（2）中暑发热，病势较急，若治不及时，可危及生命。

（3）感染邪毒发热是产后发热中的危急重症，及时治疗抢救，可痊愈。若失治、误治，可危及生命，即使抢救成功，亦可造成多器官功能损伤而成产后虚损。

【预防调护】

（1）加强孕期保健，注意均衡营养，增强体质，孕晚期应禁房事。

（2）正确处理分娩，产程中严格无菌操作，尽量避免产道损伤和产后出血，有损伤者应及时仔细缝合。

（3）产褥期应避风寒，慎起居，保持外阴清洁，严禁房事，以防外邪入侵。

（4）产后取半卧位，有利于恶露排出。

（5）有产道污染、产道手术、胎膜早破、产后出血等有感染可能者，予抗生素或清热解毒之品。

二、产后身痛

产褥期内，出现肢体、关节酸痛、麻木、重着者，称为"产后身痛"，亦称"遍身痛""产后关节痛"。

【病因病机】

（1）血虚：经脉关节失于濡养，不荣则痛。

（2）血瘀、外感：经脉气血运行不畅，不通则痛。

【诊断】肢体关节酸痛、麻木重着，恶风畏寒，关节活动不利，甚则关节肿胀。

【辨证论治】

1. 血虚型

主要证候：产后遍身关节酸楚、疼痛，肢体麻木；头晕心悸；舌淡，苔少，脉细无力。

治法：补血益气，宣络止痛。

方药：黄芪桂枝五物汤（《金匮要略》）加当归 10g，鸡血藤 15g。

黄芪 30g，桂枝 6g，芍药 10g，生姜 6g，大枣 10g。

每日 1 剂，水煎服，分 2 次服用。

2. 血瘀型

主要证候：产后遍身疼痛，或关节刺痛，按之痛甚，恶露量少色黯，小腹疼痛拒按，舌紫黯，苔薄白，脉弦涩。

治法：养血活络，行瘀止痛。

方药：生化汤（方见产后发热）加桂枝 6g，牛膝 10g。

每日 1 剂，水煎服，分 2 次服用。

3. 外感型

主要证候：产后遍身疼痛，项背不舒，关节不利，或痛处游走不定，或冷痛剧烈，恶风畏寒，或关节肿胀、重着，或肢体麻木，舌淡，苔薄白，脉浮紧。

治法：养血祛风，散寒除湿。

方药：独活寄生汤（《备急千金要方》）。

独活 10g，桑寄生 15g，秦艽 10g，防风 10g，细辛 3g，当归 10g，川芎 10g，干地黄 10g，杜仲 15g，牛膝 15g，人参 10g，茯苓 12g，甘草 9g，桂心 6g，芍药 10g。

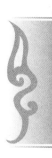

每日 1 剂，水煎服，分 2 次服用。

【预后】

（1）治疗及时，可以痊愈。

（2）失治、误治，可致痹证、痿证。

【预防调护】

（1）产褥期避风、寒、湿。

（2）加强营养。

（3）保持愉快的心情。

三、恶露不绝

产后血性恶露持续 10 天以上，仍淋漓不尽者，称"产后恶露不绝""恶露不止"。

【病因病机】

（1）气虚：冲任失固，不能摄血。

（2）血瘀：瘀血内阻，不得归经。

（3）血热：热扰冲任，迫血下行。

【诊断】血性恶露日久不尽。

【辨证论治】

1. 气虚证

主要证候：恶露过期不尽，量多，色淡，质稀，无臭气；面色㿠白，神疲懒言，四肢无力，小腹空坠；舌淡苔薄白，脉细弱。

治法：补气摄血固冲。

方药：补中益气汤（方见月经先期）加艾叶6g，阿胶10g，益母草10g。

每日1剂，水煎服，分2次服用。

2. 血瘀证

主要证候：恶露过期不尽，量时少或时多，色暗有块，小腹疼痛拒按，舌紫黯或边有瘀点，脉沉涩。

治法：活血化瘀止血。

方药：生化汤（方见产后发热）加益母草10g，炒蒲黄10g。

每日1剂，水煎服，分2次服用。

3. 血热证

主要证候：产后恶露过期不止，量较多，色紫红，质黏稠，有臭味；面色潮红，舌质红，脉细数。

治法：养阴清热止血。

方药：保阴煎（方见胎漏、胎动不安）加益母草10g，七叶一枝花10g，贯众10g。

每日1剂，水煎服，分2次服用。

【预后】

（1）及时治疗，大多可愈。

（2）出血日久可导致贫血。

（3）有胎盘胎膜残留，可继发感染，严重者可因出血过多而昏厥。

（4）出血淋漓不止，达2～3个月者，应高度警惕绒毛膜上皮癌，宜做相关检查。

【预防调护】

（1）孕期检查及营养调护。

（2）胎盘娩出后，必须仔细检查胎盘胎膜是否完整，如发现有宫腔残留，应立即清宫。

（3）产后注意适当休息，注意产褥卫生，避免感受风寒。增加营养，不宜过食辛燥之品。

（4）做产后保健操。

四、缺乳

产后哺乳期内，产妇乳汁甚少或无乳可下者，称"缺乳"，又称"产后乳汁不行"。

【病因病机】

（1）气血虚弱，乳汁生化不足。

（2）肝郁气滞、痰浊阻滞，乳络不畅。

【诊断】在哺乳期中，乳汁甚少，不足以喂养婴儿，或全无乳汁。

【辨证论治】

1. 气血虚弱证

主要证候：产后乳汁少，甚或全无，乳汁稀薄，乳房柔软无胀感；面色少华，倦怠乏力；舌淡苔薄白，脉细弱。

治法：补气养血，佐以通乳。

方药：通乳丹（《傅青主女科》）。

人参 10g，黄芪 20g，当归 10g，麦冬 10g，木通 6g，桔梗 10g，猪蹄 2 个。

每日 1 剂，水煎服，分 2 次服用。

2. 肝郁气滞证

主要证候：产后乳汁分泌少，甚或全无，乳房胀硬、疼痛，乳汁稠；伴胸胁胀满，情志抑郁，食欲不振；舌质正常，苔薄黄，脉弦或弦滑。

治法：疏肝解郁，通络下乳。

方药：下乳涌泉散（清太医院配方）。

当归 10g，白芍 10g，川芎 10g，地黄 10g，柴胡 6g，青皮 9g，天花粉 10g，漏芦 9g，通草 9g，桔梗 10g，白芷 10g，穿山甲（代）10g，王不留行 10g，甘草 6g。

每日 1 剂，水煎服，分 2 次服用。

3. 痰浊阻滞证

主要证候：乳汁甚少或无乳可下，乳房硕大或下垂不胀满，乳汁不稠；形体肥胖，胸闷痰多，纳少便溏，或食多乳少；舌淡胖，苔腻，脉沉细。

治法：健脾化痰，通乳。

方药：苍附导痰丸（《叶天士女科全书》）合漏芦散（《济阴纲目》）。

茯苓 12g，法半夏 9g，陈皮 10g，甘草 6g，苍术 10g，香附 9g，胆南星 6g，枳壳 10g，生姜 6g，神曲 10g，漏芦 10g，蛇蜕 3g，瓜蒌 10g。

每日 1 剂，水煎服，分 2 次服用。

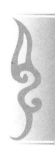

【其他疗法】

（1）鸡血藤、大枣、桑寄生煎水代茶。

（2）猪蹄 2 只，通草 24g，同炖，去通草食猪蹄饮汤。

（3）生黄芪 30g，当归 9g，炖猪蹄。

（4）乳房有块者，局部用橘皮煎水外敷，以宣通气血。

【预后】

（1）及时治疗，则乳汁可下。

（2）身体虚弱或先天乳腺发育不良，则预后较差。

（3）乳汁壅滞，经治疗乳汁仍然排出不畅，可转化为乳痈。

【预防调护】

（1）孕期做好乳头护理，产检时若发现乳头凹陷者，经常把乳头向外拉，要常用肥皂擦洗乳头。

（2）纠正贫血。

（3）早哺乳，按需哺乳。

（4）多吃蔬菜与富含蛋白质的食物，多饮水。

（5）保持心情愉快。

第十节　妇科杂病

凡不属于经、带、胎、产疾病范围，而又与妇女解剖、生理妇科疾病有关的，统称为妇科杂病。

一、不孕症

凡女子婚后未避孕，有正常性生活同居 2 年而未受孕者；或曾有过妊娠，而后未避孕，又连续 2 年未再受孕者，称不孕症。前者为原发性不孕，古称"全不产"；后者为继发性不孕，古称"断绪"。

【病因病机】

（1）肾虚：冲任虚衰。

（2）肝郁：冲任失调。

（3）血瘀：冲任胞宫胞脉阻滞。

（4）痰湿：冲任胞宫胞脉阻滞。

【诊断】通过男女双方全面检查找出原因，是不孕症的诊治关键。

【治疗】不孕症的原因很复杂，治疗不孕症大多较困难，疗程较长。

（一）一般治疗

（1）增强体质。

（2）治愈影响受孕的疾病。

（3）预测排卵期行性生活（排卵前 2～3 天、排卵日和排卵后 24 小时内）。

（二）辨证论治

1. 肾虚证

（1）肾气虚证

主要证候：婚久不孕，月经不调或停闭，经量或多或少，色黯；头晕耳鸣，腰酸膝软，精神疲倦，小便清长；舌淡、苔薄，脉沉细，两尺尤甚。

治法：补肾益气，温养冲任。

方药：毓麟珠（《景岳全书》）。

当归 10g，川芎 9g，白芍 10g，熟地黄 12g，人参 10g，白术 15g，茯苓 10g，炙甘草 10g，菟丝子 15g，杜仲 12g，鹿角霜 10g，川椒 3g。

每日 1 剂，水煎服，分 2 次服用。

（2）肾阳虚证

主要证候：婚久不孕，月经迟发，或月经后推，或停闭不行，经色淡暗，性欲淡漠，小腹冷，带下量多，清稀如水。或子宫发育不良；头晕耳鸣，腰酸膝软，夜尿多；眼眶黯，面部黯斑，或环唇黯；舌质淡黯，苔白，脉沉细尺弱。

治法：温肾暖宫，调补冲任。

方药：温胞饮（《傅青主女科》）。

巴戟天 10g，补骨脂 12g，菟丝子 10g，肉桂 6g，附子 6g，杜仲 12g，白术 10g，山药 12g，芡实 10g，人参 10g。

每日 1 剂，水煎服，分 2 次服用。

（3）肾阴虚证

主要证候：婚久不孕，月经常提前，经量少或月经停闭，经色较鲜红。或行经时间延长甚则崩中漏下不止；形体消瘦，头晕耳鸣，腰酸膝软，五心烦热，失眠多梦，眼花，肌肤失润，阴中干涩；舌质稍红略干，苔少，脉细或细数。

治法：滋肾养血，调补冲任。

方药：养精种玉汤（《傅青主女科》）。

当归 10g，白芍 10g，熟地黄 12g，山茱萸 10g。

每日 1 剂，水煎服，分 2 次服用。

2. 肝郁证

主要证候：婚久不孕，月经或先或后，经量多少不一，或经来腹痛；或经前烦躁易怒，胸胁乳房胀痛，精神抑郁，善太息；舌黯红或舌边有瘀斑，脉弦细。

治法：疏肝解郁，理血调经。

方药：开郁种玉汤或百灵调肝汤。

每日 1 剂，水煎服，分 2 次服用。

3. 血瘀证

主要证候：婚久不孕，月经多推后或周期正常，经来腹痛，甚或呈进行性加剧，经量多少不一，经色紫黯，有血块，块下痛减；有时经行不畅、淋漓难净，或经间出血；或肛门坠胀不适，性交痛；舌质紫黯或舌边有瘀点，苔薄白，脉弦或弦细涩。

治法：逐瘀荡胞，调经助孕。

方药：少腹逐瘀汤或膈下逐瘀汤（方见痛经）。

每日 1 剂，水煎服，分 2 次服用。

4. 痰湿证　主要证候：婚久不孕，多自青春期始即形体肥胖，月经常推后、稀发，甚则停闭不行；带下量多，色白质黏无臭；头晕心悸，胸闷泛恶，面目虚浮或㿠白；舌淡胖，苔白腻，脉滑。

治法：燥湿化痰，行滞调经。

方药：苍附导痰丸（方见缺乳）。

每日 1 剂，水煎服，分 2 次服用。

【预后】本病预后与年龄、发育、不孕原因、病程长短等密切相关。一般而言，年龄较轻、发育正常、功能性不孕、病程短者，预后较好；反之，年龄大、发育欠佳、器质性病变不孕症、病程长者，疗效较差。

【预防调护】

（1）注意经期卫生。

（2）调畅情志。

（3）避免过多宫腔手术。

（4）不宜食肥甘、滋腻及辛辣之品。

二、癥瘕

妇人下腹结块，伴有或胀，或痛，或满，或异常出血者，称为癥瘕。癥者有形可征，固定不移，痛有定处；瘕者假聚成形，聚散无常，推之可移，痛无定处。一般癥属血病，瘕属气病，但临床常难以划分，故并称癥瘕。

【病因病机】气滞血瘀，痰湿瘀结，湿热瘀阻，肾虚血瘀。

【诊断】下腹部有肿块，兼有或胀满，或疼痛，或月经不调，或带下异常等症状者，即可诊为癥瘕。

【辨证论治】

1. 气滞血瘀证

主要证候：下腹部结块，触之有形，按之痛或无痛，小腹胀满，月经先后不定，经血量多有块，经行难净，经色黯；精神抑郁，胸闷不舒，面色晦暗，肌肤甲错；舌质紫黯，或有瘀斑，脉沉弦涩。

治法：行气活血，化瘀消癥。

方药：香棱丸（《济生方》）。

木香 10g，丁香 6g，三棱 10g，茴香 6g，莪术 10g，枳壳 10g，青皮 10g，川楝子 10g。

每日 1 剂，水煎服，分 2 次服用。

2. 痰湿瘀结证

主要证候：下腹结块，触之不坚，固定难移，经行量多，淋漓难净，经间带下增多；胸脘痞闷，腰腹疼痛；舌体胖大，紫黯，有瘀斑、瘀点，苔白厚腻，脉弦滑或沉涩。

治法：化痰除湿，活血消癥。

方药：苍附导痰丸（方见缺乳）合桂枝茯苓丸（《金匮要略》）。

桂枝 9g，茯苓 12g，桃仁 10g，赤芍 10g，牡丹皮 10g。

每日 1 剂，水煎服，分 2 次服用。

3．湿热瘀阻证

主要证候：下腹部肿块，热痛起伏，触之痛剧，痛连腰骶，经行量多，经期延长，带下量多，色黄如脓，或赤白兼杂；兼见身热口渴，心烦不宁，大便秘结，小便黄赤；舌黯红，有瘀斑，苔黄，脉弦滑数。

治法：清热利湿，化瘀消癥。

方药：大黄牡丹皮汤（《金匮要略》）加木通 3g，茯苓 12g。

酒大黄 6g，牡丹皮 10g，桃仁 10g，冬瓜仁 10g，芒硝 6g。

每日 1 剂，水煎服，分 2 次服用。

4．肾虚血瘀证

主要证候：下腹部结块，触痛；月经量多或少，经行腹痛较剧，经色紫黯有块，婚久不孕或曾反复流产；腰酸膝软，头晕耳鸣；舌黯，脉弦细。

治法：补肾活血，消癥散结。

方药：补肾祛瘀方（李祥云经验方）。

仙茅 10g，淫羊藿 10g，熟地黄 10g，山药 12g，香附 10g，三棱 10g，莪术 10g，鸡血藤 12g，丹参 12g。

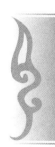

每日 1 剂，水煎服，分 2 次服用。

【预后】中医药治疗大多有效。着重整体调治，对改善症状、缩小瘤体、调经助孕、安胎有确切疗效，无明显不良反应。

【预防调护】

（1）定期开展以防癌为主的妇女病普查。

（2）40 岁以上者，最好每年普查 1 次，以期早发现，早治疗。

（3）及时有效地综合治疗，排除恶性病变。

三、妇人腹痛

妇女不在行经、妊娠及产后发生小腹或少腹疼痛，甚则痛连腰骶者，称为"妇人腹痛"，亦称"妇人腹中痛"。

【病因病机】

（1）肾阳虚衰：胞脉血行不畅，不通则痛。

（2）血虚失荣：胞脉失养，不荣则痛。

（3）气滞血瘀。

（4）湿热瘀结：胞脉血行不畅，不通则痛。

（5）寒湿凝滞。

【诊断】下腹部疼痛，或伴发热，经前或经期加重，身体倦怠易疲劳。阴道肛门坠痛，经前乳房胀痛，经前期有排便痛。疼痛每在劳累、久站或性交后加重。月经频发或经量过多。带下量多，色黄，有臭气。严重者高热、寒战。

【辨证论治】

1. 肾阳虚衰型

主要证候：小腹冷痛下坠，喜温喜按，腰酸膝软，头晕耳鸣，畏寒肢冷，小便频数，夜尿量多，大便不实。舌淡，苔白滑，脉沉弱。

治法：温肾助阳，暖宫止痛。

方药：温胞饮（方见不孕症）。

每日1剂，水煎服，分2次服用。

2. 营血方虚型

主要证候：小腹隐痛，喜按，头晕眼花，心悸少寐，大便燥结，面色萎黄，舌淡，苔少，脉细无力。

治法：补血养营，和中止痛。

方药：当归建中汤（《千金翼方》）。

当归10g，桂枝9g，芍药15g，甘草6g，生姜6g，大枣9g，饴糖15g。

每日1剂，水煎服，分2次服用。

3. 气滞血瘀型

主要证候：小腹或少腹胀痛，拒按，胸胁乳房胀痛，脘腹胀满，食欲欠佳，烦躁易怒，时欲太息，舌紫黯或有紫点，脉弦涩。

治法：行气活血，化瘀止痛。

方药：牡月散（《妇人大全良方》）。

牡丹皮10g，肉桂6g，当归10g，延胡索15g，莪术10g，牛膝15g，赤芍10g，荆三棱10g。

每日1剂，水煎服，分2次服用。

4. 湿热瘀结型

主要证候：小腹疼痛拒按，有灼热感，或有积块，伴腰骶胀痛，低热起伏，带下量多，黄稠，有臭味，小便短黄。舌红，苔黄腻，脉弦滑而数。

治法：清热除湿，化瘀止痛。

方药：清热调血汤（方见痛经）加败酱草10g，薏苡仁20g，土茯苓12g。

每日1剂，水煎服，分2次服用。

5. 寒湿凝滞型

主要证候：小腹冷痛，痛处不移，得温痛减，带下量多，色白质稀，形寒肢冷，面色青白，舌淡，苔白腻，脉沉紧。

治法：散寒除湿，化瘀止痛。

方药：少腹逐瘀汤（方见痛经）加苍术10g，茯苓12g。

每日1剂，水煎服，分2次服用。

【预后】本病大多可好转或痊愈。

【预防调护】

（1）坚持经期、产后的卫生保健。

（2）严格掌握妇产科手术指征，无菌操作。

第34章 中医皮肤科

第一节 热 疮

热疮是发热后或高热过程中在皮肤黏膜交界处所发生的急性疱疹性皮肤病。相当于西医的单纯性疱疹，特点为成群的水疱，有的互相融合，多在1周后痊愈，易于复发。本病多见于高热患者的发病过程中，如感冒、猩红热、疟疾等，好发于口唇、鼻孔周围，面颊、外阴等皮肤黏膜交界处。

【病因病机】外感风温热毒，阻于肺胃二经，蕴蒸皮肤而生；或肝经湿热下注阻于阴部而生疮；或因反复发作，热邪伤津所致。受凉、月经来潮、妊娠、肠胃功能障碍等常为诱发因素。

【诊断】本病好发于皮肤黏膜交界处，常见于口角、唇缘口鼻周围、面颊及外阴等部位。皮损初起为红斑，灼热而痒，继而形成针尖大小簇集成群的水疱，内含透明浆液，破裂后露出糜烂面，逐渐干燥，结痂脱落而愈，留有轻微色素沉着。病程1～2周，易反复发作。

【辨证论治】本病以清热解毒养阴为主要治法。

1. 内治

（1）肺胃热盛证

证候：群集小疱，灼热刺痒；轻度周身不适，心烦郁闷，大便干，小便黄；舌红，苔黄，脉弦数。

治法：疏风清热。

方药：辛夷清肺饮合竹叶石膏汤。

辛夷、生甘草、生石膏、知母、栀子、黄芩、枇杷叶、升麻、百合、麦冬、竹叶、人参、半夏、粳米。

用法：水煎服。

（2）湿热下注证

证候：疱疹发于外阴，灼热痛痒，水疱易破糜烂；可伴发热、尿赤、尿频、尿痛，苔黄，脉数。

治法：清热利湿。

方药：龙胆泻肝汤加板蓝根、紫草、延胡索等。

龙胆草、栀子、黄芩、柴胡、生地黄、车前子、泽泻、板蓝根、紫草、延胡索。

（3）阴虚内热证

证候：间歇发作，反复不愈；口干唇燥，午后微热，舌红，苔薄，脉弦细。

治法：养阴清热。

方药：增液承气汤加板蓝根、马齿苋、紫草、石斛、生薏苡仁。

玄参、莲子心、麦冬、细生地黄、板蓝根、马齿苋、紫草、石斛、生薏苡仁。

2. 外治

（1）初期局部75％乙醇溶液消毒，用三棱针或一次性五号针头浅刺放出疱液。

（2）局部以外用药清热解毒燥湿、收敛为主。

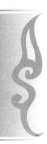

【预防调护】

（1）饮食清淡，忌食辛辣。

（2）多饮水，多吃蔬菜、水果，保持大便通畅。

（3）保持局部洁净，促使干燥结痂。

第二节　蛇串疮

蛇串疮是一种皮肤上出现的成簇的水疱，在身体单侧带状分布，痛如火燎的急性疱疹性皮肤病，相当于西医的带状疱疹。特点是皮肤上出现红斑、水疱或丘疱疹，累累如串珠，排列呈带状，沿一侧周围神经分布区出现，局部刺痛。

【病因病机】由于情志内伤，肝气郁结，久而化火，肝经火毒蕴积，夹风邪上窜头面而发；或夹湿邪下注，发于阴部及下肢；火毒炽盛者多发于躯干。初期为湿热火毒，后期为正虚血瘀夹湿邪。

【诊断】本病好发于春季，发病前患部有皮肤灼热刺痛，伴全身不适、疲乏无力、轻度发热等前驱症状，疼痛有的伴随皮肤疼痛，有的疼痛发生1～3天出现皮疹，皮肤刺痛轻重不等，儿童疼痛轻微，老年体弱者疼痛剧烈，常扩大到皮损范围以内，病程2周左右，老年人3～4周。

【辨证论治】

1. 内治

（1）肝经郁热证

证候：皮损鲜红，灼热刺痛，疱壁紧张，口苦咽干，心烦易怒，大便干燥或小便黄，舌质红，苔薄黄，脉弦滑数。

治法：清泄肝火，解毒止痛。

方药：龙胆泻肝汤加紫草、板蓝根、延胡索。

龙胆草、栀子、黄芩、柴胡、生地黄、车前子、泽泻、板蓝根、紫草、延胡索。

（2）脾虚湿蕴证

证候：皮损色淡，疼痛不显，疱壁松弛，口不渴，食少腹胀，大便时溏，舌淡或正常，苔白，脉沉或缓。

方药：除湿胃苓汤加减。

苍术、厚朴、陈皮、猪苓、泽泻、茯苓、白术、滑石、防风、栀子、木通、肉桂、甘草。

用法：水煎服。

（3）气滞血瘀证

证候：皮疹减轻或消退后局部疼痛不止，放射到局部部位，痛不可忍，坐卧不安，重者可持续几月或更长时间，舌黯，苔白，脉弦数。

治法：理气活血，通络止痛。

方药：柴胡舒肝散合桃红四物汤加减。

当归、地黄、赤芍、川芎、桃仁、红花、柴胡、陈皮、芍药、枳壳、甘草、香附。

2. 外治

（1）初起用二味拔毒散调浓茶外敷。

（2）水疱破后用黄连膏、四黄膏或青黛膏外涂；有坏死者，用九一丹或海浮散换药。

【预防调护】

（1）饮食清淡忌食辛辣。

（2）多饮水，多吃蔬菜、水果，保持大便通畅。

（3）保持局部洁净，促使干燥结痂。

第三节　疣

疣是一种发于皮肤浅表的良性赘生物，因发的部位不同名称各异，发于手背手指处者叫千日疮、疣目、枯筋箭、瘊子；发于颜面部、手背者叫扁瘊；发于背部有脐窝的赘疣，称为鼠乳，一般分为寻常疣、扁平疣、传染性软疣、掌跖疣和丝状疣。

【病因病机】本病多由风热毒邪搏于皮肤而生，或怒动肝火，肝旺血燥，经气不荣，肌肤不润所致。

【诊断】根据各种疣的临床表现、发病部位及发展情况，不难诊断，但需与鸡眼、汗管瘤相区别。

【辨证论治】

（一）疣目

疣目相当于西医的寻常疣，多发于儿童、青年，最初为一针头大或绿豆大的赘生物，突出表面，色灰白，粗糙坚硬，以后体积增大，此为原发性损害，叫母瘊，此后自身接种，数目增多，好发于手背、手指，也可见于头面部。

1. 内治

（1）风热血燥证

证候：疣目结节如豆，坚硬粗糙，大小不一，高出皮肤，色黄或红；舌红苔白脉弦数。

治法：养血活血，清热解毒。

方药：治瘊方加板蓝根、夏枯草。

熟地黄、何首乌、杜仲、赤芍、白芍、牛膝、桃仁、红花、赤小豆、白术、穿山甲（代）、板蓝根、夏枯草。

（2）湿热血瘀证

证候：疣目结节疏松，色晦，大小不一，高出皮肤，舌黯红，苔薄，脉细。

治法：清化湿热，活血化瘀。

方药：马齿苋合剂加薏苡仁、冬瓜仁。

马齿苋、紫草、败酱草、大青叶、薏苡仁、冬瓜仁。

2. 外治

（1）推疣法：用于治疗头大蒂小，明显高出皮肤的疣。在疣的根部用棉花棒与皮肤平行或成 30°，向前推进，用力不宜过猛。

（2）鸦胆子散敷贴法：先用热水浸洗患处，用刀刮去表皮角质层，然后将鸦胆子仁 5 粒捣烂敷贴，用玻璃纸及胶带固定。

（3）菱蒂摩擦法：菱蒂长约 3cm，洗去污垢，在患处不断涂搽，每次 2～3 分钟，每天 6～8 次。

（二）扁瘊

扁瘊西医叫扁平疣。一般无自觉症状，偶有瘙痒感有时可自行消退，但也可以复发。

1. 内治

（1）风热蕴结证

证候：皮疹淡红，数目较多，或微痒或不痒，病程短，伴口渴不欲饮，舌红苔薄白，脉弦。

治法：疏风清热，解毒散结。

方药：马齿苋合木贼草、郁金、贝母。

马齿苋、紫草、败酱草、大青叶、木贼草、郁金、贝母。

（2）热郁互结证

证候：病程较长，皮疹较硬，大小不一，色黄或暗红，不痒不痛，苔白脉沉。

治法：活血化瘀，清热散结。

方药：桃红四物加黄芪、马齿苋、紫草、木贼草、郁金、贝母。

当归、地黄、赤芍、川芎、黄芪、马齿苋、紫草、木贼草、郁金、贝母、桃仁、红花。

2. 外治

（1）洗涤法：用内服药的第二煎汁外洗，以海螵蛸蘸药汁轻轻擦洗疣体使之微红为度。

（2）涂法：用鸦胆子仁油外涂患处，每天1次。

（三）鼠乳

鼠乳相当于西医的传染性软疣，多见于儿童，呈丘形，数目不定，好发于躯干或面部，有传染性，可自行消失。

本病多用外治法，用消毒针头挑破患处，挤尽白色乳酪样物，再用碘酒或浓苯酚（石炭酸）溶液点患处。

（四）跖疣

跖疣相当于西医的掌跖疣，好发于足底、手掌，皮损为角化形丘形，中间稍凹，外周稍带黄色角质环，有明显的压痛，常在外伤部位发生。

本病多用外治法。①外敷法：用千金散局部外敷；亦可以用乌梅肉每次少许敷贴患处。②电灼法：在局部消毒麻醉下进行电灼，但不宜过深，以免影响预后，或形成过大的瘢痕。

（五）丝状疣

丝状疣多见于中年妇女，多发于颈部，单个丝状细软突起，呈淡红色，可自行脱落，一般无自觉症状。

本病治疗除采用推疣法外，还可用细丝线结扎疣的根底部，数日后即自行脱落。

【预防调护】

（1）饮食清淡，忌食辛辣。

（2）多饮水，多吃蔬菜、水果，保持大便通畅。

第四节　黄水疮

黄水疮是一种发于皮肤、有传染性的化脓性皮肤病，相当于西医的脓疱疮。其特点是：皮损主要表现为浅表性脓疱和脓痂，有接触传染和自体接种的特性。

【病因病机】夏季，气候炎热，湿热交蒸，暑湿热邪袭于肌表，以致气机不畅，疏泄障碍，熏蒸皮肤所致，反复发作，邪毒久羁，可造成脾气虚弱。

【诊断】本病多发于春秋季节，儿童尤为多见，有传染性，好发于头面部、四肢等暴露部位，皮损处自觉瘙痒，破后形成糜烂时疼痛，一般无全身症状，重者可诱发发热、口渴等全身症状。

【辨证论治】

（一）内治

1. 暑湿热蕴证

证候：皮疹多而脓疱密集，色黄，四周有红晕，破后糜烂色鲜红，破后有发热，多有口干便干小便黄，舌质红，苔薄黄，脉弦滑数。

治法：清暑利湿解毒。

方药：清暑汤加马齿苋、藿香。

连翘、天花粉、赤芍、甘草、滑石、车前子、金银花、泽泻、淡竹叶、马齿苋、藿香。

2. 脾虚湿盛证

证候：皮疹少而疱疹稀疏，色淡黄，四周红晕不显，多有食少、面色少华，大便溏薄，舌淡苔薄，脉细。

治法：健脾渗湿。

方药：参苓白术散加冬瓜仁、藿香。

党参、白术、茯苓、扁豆、陈皮、山药、莲子、砂仁、薏苡仁、桔梗、大枣、冬瓜仁、藿香。

（二）外治

局部治疗原则：解毒、收敛、燥湿。

（1）脓液多者，选马齿苋、蒲公英、野菊花外洗。

（2）脓液少者，用三黄洗剂加入九一丹外搽。

（3）局部溃烂者，用青黛油外涂。

【预防调护】

（1）饮食清淡，忌食辛辣。

（2）多饮水，多吃蔬菜、水果，保持大便通畅。

（3）保持局部洁净，促使干燥结痂。

第五节　癣

　癣是发生在表皮、毛发、指（趾）甲的浅部真菌皮肤病。本病发生部位不同，名称各异。临床常见的癣病有发生于头部的白秃疮、肥疮发于手部的鹅掌风，发于足部的脚湿气，发于面、颈、躯干、四肢的圆癣、紫白癜风等。癣都具有传染性、长期性和广泛性的特征。

【病因病机】皮肤浅部癣多由于生活起居不慎，感染真菌，复因风、湿、热邪外袭，郁于腠理，淫于皮肤所致。病发于头发、毛发，则发为白秃疮、肥疮；病发于趾丫，则发为脚湿气；病发于手掌部，则发为鹅掌风；病发于体表、股阴间，则发为紫白癜风、圆癣、阴癣。

【诊断】

1. 白秃疮（相当于西医的白癣）　是头癣的一种，多见于学龄儿童，男性多于女性。皮损特征是在头皮有圆形或不规则的覆盖灰白鳞屑的斑片。病损区毛发干枯无泽，常在距头皮 0.3～0.8cm 处折断而呈参差不齐。头发易于拔落且不疼痛，病发根部包绕有白色鳞屑形成的菌鞘，自觉瘙痒。

2. 肥疮（相当于西医的黄癣）　为头癣中最常见的一种，俗称"黄癞"，多见于农村，好发于儿童。皮损多从头顶部开始，渐及四周，可累及头部。初起红色丘疹，或有脓疱，干后结痂蜡黄色。除去黄癣痂，其下为鲜红湿润的糜烂面，病变部位可相互融合形成大片黄痂。病变区头发干燥，失去光泽。久之毛囊被破坏而形成永久性脱发。病变四周 1cm 左右头发不易受损。

3. 鹅掌风（相当于西医的手癣）　以成年人多见，男女老幼均可染病，多为单侧发病。皮疹特点是：初起为掌心或指缝水疱，或掌部皮肤角化脱屑、水疱，水疱多透明如晶，散在或簇集，瘙痒难忍。水疱破后干涸，叠起白屑，中心向愈，四周继发疱疹，并可延及于背、腕部。

4. 脚湿气（相当于西医的脚癣）

（1）水疱型：多发在足弓及趾的两侧。

（2）糜烂型：发生于趾缝间。

（3）脱屑型：多发生于趾间、足跟两侧及足底。

5. 圆癣（相当于西医的体癣）　因皮损多呈钱币状、圆形，故名圆癣，亦称铜钱癣。

6. 紫白癜风（相当于西医的花斑癣，俗称汗斑）　常发于多汗体质青年，可在家庭中相互传染。

【辨证论治】

1. 内治

（1）风湿毒聚证

证候：肥疮、鹅掌风、脚湿气，症见皮损泛发，蔓延浸淫，或大部分头皮毛发受累，黄痂堆积，毛发脱而头秃；或手如鹅掌，皮肤粗糙，或皮下水疱；或足丫糜烂、浸渍剧痒；苔薄白，脉濡。

治法：祛风除湿，杀虫止痒。

方药：消风散加地肤子、白鲜皮、威灵仙，或苦参加白鲜皮、威灵仙。

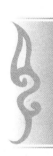

荆芥、防风、当归、苦参、苍术、蝉蜕、胡麻仁、牛蒡子、知母、石膏、甘草、木通、地肤子、白鲜皮、威灵仙。

（2）湿热下注证

证候：脚湿气伴抓破染毒，症见足丫糜烂，渗流臭水或化脓，肿连足背，或见红丝上窜，胯下核肿痛；甚或形寒高热；舌红，苔黄腻，脉滑数。

治法：清热化湿，解毒消肿。

方药：湿重于热者，用萆薢渗湿汤；湿热兼瘀者，用五神汤；湿热并重者，用龙胆泻肝汤。

萆薢、薏苡仁、黄柏、赤苓、牡丹皮、泽泻、滑石、通草。

2. 外治

（1）白秃疮、肥疮：采用拔发疗法。其方法为剪发后每天以 0.5％明矾水洗头，然后在病灶处敷药（敷药宜厚），可用 5％硫黄软膏或雄黄膏，用薄膜盖上，包扎或戴帽固定。

（2）鹅掌风、脚湿气

①水疱型：可选用 1 号癣药水、2 号癣药水、复方土槿皮酊外搽，二矾汤熏洗，鹅掌风浸泡方或藿黄浸剂浸泡。

②糜烂型：可选 1∶1500 高锰酸钾溶液、3％硼酸溶液、二矾汤或半边莲 60g 煎汤待温，浸泡 15 分钟，次以皮脂膏或雄黄膏外搽。

③脱屑型：可选用以上软膏外搽，浸泡剂浸泡。

（3）灰指甲：每日以小刀刮除病甲变脆部分，然后用棉花蘸 2 号癣药水或 3％冰醋酸浸涂。

（4）圆癣：可选用 1 号癣药水、2 号癣药水、复方土槿皮酊等外搽。

（5）紫白癜风：用密陀僧散，用茄子片蘸药涂搽患处，或用 2 号癣药水，或 1％土槿皮酊外搽，每天 2 次或 3 次。治愈后，继续用药 1～2 周，预防复发。

【预防调护】

（1）加强癣病基本知识的宣传，对预防和治疗要有正确的认识。

（2）注意个人、家庭和集体卫生。对幼儿园、学校、理发室、浴室、旅店等公共场所要加强卫生管理。

第六节　虫咬皮炎

虫咬皮炎是被致病虫类叮咬，接触其毒液或虫体毒毛而引起的一种皮炎。较常见的虫有蠓螨瘪翅虫、刺毛虫、跳蚤、虱类、臭虫、飞蛾等。本病特点为皮肤成丘疹样风团，上有针尖大小的瘀点、丘疹或水疱散在性分布。

【病因病机】人体被昆虫叮咬，接触其毒液或虫体毒毛刺，邪毒侵入皮肤与气血相

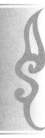

搏，或本性不耐，过敏而成本病。

【诊断】本病多见于夏季，好发于暴露部位，小儿、青年多见。皮肤以丘疹、风团、瘀点多见，皮损中间有吸吮点散在分布或数个成群，自觉奇痒灼热或疼痛，一般无全身不适，严重者有恶寒发热、头痛恶心、胸闷等。

【辨证论治】

1. 内治

热毒蕴结

证候：皮疹较多，成片红肿，水疱较大，瘀斑明显，伴畏寒热，头痛恶心，胸闷，舌红苔黄，脉数。

治法：清热解毒，消肿止痒。

方药：消毒饮加黄连解毒汤加地肤子、白鲜皮、紫荆皮。

金银花、野菊花、紫花地丁、天葵子、蒲公英、黄连、黄芩、黄柏、栀子、地肤子、白鲜皮、紫荆皮。

2. 外治

（1）皮肤以丘疹、风团、瘀点多，则用三黄洗剂。

（2）生于毛发处，剃毛后外搽百部酊洗剂。

（3）溃烂者用马齿苋煎剂湿敷。

（4）松毛虫、桑毛虫皮炎可用橡皮膏粘去毛，外涂碘酒。

【预防调护】

（1）保持环境卫生，消灭害虫。

（2）多饮水，多吃蔬菜、水果，保持大便通畅。

（3）衣被勤洗，防虫藏身。

第七节 疥 疮

疥疮是由疥虫寄在人体皮肤所致的一种接触性传染病。本病特点为夜间痒，皮损有灰白色、浅灰色或普通灰色的隧道，可找到疥虫。

【病因病机】由于密切接触而引起强传染性，在集体人群中可互相传染，可由患者使用过的衣被等传染，本病发生后，患者常伴有湿热郁于肌表的症状。

【诊断】传染性强，常见于夏季，在集体人群中多见，好发于皮肤薄嫩或皱褶处，如手指侧、指缝、腕肘关节屈侧、腋窝前缘、女性乳房下、少腹、外阴等处。皮疹以红色小丘疹、小水疱、隧道、结节、结痂见于阴囊、少腹，隧道为疥疮的特异性皮疹，长约 0.5mm，弯曲，微隆起，色白或皮色，在末端可见疥虫，奇痒，夜间尤甚，影响睡眠。

【辨证论治】

第61日

1．内治

湿热蕴结证

证候：皮损以水疱为主，丘疱疹泛发，壁薄液多，破流脂水，或脓疱多，或红丝走窜，舌红，苔黄腻，脉滑数。

治法：清热化湿，解毒杀虫。

方药：黄连解毒汤合三妙丸加地肤子、白鲜皮、百部、苦参。

黄连、黄芩、黄柏、栀子、苍术、牛膝、地肤子、白鲜皮、百部、苦参。

2．外治

（1）硫黄为特效药，临床多以水银配硫黄调敷。

（2）以温肥皂水洗涤全身后再搽药，早、晚各一次。先以花椒、地肤子煎汤外敷，或用温水肥皂洗涤全身后，再搽药，一般先搽好发部位，再涂全身。每天早、晚各一次，连续3天，换洗衣被，为1个疗程。一般1个或2个疗程，如无出现皮损，则为痊愈。

【预防调护】

（1）饮食清淡，忌食辛辣。

（2）多饮水，多吃蔬菜、水果，保持大便通畅。

（3）保持局部洁净，促使干燥结痂。

（4）衣被勤洗，煮沸消毒，防虫藏身。

（5）忌食发物。

第八节 药 毒

药毒是指药物通过口服、注射或皮肤黏膜直接用药等途径，进入人体后所引起的皮肤或黏膜的急性炎症反应。相当于西医的药物性皮炎，亦称药疹。其特点是发病前有用药史，并有一定的潜伏期，常突然发病。皮损形态多样，颜色鲜艳，可泛发或仅限于局部。

【病因病机】本病由于禀赋不耐，邪毒侵犯所致。风热之邪侵袭腠理，入里化热，热入营血，血热妄行，溢于肌肤；或禀血热之体，受药毒侵扰，火毒炙盛，燔灼营血，外发皮肤，内攻脏腑；或禀湿热之体，受药毒侵扰，体内湿热蕴蒸，郁于肌肤；病久药毒灼伤津液，气阴两伤，肌肤失养。久病阴液耗竭，阳无所附，浮越于外，病重而危殆。

【诊断】

1．临床表现

（1）发病前有用药史。

（2）有一定的潜伏期，第一次发病多在用药后5～20天，重复用药常在24小时内发生，短者甚至在用药后瞬间或数分钟内发生。

（3）突然发病，自觉灼热瘙痒，重者伴有发热、倦怠、纳差、小便黄赤等全身症状。

（4）皮损形态多样，颜色鲜艳，可为全身性、对称性分布，可泛发或仅限于局部。

2. 常见类型

（1）荨麻疹样型：皮损同荨麻疹，但较一般荨麻疹色泽更红艳，持续不退。

（2）麻疹样或猩红热样型：躯干上发生散在或密集针尖、米粒大，红色丘疹、斑丘疹，皮肤灼热，但前驱症状不明显。

（3）多形红斑样型：红斑、丘疹、水疱、风团，重者见紫红色斑片上发水疱，伴发热、恶寒。

（4）固定红斑型：好发于口腔黏膜、唇缘、阴部、手足背等处，皮损呈圆形、椭圆形水肿性鲜红或紫色边界清楚的斑片，斑上可有水疱。

（5）剥脱性皮炎型：初为小片皮肤红斑，迅速见全身皮肤潮红、干燥和龟裂，很快糜烂、滋水淋漓、滋痂、异臭。口腔黏膜糜烂，重者头发、指甲脱落，病情好转时滋水变少，广泛大片脱屑。

（6）大疱性表皮松散型：皮损初为鲜红或紫红色斑片，很快起疱呈棕褐色，迅速形成松弛性表皮松解，易擦破，创面如牛肉样鲜红，同时累及黏膜、内脏，伴高热、神昏谵语。

（7）湿疹皮炎样型：为湿疹样，有红斑、水疱、丘疹、丘疱疹、糜烂、流滋、剧痒。

【辨证论治】

1. 内治

（1）湿毒蕴肤证

证候：皮疹为红斑、丘疹、风团、水疱，甚则糜烂渗液，表皮剥脱；伴灼热剧痒，口干，大便燥结，小便黄赤，或有发热；舌红，苔薄白或黄，脉滑或数。

治法：清热利湿，解毒止痒。

方药：萆薢渗湿汤加减。

萆薢、薏苡仁、黄柏、赤茯苓、车前子、莲子心、白术。伴发热者，加生石膏；肿胀糜烂者，加白茅根、茵陈；剧烈瘙痒者，加白鲜皮；大便燥结者，加生大黄。

（2）热毒入营证

证候：皮疹鲜红或紫红，甚则为紫斑、血疱，灼热痒痛；伴高热，神不清，口唇焦燥，口渴不欲饮，大便干结，小便短赤；舌红绛，苔少或镜面舌，脉洪数。

治法：清热凉血，解毒护阴。

方药：清营汤加减。

水牛角、生地黄、玄参、竹叶心、金银花、连翘、黄连、丹参、麦冬。神昏谵语

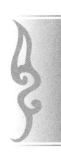

者，加服紫雪丹或安宫牛黄丸；尿血者，加大蓟、小蓟、侧柏叶；热盛者，加生石膏、牡丹皮。另外，可用清开灵注射液 40ml，加入 5％葡萄糖液 500ml 中，静脉滴注，每日 1 次，用药 7 天左右。

（3）气阴两虚证

证候：严重药疹后期大片脱屑，伴低热，神疲乏力，气短，口干欲饮；舌红，少苔，脉细数。

治法：益气养阴清热。

方药：增液汤合益胃汤加减。

玄参、莲子心、麦冬、细生地黄。脾胃虚弱者加茯苓、白术、山药、黄芪。

2. 外治

（1）皮损潮红无渗出者，用马齿苋或大青叶煎汤外洗，或炉甘石洗剂外涂。

（2）皮损潮红肿胀、糜烂渗出者，用马齿苋或黄柏煎汤冷湿敷，青黛散麻油调敷。皮损脱屑干燥，用麻油或甘草油外搽；皮损结痂，用棉签蘸麻油或甘草油揭痂皮。

【预防调护】

（1）预防本病发生的关键是合理用药。用药前必须询问患者有无药物过敏史。应用青霉素及抗毒血清制剂，用药前要做过敏试验。

（2）用药过程中要注意观察用药后的反应，遇到全身出疹、瘙痒，要考虑药疹的可能，及时诊断，及时处理。

（3）多饮开水，忌食辛辣发物。

（4）皮损忌用热水烫洗或搔抓。

（5）重症药疹应按危重患者进行护理。

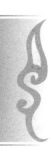

第九节　瘾　疹

瘾疹是皮肤出现红色或者苍白色、白色风团，时隐时现，瘙痒性、过敏性的一种皮肤病。相当于西医的荨麻疹。本病特点是皮肤上出现瘙痒性风团，发无定处，骤起骤退，退后不留痕迹。

【病因病机】本病由于先天禀赋不足，卫外不固，风邪乘虚侵袭所致；或表虚不固，风寒、风热外袭，客于肌表，致使营卫失调而发；或饮食不节，过食辛辣肥厚，或肠道寄生虫，使肠胃积热，复感风邪，内不得疏泄，外不得透达，郁于皮毛腠理之间而发。

【诊断】

（1）本病可以发生于任何年龄、季节。

（2）发病突然，皮损可发生于任何部位，出现形态不一、大小不等的红色或白色风团，境界清楚，一般迅速消退，不留痕迹，以后不断成批出现，时隐时现。

（3）自觉灼热，瘙痒剧烈，部分患者可有怕冷、怕热等症状；如侵犯消化道黏膜，可伴有恶心呕吐、腹胀、腹泻等症状。

（4）皮肤划痕试验阳性。

【辨证论治】

1．内治

（1）风寒束表证

证候：风团色白，遇寒加重，得暖则减；恶寒怕冷，口不渴；舌淡红，苔薄白，脉浮紧。

治法：疏风散寒，止痒。

方药：麻黄桂枝（各半）汤加减。

桂枝、白芍、生姜、大枣、麻黄、杏仁。恶寒怕冷者，加炙黄芪、炒白术、防风。

（2）风热犯表证

证候：风团鲜红，灼热剧痒，遇热加重，得冷则减；伴有发热，恶寒，咽喉肿胀；舌质红，苔薄白或薄黄，脉浮数。

治法：疏风清热，止痒。

方药：消风散加减。风团鲜红灼热者，加牡丹皮、赤芍；口渴者，加玄参、天花粉；瘙痒剧烈者，加刺蒺藜、珍珠母。

荆芥、防风、当归、生地黄、苦参、苍术、蝉蜕、黑芝麻、牛蒡子、知母、石膏、甘草、木通。

（3）胃肠湿热证

证候：风团片大、色红，瘙痒剧烈；发疹的同时伴脘腹疼痛，恶心呕吐，神疲纳呆，大便秘结或泄泻；舌质红，苔黄腻，脉弦滑数。

治法：疏风解表，通腑泄热。

方药：防风通圣散加减。

防风、荆芥、连翘、麻黄、川芎、当归、白芍、白术、山栀、大黄、芒硝各15g，石膏、黄芩、桔梗各30g，甘草6g，滑石9g。大便稀去大黄，加薏苡仁；恶心呕吐者加茯苓、竹茹；有肠道寄生虫者，加乌梅、使君子、槟榔。

（4）血虚风燥证

证候：反复发作，迁延日久，午后或夜间加剧；伴心烦易怒，口干、手足心热；舌红，少津，脉沉细。

治法：养血祛风，润燥止痒。

方药：当归饮子加减。

当归、白芍、川芎、生地黄、白蒺藜、何首乌、黄芪、甘草。心烦失眠者，加酸枣仁、夜交藤；瘙痒较甚者，加首乌、刺蒺藜。

2．外治

（1）炉甘石洗剂外搽。

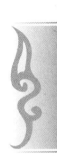

（2）香樟木或晚蚕沙 30~60g，煎汤熏洗。

【预防调护】

（1）禁用或禁食某些对肌肤过敏的药物和食物，避免接触致敏物品，积极防治某些肠道寄生虫病。

（2）忌食鱼腥虾蟹、辛辣食物、葱、酒等。

（3）注意气温变化，自我调摄寒温，加强体育锻炼。

第十节　牛皮癣

牛皮癣是一种皮肤状如牛领之皮，厚而且坚的慢性瘙痒性皮肤病。在中医古代文献中，因其好发于颈项部，又称摄领疮；因其病缠绵顽固，亦称顽癣。相当于西医的神经性皮炎，特点是扁平丘疹融合成片，剧烈瘙痒，挠抓后皮损肥厚，皮沟加深，皮嵴隆起，极易形成苔藓样变。

【病因病机】本病初起为风湿热之邪阻滞肌肤或硬领等外来机械刺激所引起；病久耗伤阴液，营血不足，血虚生风生燥，皮肤失却濡养而成。肝火郁滞，情志不遂，郁闷不舒，或紧张劳累，心火上炎，以致气血运行失职，凝滞肌肤，每易成为诱发的重要因素，且致病情反复。

【诊断】本病多见于青壮年，呈慢性经过，时轻时重，多在夏季加剧，冬季缓解。

本病发病部位大多数见于颈项部、额部，其次为尾骶、肘窝、腘窝。常呈对称性分布，亦可沿皮肤皱褶或皮神经分布而呈线状排列。

皮损初起有聚集倾向的扁平丘疹，干燥而结实，皮色正常或淡褐色，表面光泽。久之融合成片，逐渐扩大，皮肤增厚干燥成席纹状，稍有脱屑。自觉阵发性奇痒，入夜尤甚，搔之不知痛楚。情绪波动时瘙痒随之加剧。

【辨证论治】

1. 内治

（1）肝郁化火证

证候：皮疹色红，伴心烦易怒，失眠多梦，眩晕，心悸，口苦咽干；舌边尖红，脉弦数。

治法：疏肝理气，清肝泻火。

方药：龙胆泻肝汤加减。

龙胆草、黄芩、泽泻、木通、车前子、当归、生地黄、柴胡、甘草、栀子。

（2）风湿蕴肤证

证候：皮损呈淡褐色片状，粗糙肥厚，剧痒时作，夜间尤甚；舌淡红，苔薄白或白腻，脉濡缓。

治法：祛风利湿，清热止痒。

方药：消风散加减。

荆芥、防风、当归、生地黄、苦参、苍术、蝉蜕、黑芝麻、牛蒡子、知母、石膏、甘草、木通。

（3）血虚风燥证

证候：皮损色淡或灰白，状如枯木，肥厚粗糙似牛皮；心悸怔忡，失眠健忘，女子月经不调；舌淡，苔薄，脉沉细。

治法：养血润燥，息风止痒。

方药：当归饮子加减。

当归、白芍、川芎、生地黄、白蒺藜、何首乌、黄芪、甘草。

2. 外治

（1）肝郁化火、风湿蕴肤证可用三黄洗剂外搽，每天 3 次或 4 次。

（2）血虚风燥证可外用油膏加热烘疗法。

（3）羊蹄根散醋调搽患处，每天 1 次或 2 次。

（4）以醋泡过鸡蛋的蛋黄与蛋白搅匀，用棉棒或棉球蘸其液外搽数次。

【预防调护】

（1）避免精神刺激，保持情绪稳定。

（2）少食辛辣食物，戒烟酒。

（3）禁用手搔抓及热水烫洗，避免硬质衣领摩擦。

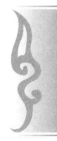

第十一节　白　疕

白疕因其"肤如疹疥，色白而痒，搔起白皮"而得名，是一种常见的易于复发的炎症性皮肤病。相当于西医的银屑病。其特点是在红斑上有松散的银白色鳞屑，抓之有薄膜及露水珠样出血点。病程长，反复发作，不易根治。

【病因病机】

（1）外感风寒。

（2）机体蕴热偏盛。

（3）外邪入里化热。

（4）恣食辛辣肥甘及荤腥发物。

（5）素体虚弱，气血不足。

【诊断】

1. 临床表现

本病好发于青壮年，男性多于女性。

（1）寻常型

①进行期：新皮疹不断出现，原皮疹不断扩大，颜色鲜红，鳞屑较多，针刺，摩

擦，外伤处可出现皮疹，即"同形反应"阳性。

②静止期：病情稳定，基本无新皮疹出现，原皮疹色暗红，鳞屑减少，既不扩大，也不消退。

③退行期：皮损缩小，颜色变淡，鳞屑减少，或从中心开始消退，遗留暂时性的色素减退或色素沉着斑。

（2）脓疱型

①泛发性脓疱型：多为炎性红斑或小脓疱，表面覆盖少量鳞屑，约2周消退，再发新脓疱。

②掌跖性脓疱型：皮损多限于手、足部、掌跖，出现对称性红斑，密集针尖至粟粒大的脓疱，不易破溃，顽固难愈。

③关节型：皮损伴有不同程度的关节疼痛或畸形、发热。常可与脓疱性并存。

④红皮病型：大片或全身皮肤潮红或紫红，甚至肿胀浸润，大量脱屑，仅有小片皮岛。伴掌趾角化，指甲增厚。

2．实验室检查

（1）血白细胞增高及红细胞沉降率（血沉）加快。

（2）脓疱型白疮细菌培养阴性。

（3）组织病理

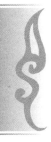

①寻常型：表皮角化过度及角化不全。角化不全区域内可见中性粒细胞构成的小脓肿，称Munro小脓肿。棘层肥厚，粒层变薄或缺如，表皮突规则下伸，真皮乳头延长呈棒状，内有弯曲而扩张的毛细血管。真皮轻至中度淋巴细胞浸润。

②脓疱型：表皮变化与寻常型相似，但海绵状脓疱较大，角化不全和表皮突延伸较轻，真皮炎症浸润较重。

③红皮病型：除银屑病的病理特征外，其变化与湿疹相似。

【辨证论治】

1．内治

（1）血热内蕴证

证候：皮疹多为点滴状，发展迅速，颜色鲜红，层层银屑，瘙痒剧烈，抓之有点状出血，伴口舌干燥，咽喉疼痛，心烦易怒，大便干燥，小便黄赤，舌质红，苔薄黄，脉弦滑或数。

治法：清热凉血，解毒消斑。

方药：犀角地黄汤加减。

水牛角30g，生地黄24g，白芍12g，牡丹皮9g。

（2）血虚风燥证

证候：病程久，皮疹多为斑片状，颜色淡红，银屑减少，干燥皲裂，自觉瘙痒，伴口咽干燥，舌质淡红，苔少，脉沉细。

治法：养血滋阴，润肤息风。

方药：当归饮子加减。

生地黄 9g，白芍 9g，当归 9g，川芎 9g，白蒺藜、防风、荆芥、何首乌、黄芪各 9g。

（3）气血瘀滞证

证候：皮损反复不愈，皮疹多为斑片状，鳞屑较厚，颜色暗红，舌质紫黯有瘀点、瘀斑，脉涩或细缓。

治法：活血化瘀，解毒通络。

方药：桃红四物汤加减。

桃仁、红花各 12g，生地黄 24g，白芍 12g，当归 9g，川芎 9g。

（4）湿毒蕴阻证

证候：皮损多发生在腋窝、腹股沟等皱褶部位，红斑糜烂，痂屑黏厚，瘙痒剧烈，舌质红，苔黄腻，脉滑。

治法：清利湿热，解毒通络。

方药：萆薢渗湿汤加减。

益智仁、萆薢、石菖蒲、乌药各 9g。

（5）火毒炽盛证

证候：全身皮肤潮红，肿胀，灼热痒痛，大量脱皮，伴口渴，壮热，大便干燥，小便黄赤，舌红绛，苔黄腻，脉弦滑数。

治法：清热泻火，凉血解毒。

方药：清瘟败毒饮加减。

生石膏 180g，生地黄 20g，水牛角 30g，黄连 9g，栀子、桔梗、黄芩、知母、赤芍、连翘、玄参、甘草、牡丹皮、竹叶各 6g。

2. 其他治疗

（1）西医治疗：选用抗生素、维生素类、免疫抑制药、免疫调节药、静脉封闭疗法及物理疗法。

（2）针刺：取穴大椎、肺俞、曲池、合谷、血海、三阴交。头面部加风池、迎香；在下肢加足三里、丰隆。手法中等强度，留针半小时，每日 1 次，10 次为 1 个疗程，症状好转后改为隔日 1 次。

（3）耳针：取穴肺、神门、内分泌、心、大肠穴等。耳穴埋针或压豆。

（4）刺络拔罐：取大椎、陶道、肝俞、脾俞，每日选 1 个或 2 个穴，用三棱针点刺，然后在穴位上拔罐，留罐 5～10 分钟，隔日 1 次，10 次为 1 个疗程。

【预防调护】

（1）预防感染和外伤。

（2）忌食辛辣腥发之物，忌烟酒。多食新鲜蔬菜和水果。

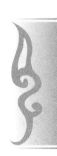

（3）避免过度紧张劳累，保持情绪稳定。

（4）急性期或红皮病型不宜用刺激性强的药物，忌热水洗浴。

第十二节　黧黑斑

黧黑斑是指由于皮肤色素改变而在面部呈现局限性褐色斑的皮肤病。相当于西医的黄褐斑。其特点是对称分布，无自觉症状，日晒后加重。多发于孕妇或经血不调的妇女，部分患者可伴有其他慢性病，涂搽不适当的化妆品及日晒可加重黄褐斑。

【病因病机】本病多与肝、脾、肾三脏关系密切，气血不能上荣于面为主要病机。本病病因包括：①情志不畅；②冲任失调，肝肾不足；③慢性疾病，营卫失和；④饮食不节，忧思过度。

【诊断】

1. 临床表现　本病以女性多见，多发于孕后2～5个月。对称发于颜面，尤以两颊、额部、鼻、唇部及颏等处为多见，皮损为淡褐色至深褐色、淡黑色斑片，大小不等，形状各异，孤立散在或融合成片，边缘较清楚，一般为蝴蝶状。无自觉症状，慢性经过。

2. 实验室检查　表皮中色素过度沉着，真皮中噬黑素细胞也有较多的色素，其基底细胞层色素颗粒增多。

【辨证论治】

1. 内治

（1）肝郁气滞证

证候：多见于女性，斑色深褐，弥漫分布，伴有烦躁不安，胸胁胀满，经前乳房胀痛，月经不调，口苦咽干，舌红，苔薄，脉弦细。

治法：疏肝理气，活血消斑。

方药：逍遥散加减。

茯苓、当归、白芍、白术、柴胡各9g，甘草6g。

（2）肝肾不足证

证候：斑色褐黑，面色晦暗，伴头晕耳鸣，腰膝酸软，失眠健忘，五心烦热，舌红少苔，脉细。

治法：补益肝肾，滋阴降火。

方药：六味地黄丸加减。

熟地黄24g，山药、山茱萸各12g，泽泻、茯苓、牡丹皮各9g。

（3）脾虚湿蕴证

证候：斑色灰褐，状如尘土附着，伴有疲乏无力，纳呆困倦，月经色淡，白带量多，舌淡胖、边有齿痕，脉濡或细。

治法：健脾益气，祛湿消斑。

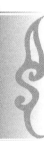

方药：参苓白术散加减。

莲子、薏苡仁各9g，砂仁6g，桔梗5g，扁豆、白茯苓各12g，党参、白术、山药各15g，甘草6g。

（4）气滞血瘀证

证候：斑色灰褐或黑褐，伴有慢性肝病，或月经色暗有血块，或痛经，舌暗红有瘀斑，脉涩。

治法：理气活血，化瘀消斑。

方药：桃红四物汤加减。

桃仁、红花各12g，生地黄24g，白芍12g，当归9g，川芎9g。

2．外治

（1）用玉荣散粉末搽面。

（2）用茯苓粉，每日1匙。

3．其他疗法

（1）西医治疗：维生素C，口服。

（2）耳穴刺血疗法：取内分泌、皮质下、热穴，消毒皮肤后用三棱针尖刺破直至微出血，再以消毒棉球敷盖。

（3）针刺法：取肝俞、肾俞、风池为主穴，迎香、太阳、曲池、血海为辅穴。

（4）按摩疗法：面部涂抹祛斑药物霜剂后，用双手沿面部经络循行路线按摩，并按压穴位，促进局部皮肤血液循环。

（5）面膜疗法：清洁面部后，外搽祛斑中药霜剂，局部穴位按摩后，用温水调祛斑中药粉涂于面部，或用中药粉加石膏粉，30分钟后起除。

【预防调护】

（1）保持乐观情绪。

（2）注意劳逸结合。

（3）避免日光暴晒。

（4）多食含维生素C的蔬菜、水果，避免辛辣、烟酒。

第十三节　粉　刺

粉刺是一种以颜面、胸、背等处生丘疹如刺，可挤出白色碎米样粉汁为主要临床表现的皮肤病，是毛囊、皮脂腺的慢性炎症。相当于西医的痤疮。

【病因病机】

（1）素体阳热偏盛，肺经蕴热，复感风邪。

（2）过食辛辣肥甘厚味。

（3）脾气失运。

【诊断】本病好发于颜面、颈、胸背部或臀部，多见于青春发育期，皮疹易反复发作，常在饮食不节、月经前后加重。初起为针头大小的毛囊性丘疹，或为白头粉刺、黑头粉刺，可挤出白色或淡黄色脂栓，因感染而成红色小丘疹，顶端可出现小脓疱，愈后可留瘢痕。严重者出现红色结节、脓肿、囊肿，病程长短不一。

【辨证论治】

1. 内治

（1）肺经风热证

证候：丘疹色红，或有痒痛，或有脓疱，伴有口渴喜饮，大便秘结，小便短赤，舌质红，苔薄黄，脉弦细。

治法：疏风清肺。

方药：枇杷清肺饮加减。

党参 12g，枇杷叶 9g，生甘草 6g，黄连 3g，桑白皮 9g，黄柏 6g。

（2）肠胃湿热证

证候：颜面、腰背部皮肤油腻，皮疹红肿疼痛，或有脓疱，伴口臭、便秘、溲黄，舌红，苔黄腻，脉滑数。

治法：清热除湿解毒。

方药：茵陈蒿汤加减。

茵陈 18g，栀子 9g，大黄 6g。

（3）痰湿瘀滞证

证候：皮疹颜色暗红，以结节、脓肿、囊肿、瘢痕为主，或见窦道，经久难愈，伴纳呆腹胀，舌质暗红，苔黄腻，脉弦数。

治法：除湿化痰，活血散结。

方药：二陈汤合桃红四物汤加减。

半夏、橘红各 15g，白茯苓 9g，甘草 6g，桃仁、红花各 12g，生地黄 24g，白芍 12g，当归 9g，川芎 9g。

2. 外治

（1）皮疹较多用颠倒散茶调涂患处。

（2）结节、脓肿、囊肿较盛者，可外敷金黄膏。

【预防调护】

（1）经常用温水、硫黄皂洗脸。

（2）忌食辛辣刺激性食物。

（3）不滥用化妆品。

（4）禁止用手挤压粉刺，以免留瘢痕。

第十四节 面游风

面游风又名白屑风，是由于皮肤油腻而出现红斑、覆有鳞屑而得名，是发生在皮脂溢出部位的慢性炎症性皮肤病。相当于西医的脂溢性皮炎。其特点是：头发、皮肤多脂发亮，油腻，瘙痒，迭起白屑，脱去又生。患者以青壮年为多。

【病因病机】由素体湿热内蕴，感受风邪所致。

【诊断】

（1）干性型：皮损为大小不一的斑片，基底微红，上有片状白色糠秕状鳞屑，在头皮部可堆叠很厚，头皮瘙痒剧烈，梳头或搔抓时头屑易于脱落而呈白屑纷飞状，毛发干枯，伴有脱发。

（2）湿性型：多为皮脂分泌旺盛，皮损红斑、糜烂、流滋，有油腻性痂屑，常有臭味。

【辨论治疗】

1. 内治

（1）风热血燥证

证候：多发于头面部，为淡红色斑片，干燥、脱屑、瘙痒，受风加重，或头皮瘙痒，头屑多，毛发干枯脱落，伴口干口渴，大便干燥，舌质偏红，苔薄白，脉细数。

治法：祛风清热，养血润燥。

方药：消风散合当归饮子加减。

荆芥、防风、牛蒡子、蝉蜕、苍术、苦参、石膏、知母、黑芝麻各 6g，木通、甘草各 3g，生地黄 9g，白芍 9g，当归 9g，川芎 9g，白蒺藜、何首乌、黄芪各 9g。

（2）肠胃湿热证

证候：皮损为潮红斑片，有油腻性痂屑，甚至糜烂、渗出；伴口苦，口黏，脘腹痞满，小便短赤，大便臭秽，舌质红，苔黄腻，脉滑数。

治法：健脾除湿，除热止痒。

方药：参苓白术散合茵陈蒿汤加减。

莲子、薏苡仁各 9g，砂仁 6g，桔梗 5g，扁豆、白茯苓各 12g；党参、白术、山药各 15g，甘草 6g，茵陈 18g，栀子 9g，大黄 6g。

2. 外治

（1）干性头发用白屑风酊外搽。

（2）干性发于面部，用痤疮洗剂外搽。

（3）湿性皮损有少量渗出者，用马齿苋 30g 湿敷。

【预防调护】

（1）忌食荤腥、油腻、辛辣之品。

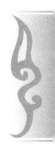

（2）生活规律，保持大便通畅。

（3）避免搔抓。

第十五节　瓜藤缠

瓜藤缠是一种发生于下肢的结节性红斑、皮肤血管炎性皮肤病。相当于西医的结节性红斑。其特点是：散在性皮下结节，鲜红至紫红色，大小不等，疼痛或压痛，好发于小腿伸侧。多发于青年女性，以春秋季发病为多。

【病因病机】

（1）素体血分有热，外感湿邪。

（2）体虚者，气血不足，卫外不固。

【诊断】

1. 临床表现

（1）前驱症状：低热、倦怠、咽痛、食欲不振。

（2）发热期：小腿伸侧鲜红色结节，对称性分布，边界清楚，自觉疼痛，压之更甚。

（3）缓解期：残存小结节，新结节可再次出现。

2. 实验室检查　外周血白细胞总数正常或稍升高，ESR 加快。

【辨证论治】

1. 内治

（1）湿热蕴阻证

证候：发病急骤，皮下结节，灼热红肿，伴头痛，咽痛，关节痛，发热，口渴，大便干，小便黄，舌微红，苔白，脉滑数。

治法：清热利湿，祛瘀通络。

方药：萆薢渗湿汤合桃红四物汤加减。

益智仁、萆薢、石菖蒲、乌药各 9g，桃仁、红花各 12g，生地黄 24g，白芍 12g，当归 9g，川芎 9g，牛膝 9g，桔梗 5g，柴胡 9g，枳壳 6g，甘草 6g。

（2）寒湿入络证

证候：发病急骤，缠绵不愈，伴有关节痛，遇寒加重，肢冷，口不渴，大便不干，舌淡苔白，脉沉缓。

治法：散寒祛湿，化瘀通络。

方药：阳和汤加减。

熟地黄 24g，肉桂 3g。麻黄 2g，鹿角胶 9g，白芥子 6g，姜炭 2g，生甘草 6g。

2. 外治　以消炎、散结、止痛为原则。

【预防调护】

（1）注意休息，适当抬高患肢。

（2）注意忌辛辣、饮酒。

（3）避风寒，防潮湿。

第十六节 红蝴蝶疮

红蝴蝶疮是一种可累及皮肤和全身多脏器的自身免疫性疾病。相当于西医的红斑狼疮。其特点是：盘状红蝴蝶疮好发于面颊部，主要表现为皮肤损害，多为慢性局限性；系统性红蝴蝶疮除有皮肤损害外，常同时累及全身多系统、多脏器，病变呈进行性经过，预后较差。本病多见于15—40岁女性。

【病因病机】本病由先天禀赋不足，肝肾亏虚而成。

【诊断】

1. 临床表现

（1）盘状红蝴蝶疮：多见于20—40岁的女性，男女之比为1:3，家族中可有相同患者。皮损好发于面部，尤以面颊、鼻部为著，其次为头项、两耳、眼睑、额角，亦可发于手背、指侧、唇红部、肩胛部等处。初为针尖黄豆大小或更大微高起的鲜红或桃红斑，呈圆形或不规则形，境界清楚，边缘略高起，中央轻度萎缩，形如盘状，表面敷有灰褐色的黏着性鳞屑，鳞屑下有角质栓，嵌入皮囊口内，毛囊口多开放，犹如筛孔，皮损周围有色素沉着，伴毛细血管扩张。两颊部和鼻部的皮损可相互融合，呈蝶形外观。黏膜也可累及，主要发生在唇部，表现除鳞屑红斑外，甚至可发生糜烂、溃疡。

（2）系统性红蝴蝶疮：多见于青年及中年女性，男女之比约1:10。本病早期表现多种多样，症状多不明显，初起可单个器官受累，或多个系统同时被侵犯。常表现为不规则发热，关节疼痛，食欲减退，伴体重减轻、皮肤红斑等。

• 皮肤、黏膜损害：约80%患者出现对称性的皮损，典型者在开始时与盘状红蝴蝶疮皮损相似，在两颊和鼻部出现蝶形水肿性红斑，为不规则形，色鲜红或紫红，边界清楚或模糊，有时可见鳞屑，病情缓解时红斑消退，留有棕色色素沉着，较少出现萎缩现象。

• 全身症状

①发热：一般都有不规则发热，多数呈低热，急性活动期出现高热，甚至可达40~41℃。

②关节、肌肉疼痛：约90%患者有关肌肉疼痛，关节疼痛可侵犯四肢大小关节，多为游走性，软组织可有肿胀，但很少发生积液和潮红。

③肾脏损坏：几乎所有的系统性红蝴蝶疮皆累及肾脏，但有临床表现的约有75%。肾脏损害为较早的、常见的、重要的内脏损害，可见到各种肾炎的表现，早期尿中有蛋白、管型和红白细胞，后期肾功能损害可出现尿毒症、肾病综合征的表现。

④心血管系统病变：约有 1/3 的病人有心血管系统的病变，以心包炎、心肌炎、心包积液较为常见。

⑤呼吸系统病变：主要表现为胸膜炎和间质性肺炎，出现呼吸功能障碍。

⑥神经系统病变：神经系统症状多见于后期，可表现为各种精神、神经症状。

⑦消化系统病变：约有 40% 的患者有恶心呕吐、腹痛腹泻、便血等消化道症状。约 30% 患者有肝脏损害，呈慢性肝炎样表现。

• 其他病变：可累及淋巴系统、造血系统，另外还可有眼底病变。

2. 实验室检查

(1) 一般检查：血常规检查示中度贫血，白细胞、血小板减少，红细胞沉降率加快。

(2) 免疫学检查：①狼疮细胞阳性；②抗核抗体阳性；③补体 C3、C4 降低，免疫复合物升高；④狼疮带试验检查。

【辨证论治】

1. 内治

(1) 热毒炽盛证

证候：系统性红蝴蝶疮急性活动期，面颊部蝶形红斑，色鲜艳，皮肤紫斑，关节肌肉疼痛，伴高热，烦躁口渴，抽搐，大便干结，小便短赤，舌红绛，苔黄腻，脉洪数。

治法：清热凉血，化毒消斑。

方药：犀角地黄汤合黄连解毒汤。

犀牛角 30g，白芍 12g，牡丹皮 9g，生地黄 24g，黄连 9g，黄芩、黄柏各 6g，栀子 9g。

(2) 阴虚火旺证

证候：斑疹暗红，关节痛，足跟痛，伴有不规则发热或持续性低热，手、足心热，心烦无眠，疲乏无力，自汗盗汗，面浮红，舌红苔薄，脉细数。

治法：滋阴降火。

方药：六味地黄丸合大补阴丸、清骨散加减。

熟地黄 24g，山药、山茱萸各 12g，泽泻、茯苓、牡丹皮各 9g，黄柏、知母各 12g，龟甲 18g，银柴胡 5g，胡黄连、秦艽、鳖甲、地骨皮、青蒿各 3g，甘草 6g。

(3) 脾肾阳虚证

证候：眼睑、下肢浮肿，胸胁胀满，尿少，腰膝酸软，面热肢冷，口干不渴，舌淡胖，苔少，脉沉细。

治法：温肾助阳，健脾利水。

方药：附桂八味丸合真武汤加减。

熟地黄 24g，山药、山茱萸各 12g，泽泻、茯苓、牡丹皮各 9g，桂枝、附子各 3g，白芍 9g，白术、生姜各 9g。

（4）脾虚肝旺证

证候：皮肤紫斑，胸胁胀满，腹胀纳呆，耳鸣失眠，舌紫黯，脉细弦。

治法：健脾清肝。

方药：四君子汤合丹栀逍遥散加减。

党参 20g，茯苓 12g，白术 9g，甘草 6g，牡丹皮 6g，栀子 6g，茯苓、当归、白芍、柴胡各 9g。

（5）气滞血瘀证

证候：多见于盘状局限型及亚急性皮肤型红蝴蝶疮。红斑暗滞，角质栓形成及皮肤萎缩，伴倦怠乏力，舌暗红，苔白，脉沉细数。

治法：疏肝理气，活血化瘀。

方药：逍遥散合血府逐瘀汤加减。

茯苓、当归、白术、柴胡各 9g，桃仁、红花各 12g，生地黄 24g，白芍 12g，川芎 9g，牛膝 9g，桔梗 5g，枳壳 6g，甘草 6g。

2. 外治　皮损期涂白玉膏或黄柏膏。

3. 其他疗法

（1）西医疗法：皮质激素、免疫抑制药。

（2）中成药：昆明山海棠片、雷公藤多苷片。

【预防调护】

（1）避免日光暴晒。

（2）避免感冒、受凉。

（3）避免各种诱发因素。

（4）忌食酒类等刺激性食品。

（5）注意劳逸结合。

（6）肾脏受损害者，应忌食高蛋白的食品。

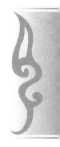

第十七节　淋　病

淋病是由奈瑟淋球菌所引起的泌尿生殖系统感染的性传播疾病。相当于中医的"花柳毒淋"。本病以尿道刺痛、尿道口排出脓性分泌物为主症。

【病因病机】素娟恋色或误用污染器具。

【诊断】

1. 临床表现

·男性淋病：一般症状和体征较明显。

（1）急性淋病：尿道口红肿发痒及轻度刺痛，继而有稀薄黏液流出，引起排尿不适，24小时后症状加重。全身症状一般较轻，少数患者可伴有发热、全身不适、食欲不振等。

（2）慢性淋病：多因急性淋病治疗不当，或在急性期嗜酒或配偶性交等因素而转为慢性；也有因患者体质虚弱或伴贫血、结核，病情一开始即呈慢性过程。表现为尿痛轻微，排尿时仅感尿道灼热或轻微刺痛，常可见终末血尿。尿道外口不见排脓，挤压阴茎根部或用手指压迫会阴部，尿道外口仅见少量稀薄浆液性分泌物。

• 女性淋病：大多数患者可无症状，有症状者往往不太明显，多在出现严重病变，或娩出感染淋病的新生儿时才被发现。

（1）急性淋病：①淋菌性宫颈炎，大量脓性白带，宫颈充血、触痛，外阴刺痒和烧灼感，也可有尿频、尿急等症状。②淋菌性尿道炎，尿道口充血、压痛，并有脓性分泌物，轻度尿频、尿急、尿痛，排尿时烧灼感，挤压尿道旁腺有脓性分泌物。③淋菌性前庭大腺炎，前庭大腺红、肿、热、痛，严重时形成脓肿，触痛明显。

（2）慢性淋病：常由急性转变而来。一般症状较轻，部分患者有下腹坠胀，腰酸背痛，白带较多，下腹疼痛，月经过多，少数可引起不孕、宫外孕等。

2. 实验室检查　分泌物涂片多行核白细胞内找到革兰染色阴性的淋球菌。

【辨证论治】

1. 内治

（1）湿热内蕴证（急性淋病）

证候：尿道口红肿、溢脓，尿液浑浊如脂，尿频、尿急、尿痛，淋沥不止，伴发热，舌红，苔黄腻，脉滑数。

治法：清热利湿，解毒化浊。

方药：龙胆泻肝汤加减。

龙胆草6g，黄芩9g，栀子9g，泽泻9g，木通6g，生地黄9g，柴胡6g，甘草6g，车前子6g。

（2）阴虚毒恋证（慢性淋病）

证候：小便不畅，短涩，淋漓不止，五心烦热，食少纳差，舌红苔少，脉细数。

治法：滋阴降火，利湿祛浊。

方药：知柏地黄丸加减。

熟地黄24g，山药、山茱萸各12g，泽泻、茯苓、牡丹皮各9g，知母、黄柏各6g。

2. 其他疗法

（1）青霉素类。

（2）淋必治。

（3）喹诺酮类。

【预防调护】

（1）杜绝不洁性交。

（2）及时规范治疗。

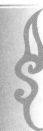

（3）注意个人卫生。

（4）忌烟酒、辛辣刺激食品。

第十八节　尖锐湿疣

尖锐湿疣又称生殖器疣、性病疣，是由人类乳头瘤病毒所引起的一种良性赘生物。本病特点是皮肤黏膜交界处，尤其是外阴、肛周出现淡红色表皮赘生物。

【病因病机】本病多为性滥交或房事不洁，感受秽浊之毒，毒邪蕴聚，酿生湿热，湿热下注皮肤黏膜而形成赘生物。

【诊断】本病以皮肤黏膜交界处，尤其是外阴、肛周出现淡红色表皮赘生物为主要临床表现。

【辨证论治】

1. 内治

（1）湿毒下注证

证候：外阴、肛周出现疣状赘生物，色淡红，质软，表面秽浊潮湿，易出血，恶臭，伴小便不畅，苔黄腻，脉滑。

治法：利湿化浊，清热解毒。

方药：萆薢化浊汤加减。

益智仁、萆薢、石菖蒲、乌药各 9g。

（2）湿热毒蕴证

证候：外阴、肛周出现疣状赘生物，色淡红，易出血，表面有大量秽浊分泌物，恶臭，瘙痒，伴小便色黄量少，口渴欲饮，大便干燥，舌红，苔黄腻，脉滑数。

治法：利湿化浊，清热解毒。

方药：黄连解毒汤加减。

黄连 9g，黄芩、黄柏各 6g，栀子 9g。

2. 外治

（1）熏洗法：板蓝根、山豆根、木贼草、香附各 30g。煎水先熏后洗，每天 1 次或 2 次。

（2）点涂法：五妙水仙膏点涂疣体。3～5 天换药 1 次，应注意保护周围正常皮肤，适用于疣体小而少者。

3. 其他疗法

（1）抗病毒药物和免疫增强药。

（2）西药外涂。

（3）激光、冷冻、电灼疗法。

（4）手术切除。

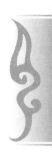

【预防调护】

（1）禁止不洁性交。

（2）注意阴部卫生。

（3）积极治疗性伴侣。

第十九节　疮　疡

疮疡是各种致病因素侵袭人体后引起的体表化脓性疾病，包括急性和慢性两大类。

疮疡的病因病机包括外感与内伤两方面。①外感，即外感六淫邪毒，感受特殊之毒，外来邪毒等；②内伤，即情志内伤，饮食不节，劳伤虚损等。

疮疡发生以后，正邪相争决定着疮疡的发展和转归。其治疗多采用内治与外治相结合的方法。

一、疖

疖是一种生于皮肤浅表的急性化脓性疾病，随处可生，发于暑天者，又称"暑疖"或"热疖"。其特点是：肿势局限，范围多在 3～6cm，突起根浅，色红，灼热，疼痛，易脓，易溃，易敛。

【病因病机】

（1）内郁湿火与外感风邪相搏结，蕴阻肌肤所致。

（2）夏秋季节感受暑毒而生。

（3）天气闷热汗出不畅，暑湿热蕴蒸肌肤，引起痱子，复经搔抓，破伤染毒而成。

【诊断】

1．临床表现　局部皮肤红肿疼痛，可伴有发热口干，便秘，苔黄，脉数等症状。

（1）有头疖：患处皮肤上有一红色结块，范围 3cm 左右，灼热疼痛，突起根浅，中心有一脓头，出脓即愈。

（2）无头疖：皮肤上有一红色结块，范围 3cm 左右，无脓头，表面灼热，触之疼痛，2～3 天化脓，溃后多迅速愈合。

（3）蝼蛄疖：多发于儿童头部。临床常见两种类型，一种是坚硬型，一种是多发型。

（4）疖病：好发于项后发际，背部，臀部。

2．鉴别诊断

（1）痈：常为单发，初期无头，局部顶高色赤，表皮紧张光亮，肿势范围较大，6～9cm，初起即伴有明显全身症状。

（2）颜面顶疮：初期有粟粒状脓头，根脚较深，状如钉钉，肿势散漫，肿胀范围显著大于疖，出脓日期较晚且有脓栓，大多数患者初期即有明显症状。

（3）囊肿型痤疮：好发于面颊部和背部，初为坚实丘疹，可挤出白色粉样物质，反复积压形成大小不等的结节，病程较长，30 岁以后发病减少。

【辨证论治】

1．内治

（1）热毒蕴结证

证候：常见于气实火盛患者，好发于项后发际、背部、臀部。轻者疖肿只有 1 个或 2 个，多则可散发全身，或簇集一处，或此愈彼起；伴发热，口渴，溲赤，便秘；苔黄，脉数。

治法：清热解毒。

方药：五味消毒饮合黄连解毒汤加减。

金银花 20g，野菊花 15g，蒲公英 15g，紫花地丁 15g，天葵子 15g，黄连 9g，黄芩 6g，黄柏 6g，栀子 9g。

（2）暑热浸淫证

证候：发于夏秋季节，以小儿及产妇多见。局部皮肤红肿结块，灼热疼痛，根脚很浅，范围局限；可伴发热，口干，便秘，溲赤等；舌苔薄腻，脉滑数。

治法：清暑化湿解毒。

方药：清暑汤加减。

西洋参 10g，石斛 9g，麦冬 9g，黄连 5g，竹叶 9g，荷梗 9g，知母 9g，甘草 6g，粳米 9g，西瓜翠衣 10g。

疖在头面部，加野菊花、防风；疖在身体下部，加黄柏、苍术；热毒内盛者，加黄连、黄柏、栀子；大便秘结者，加生大黄、枳实。

（3）体虚毒恋，阴虚内热证

证候：疖肿常此愈彼起，不断发生。或散发全身各处，或固定一处，疖肿较大易转变成有头疽；常伴口干唇燥；舌质红，苔薄，脉洪数。

治法：养阴清热解毒。

方药：仙方活命饮合增液汤加减。

玄参 12g，麦冬 12g，五味子 6g，白芷 6g，贝母 6g，防风 6g，赤芍 6g，当归 6g，甘草 6g，皂角 6g，穿山甲（代）6g，天花粉 6g，没药 6g。

（4）体虚毒恋，脾胃虚弱证

证候：疖肿泛发全身各处，成脓、收口时间均较长，脓水稀薄；常伴面色萎黄，神疲乏力，纳少便溏；舌质淡有齿痕，苔薄，脉濡。

治法：健脾和胃，清化湿热。

方药：五神汤合参苓白术散加减。

党参 15g，茯苓 12g，白术 15g，白扁豆 9g，陈皮 9g。

2．外治

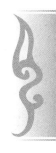

（1）初起小者用千捶膏盖贴或三黄洗剂外搽；大者用金黄散或玉露散。每天1次或2次，或煎后每日外洗2次。

（2）脓成则切开排脓，掺九一丹，太乙膏盖贴；深者可以药线引流。脓尽用生肌散掺白玉膏收口。

（3）蝼蛄疖宜做十字形切开，如遇出血，可用棉垫加多头带缚扎以压迫止血。若有死骨，待松动时用镊子钳出。可配合垫棉法，使皮肉粘连愈合。

【预防调护】

（1）注意个人卫生，勤洗澡，勤理发，勤修指甲，勤换衣服。

（2）少食辛辣助火之品，患疖时忌食鱼腥发物，保持大便通畅。

（3）搞好防暑降温工作，多饮清凉饮料，防止痱子发生。

（4）患消渴病者应及时治疗，体虚者应积极锻炼身体。

二、痈

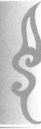

痈指发生在体表皮肉之间的急性化脓性疾病。特点是局部光软无头，红肿疼痛，结块范围在6～9cm，发病迅速，易肿，易脓，易溃，易敛，或伴有恶寒，发热，口渴症状。痈可分为内痈和外痈。

【病因病机】外感六淫邪毒，或过食膏粱厚味，聚湿生浊，留于肌肤，郁结不散，可使营卫不和，气血凝滞，经络壅滞，化毒成痈。

【诊断】

1. 临床表现

（1）初起在皮肉之间肿胀，局部光软无头，红肿疼痛结块。轻者无全身症状，重者有恶寒，发热，口渴症状，苔腻，脉洪数。

（2）成脓在发病后7天左右，局部高突，疼痛加剧。

（3）溃后脓出稠厚，色白，外伤血肿化脓可见夹杂紫色血块，疮口过小脓流不畅，影响愈合。

（4）实验室检查：白细胞及中性粒细胞比例升高。

2. 鉴别诊断

（1）脂瘤：染毒平时有结块，与表皮粘连，推之可动，中心皮肤粗大黑色毛孔，挤出粉刺样物，有臭味。

（2）有头疽：发于项背部肌肉丰厚处。初起有粟米状疮头，而后肿势迅速扩大，形成多个脓头，范围大，溃后如蜂窝，全身症状明显，病程长。

（3）发：在皮肤疏松部位，红肿成片，灼热疼痛，红肿以中心明显，四周较淡，边界不清，较痈大，3～5天皮肤湿烂，后腐溃，色黑，或中软而不溃，并有明显全身症状。

【辨证论治】

1. 内治

（1）火毒凝结证

证候：局部光软无头，迅速结块，皮肤焮红，重者有恶寒，发热，口渴症状，苔腻，脉洪数或弦滑。

治法：清热解毒，行瘀活血。

方药：仙方活命饮加减。

白芷 9g，贝母 6g，防风 6g，赤芍 9g，当归 9g，甘草 6g，皂角 6g，穿山甲（代）6g，天花粉 9g，没药 6g。

（2）热盛肉腐证

证候：红热明显肿势高突，疼痛剧烈，溃后脓出则肿消，舌红，苔黄，脉数。

治法：和营清热，透脓托毒。

方药：仙方活命饮合五味消毒饮加减。

黄芩 9g，黄连 6g，炙甘草 6g，桔梗 6g，没药 6g，金银花 20g，野菊花 15g，紫花地丁 15g，天葵子 15g。

（3）气血两虚证

证候：脓水稀薄，疮面新肉不生，色淡红或暗红，愈合缓慢。伴面色无华，神疲乏力，纳少。舌淡，苔少，脉沉细无力。

治法：益气养血，托毒生肌。

方药：托里消毒散加减。

当归 9g，川芎 9g，生地黄 12g，白芍 9g，白芷 9g，赤芍 9g，甘草 6g。

2. 外治法

（1）初起用金黄膏或金黄散，以冷开水或醋调成糊状外敷。

（2）成脓应切开排脓。

（3）溃后用药线蘸八一丹插入疮口，3～5 天后改用九一丹外盖金黄膏或玉露膏，待肿势消退用红油膏盖贴。

（4）有袋脓者，用棉垫加压包扎，如无效可开创引流。

【预防调护】

（1）保持局部皮肤清洁。

（2）平素少食辛辣、肥甘厚味，忌烟酒及鱼腥发物。

（3）有全身症状宜卧床休息，减少患部活动。

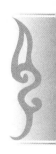

第二十节　流　注

流注是发于肌肉深部的急性化脓性疾病。相当于西医的脓血症。其特点是好发于四肢躯干肌肉丰厚处的深部，发病急骤，局部漫肿疼痛，皮色如常，容易走窜，常见于此处未愈，他处又起。

【病因病机】本病因正气不足，邪毒流窜，使经络阻隔、气血凝滞而成。

【诊断】

1. 临床表现　除头面，前后二阴，腕、踝等远端比较少见外，其余任何部位均可发生，尤多见于腰部，臀部，大腿后部，髂部等处。

2. 鉴别诊断

（1）环跳疽：疼痛在髋关节部，可致臀部外突，大腿向外旋，患肢不能伸直和弯曲。

（2）髋关节流痰：起病缓慢，可有虚痨病史，患肢伸而难屈，局部和全身症状均不明显。

【辨证论治】

1. 内治

（1）余毒攻窜证

证候：发病前有疔、疮、痈、疖等病史，局部漫肿疼痛，全身伴有壮热，口渴，甚则神昏谵语，苔黄，脉洪数。

治法：清热解毒，凉血通络。

方药：黄连解毒汤合犀角地黄汤加减。

黄连9g，黄芩6g，黄柏6g，栀子9g，犀角9g，地黄12g，白芍12g，牡丹皮9g。

（2）暑湿交阻证

证候：多发于夏秋之间。局部漫肿疼痛，初起伴恶寒发热，头胀胸闷，呕恶，周身关节疼痛，苔白腻，脉滑数。

治法：解毒清暑化湿。

方药：清暑汤加减。

石斛15g，麦冬9g，黄连3g，竹叶6g，知母6g，甘草6g，沙参12g。

（3）瘀血凝滞证

证候：跌打损伤诱发者，多发于伤处，局部漫肿疼痛，皮色红或青紫，溃后脓液夹有瘀血块。发病较缓，初期一般全身症状较轻，化脓时出现高热，苔薄白或黄腻，脉涩或数。

治法：和营活血，祛瘀通络。

方药：活血散瘀汤加减。

当归9g，桃仁9g，红花6g，赤芍9g，炙甘草6g，枳壳6g，川芎9g。

2. 外治　初期肿而无块者，用金黄膏或玉露膏外敷；肿而有块者用太乙膏掺红灵丹贴之。

【预防调护】

（1）保持局部皮肤清洁。

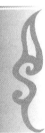

（2）平素少食辛辣、肥甘厚味，忌烟酒及鱼腥发物。

（3）有全身症状宜卧床休息，减少患部活动。

第二十一节　瘰　病

瘰病是一种发生于颈部的慢性化脓性疾病。俗称"疬子诋毁"或"老鼠疮"。本病多见于体弱儿童或青年，好发于颈部两侧，病程缓慢。

【病因病机】本病多由于忧思恼怒，肝气郁结，脾失健运，痰湿内生，结于颈部；日久痰浊化热，痰火凝结而形成。

【诊断】

1. 临床表现　多见于儿童或青年，好发于颈部的一侧或两侧，也可延及颌下、缺盆、腋部，病程缓慢。发病前常有虚劳病史。

2. 鉴别诊断

（1）颈痈：初起如鸡卵，皮色不变，肿胀范围相对较小，灼热疼痛，经7～10天成脓，10～14天可以愈合。伴有明显外感风温症状。

（2）痈：发病前多有风温、风热症状，颈前结喉两侧结块，皮色不变，微有灼热，疼痛牵引耳后枕部，较少化脓。

【辨证论治】

1. 内治

（1）气滞痰凝证

证候：多见于初期，肿块坚实，苔黄腻，脉弦滑。

治法：疏肝理气，化痰散结。

方药：开郁散加减。

党参15g，槟榔9g，沉香6g，乌药6g，香附9g。

（2）阴虚火旺证

证候：核块逐渐增大，皮核相连，皮色转暗红，午后潮热，夜间盗汗，舌红，少苔，脉细数。

治法：滋阴降火。

方药：六味地黄丸合清骨散加减。

生地黄24g，山药12g，山茱萸12g，牡丹皮9g，泽泻9g，茯苓9g，银柴胡12g，胡黄连6g。

（3）气血两虚证

证候：疮口流脓稀薄，日久不愈，面色少华，舌质淡红，苔白或微黄，脉数无力。

治法：补气养血。

方药：香贝养荣汤加减。

党参15g，茯苓9g，白术15g，甘草6g，木香6g，贝母9g。

2. 外治

（1）初期：局部肿块可敷冲和膏或用阳和解凝膏掺黑退消，5～7 天一换。

（2）中期：外敷冲和膏，如脓成未熟，用千捶膏。脓熟宜切开排脓，创口宜大。

（3）后期：已溃者一般先用五五丹或七三丹，次用八二丹药线引流，或药棉嵌入创口外敷红油膏或冲和膏。肉芽鲜红，脓腐已尽时，改用生肌散、白玉膏。

【预防调护】

（1）保持心情舒畅，情绪稳定。

（2）节制房事，以免耗损肾阳。避免过度体力活动，注意劳逸结合。

（3）增加营养食物，忌食鱼腥发物，辛辣刺激之品。

（4）积极治疗其他部位的虚劳病变。

第 35 章　中医儿科

第一节　新生儿病

胎黄

胎黄是以婴儿出生后皮肤面目出现黄疸为特征的病症，因与胎禀因素有关，故称"胎黄"或"胎疸"。

【病因病机】新生儿病理性黄疸的原因很多，主要为胎禀湿蕴、寒湿阻滞，久则气滞血瘀。病变脏腑在肝胆、脾胃。发病机制主要为脾胃湿热或寒湿内蕴，肝失疏泄。

【诊断】

（1）黄疸出现早（出生 24 小时内），发展快，黄色明显，也可消退后再次出现；或黄疸出现迟，持续不退，日渐加重；肝脾可见肿大，精神倦怠，不欲吮乳，大便呈灰白色。

（2）血清胆红素、黄疸指数显著升高。

（3）尿胆红素阳性，尿胆原试验阳性或阴性。

（4）母子血型测定：首先要做血型鉴定，还要做 ABO 血型抗体及效价测定，测定孕妇血清中 IgG 性质的抗体及测定抗 A（B）IgG 抗体效价。

（5）肝功能可正常。

（6）婴儿肝炎综合征应做肝炎相关抗原检查。

【辨证论治】

1. 辨证要点　对于胎黄，临床上首先要辨别是生理性的还是病理性的，然后对病理性黄疸辨其阴阳。若病程短，肤黄色泽鲜明，舌苔黄腻，为阳黄。若黄疸日久不退，色泽晦暗，便溏色白，舌淡苔腻者，为阴黄，若肝脾明显肿大，腹壁青筋显露，为瘀积发黄，亦属阴黄。若黄疸急剧加深，四肢厥冷，脉微欲绝，为胎黄虚脱证，若黄疸显著，伴有尖叫抽搐，角弓反张，为胎黄动风证。

2. 治疗原则　生理性黄疸无须治疗。病理性黄疸以利湿退黄为基本法则。阳黄宜清热利湿退黄，阴黄宜温中化湿退黄，气滞瘀积证以化瘀消积为主。但治疗中不可过用苦寒之剂，以防苦寒败胃，克伐正气。

3. 证治分类

（1）湿热郁蒸

证候：皮肤面目发黄，色泽鲜明如橘，哭声响亮，不欲吮乳，口渴唇干，或有发热，大便秘结，小便深黄，舌质红，苔黄腻。

辨证：此为阳黄证。因湿热蕴阻脾胃，肝胆疏泄失常而发病。起病急，全身症状及舌象均表现为湿热壅盛之象是其特征。新生儿溶血性黄疸、肝细胞性黄疸多表现为此证。重证易发生胎黄动风证和胎黄虚脱证之变证。

治法：清热利湿。

方药：茵陈蒿汤加味。

热重加虎杖、龙胆草；湿重加猪苓、茯苓、滑石；呕吐加半夏、竹茹、厚朴、枳实。

（2）寒湿阻滞

证候：皮肤面目发黄，色泽晦暗，持久不退，精神萎靡，四肢欠温，纳呆，大便溏薄、色灰白，小便短少，舌质淡，苔白腻。

辨证：本证多为胎儿禀赋不足所致；或因湿热郁蒸，日久不愈转化而成。往往起病缓，病程长，预后较差。证属阴黄。

治法：温中化湿。

方药：茵陈理中汤加减。

寒盛加附片；肝脾大，络脉瘀阻加三棱、莪术；食少纳呆加神曲、砂仁。

（3）气滞血瘀

证候：皮肤面目发黄，颜色渐深，晦暗无华，右胁下痞块质硬，肚腹膨胀，青筋显露，或见瘀斑、衄血，唇色暗红，舌见瘀点，苔黄。

辨证：此证病程较长，逐渐加重，属于阴黄证。除皮肤黄疸色泽晦暗无华外，还具有有形瘀积的重要病理变化和临床表现。

治法：化瘀消积。

方药：血府逐瘀汤加减。

常用柴胡、郁金、枳壳疏肝理气；桃仁、当归、赤芍、丹参行气活血化瘀。

大便干结加大黄通腑；皮肤瘀斑、便血加牡丹皮、仙鹤草；腹胀加木香、香橼皮理气；胁下痞块质硬加穿山甲（代）、水蛭活血化瘀。

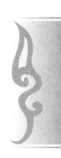

第二节 脾系病证

一、鹅口疮

鹅口疮是以口腔、舌上满布白屑为主要临床特征的一种口腔疾病。因其状如鹅口，故称鹅口疮；因其色白如雪片，故又名"雪口"。本病一年四季均可发生。多见于初生儿，以及久病体虚婴幼儿。轻者治疗得当，预后良好；若体虚邪盛者，鹅口疮白屑蔓延，阻碍气道，也可影响呼吸，甚至危及生命。

【病因病机】鹅口疮的发病，可由胎热内蕴，口腔不洁，感受秽毒之邪所致。其主要病变在心脾，因舌为心之苗，口为脾之窍，脾脉络于舌，若感受秽毒之邪，循经上炎，则发为口舌白屑之症。《外科正宗·鹅口疮》说："鹅口疮皆心脾二经胎热上攻，致满口皆生白斑雪片，甚则咽间叠叠肿起，致难乳哺，多生啼叫。"现代研究表明，本病系感染白色念珠菌所致。

(1) 心脾积热：可因孕妇平素喜食辛热炙煿之品，胎热内蕴，遗患胎儿，或因出生时产妇阴道秽毒侵入儿口，或者出生后不注意口腔清洁，黏膜破损，为秽毒之邪所侵。秽毒积热蕴于心脾，熏灼口舌，故出现鹅口疮实证证候。

(2) 虚火上浮：多由胎禀不足，肾阴亏虚；也有因病后失调，久病体虚，或久泻久利，津液大伤，脾虚及肾，气阴内耗。阴虚水不制火，虚火循经上炎，而致鹅口疮虚证证候。

【诊断】

1. 诊断要点

(1) 多见于新生儿，久病体弱者，或长期使用抗生素及激素患者。

(2) 舌上、颊内、牙龈或上腭散布白屑，可融合成片。重者可向咽喉处蔓延，影响吸奶与呼吸，偶可累及食管、肠道、气管等。

(3) 取白屑少许涂片，加 10% 氢氧化钠溶液，置显微镜下，可见白色念珠菌芽孢及菌丝。

2. 鉴别诊断

(1) 白喉：是一种传染病。白喉假膜多起于扁桃体，渐次蔓延于咽或鼻腔等处，其色灰白，不易擦去，若强力擦去则易出血，多有发热、喉痛、疲乏等症状，病情严重。

(2) 残留奶块：其状与鹅口疮相似，但以温开水或棉签轻拭，即可除去奶块。

【辨证论治】

1. 辨证要点　本病重在辨别实证、虚证。实证一般病程短，口腔白屑堆积，周围焮红，疼痛哭闹，尿赤便秘；虚证多病程较长，口腔白屑较少，周围不红，疼痛不著，大便稀溏，食欲不振，或形体瘦弱等。

2. 治疗原则 本病总属邪火上炎，治当清火。根据虚实辨证，实火证应治以清泻心脾，虚火证应治以滋肾养阴降火。病在口腔局部，除内服药外，当配合外治法治疗。

3. 证治分类

（1）心脾积热

证候：口腔满布白屑，周围焮红较甚，面赤，唇红，或伴发热、烦躁、多啼，口干或渴，大便干结，小便黄赤，舌红，苔薄白，脉滑或指纹青紫。

辨证：此为鹅口疮实证，以口腔舌面白屑较多，周围焮红，舌质红为特征。偏于心经热者，多烦躁哭闹，口中流涎，小便短赤；偏于脾经热者，口干口臭，大便干结。

治法：清心泻脾。

方药：清热泻脾散加减。

常用黄连、栀子清心泄热；黄芩、石膏散脾经郁热；生地黄清热凉血；竹叶、灯心草清热降火，导热下行；甘草调和诸药。大便秘结者，加大黄通腑泻热；口干喜饮者，加石斛、玉竹养阴生津。

（2）虚火上浮

证候：口腔内白屑散在，周围红晕不著，形体瘦弱，颧红，手足心热，口干不渴，舌红，苔少，脉细或指纹紫。

辨证：此为鹅口疮虚证，以白屑散在，红晕不著，舌红苔少，时时起发，绵绵不休为特征。偏于肾阴虚者，面白颧红，手足心热；偏于脾阴虚者，神疲困乏，食欲不振，或大便秘结。

治法：滋阴降火。

方药：知柏地黄丸加减。

常用知母、黄柏滋阴降火；熟地黄、山茱萸滋阴补肾；山药、茯苓健脾养阴；牡丹皮、泽泻清肝肾之虚火。食欲不振者，加乌梅、木瓜、生麦芽滋养脾胃；便秘者，加火麻仁润肠通腑。

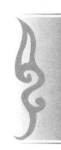

【其他疗法】

1. 中药成药

（1）小儿清热解毒口服液：每服 5～10ml，1 日 2 次或 3 次。用于心脾积热证。

（2）知柏地黄丸：每服 3g，1 日 3 次，用于虚火上浮证。

2. 药物外治

（1）生石膏 2.5g，青黛 1g，黄连 1g，乳香 1g，没药 1g，冰片 0.3g。共研细末，瓶装贮存。每次少许涂患处，1 日 4 次或 5 次。用于心脾积热证。

（2）选用冰硼散、青黛散、珠黄散。每次适量，涂敷患处，1 日 3 次。用于心脾积热证。

（3）吴茱萸 15g，胡黄连 6g，大黄 6g，生南星 3g。共研细末。1 岁以内每次用 3g，1 岁以上可增至 5～10g，用醋调成糊状，晚上涂于患儿两足心，外加包扎，晨起除去。

用于各种证型。

3. 西医治疗　2%碳酸氢钠溶液于哺乳前后清洗口腔。制霉菌素甘油涂患处，1日3次或4次。

【预防调护】

1. 预防

(1) 孕妇注意个人卫生，患阴道真菌病者要及时治愈。

(2) 注意口腔清洁，婴儿奶具要消毒。

(3) 避免过烫、过硬或刺激性食物，防止损伤口腔黏膜。

(4) 注意患儿营养，积极治疗原发病。长期用抗生素或肾上腺皮质激素者尽可能暂停使用。

2. 调护

(1) 母乳喂养时，应用冷开水清洗奶头，喂奶后给服少量温开水，清洁婴儿口腔。

(2) 用银花甘草水轻轻擦洗患儿口腔，每日3次。

(3) 保持大便通畅，大便干结者，适当食用水果及蜜糖。

(4) 注意观察口腔黏膜白屑变化，如发现患儿吞咽或呼吸困难，应立即处理。

【医案选举】金某，男，6个月。1990年4月6日诊。

患儿起病6天，发热，偶咳，流涕。用抗生素治疗4天热降，但患儿进乳时不宁，口舌出现白色乳块样物，大便夹不消化物，小便黄少。刻诊：患儿神烦，面赤，唇干，涎多，口腔内黏膜、舌边布满白屑，舌质红，舌苔白厚。查血：WBC 10.0×10^9/L。

诊断为鹅口疮，辨证为心脾积热，邪秽化热，上熏口舌，化腐生屑。治用清心泻脾之法。处方：黄芩4g，黄连1g，生地黄5g，竹叶5g，灯心草3g，白芍4g，蝉蜕4g，水煎服。合用1%甲紫药水搽患处，1日1次或2次。治疗3天，白屑消退。

二、厌食

厌食是小儿时期的一种常见病症，临床以较长时期厌恶进食，食量减少为特征。本病可以发生于任何季节，但在夏季暑湿当令之时，可使症状加重。各年龄儿童均可发生，以1—6岁为多见。

【病因病机】本病多由喂养不当，他病伤脾，先天不足，情志失调引起，病变主要在脾胃。胃司受纳，脾主运化，脾胃调和，则口知五谷之味。正如《灵枢·脉度》所说："脾气通于口，脾和则口能知五谷矣。"若脾胃不和，纳化失职，则造成厌食。

(1) 喂养不当：小儿脏腑娇嫩，脾常不足，乳食不知自节。家长在婴儿期未按期添加辅食；过食肥甘，过于溺爱，纵其所好，恣意零食，偏食、冷食；或饥饱无度；均可损伤脾胃，产生厌食。如《素问·痹论》所说："饮食自倍，肠胃乃伤。"

(2) 他病伤脾：脾为阴土，喜燥恶湿；胃为阳土，喜润恶燥。若患他病，或过用苦寒之品伤阳，或过用温燥之品伤阴，收纳失常，而厌恶进食。

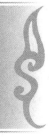

（3）先天不足：先天不足，脾胃薄弱，后天失养，则脾胃怯弱，乳食难于增进。

（4）情志失调：小儿神气怯弱，易受惊恐。气机不畅，肝失调达，乘脾犯胃，形成厌食。

【临床诊断】

1. 诊断要点

（1）有喂养不当、病后失调、先天不足或情志失调史。

（2）长期食欲不振，厌恶进食，食量明显少于同龄正常儿童。

（3）面色少华，形体偏瘦，但精神尚好，活动如常。

（4）除外其他外感、内伤慢性疾病。

2. 鉴别诊断

（1）积滞：有乳伤食史，除不思饮食外，有脘腹胀满、呕吐酸腐、大便酸臭等乳食停聚、积而不化、气滞不行之证。

（2）疰夏：为季节性疾病，食欲不振，精神倦怠，大便不调；或有发热等症。

【辨证论治】

1. 辨证要点　本病以脏腑病证为纲，主要从脾胃辨证而区别是以运化功能为主，还是以脾胃气阴亏虚为主。凡病程短，仅表现纳呆食少，食而乏味，饮食稍多即感腹胀，形体尚可，舌质正常，为脾失健运；病程长，食而不化，大便溏薄，面色少华，乏力多汗，形体偏瘦，舌质淡，为脾胃气虚；若食少饮多，口舌干燥，大便秘结，舌红少津，苔少或花剥则为脾胃阴虚。

2. 治疗原则　本病治疗以运脾开胃为基本法则。此外，理气宽中、消食开胃、化湿醒脾之品也可应用。同时，注意饮食调养，纠正不良饮食习惯。

3. 证治分类

（1）脾失健运

证候：食欲不振，厌恶进食，食而乏味，或伴胸脘痞满，嗳气泛恶，大便不调，食后则脘腹饱满，形体尚可；精神正常，舌淡红，脉尚有力。

辨证：本证为厌食初期表现，除厌恶进食外，精神、形体如常为其特征。失于调治，病情迁延，损伤脾气，则易转为脾胃气虚证。

治法：调和脾胃，运脾开胃。

方药：不换金正气散加减。

常用苍术燥湿运脾；陈皮、枳壳、藿香理气醒脾和中；神曲、炒麦芽、焦山楂消食开胃。脘腹胀满加木香、厚朴、莱菔子理气宽中；舌苔白腻加半夏、佩兰燥湿醒脾；暑湿困阻加荷叶、扁豆花消暑化湿；嗳气泛恶加半夏、竹茹和胃降逆；大便偏干加枳实、莱菔子导滞通便；大便偏稀加山药、薏苡仁健脾祛湿。

（2）脾胃气虚

证候：不思进食，食而不化，大便偏稀夹不消化食物，面色少华，形体偏瘦，肢倦

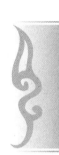

乏力，舌质淡，苔薄白，脉缓无力。

辨证：本证多见于脾胃素虚，或脾运失健迁延失治者，以不思乳食，面色少华，肢倦乏力，形体偏瘦为辨证依据。若迁延不愈，气血耗损，形体羸瘦，则应按疳证辨治。

治法：健脾益气，佐以助运。

方药：异功散加味。

常用党参、白术、茯苓、甘草健脾益气；陈皮、佩兰、砂仁醒脾助运；神曲、鸡内金消食助运。苔腻便稀者，去白术，加苍术、薏苡仁燥湿健脾；大便溏薄加炮姜、肉豆蔻温运脾阳；饮食不化加焦山楂、炒谷芽、炒麦芽消食助运；汗多易感加黄芪、防风益气固表；情志抑郁加柴胡、佛手疏肝解郁。

（3）脾胃阴虚

证候：不思进食，食少饮多，皮肤失润，大便偏干，小便短黄，甚或烦躁少寐，手足心热，舌红少津，苔少或花剥，脉细数。

辨证：本证见于温热病后或素体阴虚，或嗜食辛辣伤阴者，以食少饮多、大便偏干、舌红少苔为特征。

治法：滋脾养胃，佐以助运。

方药：养胃增液汤加减。

常用沙参、麦冬、玉竹、石斛养胃育阴；白芍、乌梅甘草酸甘化阴；焦山楂、炒麦芽开胃助运。口渴烦躁者，加天花粉、芦根、胡黄连清热生津除烦；大便干结加火麻仁、郁李仁、瓜蒌仁润肠通便；夜寐不宁，手足心热加牡丹皮、莲子心、酸枣仁清热宁心安神；食少不化者，加谷芽、神曲生发胃气；兼脾气虚弱加山药、太子参补益气阴。

【其他疗法】

1. 中药成药

（1）小儿香橘丸：每服1丸，1日2次或3次。用于脾失健运证。

（2）小儿健脾丸：每服1丸，1日2次。用于脾胃气虚证。

2. 推拿疗法

（1）补脾土，运内八卦，清胃经，掐揉掌横纹，摩腹，揉足三里。用于脾失健运证。

（2）补脾土，运内八卦，揉足三里，摩腹，捏脊。用于脾胃气虚证。

（3）揉板门，补胃经，运八卦，分手阴阳，揉二马，揉中脘。用于脾胃阴虚证。

3. 针灸疗法

（1）体针：①取脾俞、足三里、阴陵泉、三阴交，用平补平泻法。用于脾失健运证。②取脾俞、胃俞、足三里、三阴交，用补法。用于脾胃气虚证。③取足三里、三阴交、阴陵泉、中脘、内关，用补法。用于脾胃阴虚证。以上各型均用中等刺激，不留针，每日1次，10次为1个疗程。

（2）耳穴：取脾、胃、肾、神门、皮质下。用胶布粘王不留行子贴按于穴位上，隔日 1 次，双耳轮换，10 次为 1 个疗程。每日按压 3～5 次，每次 3～5 分钟，以稍感疼痛为度。用于各种证型。

【预防调护】

1. 预防

(1) 掌握正确的喂养方法，饮食起居按时、有度，饭前勿食糖果饮料，夏季勿贪凉饮冷。根据不同年龄给予富含营养、易于消化、品种多样的食品。母乳喂养的婴儿 4 个月后应逐步添加辅食。

(2) 出现食欲不振症状时，要及时查明原因，采取针对性治疗措施。对病后胃气刚刚恢复者，要逐渐增加饮食；切勿暴饮暴食而致脾胃复伤。

(3) 注意精神调护，培养良好的性格，教育孩子要循循善诱，切勿训斥打骂，变换生活环境要逐步适应，防止惊恐恼怒损伤。

2. 调护

(1) 纠正不良饮食习惯，做到"乳贵有时，食贵有节"，不偏食、挑食，不强迫进食，饮食定时适量，荤素搭配，少食肥甘厚味、生冷坚硬等不易消化食物，鼓励多食蔬菜及粗粮。

(2) 遵照"胃以喜为补"的原则，先从小儿喜欢的食物着手，来诱导开胃，暂时不要考虑营养价值，待其食欲增进后，再按营养的需求供给食物。

(3) 注意生活起居，加强精神调护；保持良好情绪，饭菜多样化，讲究色香味，以促进食欲。

三、疳证

疳证是由喂养不当或多种疾病影响，导致脾胃受损，气液耗伤而形成的一种慢性疾病。临床以形体消瘦，面色无华，毛发干枯，精神萎靡或烦躁，饮食异常为特征。本病发病无明显季节性，各年龄段均可罹患，临床尤多见于 5 岁以下小儿。因其起病缓慢，病程迁延，不同程度地影响小儿的生长发育，严重者还可导致阴竭阳脱，猝然变险，因而被古人视为恶候，列为儿科四大要证之一。新中国成立后，随着人民生活的不断改善和医疗保健事业的深入开展，本病的发病率已明显下降，特别是重症患儿显著减少。本病经恰当治疗，绝大多数患儿均可治愈，仅少数重症或有严重兼证者，预后较差。

"疳"之含义，自古有两种解释，其一曰："疳者甘也"，是指小儿恣食肥甘厚腻，损伤脾胃，形成疳证；其二曰："疳者干也"，是指气液干涸，形体羸瘦。前者言其病因，后者述其病机及主证。

关于疳证的分类，古代医家认识不一，有以五脏分类的，如肝疳、心疳、脾疳、肺疳、肾疳；有以病因分类的，如蛔疳、食疳、哺乳疳；有以患病部位分类的，如眼疳、鼻疳、口疳等；有以某些证候分类的，如疳嗽、疳泻、疳肿胀等；有以病情轻重分类的，如疳气、疳虚、疳积、疳极、干疳等。目前，临床一般将疳证按病程与证候特点分

证，分为疳气、疳积、干疳三大证候及其他兼证。

【病因病机】引起疳证的病因较多，临床以饮食不节，喂养不当，营养失调，疾病影响以及先天禀赋不足为常见，其病变部位主要在脾胃，可涉及五脏。胃主受纳，脾主运化，共主饮食物的消化、吸收及其水谷精微输布，以营养全身。脾健胃和，则气血津液化生有源，全身上下内外得以滋养。若脾胃失健，生化乏源，则气血不足，津液亏耗，肌肤、筋骨、经脉、脏腑失于濡养，日久则形成疳证。

（1）喂养不当：饮食不节，喂养不当是引起疳证最常见的病因，这与小儿"脾常不足"的生理特点密切相关。小儿神志未开，乳食不知自节，若喂养不当，乳食太过或不及，均可损伤脾胃，形成疳证。太过指乳食无度，过食肥甘厚味、生冷坚硬难化之物，或妄投滋补食品，以致食积内停，积久成疳，正所谓"积为疳之母"也。不及指母乳匮乏，代乳品配制过稀，未能及时添加辅食，或过早断乳，摄入食物的数量、质量不足，或偏食、挑食，致营养失衡，长期不能满足生长发育需要，气液亏损，形体日渐消瘦而形成疳证。

（2）疾病影响：多因小儿久病吐泻，或反复外感，罹患时行热病、肺痨诸虫，失于调治或误用攻伐，致脾胃受损，津液耗伤，气血亏损，肌肉消烁，形体羸瘦，而成疳证。

（3）禀赋不足：先天胎禀不足，或早产、多胎，或孕期久病、药物损伤胎元，致元气虚惫。脾胃功能薄弱，纳化不健，水谷精微摄取不足，气血亏耗，脏腑肌肤失于濡养，形体羸瘦，形成疳证。

综上所述，疳证的主要病变部位在脾胃，其基本病理改变为脾胃受损，津液消亡。因脾胃受损程度不一，病程长短有别，而病情轻重差异悬殊。初起仅表现脾胃失和，运化不健，或胃气未损，脾气已伤，胃强脾弱，肌肤失荣不著者，为病情轻浅，正虚不著的疳气阶段；继之脾胃虚损，运化不及，积滞内停，壅塞气机，阻滞络脉，则呈现虚中夹实的疳积证候；若病情进一步发展或失于调治，脾胃日渐衰败，津液消亡，气血耗伤，元气衰惫者，则导致干疳。

干疳及疳积重症阶段，因脾胃虚衰，生化乏源，气血亏耗，诸脏失养，必累及其他脏腑，因而易于出现各种兼证，正所谓"有积不治，传之余脏"也。若脾病及肝，肝失所养，肝阴不足，不能上承于目，而见视物不清、夜盲目翳者，则谓之"眼疳"；脾病及心，心开窍于舌，心火上炎，而见口舌生疮者，称为"口疳"：脾病及肺，土不生金，肺气受损，卫外不固，易于外感，而见咳喘、潮热者，称为"肺疳"；脾病及肾，肾精不足，骨失所养，久致骨骼畸形者，称为"骨疳"；脾虚不运，气不化水，水湿泛滥，则出现"疳肿胀"。若脾虚失摄，血不归经，溢出脉外者，则可见皮肤紫斑瘀点及各种出血证候。重者脾气衰败，元气耗竭，直至阴阳离决而猝然死亡。

【诊断】

1. 诊断要点

（1）有喂养不当或病后饮食失调及长期消瘦史。

（2）形体消瘦，体重比正常同年龄儿童平均值低 15％以上，面色不华，毛发稀疏枯黄；严重者干枯羸瘦，体重可比正常平均值低 40％以上。

（3）饮食异常，大便干稀不调，或脘腹膨胀等明显脾胃功能失调症状。

（4）兼有精神不振，或好发脾气；烦躁易怒，或喜揉眉擦眼；或吮指磨牙等症。

（5）贫血者，血红蛋白及红细胞减少。出现肢体浮肿，属于疳肿胀（营养性水肿）者，血清总蛋白大多在 45g/L 以下，血清白蛋白常在 20g/L 以下。

2. 鉴别诊断

（1）厌食：本病由喂养不当，脾胃运化功能失调所致，以长期食欲不振，厌恶进食为主证，无明显消瘦，精神尚好，病在脾胃，不涉及他脏，一般预后良好。

（2）积滞：本病以不思乳食，食而不化，脘腹胀满，大便酸臭为特征，与疳证以形体消瘦为特征有明显区别。但两者也有密切联系，若积久不消，影响水谷精微化生，致形体日渐消瘦，可转化为疳证。

【辨证论治】

1. 辨证要点　本病有主证、兼证之不同，主证应以八纲辨证为纲，重在辨清虚、实；兼证宜以脏腑辨证为纲，以分清疳证所累及之脏腑。主证按病程长短、病情轻重、虚实分为疳气、疳积、干疳三种证候。初起面黄发疏，食欲欠佳，形体略瘦，大便不调，精神如常者，谓之疳气，属脾胃失和，病情轻浅之虚证轻症；病情进展，而见形体明显消瘦，肚腹膨隆，烦躁多啼，夜卧不宁，善食易饥或嗜食异物者，称为疳积，属脾虚夹积，病情较重之虚实夹杂症；若病程久延失治，而见形体极度消瘦，貌似老人，不思饮食，腹凹如舟，精神萎靡者，谓之干疳，属脾胃衰败，津液消亡之虚证重症。兼证及危重症常在干疳或疳积重症阶段出现，因累及脏腑不同，症状有别。脾病及心则口舌生疮；脾病及肝则目生云翳，干涩夜盲；脾病及肺则潮热久嗽；脾病及肾则鸡胸龟背。脾阳虚衰，水湿泛溢则肌肤水肿；牙龈出血，皮肤紫癜者，为疳证恶候，提示气血大衰，血络不固；若出现神萎息微，不思纳者，为阴竭阳脱的危候，将有阴阳离决之变，须特别引起重视。

2. 治疗原则　以健运脾胃为主，通过调理脾胃，助其纳化，以达气血丰盈、津液充盛、肌肤得养之目的。根据疳气、疳积、干疳的不同阶段，而采取不同的治法，疳气以和为主；疳积以消为主，或消补兼施；干疳以补为要。出现兼证者，应按脾胃本病与他脏兼证合参而随证治之。此外，合理补充营养，纠正不良饮食习惯，积极治疗各种原发疾病，对本病康复也至关重要。

3. 证治分类

（1）常证

①疳气

证候：形体略瘦，面色少华，毛发稀疏，不思饮食，大便干稀不调，精神欠佳，性急易怒，舌质略淡，苔薄微腻，脉细有力。

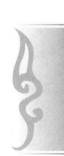

辨证：本证为疳证初起阶段，由脾胃失和、纳化失健所致。以形体略瘦，食欲不振为特征。失于调治者，可转为疳积证。

治法：调脾健运。

方药：资生健脾丸加减。

常用党参、白术、山药益气健脾；茯苓、薏苡仁、泽泻健脾渗湿；藿香、砂仁、扁豆醒脾开胃；麦芽、神曲、山楂消食助运；食欲不振，腹胀，苔厚腻，去党参、白术，加苍术、鸡内金、厚朴运脾化湿，消积除胀；性情急躁，夜卧不宁者加钩藤、黄连抑木除烦；大便稀溏加炮姜、肉豆蔻温运脾阳；大便秘结加火麻仁、决明子润肠通便。

②疳积

证候：形体明显消瘦，面色萎黄，肚腹膨胀，甚则青筋暴露，毛发稀疏结穗，精神烦躁，夜卧不宁，或见揉眉挖鼻，吮指磨牙，动作异常，食欲不振或善食易饥，或嗜食异物，舌淡苔腻，脉沉细而滑。

辨证：本证多由疳气发展而来，属脾胃虚损，积滞内停，虚实夹杂之证，病情较为复杂。证见形体明显消瘦，四肢枯细，肚腹膨胀，烦躁不宁。辨别疳之有积无积，须视腹之满与不满，腹大肢细是本证的典型体征。若脘腹胀满，嗳气纳差为食积；大腹胀满，叩之如鼓为气积；腹胀有块，推揉可散为虫积；腹内痞块，推之不减为血积。本证重者也可出现兼证，若疳积失于调治而发展，则成干疳之证。

治法：消积理脾。

方药：肥儿丸加减。

常用人参、白术、茯苓健脾益气；神曲、山楂、麦芽、鸡内金消食化滞；大腹皮、槟榔理气消积；黄连、胡黄连清心平肝，退热除烦；甘草调和诸药。腹胀明显加枳实、木香理气宽中；大便秘结加火麻仁、郁李仁润肠通便；烦躁不安，揉眉挖鼻加栀子、莲子心清热除烦，平肝抑木；多饮善饥加石斛、天花粉滋阴养胃；恶心呕吐加竹茹、半夏降逆止呕；胁下痞块加丹参、郁金、穿山甲（代）活血散结；大便下虫加苦楝皮、雷丸、使君子、榧子杀虫消积。治疗过程中须注意消积，驱虫药不可久用，应中病即止，积去、虫下后再调理脾胃。

③干疳

证候：形体极度消瘦，皮肤干瘪起皱，大肉已脱，皮包骨头，貌似老人，毛发干枯，面色㿠白，精神萎靡，啼哭无力，腹凹如舟，不思饮食，大便稀溏或便秘，舌淡嫩，苔少，脉细弱。

辨证：本证为疳证后期表现，由脾胃虚衰、津液消亡、气血两败所致，以形体极度消瘦、精神萎靡、不思饮食为特征，常出现病涉五脏的种种兼证，严重者可随时出现气血衰亡、阴竭阳脱的变证。

治法：补益气血。

方药：八珍汤加减。

常用党参、黄芪、白术、茯苓、甘草补脾益气，熟地黄、当归、白芍、川芎养血活血，陈皮、白扁豆、砂仁醒脾开胃。四肢欠温，大便稀溏去熟地黄、当归，加肉桂、炮姜温补脾肾；夜寐不安加五味子、夜交藤宁心安神；舌红口干加石斛、乌梅生津敛阴。若出现面色苍白，呼吸微弱，四肢厥冷，脉细欲绝者，应急施独参汤或参附龙牡救逆汤以回阳救逆固脱，并配合西药抢救。

（2）兼证

①眼疳

证候：两目干涩，畏光羞明，眼角赤烂，甚则黑睛混浊，白翳遮睛或有夜盲等。

辨证：本病由脾病及肝，肝血不足，不能濡养所致。形体消瘦，伴有上述眼部症状，无论轻重，均可辨为本证。

治法：养血柔肝，滋阴明目。

方药：石斛夜光丸加减。

常用石斛、天冬、生地黄、枸杞子滋补肝肾；菊花、白蒺藜、蝉蜕、木贼草退翳明目；青葙子、夏枯草清肝明目；川芎、枳壳行气活血。夜盲者选羊肝丸加减。

②口疳

证候：口舌生疮，甚或满口糜烂，秽臭难闻，面赤心烦，夜卧不宁；小便短黄或吐舌、弄舌，舌质红，苔薄黄，脉细数。

辨证：本证由脾病及心，心失所养，心火上炎所致。以形体消瘦，伴口舌生疮为特征。

治法：清心泻火，滋阴生津。

方药：泻心导赤散加减。

常用黄连、栀子、连翘清心泻火除烦；灯心草、竹叶清心利尿；生地黄、麦冬、玉竹滋阴生津。

内服药同时，加外用冰硼散或珠黄散涂搽患处。

③疳肿胀

证候：足踝浮肿，甚或颜面及全身浮肿，面色无华，神疲乏力，四肢欠温，小便不利，舌淡嫩，苔薄白，脉沉迟无力。

辨证：本证由脾病及肾，阳气虚衰，气不化水，水湿泛滥肌肤所致。以形体消瘦，伴肢体浮肿，按之凹陷难起为特征。

治法：健脾温阳，利水消肿。

方药：防己黄芪汤合五苓散加减。

常用黄芪、白术、甘草健脾益气；茯苓、猪苓、泽泻、防己健脾利水；桂枝温阳化气行水。若浮肿明显，腰以下为甚，四肢欠温，偏于肾阳虚者，可用真武汤加减。

【其他疗法】

1. 中成药

（1）肥儿丸：用于疳气证及疳积之轻证。

（2）香橘丹：用于疳积证。

（3）十全大补丸：用于干疳证。

2. 药物外治

（1）莱菔子适量研末，阿魏调和。用于疳积证腹部气胀者。

（2）大黄 6g，芒硝 6g，栀子 6g，杏仁 6g，桃仁 6g，共研细末。加面粉适量，用鸡蛋清、葱白汁、醋、白酒少许，调成糊状，敷于脐部。用于疳积证腹部胀实者。

3. 推拿疗法

（1）补脾经，补肾经，运八卦，揉板门、足三里，捏脊。用于疳气证。

（2）补脾经，清胃经、心经、肝经，捣小天心，分手阴阳、腹阴阳。用于疳积证。

（3）补脾经、肾经，运八卦，揉二马、足三里。用于干疳证。

4. 捏脊疗法　可用于疳气证、疳积证。极度消瘦，皮包骨头者不可应用。

5. 针灸疗法

（1）体针。主穴：合谷、曲池、中脘、气海、足三里、三阴交。配穴：脾俞、胃俞、痞根。中等刺激，不留针。每日 1 次，7 日为 1 个疗程。用于疳气证、疳积轻证。烦躁不安，夜眠不宁加神门、内关；脾虚夹积，脘腹胀满加刺四缝；气血亏虚重者加关元；大便稀溏加天枢、上巨虚。

（2）点刺。取穴四缝，常规消毒后，用三棱针在穴位上快速点刺，挤压出黄色黏液或血少许，每周 2 次，为 1 个疗程。用于疳积证。

【预防调护】

1. 预防

（1）提倡母乳喂养，乳食定时定量，按时按序添加辅食，供给多种营养物质，以满足小儿生长发育的需要。

（2）合理安排小儿生活起居，保证充足的睡眠时间。经常户外活动，呼吸新鲜空气，多晒太阳，增强体质。

（3）纠正饮食偏嗜、过食肥甘滋补、贪吃零食、饥饱无常等不良饮食习惯。

（4）发现体重不增或减轻，食欲减退时，要尽快查明原因，及时加以治疗。

2. 调护

（1）加强饮食调护，饮食要富含营养，易于消化，添加食物不可过急过快，应由少到多，由稀至稠，由单一到多种，循序渐进地进行。

（2）保证病室温度适宜，光线充足，空气新鲜，患儿衣着要柔软，注意保暖，防止交叉感染。

（3）病情较重的患儿要加强全身护理，防止压疮、眼疳、口疳等并发症的发生。

（4）定期测量患儿的体重、身高，以及时了解和分析病情，检验治疗效果。

第三节　心肝病证

一、夜啼

小儿若白天能安静入睡，入夜则啼哭不安，时哭时止，或每夜定时啼哭，甚则通宵达旦，称为夜啼。多见于新生儿及婴儿。啼哭是新生儿及婴儿的一种生理活动，在表达要求或痛苦（如饥饿、惊恐、潮湿尿布、调整衣被厚薄）后，啼哭可很快停止，不属病态。本节主要论述婴儿夜间不明原因的反复啼哭。由于伤乳、发热或因其他疾病引起的啼哭，应当审因论治，不属于本证范围。

【病因病机】本病主要因脾寒、心热、惊恐所致。

脾寒腹痛是导致夜啼的常见病因。由于孕母素体虚寒，恣食生冷，胎禀不足，脾寒内生，或因护理不当，腹部中寒，或用冷乳哺食，中阳不振，以致寒邪内侵，凝滞气机，不通则痛，因痛而啼。由于夜间属阴，脾为至阴，阴盛则脾寒愈甚，寒滞气机，故入夜腹中作痛而啼。

若孕母脾气急躁，或平素恣食香燥炙煿之物，或过服温热药物；蕴蓄之热遗于胎儿，出生后将养过温，受火热之气熏灼，均令体内积热，心火上炎，心神不安而啼哭不止。由于心火过亢，阴不能制阳，故夜间不寐而啼哭不宁；彻夜啼哭之后，阳气受损而日间精神不振，故白天入寐；夜间心火复亢，故入夜又啼。周而复始，循环不已。

心藏神而主惊，小儿神气怯弱，智慧未充，若见异常之物，或闻特异声响，常致惊恐。惊则伤神，恐则伤志，致使心神不宁，神志不安，寐中惊惕，因惊而啼。

总之，寒则痛而啼，热则烦而啼，惊则神不安而啼，是以寒、热、惊为本病之主要病因病机。

【诊断】

1. 诊断要点　婴儿难以查明原因的入夜啼哭不安，时哭时止，或每夜定时啼哭，甚则通宵达旦，而白天如常。临证必须详细询问病史，仔细检查身体，必要时辅以有关实验室检查，排除外感发热、口疮、肠套叠、寒疝等疾病引起的啼哭，以免贻误患儿病情。

2. 鉴别诊断　与不适、拗哭相鉴别。小儿夜间若哺食不足或过食，尿布潮湿未及时更换，环境及衣被过冷或过热，襁褓中夹有硬件异物等，均可引起婴儿不适而啼哭，采取相应措施后则婴儿啼哭即止。有些婴儿因不良习惯而致夜间拗哭，如夜间开灯而寐之拗哭、摇篮中摇摆方寐、怀抱方寐、边走边拍方寐的习惯等，注意纠正不良习惯后啼哭可以停止。

【辨证论治】

1. 辨证要点　辨证重在辨别轻重缓急，寒热虚实。确认夜啼无直接病因者，方可按脾寒、心热、惊恐辨治。虚实寒热的辨别要以哭声的强弱、持续时间、兼症的属性来

辨别。哭声响亮而长为实，哭声低弱而短为虚；哭声绵长、时缓时急为寒；哭声清扬、延续不休为热；哭声惊怖、骤然发作为惊。婴儿夜啼以实证为多，虚证较少。辨证要与辨病相结合，不可将他病引起的啼哭误作夜啼，延误病情。

2. 治疗原则　因脾寒气滞者，治以温脾行气；因心经积热者，治以清心导赤；因惊恐伤神者，治以镇惊安神。

3. 证治分类

（1）脾寒气滞

证候：啼哭时哭声低弱，时哭时止，睡喜蜷曲，腹喜摩按，四肢欠温，吮乳无力，胃纳欠佳，大便溏薄，小便较清，面色青白，唇色淡红，舌苔薄白，指纹多淡红。

辨证：本证多见于受寒受冷后，脾阳受损，寒凝气滞而致，以夜啼伴睡喜蜷曲，腹喜摩按，大便溏薄，小便较清，面色青白等虚寒内盛征象为辨证要点。

治法：温脾散寒，行气止痛。

方药：乌药散合匀气散加减。

常用乌药、高良姜、炮姜温中散寒；砂仁、陈皮、木香、香附行气止痛；白芍、甘草缓急止痛；桔梗载药上行，调畅气机。大便溏薄加党参、白术、茯苓健脾益气；时有惊惕加蝉蜕、钩藤祛风镇惊；哭声微弱，胎禀怯弱，形体羸瘦者，可酌用附子理中汤治之，以温壮元阳。

（2）心经积热

证候：啼哭时哭声较响，见灯尤甚，哭时面赤唇红，烦躁不宁，身腹俱暖，大便秘结，小便短赤，舌尖红，苔薄黄，指纹多紫。

辨证：本证为先天禀受或后天素体蕴热，心有积热，神明被扰乱所致。证候以哭声响亮，延声不休，面赤唇红为特征。

治法：清心导赤，泻火安神。

方药：导赤散加减。

常用生地黄清热凉血；竹叶、通草清心降火；甘草梢泻火清热；灯心草引诸药入心经。同时要注意避免衣被及室内过暖。大便秘结而烦躁不安者，加生大黄以泻火除烦；腹部胀满而乳食不化者，加麦芽、莱菔子、焦山楂以消食导滞；热盛烦闹者加黄连、栀子以泻火除烦。

（3）唯恐伤神

证候：夜间突然啼哭，似见异物状，神情不安，时作惊惕，紧偎母怀，面色乍青乍白，哭声时高时低，时急时缓，舌苔正常，脉数，指纹色紫。

辨证：本证因小儿心神怯弱，暴受惊恐所致。症见睡中突然啼哭，哭声不已，神情不安，时作惊惕，舌苔多无异常变化，脉来急数。

治法：定惊安神，补气养心。

方药：远志丸加减。

常用远志、石菖蒲、茯神、龙齿定惊安神；人参、茯苓补气养心。睡中时时惊惕者，加钩藤、菊花以息风镇惊；喉有痰鸣，加僵蚕、郁金化痰安神，也可用琥珀抱龙丸以安神化痰。

【其他疗法】

1. 药物外治

（1）艾叶、干姜粉各适量。炒热，用纱布包裹，熨小腹部，从上至下，反复多次。用于脾寒气滞证。

（2）丁香、肉桂、吴茱萸各等量。研细末，置于普通膏药上，贴于脐部。用于脾寒气滞证。

2. 推拿疗法

（1）分阴阳，运八卦，平肝木，揉百会、安眠。脾寒者补脾土，揉足三里、关元；热者泻小肠，揉小天心、内关、神门；惊恐者清肺金，揉印堂、太冲、内关。

（2）按摩百会、四神聪、脑门、风池（双），由轻到重交替进行。患儿惊哭停止后，继续按摩 2～3 分钟。用于惊恐伤神证。

3. 针灸疗法

（1）艾灸：用于脾寒气滞证。

（2）针刺：取穴中冲，不留针浅刺出血。用于心经积热证。

【预防调护】

1. 预防

（1）要注意防寒保暖，但勿衣被过暖。

（2）孕妇及乳母不可过食寒凉及辛辣热性食物，勿受惊吓。

（3）不要将婴儿抱在怀中睡眠，不通宵开启灯具，养成良好的睡眠习惯。

2. 调护

（1）注意保持周围环境安静祥和，检查衣服被褥有无异物以免刺伤皮肤。

（2）婴儿啼哭不止，要注意寻找原因，若能除外饥饿、过饱、闷热、寒冷、虫咬、尿布漫浸、衣被刺激等，则要进一步做系统检查，以尽早明确诊断。

二、注意力缺陷多动症

注意力缺陷多动症又称轻微脑功能障碍综合征，是一种较常见的儿童时期行为障碍性疾病。以注意力不集中、自我控制差，动作过多，情绪不稳，冲动任性，伴有学习困难，但智力正常或基本正常为主要临床特征。本病男孩多于女孩，多见于学龄期儿童，发病与遗传、环境、产伤等有一定关系。本病预后较好，绝大多数患儿到青春期逐渐好转而痊愈。

本病在古代医籍中未见专门记载，根据其神志涣散、多语多动、冲动不安，可归入"脏躁""躁动"证中；由于患儿智能接近正常或完全正常，但活动过多，思想不易集中

而导致学习成绩下降，故又与"健忘""失聪"有关。

【病因病机】注意力缺陷多动症的病因主要有先天禀赋不足，或后天护养不当、外伤、病后、情志失调等。其主要病变在心、肝、脾、肾。因人的情志活动与内脏有着密切的关系，必须以五脏精气作为物质基础，五脏功能的失调，必然影响人的情志活动，使其失常。若心气不足，心失所养可致心神失守而情绪多变，注意力不集中；肾精不足，髓海不充则脑失精明而不聪；肾阴不足，水不涵木，肝阳上亢，可有多动，易激动；脾虚失养则静谧不足，兴趣多变，言语冒失，健忘，脾虚肝旺，又加重多动与冲动之证。阴主静，阳主动，人体阴阳平衡，才能动静协调。若脏腑阴阳失调，则产生阴失内守、阳躁于外的种种情志、动作失常的病变。

（1）先天禀赋不足：父母体质较差，肾气不足，或妊娠期间孕妇精神调养失宜等，致使胎儿先天不足，肝肾亏虚，精血不充，脑髓失养，元神失藏。

（2）产伤外伤瘀滞：产伤以及其他外伤，导致患儿气血瘀滞，经脉流行不畅，心肝失养，而神魂不宁。

（3）后天护养不当：过食辛热炙煿，则心肝火炽；过食肥甘厚味，则酿生湿热痰浊；过食生冷，则损伤脾胃；病后失养，脏腑损伤，气血亏虚，均可导致心神失养、阴阳失调，而出现心神不宁、注意力涣散和多动。

（4）情绪意志失调：小儿为稚阴稚阳之体，肾精未充，肾气未盛。由于生长发育迅速，阴精相对不足，导致阴不制阳，阳盛而多动。小儿年幼，心脾不足，情绪未稳，若教育不当，溺爱过度；放任不羁，所欲不遂，则心神不定，脾意不藏，躁动不安，冲动任性，失忆善忘。

【诊断】

1. 诊断要点

（1）多见于学龄期儿童，男性多于女性。

（2）注意力涣散，上课时思想不集中，坐立不安，喜欢做小动作，活动过度。

（3）情绪不稳，冲动任性，动作笨拙，学习成绩差，但智力正常。

（4）翻手试验、指鼻试验、指指试验阳性。

2. 鉴别诊断

（1）多发性抽搐症：是一种以运动、言语和抽搐为特点的综合征。常见头部、躯干、上下肢小抽动，并有喉部发出奇特鸣叫声，或有骂人语言。

（2）正常顽皮儿童：虽有时出现注意力不集中，但大部分时间仍能正常学习，功课作业完成迅速。能遵守纪律，上课一旦出现小动作，经指出即能自我制约而停止。

（3）此外，还应与教学方法不当，致使孩子不注意听课及与年龄相称的好动相区别，以及与智能低下，或因视、听感觉功能障碍所致的注意力涣散与学习困难相区别。

【辨证论治】

1. 辨证要点　本病以脏腑、阴阳辨证为纲。脏腑辨证：在心者，注意力不集中，

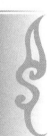

情绪不稳定，多梦烦躁；在肝者，易于冲动，好动难静，容易发怒，常不能自控；在脾者，兴趣多变，做事有头无尾，记忆力差；在肾者，脑失精明，学习成绩低下，记忆力欠佳，或有遗尿、腰酸乏力等。阴阳辨证：阴静不足，症见注意力不集中，自我控制差，情绪不稳，神思涣散；阳亢躁动，症见动作过多，冲动任性，急躁易怒。本病的实质为虚证，亦有标实之状，临床多见虚实夹杂之证。

2. 治疗原则　本病以调和阴阳为治疗原则。心肾不足者，治以补益心肾；肾虚肝亢者，治以滋肾平肝；心脾气虚者，治以补益心脾。病程中见有痰浊、痰火、瘀血等兼证，则佐以化痰、清热、祛瘀等治法。

3. 证治分类

（1）肝肾阴虚

证候：多动难静，急躁易怒，冲动任性，难于自控，神思涣散，注意力不集中，难以静坐，或有记忆力欠佳、学习成绩低下，或有遗尿、腰酸乏力，或有五心烦热、盗汗、大便秘结，舌质红，舌苔薄，脉细弦。

辨证：本证以急躁易怒，冲动任性，五心烦热，舌红，苔薄，脉细弦为特征。肾阴虚者，五心烦热，盗汗，腰酸乏力，记忆力差；肝阳亢者，急躁易怒，冲动任性；肾精亏者，脑失聪明，学习困难。

治法：滋养肝肾，平肝潜阳。

方药：杞菊地黄丸加减。

常用枸杞子、熟地黄、山茱萸滋补肝肾；山药、茯苓健脾养心；菊花、牡丹皮、泽泻清肝肾之虚火；青龙齿、龟甲宁神定志。夜寐不安者，加酸枣仁、五味子养心安神；盗汗者，加浮小麦、龙骨、牡蛎敛汗固涩；易怒急躁者，加石决明、钩藤平肝潜阳；大便秘结者，加火麻仁、桑椹润肠通便。

（2）心脾两虚

证候：神思涣散，注意力不能集中，神疲乏力，形体消瘦或虚胖，多动而不暴躁，言语冒失，做事有头无尾，睡眠不实，记忆力差，伴自汗盗汗，偏食纳少，面色无华，舌质淡，苔薄白，脉虚弱。

辨证：本证以神思涣散，多动而不暴躁，记忆力差，神疲乏力，舌淡苔薄白，脉虚弱为特征。偏心气虚者，形体消瘦，睡眠不实，伴自汗盗汗；偏脾气虚者，形体虚胖，偏食纳少，面色无华，记忆力差。

治法：养心安神，健脾益气。

方药：归脾汤合甘麦大枣汤加减。

常用党参、黄芪、白术、大枣、炙甘草补脾益气；茯神、远志、酸枣仁、龙眼肉、当归、浮小麦养心安神；木香理气醒脾。

思想不集中者，加益智仁、龙骨养心宁神；睡眠不熟者，加五味子、夜交藤养血安神；记忆力差，动作笨拙，苔厚腻者，加半夏、陈皮、石菖蒲化痰开窍。

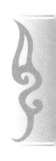

（3）痰火内扰

证候：多动多语，烦躁不宁，冲动任性，难于制约，兴趣多变，注意力不集中，胸中烦热，懊憹不眠，纳少口苦，便秘尿赤，舌质红，苔黄腻，脉滑数。

辨证：本证以多动多语、烦躁不宁、难于制约、胸中烦热、懊憹不眠、舌质红、苔黄腻、脉滑数为特征。

治法：清热泻火，化痰宁心。

方药：黄连温胆汤加减。

常用黄连清热泻火；陈皮、法半夏、胆南星燥化湿痰；竹茹、瓜蒌清热化痰；枳实理气化痰；石菖蒲化痰开窍；茯苓、珍珠母宁心安神。烦躁易怒者，加钩藤、龙胆草平肝泻火；大便秘结者，加大黄通腑泻火。

【其他疗法】

1. 中成药

（1）静灵口服液：6—14 岁，每次 10ml，1 日 2 次。用于肝肾阴虚证。

（2）杞菊地黄丸：每次 3～5g，或口服液 5～10ml，1 日 2 次或 3 次。用于肝肾阴虚证。

（3）知柏地黄丸：每次 3～5g，1 日 2 次或 3 次。用于肝肾阴虚证兼虚火上炎。

（4）人参归脾丸：每次 3～5g，1 日 2 次或 3 次。用于心脾两虚证。

（5）柏子养心丸：每次 3～5g，1 日 2 次或 3 次。用于心脾两虚证。

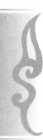

2. 推拿疗法　补脾经，揉内关、神门，按揉百会，摩腹，按揉足三里、心俞、肾俞、命门，捏脊，擦督脉、膀胱经第一侧线。

3. 针灸疗法

（1）体针：主穴取内关、太冲、大椎、曲池，配穴取百会、四神聪、隐白、神庭、心俞。捻转进针，用泻法，不留针。1 日 1 次。

（2）耳针：取心、神门、交感、脑点。浅刺不留针，1 日 1 次。

【预防调护】

1. 预防

（1）孕妇应保持心情愉快，营养均衡；禁烟酒，慎用药物；避免早产、难产及新生儿窒息。

（2）注意防止小儿脑外伤、中毒及中枢神经系统感染。

（3）保证儿童有规律的生活，培养良好的生活习惯。

2. 调护

（1）关心体谅患儿，对其行为及学习进行耐心的帮助与训练；要循序渐进，不责骂不体罚，稍有进步，给予表扬和鼓励。

（2）训练患儿有规律地生活，起床、吃饭、学习等都要形成规律，不要过分迁就。加强管理，及时疏导，防止攻击性、破坏性及危险性行为发生。

（3）保证患儿营养，补充蛋白质、水果及新鲜蔬菜，避免食用有兴奋性和刺激性的饮料和食物。

三、慢惊风

慢惊风来势缓慢，抽搐无力，时作时止，反复难愈，常伴昏迷、瘫痪等症。

【病因病机】

（1）脾胃虚弱：由于暴吐暴泻，或他病妄用汗、下之法，导致中焦受损，脾胃虚弱。脾土既虚，则脾虚肝旺，肝亢化风，致成慢惊之证。

（2）脾肾阳衰：若胎禀不足，脾胃素虚，复因吐泻日久，或误服寒凉，伐伤阳气，以致脾阳式微，阴寒内盛，不能温煦筋脉，而致时时搐动之慢脾风证。

（3）阴虚风动：急惊风迁延失治，或温热病后期，阴液亏耗，肝肾精血不足。阴虚内热，灼烁筋脉，以致虚风内动而成慢惊。

总之，慢惊风患儿体质多羸弱，素有脾胃虚弱或脾肾阳虚，而致脾虚肝亢，或虚极生风。此外，也有急惊风后驱邪未尽，而致肝肾阴虚，虚风内动。病位在肝、脾、肾，性质以虚为主，也可见虚中夹实证。

【诊断】

诊断要点

（1）具有反复呕吐、长期泄泻、急惊风、解颅、佝偻病、初生不啼等病史。

（2）多起病缓慢，病程较长。症见面色苍白，嗜睡无神，抽搐无力，时作时止，或两手颤动，筋惕肉瞤，脉细无力。

（3）根据患儿的临床表现，结合血液生化、脑电图、脑脊液、头颅 CT 等检查，以明确诊断原发病。

【辨证论治】

1. *辨证要点*　慢惊风病程较长，起病缓慢，神昏、抽搐症状相对较轻，有时仅见手指蠕动。辨证多属虚证，继辨脾、肝、肾及阴、阳。脾胃虚弱者，症见精神萎靡，嗜睡露睛、不欲饮食，大便稀溏，抽搐无力，时作时止；脾肾阳衰者，症见神萎昏睡，面白无华，四肢厥冷，手足震颤；肝肾阴虚者，症见低热虚烦，手足心热，肢体拘挛或强直，抽搐时轻时重，舌绛少津。

2. *治疗原则*　慢惊风一般属于虚证，有虚寒和虚热的区别。其治疗大法应以补虚治本为主，常用的治则有温中健脾，温阳逐寒，育阴潜阳，柔肝息风。

3. *证治分类*

（1）脾虚肝亢

证候：精神萎靡，嗜睡露睛，面色萎黄，不欲饮食，大便稀溏，色带青绿，时有肠鸣，四肢不温，抽搐无力，时作时止，舌淡苔白，脉沉弱。

辨证：病以脾胃虚弱为主，常发生于婴幼儿，初期有精神萎靡、面色萎黄、嗜睡露

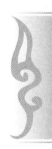

睛等临床症状，继而脾不制肝而动风，出现抽搐反复发作，但程度较轻。一般不伴有高热，此点可与急惊风鉴别。

治法：温中健脾，缓肝理脾。

方药：缓肝理脾汤加减。

常用人参、白术、茯苓、炙甘草健脾益气；白芍、钩藤柔肝止痉；干姜、肉桂温运脾阳。

抽搐频发者，加天麻、蜈蚣息风止痉；腹泻日久者，将干姜改为煨姜，加山楂；大便稀溏者，改用附子理中汤温中散寒，健脾益气。

（2）脾肾阳衰

证候：精神委顿，昏睡露睛，面白无华或灰滞，口鼻气冷，额汗不温，四肢厥冷，溲清便溏，手足蠕动震颤，舌质淡，苔薄白，脉沉微。

辨证：本病多发生在暴泻久泻之后，体内阳气衰竭，病至于此，为虚极之候，阳虚极而生内风，属慢脾风证。临床除上述阳气虚衰症状外，还可见心悸气促、脉微细欲绝等危象。

治法：温补脾肾，回阳救逆。

方药：真武汤合逐寒荡惊汤加减。

常用人参、白术、山药、茯苓、黄芪、炙甘草健脾补肾；炮附子、肉桂、炮姜、丁香温补元阳。

汗多者加龙骨、牡蛎、五味子收敛止汗；恶心呕吐者，加吴茱萸、胡椒、半夏温中降逆止呕。

慢惊风脾肾阳衰证为亡阳欲脱之证，上述症状但见一二者，则应投以益气回阳固脱之品，不可待诸症悉具再用药，否则延误投药时机，可危及患儿生命。

（3）阴虚风动

证候：精神疲惫，形容憔悴，面色萎黄或时有潮红，虚烦低热、手足心热，易出汗，大便干结，肢体拘挛或强直，抽搐时轻时重，舌绛少津，苔少或无苔，脉细数。

辨证：多发于急惊风之后，痰热炼灼阴津，筋脉失养，故证见抽搐反复发作，低热，舌红少苔，脉细数等症。部分患儿可伴有筋脉失养之肢体活动障碍，甚至萎废不用。

治法：滋阴潜阳，滋肾养肝。

方药：定风珠加减。

常用生白芍、生地黄、麻仁、五味子、龟甲、鳖甲、生龙骨、生牡蛎潜阳息风；当归滋阴养血。日晡潮热者，加地骨皮、银柴胡、青蒿清热除蒸；抽搐不止者，加天麻、乌梢蛇息风止痉；汗出较多者，加黄芪、浮小麦固表止汗；肢体麻木，活动障碍者，加赤芍、川芎、地龙活血通络；筋脉拘急，屈伸不利者，加黄芪、党参、鸡血藤、桑枝益气养血通络。

【其他疗法】

1. 推拿疗法　运五经，推脾土，揉脾土，揉五指节，运内八卦，分阴阳，推上三关，揉涌泉，掐足三里。

2. 针灸疗法

（1）体针：取穴脾俞、胃俞、中脘、天枢、气海、足三里、太冲，其中太冲穴施捻转泻法，余穴皆用补法，用于脾虚肝亢证。取穴脾俞、肾俞、章门、关元、印堂、三阴交，诸穴均用补法，用于脾肾阳虚证。取穴关元、百会、肝俞、肾俞、曲泉、三阴交、太溪、太冲，诸穴均用补法，用于阴虚风动证。

（2）艾灸：取穴大椎、脾俞、命门、关元、气海、百会、足三里。用于脾虚肝亢证，脾肾阳虚证。

【预防调护】

1. 预防

（1）加强体育锻炼，增强体质，提高抗病能力。

（2）注意饮食卫生，避免食入不洁食物。

（3）积极治疗原发病，尤其要防止急惊风反复发作。

2. 调护

（1）抽搐发作时，切勿强行牵拉，以防伤及筋骨。

（2）保持呼吸道通畅。痰涎壅盛者，随时吸痰，同时注意给氧。

（3）抽搐时要禁食，搐止后以流质素食为主，不会吞咽者，给予鼻饲，病情好转后，给予高营养、易消化食物。

（4）对于长期卧床的患儿，要经常改变体位，勤擦澡，多按摩，防止发生压疮。

第四节　心肾病证

一、遗尿

遗尿，又称尿床，是指3周岁以上的小儿睡中小便自遗，醒后方觉的一种病症。正常小儿1岁后白天已渐渐能控制小便，随着小儿经脉渐盛，气血渐充，脏腑渐实，知识渐开，排尿的控制与表达能力逐步完善。若3岁以后夜间仍不能自主控制排尿而经常尿床，就是遗尿症，多见于10岁以下的儿童。

早在《灵枢·本输》就有"三焦者……入络膀胱，约下焦。实则癃闭，虚则遗溺。遗溺则补之，闭癃则泻之"的记载。《诸病源候论·小儿杂病诸候·遗尿候》说："遗尿者，此由膀胱有冷，不能约于水故也……肾主水，肾气下通于阴，小便者，水液之余也，膀胱为津液之腑，既冷，气衰弱，不能约水，故遗尿也。"嗣后，历代医家均认为小儿遗尿多系虚寒所致，常用温补之法。明清时期拓展了肝经郁热的病机，验之当今，此类遗尿多与尿路感染有关。现代研究通过 X 线影像诊断，发现部分遗尿与隐性脊柱裂有关。

【病因病机】遗尿多与膀胱和肾的功能失调有关。其中尤以肾气不足，膀胱虚寒为多见。

1. 肾气不足　肾为先天，职司二便；膀胱主藏尿液，与肾相为表里。尿液能贮藏于膀胱而不漏泄，须靠肾气的固摄；尿液能排出体外，则是靠肾的通利。肾的这两种功能称为开阖。肾的开阖主要靠肾的气化功能来调节。肾气不足，就会导致下焦虚寒，气化功能失调。闭藏失司，不能约束水道而遗尿。先天肾气不足，体质虚寒及有隐性脊柱裂的患儿多属此证。

2. 肺脾气虚　肺主敷布津液，脾主运化水湿，肺脾二脏共同维持正常水液代谢。若肺脾气虚则水道制约无权，所谓"上虚不能制下"。《杂病源流犀烛·遗溺》说："肺虚则不能为气化之主，故溺不禁也。"因此，此证又常见于屡受外感，哮喘频发，喂养不当，消瘦羸弱的患儿。

3. 心肾失交　遗尿小儿多有睡眠较深、难以唤醒或醒后神志朦胧等现象，也有梦中小便尿于床上者。这与"心主神明"有关。因心肾失交，水火不济，夜梦纷纭，梦中尿床，或欲醒而不能，小便自遗。

4. 肝经郁热　肝主疏泄，肝之经脉循绕阴器，抵少腹。肝经郁热，疏泄失司而致遗尿。

此外，尚有不良习惯而成者。若自幼缺乏教育，没有养成良好的夜间排尿习惯，或 3 岁以后仍用"尿不湿"，而任其自遗。

【诊断】

1. 诊断要点

(1) 发病年龄在 3 周岁以上，寐中小便自出，醒后方觉。

(2) 睡眠较深，不易唤醒，每夜或隔几天发生尿床，甚则每夜遗尿 1 次或 2 次以上者。

(3) 尿常规及尿培养无异常发现。

(4) 部分患儿腰骶部 X 线摄片显示隐性脊柱裂。

2. 鉴别诊断　热淋（尿路感染）：尿频急、疼痛，白天清醒时小便也急迫难耐而尿，裤裆常湿。小便常规检查有白细胞或脓细胞。

【辨证论治】

1. 辨证要点　本病重在辨其虚实寒热，虚寒者多，实热者少。虚寒者病程长，体质弱，尿频清长，舌质淡，苔薄滑，或舌有齿痕、舌体胖嫩，兼见面白神疲、纳少乏力、肢冷自汗、大便溏薄、反复感冒等症。实热者病程短，体质尚壮实，尿量少、黄臊，舌质红，苔黄，兼面红唇赤、性情急躁、头额汗多，磨齿夜惊，睡眠不宁，大便干结等症。

2. 治疗原则　以温补下元、固摄膀胱为主要治疗法则，仍需清心安神或泻肝清热。

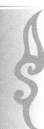

3．证治分类

（1）肺脾气虚

证候：夜间遗尿，日间尿频而量多，经常感冒，面色少华，神疲乏力，食欲不振，大便溏薄，舌质淡红，苔薄白，脉沉无力。

辨证：本证由于肺气不足而膀胱不摄，即上虚不能制下，以致夜间遗尿尿频。脾气虚则生化乏源，气血不足则卫外不固，故见虚弱诸证。

治法：补肺益脾，固涩膀胱。

方药：补中益气汤合缩泉丸加减。

常用党参、黄芪、白术、甘草补气，陈皮理气；当归养血；升麻、柴胡升提中气；益智仁、山药、乌药温脾固涩。肺脾之气得补，膀胱之气得固，则遗尿可愈。寐深者可加炙麻黄、石菖蒲宣肺醒神，兼有里热者加焦山栀清其心火；纳呆者加生山楂、焦神曲开胃消食。

（2）肾气不足

证候：每晚尿床1次以上，小便清长，面白少华，神疲乏力，智力较同龄儿稍差，肢冷畏寒，舌质淡，苔白滑，脉沉无力。

辨证：本证的特点是遗尿日久，次数较多，兼见虚寒诸证。肾司二便，与膀胱互为表里，肾气虚弱，命火不足，下元虚寒，不能约束水道而致小便清长，频频尿床。

治法：温补肾阳，固涩小便。

方药：菟丝子散加减。

常用菟丝子、巴戟天、肉苁蓉、附子温补肾阳以暖膀胱；山茱萸、五味子、牡蛎、桑螵蛸滋敛肾阴以缩小便。伴有寐深沉睡不易唤醒者，加炙麻黄以醒神；兼有郁热者，酌加栀子、黄柏兼清里热。

（3）心肾不交

证候：梦中遗尿，寐不安宁，烦躁叫扰，白天多动少静，难以自制，或五心烦热，形体较瘦，舌质红，苔薄少津，脉沉细而数。

辨证：常见白天玩耍过度，夜间梦中小便自遗。证见心火偏旺者寐不安宁，烦躁叫扰；肾阴偏虚者，五心烦热，舌红少津。水火失济，心肾失交，膀胱失约而遗尿。

治法：清心滋肾，安神固脬。

方药：交泰丸合导赤散加减。

常用生地黄、竹叶、通草、甘草清心火；黄连、肉桂交泰心肾，使水火既济，阴阳平秘，而遗尿可愈。若系阴阳失调而梦中遗尿者，可用桂枝加龙骨牡蛎汤，调和阴阳，潜阳摄阴；若系肝经湿热，疏泄太过而致尿床，可用龙胆泻肝汤清热利湿，缓急止遗。

【其他疗法】

1．中成药

（1）五子衍宗丸：用于肾气不足证。

（2）缩泉丸：用于脾肾不足证。

2. 针灸疗法

（1）体针主穴取肾俞、关元、膀胱俞、中极，配穴取三焦俞、委中、三阴交、阳陵泉，每次各选1穴或2穴。睡眠较深者，加神门、心俞；面白少华，自汗者，加肺俞、尺泽。

（2）耳针：取皮质下、神门、内分泌、肾、肺、脾。

【预防调护】

1. 预防

（1）勿使患儿白天玩耍过度，睡前饮水太多。

（2）幼儿每晚按时唤醒排尿，逐渐养成自控的排尿习惯。

2. 调护

（1）夜间尿湿后要及时更换裤褥，保持干燥及外阴部清洁。

（2）白天可饮水，晚餐不进稀饭、汤水，睡前尽量不喝水，中药汤剂也不要在晚间服。

（3）既要严格要求，又不能打骂体罚，消除紧张心理，积极配合治疗。

二、五迟、五软

五迟、五软，即小儿生长发育障碍的病症。五迟指立迟、行迟、齿迟、发迟、语迟；五软指头项软、口软、手软、足软、肌肉软。五迟、五软病症既可单独出现，也可同时存在。本病由于先天禀赋不足、后天调护失当引起。若症状较轻，治疗及时，常可康复；若证候复杂，病程较长，属先天禀赋不足引起者，往往成为痼疾，预后不良。

五软在宋代之前，多与五迟并论，最早见于《活幼心书·五软》"爰自降生之后，精髓不光，筋骨萎弱，肌肉虚瘦，神色昏愦，才为六淫所侵，便致头项手足身软，是名五软。"

五迟、五软包括西医学之佝偻病、脑发育不全、脑性瘫痪、智能低下等病症。

【病因病机】五迟五软的病因多为先天禀赋不足，亦有属于后天失于调养者。

先天因素：父母精血虚损，或孕期调摄失宜，精神、起居、饮食、药治不慎等致病因素遗患胎儿，损伤胎元之气；或年高得子，先天精气未充，髓脑未满，脏气虚弱，筋骨肌肉失养而成。

后天因素：分娩时难产、产伤，使颅内出血；或生产过程中胎盘早剥、脐带绕颈；产后护理不当，发生窒息、中毒；或温热病后，因高热惊厥、昏迷造成脑髓受损；或乳食不足，哺养失调，致脾胃亏损，气血虚弱，精髓不充，而致生长发育障碍。

五迟、五软的病机，可概括为正虚和邪实两个方面。正虚是五脏不足，气血虚弱，精髓不充；邪实为痰瘀阻滞心经脑络，心脑神明失主所致。

肾主骨，肝主筋，脾主肌肉，人能站立行走，需要筋骨肌肉协调运动。若肝肾脾不足，则筋骨肌肉失养，可现立迟、行迟；头项软而无力，不能抬举；手软无力而下垂，不能握举；足软无力，难于行走。齿为骨之余，若肾精不足，可见牙齿出迟；发为血之余、肾之苗，若肾气不充，血虚失养，可见发迟或发稀而枯。言为心声，脑为髓海，若心气不足，肾精不充，髓海不足，则见言语迟缓，智力不聪。脾开窍于口，又主肌肉；若脾气不足，则可见口软乏力，咀嚼困难，肌肉软弱，松弛无力。五迟、五软若因产伤、外伤等因素，损伤脑髓，瘀阻脑络，或热病后痰火上扰，痰浊阻滞，蒙蔽清窍，使窍道不通，心脑神明失主，肢体活动失灵。若痰浊瘀血阻滞心经脑络，也可使元神无主，心窍昏塞，神志不明而失聪，常常表现智力低下、脑性瘫痪。

【诊断】

1. 诊断要点

（1）可有孕期调护失宜、药物损害、产伤、窒息、早产，以及喂养不当史，或有家族史，父母为近亲结婚者。

（2）小儿 2－3 岁还不能站立、行走，为立迟、行迟；初生无发或少发，随年龄增长，仍稀疏难长为发迟；12 个月时尚未出牙以及此后牙齿萌出过慢为齿迟；1－2 岁还不会说话为语迟。

（3）小儿周岁前后头项软弱下垂为头项软；咀嚼无力，时流清涎为口软；手臂不能握举为手软；2－3 岁还不能站立、行走为足软；皮宽肌肉松软无力为肌肉软。

（4）五迟、五软不一定悉具，但见一二症者可分别做出诊断。临床还应根据小儿生长发育规律，及早发现生长发育迟缓的变化。

2. 鉴别诊断　对中医学诊断为五迟、五软者，要做相关的西医学疾病鉴别诊断，常见病症如下。

（1）智力低下

①智能明显低于同龄儿童正常水平，即智商低于均值以下两个标准差，在 70 以下。

②同时存在适应功能缺陷或损害，即与其年龄和群体文化相称的个体功能，如社会技能、社会责任、交谈、日常生活料理、独立和自理能力的缺陷或损害。

③出现在发育年龄阶段，18 岁以下，轻度智商在 50～70，中度在 35～49，重度在 20～34，极重度在 20 以下。

④理化检查：某些疾病引起的能力低下，如苯丙酮尿症者尿三氯化铁试验阳性；先天性愚型者染色体检查有助诊断；甲状腺功能减低者，骨骼 X 线检查提示发育落后，甲状腺功能检查提示甲减。

（2）脑性瘫痪

①出生前到生后 1 个月以内各种原因（如早产、多胎、低体重、高龄妊娠、窒息、高胆红素血症）所致的非进行性脑损伤。

②中枢性运动障碍及姿势异常，表现为多卧少动，颈项、肢体关节活动不灵，分为痉挛型（约占 2/3）、锥体外系型、共济失调型、混合型等。

③常伴有智力迟缓，视、听、感觉障碍及学习困难。

④摄头颅 X 线片或 CT，了解脑部有无异常、畸形，或异常钙化影等，脑电图有助于支持合并癫痫的诊断。

（3）脑白质营养不良：为常染色体隐性遗传性疾病。表现为步态不稳、语言障碍、视神经萎缩，1-2 岁发病前运动发育正常，病情呈进行性加重，白细胞或皮肤成纤维细胞中芳香硫脂酶 A 活性明显降低是本病的特异性诊断指标。

（4）婴儿型脊髓性肌萎缩症：出生时一般可，3～6 个月出现症状，肢体活动减少，上下肢呈对称性无力，进行性加重，膝腱反射减弱或难以引出，肌张力低下，肌肉萎缩，智力正常。

【辨证论治】

1. 辨证要点

（1）辨脏腑：立迟、行迟、齿迟、头项软、手软、足软，主要在肝肾脾不足；语迟、发迟、肌肉软、口软，主要在心脾不足。伴有脑性瘫痪、智力低下者，常兼有痰浊瘀血阻滞心经脑络。

（2）辨病因：肉眼能查出的脑病（包括遗传变性）及原因不明的先天因素、染色体病，可归属丁先天不足，病多在肝肾脑髓；代谢营养因素所致者病多在脾；不良环境，社会心理损伤，伴发精神病者，病多在心肝；感染、中毒、损伤、物理因素所致者，多属痰浊瘀血为患。

（3）辨轻重：五迟、五软仅见一二症者，病情较轻；五迟、五软并见，病情较重；脑性瘫痪伴重度智力低下或癫痫者病重。

2. 治疗原则　五迟、五软属于虚证，以补为其治疗大法。如脑发育不全多属肝肾两虚，宜补养肝肾，强筋壮骨。脑性瘫痪、智能低下者多属心脾两虚，宜健脾养心，益智开窍。若因难产、外伤、中毒，或温热病后等因素致痰瘀阻滞者，治宜涤痰化瘀，通络开窍，亦有部分患儿可为肝肾两虚兼痰瘀阻滞者，或心脾两虚兼有痰瘀阻滞者，孰重孰轻，必须认真辨证选药。本病要尽可能早期发现，及时治疗，可将有效方剂制成丸、散、膏剂常服，以半年为 1 个疗程，重复 2～3 个疗程，并配合针灸、推拿，教育及功能训练等综合措施，方能取得一定疗效。

3. 证治分类

（1）肝肾亏损

证候：筋骨痿弱，发育迟缓，坐起、站立、行走、生齿等明显迟于正常同龄小儿；头项痿软，天柱骨倒，头形方大，目无神采；反应迟钝，囟门宽大，易惊，夜卧不安；舌质淡，舌苔少，脉沉细无力，指纹淡。

辨证：肝肾不足，不能荣养筋骨，则筋骨牙齿不能按期生长发育，见运动功能迟缓，头形方大，囟门宽大诸症。多见于大脑发育不全、智力低下、甲状腺功能低下、脑白质营养不良等退行性脑病及出生后脑损伤等症。

治法：补肾填髓，养肝强筋。

方药：加味六味地黄丸加减。

常用熟地黄、山茱萸滋养肝肾；鹿茸温肾益精；五加皮强筋壮骨；山药健脾益气；茯苓、泽泻健脾渗湿；牡丹皮凉血活血；麝香活血开窍。

齿迟者，加紫河车、何首乌、龙骨、牡蛎补肾生齿；立迟、行迟者，加牛膝、杜仲、桑寄生补肾强筋壮骨；头项软者，加锁阳、枸杞子、菟丝子、巴戟天补养肝肾；易惊、夜卧不安者，加丹参、远志养心安神；头形方大、下肢弯曲者，加珍珠母、龙骨壮骨强筋。

（2）心脾两虚

证候：语育发育迟滞，精神呆滞，智力低下，头发生长迟缓，发稀萎黄，四肢痿软，肌肉松弛，口角流涎，吮吸咀嚼无力，或见弄舌，纳食欠佳，大便秘结，舌淡胖，苔少，脉细缓，指纹色淡。

辨证：心主神明，言为心声，心气虚弱，故语言迟钝；精神呆滞，智力低下。心主血，脾生血，发为血之余，心脾俱虚，血不荣发，故头发生长迟缓，发稀萎黄。脾主肌肉、四肢，开窍于口，摄取精微，化生气血，脾虚生化乏源，故四肢痿软，手足失用，肌肉松弛无力诸症俱现，弄舌乃心虚智力不聪之证。本证多为久病体弱所致，或为代谢性疾病及某些脑炎后遗症。

治法：健脾养心，补益气血。

方药：调元散加减。

常用人参、黄芪、白术、山药、茯苓、甘草益气健脾；当归、熟地黄、白芍、川芎补血养心；石菖蒲开窍益智。

语迟失聪加远志、郁金化痰解郁开窍；发迟难长者加何首乌、肉苁蓉养血益肾生发；四肢痿软者加桂枝温通经络；口角流涎者加益智仁温脾益肾固摄；气虚阳衰者加肉桂、附子温壮元阳；脉弱无力者加五味子、麦冬养阴生脉。

（3）痰瘀阻滞

证候：失聪失语，反应迟钝，意识不清，动作不自主，或有吞咽困难，口流痰涎，喉间痰鸣，或关节强硬，肌肉软弱，或有癫痫发作，舌体胖，有瘀斑、瘀点，苔腻，脉沉涩或滑，指纹暗滞。

辨证：若见于中毒性脑病后遗症及先天性脑缺陷，因痰湿内盛，蒙蔽清窍，症见智力低下，喉间痰鸣诸证，若有颅脑产伤及外伤史者，初期症状不著，日久离经之血滞而不化，则见躁动、失聪、呕吐等证，此为痰瘀交阻脑府，气血运行不畅，脑失所养。舌上瘀斑、瘀点，脉沉涩，皆为痰瘀阻滞之象。

治法：涤痰开窍，活血通络。

方药：通窍活血汤合二陈汤加减。

常用半夏、陈皮、茯苓、远志、石菖蒲涤痰开窍；桃仁、红花、郁金、丹参、川芎、赤芍、麝香活血通络。

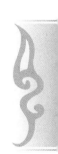

心肝火旺，惊叫、抽搐者，加黄连、龙胆草、羚羊角粉清心平肝；大便干结者加生大黄通腑涤痰；躁动者加龟甲、天麻、生牡蛎潜阳息风。若并发癫痫者，参考瘀血痫治疗。

【其他疗法】

1. 中成药

（1）杞菊地黄丸：每次 3g，1 日 3 次。用于肝肾亏损证。

（2）河车大造丸：每次 3g，1 日 3 次。用于精血不足，髓海空虚者。

（3）十全大补丸：每次 3g，1 日 3 次。用于心脾两虚，气血不足者。

（4）孔圣枕中丹：每次 3g，1 日 3 次。用于阴虚火旺，痰浊蒙窍者。

2. 推拿疗法　用于运动发育迟缓者。

3. 针灸疗法

（1）针法：取关元、足三里、水道、三阴交、归来等穴位。

（2）灸法：用于心脾两虚证。

（3）耳针：用于各证。

4. 功能训练　脑性瘫痪功能训练包括躯体、技能、语言训练，运用矫形器。符合手术适应证者可手术治疗。

【预防调护】

1. 预防

（1）大力宣传优生优育知识。

（2）孕妇注意养胎、护胎，加强营养，不乱服药物。

（3）婴儿合理喂养，预防各种疾病。

2. 调护

（1）重视功能锻炼，加强智力训练教育。

（2）加强营养，科学调养。

（3）用推拿疗法按摩痿软肢体，防止肌肉萎缩。

第五节　传染病

一、麻疹

麻疹是感受麻疹时邪（麻疹病毒）引起的一种急性出疹性传染病，以发热恶寒、咳嗽咽痛，鼻塞流涕，泪水汪汪，畏光羞明，口腔两颊近臼齿处可见麻疹黏膜斑，周身皮肤按序布发麻粒样大小的红色斑丘疹，皮疹消退时皮肤有糠秕样脱屑和色素沉着斑等为特征。我国南方地区称本病为痧、痧疹，北方地区称为疹子。本病一年四季都有发生，但好发于冬春季节，且常可引起流行。6 个月至 5 岁小儿均易发病。麻疹若能及时治疗，合理调护，疹点按期有序布发，则预后良好；但麻疹重症可产生逆险证候，甚至危及生命。本病患病后一般可获得终身免疫。

麻疹在古代被列为儿科四大要证之一，严重危害小儿身体健康。我国自 20 世纪 60 年代以来，普遍使用麻疹减毒活疫苗进行预防接种，从此，麻疹的发病率显著下降，有效地控制了本病的大流行。近年来，临床非典型麻疹病例增多，表现为症状较轻，病程较短，重症、逆证少见，且发病有向大年龄推移的现象。另外，在未做过麻疹疫苗预防接种，又未患过麻疹者，其典型病例亦时有所见，值得注意。

【病因病机】麻疹发病的原因，为感受麻疹时邪。其主要病变在肺脾。肺主皮毛，开窍于鼻，麻疹时邪侵袭肺卫，正邪相争，肺失宣肃，故《证治准绳·幼科》指出："麻疹初出，全类伤风，发热咳嗽，鼻塞面肿，涕唾稠黏，全是肺经之证。"指出麻疹初期证候多类似感冒。又脾主肌肉，统血，合四肢，麻疹时邪袭于肺卫，由表入里，郁阻于脾，正邪相争，驱邪外泄，邪毒出于肌表，皮疹按序布发达于全身。疹透之后，毒随疹泄，麻疹渐次收没，热去津伤，趋于康复。此为麻疹之顺证。

如若感邪较重，或是素体正气不足，正不胜邪，或者治疗不当，或者调护失宜，均可导致正虚不能托邪外泄，邪毒内陷，则可产生逆证。如麻疹时邪内传，或他邪乘机袭肺，灼津炼液成痰，痰热壅盛，肺气闭郁，则成肺炎喘嗽。麻疹时邪热盛，夹痰上攻咽喉，痰热壅结，咽喉不利，则成急喉喑证。麻疹邪毒炽盛，下气不支，邪毒内陷厥阴，蒙蔽心包，引动肝风，则可形成邪陷心肝变证。

【诊断】

诊断要点

（1）易感儿，在流行季节，有麻疹接触史。

（2）疾病初起，可有发热，咳嗽，喷嚏，鼻塞流涕，泪水汪汪，畏光羞明，口腔内两颊黏膜近白齿处可见麻疹黏膜斑；发热经过 3～4 天，热盛出疹，皮疹按序透发，约 3 天出齐；疹透后身热渐退，皮疹收没，皮肤有糠秕样脱屑和色素沉着斑。麻毒深重者，常可合并邪毒闭肺；或邪毒攻喉，或邪陷心肝等危重变证。

（3）麻疹皮疹呈暗红色斑丘疹，但皮疹与疹疹之间皮肤颜色正常。邪毒深重者，皮疹稠密，融合成片，疹色紫暗；邪毒内陷者，可见皮疹骤没，或疹稀色淡。

（4）血常规检查：疹前期白细胞总数正常或减少，中性粒细胞及淋巴细胞几乎相等。非典型麻疹患者，嗜酸性粒细胞增多。

（5）麻疹初热期取患儿口腔黏膜或鼻咽拭子涂片，如找到多核巨细胞则有助诊断。

（6）非典型麻疹可在发病后 1 个月进行血清学检查，血清抗体超过发病前 4 倍或抗体＞1：160 时可以确诊。

以上诊断具备（2）、（3）项，参考第（1）、（4）项即可确诊为麻疹。

【辨证论治】

1. 辨证要点　麻疹的辨证，主要辨别顺证、逆证，然后顺证再辨表里，逆证辨别

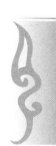

脏腑，便可掌握疾病的轻重和预后。

麻疹顺证（含非典型麻疹）：初热期，麻疹时邪在表，发热自38℃左右渐升，常有微汗，神烦能眠，伴有咳嗽，咳声清爽。泪水汪汪，畏光羞明，口腔内两颊近臼齿处可见麻疹黏膜斑。发热3天后时邪由表入里，正邪交争，开始出疹，出疹期发热如潮，体温可达39～40℃，精神烦躁，咳嗽有痰，麻毒随汗而透，皮疹先见于耳后、发际，渐次延及头面、颈部，而后急速蔓延至胸、背、腹部、四肢，最后在手心、足心及鼻准部见疹点，疹点色泽红赤，皮疹分布均匀，疹点多在3天内透发完毕，无合并症，收没期正胜邪却，皮疹按先出先没，依次隐退，疹没热退，脉静身凉，咳嗽减轻；精神转佳，胃纳增加；皮肤可出现糠秕样脱屑和色素沉着斑，疾病则渐趋康复。

麻疹逆证：因邪盛正虚而发生。麻疹疾病中，如初热期或出疹期，壮热持续不降，肤干无汗，烦躁不安，麻疹暴出，皮疹稠密，疹色紫暗，或体温不升，或身热骤降，麻疹透发不畅，疹出即没，皮疹稀疏，疹色淡白；或皮疹隐没，面色苍白，四肢厥冷等，均为麻疹逆证征象。如伴见咳喘神烦，呼吸急促，痰声辘辘，鼻翼煽动，口唇发绀，是为邪毒闭肺（麻疹合并肺炎）；或伴见咽红肿痛，呛咳气急，声音嘶哑，咳如犬吠，是为邪毒攻喉（麻疹合并喉炎）；如伴见神昏谵语，惊厥抽风，皮疹暴出，疹稠色暗，是为邪陷心肝（麻疹合并脑炎）；或伴见面色青灰，四肢厥冷，脉微欲绝，是为心阳虚衰，均属逆证险候。

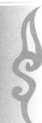

2. 治疗原则　麻为阳毒，以透为顺，以清为要，故本病治疗以"麻不厌透""麻喜清凉"为基本法则。本病病因是麻疹时邪，病机为正气与时邪交争，治疗目的在于祛邪安正，扶正祛邪，要清泄邪毒，驱邪透达于外。麻疹疾病过程中，要按不同阶段的变化，进行辨证论治。初热期麻毒郁表，治以解表透疹为主，麻疹未透之前，解表透疹，透疹宜取清凉，或辛温辛凉并用，辛以透疹，解毒泄热，又须慎用辛温，以免辛温发散，损伤阴液。出疹期麻毒炽盛，治以清热解毒为主，继续透疹，为协助正气驱除邪气之意，清热不可过用苦寒，以免损伤正气，防止麻毒内陷。收没期邪毒已退，正气亦伤，治以养阴清热为主。

总之，麻疹的治疗，以透疹达邪、清凉解毒为要；临床须注意，透疹勿辛散耗津伤液，清热忌过于苦寒伤正，养阴须慎防滋腻留邪。

麻疹逆证的治疗，仍遵透疹、解毒、扶正为原则。如麻毒内陷，麻疹暴出，皮疹稠密，疹色紫暗者，治以清热解毒，凉血化瘀；如素体虚弱，皮疹逾期未出，或皮疹稀疏，疹色偏淡者，治以益气升提；如寒邪袭表，皮疹隐没者，治以散寒解表。如麻毒闭肺，热、咳、痰、喘者，治以清肺解毒，化痰平喘；麻毒攻喉，神烦呛咳，或咳如犬吠，清热解毒，化痰利咽；邪陷心肝，神昏抽搐者，治以解毒开窍，平肝息风；心阳虚衰之险证时，当急予温阳救逆，扶正固脱。

3. 证治分类

（1）顺证

①邪犯肺卫（初热期）

证候：发热咳嗽，微恶风寒，喷嚏流涕，咽喉肿痛，两目红赤，泪水汪汪，畏光羞明，神烦哭闹，纳减口干，小便短少，大便不调。发热第2~3天，口腔两颊黏膜红赤，近臼齿处可见麻疹黏膜斑，周围红晕。舌质偏红，舌苔薄白或薄黄，脉象浮数。

辨证：本证属麻疹初期，从开始发热至出疹，3天左右，又称疹前期；起病较急，常以发热、咳嗽、鼻塞流涕、泪水汪汪、畏光羞明等为临床特征。麻疹起病，2~3天，可见患儿口腔内两颊近臼齿处出现麻疹黏膜斑，是麻疹早期诊断的依据。麻为阳毒，邪易郁而化热，麻疹初期的风寒征象较轻；临床结合患儿麻疹接触史及预防接种史，便不难诊断。接种过麻疹减毒活疫苗而发病者，其症状多较轻而不典型。

方药：宣毒发表汤加减。

常用升麻解肌透疹而解毒；葛根解肌透疹且生津；荆芥、防风、薄荷疏风解表透疹；连翘清热解毒；前胡、牛蒡子、桔梗、甘草宣肺利咽止咳。发热恶寒、鼻流清涕者加苏叶、荆芥解表散寒；发热烦躁、咽红口干者加金银花、蝉蜕疏风清热；咽喉疼痛、乳蛾红肿者加射干、马勃清利咽喉；潮热有汗、精神疲倦、恶心呕吐、大便稀溏者加藿香、佩兰解表化湿；夜睡不安、尿黄短少者加竹叶、通草利尿清热；低热不退、舌红少津者加生地黄、玄参、石斛养阴清热；面色苍白、四肢欠温者加太子参、葛根扶正透疹。麻疹欲透未出者，可另加浮萍、芫荽煎水外洗。

②邪入肺胃（出疹期）

证候：壮热持续，起伏如潮，肤有微汗，烦躁不安，目赤眵多，咳嗽阵作，皮疹布发，疹点由细小稀疏渐稠密；疹色先红后暗，皮疹凸起，触之碍手，压之褪色，大便干结，小便短少，舌质红赤，舌苔黄腻，脉数有力。

辨证：本证由麻疹初热期传入所致；邪正相争，疾病转入出疹期，由麻疹的皮疹出现至疹点透齐，3天左右，又称见形期。病程常经过3~4天，以皮疹发布为特征。麻疹邪毒，由表入里，郁于肺脾。正气抗邪，邪正交争，麻疹外透为顺。身热如潮，则皮疹发布，始见于耳后、发际，继而头面、颈部、胸腹、四肢，最后手心、足底、鼻准部见疹即为麻疹透齐。临床以麻疹按期透发者属顺证，故在出疹期不宜轻易退热，同时须注意观察各种逆证征象，早期发现，防止麻毒内陷。

治法：清凉解毒，透疹达邪。

方药：清解透表汤加减。

常用金银花、连翘、桑叶、菊花辛凉清热解毒；白前、葛根、蝉蜕、牛蒡子发表透疹；升麻解毒透疹。壮热不退，烦躁不安，加栀子、黄连、石膏清热泻火；皮疹稠密，疹点红赤，紫暗成片，加牡丹皮、红花、紫草清热凉血；神志昏沉嗜睡，加石菖蒲、郁金化痰开窍；壮热不退，四肢抽搐，加羚羊角粉、钩藤清热息风；低热不退，舌绛，口干，加生地黄、竹叶、玄参生津清热；咳嗽气粗，喉间痰鸣，加桔梗、桑白皮、杏仁清肺化痰；齿衄、鼻衄加藕节炭、仙鹤草、白茅根凉血止血；身不发热，皮疹未透，或疹

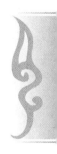

稀色淡，加黄芪、太子参益气透疹。

③阴津耗伤（收没期）

证候：麻疹出齐，发热渐退，精神疲倦，夜睡安静，咳嗽减轻，胃纳增加；皮疹依次渐回，皮肤可见糠秕样脱屑，并有色素沉着，舌红少津，舌苔薄净，脉细无力或细数。

辨证：本证从皮疹透齐至疹点收没，3 天左右，临床见于麻疹顺证后期及非典型麻疹病例。邪毒已透，皮疹先出先没，依次渐回，发热已退，胃纳转佳，精神转安，脉静身凉，是为邪退正复的证候表现。

治法：养阴益气，清解余邪。

方药：沙参麦冬汤加减。

常用沙参、麦冬、天花粉、玉竹滋养肺胃津液；桑叶清透余热；白扁豆、甘草养胃益气。潮热盗汗，手足心热，加地骨皮、银柴胡清退虚热；神倦自汗，纳谷不香，加谷芽、麦芽、鸡内金开胃健脾；大便干结，加瓜蒌仁、火麻仁润肠通便。

（2）逆证

①邪毒闭肺

证候：高热不退，面色青灰，烦躁不安，咳嗽气促，鼻翼煽动，喉间痰鸣，唇周发绀，口干欲饮，大便秘结，小便短赤，皮疹稠密，疹点紫暗，舌质红赤，舌苔黄腻，脉数有力。

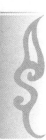

辨证：本证为麻毒闭肺，属麻疹疾病过程中逆变重证之一。临床以麻疹暴出，皮疹稠密，疹色紫暗，高热不退、咳嗽气急，喘促不利、喉间痰鸣，鼻翼煽动，甚则面色青灰、口唇发绀为特征。麻疹发病过程中，麻疹邪毒壅盛，正不敌邪，麻毒郁肺；或六淫之邪乘机侵袭，犯卫袭肺；或因治疗失误；或因调护不当，致使邪毒内陷，炼津成痰，阻于肺窍，发为肺炎喘嗽。本证气滞血瘀者，见疹点紫暗，唇周发绀，舌质红绛。若病情发展，正气衰败，易见心阳暴脱之危候。

治法：宣肺开闭，清热解毒。

方药：麻杏石甘汤加减。

常用麻黄宣肺平喘；石膏清泄肺胃之热以生津；杏仁、前胡止咳平喘；黄芩、虎杖清肺解毒；甘草、芦根润肺止咳。频咳痰多，加浙贝母、天竺黄、鲜竹沥清肺化痰；咳嗽喘促，加桑白皮、苏子、葶苈子降气平喘；皮疹稠密，疹色紫暗，口唇发绀，加丹参、紫草、桃仁活血化瘀；壮热不退，痰稠色黄，加栀子、鱼腥草清肺解毒；大便干结，舌质红绛，苔黄起刺，加黄连、大黄，苦寒清热，泻火通腑，急下存阴。

②邪毒攻喉

证候：咽喉肿痛，或溃烂疼痛，吞咽不利，饮水呛咳，声音嘶哑，喉间痰鸣，咳声重浊，声如犬吠，甚而吸气困难，胸高胁陷，面唇发绀，烦躁不安，舌质红赤，舌苔黄腻，脉象滑数。

辨证：本证为邪毒上攻，痰热互结，壅阻咽喉，属麻疹病变中逆证之一。临床以麻疹疾病中出现咽喉肿痛，咳声如吠，咽喉梗阻，舌质红赤，舌苔黄腻，脉象滑数等症状为特征。邪毒重者咽喉肿痛溃烂，痰浊壅盛者喉中痰吼喘鸣。本证为逆证中重症，须防喉头梗阻、肺气闭塞之危症。

治法：清热解毒，利咽消肿。

方药：清咽下痰汤加减。

常用玄参、射干、甘草、桔梗、牛蒡子清宣肺气而利咽喉；金银花、板蓝根清热解毒；葶苈子泻痰行水，清利咽喉；全瓜蒌、浙贝母化痰散结；马兜铃清肺降气；荆芥疏邪透疹。咽喉肿痛，加六神丸清利咽喉；大便干结，可加大黄、玄明粉泻火通腑。若出现吸气困难，面色发绀等喉梗阻征象时，应采取中西医结合治疗措施，必要时须做气管切开。

③邪陷心肝

证候：高热不退，烦躁谵妄，皮疹稠密，聚集成片，色泽紫暗，甚至神志昏迷、四肢抽搐，舌质红绛，苔黄起刺，脉数有力。

辨证：本证为麻疹逆证中危重症之一，临床以在麻疹疾病中突然出现神昏谵语、四肢抽搐等症状为特征。邪毒壅遏化火，引动肝风，发为抽搐；内陷心包，蒙闭清窍，则神志昏迷、烦躁谵妄；邪毒炽盛，入营动血，则皮疹稠密，聚集成片，疹色紫暗。

治法：平肝息风，清心开窍。

方药：羚角钩藤汤加减。

常用羚羊角粉、钩藤、桑叶、菊花凉肝息风；竹茹、浙贝母化痰清心；鲜生地黄、白芍、甘草柔肝养筋；茯神安神定志。痰涎壅盛者，加石菖蒲、胆南星、郁金、鲜竹沥清热化痰开窍；大便干结者，加大黄、玄明粉清热通腑；壮热不退、神志昏迷、四肢抽搐者，可选用紫雪丹、安宫牛黄丸等，以清心开窍，镇惊息风。如心阳虚脱，皮疹骤没，面色青灰，汗出肢厥，则用参附龙牡救逆汤加味，急予固脱救逆。

【预防调护】

1. 预防

（1）按计划接种麻疹减毒活疫苗。在流行期间有麻疹接触史者可及时注射丙种球蛋白以预防麻疹的发病。

（2）麻疹流行期间，勿带小儿去公共场所和流行区域，减少感染机会。

（3）易感儿接触传染源后，应隔离观察 21 天。

（4）尽早发现麻疹患儿，隔离至出疹后 5 天，合并肺炎者延长至 10 天。一般接触者隔离观察 14 天，已进行免疫接种者观察 4 周。

2. 调护

（1）麻疹的护理工作极为重要，如果护理得当，可无并发症，使患儿顺利康复。

（2）卧室空气流通，温度、湿度适宜，避免直接吹风受寒和阳光刺激，床铺被褥舒适柔软，环境安静。

（3）注意补足水分，饮食应清淡、易消化，出疹期忌油腻辛辣之品，收没期根据食欲逐渐增加营养丰富的食物。

（4）保持眼、鼻、口及皮肤的清洁卫生。

二、幼儿急疹

幼儿急疹是因感受幼儿急疹时邪（人疱疹病毒 6 型），急起发热，3～4 天体温骤降，同时全身出现玫瑰红色小丘疹为特征的一种急性出疹性传染病。由于皮疹形似麻疹，且病发于婴幼儿，故中医学称为"奶麻"。本病一年四季均可发生，以冬春季节居多。发生于婴幼儿，尤多见于 1 岁以下婴儿，6 个月以内婴儿亦可发病。患儿多能顺利出疹，极少有合并症，预后良好。病后可以获得持久免疫力，很少有第二次发病。

【病因病机】幼儿急疹发病的原因，为感受幼儿急疹时邪。幼儿急疹时邪由口鼻而入，侵袭肺卫，郁于肌表，与气血相通，其主要病变在肺脾。正邪相争，热蕴肺脾，正气抗邪，时邪出于肺卫，疹透于肌肤，邪毒外泄。部分患儿疹出后气阴耗损，调养后多能康复。

本病时邪毒势并非深重，且小儿正气充盛，化热之后，正气能奋起与时邪抗争，邪正相搏，肺胃热毒泄于肌肤，一般可卫分而解，不致入里深入营血。所以，本病来势虽盛，但为时不长，邪热能解，也不致重伤气阴，预后良好。

【诊断】

诊断要点

（1）多发生于 2 岁以下婴幼儿。

（2）起病急骤，常突然高热，持续 3～4 天热退，但全身症状轻微。

（3）身热始退，或热退稍后，即出现玫瑰红色皮疹。

（4）皮疹以躯干、腰部、臀部为主，面部及肘、膝关节等处较少。皮疹出现 1～2 天即消退，疹退后无脱屑及色素沉着斑。

（5）血常规检查：白细胞总数偏低，分类以淋巴细胞为主。

【辨证论治】

1. 辨证要点　本病以卫气营血辨证为纲，但病在卫分为主，可涉气分，一般不至深入营血。病初为邪郁肌表证，症见急起高热，持续 3～4 天，除发热外，全身症状轻微。热退之际或稍后，皮疹透发，出疹后病情迅速好转，皮疹消退，部分患儿见纳差、口干等症。

2. 治疗原则　本病治疗，以解表清热为主。邪郁肌表者，治以疏风清热，宣透邪毒；热退疹出后，治以清热生津，以助康复。

3. 证治分类

（1）邪郁肌表

证候：骤发高热，持续 3～4 天，神情正常或稍有烦躁，饮食减少，偶有囟填或见惊厥，咽红，舌质偏红，舌苔薄黄，指纹浮紫。

辨证：本证属幼儿急疹常见证候。临床以突然出现高热，持续 3～4 天，其他伴见症状不多为特点。

治法：清热解表。

方药：银翘散加减。

时邪加寒郁表，发热恶寒，鼻塞流涕，加苏叶、防风解表散寒；壮热不退，烦躁不安，加栀子、蝉蜕清热除烦；烦躁欲惊，加僵蚕、钩藤祛风镇惊；热郁脾胃，时作呕恶，加竹茹、生姜和胃降逆；食欲不振，大便溏薄，加葛根、白扁豆、焦山楂调脾止泻。

（2）毒透肌肤

证候：身热已退，肌肤出现玫瑰红色小丘疹，皮疹始见于躯干部，很快延及全身，经 1～2 天皮疹消退，肤无痒感，或有口干、纳差，舌质偏红，苔薄少津，指纹淡紫。

辨证：本证以皮疹透发，身热骤降为特点。气阴耗损者，可见皮肤较干、口干多饮、食欲不振、舌红少津等症。

治法：清热生津。

方药：银翘散去豆豉加细生地丹皮大青叶倍玄参方加减。

食欲不振，加鸡内金、麦芽健脾和胃；大便干硬，加火麻仁、瓜蒌仁润肠通便。

【预防调护】

1. 预防

（1）隔离患儿，至出疹后 5 天。

（2）在婴幼儿集体场所，如托儿所、幼儿园等，如发现可疑患儿，应隔离观察 7～10 天。

2. 调护

（1）患病期间宜安静休息，注重避风寒，防感冒。

（2）饮食宜清淡，容易消化，忌油腻，多饮水。

三、水痘

水痘是由水痘时邪（水痘－带状疱疹病毒）引起的一种传染性强的出疹性疾病，以发热，皮肤黏膜分批出现瘙痒性皮疹，丘疹、疱疹、结痂同时存在为主要特征。因其疱疹内含水液，形态椭圆，状如豆粒，故中西医均称为水痘。本病一年四季均可发生，以冬春季发病率高。任何年龄小儿皆可发病，90％为 10 岁以下小儿，以 6－9 岁儿童最为多见。本病一般预后良好，一次感染水痘大多可获终身免疫，当机体免疫功能受损时或已接种过水痘疫苗者，也可有第二次感染，但症状轻微。水痘潜伏期为 10～21 天。水痘病毒结痂后消失，故传染期自发疹前 24 小时至病损结痂 7～8 天。

【病因病机】小儿水痘的发生为感受水痘时邪所致。在气候变化，水痘流行期间易被感染。当小儿机体抵抗力下降时，外邪乘虚侵入而成水痘。

水痘病在肺脾两经。肺主皮毛，脾主肌肉，水痘时邪由口鼻而入，蕴郁于肺脾；时邪袭肺，且与内湿相搏，而出现发热、流涕、水痘布露等症。

（1）邪伤肺卫：水痘时邪从口鼻而入，蕴郁于肺。肺司宣肃，外邪袭肺，肺卫为邪所伤，宣降失常，则致发热，流涕，咳嗽；病邪深入，郁于肺脾，肺主皮毛，脾主肌肉，正气抗邪外出，时邪夹湿透于肌表，正盛邪轻，则致水痘稀疏，疹色红润，疱浆清亮，随后湿毒清解，疱疹结痂向愈。

（2）毒炽气营：若小儿素体虚弱，加之感邪较重，调护不当，邪盛正衰，邪毒炽盛，则内传气营。气分热盛，致壮热，烦躁，口渴，面红目赤；毒传营分，与内湿相搏外透肌表，则致水痘密集，疹色暗紫，疱浆浑浊。

小儿感受水痘时邪后，若邪毒炽盛，易毒热化火，加之小儿肝常有余，心火易炽，邪毒易于内陷，可出现壮热不退，神志模糊，甚至昏迷、抽搐等症，此为邪毒内陷心肝之变证。小儿肺脏娇嫩，感邪之后，若邪毒内犯，闭阻于肺，肺失宣肃，出现高热、咳嗽不爽、气喘、鼻煽、口唇青紫等症，此为邪毒闭肺之变证。

【诊断】

诊断要点

（1）起病2～3周前有水痘接触史。

（2）周身可见疱疹，以躯干部为主。疱疹呈椭圆形，大小不一，内含水液，周围红晕，常伴有瘙痒，结痂后不留瘢痕。皮疹分批出现，在同一时期，丘疹、疱疹、干痂并见。

（3）血常规检查：白细胞大都正常，或有轻度增高。

（4）病原学检查：使用单抗—免疫荧光法检测病毒抗原，敏感性较高，有助于病毒学诊断。用抗膜抗原荧光试验、免疫黏附血凝试验或酶联免疫吸附试验检测抗体，在出疹1～4天即出现，2～3周滴度增加4倍以上即可确诊。刮取新鲜水疱基底物，用瑞氏染色找到多核巨细胞和核内包涵体，可供快速诊断。

【辨证论治】

1. 辨证要点　本病辨证，重在辨卫分、气分、营分。根据全身及局部症状，凡痘疹小而稀疏，色红润，疱浆清亮，或伴有微热、流涕、咳嗽等症，为病在卫分；若水痘邪毒较重，皮疹大而密集，色赤紫，疱浆浑浊，伴有高热、烦躁等症，为病在气分、营分。病重者易出现邪陷心肝、邪毒闭肺之变证。

2. 治疗原则　治疗水痘，以清热解毒利湿为基本原则。根据不同的证型分别治以疏风清热、利湿解毒，清气凉营、解毒渗湿。对邪陷心肝、邪毒闭肺之变证，则治以清热解毒、镇惊开窍、开肺化痰之法。

3. 证治分类

（1）邪伤肺卫

证候：发热轻微，或无热，鼻塞流涕，喷嚏，咳嗽，起病后1～2天出皮疹，疹色红润，疱浆清亮，根盘红晕，皮疹瘙痒，分布稀疏，此起彼伏，以躯干为多，舌苔薄白，脉浮数。

辨证：本证以微热流涕，皮疹稀疏，疹色红润，疱浆清亮为特征，全身症状不重。

治法：疏风清热，利湿解毒。

方药：银翘散加减。

咳嗽有痰者加杏仁、浙贝母宣肺化痰；咽喉疼痛者加板蓝根、僵蚕清热解毒利咽；皮肤瘙痒者加蝉蜕、地肤子祛风止痒。

（2）邪炽气营

证候：壮热不退，烦躁不安，口渴欲饮，面红目赤，皮疹分布较密，疹色紫暗，疱浆浑浊，甚至可见出血性皮疹、紫癜，大便干结，小便短黄，舌红或绛，苔黄糙而干，脉数有力。

辨证：本证以壮热烦躁，面红目赤，疹色紫暗，疱浆浑浊，疹点密布为特征。气分热重者烦热口渴，舌苔黄糙；营分热重者疹色紫暗、出血，舌质绛。

治法：清气凉营，解毒化湿。

方药：清胃解毒汤加减。

常用升麻清热透疹；黄连、黄芩清热解毒；石膏清气分之热；牡丹皮、生地黄凉营清热；紫草、栀子、碧玉散清热凉营化湿。口舌生疮，大便干结者加生大黄、全瓜蒌通腑泻火；津液耗伤，口唇干燥者加麦冬、芦根养阴生津。

【预防调护】

1. 预防

（1）本病流行期间，少去公共场所。

（2）易感孕妇在妊娠早期接触水痘，应给予水痘－带状疱疹免疫球蛋白被动免疫。如患水痘，则须终止妊娠。

（3）控制传染源。

（4）已被水痘病儿污染的被服及用具应采用相应消毒措施。

（5）对免疫功能低下或被抑制患儿在接触水痘病毒 72 小时内应肌内注射水痘－带状疱疹免疫球蛋白。

2. 调护

（1）保持室内空气流通、新鲜，注意避风寒，防止复感外邪。

（2）饮食宜易消化、清淡，多饮温开水。

（3）保持皮肤清洁，勤换内衣，剪短手指甲，或戴连指手套，以防抓破疱疹，减少继发感染。

（4）正在使用肾上腺皮质激素治疗的患儿，若发生水痘，应立即减量或停用。

（5）对水痘伴发热的患儿，不可使用水杨酸制剂，以免发生瑞氏综合征。

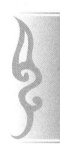

四、手足口病

手足口病是由感受手足口病时邪（柯萨奇病毒A）引起的发疹性传染病，临床以手足肌肤、口咽部发生疱疹为特征。本病一年四季均可发生，但以夏秋季节为多见。任何年龄均可发病，常见于5岁以下小儿。本病传染性强，易引起流行。一般预后较好，少数重症患儿可合并心肌炎、脑炎、脑膜炎等，甚或危及生命。

【病因病机】引起本病的病因为感受手足口病时邪，其病变部位在肺脾二经。小儿肺脏娇嫩，不耐邪扰，脾常不足，易受损伤。时邪疫毒由口鼻而入，内侵肺脾，肺属卫外合皮毛，主宣发肃降，为水之上源；脾属土，司运化，主四肢肌肉，为水谷之海，开窍于口。邪毒初犯，肺气失宣，卫阳被遏，脾气失健，胃失和降，则见发热、咳嗽、流涕、口痛、纳差、恶心、呕吐、泄泻等症；邪毒蕴郁，气化失司，水湿内停，与毒相搏，外透肌表，则发疱疹。感邪轻者，疱疹仅限于手足肌肤及口咽部，分布稀疏，全身症状轻浅；若感邪较重，毒热内盛，则疱疹波及四肢、臀部，且分布稠密，根盘红晕显著，全身症状深重，甚或邪毒内陷而出现神昏、抽搐等。此外，也有因邪毒犯心，气阴耗损，出现心悸气短、胸闷乏力，阴损及阳，心阳欲脱，危及生命者。

【诊断】

诊断要点

（1）病前1～2周有手足口病接触史。

（2）潜伏期2～7天，多数患儿突然起病，于发病前1～2天或发病的同时出现发热，多在38℃左右，可伴头痛、咳嗽、流涕、口痛、纳差、恶心、呕吐、泄泻等症状。一般体温越高，病程越长，则病情越重。

（3）主要表现为口腔及手足部发生疱疹。口腔疱疹多发生在硬腭、颊部、齿龈、唇内及舌部，破溃后形成小的溃疡，疼痛较剧，年幼儿常表现烦躁、哭闹、流涎、拒食等。在口腔出现疱疹后1～2天可见皮肤斑疹，呈离心性分布，以手足部多见，并很快变为疱疹，疱疹呈圆形或椭圆形，扁平凸起，如米粒至豌豆大，质地较硬，多不破溃，内有浑浊液体，周围绕以红晕，其数目少则几个，多则百余个。疱疹长轴与指、趾皮纹走向一致。少数患儿臂、腿、臀等部位也可出现，但躯干及颜面部极少。疱疹一般7～10天消退，疹退后无瘢痕及色素沉着。

（4）血常规检查：血白细胞计数正常，淋巴细胞和单核细胞比值相对增高。

【辨证论治】

1. 辨证要点　本病应以脏腑辨证为纲，根据病程、发疹情况及临床伴随症状以区分轻证、重证。轻证者，病程短，临床表现肺脾二经症状；若为重证，则病程长，临床症状重，甚或出现邪毒内陷、邪毒犯心等心经、肝经证候。

2. 治疗原则　本病治疗以清热祛湿解毒为原则。轻证治以宣肺解表，清热化湿；重证宜分清湿重、热重。偏湿盛者，治以利湿化湿为主；偏热重者，虽以寒凉清热解毒之品为主，也应中病即止。若出现邪毒内陷或邪毒犯心者，又当配伍镇痉开窍、益气养阴、活血祛瘀等法。

3．证治分类

（1）邪犯肺脾

证候：发热轻微，或无发热，或流涕咳嗽、纳差恶心、呕吐泄泻；1～2天后或同时出现口腔内疱疹，破溃后形成小的溃疡，疼痛流涎，不欲进食。病情进展，手足掌心部出现米粒至豌豆大斑丘疹，并迅速转为疱疹，分布稀疏，疹色红润，根盘红晕不著，疱液清亮，舌质红，苔薄黄，脉浮数。

辨证：本证为手足口病轻证，除手足肌肤、口腔部疱疹外，全身症状不著为其特征。偏肺气失宣，发热恶寒，流涕咳嗽；偏脾运失职者，纳差流涎，呕吐泄泻。若为高热，或身热持续，则易转为重证。

治法：宣肺解表，清热化湿。

方药：甘露消毒丹加减。

常用金银花、连翘、黄芩、薄荷清热解毒，宣肺透表；白蔻仁、藿香、石菖蒲芳香化湿；滑石、茵陈清热利湿；板蓝根、射干、浙贝母解毒利咽，化痰止咳。恶心呕吐加苏梗、竹茹和胃降逆；泄泻加泽泻、薏苡仁渗湿止泻。

（2）湿热壅盛

证候：身热持续，烦躁口渴，小便黄赤，大便秘结，手足、口部及四肢、臀部疱疹，痛痒剧烈，甚或拒食；疱疹色泽紫暗，分布稠密，或成簇出现，根盘红晕显著，疱液浑浊，舌质红绛，苔黄厚腻或黄燥，脉滑数。

辨证：本证为手足口病之重证。多见于年幼感邪较重者，以手足、口部及四肢、臀部疱疹，伴全身明显症状为特征。偏于湿重者，低热起伏，口苦而黏，皮肤疱疹显著，瘙痒不适；偏于热重者，高热不退，口渴引饮，口腔溃疡明显，疼痛流涎。若失于调治，可出现邪毒内陷或邪毒犯心等变证。

治法：清热凉营，解毒祛湿。

方药：清瘟败毒饮加减。

常用黄连、黄芩、栀子、连翘清热解毒祛湿；生石膏、知母清气泄热；生地黄、赤芍、牡丹皮凉血清热；大青叶、板蓝根、紫草解毒透疹。

偏于湿重者，去知母、生地黄，加滑石、竹叶清热利湿；大便秘结者加生大黄、玄明粉泻热通便；口渴喜饮者加麦冬、芦根养阴生津；烦躁不安者加淡豆豉、莲子心清心除烦。若邪毒炽盛，内陷厥阴，并见壮热、神昏、抽搐者，宜送服安宫牛黄丸或紫雪丹等。若邪毒犯心，而见心悸、胸闷、气短者，又当参照病毒性心肌炎一节治之。

【预防调护】

1．预防

（1）加强本病流行病学监测，本病流行期间，勿带孩子去公共场所，发现疑似病人

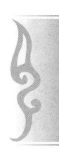

及时进行隔离，对密切接触者应隔离观察 7～10 天，并给板蓝根颗粒冲服。

（2）注意搞好个人卫生，养成饭前便后洗手的习惯。对被污染的日常用品、食具等应及时消毒处理，患儿粪便及其他排泄物可用 3％漂白粉澄清液浸泡，衣物置阳光下曝晒，室内保持通风换气。

（3）注意饮食起居，合理供给营养，保持充足睡眠，避免阳光曝晒，防止过度疲劳降低机体抵抗力。

2．调护

（1）患病期间，宜给无刺激的流食或软食，多饮开水，进食前后可用生理盐水或温开水漱口，以减轻食物对口腔的刺激。

（2）注意保持皮肤清洁，对皮肤疱疹切勿挠抓，以防溃破感染。对已有破溃感染者，可用金黄散或青黛散麻油调后敷布患处，以收敛燥湿，助其痊愈。

（3）密切观察病情变化，及早发现邪毒内陷及邪毒犯心等并发症。

五、流行性腮腺炎

流行性腮腺炎是由腮腺炎时邪（腮腺炎病毒）引起的一种急性传染病，以发热、耳下腮部肿胀疼痛为主要特征。中医学称之为痄腮。本病一年四季均可发生，以冬春两季易于流行。多发于 3 岁以上儿童，2 岁以下婴幼儿少见，本病一般预后良好；少数患儿因素体虚弱或邪毒炽盛，可见邪陷心肝、毒窜睾腹之变证。感染本病后可获终身免疫。流行性腮腺炎潜伏期为 12～22 天。在腮腺肿大前 6 天至肿后 9 天从唾液腺中可分离出腮腺炎病毒，故本病传染期为自腮腺肿大前 24 小时至消肿后 3 天。

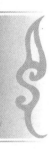

【病因病机】流行性腮腺炎发生的原因为感受腮腺炎时邪所致；在气候变化，腮腺炎流行期间易被传染。当小儿机体抵抗力下降时，时邪乘虚侵入致成痄腮。

流行性腮腺炎的主要病机为邪毒壅阻足少阳经脉，与气血相搏，凝滞于耳下腮部。《疮疡经验全书·痄腮毒》记述："此毒受在牙根耳聤，通于肝肾，气血不流，壅滞颊腮，此是风毒症。"指出了本病的病因和病机特点。

（1）邪犯少阳：时邪病毒从口鼻而入，侵犯足少阳胆经。胆经起于眼外眦，经耳前耳后下行于身之两侧，终止于两足第 4 趾端，邪毒循经上攻腮颊，与气血相搏，凝滞于耳下腮部，致腮部肿胀疼痛；邪毒郁肌表，则致发热恶寒；邪毒郁阻经脉，关节不利，则致咀嚼不便；邪毒上扰清阳，则头痛；邪毒内扰脾胃，则致纳少、恶心、呕吐。

（2）热毒壅盛：时邪病毒壅盛于少阳经脉，循经上攻腮颊，气血凝滞不循，则致腮部肿胀、疼痛，坚硬拒按，张口咀嚼不便；热毒炽盛，则高热不退；邪热扰心，则烦躁不安；热毒内扰脾胃，则致纳少，呕吐；热邪伤津，则致口渴欲饮，尿少而黄。足少阳胆经与足厥阴肝经互为表里，热毒炽盛者，邪盛正衰，邪陷厥阴，扰动肝风，蒙蔽心包，可见高热、抽搐、昏迷等症，此为邪陷心肝之变证。

【诊断】

诊断要点

（1）腮腺炎流行期间，发病前2～3周有流行性腮腺炎接触史。

（2）初病时可有发热。腮腺肿大，以耳垂为中心，向前、后、下扩大，边缘不清，触之有弹性感、疼痛感。常一侧先肿大，2～3天后对侧亦出现肿大。腮腺管口红肿，或同时有颌下腺肿大。

（3）可并发脑膜脑炎、睾丸炎、卵巢炎、胰腺炎等。

（4）血常规检查：血白细胞总数正常或偏低，继发细菌感染者血白细胞总数及中性粒细胞均增高。

（5）血清和尿淀粉酶测定：血清及尿中淀粉酶活性与腮腺肿胀相平行，2周左右恢复至正常。

（6）病原学检查：从患儿唾液、脑脊液、尿或血中可分离出腮腺炎病毒。用补体结合试验或 ELISA 法检测抗 V（virus）和抗 S（soluble）两种抗体，S抗体在疾病早期的阳性率为75％，可作为近期感染的证据，6～12个月逐渐下降消失，病后2年达最低水平并持续存在。

【辨证论治】

1. 辨证要点　本病辨证，以经络辨证为主，同时辨常证、变证。根据全身及局部症状，凡发热、耳下腮肿，但无神志障碍，无抽搐、无睾丸肿痛或少腹疼痛者为常证，病在少阳经为主；若高热不退，神志不清，反复抽搐，或睾丸肿痛、少腹疼痛者为变证，病在少阳、厥阴二经。

2. 治疗原则　流行性腮腺炎的治疗，以清热解毒，软坚散结为基本法则。常证分邪犯少阳证、热毒壅盛证。邪犯少阳证治以疏风清热，散结消肿；热毒壅盛证治以清热解毒，软坚散结。软坚散结只可用宣、通之剂，以去其壅滞，不要过于攻伐。壅滞祛除，则风散毒解，可达到消肿止痛的目的；变证邪陷心肝证治以清热解毒，息风开窍；毒窜睾腹证治以清肝泻火，活血止痛。本病宜采用内服药物与外治法结合治疗，有助于腮部肿胀的消退。

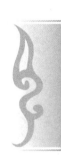

3. 证治分类

（1）常证

①邪犯少阳

证候：轻微发热恶寒，一侧或两侧耳下腮部漫肿疼痛，咀嚼不便，或有头痛、咽红、纳少，舌质红，苔薄白或薄黄，脉浮数。

辨证：本证以轻微发热，耳下腮部漫肿疼痛，咀嚼不便为特征，全身症状不重。

治法：疏风清热，散结消肿。

方药：柴胡葛根汤加减。

常用柴胡、黄芩清利少阳；牛蒡子、葛根、桔梗疏风利咽；金银花、连翘清热解毒；板蓝根专解温毒；夏枯草、赤芍疏肝散结；僵蚕祛风通络散结。热甚加石膏清热；

咽喉肿痛加马勃、玄参、甘草清热利咽；纳少呕吐加竹茹、陈皮清热和胃。

②热毒壅盛

证候：高热，一侧或两侧耳下腮部肿痛，坚硬拒按，张口咀嚼困难，或有烦躁不安，口渴欲饮，头痛，咽红肿痛，颌下肿块胀痛，纳少，大便秘结，尿少而黄，舌质红，舌苔黄，脉滑数。

辨证：本证以耳下腮部肿痛，坚硬拒按，张口咀嚼困难，烦躁、口渴、头痛等全身症状为特征。本证容易产生变证。

治法：清热解毒，软坚散结。

方药：普济消毒饮。

（2）变证

①邪陷心肝

证候：高热，耳下腮部肿痛，坚硬拒按，神昏，嗜睡，舌红，苔黄，脉弦数。

辨证：本证以高热，耳下腮部肿痛，神昏嗜睡，头痛项强，恶心呕吐，反复抽搐为特征。

治法：清热解毒，息风开窍。

方药：清瘟败毒饮加减。

生石膏20g，生地黄12g，玄参9g，犀角9g，黄连5g，栀子9g，桔梗5g，知母9g，连翘9g，甘草6g，牡丹皮9g，鲜竹叶9g。

头痛剧烈、恶心呕吐者加用龙胆草、天竺黄、车前子清肝泻火；神志昏迷者加服至宝丹。

②毒窜睾腹

证候：腮部肿胀消退后，一侧或两侧睾丸肿胀，脘腹疼痛，少腹疼痛，痛时舌红，苔黄，脉数。

辨证：本证以腮部肿胀消退后，睾丸肿胀疼痛，脘腹疼痛，少腹疼痛为特点。

治法：清肝泻火，活血止痛。

方药：龙胆泻肝汤加减。

龙胆草9g，车前草9g，通草9g，黄芩9g，当归9g，生地黄9g，泽泻9g，柴胡9g，炙甘草6g。

【预防调护】

1. 预防

（1）流行性腮腺炎流行期间，易感儿应少去公共场所。幼儿园及中、小学校等集体单位要经常体格检查，有接触史的可疑患儿，要进行隔离观察，并用板蓝根15～30g，煎汤口服，每日1次，连服3～5天。

（2）未曾患过本病的儿童，可给予免疫球蛋白。

（3）生后14个月可给予减毒腮腺炎活疫苗。

2．调护

（1）发病期间应隔离治疗，直至腮部肿胀完全消退后 3 天为止。患儿的衣被、用具等物品均应煮沸消毒。居室用食醋加水熏蒸，每次 30 分钟，每日 1 次，进行空气消毒。

（2）患儿应卧床休息直至热退。并发睾丸炎者适当延长卧床休息时间。

（3）给易消化、清淡流质饮食或软食为宜，忌吃坚硬、辛辣等刺激性食物。每餐后用生理盐水或 4％硼酸溶液漱口或清洗口腔，以保持口腔清洁。

（4）高热、头痛、嗜睡、呕吐者密切观察病情，及时给予必要的处置。睾丸肿大痛甚者，局部可给予冷湿敷，并用纱布做成吊带，将肿胀的阴囊托起。

第 36 章　中医内科

第一节　感　冒

感冒俗称伤风，是感触风邪或时行病毒，出现鼻塞、流涕、喷嚏、头痛、恶寒、发热、全身不适等主要临床表现的一种外感病。

感冒的发病在外感病中占首位，是最常见的一种。一年四季均可发病，以冬、春季节为多。本病与咳嗽的发生、发展及慢性咳喘的急性发作关系密切。对小儿、老年体弱者威胁最大。尤其是时行感冒，常暴发流行，迅速传染，急骤起病，症状严重，甚至导致死亡，须积极防治。

普通感冒（伤风）及时行感冒，而以普通感冒的防治为主，西医学中的感冒、流行性感冒、急性上呼吸道感染可参照本节。

【病因病机】

1．病因

（1）风邪：感冒的主要病因是风邪。"风为百病之长""风者百病之始也"，风为六气之首，流动于四时之中，因而外感之病以风为先导。风邪侵袭人体，常兼夹其他当令之时气，相合致病。此外还有非时之邪伤人。非时之邪，指非其时而有其气之气候反常而言，由于四时六气反常，太过或不及而伤人致病。

（2）时行病毒：主要是指具有传染性的时行疫邪病毒侵袭人体而致病，多由四时不正之气，天时疫疠之气流行而造成。风邪或时行病毒，侵袭人体发病，其途径或从口鼻而入，或从皮毛而入。若外邪入侵，皮毛防御功能减弱，则由皮毛而犯肺卫，在临床上就产生一系列肺系与卫表症状。

（3）正气不足：感冒之疾，四季可患，但外邪入侵，发病与否，个体差异很大。这与人体正气的强弱以及卫气的调节功能失常与否有着密切关系。在起居失常、寒暖不均、疲乏劳累的状态下，尤其是体质虚弱之人，更易发感冒。

2．病机

病位在肺卫，病机为猝感风邪或时行病毒，由口鼻、皮毛而入，犯及肺卫，卫表不和，肺失宣肃，属表实之证。

【诊断】

1．临床表现　初起多见鼻道和卫表症状。鼻、咽部痒而不适，鼻塞，流涕，喷嚏，声重而嘶，头痛，恶风，恶寒等。部分患者病及脾胃，而表现胸闷、恶心、呕吐、食欲减退、大便稀溏等症。

时行感冒，多呈流行性，多人同时突然发病，迅速蔓延，首发症状常见恶寒、发热，体温在 39～40℃，周身酸痛，疲乏无力。初起，全身症状重而肺系证候并不突出，1～3 天后出现明显的鼻塞、流涕、喷嚏、咳嗽、咽痛等，病情较一般感冒为重，体力恢复较慢。

2．病程　邪由口鼻或皮毛而入，病程较短，3～7 天，普通感冒一般不向里传变。

3．发病季节　四时皆有，以冬、春季多见。

【治疗原则】

（1）治疗关键：着眼于卫表和肺系。

（2）基本治疗原则：祛除表邪，宣通肺气，照顾兼症。

（3）解表，亦称疏表。感冒由外邪引起，邪束于表，因此，必须解表，由于外邪是以风邪为主，故而应该疏风解表。

（4）宣肺，即宣通肺气。外邪侵犯皮毛，肺主卫气的防御功能失常，因此产生卫表及上焦肺系症状。使用宣通肺气之药物，使肺的宣肃功能恢复正常，相对又能协助解表。两者相互联系，相互协同。

（5）气滞或暑湿伤表的治法。气机不展的病机所在，加用化湿、和胃、清暑、理气之法。

（6）时行感冒的治法。因其常易化热，发生变化，因此清热解毒法是重要而常用的治疗法则。

（7）体虚感冒的治法。因气血虚弱，卫外不固，在治疗上不可以仅仅疏解，发汗之时需注重固表实里，补益气血。

【辨证论治】

1．风寒证

症状：鼻塞声重，喷嚏，流清涕，恶寒，不发热或发热不甚，无汗，周身酸痛，咳嗽痰白质稀，舌苔薄白，脉浮紧。

治法：辛温解表，宣肺散寒。

方药：荆防败毒散。

荆芥 10g，防风 10g，羌活 6g，柴胡 6g，薄荷 6g，枳壳 10g，前胡 10g，桔梗 6g，

独活 6g，川芎 6g，茯苓 10g，甘草 6g。水煎服，每日 1 剂。

2. 风热证

症状：鼻塞喷嚏，流稠涕，发热或高热，微恶风，汗出口干，咽痛，咳嗽痰稠，舌苔薄黄，脉浮数。

治法：辛凉解表，宣肺清热。

方药：银翘散。

金银花 10g，连翘 10g，荆芥 10g，薄荷 6g，豆豉 6g，芦根 10g，牛蒡子 10g，生甘草 6g。水煎服，每日 1 剂。

3. 暑湿证

症状：发热，汗出热不解，鼻塞流浊涕，头昏重胀痛，身重倦怠，心烦口渴，胸闷欲呕，尿短赤，舌苔黄腻，脉濡数。

治法：清暑祛湿解表。

方药：新加香薷饮。

香薷 10g，金银花 10g，连翘 10g，厚朴 10g，白扁豆 15g。水煎服，每日 1 剂。

4. 表寒里热证

症状：又名"寒包火"，因风寒外束，表寒未解，入里化热所致。发热，恶寒，无汗口渴，鼻塞声重，咽痛，咳嗽气急，痰黄黏稠，尿赤便秘，舌苔黄白相兼，脉浮数。

治法：解表清里，宣肺疏风。

方药：双解汤。

麻黄 10g，防风 10g，荆芥 10g，薄荷 6g，黄芩 10g，栀子 6g，连翘 15g，生石膏 15g，桔梗 6g。水煎服，每日 1 剂。

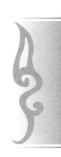

5. 气虚感冒

症状：素体气虚，复感外邪，邪不易解，恶寒较重，或发热，热势不高，鼻塞流涕，头痛无汗，肢体倦怠乏力，咳嗽咯痰无力，舌质淡苔薄白，脉浮。

治法：益气解表。

方药：参苏饮加减。

党参 12g，甘草 6g，茯苓 12g，苏叶 6g，葛根 15g，半夏 6g，陈皮 6g，前胡 10g，桔梗 6g，木香 10g，枳壳 10g，生姜 6g，大枣 3 枚。水煎服，每日 1 剂。

6. 阴虚感冒

症状：阴虚津亏，感受外邪，津液不能作汗达邪，身热，手足心热，微恶风寒，少汗，头昏心烦，口干，干咳少痰，鼻塞流涕，舌红少苔，脉细数。

治法：滋阴解表。

方药：加减葳蕤汤。

白薇 10g，玉竹 10g，薄荷 6g，桔梗 6g，豆豉 6g，甘草 6g，大枣 3 枚。水煎服，每日 1 剂。

【其他治法】

1. 中成药

（1）银翘解毒片：每次 5 片，每日 3 次。适用于风热感冒。

（2）姜枣祛寒冲剂：每次 15g，每日 3 次。适用于风寒感冒。

（3）藿香正气丸：每次 5g，每日 3 次。适用于暑湿感冒。

2. 单验方

（1）野菊花或板蓝根 15g，水煎含漱，每日 3 次。适用风热感冒咽痛明显者。

（2）姜末 6g，葱花 6g，红糖适量，沸水冲泡代茶饮。适用于风寒感冒。

（3）鲜荷叶 24g 或干荷叶 10g，菊花 12g，薏苡仁 30g。加水适量煎汤，去渣服用。每日 1 剂，适用于暑湿感冒。

3. 外治法

（1）食醋熏蒸：每平方米居室用食醋 5ml，再加水 5ml，放砂锅内加热，紧闭窗门，利用蒸气熏 30 分钟以上。用于防治流感。

（2）将大蒜捣烂取汁，配成 10％大蒜液，每次 3 滴，每日 3 次，滴鼻。用于风寒感冒。

【转归预后】感冒本属轻浅之疾，只要能及时而恰当处理，即可较快痊愈，但对老年、婴幼、体弱患者及时行感冒之重症，必须加以重视，注意有无特殊症情，防止发生向里传变。

【预防调护】本病在流行季节须积极防治。生活上慎起居、适寒温，在冬春之际尤当注意防寒保暖，盛夏也不可贪凉露宿。注意锻炼，增强体质，以御外邪。

治疗期间应认真护理，发热者须适当休息。对时感重症及老年、婴幼儿、体虚者，须加强观察，注意病情变化，如高热动风或合并、继发其他疾病。

注意煎药和服药方法。汤剂煮沸后 5～10 分钟即可，过煮则降低疗效。趁温热服，服后避风覆被取汗，或进热粥、米汤以助药力。得汗、脉静、身凉为病邪外达之象，无汗是邪尚未祛。出汗后尤应避风，以防再次外感。

第二节　咳　嗽

咳嗽是指肺失宣降，肺气上逆作声，咯吐痰液而言，为肺系疾病的主要证候之一。分别言之，有声无痰谓之咳，有痰无声谓之嗽，一般多为痰声并见，难以截然分开，故以咳嗽并称。

咳嗽既是独立病证，又是肺系多种疾病的一个症状。现代医学中急、慢性支气管炎、部分支气管扩张症、慢性咽炎等可参考咳嗽论治。

【病因病机】本病的发生有外感、内伤两大类。外感咳嗽为六淫外邪侵袭肺系；内伤咳嗽为脏腑功能失调，内邪侵袭肺。

1. 外邪侵袭，痰浊内生　肺气虚弱，卫外不固，每易遭受外邪侵袭，以致咳嗽反复发作；或因年老体虚，肺脾肾气虚，水津不布，痰浊内停，阻遏于肺，引起长期咳嗽或因吸烟、饮酒等因素伤于肺，继而逐渐形成本病。

2. 肺脾气虚，久病及肾　肺脾亏虚及于肾，导致肾气亏虚，摄纳无权，故出现动则气喘等肾不纳气之候。

总之，本病病位在肺，以痰湿、痰热、痰瘀为标，以肺脾肾三脏虚损为本，多表现为本虚标实，虚实夹杂。

【诊断】

（1）咳逆有声，或伴咽痒咯痰。

（2）外感咳嗽起病急，可伴有寒热等表证；内伤咳嗽每因外感反复发作，病程较长，咳而伴喘。

（3）急性期，周围血白细胞总数和中性粒细胞增高。

（4）听诊可闻及两肺野呼吸音增粗，或伴散在干湿性啰音。

（5）肺部 X 线摄片检查正常或肺纹理增粗。

【治疗原则】外感咳嗽应祛邪利肺，按病邪性质分风寒、风热、风燥论治；内伤咳嗽应祛邪止咳，扶正补虚，标本兼顾，分清虚实主次处理。

咳嗽的治疗，除直接治肺外，还应从整体出发注意治脾、治肝、治肾等。外感咳嗽则忌敛涩留邪，内伤咳嗽则防宣散伤正，从调护正气着眼。

【辨证论治】

1. 外感咳嗽

（1）风寒袭肺

症状：咽痒咳嗽声重，气急，咯痰稀薄色白，常伴鼻塞，流清涕，头痛，肢体酸楚，恶寒发热，无汗等表证，舌苔薄白，脉浮或浮紧。

治法：疏风散寒，宣肺止咳。

方药：三拗汤合止嗽散。

麻黄 6g，荆芥 10g，杏仁 10g，紫菀 12g，白前 10g，百部 10g，陈皮 6g，桔梗 6g，甘草 6g。水煎服，每日 1 剂。

（2）风热犯肺

症状：咳嗽频剧，气粗或咳声嘎哑，喉燥咽痛，咯痰不爽，痰黏稠或稠黄，咳时汗出，常伴鼻流黄涕，口渴，头痛，肢楚，恶风，身热等表证，舌苔薄黄，脉浮数或浮滑。

治法：疏风清热，宣肺止咳。

方药：桑菊饮。

桑叶 12g，菊花 12g，薄荷 6g，杏仁 6g，桔梗 6g，甘草 6g，连翘 12g，芦根 12g。水煎服，每日 1 剂。

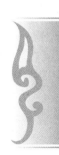

（3）风燥伤肺

症状：喉痒干咳，连声作呛，咽喉干痛，唇鼻干燥，无痰或痰少而黏连成丝，不易咯出，或痰中带有血丝，口干，初起或伴鼻塞、头痛、微寒、身热等表证，舌质红干而少津，苔薄白或薄黄，脉浮数或小数。

治法：疏风清肺，润燥止咳。

方药：桑杏汤。

桑叶 12g，豆豉 10g，杏仁 6g，象贝母 12g，南沙参 15g，梨皮 12g，山栀 6g。水煎服，每日 1 剂。

（4）凉燥伤肺

症状：干咳少痰或无痰，咽干鼻燥，兼有恶寒发热，头痛无汗，舌苔薄白而干等症。

治法：温而不燥，润而不凉。

方药：杏苏散加减。

苏叶 10g，杏仁 6g，前胡 12g，紫菀 12g，款冬花 12g，百部 10g，甘草 6g。水煎服，每日 1 剂。

2. 内伤咳嗽

（1）痰湿蕴肺

症状：咳嗽反复发作，咳声重浊，胸闷气憋，尤以晨起咳甚，痰多，痰黏腻或稠厚成块，或带灰色，痰出则憋减咳缓。常伴体倦，脘痞，食少，腹胀，大便时溏，舌苔白腻，脉濡滑。

治法：燥湿化痰，理气止咳。

方药：二陈汤合三子养亲汤。

陈皮、法半夏各 10g，苍术 9g，厚朴 6g，紫苏 9g，白芥子 6g，莱菔子 10g，薏苡仁 20g。水煎服，每日 1 剂。

（2）痰热郁肺

症状：咳嗽气息粗促，或喉中有痰声，痰多质黏厚或稠黄，咯吐不爽，或有热腥味，或吐血痰，胸胁胀满，咳时引痛，面赤，或有身热，口干而黏，欲饮水，舌质红，舌苔薄黄腻，脉滑数。

治法：清热肃肺，豁痰止咳。

方药：清金化痰汤。

桑白皮 15g，黄芩 10g，栀子 6g，贝母、知母、桔梗各 10g，全瓜蒌 15g，橘红 6g，甘草 6g。水煎服，每日 1 剂。

（3）肝火犯肺

症状：上气咳逆阵作，咳时面赤，咽干口苦，常感痰滞咽喉而咯之难出，量少质黏，或如絮条，胸胁胀痛，咳时引痛。症状可随情绪波动而增减。舌红或舌边红，舌苔薄黄少津，脉弦数。

治法：清肝泻肺，化痰止咳。

方药：黛蛤散合黄芩泻白散。

桑白皮、地骨皮各 15g，青黛（另包）6g，海蛤壳、黄芩、知母、天花粉各 10g，甘草 6g。水煎服，每日 1 剂。

（4）肺阴亏耗

症状：干咳，咳声短促，或痰中带血丝，低热，午后颧红，盗汗，口干，舌质红，少苔，脉细数。

治法：滋阴润肺，化痰止咳。

方药：沙参麦冬汤。

沙参、麦冬、玉竹、百合、天花粉各 12g，贝母、杏仁、桑叶各 10g，甘草 6g。水煎服，每日 1 剂。

（5）肺气亏虚

症状：病久咳声低微，咳而伴喘，咯痰色白，食少气短，神疲乏力，自汗畏寒，舌淡嫩，苔白，脉细弱。

治法：补益肺气，化痰止咳。

方药：补肺汤加减。

黄芪 15g，党参 10g，紫菀 12g，桑白皮 10g，五味子 6g，法半夏 10g，茯苓 12g，白术 10g，陈皮、甘草各 6g。水煎服，每日 1 剂。

【其他疗法】

1. 中成药

（1）桑菊感冒片：每次 4 片，每日 3 次。适用于风热咳嗽，燥热咳嗽。

（2）蛇胆川贝液：每次 1 支，每日 3 次。适用于肺热咳嗽。

（3）清气化痰丸：每次 6g，每日 3 次。适用于痰热咳嗽。

2. 简易方

（1）枇杷叶、杏仁、紫苏叶，水煎服，每日 3 次。适用于新感咳嗽。

（2）黄芩、瓜蒌壳、鱼腥草，水煎服，每日 3 次。适用于痰热咳嗽。

（3）川贝母、梨汁、冰糖，加水煎服，适用于阴虚咳嗽。

3. 外治法

（1）白芥子炒黄，研细末，过筛备用。将药末用温水调成糊状，选敷于膻中、大椎、肺俞、涌泉等穴上，盖以纱布固定。局部有烧灼感和起水疱时去掉。水疱不要弄破，每日 1 次，7 日为 1 个疗程。适用于风寒咳嗽、慢性咳嗽。

（2）推拿法：在暑热季节，以双手拇指和示指，将皮肤一捏一放，沿着脊椎两侧，从尾椎长强穴到第 7 颈椎的大椎穴，连续 3～5 遍，再向顺时针方向，揉按双侧肺俞、脾俞、肾俞和膻中穴各 30 次。每年伏天推拿 10～20 次，有助于改善各脏腑的功能。

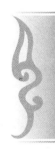

【预防调护】预防的重点在于提高机体卫外功能，增强皮毛腠理御寒抗病能力。若有感冒及时诊治，久病咳嗽自汗者，可选玉屏风散、生脉饮服用。

对于咳嗽的预防，首应注意气候的变化防寒保暖，饮食不宜甘肥、辛辣过咸，嗜酒及吸烟等不良习惯尤当戒除，避免刺激性气体伤肺。适当参加体育锻炼，以增强体质，提高抗病能力。平素易于感冒者，配合防感冒保健操。外感咳嗽，如发热等全身症状明显者，应适当休息。内伤咳嗽多呈慢性反复发作，尤当注意起居饮食的调护，可根据病情适当选择梨、百合、山药、枇杷等。注意劳逸结合。缓解期应坚持"缓则治本"的原则，补虚固本从而达到根治的目的。

第三节　哮病

哮病是一种发作性的痰鸣气喘疾病。发作时喉中哮鸣有声，呼吸气促困难，甚则喘息不能平卧为主要表现。

西医学的支气管哮喘、喘息性支气管炎，或其他急性肺部过敏性疾病所致的哮喘相当于本病的范畴。

【病因病机】本病的主要病因为宿痰内伏于肺。由于痰的成因不同，故有寒痰和热痰之分。如屡感风寒，失于表散，寒邪入肺，肺气不得布津，则水液聚而成痰；或饮食生冷，伤及脾胃，中焦不运，上焦不布，凝聚而为痰，寒痰内伏于肺。若饮食肥甘太过，伤及脾胃，内酿痰热，上干于肺，敛聚而不散，或有寒痰内郁化热，以致转化为热痰。

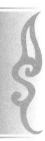

引起本病的诱因较多，凡外感风寒暑湿，或吸入花粉烟尘，饮食酸咸甘甜，生冷腥鲜，恼怒气逆，劳倦乏力，皆可使气之升降发生逆乱，于是触动肺中的伏痰，则痰升气阻而发病。

总之，哮病发病时的病机是以痰阻邪实为主。若哮证反复发作，寒痰伤及脾肾之阳，痰热耗灼肺肾之阴，则可由实转虚，在平时表现为肺脾肾等脏器虚弱之候。

【诊断】

（1）本病多与先天禀赋有关，家族中可有哮病病史。常由气候突变、饮食不当、情志失调、劳累而诱发，呈反复发作性。发作时常突然，可见鼻痒、喷嚏、咳嗽等先兆。喉中有明显的哮鸣声，呼吸困难不能平卧，甚至面色苍白，唇甲青紫，约数十分钟或数小时后缓解。

（2）平时可一如常人，或稍感疲劳纳差。但病程日久，反复发作，导致正气亏虚，可常有轻度哮鸣，甚至在大发作时持续难平，出现喘脱。

（3）有家族倾向：有过敏史或家族史。

（4）查体：两肺可闻及哮鸣音，或伴有湿啰音。

（5）实验室检查：血嗜酸性粒细胞可增高，痰液涂片可见嗜酸细胞。

（6）胸部 X 线检查一般无特殊改变，久病可见肺气肿体征。

【治疗原则】治疗本病，发作期以祛邪为主，根据辨证的寒热、痰郁以治之；缓解期以扶正为主，根据阴阳气血，对所病的脏腑分别调补之。

【辨证论治】

1. 发作期

（1）寒哮

症状：呼吸急促，喉中哮鸣有声，胸满闷，咳不甚，痰少咯吐不爽，面色晦暗带青，口不渴，或渴喜热饮，天冷或受寒易发，形寒怕冷，舌苔白滑，脉弦紧或浮紧。

治法：温肺散寒，化痰平喘。

方药：射干麻黄汤。

射干、麻黄各 6g，细辛 3g，半夏 6g，生姜 6g，紫菀 12g，款冬花 12g，甘草 6g，五味子 6g，大枣 3g。水煎服，每日 1 剂。

（2）热哮

症状：气粗息涌，喉中哮鸣，胸高胁胀，咳呛阵作，咯痰色黄或白，黏浊稠厚，排吐不利，烦闷不安，汗出，面赤，口苦，口渴喜饮，舌质红，苔黄腻，脉弦滑或滑数。

治法：清热宣肺，化痰定喘。

方药：定喘汤。

麻黄 6g，杏仁 6g，桑白皮 12g，黄芩 12g，苏子 10g，半夏 6g，款冬花 12g，白果 10g，甘草 6g。水煎服，每日 1 剂。

2. 缓解期

（1）肺虚

症状：气短声低，咯痰清稀色白，面色白，平素自汗，怕风，常易感冒，每因气候变化而诱发，发前喷嚏频作，鼻塞流清涕，舌淡苔白，脉细弱或虚大。

治法：补肺固卫。

方药：玉屏风散。

黄芪 12g，白术 12g，防风 10g。水煎服，每日 1 剂。

（2）脾虚

症状：平素痰多，倦怠无力，食少便溏，或食油腻易腹泻，每因饮食不当而引发，面色萎黄不华，舌质淡，苔薄腻或白滑，脉象细软。

治法：健脾化痰。

方药：六君子汤。

党参 15g，白术 12g，茯苓 12g，甘草 6g，陈皮 6g，半夏 10g。水煎服，每日 1 剂。

（3）肾虚

症状：平素短气息促，动则为甚，吸气不利，腰酸腿软，脑转耳鸣，劳累后喘哮易发，或畏寒肢冷，面色苍白，舌淡苔白，质胖嫩，脉象沉细。或颧红，烦热，汗出黏手，舌红苔少，脉细数。

治法：补肾摄纳。

方药：金匮肾气丸加减。

熟附子 6g，肉桂 3g，熟地黄、山药各 12g，山茱萸、牡丹皮各 10g，泽泻、茯苓各 12g。水煎服，每日 1 剂。

【其他疗法】

1. 中成药

（1）桂龙咳喘片：每次 2～3 片，每日 3 次。适用于咳嗽喘急，痰多黏浊，胸中满闷，喉中痰鸣。

（2）止咳平喘片：每次 2～4 片，每日 3 次。适用于支气管哮喘急性发作。

（3）五味止咳片：每次 6～8 片，每日 2 次。适用于肺热久瘀，咳嗽喘满，痰中带血，气逆痰鸣。

2. 简易方

（1）地龙煎：地龙 30g，钩藤 30g，葶苈子 15g，水煎取汁，1 日分 3 次服。适用于热哮。

（2）冷哮饮：炙麻黄 12g，荆芥 9g，防风 9g，白果 10g，桂枝 9g，射干 10g，姜半夏 10g，茯苓 10g，陈皮 10g，淫羊藿 15g，细辛 3g，甘草 5g，生姜 6g。水煎服，每日 1 剂。适用于寒哮，症见喷嚏、鼻塞流涕、咳嗽、胸闷、喉中哮鸣等。

（3）热哮饮：金银花 30g，连翘 15g，黄芩 15g，鱼腥草 30g，炙麻黄 10g，白果 12g，地龙 10g，瓜蒌 18g，姜半夏 10g，陈皮 10g，生石膏（先煎）24g，甘草 6g。水煎服，每日 1 剂。适用于热哮，症见喉中痰鸣、鼻流浊涕、舌红、苔薄黄、脉滑数等。

3. 外治法　取双肺俞、双风门、双厥阴俞六穴，将白芥子、法半夏、桂心各 15g，延胡索 12g，沉香、甘遂各 3g，共研细末，用老姜汁调成糊状。将药糊分成 6 份贴敷于穴位上，用油纸覆盖，胶布固定。贴 12 小时，隔日换药 1 次。适用于哮喘。

【转归预后】本病易反复发作，迁延难愈。当哮喘出现持续状态或大发作时，要谨防喘脱和内闭外脱，应及时抢救治疗。祛除宿疾伏痰，当为预防哮病发作之首务。在生活调摄上嘱其保持良好的情绪，避免接触刺激性气体及易导致过敏的灰尘、花粉、食物、药物和其他可疑异物。

平时饮食宜清淡而富有营养，忌生冷、肥甘、厚味、辛辣、海膻发物等。宜戒除烟酒。鼓励患者根据个人身体状况，选择太极拳、内养功、八段锦、散步或慢跑、呼吸体操等方法长期锻炼，增强体质，预防感冒。

【预防调护】注意保暖，防止感冒，避免因冷空气的刺激而诱发。根据身体情况，做适当的体育锻炼，以逐步增强体质，提高抗病能力。饮食宜清淡，忌肥甘油腻，辛辣甘甜，防止生痰生火，避免海膻发物；避免烟尘异物；保持心情舒畅，避免不良情绪的影响；劳逸适当，防止过度疲劳。平时可常服玉屏风散、肾气丸等药物，以调护正气，提高抗病能力。

第四节　喘　病

喘即气喘、喘息，以气息急促为主要临床表现。喘病的症状轻重不一，轻者仅表现为呼吸困难，不能平卧；重者稍动则喘息，甚至张口抬肩，严重者持续不解，烦躁不安，面青唇紫，肢冷汗出，甚至发生喘脱。

作为一个症状，喘可以出现在许多急、慢性疾病过程中。当喘成为这些疾病某些阶段的主症时即为喘病。

现代医学的肺炎、喘息性支气管炎、肺气肿、肺源性心脏病、心源性哮喘、肺结核、硅沉着病以及癔症等发生呼吸困难可以参照本节。

【病因病机】喘病常由多种疾病引起，病因很复杂，常见的病因有外邪犯肺、痰浊内蕴、情志失调、久病劳欲等，致使肺气上逆，宣降失职，或气无所主，肾失摄纳而成。

实喘多在肺，为外邪、痰浊、肝郁气逆，邪恋肺气而宣降不利；虚喘多在肺肾两脏，因精气不足，气阴亏耗而致肺肾出纳失常，尤以气虚为主。

病情错杂者，每可下虚上实并见，或正虚邪实，虚实夹杂。概言之，皆为气机升降出纳失其常态所致。本证的严重阶段，不但肺肾俱虚，在孤阳欲脱之时，病可及于心。

【诊断】

（1）本病以喘促气短，呼吸困难，甚至张口抬肩，鼻翼煽动，不能平卧，口唇发绀为特征性表现。

（2）多有慢性咳嗽、哮病、肺痨、心悸等疾病史，每遇外感及劳累而诱发。

（3）两肺可闻及干、湿性啰音或哮鸣音。

（4）查血白细胞总数及中性粒细胞，或 X 线胸片、心电图有助诊断。

【治疗原则】实喘治以肺，以祛邪利气。采用温宣、清肃、祛痰、降气等法。

虚喘治以肺肾，以肾为主，培补摄纳。针对脏腑病机，采用补肺、纳肾、益气、养阴、固脱等法。

虚实夹杂，下虚上实者，当分清主次，权衡标本，适当处理。

【辨证论治】

1. 实喘

（1）风寒闭肺

症状：喘息，呼吸气促，胸部胀闷，咳嗽，痰多稀薄色白，兼有头痛，鼻塞，无汗，恶寒，或伴发热，口不渴，舌苔薄白而滑，脉浮紧。

治法：散寒宣肺。

方药：麻黄汤。

麻黄、桂枝各 9g，杏仁、甘草各 6g。水煎服，每日 1 剂。

（2）痰热遏肺

症状：喘咳气涌，胸部胀痛，痰多黏稠色黄，或夹血色，伴胸中烦热，身热，有汗，渴喜冷饮，面红，咽干，尿赤，大便或秘，苔黄或腻，脉滑数。

治法：清泄痰热。

方药：桑白皮汤。

桑白皮、黄芩各 12g，黄连、栀子各 6g，杏仁 6g，贝母 12g，半夏 10g，苏子 10g。水煎服，每日 1 剂。

（3）痰浊阻肺

症状：喘而胸满闷窒，甚则胸盈仰息，咳嗽痰多黏腻色白，咯吐不利，兼有呕恶纳呆，口黏不渴，苔厚腻色白，脉滑。

治法：化痰降逆。

方药：二陈汤合三子养亲汤。

半夏 12g，茯苓 12g，陈皮 6g，甘草 6g，苏子 12g，白芥子 12g，莱菔子 12g。水煎服，每日 1 剂。

（4）水凌心肺

症状：喘咳气逆，倚息难以平卧，咯痰稀白，心悸，面目肢体浮肿，小便量少，怯寒肢冷，面唇青紫，舌胖黯，苔白滑，脉沉细。

治法：温阳利水，泻肺平喘。

方药：真武汤合葶苈大枣泻肺汤。

附子 6g，白术 12g，茯苓 12g，白芍 13g，干姜 6g，葶苈子 10g，大枣 3 枚。还可加泽兰、益母草、桂枝活血行水。水煎服，每日 1 剂。

（5）肝气乘肺

症状：每遇情志刺激而诱发，发时突然呼吸短促，息粗气憋，胸闷胸痛，咽中如窒，或失眠、心悸，平素常多忧思抑郁，苔薄，脉弦。

治法：开郁降气。

方药：五磨饮子。

沉香 10g，槟榔 10g，乌药 12g，木香 12g，枳实 12g。水煎服，每日 1 剂。

2. 虚喘

（1）肺气虚

症状：喘促短气，气怯声低，喉有鼾声，咳声低弱，痰吐稀薄，自汗畏风，极易感冒，舌质淡红，脉软弱。

治法：补肺益气。

方药：补肺汤合玉屏风散。

黄芪 12g，白术 12g，茯苓 12g，甘草 6g，防风 10g，五味子 6g，干姜 6g，半夏

10g，厚朴 12g，陈皮 6g。水煎服，每日 1 剂。

（2）肾气虚

症状：喘促日久，气息短促，呼多吸少，动则喘甚，气不得续，小便常因咳甚而失禁，或尿后余沥，面青肢冷，舌淡苔薄，脉微细或沉弱。

治法：补肾纳气。

方药：金匮肾气丸合参蛤散。

制附子 6g，肉桂 6g，熟地黄 12g，山药 12g，山茱萸 6g，泽泻 12g，茯苓 12g，牡丹皮 12g，党参 15g，蛤蚧 15g。水煎服，每日 1 剂。

（3）喘脱

症状：喘逆剧甚，张口抬肩，鼻翼煽动，端坐不能平卧，稍动则喘剧欲绝，心慌动悸，烦躁不安，面青唇紫，汗出如珠，脉浮大无根，或见歇止，或模糊不清。

治法：扶阳固脱，镇摄肾气。

方药：参附汤合黑锡丹。

人参 15～30g，附子 15g。急煎频服，并送服黑锡丹 3～4.5g。同时还可加服炒蛤粉 2～3g，以温肾阳，散阴寒，降逆气，定虚喘。水煎服，每日 1 剂。

【其他疗法】

1. 中成药

（1）参蛤散：每次 6g，每日 3 次。适用于哮喘缓解期、汗多、乏力、食纳欠佳者。

（2）左（右）归丸：可用左归丸、右归丸混合，每次 9g，每日 2 次，平时常服。适用于肾虚（包括肾不纳气）之支气管哮喘。

（3）玉屏风散冲剂：每次 1 包，每日 3 次，适用于哮喘缓解期，汗多，动则气短，常易感冒，咳喘每因感冒引发，喘发前常有喷嚏连连，鼻流清涕，痰白清稀。

2. 简易方

（1）降气平喘汤：射干 12g，麻黄 6g，地龙 12g，紫苏 12g，葶苈子 15g，细辛 3g，桑白皮 20g，徐长卿 20g，甘草 6g。水煎服，每日 1 剂。适用于哮喘实证。

（2）解痉平喘汤：全蝎（研末吞服）3g，蚂蚁（研末吞服）3g，制半夏 10g，麻黄 6g，杏仁 10g，紫苏 10g，麦冬 10g，甘草 4g。水煎服，每日 1 剂。适用于咳喘明显者。

（3）麻杏苏茶汤：麻黄 6g，杏仁 10g，紫苏 10g，茶叶 6g，桔梗 6g，干姜 3g，诃子 6g，炙甘草 3g。水煎服，每日 1 剂。适用于支气管哮喘病程日久者。

3. 外治法

（1）敷贴法：药用炙白芥子、延胡索各 21g，甘遂、细辛各 12g，共研细末，在三伏天适用。每次用 1/3 的药面，加生姜汁调成膏状，分别将药面放在 6 块直径 5cm 的油纸上贴在背部肺俞、膏肓、百劳等穴位上，然后用胶布固定 4～6 小时后去掉，每于初伏、中伏、末伏共贴 3 次，连续贴治 3 年。

（2）针灸法：发作期取定喘、天突、内关穴。咳嗽痰多加孔最、丰隆，每次选取 1

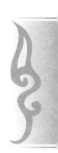

个或 2 个穴位，用重刺激，留针 30 分钟，每隔 5～10 分钟捻针 1 次，每日或隔日治疗 1 次，背部可加拔火罐。

缓解期取穴肺俞、大椎、足三里。肾虚加肾俞、关元；脾虚加中脘、脾俞。每次选用 2 个或 3 个穴位，用较轻刺激，间日治疗 1 次。在发作前的季节针灸，可作预防性治疗。

【预防调护】注意避免感冒，并可以根据具体情况，做适当的体育锻炼，青壮年人可经常进行耐寒、体育、呼吸三锻炼，不断增强体质，改善肺功能。饮食宜清淡，忌肥甘厚味，如酒、鱼、虾、肥肉、浓茶等，勿过饥过饱。保持良好情绪。平时要避免接触刺激性气体及易导致过敏的灰尘、花粉等。居住环境的空气宜新鲜，有吸烟嗜好者，应坚持戒烟。

第五节 心 悸

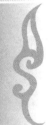

心悸指心中急剧跳动，惊慌不安，不能自主为主要表现的一种病证。

发作时常伴有气短、胸闷，甚至眩晕、喘促、晕厥，脉象或数，或迟，或节律不齐。

常见诱因为惊恐、劳累。发病特点表现为时作时止，不发时如常人。病情较轻者为惊悸，若终日悸动，稍劳尤甚，全身情况差，病情较重者为怔忡。惊悸日久不愈者亦可转为怔忡。

心悸是临床常见病症之一，也可作为临床多种病证的症状表现之一，如胸痹、失眠、健忘、眩晕、水肿、喘病等出现心悸时，应主要参照原发病进行辨证治疗。

根据本病的临床表现，各种原因引起的心律失常，如心动过速、心动过缓、期前收缩、心房颤动或扑动、房室传导阻滞、病态窦房结综合征、预激综合征及心功能不全、神经官能症等，凡具有心悸临床表现的，均可参考本节辨证论治。

【病因病机】素体虚弱，或久病失养，劳欲过度，气血阴阳亏虚，以致心失所养，发为心悸。嗜食膏粱厚味，蕴热化火生痰，或伤脾滋生痰浊，痰火扰心而致心悸。平素心虚胆怯，突遇惊恐，心神动摇，不能自主而心悸。长期忧思不解，心气郁结，心神不宁而心悸。感受风寒湿外邪，内舍于心，心血运行受阻，发为心悸。药物中毒，药物过量或毒性较剧，损及于心，引起心悸。

【诊断】

（1）自觉心慌不安，心跳剧烈，神情紧张，不能自主，心搏或快速，或缓慢，或心跳过重，或忽跳忽止，呈阵发性或持续不止。

（2）伴有胸闷不适，易激动，心烦，少寐多汗，颤抖，乏力，头晕等。中老年发作频繁者，可伴有心胸疼痛，甚至喘促，肢冷汗出，或见晕厥。

（3）发作常由情志刺激、惊恐、紧张、劳倦过度、饮酒饱食等因素而诱发。

（4）可见脉象数、疾、促、结、代、沉、迟等变化。

（5）测血压、X线胸部摄片及心电图等检查有助于明确诊断。

【治疗原则】扶正以补益气血，调理阴阳为主，配合养心安神；祛邪以化痰涤饮，活血化瘀为主，配合重镇安神。

【辨证论治】

1. 心虚胆怯

症状：心悸不宁，善惊易恐，坐卧不安，少寐多梦而易惊醒，食少纳呆，恶闻声响，苔薄白，脉细略数或细弦。

治法：镇惊定志，养心安神。

方药：安神定志丸加减。

党参10g，茯苓10g，远志6g，石菖蒲10g，酸枣仁15g，五味子10g，柏子仁10g，炙甘草6g。水煎服，每日1剂。

2. 心脾两虚

症状：心悸气短，头晕目眩，面色无华，神疲乏力，纳呆食少，腹胀便溏，少寐多梦，健忘，舌淡红，脉细弱。

治法：补血养心，益气安神。

方药：归脾汤加减。

黄芪30g，党参10g，白术10g，当归10g，茯神10g，远志6g，酸枣仁10g，龙眼肉10g，炙甘草5g，木香10g，熟地黄10g。水煎服，每日1剂。

3. 阴虚火旺

症状：心悸易惊，心烦失眠，五心烦热，口干，盗汗，思虑劳心则症状加重，伴有耳鸣，腰酸，头晕目眩，舌红少津，苔少或无，脉象细数。

治法：滋阴清火，养心安神。

方药：天王补心丹加减。

麦冬10g，生地黄10g，玉竹10g，丹参15g，黄连5g，栀子10g，酸枣仁10g，柏子仁10g，磁石（先煎）25g，珍珠母（先煎）30g。水煎服，每日1剂。

4. 心阳不振

症状：心悸不安，胸闷气短，动则尤甚，面色苍白，形寒肢冷，舌淡苔白，脉虚弱，或沉细无力。

治法：温补心阳，安神定悸。

方药：桂枝甘草龙骨牡蛎汤加减。

桂枝10g，炙甘草10g，党参30g。水煎服，每日1剂。

5. 水饮凌心

症状：心悸，胸闷痞满，渴不欲饮，小便短少，下肢浮肿，形寒肢冷，伴有眩晕，恶心呕吐，流涎，舌淡苔滑，脉弦滑或沉细而滑。

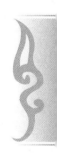

治法：振奋心阳，化气利水。

方药：苓桂术甘汤加减。

茯苓 15g，桂枝 10g，炙甘草 6g，白术 15g，泽泻 15g，制半夏 10g，陈皮 10g，桑白皮 10g，远志 10g。水煎服，每日 1 剂。

6. 心血瘀阻

症状：心悸，胸闷不适，心痛时作，痛如针刺，唇甲青紫，舌质紫黯或有瘀斑，脉涩或结代。

治法：活血化瘀，理气通络。

方药：桃仁红花煎加减。

桃仁 10g，红花 10g，丹参 10g，赤芍、白芍各 10g，川芎 10g，延胡索 10g，香附 10g，青皮 10g，生地黄 10g，当归 10g。水煎服，每日 1 剂。

7. 痰火扰心

症状：心悸时发时止，受惊易作，胸闷烦躁，失眠多梦，口干苦，大便秘结，小便短赤，舌红苔黄腻，脉弦滑。

治法：清热化痰，宁心安神。

方药：黄连温胆汤加减。

黄连 5g，陈皮 10g，制半夏 10g，茯苓 15g，竹茹 10g，枳实 10g，丹参 10g，远志 6g，栀子 10g，黄芩 10g，陈胆星 10g，神曲 10g，大枣 5 枚，甘草 5g。水煎服，每日 1 剂。

【其他疗法】

1. 中成药

（1）酸枣仁合剂：每次 10ml，每日 3 次。适用于心律失常，证属心肝阴血不足者。

（2）朱砂安神丸：每次 1 丸，每日 2 次。适用于心律失常，证属心血不足，心火亢盛者。本品不宜久服。

（3）柏子养心丸：每次 6g，每日 3 次。适用于心律失常，证属心脾两虚者。

2. 简易方

（1）苦参 20g，水煎服，每日 1 剂。适用于心悸而脉数或促者。

（2）红参 10g，当归 10g，赤芍 15g，茯苓 15g，炙甘草 20g，桂枝 10g。水煎服，每日 1 剂，分 2 次服。适用于心律失常阳虚者。

（3）党参 30g，丹参 30g，苦参 20g，炙甘草 15g，柏子仁 10g，常山 10g。水煎服，每日 1 剂，分 2 次服。适用于心律失常，心烦不安者。

3. 外治法

（1）胆南星 10g，川乌 10g，共为细末，用黄蜡融化摊于手足心。每日 1 次，晚敷晨取，10 日为 1 个疗程。适用于心悸心阳衰弱、瘀血阻络者。

（2）生地黄 45g，五味子 30g，麦冬 20g，竹叶 10g，党参 20g，上药加水 3000ml，

煮沸 30 分钟，去渣取药液，待药温后浴双足，每次 30 分钟，每日 1 次，7 日为 1 个疗程，每剂可用 2 日。适用于心悸胸闷，心前区隐痛，气短懒言者。

【转归预后】心悸预后转归主要取决于本虚标实的程度，邪实轻重，脏损多少，治疗当否及脉象变化等情况。

【预防调护】做好患者的思想开导劝慰工作，坚定战胜疾病的信心。适当参加体育锻炼。由药物引起心悸者，应停止有关药物使用。如患者为孕妇，必要时要中止妊娠。还应及早发现变证、坏病先兆症状，做好急救准备。

第六节　胸痹心痛

胸痹心痛是指以膻中或左胸部发作性憋闷、疼痛为主要表现的一种病证。轻者偶发短暂轻微的胸部沉闷或隐痛，或为发作性膻中或左胸含糊不清的不适感；重者疼痛剧烈，或呈压榨样绞痛。常伴有心悸，气短，呼吸不畅，甚至喘促，惊恐不安，面色苍白，冷汗自出等。本病可由劳累、饱餐、寒冷及情绪激动而诱发（亦可无明显诱因或安静时发病）。

胸痹心痛相当于西医的冠心病心绞痛、心肌病、病毒性心肌炎、心包炎、二尖瓣脱垂综合征，其他疾病表现为膻中及左胸部发作性憋闷疼痛为主症时，也可参照本节辨证论治。胸痹重症属真心痛，涉及救治也包含在本节之内。

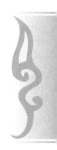

【病因病机】本病多发于中老年人，年过半百，肾气渐衰。引起心气不足或心阳不振，血脉失于温煦，鼓动无力而痹阻不通发为胸痹心痛。食肥甘厚味，日久损伤脾胃，运化失司，聚湿成痰，上犯心胸清旷之区，清阳不展，气机不畅，心脉痹阻，遂成本病。忧思伤脾，脾虚气结，运化失司，津液不得输布，聚而为痰，痰瘀交阻，气血不畅，心脉痹阻，发为胸痹心痛。素体阳虚，胸阳不振，阴寒之邪乘虚而入，寒凝气滞，胸阳不展，血行不畅，而发本病。

本病主要病机为心脉痹阻。病位以心为主，且与肝、脾、肾三脏功能失调有关。病理变化表现为本虚标实，虚实夹杂。

【诊断】

（1）左侧胸膺或膻中处突发憋闷而痛，疼痛性质为隐痛、胀痛、刺痛、绞痛、灼痛。疼痛常可窜及肩背、前臂、咽喉、胃脘部等。

（2）突然发病，时作时止，反复发作。持续时间短暂，一般几秒至数十分钟，经休息或服药后可迅速缓解。

（3）多见于中年以上，常因情志波动，气候变化，多饮暴食，劳累过度等而诱发。亦有无明显诱因或安静时发病者。

（4）心电图应列为必需的常规检查，必要时可做动态心电图、标测心电图和心功能测定、运动试验心电图。休息时心电图明显心肌缺血，心电图运动试验阳性，有助于诊断。

若疼痛剧烈，持续时间长，达30分钟以上，含硝酸甘油片后难以缓解，可见汗出肢冷、面色苍白，唇甲青紫，手足青冷至肘膝关节处，甚至夕发旦死、旦发夕死，相当于急性心肌梗死，常合并心律失常、心功能不全及休克，多为真心痛表现，应配合心电图动态观察及白细胞总数、红细胞沉降率、血清酶学检查，以进一步明确诊断。

【治疗原则】基本治则为补其不足，泻其有余。本虚宜补，调阴阳，补气血，调整脏腑之偏衰，尤应重视补益心气之不足；标实当泻，针对气滞、血瘀、寒凝、痰浊而理气、活血、温通、化痰，尤重活血通络治法。

治疗上当予补中寓通，通中寓补，通补兼施，不可滥补、猛攻，当以补正而不碍邪，祛邪而不伤正为原则，至于补泻之多少，当根据临床具体情况而定。

【辨证论治】

1. 寒凝心脉

症状：猝然心痛如绞，形寒，甚则手足不温，冷汗自出，心悸气短，或心痛彻背，背痛彻心。多因气候骤冷或骤遇风寒而发病或加重症状，苔薄白，脉沉紧或促。

治法：祛寒活血，宣痹通阳。

方药：枳实薤白桂枝合当归四逆汤加减。

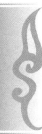

桂枝12g，细辛3g，薤白10g，瓜蒌15g，当归12g，芍药12g，甘草6g，枳实12g，厚朴12g，大枣3枚。水煎服，每日1剂。

2. 气滞心胸

症状：心胸满闷，隐痛阵发，痛无定处，时欲太息，遇情志不遂时容易诱发或加重，或兼有脘胀闷，得嗳气或矢气则舒，苔薄或薄腻，脉细弦。

治法：疏调气机，和血舒脉。

方药：柴胡疏肝散加减。

柴胡12g，枳壳12g，香附12g，陈皮6g，川芎10g，赤芍12g。水煎服，每日1剂。

3. 痰浊闭阻

症状：胸闷重而心痛轻微，肥胖体沉，痰多气短，遇阴雨天而易发作或加重，伴有倦怠乏力，纳呆便溏，口黏，恶心，咯吐痰涎，苔白腻或白滑，脉滑。

治法：通阳泄浊，豁痰开结。

方药：瓜蒌薤白半夏汤合涤痰汤加味。

瓜蒌15g，薤白12g，半夏10g，胆南星6g，竹茹6g，人参15g，茯苓12g，甘草6g，石菖蒲15g，陈皮6g，枳实12g。水煎服，每日1剂。

4. 瘀血痹阻

症状：心胸疼痛剧烈，如刺如绞，痛有定处，甚则心痛彻背，背痛彻心，或痛引肩背，伴有胸闷，日久不愈，可因暴怒而加重，舌质暗红，或紫黯，有瘀斑，舌下瘀筋，苔薄，脉弦涩或结、代、促。

治法：活血化瘀，通脉止痛。

方药：血府逐瘀汤加减。

川芎 12g，桃仁 12g，红花 12g，赤芍 12g，柴胡 10g，桔梗 6g，枳壳 12g，牛膝 15g，当归 12g，生地黄 15g，降香 12g，郁金 12g。水煎服，每日 1 剂。

5. 心气不足

症状：心胸阵阵隐痛，胸闷气短，动则益甚，心中动悸，倦怠乏力，神疲懒言，面色㿠白或易出汗，舌质淡红，舌体胖且边有齿痕，苔薄白，脉虚细缓或结代。

治法：补养心气，鼓动心脉。

方药：保元汤合甘麦大枣汤。

人参 12g，黄芪 12g，肉桂 10g，浮小麦 15g，大枣 2 枚，甘草 6g。水煎服，每日 1 剂。

6. 心阴亏损

症状：心胸疼痛时作，或灼痛，或闷痛，心悸怔忡，五心烦热，口干盗汗，颜面潮热，舌红少津，苔薄或剥，脉细数或结代。

治法：滋阴清热，活血养心。

方药：天王补心丹加减。

麦冬 10g，生地黄 10g，玉竹 10g，丹参 15g，黄连 5g，栀子 10g，酸枣仁 10g，柏子仁 10g，磁石（先煎）25g，珍珠母（先煎）30g。水煎服，每日 1 剂。

7. 心阳不振

症状：心悸而痛，胸闷气短，自汗，动则更甚，神倦怯寒，面色㿠白，四肢欠温或肿胀，舌质淡胖，苔白或腻，脉沉细迟。

治法：补益阳气，温振心阳。

方药：参附汤合右归饮加减。

人参 15g，附子 6g，肉桂 6g，炙甘草 6g，熟地黄 15g，山茱萸 6g，淫羊藿 15g，补骨脂 12g。水煎服，每日 1 剂。

【其他疗法】

1. 中成药

（1）速效救心丸（川芎、冰片等），每日 3 次，每次 4～6 粒含服，急性发作时每次 10～15 粒。具有活血理气，增加冠状动脉血流量，缓解心绞痛的功效，可治疗冠心病胸闷憋气，心前区疼痛。

（2）冠心苏合丸（苏合香、冰片、朱砂、木香、檀香），每次 1 丸。具有芳香开窍，理气止痛的功效，可用于胸痹心痛、气滞寒凝者，亦可用于真心痛。

（3）补心气口服液（黄芪、人参等），每次 10ml，每日 2 次。具有补气养心止痛的功效，可用于胸痹心痛气虚明显者。

（4）滋心阴口服液（麦冬、沙参等），每次 10ml，每日 2 次。具有养阴和血止痛的

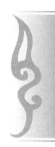

功效，可用于胸痹心痛阴虚明显者。

2. 简易方

（1）毛冬青 100g。用水浸泡 24 小时，煎 4 小时后，浓缩成 20ml，每日 1 剂，分 2 次服。适用于冠心病各证型。

（2）山楂 20g，草决明 30g。水煎服，每日 1 剂，分 2 次服。适用于冠心病各证型。

（3）五灵脂（醋制）10g，生姜 3g。共捣碎，每次 3g，冲服，每日 1 次或 2 次。适用于冠心病瘀血阻滞者。

3. 外治法

（1）姜黄 10g，乌头 5g，血竭 5g，胡椒 1g，三七 3g，桂枝 5g，麝香 0.1g，川芎 5g，薤白 10g。研末，加入赋形剂，制成每张重 1.5g 小膏药待用，贴敷膻中、心俞穴。适用于冠心病心绞痛者。

（2）栀子 12g，桃仁 12g，蜂蜜 30ml。上两药研末，加蜂蜜调成糊状，摊敷在心前区，摊敷的面积约 7cm×15cm，然后纱布敷盖，初用时，每 3 日换药 1 次，以后 7 日换药 1 次，6 次为 1 个疗程。适用于冠心病各证型。

【转归预后】

（1）胸痹心痛虽属内科急、重症，只要及时诊断处理，辨证论治正确，患者又能很好配合，一般都能控制或缓解病情。

（2）若临床失治、误治，或患者不遵医嘱，失于调摄，则病情进一步发展，瘀血闭塞心脉，心胸猝然大痛，持续不解，至真心痛，预后不佳。但若能及时、正确抢救，亦可转危为安。

（3）若真心痛伴脉结代，或见心肾阳衰，水饮凌心射肺之胸痹心痛重症合并症，应充分发挥中医药治疗本病具有安全性及综合效应的优势，警惕发生猝死。

【预防调护】本病发作大多和外因有关，所以平时应养性怡情，避免情绪激动；坚持体育锻炼，注意防寒保暖；以清淡素食为主，忌膏粱厚味，忌暴饮暴食；要戒烟酒，适当饮茶。保持大便通畅。曾发生本病者，应随身携带速效救心丸或冠心苏合丸等急救药，以备急需。病人应注意生活起居，避免邪气外袭，保持大便通畅。发病期间应严密观察病情，注意脉证变化，及时发现和处理厥脱先兆。

第七节　胃　痛

胃痛是由外感邪气、内伤饮食情志、脏腑功能失调等导致气机郁滞，胃失所养，胃脘部近歧骨处疼痛为主症的病证。

胃痛在脾胃病证中最为多见，发病率较高。急、慢性胃炎，消化性溃疡，胃痉挛，胃下垂等疾病，当出现胃脘部近歧骨处疼痛为主要表现时，可参考本节有关内容。

【病因病机】

1. 寒邪客胃 ┤ 外感寒邪 / 过服寒凉 ├ 收引作痛

2. 饮食伤胃 ┤ 不洁 / 不节 / 偏食、偏嗜

3. 肝气伤胃 ┤ 肝郁气滞 / 肝郁化火

4. 脾胃虚弱 ┤ 素体不足 / 饮食劳倦 / 久病服药或肾阳不足

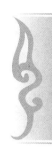

胃腑的生理病理，与其他脏腑的关系，在病机上的相互影响与转化如下。

胃为阳土，喜润恶燥，为五脏六腑之大源，主受纳腐熟水谷，其气以和为顺，不宜郁滞。胃痛的病变部位在胃，但与肝脾的关系极为密切。肝与胃是土木乘克的关系。脾与胃同居中焦，以膜相连，一脏一腑，互为表里，共主升降，故脾病多及胃，胃病亦可及于脾。若禀赋不足，后天失调，或饥饱失常，劳倦过度，以及正虚不复等，均能引起脾气虚弱，运化失职，气机阻滞而为胃痛。脾阳不足，则寒自内生，胃失温养，致虚寒胃痛。如脾润不及，或胃燥太过，胃失濡养，或阴虚不荣，脉失濡养，致阴虚胃痛。阳虚无力，血行不畅，涩而成瘀，可致血瘀胃痛。

总结病因病机如下。

（1）病因、单独出现或合并出现。

（2）病位、病变脏腑关键在胃，肝脾起重要作用，胆肾也与之相关。

（3）病机：共同的基本病机"胃气失和，气机不利，胃失濡养""不通则痛"。

【诊断】

1. 症状　胃脘疼痛，常伴有食欲不振，痞闷或胀满，恶心呕吐，吞酸嘈杂等。

2. 病因病机　发病常与情志不遂、饮食不节、劳累、受寒等因素有关。

3. 病史　起病或急或缓，常有反复发作的病史。

4. 理化检查　上消化道 X 线钡剂透视、纤维胃镜及病理组织学检查等，可见胃、十二指肠黏膜炎症、溃疡等病变。

【鉴别诊断】

1. 胃痞　部位相同，同在心下；性质不同，一痛一满；胃痞是指心下痞塞，胸膈满闷，触之无形，按之不痛的病证。

2. 真心痛　部位相近，但其痛多刺痛、剧痛，且痛引肩背，病情危急，应高度警惕。鉴别用心电图等。

3. 胁痛　部位与兼症有所不同，胁痛以胁肋疼痛为主，伴胸闷、喜长叹息等。

4. 腹痛　部位不同，腹痛是以胃脘以下，耻骨毛际以上部位疼痛为主。

【辨证论治】

1. 辨证要点

（1）辨急缓（久、暂）：凡胃痛暴作者，多因外感寒邪，或恣食生冷，或暴饮暴食，以致寒伤中阳，积滞不化，胃失和降，不通则痛。凡胃痛渐发，常由肝郁气滞，木旺乘土，或脾胃虚弱，木壅土郁，而致肝胃不和，气滞血瘀。

（2）辨寒热：胃痛遇寒则痛甚，得温则痛减，为寒证；胃脘灼痛，痛势急迫，遇热则痛甚，得寒则痛减，为热证。

（3）辨虚实：实者多痛剧，固定不移，拒按，脉盛。虚者多病热徐缓，痛处不定，喜按，脉虚。

（4）辨气血：初痛在气，久痛在血。在气者胃胀且痛，以胀为主，痛无定处，时痛时止，此乃无形之气痛；病属血分者，持续刺痛，痛有定处，舌质紫黯，此乃有形之血痛。另外食积、痰阻、湿停等，亦属有形之痛，也当详辨。

（5）辨脏腑：胃痛主要病变在胃，但由于胃与肝脾在生理、病理上的相互联系，所以在辨证时应弄清与胃痛相关病变脏腑的关系。如肝气犯胃，肝胃郁热，则常兼见胸胁胀满，心烦易怒，嗳气频作，发病与情志有关等肝气郁滞的表现。如脾气虚弱，中阳不振，则兼见神疲乏力，大便溏薄，四肢不温，食少纳呆等脾胃虚寒之征象等。另外，有时亦与胆、肾等脏腑有关，当随证辨之。

2. 治疗原则　基本原则：理气和胃止痛。但须审证求因，审因论治。邪实以祛邪为急，正虚以扶正为先，虚实夹杂又当兼顾。《医学真传》云："但通之法，各有不同。调气以和血，调血以和气，通也；下逆者使之上行，中结者使之旁达，亦通也；虚者助之使通，寒者温之使通，无非通之之法也，若必以下泄为通，则妄矣。"

"六腑（胃）以通为补""通则不痛"，此通非仅通下一法，凡针对病因，切合病机，祛除疾病之法皆通法。

3. 分证论治

（1）寒邪客胃

症状：胃痛暴作，恶寒喜暖，得温痛减，口淡不渴，或喜热饮，苔薄白，脉弦紧。

治法：温胃散寒，理气止痛。

方药：良附丸随症加减。

高良姜4g，香附6g，厚朴9g，砂仁6g，乌贼骨20g，贝母9g。

（2）饮食停滞

症状：胃脘疼痛，胀满拒按，呕吐不消化实物，其味腐臭，吐后痛减，不思饮食，大便不爽，得矢气及便后稍舒，苔厚腻，脉滑。

治法：消食导滞，和胃止痛。

方药：保和丸随症加减。

半夏、陈皮、茯苓、连翘、山楂、神曲、莱菔子。

（3）肝气犯胃

症状：胃脘胀痛，攻撑作胀，脘痛连胁，胸闷嗳气，喜长叹息，大便不爽，得嗳气、矢气则舒，遇烦恼郁怒则痛作或痛甚，苔薄白，脉弦。

治法：疏肝理气，和胃止痛。

方药：柴胡疏肝散随症加减。

柴胡、白芍、川芎、香附、陈皮、枳壳、甘草。

（4）肝胃郁热

症状：胃脘灼痛，痛势急迫，心烦易怒，泛酸嘈杂，口干口苦，舌红苔黄，脉弦数。

治法：疏肝理气，泄热和胃。

方药：丹栀逍遥散随症加减。

牡丹皮、栀子、柴胡、当归、白芍、白术、茯苓、甘草。

又方：左金丸。

（5）瘀血停滞

症状：胃脘疼痛，如针刺，似刀割，痛有定处，按之痛甚。

治法：活血化瘀，和胃止痛。

方药：失笑散合丹参饮。

蒲黄、五灵脂、丹参、檀香、砂仁。

（6）湿热中阻

症状：胃脘疼痛，嘈杂灼热，口干口苦，渴不欲饮，头重如裹。

治法：清热化湿，理气合胃。

方药：清中汤随症加减。

黄连、栀子、半夏、茯苓、白豆蔻、陈皮、甘草。

（7）胃阴亏虚

症状：胃脘隐隐灼痛，似饥而不欲食，口燥咽干，五心烦热。

治法：滋阴益胃，和中止痛。

方药：一贯煎合芍药甘草汤随症加减。

川楝子、生地黄、沙参、麦冬、枸杞子、当归、白芍、甘草。

（8）脾胃虚寒

症状：胃痛隐隐，绵绵不休，喜温喜按。

治法：温中健脾，和胃止痛。

方药：黄芪建中汤随症加减。

黄芪、桂枝、白芍、饴糖、生姜、大枣。

【其他疗法】针灸、推拿、敷贴等。

【转归预后】预后一般较好，但是慢性化，虚实夹杂，应注意转归：①出血；②虚劳；③癥瘕。

【预防调护】①饮食有节；②畅情志；③适劳逸。

第八节　腹　痛

腹痛指胃脘以下，耻骨毛际以上部位发生的以疼痛为主要表现的病证，临床极常见。注意区分内科腹痛、外科腹痛及妇科腹痛。

急慢性胰腺炎、胃肠痉挛、不完全性肠梗阻、结核性腹膜炎、腹型过敏性紫癜、肠道激惹综合征、消化不良性腹痛、输尿管结石等疾病，当出现腹部疼痛为主要表现时，可参考本节有关内容。

【病因病机】本病基本病机为气机不利，经脉失养。

1. 外感时邪，内传于里　六淫之邪，侵入腹中，均可引起腹痛。

2. 饮食不节，肠胃受伤　食滞，偏性，不洁，生冷寒凉。

3. 情志失调，气滞血瘀　肝郁气滞，忧思伤脾，肝脾不和，气滞血瘀。

4. 阳气素虚，脏腑失调　先天脾肾阳虚，后天饮食劳倦久病损伤。

总之，腹痛的成因，不外寒、热、虚、实、气、血等几方面，常相互联系，相兼为病。

另外，腹内有肝、胆、脾、胰、肾、大小肠、膀胱等脏腑，并为足三阴，足三阳，手足阳明，冲、任、带等经脉循行之处，其腹痛特点不同，在腹痛的辨证中，显得十分重要。

本病病机不离"不通则痛"，气机不利，气血运行不畅；气血不足，失于濡养。

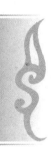

【诊断】

（1）以胃脘以下，耻骨毛际以上部位的疼痛为主要表现者，即为腹痛。

（2）病多缓慢，其痛发或加剧常与饮食、情志、受凉等因素有关。

（3）腹部 X 线检查、B 超检查以及有关实验室检查有帮助于诊断及鉴别诊断。

（4）应排除外科、妇科以及其他病证中出现的腹痛症状。

【鉴别诊断】

1. 与胃痛相鉴别　两者部位（病位）不同，伴随症状可不同。

2. 与其他内科疾病中的腹痛症状相鉴别　此类疾病均有相应的症状群，腹痛为伴随症状。有时起始症状为腹痛。其他症状尚不明显时，应特别注意病情变化或辅以其他手段以明确鉴别。

3. 与外科腹痛相鉴别　外科腹痛有肌紧张，反跳痛，疼痛剧烈，痛有定处，压痛明显，多先腹痛而后发热。内科腹痛则反之。

4. 与妇科腹痛相鉴别　妇科腹痛多在小腹，与经孕胎产有关，可详问之，疑惑时应及时进行妇检以明确之。

【辨证论治】

1. 辨证要点

（1）辨性质：重点辨明"寒，热，气，血，实，虚"痛之不同。

（2）辨急缓：①急性腹痛。发病突然，疼痛较剧，伴随症状明显者，多因外感时邪，饮食不节，蛔虫内扰等。②慢性腹痛。发病缓慢，腹痛绵绵，多由内伤情志，脏腑虚弱，气血不足。

（3）辨部位：大腹痛病位在脾、胃、大小肠；脐腹痛多为虫积；胁腹痛病位在足厥阴肝经；小腹痛病位在膀胱。

2．治疗原则　审证求因，审因论治，实则泻之，虚则补之，热者寒之，寒者热之，滞者痛之，郁者散之，并见者并治之。

3．分证论治

（1）寒邪内阻

症状：腹痛急起，剧烈拘急，得温痛减，遇寒尤甚，恶寒身蜷，手足不温，口淡不渴，小便清长，大便自可，苔白腻，脉沉紧。

治法：温里散寒，理气止痛。

方药：良附丸合正气天香散加减（冷痛者，寒滞肝脉，大便不通属寒积者）。

高良姜、干姜、紫苏、乌药、香附、陈皮。

（2）湿热壅滞

症状：腹部胀痛，痞满拒按，胸闷不舒，烦渴引饮，大便秘结，或溏滞不爽，身热自汗，小便短赤，苔黄燥或黄腻，脉滑数。

治法：通腑泄热。

方药：大承气汤加减（湿热重燥轻者，少阳阳明合病者，肠痈者）。

大黄、芒硝、厚朴、枳实、黄连、栀子等。

（3）中脏虚寒

症状：腹痛绵绵，时作时止，喜热恶冷，痛时喜按，饥饿劳累后加重，得食休息后减轻，神疲乏力，气短懒言，形寒肢冷，胃纳不佳，面色无华，大便溏薄，舌质淡，苔薄白，脉沉细。

治法：温中补虚，缓急止痛。

方药：小建中汤加减。

桂枝、饴糖、生姜、大枣、芍药、甘草。肾阳虚，积冷便秘，脾虚寒者，寒痛甚者，气虚气陷者，加附子、大黄、白术、人参、花椒、干姜等。

（4）饮食停滞

症状：脘腹胀满，疼痛拒按，嗳腐吞酸，厌食，痛而欲泻，泻后痛减，粪便奇臭，或大便秘结，舌苔厚腻，脉滑。

治法：消食导滞。

方药：枳实导滞丸加大黄、枳实、神曲、黄芩、黄连、白术、茯苓等。

（5）气机郁滞

症状：脘腹疼痛，胀满不舒，攻窜两胁，痛引少腹，时聚时散，得嗳气，矢气则

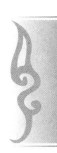

舒，遇忧思恼怒则剧，苔薄白，脉弦。

治法：疏肝解郁，理气止痛。

方药：柴胡疏肝散加减。

柴胡、枳壳、香附、陈皮、芍药、甘草、川芎。胁肋胀甚者，痛引少腹睾丸者，肝强脾弱者，加郁金、橘核等。

（6）瘀血阻滞

症状：少腹疼痛，痛势较剧，痛如针刺，甚则尿血有块，经久不愈，舌质紫黯，脉细涩。

治法：活血化瘀。

方药：少腹逐瘀汤加减。

当归、川芎、赤芍、蒲黄、五灵脂、延胡索、茴香、肉桂、干姜。术后痛者，跌仆而伤者，下焦蓄血者，肋下积块者，加泽兰、红花、王不留行、丹参、三七、桃仁承气汤、膈下逐瘀汤。

【转归预后】

（1）外科腹痛，病情急重，最宜警惕。

（2）缠绵日久，日渐羸瘦，正衰难治。

（3）多预后良好。

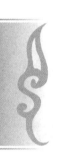

第九节　呕　吐

呕吐是指胃失和降，气逆于上，胃中食物从口中吐出的一种病证。呕，有物有声；吐，有物无声；干呕，有声无物。

《黄帝内经》指出外感六淫皆可引起呕吐，呕吐与饮食停滞有关以及肝胆脾在呕吐发生中的作用，奠定了本病的理论基础。张仲景则对本病病因病机、证治阐发甚详，立方多效。

急性胃炎、心源性呕吐、胃黏膜脱垂症、幽门痉挛、幽门梗阻、十二指肠壅积症、肠梗阻、肝炎、胰腺炎、胆囊炎、尿毒症、颅脑疾病以及一些急性传染病，当以呕吐为主要表现者均可参考。

【病因病机】

1. 外邪犯胃　六淫之邪，皆可使胃失和降而吐。

2. 饮食不节　厚味肥甘，醇酒辛辣或暴饮暴食，及不洁饮食皆伤脾胃，致胃失和降而吐。

3. 情志失调　肝失条达，肝气犯胃，上逆而吐。

4. 脾胃虚弱　虚而不能受盛，腐熟，输布，积而逆，遂成吐。虚因先天不足，后天饮食劳倦，久病而伤。

综上所述，本病病因是多方面的，外感六淫，内伤饮食，情志不调，脏腑虚弱，内生痰饮皆可为本病病因，病因相杂。病机关键在胃失和降，相关脏腑有肝、脾、胆。呕吐在八纲多以虚实分类，兼有寒热，亦多有相兼为病，宜详辨之。

【诊断】

（1）本病以呕、吐、干呕为主证，常有兼证（胃肠道症状）。

（2）多有诱因，如气味、饮食、情志、冷热、药物、毒物等。

（3）钡剂及胃镜有助于诊断及鉴别诊断。

【鉴别诊断】

1. 反胃　包含在广义呕吐之中，但有相对独立性，表现为"朝食暮吐，暮食朝吐"。

2. 噎膈　虽有呕吐症状，但以进食梗阻不畅，或食不得入，或食入即吐为主要表现，病情较重，病程较长，治疗困难，预后不良。

【辨证论治】

1. 辨证要点

（1）辨实呕与虚呕：如表 36-1 所示。

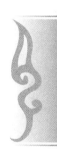

表 36-1　实呕与虚呕的区别

	邪气	发病	病程	呕吐物	脉象
实	多有	急	短	多、酸腐臭秽	实而有力
虚	多无	缓	长	少、少味	弱而无力

（2）辨呕吐物：吐物的性质常反映病变的寒热虚实，病变脏腑等，宜详问。

（3）辨不吐与止呕：毒物不吐，痈疡可吐，食滞可吐，不可见呕止呕，以免留邪。

（4）辨可下与禁下：①禁下，病人欲吐者不可下之；②可下，胃肠积热、大便秘结、腑气不通而吐者可下之。

2. 治疗原则

（1）审证求因，审因论治。

（2）和胃降逆止呕。

二者结合，需吐者除外。

3. 分证论治

实证

（1）外邪犯胃

症状：突然呕吐，起病较急，常伴有发热恶寒，头身疼痛，胸脘满闷，不思饮食，舌苔白，脉濡滑。

治法：解表疏邪，和胃降逆。

方药：藿香正气散。

藿香、紫苏、白芷、大腹皮、厚朴、白术、茯苓、陈皮、半夏、甘草。

（2）饮食停滞

症状：呕吐酸腐，脘腹胀满，嗳气厌食，得食愈甚，吐后反快，大便或溏或结，气味臭秽，苔厚腻，脉滑实。

治法：消食化滞，和胃降逆。

方药：保和丸加减。

神曲、山楂、莱菔子、陈皮、半夏、茯苓、连翘。

（3）痰饮内停

症状：呕吐多为清水痰涎，胸脘痞闷，不思饮食，头眩心悸，或呕而肠鸣有声，苔白腻，脉滑。

治法：温化痰饮，和胃降逆。

方药：小半夏汤合苓桂术甘汤加减。

生姜、半夏、茯苓、桂枝、白术、甘草。气滞、湿困、痰浊上蒙者，加厚朴、枳壳、砂仁、苍术、天麻、陈皮、肉豆蔻。

（4）肝气犯胃

症状：呕吐吞酸，嗳气频作，胸胁胀满，烦闷不舒，每因情志不遂而呕吐吞酸更甚，舌边红，苔薄腻，脉弦。

治法：疏肝理气，和胃止呕。

方药：四逆散合半夏厚朴汤加减。

柴胡、枳壳、白芍、厚朴、紫苏、半夏、茯苓、生姜、甘草。肝郁化热，便秘等，加左金丸、大柴胡汤、越鞠丸、柴胡疏肝散。

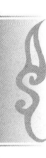

虚证

（1）脾胃虚弱

症状：饮食稍有不慎，即易呕吐，时作时止，胃纳不佳，食入难化，脘腹痞闷，口淡不渴，面白少华，倦怠乏力，大便溏薄，舌质淡，苔薄白，脉濡弱。

治法：益气健脾，和胃降逆。

方药：香砂六君子汤加减。

人参、茯苓、白术、甘草、陈皮、半夏、砂仁、木香。阳虚者加干姜、附子、肉桂、吴茱萸，补中益气汤。

（2）胃阴不足

症状：呕吐反复发作，但呕量不多，或仅唾涎沫，时作干呕，口燥咽干，胃中嘈杂，似饥而不欲食，舌红少津，脉细数。

治法：滋养胃阴，降逆止呕。

方药：麦门冬汤加减。

人参、麦冬、粳米、甘草、半夏、石斛、天花粉、知母、橘皮、竹茹、枇杷叶、火麻仁、瓜蒌仁。

【转归预后】

1. 实证　新病易治，霍乱吐泻，当予重视，易生变证。

2. 虚证　久病虚实夹杂者难治，久则脾胃衰败易生变证，慎之。

【预防调护】避浊秽、暑湿风寒之邪，慎饮食，畅情志，呕剧者卧床。

第十节　呃　逆

呃逆指胃气上逆动膈，气逆上冲，喉间呃逆连声，声音短促，频频发生，不能自制为主要表现的病证。

单纯性膈肌痉挛、胃肠神经官能症、胃炎、胃扩张、胃癌、肝硬化、脑血管病、尿毒症以及胃、食管术后引起的膈肌痉挛，可参考本节有关内容。

【病因病机】

1. 饮食不当　进食太饱，太快，进食生冷，进服寒凉药物，进食辛热煎炒，膏粱厚味，或过用温补之剂，气机不利，胃失和降，上逆动膈而成。

2. 情志不遂　恼怒伤肝，气机不利，横逆犯胃，逆气动膈；或肝郁克脾，或忧思伤脾，运化失职，滋生痰浊；或素有痰饮内停，复因恼怒气逆，逆气夹痰浊上逆动膈，发生呃逆。

3. 正气虚　损伤中气或胃阴不足。本病病位在膈，病机关键是胃失和降，肾失摄纳，胃气上逆动膈，且与肺之肃降、肾之摄纳、肝之条达有关。

【诊断】

（1）呃逆以气逆上冲、喉间呃呃连声、声短而频、不能自止为主症，其呃声或高或低、或疏或密，间歇时间不定。

（2）常伴有胸膈痞闷、脘中不适、情绪不安等症状。

（3）多有受凉、饮食、情志等诱发因素，起病多较急。

【鉴别诊断】

1. 呃逆与干呕　两者同属于胃气上逆的表现，干呕属于有声无物的呕吐，乃胃上逆、冲咽而出，发出呕吐之声。呃逆则气从膈间上逆，气冲喉间。呃呃连声，声短而频，不能自制。

2. 呃逆与嗳气　嗳气乃胃气阻郁气逆于上，冲咽而出，发出沉缓的嗳气声，常伴有酸腐气味，食后多发。故张仲景称之为"饱食之息"，与喉间气逆而出的呃呃之声不难区分。

【辨证论治】

1. 辨证要点

（1）辨生理、病理，有无兼症，病史长短，有无反复（其他疾病）。

（2）辨虚实寒热。

（3）辨病情临危，胃气将绝之危候，断续不能相继，饮食难进，脉沉细。

2. 治疗原则　审因论治，祛寒，清热，补虚泻实，辅以理气和胃，降逆平呃。

3. 分证论治

实证

（1）胃中寒冷

症状：呃声沉缓有力，胸膈及胃脘不舒，得热则减，遇寒更甚，进食减少，恶食冷凉，喜饮热汤，口淡不渴，舌苔白，脉迟缓。

治法：温中散寒，降逆止呃。

方药：丁香散。

丁香、柿蒂、高良姜、甘草。寒重者加吴茱萸、肉桂；食滞者加莱菔子、槟榔、半夏；气滞者加枳壳、厚朴、陈皮；逆甚者加旋覆花、代赭石。

（2）胃火上逆

症状：呃声洪亮有力，冲逆而出，口臭烦渴，多喜冷饮，脘腹满闷，大便秘结，小便短赤，苔黄燥，脉滑数。

治法：清热和胃，降逆止呃。

方药：竹叶石膏汤。

竹叶、石膏、人参、半夏、粳米、甘草、竹茹、柿蒂。便秘者加承气汤，烦热者加凉膈散。

（3）气机郁滞

症状：呃逆连声，常因情志不畅而诱发或加重，胸胁满闷，脘腹胀满，嗳气纳减，肠鸣矢气，苔薄白，脉弦。

治法：顺气解郁，降逆止呃。

方药：五磨饮子。

木香、枳壳、沉香、槟榔。可加丁香、代赭石降逆止呃；川楝子、郁金疏肝解郁；化热者加黄连、栀子。

虚证

（1）脾胃阳虚

症状：呃声低长无力，气不得续，泛吐清水，脘腹不舒，喜温喜按，面色㿠白，手足不温，食少乏力，大便溏薄，舌质淡，苔薄白，脉细弱。

治法：温补脾胃，和中降逆。

方药：理中汤。

干姜、人参、白术、甘草。可加吴茱萸、丁香温胃平呃。食滞者加麦芽、神曲；气滞者可加香附、木香；中气大亏者加补中益气汤；久病及肾者，加肾气丸、都气丸。

（2）胃阴不足

症状：呃声短促而不得续，口干咽燥，烦躁不安，不思饮食，或食后饱胀，大便干结，舌质红，苔少而干，脉细数。

治法：益气养阴，和胃止呃。

方药：益胃汤。

沙参、麦冬、玉竹、生地黄。可加柿蒂、枇杷叶、刀豆子平呃。兼气虚者，加人参、白术、山药；肝肾阴虚者，加大补阴丸。

【其他疗法】针灸，喷嚏，止息。

【转归预后】轻重差别极大——轻则易愈，重则不易愈。

【预防调护】

（1）保持精神舒畅。

（2）避免外邪侵袭。

（3）饮食宜清淡，忌食生冷、辛辣，避免饥饱失常，发作时应进易消化食物。

第十一节　噎　膈

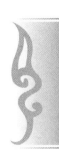

噎膈是指吞咽食物哽噎不顺，饮食难下，或纳而复出的疾病。噎即噎塞，指吞咽之时哽噎不顺；膈为格拒，指饮食不下。噎虽可单独出现，而又每为膈的前驱表现，故临床往往以噎膈并称。本病多见于中老年人。膈之病名，首见于《内经》。隋·巢元方将噎膈分为气、忧、食、劳、思五噎；忧、恚、气、寒、热五膈。唐宋以后始将"噎膈"并称。

西医学中的食管癌、贲门癌、贲门痉挛、食管贲门失弛缓症、食管憩室、食管炎、食管狭窄、胃神经官能症等，可参照本节辨证治疗。

【病因病机】

1．七情内伤　①忧思，气结伤脾——生痰；②恼怒，气郁伤肝——及血。

2．饮食所伤　①酒——助湿生热；②痰热——阻塞食管；③肥甘——湿困脾胃；④辛辣——津伤血燥，食管干涩。

3．年老肾虚　真阴亏损，脾肾阳虚。

【诊断】

（1）轻症患者主要为胸骨后不适，烧灼感或疼痛，食物通过有滞留感或轻度梗阻感，咽部干燥或紧缩感。

（2）重症患者见持续性、进行性吞咽困难，咽下梗阻即吐，吐出黏液或白色泡沫黏痰，严重时伴有胸骨后或背部肩胛区持续性钝痛，进行性消瘦。

（3）病人常有情志不畅、酒食不节、老年肾虚等病史。

【鉴别诊断】

1. 噎膈与反胃　噎膈系阴虚有热，表现为吞咽困难，阻塞不下，旋时旋吐，或徐徐吐出；反胃系阳虚有寒，表现为食尚能入，但经久复出，朝食暮吐，暮食朝吐。

2. 噎膈与梅核气　噎膈系有形之物瘀阻于食管，吞咽困难。梅核气系气逆痰阻郁咽喉，为无形之气，无吞咽困难及饮食不下的症状。

【辨证论治】

1. 辨证要点　本病早期轻症仅有吞咽之时哽噎不顺，全身症状不明显，病情严重则吞咽困难呈进行性加重，食常复出，甚则胸膈疼痛，滴水难入。临床应辨标本主次。标实当辨气结、痰阻、血瘀三者之不同。本虚多责之于阴津枯槁为主，发展至后期可见气虚阳微之证。

2. 治疗原则　分清标本虚实，再扶正祛邪。

3. 分证论治

（1）痰气交阻

症状：吞咽梗阻，胸膈痞满，甚则疼痛，情志舒畅可减轻，精神抑郁则加重，嗳气呃逆，呕吐痰涎，口干咽燥，大便艰涩，舌质红，苔薄腻，脉弦滑。

治法：开郁化痰，润燥降气。

方药：启膈散加减。

（2）津亏热结

症状：吞咽梗涩而痛，水饮可下，食物难进，食后复出，胸背灼痛，形体消瘦，肌肤枯燥，五心烦热，口燥咽干，渴欲冷饮，大便干结，舌质干，或有裂纹，脉弦细数。

治法：滋养津液，泻热散结。

方药：沙参麦冬汤。

（3）瘀血内结

症状：吞咽梗阻，胸膈疼痛，食不得下，甚则滴水难进，食入即吐，面色黧黑，肌肤枯燥，形体消瘦，大便如羊屎，或吐下物如赤豆汁，或便血，舌质紫黯，或舌红少津，脉细涩。

治法：破结行瘀，滋阴养血。

方药：通幽汤。

（4）气虚阳微

症状：长期吞咽受阻，饮食不下，面色㿠白，精神疲惫，形寒气短，面浮足肿，泛吐清涎，腹胀便溏，舌淡苔白，脉细弱。

治法：温补脾肾，益气固阳。

方药：补气运脾汤。

【转归预后】

（1）噎——轻，预后好。

（2）膈——关格，重，预后差。

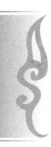

【预防调护】

(1) 饮食习惯：进食不可过快、过多，禁食辛辣、变质食物、烈酒等。

(2) 调畅情志，体力活动不可过度。

第十二节 泄 泻

泄泻是以排便次数增多，粪质稀薄或完谷不化，甚则以泻出如水样为特征的病症，四时均可发生，以夏秋季多见，因四时之气及地域气候不同而表现出的各种证候为主。

泄泻又名濡泄、洞泄、后泄、下利、飧泄。由《内经》开始历代医家对本病的病因及治疗的认识不断完善，其中《医宗必读·泄泻》总结出著名的治泻九法，方法全面，切合实用。

由于各种消化系统疾病导致的腹泻可参考本节内容。

【病因病机】

1. 感受外邪 暑、湿、寒、热，但以湿为主。

2. 饮食所伤 食滞、寒湿、湿滞。

3. 情志所伤 肝木克脾土，肝强脾弱，忧思伤脾，失于健运。

4. 病后体虚 久病失治，脾胃受损，日久伤肾，脾失温煦，运化失职，水谷不化，积谷为滞，湿滞内生，遂成久泻。

5. 禀赋不足 由于先天不足，禀赋虚弱，或素体脾胃虚弱，不能受纳运化某些事物，易致泄泻。

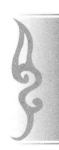

【诊断】

(1) 以粪质清稀为主要依据。

(2) 结合病史、诱因、病因、理化检查。

(3) 除外习惯性便次增多及痢疾、霍乱病证。

【辨证论治】

1. 辨证要点 当辨虚、实、寒、热和证候特点：病势急剧，脘腹胀满，腹痛拒按，泻后痛减，小便不利者，多属实证；病程长，腹痛不甚且喜按，小便利，口不渴，多属虚证。粪便清稀如水，腹痛喜温，完谷不化，多属寒湿之证；粪便黄褐，味臭较重，泻下急迫，肛门灼热，多属湿热证。久泻迁延不愈，倦怠乏力，稍有饮食不当，或劳倦过度即复发，多以脾虚为主；泄泻反复不愈，每因情志不遂而复发，多为肝郁克脾之证；五更泄泻，完谷不化，腰酸肢冷，多为肾阳不足。

2. 治疗原则 本病以运脾化湿为原则。

3. 分证论治

暴泻

(1) 寒湿泄泻

症状：泄泻清稀，甚如水样，腹痛肠鸣，脘闷食少，苔白腻，脉濡滑。若兼外感风寒，则恶寒发热，肢体酸痛，苔薄白，脉浮。

治法：芳香化湿。

方药：藿香正气散。

（2）湿热泄泻

症状：泄泻腹痛，泻下急迫，或泻而不爽，粪色黄褐，气味臭秽，肛门灼热，烦热口渴，小便短黄，苔黄腻，脉滑数或濡数。

治法：清热利湿。

方药：葛根芩连汤。

（3）伤食泄泻

症状：腹痛肠鸣，泻下粪便，臭如败卵，泻后痛减，脘腹胀满，嗳腐酸臭，不思饮食，苔垢浊或厚腻，脉滑。

治法：消食导滞。

方药：保和丸。

久泻

（1）脾虚泄泻

症状：大便时溏时泻，迁延反复，完谷不化，饮食减少，食后脘闷不舒，稍进油腻食物，则大便次数明显增加，面色萎黄，神疲倦怠，舌淡苔白，脉细弱。

治法：健脾益气。

方药：参苓白术散。

（2）肾虚泄泻

症状：黎明前脐腹绞痛，肠鸣即泻，泻下完谷，泻后则安，形寒肢冷，腰膝酸软，舌淡苔白，脉沉细。

治法：温补脾肾。

方药：四神丸。

（3）肝郁泄泻

症状：素有胸胁胀闷，嗳气食少，每因抑郁恼怒，或情绪紧张时，发生腹痛泄泻，腹中雷鸣，攻串作痛，矢气频作，舌淡红，脉弦。

治法：抑肝扶脾。

方药：痛泻要方。

【转归预后】

1. 暴泻　一是治愈；二是亡阴亡阳；三是慢性化。

2. 久泻　一是治愈；二是脾虚气陷；三是脾肾阳气衰败。

【预防调护】

（1）饮食、情志、劳倦、外感、居处。

（2）温水清洗肛门，补液。

第十三节 便 秘

便秘是由于大肠传导失常，导致大便秘结，排便周期延长，粪便质干结，排出困难，或粪便质不硬，虽有便意，但便而不畅的病证，见于多种急、慢性疾病，是一种常见症状。

自《黄帝内经》始，对本病认识不断深化，至仲景及《医学心悟》，大便不通，均将便秘，以寒热虚实概括之，仲景并设立了承气汤、大黄附子汤、麻子仁丸、厚朴三物汤蜜煎导诸法为后世医家所喜用。

西医学中的功能性便秘、肠激惹综合征、肠炎恢复期、直肠及肛门疾病所致便秘，药物性便秘，内分泌及代谢性疾病的便秘以及肌力减退而致的排便困难，可参照本节诊治。

【病因病机】

1. 肠胃积热 一是阳盛之体，二是热病之后，三是湿热下移大肠，四是服食、服药燥热，共同使肠胃积热，热伤津液，肠道干涩，粪质干燥，阳结证必因邪火有余，以致津液干燥。

2. 气机郁滞 一是肝郁气滞，二是脾伤气结，三是久坐少动，均可使气内滞而不行，传导失职。

3. 阴寒积滞 一是外感，二是饮食，三是服药，均可使阴寒内盛，阳气不行，津液不通，凝滞胃肠，失于传导。

4. 气虚阳衰 一是素体不足，二是饮食劳倦所伤，三是年高产后，四是久服生冷苦寒，均可致气虚传导无力，阳衰阴寒内结。

5. 阴亏血少 一是素体不足，二是病后产后，三是失血夺汗，四是年高体弱阴亏，五是久服香燥耗伤，均可致阴血不荣，肠道干涩。

本病病机可以概括为热实冷虚（气血阴阳）。

相关脏腑：脾、胃、肝、肺、肾。

【诊断】

（1）以便秘为主要临床表现。

（2）常兼有腹胀痛、纳呆、头晕、口臭、肛裂、痔、排便带血及汗出气短、头晕、心悸等兼杂证。

（3）发病常与外感寒热、饮食情志、脏腑失调、坐卧少动、年老体虚等因素有关，多呈慢性病程。

（4）纤维肠镜有助于部分便秘的诊断。

（5）应除外其他内科疾病出现的便秘症状，本病多发生于中老年以及女性。

【鉴别诊断】积聚与便秘均可出现腹部包块，其区别见表 36-2。

表 36-2　积聚与便秘的区别

	便秘	积聚
部位	左下腹	不定
形状	索条状	不定
与排便关系	便后减少或消失	无关

【辨证论治】

1. 辨证要点

（1）辨排便周期：不能仅以排便周期下结论。

（2）辨排便粪质：燥热内结则干燥坚硬，干结则阴寒凝滞，断续不畅则气滞，努则无力则气虚。

（3）辨舌质舌苔：舌少津少苔或无苔者为阴津亏少；舌淡少苔者为气血不足；舌淡苔白滑者为阴寒内结；苔黄燥垢腻者为胃肠积热。

2. 治疗原则　实则泄之，虚则补之。

3. 分证论治

（1）肠胃积热

症状：大便秘结，腹胀腹痛，面红身热，口干口臭，心烦不安，小便短赤，舌红苔黄燥，脉滑数。

治法：泻热导滞，润肠通便。

方药：麻子仁丸。

大黄、枳实、厚朴、火麻仁、杏仁、白蜜、白芍。津伤者加生地黄、玄参；肝火旺盛者加用更衣丸（芦荟、朱砂）；满燥实坚者用大承气汤。

（2）气机郁滞

症状：大便干结，或不甚干结，欲便不得出，或便而不爽，肠鸣矢气，腹中胀痛，胸胁满闷，嗳气频作，食少纳呆，舌苔薄腻，脉弦。

治法：顺气导滞。

方药：舒肝丸加减。

陈皮 9g，白芍 9g，白术 20g，防风 9g，乌梅 6g，炙甘草 6g。气逆而呕吐者加半夏、旋覆花、代赭石；忧郁寡言者加柴胡、白芍、合欢皮；夹瘀者加桃仁、赤芍。

（3）阴寒积滞

症状：大便艰涩，腹痛拘急，胀满拒按，胁下偏痛，手足不温，呃逆呕吐，舌苔白腻，脉弦紧。

治法：温里散寒，通便止痛。

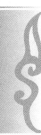

方药：大黄附子汤。

附子、细辛、大黄。可加生姜、小茴香、木香、厚朴、枳实等。

（4）气虚

症状：粪质并不干硬，虽有便意，但临厕努挣乏力，便难排出，汗出气短，便后乏力，面白神疲，懒言，舌淡苔白，脉弱。

治法：补气润肠。

方药：黄芪汤。

黄芪、火麻仁、白蜜、陈皮。

（5）血虚

症状：大便干结，面色无华，心悸气短，失眠多梦，健忘，口唇色淡，舌苔白，脉细。

治法：养血润燥。

方药：润肠丸。

当归、生地黄、火麻仁、桃仁、枳壳。有热者加胡黄连、知母。

（6）阳虚

症状：大便干或不干，排出困难，小便清长，面色白，四肢不温，腹中冷痛，得热则减，腰膝冷痛，舌淡苔白，脉沉迟。

治法：温阳通便。

方药：济川煎，肾气丸，理中丸。

肉苁蓉、牛膝、当归、升麻、泽泻、枳壳。

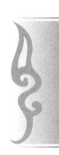

（7）阴虚

症状：大便干结，如羊屎状，形体消瘦，头晕耳鸣，两颧红赤，心烦少寐，潮热盗汗，腰膝酸软，舌红少苔，脉细数。

治法：滋阴通便。

方药：增液汤，增液承气汤。

【其他疗法】清洁灌肠，外导法（如蜜煎导法）。

【转归预后】

（1）虚者宜补之。

（2）久病湿热秘者致肛裂、痔。

（3）浊气上逆预后不好。

【预防调护】按时如厕，增加体力活动，调畅情志。

第十四节　黄　疸

黄疸是感受湿热疫毒，肝胆气机受阻，疏泄失常，胆汁外溢所致，以目黄、身黄、小便黄为主要表现的常见肝胆病证。黄疸在古代亦称黄瘅，由于疸与瘅通，故其义相通。本病证包括阴黄、阳黄与急黄，常并见于其他病证，如胁痛、胆胀、臌胀、肝癌等。

本病与西医所述的黄疸意义相同，大体相当于西医学中的肝细胞性黄疸，阻塞性黄疸，溶血性黄疸。病毒性肝炎、肝硬化、胆石症、胆囊炎、钩端螺旋体病、某些消化系统肿瘤及出现黄疸的败血症等，若以黄疸为主要表现者，均可参照本节辨证论治。

【病因病机】

1. 感受时邪疫毒　时邪疫毒由口而入，蕴结于中焦，脾胃运化失常，湿热交熏于肝胆，肝失疏泄，胆液不循常道，浸淫肌肤，下注膀胱，使身目、小便俱黄。若疫毒重者，其病势暴急凶险。具有传染性，表现为热毒炽盛，伤及营血的严重现象，称为急黄。

2. 饮食所伤　饥饱失常或嗜酒过度，皆能损伤脾胃，以致运化功能失职，湿浊内生，郁而化热，熏蒸肝胆，胆汁外溢，浸淫肌肤而发黄。

3. 脾胃虚弱　素体脾胃虚弱，运化失司，气血亏损，久之肝失所养，疏泄失职而致胆汁外溢。或病后脾阳受伤，湿从寒化，寒湿阻滞中焦，胆汁受损，溢于肌肤而发黄。

总之，黄疸的发生往往内外相因为患，从病邪来说，主要是湿浊之邪，从脏腑来看不外脾、胃、肝、胆，且往往由脾胃涉及肝胆。黄疸病的基本病机是湿浊阻滞，胆液不循常道外溢而发黄。发黄的关键是湿热郁蒸。从外因来看，外邪不得泄越是发黄的重要因素。从内因来看，湿邪蕴结中焦，阻滞气机，致使肝气郁而失疏泄，胆汁运输不循常道而外溢浸淫。所以，无论外因、内生，都有瘀滞不解、内结不散的突出特点。黄疸病的病理属性与脾胃阳气盛衰有关。中阳偏盛，湿从热化，湿热为患，则为阳黄；中阳不足，湿从寒化，寒湿为患，则为阴黄；湿浊疫毒所致则为急黄。

【诊断】

（1）目黄、身黄、尿黄。以目睛发黄为主，因为目睛发黄是出现最早、消退最晚而最易发现的指征之一。

（2）初期，目黄、身黄不一定出现，而以恶寒发热、食欲不振、恶心呕吐、腹胀肠鸣、四肢无力等类似感冒的症状为主，三五日后，才逐渐出现目黄，随之溲黄与身黄。而急黄，黄疸急起，迅速加深，甚则内陷心包。

（3）有饮食不节，肝炎接触或使用化学制品、药物等病史。

（4）实验室检查：血清总胆红素、尿胆红素、尿胆原、直接胆红素测定、血清谷丙转氨酶、谷草转氨酶以及 B 超、CT、胆囊造影等，有助于诊断与鉴别诊断。

【鉴别诊断】

1. 萎黄　为气血不足身面皮肤呈萎黄不华的病证，多见于大失血或重病之后，其特征为双目不黄，往往伴有眩晕、气短、心悸等症，与黄疸病证的目黄、身黄、溲黄不同。

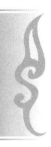

2. 黄胖 多与虫证有关，久之耗伤气血而引起面部肿胖色黄，身黄带白。《杂病源流犀烛·黄胖》指出黄胖宿病也，与黄疸暴病不同。盖黄疸眼目皆黄，无肿状；黄胖多胖，色黄中带白，眼目如故，或洋洋少神。虽病根都发于脾，然黄疸则由脾经湿热而成，黄胖则湿热未甚。

多虫与食所致，必吐黄水，毛发皆直，或好食尘末茶叶土炭之类。

【辨证论治】

1. 辨证要点

（1）辨阳黄与阴黄：阳黄由湿热所致，起病急，病程短，黄色鲜明如橘色，口干发热，小便短赤，大便秘结，舌苔黄腻，脉弦数。一般预后良好。阴黄由寒湿所致，起病缓，病程长，黄色晦暗如烟熏，脘闷腹胀，畏寒神疲，口淡不渴，舌淡白，苔白腻，脉濡缓或沉迟，一般病程缠绵，不易速愈。

（2）阳黄宜辨湿热轻重：阳黄属湿热为患，由于感受湿与热邪的程度不同，机体反应的差异，故临床有湿热孰轻孰重之分。区别湿邪与热邪的孰轻孰重，目的是同中求异，使治疗分清层次，各有重点。热重于湿者——身目俱黄，黄色鲜明，发热口渴，恶心呕吐，小便短少清赤，便秘，舌苔黄腻，脉弦数；湿重于热者——身目俱黄，其色不如热重者明显，头重身困，胸脘痞满，恶心呕吐，便溏，舌苔厚腻微黄，脉弦滑。

（3）急黄：为湿热夹毒，郁而化火所致。辨灼阴、伤气、动血及窍闭的变化为其重点。

2. 治疗原则

（1）黄疸早期主要是湿热、疫毒、寒湿为患，故当祛邪以消除病原，通过清热、解毒、利湿、温化给邪以出路。

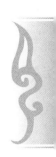

（2）由于湿邪郁滞于中、下焦，故湿邪的去路在于通利小便。

（3）热重者，注意清热护阴，否则利湿太过会重伤阴液，使热更甚；湿重者，注意化湿护阳，否则苦寒太过会损其阳气，使湿反难化。

（4）调整肝脾功能，即疏肝健脾，活血化瘀，以改善肝郁脾壅，瘀血阻络的病机，防止转变为积聚、臌胀。

（5）久病宜注意扶助正气，即滋补肝肾，健运脾胃。

3. 分证论治

阳黄

（1）湿热兼表

症状：黄疸初起，目白睛微黄或不明显，小便黄，脘腹满闷，不思饮食。伴有恶寒发热，头身重痛，乏力，舌苔薄腻，脉浮弦或弦数。

治法：清热化湿，佐以解表。

方药：麻黄连翘赤小豆汤合甘露消毒丹。

（2）热重于湿

症状：初起目白睛发黄，迅速至全身发黄，黄疸较重，色泽鲜明，壮热口渴，心中懊�，恶心，呕吐，纳呆，小便赤黄、短少，大便秘结，胁胀痛而拒按，舌红苔黄腻或黄糙，脉弦数或滑数。

治法：清热利湿，佐以通腑。

方药：茵陈蒿汤。

（3）湿重于热

症状：身目发黄如橘，无发热或身热不扬，头重身困，嗜睡乏力，胸脘痞闷，纳呆呕恶，厌食油腻，口黏不渴，小便不利，便稀不爽，舌苔厚腻微黄，脉濡缓或弦滑。

治法：除湿化浊，泄热除湿。

方药：茵陈四苓汤合甘露消毒丹加减。

（4）胆腑郁热

症状：身目发黄鲜明，右胁剧痛且放射至肩背，壮热或寒热往来。伴有口苦咽干，呕逆，尿黄，便秘，舌红苔黄而干，脉弦滑数。

治法：泄热化湿，利胆退黄。

方药：大柴胡汤。

（5）疫毒发黄

症状：起病急骤，黄疸迅速加深，身目呈深黄色。壮热烦渴，呕吐频作，尿少便结，脘腹满胀，疼痛拒按，烦躁不安，或神昏谵语，或衄血尿血，皮下发斑，或有腹水，继之嗜睡昏迷，舌质红绛，苔黄褐干燥，扪之干，脉弦数或洪大。本症又称急黄。

治法：清热解毒，凉血开窍。

方药：千金犀角散。

阴黄

（1）寒湿证

症状：身目俱黄，黄色晦暗不泽或如烟熏，痞满食少，神疲畏寒，腹胀便溏，口淡不渴，舌淡白腻，脉濡缓或沉迟。

治法：温中化湿，健脾和胃。

方药：茵陈术附汤。

（2）脾虚证

症状：多见于黄疸久郁者。证见身目发黄，黄色较淡而不鲜明，食欲不振，肢体倦怠乏力，心悸气短，食少腹胀，大便溏薄，舌淡苔薄，脉濡细。

治法：补养气血，健脾退黄。

方药：小建中汤。

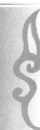

【其他治法】

（1）《证类本草》用瓜蒂、丁香、赤小豆各 7 枚，共为细末备用，每次取少许，吸入鼻中，须臾有少量黄液流出。隔日吸 1 次。

（2）茵陈 15～30g，板蓝根 30g，龙胆草 15g，水煎服，连续 15 日左右。

【转归预后】

（1）本病的转归与黄疸性质、体质强弱、治疗护理因素有关。

（2）阳黄、阴黄、急黄虽性质不同，轻重有别，但在一定条件下可互相转化。急黄若热毒炽盛，内陷心营，或大量出血，可出现肝肾阳气衰竭之候；阴黄久治不愈可转为积聚、臌胀。

（3）阳黄预后良好，急黄邪入心营，耗血动血，预后多不良。

（4）阴黄若阳气渐复、黄疸退，预后较好；若阴黄久治不愈，化热伤阴动血，黄疸加深，转为臌胀重症，则预后不良。

【预防调护】

（1）精神调摄。

（2）饮食有节。

（3）起居有常。

第十五节　胁　痛

胁痛是以一侧或两侧胁肋部疼痛为主要证候的病证。

【病因病机】

1. 肝气郁结　情志抑郁，疏泄失职，气机郁结，或疏泄太过，暴怒气逆，肝络不畅、失调则胁痛。

2. 瘀血阻络　肝主疏泄，条达气机，气行则血行，气滞则血瘀。

3. 湿热蕴结　肝主疏泄，湿热内生，沉郁化火，便犯肝脾，肝脾失温养则胁痛。

4. 肝阴不足　久病或劳倦过度或各种原因所致阴血受损，肝脏失养，不荣则痛。

本病病机可概括为气滞血瘀不通则痛或精血不足不荣则痛。

【诊断】

（1）一侧或两侧胁痛。

（2）疼痛性质可分为刺痛、胀痛、隐痛或窜痛。

（3）有反复发作的病史。

【鉴别诊断】

1. 胁痛与胸痛　胸痛以胸部胀痛为主，伴有胸闷气短、心悸等病证。

2. 胁痛与悬饮　悬饮亦可见胁肋疼痛，但其表现为饮留胁下，胸胁胀痛，持续不已，伴见咳嗽、咳痰，咳嗽呼吸时加重，常喜向病侧睡卧，患侧肋间饱满，叩诊呈浊音，或兼见发热，一般不难鉴别。

【辨证论治】

1. 辨证要点

（1）辨外感、内伤：外感——外邪；内伤——肝气郁结，瘀血内阻或肝阴不足。

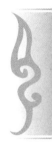

（2）辨在气在血：气——胀痛；血——刺痛。

（3）辨虚实：实——肝气郁结，血瘀肝络，外感发热；虚——肝阴不足，络脉失养。

2. 治疗原则　实则理气活血，虚则滋阴养血。

3. 分证论治

（1）肝气郁结

症状：两侧胁肋胀痛，走窜不定，甚则连及胸肩背，且情志激惹则痛剧，胸闷，善太息而得嗳气稍舒，伴有纳呆，脘腹胀满，舌苔薄白，脉弦。

治法：疏肝理气。

方药：柴胡疏肝散。

（2）瘀血阻络

症状：胁肋刺痛，痛处固定而拒按，入夜更甚，或面色晦暗，舌质紫黯，脉弦滑。

治法：活血化瘀，理气止痛。

方药：血府逐瘀汤。

（3）肝胆实热（湿热蕴结）

症状：胁肋胀痛，触痛明显而拒按，或牵及肩背，伴有纳呆恶心、厌食油腻、口干口苦、腹胀尿少，或有黄疸，舌苔黄腻，脉弦滑。

治法：活血化瘀，理气通络。

方药：龙胆泻肝汤。

（4）肝阴不足

症状：胁肋隐痛，绵绵不已，遇劳加重，口干咽燥，心中烦热，两目干涩，头晕目眩，舌红少苔，脉细数。

治则：滋阴养肝，养血通络。

方药：一贯煎。

【转归预后】

（1）各证型之间可相互转化。

（2）治疗调养得当，一般预后良好。若治疗不当，可进一步发展为黄疸、臌胀等。

【预防调护】精神畅快，情绪稳定。

第十六节　瘿　病

瘿病是以颈前喉结两旁结块肿大为主要临床特征的一类疾病。

单纯性甲状腺肿、甲状腺功能亢进症、甲状腺炎、甲状腺瘤等可参考本节内容辨证论治。

【病因病机】

1. 病因

（1）情志内伤。

（2）饮食及水土失宜。

（3）体质因素。

2. 病机

（1）气滞、痰凝、血瘀壅结颈前是瘿病的基本病机。初期多为气机郁滞，津凝痰聚，痰气搏结颈前所致。日久引起血脉郁阻，气、痰、瘀三者合而为患。

（2）本病的病变部位主要在肝、脾，与心有关。

【诊断】

（1）以颈前喉结两旁肿大为临床特征，可随吞咽动作而上下移动。

（2）多发于女性，发病有一定的地区性。

（3）实验室检查：血清总三碘甲状腺原氨酸和总甲状腺素升高，血清游离三碘甲状腺原氨酸和游离甲状腺素升高，血清促甲状腺激素释放激素兴奋试验，TSH 不升高，甲状腺摄碘率增高。可确定为甲状腺功能亢进症。

【鉴别诊断】

1. 瘰疬　病变部位在颈项的两侧或颌下，肿块一般较小，每个约黄豆大，个数多少不等。

2. 消渴　以多饮、多食、多尿为主要临床表现，三消的症状多同时出现，尿中常有甜味而颈部无瘿肿。

3. 瘿瘤　为颈前肿块偏于一侧，或一侧较大，或两侧均大，瘿肿大小如桃核，质较硬。病情严重者肿块迅速增大，质地坚硬，表面高低不平。

【辨证论治】

1. 辨证要点

（1）以颈前喉结两旁肿大为临床特征，可随吞咽动作而上下移动。

（2）多发于女性，发病有一定的地区性。

2. 治疗原则　理气化痰，消瘿散结。

3. 分证论治

（1）气郁痰阻

症状：颈前喉结两旁肿大，质软不痛，胸闷，病情常随情志波动，苔薄白，脉弦。

治法：理气疏郁，化痰消瘿。

方药：四海舒郁丸。

（2）痰结瘀血

症状：颈前喉结两旁肿大，按之较硬或有结节，胸闷，纳差，舌质暗红，苔薄白或白腻，脉弦或涩。

治法：清肝泻火，理气活血，化痰消瘿。

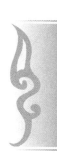

方药：海藻玉壶汤。

（3）肝火旺盛

症状：颈前喉结两旁轻度肿大，面红目赤，烦热，容易汗出，性情急躁易怒，眼球凸出，手颤抖，舌质红，苔薄白，脉弦数。

治法：清肝泻火，消瘿散结。

方药：栀子清肝汤合消瘿丸加减。

（4）心肝阴虚

症状：颈前喉结两旁肿大，或大或小，质软，起病缓慢，心悸不宁，心烦，易汗出，手指颤抖，乏力，舌红，苔少或无苔，脉弦数。

治法：滋阴降火，宁心柔肝。

方药：一贯煎加味。

第十七节　积　聚

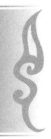

积聚是腹内结块，或胀或痛的病证。分别言之，积属有形，结块固定不移，痛有定处，病属血分，是为脏病；聚属无形，包块聚散无常，痛无定处，病在气分，是为腑病。

肝癌属于本病范畴，肝癌病早在《黄帝内经》就有类似记载，历史有肥气、痞气、积气之称。肝癌在临床上可分为 1 期（无明显肝癌症状和体征者）、2 期（超过 1 期而无 3 期症状者）和 3 期（有明显恶病质、黄疸、腹水或远近转移之一者）。大多数肝癌患者在确诊时已属晚期，手术机会多已错过。

【病因病机】脏腑气血亏虚，脾虚湿聚；六淫邪毒入侵，邪凝毒结，七情内伤，情志抑郁等，可使气、血、湿、热、瘀、毒互结而成肝癌。

1. 情志久郁　情志抑郁，肝气不舒，脏腑失和，脉络受阻，血行不畅，气滞血瘀，日积月累，可形成积聚。

2. 饮食所伤　酒食不节，饥饱失宜，或恣食肥厚生冷，脾胃受损，运化失健，水谷精微不布，食滞湿浊凝聚成痰，或食滞、虫积与痰气交阻，气机壅结，则成聚证。

3. 感受寒邪　寒邪侵袭，脾阳不运，湿痰内聚，阻滞气机，气血瘀滞，积聚乃成。

4. 病后所致　黄疸、胁痛病后，湿浊留恋，气血蕴结；或久疟不愈，湿痰凝滞，脉络痹阻；或感染虫毒，肝脾不和，气血凝滞；或久泻久痢之后，脾气虚弱，营血运行涩滞，均可导致积聚的形成。

总之，积聚的主要病因为情志抑郁、酒食内伤、邪毒内侵及他病转归；病机主要为气滞、血瘀、痰结及正气亏虚。其病机复杂，统而言之为正虚于内，邪毒凝结，故病症危重，防治棘手。

【诊断】

（1）以右胁疼痛，上腹部包块呈进行性增大，质地坚硬而拒按，形体消瘦，纳呆乏力为主症。

（2）具有较长时间食欲减退、乏力、胁痛病史或黄疸病史，且病情进展迅速。

（3）结合 B 超、CT、胃肠钡剂 X 线检查及纤维内镜检查等有助于诊断。

【鉴别诊断】

（1）黄疸。

（2）胁痛。

（3）臌胀。

【辨证论治】

1. 辨证要点

（1）辨虚实。

（2）辨危候。

2. 治疗原则　急则治其标，一般宜攻补兼施。

3. 分证论治

（1）肝气郁结

症状：腹中积块柔软，时聚时散，攻窜胀痛，脘胁胀闷不适，苔薄，脉弦等。

治法：疏肝健脾，活血化瘀。

方药：柴胡疏肝散。

（2）气滞血瘀

症状：腹部积块质软不坚，固定不移，胀痛不适，舌苔薄，脉弦。

治法：行气活血，化瘀消积。

方药：复元活血汤。

（3）湿热聚毒

症状：心烦易怒，身黄目黄，口干口苦，食少腹胀满，胁肋刺痛，溲赤便干，舌质紫黯，苔黄腻，脉弦滑或滑数。

治法：清热利胆，泻火解毒。

方药：茵陈蒿汤。

（4）肝阴亏虚

症状：腹中积块质软，隐痛。肌肉瘦削，舌质红，脉细数。

治法：养血柔肝，凉血解毒。

方药：一贯煎。

【转归预后】本病病程短，病势凶险，预后极差，为消化道恶性肿瘤中死亡率较高的一种。

【预防调护】

（1）调护的目的在于提高生存率，改善生活质量。

（2）重点在于注意患者全身状态的变化，如体重、皮肤改变、精神状态等。

（3）加强心理调护，在做好患者思想工作的前提下，可以采取公开性治疗，这样既可以减少患者不必要的猜疑，还有助于患者积极配合治疗。

第十八节　腰　痛

腰痛又称"腰脊痛"，是指腰部感受外邪，或因外伤、或由肾虚而引起的气血运行失调，脉络绌急，腰府失养所致的以腰部一侧或两侧疼痛为主要症状的一类病证。腰痛在中医内科门诊较为常见，一年四季均可发生。

腰痛一病，古代文献早有论述，《素问·脉要精微论》说明了肾虚腰痛的特点。

西医学的腰肌劳损、腰肌纤维炎、强直性脊柱炎、腰椎骨质增生、腰椎间盘病变等凡是以腰痛症状为主者，可参照本节辨证论治。但肾与膀胱疾病和骨伤科、外科、妇科有关疾病引起腰痛症状者均不属此范围。

【病因病机】

1. 外邪侵袭　多由居处潮湿，或冒雨着凉，或暑夏贪凉，腰府失护，湿热、寒湿、暑热等六淫邪毒乘虚侵入，造成经脉受阻，气血运行不畅而发腰痛。

2. 气滞血瘀　跌仆外伤，损伤经脉气血，或体位不正，腰部用力不当，屏气闪挫，导致经络气血阻滞不通，均可使瘀血留着腰部而发生疼痛。

3. 肾亏体虚　先天禀赋不足，加之劳累太过，或房事不节，以致肾精亏损，无以濡养筋脉而发生腰痛。

【诊断】

（1）一侧或两侧腰痛，或痛势绵绵，时作时止，遇劳则剧，得逸则缓，按之则减；或痛处固定，胀痛不适；或如锥刺，按之痛甚。

（2）具有腰部感受外邪、外伤、劳损等病史。

（3）需排除腰部器质性病变。必要时摄腰部 X 线片，做相关实验室检查，有助于明确诊断。

【辨证论治】

1. 治疗原则　腰痛治疗当分标本虚实。感受外邪属实，治以祛邪通络，根据寒湿、湿热的不同，分别给予温散或清利之品；外伤腰痛属实，治以活血祛瘀，通络止痛为主；内伤之病多属虚，治以补肾固本为主，兼顾肝脾；虚实兼见者，宜辨主次轻重，标本兼顾。

腰痛其虚者以补肾壮腰为主，兼调养气血；实者祛邪活络为要，针对病因，施以活血化瘀、散寒除湿、清泻湿热。

2. 分证论治

（1）寒湿腰痛

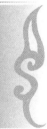

症状：腰部冷痛重着，转侧不利，逐渐加重，每遇阴雨天或腰部感寒后加剧，痛处喜温，体倦乏力，或肢末欠温，食少腹胀，舌淡体大，苔白腻而润，脉象沉紧或沉迟。

治法：散寒除湿，温通经络。

方药：渗湿汤。

干姜 9g，甘草 6g，苍术 12g，白术 12g，橘红 6g，茯苓 15g。水煎服，每日 1 剂。

（2）湿热腰痛

症状：腰髋弛痛，牵掣拘急，痛处伴有热感，每于热天或腰部着热后痛剧，遇冷痛减，口渴不欲饮，尿色黄赤，或午后身热，微汗出，舌红苔黄腻，脉濡数或弦数。

治法：清热利湿，舒筋活络。

方药：加味二妙散。

黄柏 12g，苍术 10g，防己 12g，萆薢 12g，当归 6g，牛膝 15g，龟甲 15g。水煎服，每日 1 剂。

（3）瘀血腰痛

症状：痛处固定，或胀痛不适，或痛如锥刺，日轻夜重，或持续不解，活动不利，甚则不能转侧，痛处拒按，面晦唇暗，舌质隐青或有瘀斑，脉多弦涩或细数。病程迁延，常有外伤、劳损史。

治法：活血化瘀，理气止痛。

方药：身痛逐瘀汤。

当归 12g，川芎 9g，桃仁 12g，红花 12g，没药 12g，五灵脂 12g，地龙 12g，香附 9g，牛膝 15g。水煎服，每日 1 剂。

（4）肾虚腰痛

症状：腰痛以酸软为主，喜按喜揉，腿膝无力，遇劳更甚，卧则减轻，常反复发作。偏阳虚则少腹拘急，面色㿠白，手足不温，舌淡，脉沉细；偏阴虚则心烦失眠，口燥咽干，面色潮红，手足心热，舌红少苔，脉弦细数。

治法：偏阳虚者宜温补肾阳；偏阴虚者宜滋补肾阴。

方药：偏阳虚者以右归丸为主方，温养命门之火。熟地黄 15g，山药 12g，山茱萸 9g，枸杞子 9g，杜仲 12g，菟丝子 15g，当归 9g。水煎服，每日 1 剂。

偏阴虚者以左归丸为主方。熟地黄 15g，枸杞子 9g，山茱萸 9g，龟甲胶 12g，菟丝子 12g，鹿角胶 9g，牛膝 15g。水煎服，每日 1 剂。

【其他疗法】

1. 中成药

（1）腰痛宁胶囊：口服，每次 3～4 粒，每日 1 次，晚上临睡前用开水或酒送服。30 天为 1 个疗程，如未恢复，停药 3～5 天，继续服用第 2 个疗程。具有温经通络、化瘀止痛之功效。有严重心、肝、肾疾病者不宜服用，孕妇忌服。

（2）铁弹丸：口服，每次 4～6g，每日 2 次或 3 次。具有活血镇痛、通经活络之功

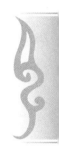

效，用于治疗气滞血瘀型和风寒阻络型腰痛。孕妇、严重心脏病、贫血症及妇女经期禁止服用。

（3）强肾镇痛丸：口服，每次 1～2 丸，每日 2 次或 3 次，温开水送服。具有温肾益气、散寒止痛之功效，用于治疗肝肾亏虚型腰痛。阴虚内热或外感患者忌服。

2. **外治法**

（1）乳香、没药、杜仲各 12g，麻黄、自然铜各 10g，马前子、生草乌、生川乌各 6g，骨碎补 20g，上药共炼制成膏药备用。用时取适量调敷患处，每日 1 次，10 次为 1 个疗程。

（2）生铁末 500g，食盐水 60～70ml。两味药物混匀浸泡后装入布袋，趁热敷患处，每日 1 次，每次 15～30 分钟，10 次为 1 个疗程。

（3）巴戟天、肉苁蓉、乌梢蛇、川椒各 15g，熟地黄、桂枝、陈皮各 12g，蜈蚣 4 条，上药用黄酒浸泡 2 个月左右备用。每日 1 次，用棉球擦腰腿部，每次 10～15 分钟，以局部擦红为度。

3. **辅助疗法** 运用针灸疗法、局部封闭疗法，配合超短波、音频、水疗、醋疗、泥疗、远红外等理疗措施，均有助于康复。

【转归预后】

（1）腰痛患者若能得到及时正确的治疗，一般预后良好。

（2）若失治误治，其病迁延日久，痛久入络，气郁血阻，脉络不通，肢节失荣则可能合并痿病，预后欠佳。

【预防调护】本病为退行性疾病，平时应积极参加适合自己的体育锻炼，保持机体活力。负重时要坚持正确使用腰部姿势，切不可超负荷用力。注意防寒保暖。长期弯腰工作者，平时应加强腰背部功能练习。

急性期间严格卧床休息（大小便均不下床或坐起），3 周后症状可基本缓解。待症状基本消失后，可在佩戴腰围保护下起床活动。骨盆牵引法，主要适用于早期患者或反复发作的急性患者。牵引重量可根据患者感受进行调节，一般在 20kg 左右，每日牵引 1 次，每次约 30 分钟。病情好转后，适当进行腰背部肌肉的功能锻炼，促进康复。

第十九节　颤　震

颤震，亦称"颤振"或称"振掉"，是指以头部或肢体摇动、颤抖为主要临床表现的一种病证。轻者仅有头摇或手足微颤，尚能坚持工作和生活自理；重者头部震摇大动，甚则有痉挛扭转样动作，两手及上下肢颤动不止，或兼有项强、四肢拘急。

本病老年人发病较多，男性多于女性，多呈进行性加重，对本病的预防尤应重视。

《黄帝内经》无颤震之名，但有类似记载。《素问·五常政大论》不但明确病因、主症，而且指出病名。

西医学所称某些锥体外系疾病所致的不随意运动，如震颤麻痹、舞蹈病、手足徐动症等，符合本病证候特征者，可参考本节辨证论治。

【病因病机】

1. 风阳内动　多由年迈久病肾亏，劳欲太过，饮酒无度，虚阳内动，脑髓失养，神机失调，血脉不利，心神失主而成。

2. 髓海不足　久病或年迈肾亏精少，精生气，气生神，神伤则精损气耗，脑髓不足，神机失养，筋脉肢体失主而成。

3. 气血亏虚　气之源头在乎脾，今脾损致中气不足，中焦失运化，精血不生，则气虚血少，阴亏阳亢，波及于肝，肝阳独炽，筋脉肢体失司而成。

4. 痰热动风　多因肺脾肾亏虚所致。盖肺虚则水津不布，通调失司，痰饮内生；脾虚则中州不运，津停液结为痰、饮、湿；肾气不足则不能制水，痰湿丛生。积痰日久化热，热极化风，痰热动风，致使气机失司，脑神被扰，而成本病。

【诊断】

（1）具有头部及肢体摇动、颤抖的特定临床表现。轻者头摇肢颤，重者头部震摇大动，肢体震颤不已，不能持物，食则令人代哺；继见肢体不灵，行动迟缓，表情淡漠，呆滞，口角流涎等症。

（2）多发于中老年人，男性多于女性。

（3）起病隐袭，渐进发展加重，不能自行缓解。

（4）测血压，查眼底，必要时做颅脑 CT、MRI 等检查有助于明确诊断。

【辨证论治】

1. 治疗原则　本病的初期，本虚之象并不明显，常见风火相煽、痰热壅阻之标实证。治疗当予清热、化痰、息风为主；病程较长，年老体弱，其肝肾亏虚、气血不足等本虚之象逐渐突出，治疗当以滋补肝肾，益气养血，调补阴阳，兼以息风通络。由于本病多发于中老年人，多在本虚的基础上导致标实，因此，治疗更应重视补益肝肾，治病求本。

治以填精补髓以息风解痉，健脾益气以化瘀散结为其大法。

2. 分证论治

（1）风阳内动

症状：肢体颤动粗大，程度较重，不能自制，眩晕耳鸣，面赤烦躁，易激动，心情紧张时颤动加重，伴有肢体麻木，口苦而干，语言迟缓不清，流涎，尿赤，大便干。舌质红，苔黄，脉弦。

治法：镇肝息风，舒筋止颤。

方药：天麻钩藤饮合镇肝熄风汤加减。

天麻 12g，钩藤 12g，石决明 15g，代赭石 15g，生龙骨 30g，生牡蛎 30g，生地黄 15g，白芍 12g，玄参 12g，龟甲 15g，天冬 12g，怀牛膝 15g，杜仲 15g，桑寄生 15g，黄芩 12g，栀子 9g，夜交藤 15g。水煎服，每日 1 剂。

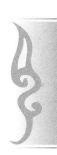

（2）痰热动风

症状：头摇不止，肢麻震颤，重则手不能持物，头晕目眩，胸脘痞闷，口苦口黏，甚则口吐痰涎。舌体胖大有齿痕，舌质红，苔黄腻，脉弦滑数。

治法：清热化痰，平肝息风。

方药：导痰汤合羚角钩藤汤加减。

半夏12g，胆南星6g，竹茹6g，川贝母12g，黄芩12g，羚羊角3g，桑叶12g，钩藤12g，菊花12g，生地黄15g，生白芍12g，甘草6g，橘红6g，茯苓12g，枳实12g。水煎服，每日1剂。

（3）气血亏虚

症状：头摇肢颤，面色㿠白，表情淡漠，神疲乏力，动则气短，心悸健忘，眩晕，纳呆，舌体胖大，舌质淡红，苔薄白滑，脉沉濡无力或沉细弱。

治法：益气养血，濡养筋脉。

方药：人参养荣汤加减。

熟地黄15g，白芍12g，当归6g，人参12g，白术12g，黄芪15g，茯苓12g，炙甘草6g，肉桂6g，天麻12g，钩藤15g，珍珠母15g，五味子6g，远志12g。水煎服，每日1剂。

（4）髓海不足

症状：头摇肢颤，持物不稳，腰膝酸软，失眠心烦，头晕，耳鸣，健忘，老年患者常兼有神呆、痴傻。舌质红，苔薄白，或红绛无苔，脉象细数。

治法：填精补髓，育阴息风。

方药：龟鹿二仙膏合大定风珠加减。

龟甲15g，鳖甲12g，生牡蛎15g，钩藤12g，阿胶12g，枸杞子12g，熟地黄15g，生地黄15g，白芍12g，麦冬12g，麻仁15g，人参15g，山药15g，茯苓15g，五味子6g，甘草6g。水煎服，每日1剂。

（5）阳气虚衰

症状：头摇肢颤，筋脉拘挛，畏寒肢冷，四肢麻木，心悸懒言，动则气短，自汗，小便清长或自遗，大便溏。舌质淡，舌苔薄白，脉沉细无力。

治法：补肾助阳，温煦筋脉。

方药：地黄饮子加减。

附子6g，肉桂6g，巴戟天15g，山茱萸6g，熟地黄15g，党参15g，白术12g，茯苓15g，生姜6g，白芍12g，甘草6g。水煎服，每日1剂。

【转归预后】本病运用中医治疗，部分病例能缓解症状，延缓自然加重过程。若失治或调摄治疗不当，则逐年加重，可转为痴呆，预后不良。

【预防调护】预防颤震应注意生活调摄，保持情绪稳定，心情舒畅，避免忧思郁怒等不良的精神刺激，饮食宜清淡而富有营养，忌暴饮暴食及嗜食肥甘厚味，戒除烟酒等不良嗜好。此外，避免中毒、中风、颅脑损伤对预防颤震发生有重要意义。

颤震病人生活要有规律，保持心情愉快和情绪稳定。平时注意加强肢体功能锻炼。适当参加力所能及的体育活动，如太极拳、八段锦、内养功等。病室应保持安静，通风好，温湿度宜人。对卧床不起的患者，注意帮助患者翻身，经常进行肢体按摩，以防发生压疮，一旦发生压疮，要及时处理，按时换药，保持疮口干燥，使压疮早日愈合。

第二十节　痹　病

痹病是肢体筋骨、关节、肌肉等处发生疼痛、酸楚、麻木、重着、灼热、屈伸不利，甚或关节肿大变形为主要临床表现的病证。以潮湿、高寒之地，或气候变化之时，患者为多。

论痹首见于《黄帝内经》。至今常用的独活寄生汤即首载于《千金要方·诸风》。

本病的临床表现多与西医学的结缔组织病、骨与关节等疾病相关，如风湿性关节炎、类风湿关节炎、反应性关节炎、肌纤维炎、强直性脊柱炎、痛风、增生性骨关节炎等可参照本病辨证论治。

【病因病机】风、寒、湿、热之邪侵袭。本病的发生系由机体正气不足，卫外不固，或先天禀赋不足，则外无御邪之能，内乏抗病之力，复因久住湿地，汗出当风，冒雨涉水，热毒浸淫，风、寒、湿、热之邪得以内侵肌肉、筋骨、关节之间，致使邪气留恋，或壅滞于络，气血凝滞，脉络痹阻而成。

复感于邪，邪气内舍而成内痹之象，即脏腑痹。

痹病的病机是经络闭塞，气血不通，脉络绌急。

【诊断】

1. 发病特点　本病不分年龄、性别，但青壮年和体力劳动者、运动员以及体育爱好者易患。发病及病情轻重与寒冷、潮湿、劳累以及天气变化、节气等有关。

2. 临床表现　突然或缓慢地自觉肢体肌肉疼痛、屈伸不利，为肢节痹病的症状学特征。

3. 舌苔脉象　舌质红，苔多白滑，脉象多见沉紧、沉弦、沉缓、涩。

4. 辅助检查　实验室和X线等检查常有助于痹病诊断。

【辨证论治】

1. 治疗原则　痹病以风、寒、湿、热、痰、瘀痹阻气血为基本病机，其治疗应以祛邪通络为基本原则，根据邪气的偏盛，分别予以祛风、散寒、除湿、清热、化痰、行瘀，兼顾"宣痹通络"，祛邪活络，缓急止痛为大法。

2. 分证论治

（1）风寒湿痹

①行痹

症状：肢体关节、肌肉疼痛酸楚，屈伸不利，可涉及肢体多个关节，疼痛呈游走性，初起可见有恶风、发热等表证。舌苔薄白，脉浮或浮缓。

治法：祛风通络，散寒除湿。

方药：防风汤加减。

防风 12g，麻黄 6g，桂枝 10g，葛根 15g，当归 12g，以养血活血通络；茯苓 12g，生姜 6g，大枣 3 枚，甘草 6g，以健脾渗湿，调和营卫。水煎服，每日 1 剂。

②痛痹

症状：肢体关节疼痛，痛势较剧，部位固定，遇寒则痛甚，得热则痛缓，关节屈伸不利，局部皮肤或有寒冷感。舌质淡，舌苔薄白，脉弦紧。

治法：散寒通络，祛风除湿。

方药：乌头汤加减。

制川乌 6g，麻黄 6g，芍药 12g，甘草 6g，蜂蜜 3g，黄芪 12g。水煎服，每日 1 剂。

③着痹

症状：肢体关节、肌肉酸楚、重着、疼痛、肿胀散漫，关节活动不利，肌肤麻木不仁。舌质淡，舌苔白腻，脉濡缓。

治法：除湿通络，祛风散寒。

方药：薏苡仁汤加减。

薏苡仁 15g，苍术 10g，甘草 6g，羌活 12g，独活 12g，防风 10g，麻黄 6g，桂枝 10g，制川乌 6g，当归 6g，川芎 10g。水煎服，每日 1 剂。

（2）风湿热痹

症状：游走性关节疼痛，可涉及一个或多个关节，活动不便，局部灼热红肿，痛不可触，得冷则舒，可有皮下结节或红斑，常伴有发热、恶风、汗出、口渴、烦躁不安等全身症状。舌质红，舌苔黄或黄腻，脉滑数或浮数。

治法：清热通络，祛风除湿。

方药：白虎加桂枝汤合宣痹汤加减。

生石膏 30g，知母 12g，黄柏 12g，连翘 12g，桂枝 12g，防己 10g，杏仁 6g，薏苡仁 15g，滑石 15g，赤小豆 15g，蚕沙 6g。水煎服，每日 1 剂。

（3）痰瘀痹阻

症状：痹证日久，肌肉关节刺痛，固定不移，或关节肌肤紫暗、肿胀、按之较硬，肢体顽麻或重着，或关节僵硬变形，屈伸不利，有硬结、瘀斑、面色黯、眼睑浮肿，或胸闷痰多。舌质紫黯或有瘀斑，舌苔白腻，脉弦涩。

治法：化痰行瘀，宣痹通络。

方药：双合汤加减。

桃仁 12g，红花 12g，当归 10g，川芎 10g，白芍 12g，茯苓 12g，半夏 6g，陈皮 6g，白芥子 12g，竹沥 12g，姜汁 6g。水煎服，每日 1 剂。

（4）肝肾两虚

症状：痹证日久不愈，关节屈伸不利，肌肉消瘦，腰膝酸软，或畏寒肢冷，阳痿，遗精，或骨蒸劳热，心烦口干。舌质淡红，舌苔薄白或少津，脉沉细弱或细数。

治法：培补肝肾，舒筋止痛。

方药：补血荣筋丸加减。

熟地黄 15g，肉苁蓉 12g，五味子 6g，菟丝子 15g，牛膝 12g，杜仲 16g，桑寄生 15g，天麻 12g，木瓜 12g。水煎服，每日 1 剂。

【其他疗法】

1. 中成药

（1）风湿寒痛片：每次 6～8 片（病重者可加倍服用），每日 2 次或 3 次。适用于早期痹病。

（2）麝香丸：每次 7 丸（甚者 10 丸），每日 3 次。适用于痹病早期疼痛游走不定者。

（3）防风丸：每次 30 丸，渐加至 40 丸，每日 3 次，空腹温酒送服。适用于痹病关节疼痛、红肿、微热者。

2. 单验方

（1）虎杖根切片泡白酒，250g 生药泡 750ml 白酒，加少量赤砂糖，每次 15ml，日服 2 次。适用于痹病风湿热证。

（2）生地黄 90～100g，切碎，加水 600～800ml，煮沸 1 小时，滤出药液 300ml，为 1 日量，分 1 次或 2 次服完。适用于痹病偏热证或阴津耗伤者。

（3）青风藤 15g，麻黄（后下）6g，水煎，早、晚饭后服。适用于痹证轻证。

3. 外治法

（1）生姜（取汁）250g，乳香（研末）15g，没药（研末）15g，麝香 3g，真牛皮广胶 60g。先将姜汁并广胶溶化，后下乳香、没药调匀，待少温，下麝香成膏。摊贴患处。适用于风寒湿证。

（2）乌头（生用不去皮）30g，木鳖子（去壳）30g，白芥子 30g，鳖甲 30g，杏仁（生用）40g。将上药研为粗末，加水 3000ml，煎数沸去渣，趁热淋洗患处，冷后再加热，复淋洗。适用于筋骨疼痛挛急者。

【转归预后】

（1）临床上各证相互间既有联系，又可相互转化。

（2）若复感于邪，则邪气内舍其合，可转化成五脏痹，多预后不良。

【预防调护】本病发生多与气候和生活环境有关，平素应注意防风、防寒、防潮、避免居暑湿之地。特别是居住寒冷地区或气候骤变季节，应注意保暖，免受风寒湿邪侵袭。劳作运动汗出肌疏之时，切勿当风贪凉，趁热浴冷。内衣汗湿应及时更换，垫褥、被子应勤洗勤晒。居住和作业地方保持清洁和干燥。平时应注意生活调摄，加强体育锻

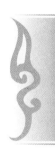

炼，增强体质，有助于提高机体对病邪的抵御能力。

第二十一节　虚　劳

虚劳是脏腑功能减退、气血阴阳不足为主要病机的多种慢性虚弱证候的总称。

虚劳是气血津液病证中涉及脏腑及表现证候最多的病证。在中医内科学中也是涉及范围最广的病证，临床常见。

虚劳的名称最早出于《金匮要略·血痹虚劳病脉证并治》。《素问·通评虚实论》指出"精气夺则虚"。

禀赋不足，后天失养，病久体虚，积劳内伤，久虚不复等所致脏腑气血阴阳亏损为主要表现的病证，均属于虚劳。

西医学中的多个系统，多种慢性消耗性疾病，出现虚劳的临床表现时，可参照处理。

【病因病机】

（1）禀赋薄弱，因虚致病：先天不足，易于罹患疾病，形成久病不复（因虚致劳）。

（2）烦劳过度，损伤五脏：劳神或劳力过度而恢复不及，或恣情纵欲肾精亏耗（因劳致虚）。

（3）饮食不节，损伤脾胃：不能生化水谷精微，气血来源不足。

（4）大病久病，失于调理。

（5）误治失治，耗伤正气：辨证诊断有误，选药不当，致精气损伤，而又不能回复。

病位——五脏，尤以脾肾为主。

病性——虚证，五脏气血阴阳均虚，但有侧重主次。

【诊断】

（1）证候特征：神疲体倦，心悸气短，面容憔悴，自汗盗汗，或五心烦热，或畏寒肢冷，脉虚无力。

（2）有引起虚劳的较长病史（慢性消耗性疾病）。

【辨证论治】

1. 治疗原则　本病治疗的基本原则为虚则补之，根据病性采用益气、滋阴、养血、温阳的方法；密切结合五脏病位不同选用适合的方药，加强针对性，提高疗效。

补益脾肾在虚劳的治疗中占重要的地位，因为脾胃为后天之本，水谷气血生化之源；肾为先天之本，藏元阴、元阳。

2. 分证论治

气虚证

（1）肺气虚证

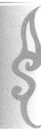

症状：短气自汗，声音低怯，时寒时热，经常感冒，面白，舌质淡，脉弱。

治法：补益肺气。

方药：补肺汤加减。

党参 10g，黄芪 12g，熟地黄 12g，五味子 6g，桑白皮 10g，紫菀 10g。水煎服，每日 1 剂。

（2）心气虚证

症状：心悸、气短、劳则尤甚，神疲体倦，自汗，舌质淡，脉弱。

治法：益气养心。

方药：七福饮加减。

党参 10g，白术 10g，炙甘草 3g，熟地黄 10g，当归 10g，酸枣仁 10g，远志 6g。水煎服，每日 1 剂。

（3）脾气虚证

症状：饮食减少，食后胃脘不舒，倦怠乏力，大便溏薄，面色萎黄，舌质淡，苔薄白，脉弱。

治法：健脾益气。

方药：加味四君子汤加减。

党参 10g，黄芪 10g，白术 10g，炙甘草 3g，茯苓 12g，白扁豆 12g。水煎服，每日 1 剂。

（4）肾气虚证

症状：神疲乏力，腰膝酸软，小便频数而清，白带清稀，舌质淡，脉弱。

治法：益气补肾。

方药：大补元煎加减。

熟地黄 12g，山茱萸 10g，山药 10g，枸杞子 10g，党参 10g，当归 10g，杜仲 10g。水煎服，每日 1 剂。

血虚证

（1）心血虚证

症状：心悸怔忡，健忘、失眠、多梦，面色不华，舌质淡，脉细或结代。

治法：养血宁心。

方药：养心汤加减。

党参 10g，黄芪 12g，茯苓 10g，炙甘草 3g，当归 10g，川芎 10g，五味子 6g，柏子仁 10g，酸枣仁 10g，远志 6g，肉桂 3g。水煎服，每日 1 剂。

（2）脾血虚证症状：体倦乏力，纳差食少，心悸气短，健忘、失眠，面色萎黄，舌质淡，苔薄白，脉细缓。

治法：补脾养血。

方药：归脾汤加减。

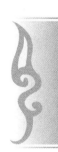

党参12g，白术10g，黄芪12g，当归10g，白芍10g，龙眼肉10g，远志6g，茯神10g，夜交藤10g，陈皮6g，大枣5枚，炙甘草3g。水煎服，每日1剂。

（3）肝血虚证

症状：头晕，目眩，胁痛，肢体麻木，筋脉拘急，或筋惕肉瞤，妇女月经不调，甚则经闭，面色不华，舌质淡，脉弦细或细涩。

治法：补血养肝。

方药：四物汤加减。

当归10g，白芍10g，川芎10g，熟地黄12g，阿胶（烊化冲服）10g。水煎服，每日1剂。

阴虚证

（1）肺阴虚证

症状：干咳，咽燥，甚或失音，咯血，潮热，盗汗，面色潮红，舌红少津，脉细数。

治法：养阴润肺。

方药：沙参麦冬汤加减。

沙参10g，麦冬10g，玉竹10g，天花粉10g，天桑叶10g，炙甘草3g。水煎服，每日1剂。

（2）心阴虚证

症状：心悸，失眠，烦躁，潮热，盗汗，或口舌生疮，面色潮红，舌红少津，脉细数。

治法：滋阴养心。

方药：天王补心丹加减。

生地黄10g，玄参10g，麦冬10g，天冬10g，党参10g，茯苓10g，五味子6g，当归10g，丹参12g，柏子仁10g，酸枣仁10g，远志6g，桔梗6g。水煎服，每日1剂。

（3）脾阴虚证

症状：口干唇燥，不思饮食，大便燥结，甚则干呕，呃逆，面色潮红，舌干苔少或无苔，脉细数。

治法：养阴和胃。

方药：益胃汤加减。

沙参12g，麦冬12g，生地黄12g，玉竹10g，山药12g，白扁豆12g。水煎服，每日1剂。

（4）肝阴虚证

症状：头痛，眩晕，耳鸣，目干畏光，视物不明，急躁易怒，或肢体麻木，筋惕肉瞤，面色潮红，舌红干，脉弦细数。

治法：滋养肝阴。

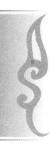

方药：补肝汤加减。

当归 10g，白芍 10g，川芎 10g，熟地黄 12g，木瓜 10g，炙甘草 3g，麦冬 10g，酸枣仁 10g。水煎服，每日 1 剂。

（5）肾阴虚证

症状：腰酸，遗精，两足痿弱，眩晕，耳鸣，甚则耳聋，口干，咽痛，颧红，舌红少津，脉沉细。

治法：滋补肾阴。

方药：左归丸加减。

熟地黄 10g，枸杞子 10g，山药 10g，龟甲（先煎）15g，牛膝 10g，山茱萸 10g，菟丝子 10g，鹿角胶（烊化冲）10g。水煎服，每日 1 剂。

阳虚证

（1）心阳虚证

症状：心悸，自汗，神倦嗜卧，心胸憋闷疼痛，形寒肢冷，面色苍白，舌质淡或紫黯，脉细弱或沉迟。

治法：益气温阳。

方药：保元汤加减。

红参（另煎）10g，黄芪 10g，炙甘草 3g，肉桂 6g，生姜 3g。水煎服，每日 1 剂。

（2）脾阳虚证

症状：面色萎黄，食少，形寒、神倦乏力，少气懒言，大便溏泻，肠鸣腹痛，每因受寒或饮食不慎而加剧，舌质淡，苔白，脉弱。

治法：温中健脾。

方药：附子理中汤加减。

党参 10g，白术 10g，炙甘草 3g，干姜 6g，制附子 6g。水煎服，每日 1 剂。

（3）肾阳虚证

症状：腰背酸痛，遗精，阳痿，多尿或失禁，面色苍白，畏寒肢冷，下利清谷或五更泄泻，舌质淡胖，有齿痕，苔白，脉沉迟。

治法：温补肾阳。

方药：右归丸加减。

制附子 6g，肉桂 3g，杜仲 10g，山茱萸 10g，菟丝子 10g，鹿角胶（烊化冲）10g，熟地黄 12g，山药 12g，枸杞子 10g，当归 10g。水煎服，每日 1 剂。

【其他疗法】

1. 中成药

（1）人参精：每服 2～3ml，每日 3 次，饭前服。适用于脾虚食少，肺虚喘咳者。

（2）黄芪精口服液：每次 10ml，每日 2 次。适用于气虚血少，表虚自汗，四肢乏力者。

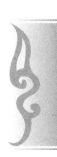

（3）生脉饮：每次 10ml，每日 3 次，适用于气阴不足之证。

2．单验方

（1）西洋参 10g，以水 300ml，浸泡 2 小时后，温服，不拘时，最后将渣全部食用。每日 1 剂，适用于气阴两虚之虚劳。

（2）胎盘粉 30g，装胶囊，每粒 0.5g，每次 6 粒，每日 4 次。适用于气血双亏及肾虚之虚劳。

【转归预后】

（1）脾肾未衰，元气未败，形气未脱，饮食尚可，无大热，无喘息不续，能受补益者为可治，预后相对为好。

（2）形神衰惫，肉脱骨痿，泻泄不止，不思饮食，喘急气促，发热难解，声哑息微，或内有实邪而不任攻，或诸虚并集而不受补，舌质淡胖无华或光红如镜，脉象急促细弦或浮大无根为逆证，预后不良。

【预防调护】

（1）避风寒，适寒温：注意冷暖，防止伤风感冒，导致病情进一步恶化。

（2）调饮食，戒烟酒：饮食以富于营养，易于消化，不伤脾胃为原则，吸烟嗜酒有损正气。

（3）慎起居，适劳欲：生活起居有规律，劳逸结合适度，以利于气机通畅，节制房事。

（4）舒情志，少忧烦：保持情绪稳定，舒畅乐观，有利于虚劳的康复。

第二十二节　消　渴

消渴是以多饮、多食、多尿、身体消瘦，或尿浊、尿有甜味为特征的病证。

在世界医学史中，中医对本病的认识最早，且论述甚详，消渴之名，首见于《黄帝内经》。根据症状的不同有肺消、膈消、消中等名称的记载。

后世医家在临床实践的基础上，根据本病的"三多"症状的孰轻孰重为主次，把本证分为上、中、下三消，均与肺、胃（脾）、肾有密切关系。

现代医学的糖尿病、尿崩症可参考本节辨证论治。

【病因病机】

（1）长期过食肥甘，醇酒厚味，致脾胃运化失职，积热内蕴，化燥耗津，发为消渴。

（2）长期精神刺激，导致气机郁结，进而化火，消铄肺胃阴津而发为消渴。

（3）素体阴虚，复因房事不节，劳欲过度，损耗阴津，导致阴虚火旺，上蒸肺胃，而发为消渴。

（4）先天不足，尤以阴虚体质易患本病。

【诊断】

(1) 凡以"三多"症状明显，形体瘦弱，尿有甜味为临床特点者，则可诊断。

(2) 查空腹、餐后 2 小时血糖，尿比重，糖耐量试验等检查有助于确定诊断。

【辨证论治】

1. 治疗原则　三消均应立足滋肾养阴。燥热较甚者，佐以清热；下消日久，阴损及阳者，阴阳并补。消渴多见于阴虚燥热，常能引起血瘀，故应佐以活血化瘀之品。

2. 分证论治

上消

肺热津伤

症状：烦渴多饮，口干舌燥，尿频量多，舌边尖红，苔薄黄，脉洪数。

治法：清热润肺，生津止渴。

方药：消渴方加味。

天花粉 20g，黄连 6g，生地黄 15g，藕汁 10ml。水煎服，每日 1 剂。

中消

(1) 胃热炽盛

症状：多食易饥，形体消瘦，大便干燥，苔黄，脉滑实有力。

治法：清胃泻火，养阴增液。

方药：玉女煎加黄连、栀子。

石膏 30g，知母 12g，生地黄 15g，麦冬 12g，黄连 6g，栀子 6g，牛膝 12g。水煎服，每日 1 剂。

(2) 气阴亏虚

症状：口渴引饮，能食与便溏并见，或饮食减少，精神不振，四肢乏力，舌质淡，苔白而干，脉弱。

治法：益气健脾，生津止渴。

方药：七味白术散加减。

黄芪 15g，党参 12g，白术 12g，茯苓 12g，山药 12g，甘草 6g，木香 6g，藿香 12g，葛根 15g，天冬 12g，麦冬 12g。水煎服，每日 1 剂。

下消

(1) 肾阴亏虚

症状：尿频量多，浑浊如膏脂，或尿甜，口干唇燥，舌红，脉沉细数。

治法：滋阴固肾。

方药：六味地黄丸。

熟地黄 15g，山药 15g，山茱萸 6g，泽泻 12g，牡丹皮 12g，茯苓 12g。水煎服，每日 1 剂。

(2) 阴阳两虚

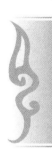

症状：小便频数，浑浊如膏，甚至饮一溲一，面色黧黑，耳轮焦干，腰膝酸软，形寒畏冷，阳痿不举，舌淡苔白，脉沉细无力。

治法：温阳滋肾固摄。

方药：金匮肾气丸。

附子 6g，肉桂 6g，熟地黄 15g，山药 15g，山茱萸 6g，泽泻 12g，牡丹皮 12g，茯苓 12g。水煎服，每日 1 剂。

【其他疗法】

1. 中成药

(1) 消渴丸：每次 5～10 粒，每日 3 次。适用于糖尿病证属气阴两虚者。对初发病、轻、中型及稳定型疗效较好。

(2) 降糖舒：每次 4～6 粒，每日 3 次。适用于糖尿病证属气阴两虚者。

2. 单验方

(1) 补骨化瘀汤：黑芝麻 10g，桑叶 10g，生地黄 10g，人参 10g，水蛭 10g，荔枝核 10g。水煎服，每日 1 剂。1 个月为 1 个疗程。适用于老年糖尿病者。

(2) 地骨桃胶饮：地骨皮 30g，桃树胶 15g。水煎服，每日 1 次。适用于糖尿病证属热盛血瘀者。

(3) 玉壶丸：人参、天花粉各等份。上药共研细末，为丸，如梧桐子大，每次 30g，温水送服。适用于糖尿病饮水无度者。

3. 外治法

(1) 黄精 30g，地骨皮 30g，加水 3000ml，浸泡 30 分钟，去渣，取药液，倒入浴盆中，兑入 3000ml 温水，浸泡全身，每次 30 分钟，每日 1 剂，浸洗 1 次，15 日为 1 个疗程。适用于糖尿病证属阴虚内热者。

(2) 黄连 50g，加水 2500ml，煎煮 30 分钟，去渣，取药液，倒入浴盆中，兑入温水 3000ml，浸泡洗浴全身，每次 30 分钟，每日 1～2 次，15 日为 1 个疗程。适用于糖尿病胃热较盛者。

【预防调护】

(1) 糖尿病是一种非传染性疾病，其发生有一定的遗传因素，但起关键作用的还是后天的生活和环境因素。低糖、低盐、低脂、高纤维、高维生素，是预防糖尿病的最佳饮食配伍。防止超重，体重增加时，应及时限制饮食，增加运动量，使其尽早回落至正常。双亲中患有糖尿病而本人又肥胖多食、血糖偏高、缺乏运动的高危人群，尤其要注意预防。

(2) 患者要控制饮食，多食富含维生素和纤维素的新鲜蔬菜，适当摄入鱼、蛋、牛奶等优质蛋白质，忌食辛辣、肥甘食物，戒烟戒酒。

(3) 避免可诱发本病的各种致病因素。早期病人应注意休息，避免过劳和精神紧张。

（4）多运动。糖尿病患者一定要根据年龄、体征等情况不同，选择打太极拳、打球、游泳、骑自行车、慢跑等运动项目锻炼，或至少每天走路 30 分钟。散步是最简单易行又轻松自如的运动方式。

第二十三节　血　证

凡由多种原因致使血液不循常道，或上溢于口鼻诸窍（如鼻衄、咳血、吐血），或下泄于前后二阴（如尿血、便血），或渗出于肌肤（如肌衄），所形成的疾病，统称为血证。也即是说，非生理性的出血性疾病，称为血证（妇女正常的月经来潮为生理性出血，则不属于血证范畴）。在古代医籍中，亦称为血病或失血。

血证是涉及多个脏腑组织，而临床又极为常见的一类病证。它既可以单独出现，又常伴见于其他病证的过程中。

早在《黄帝内经》即对血的生理及病理有较深入的认识。有关篇章对血溢、血泄、衄血、咳血、呕血、溺血、溲血、便血等病证做了记载，并对引起出血的原因及部分血证的预后有所论述。清·唐容川《血证论》是论述血证的专书，对各种血证的病因病机、辨证论治均有许多精辟论述，该书所提出的止血、消瘀、宁血、补血的治血四法，确实是通治血证之大纲。

血证的范围相当广泛，凡以出血为主要临床表现的病证，均属本证的范围。本节讨论内科常见的鼻衄、齿衄、咳血、吐血、便血、尿血、紫斑等血证。

西医学中多种急、慢性疾病所引起的出血，包括某些系统的疾病（如呼吸、消化、泌尿系统疾病）有出血症状者，以及造血系统病变所引起的出血性疾病，均可参考本节辨证论治。

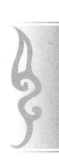

【病因病机】

（1）外邪侵袭、损伤脉络而引起出血，其中以感受热邪所致者为多。如风、热、燥邪损伤上部脉络，则引起衄血、咳血、吐血；热邪或湿热损伤下部脉络，则引起尿血、便血。

（2）忧思恼怒过度，肝气郁结化火，肝火上逆犯肺则引起衄血、咳血；肝火横逆犯胃则引起吐血。

（3）饮酒过多以及过食辛辣厚味，或滋生湿热，热伤脉络，引起衄血、吐血、便血；或损伤脾胃，脾胃虚衰，血失统摄，而引起吐血、便血。

（4）劳倦过度，神劳伤心，脾主肌肉，体劳伤脾；肾主藏精，房劳伤肾。劳倦过度会导致心、脾、肾气阴的损伤。若损伤于气，则气虚不能摄血，以致血液外溢而形成衄血、吐血、便血、紫斑；若损伤于阴，则阴虚火旺，迫血妄行而致衄血、尿血、紫斑。

（5）久病或热病后使阴津伤耗，以致阴虚火旺，迫血妄行而致出血；久病或热病使正气亏损，气虚不摄，血溢脉外而致出血；久病入络，使血脉瘀阻，血行不畅，血不循经而致出血。

当各种原因导致脉络损伤或血液妄行时，就会引起血液溢出脉外而形成血证。上述各种原因之所以导致出血，其共同的病机可以归结为火热熏灼、迫血妄行及气虚不摄、血溢脉外两类。

【诊断】

1. 鼻衄　凡血自鼻道外溢而非因外伤、倒经所致者，均可诊断为鼻衄。

2. 齿衄　血自齿龈或齿缝外溢，且排除外伤所致者，即可诊断为齿衄。

3. 咳血

（1）多有慢性咳嗽、痰喘、肺痨等肺系病证。

（2）血由肺、气道而来，经咳嗽而出，或觉喉痒胸闷，咯即出，血色鲜红，或夹泡沫，或痰血相兼、痰中带血。

（3）实验室检查如血细胞及分类、红细胞沉降率、痰培养细菌、痰检查抗酸杆菌及脱落细胞，以及胸部 X 线检查、支气管镜检或造影、胸部 CT 等，有助于进一步明确咳血的病因。

4. 吐血

（1）有胃痛、胁痛、黄疸、癥积等宿疾。

（2）发病急骤，吐血前多有恶心、胃脘不适、头晕等症。

（3）血随呕吐而出，常夹有食物残渣等胃内容物，血色多为咖啡色或紫暗色，也可为鲜红色，大便色黑如漆，或呈暗红色。

（4）实验室检查，呕吐物及大便隐血试验阳性。纤维胃镜、上消化道钡剂造影、B超等检查可进一步明确引起吐血的病因。

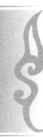

5. 便血

（1）有胃肠道溃疡、炎症、息肉、憩室或肝硬化等病史。

（2）大便色鲜红、暗红或紫暗，甚至黑如柏油样，次数增多。

（3）实验室检查，大便隐血试验阳性。

6. 尿血

（1）小便中混有血液或夹有血丝，排尿时无疼痛。

（2）实验室检查，尿液在显微镜下可见红细胞。

7. 紫斑

（1）肌肤出现青紫斑点，小如针尖，大者融合成片，压之不褪色。

（2）紫斑好发于四肢，尤以下肢为甚，常反复发作。

（3）重者可伴有鼻衄、齿衄、尿血、便血及崩漏。

（4）小儿及成人皆可患此病，但以女性为多见。

（5）血、尿常规，大便隐血试验，血小板计数，出凝血时间，血管收缩时间，凝血酶原时间，毛细血管脆性试验及骨髓穿刺，有助于明确出血的病因，帮助诊断。

【辨证论治】

1. 治疗原则

（1）治火：实火宜清热泻火，虚火宜滋阴降火。

（2）治气：实证宜清气降气，虚证宜补气益气。

（3）治血：适当地选用凉血止血、收敛止血或活血止血的方药。

2. 分证论治

鼻衄

（1）热邪犯肺

症状：鼻燥衄血，口干咽燥，或兼有身热、咳嗽痰少等症，舌质红，苔薄，脉数。

治法：清泄肺热，凉血止血。

方药：桑菊饮。

桑叶12g，菊花12g，薄荷6g，连翘12g，桔梗6g，杏仁6g，甘草6g，芦根15g。水煎服，每日1剂。

（2）胃热炽盛

症状：鼻衄，或兼齿衄，血色鲜红，口渴欲饮，鼻干，口干臭秽，烦躁，便秘，舌红，苔黄，脉数。

治法：清胃泻火，凉血止血。

方药：玉女煎。

石膏30g，知母12g，地黄15g，麦冬15g，牛膝15g。水煎服，每日1剂。

（3）肝火上炎

症状：鼻衄，头痛，目眩，耳鸣，烦躁易怒，两目红赤，口苦，舌红，脉弦数。

治法：清肝泻火，凉血止血。

方药：龙胆泻肝汤。

龙胆草12g，柴胡12g，栀子6g，黄芩12g，木通6g，泽泻15g，车前子12g，生地黄15g，当归6g，甘草6g。水煎服，每日1剂。

（4）气血亏虚

症状：鼻衄，或兼齿衄、肌衄，神疲乏力，面色㿠白，头晕，耳鸣，心悸，夜寐不宁，舌质淡，脉细无力。

治法：补气摄血。

方药：归脾汤。

党参15g，白术12g，茯苓12g，当归12g，黄芪15g，酸枣仁15g，远志12g，龙眼肉15g，木香6g。水煎服，每日1剂。

齿衄

齿龈出血称为齿衄，又称为牙衄、牙宣。以阳明经脉入于齿龈，齿为骨之余，故齿衄主要与胃肠及肾的病变有关。齿衄可由齿龈局部病变或全身疾病所引起。内科范围的

齿衄，多为血液病、维生素缺乏症及肝硬化等疾病引起的齿衄。至于齿龈局部病变引起的齿衄，一般属于口腔科范围。

（1）胃火炽盛

症状：齿龈血色鲜红，齿龈红肿疼痛，头痛，口臭，舌红，苔黄，脉洪数。

治法：清胃泻火，凉血止血。

方药：加味清胃散。

生地黄 15g，牡丹皮 12g，水牛角 15g，黄连 6g，连翘 15g，当归 12g，甘草 6g。水煎服，每日 1 剂。

（2）阴虚火旺

症状：齿衄，血色淡红，起病较缓，常因受热及烦劳而诱发，齿摇不坚，舌质红，苔少，脉细数。

治法：滋阴降火，凉血止血。

方药：六味地黄丸合茜根散。

生地黄 15g，山药 12g，山茱萸 6g，牡丹皮 12g，泽泻 15g，茯苓 15g，茜草根 15g，白茅根 15g。水煎服，每日 1 剂。

咳血

血由肺及气管外溢，经口而咳出，表现为痰中带血，或痰血相兼，或纯血鲜红，间夹泡沫，均称为咳血，亦称嗽血或咯血。

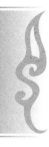

咳血见于多种疾病，许多杂病及温热病都会引起咳血。内科范围的咳血，主要见于呼吸系统的疾病，如支气管扩张症、急性气管－支气管炎、慢性支气管炎、肺炎、肺结核、肺癌等。其中：由肺结核、肺癌所致者，尚需参阅本书的肺痨及肺癌两节。温热病中的风温、暑温都会导致咳血，详见温病学的有关部分。

（1）燥热伤肺

症状：喉痒咳嗽，痰中带血，口干鼻燥，或有身热，舌质红，少津，苔薄黄，脉数。

治法：清热润肺，宁络止血。

方药：桑杏汤。

桑叶 15g，栀子 6g，淡豆豉 12g，沙参 15g，梨皮 12g，贝母 12g，杏仁 6g。水煎服，每日 1 剂。

（2）肝火犯肺

症状：咳嗽阵作，痰中带血或纯血鲜红，胸胁胀痛，烦躁易怒，口苦，舌质红，苔薄黄，脉弦数。

治法：清肝泻肺，凉血止血。

方药：泻白散合黛蛤散。

桑白皮 15g，地骨皮 12g，海蛤壳 15g，甘草 6g，青黛 6g。水煎服，每日 1 剂。

（3）阴虚肺热

症状：咳嗽痰少，痰中带血或反复咳血，血色鲜红，口干咽燥，颧红，潮热盗汗，舌质红，脉细数。

治法：滋阴润肺，宁络止血。

方药：百合固金汤。

百合 15g，麦冬 12g，玄参 12g，生地黄 15g，熟地黄 15g，当归 6g，白芍 12g，贝母 12g，甘草 6g。水煎服，每日 1 剂。

便血

（1）肠道湿热

症状：便血色红，大便不畅或稀溏，或有腹痛，口苦，舌质红，苔黄腻，脉濡数。

治法：清化湿热，凉血止血。

方药：地榆散或槐角丸。

地榆 15g，茜草 12g，栀子 6g，黄芩 12g，黄连 6g，茯苓 12g，槐角 12g，防风 12g，枳壳 10g，当归 10g。水煎服，每日 1 剂。

（2）气虚不摄

症状：便血色红或紫黯，食少，体倦，面色萎黄，心悸，少寐，舌质淡，脉细。

治法：益气摄血。

方药：归脾汤。

党参 15g，茯苓 12g，白术 12g，甘草 6g，当归 15g，酸枣仁 15g，远志 12g，龙眼肉 12g，木香 6g，阿胶 12g，槐花 15g，地榆 15g，仙鹤草 15g。水煎服，每日 1 剂。

（3）脾胃虚寒

症状：便血紫黯，甚则黑色，腹部隐痛，喜热饮，面色不华，神倦懒言，便溏，舌质淡，脉细。

治法：健脾温中，养血止血。

方药：黄土汤。

灶心土 12g，白术 12g，附子 6g，甘草 6g，地黄 15g，阿胶 12g，黄芩 12g。水煎服，每日 1 剂。

尿血

小便中混有血液，甚或伴有血块的病证，称为尿血。随出血量多少的不同，而使小便呈淡红色、鲜红色，或茶褐色。

以往所谓尿血，一般均指肉眼血尿而言。但随着检测手段的发展，出血量微少，用肉眼不能观察到而仅在显微镜下才能发现红细胞的"镜下血尿"，现在也应包括在尿血之中。

尿血是一种比较常见的病证。西医学所称的尿路感染、肾结核、肾小球肾炎、泌尿系肿瘤以及全身性疾病（如血液病、结缔组织疾病等）出现的血尿，均可参考本节辨证

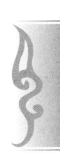

论治。

（1）下焦热盛

症状：小便黄赤灼热，尿血鲜红，心烦口渴，面赤口疮，夜寐不安，舌质红，脉数。

治法：清热泻火，凉血止血。

方药：小蓟饮子。

小蓟 15g，生地黄 15g，藕节 12g，蒲黄 12g，栀子 6g，木通 6g，竹叶 6g，滑石 12g，甘草 6g，当归 6g。水煎服，每日 1 剂。

（2）肾虚火旺

症状：小便短赤带血，头晕耳鸣，神疲，颧红潮热，腰膝酸软，舌质红，脉细数。

治法：滋阴降火，凉血止血。

方药：知柏地黄丸。

生地黄 15g，山药 12g，山茱萸 6g，牡丹皮 12g，泽泻 15g，茯苓 12g，知母 12g，黄柏 10g。水煎服，每日 1 剂。

（3）脾不统血

症状：久病尿血，甚或兼见齿衄、肌衄，食少，体倦乏力，气短声低，面色不华，舌质淡，脉细弱。

治法：补脾摄血。

方药：归脾汤。

党参 15g，茯苓 12g，白术 12g，甘草 6g，当归 6g，黄芪 15g，酸枣仁 15g，远志 12g，龙眼肉 12g，木香 6g，熟地黄 15g，阿胶 12g，仙鹤草 15g，槐花 12g。水煎服，每日 1 剂。

（4）肾气不固

症状：久病尿血，血色淡红，头晕耳鸣，精神困惫，腰脊酸痛，舌质淡，脉沉弱。

治法：补益肾气，固摄止血。

方药：无比山药丸。

熟地黄 15g，山药 12g，山茱萸 6g，怀牛膝 15g，肉苁蓉 12g，菟丝子 12g，杜仲 15g，巴戟天 12g，茯苓 15g，泽泻 15g，五味子 6g，赤石脂 15g。水煎服，每日 1 剂。

紫斑

血液溢出于肌肤之间，皮肤表现青紫斑点或斑块的病证，称为紫斑，亦有称为肌衄及葡萄疫者。

多种外感及内伤的原因都会引起紫斑。外感温热病热入营血所出现的发斑，可参阅温热病学的有关内容。此处主要讨论内科杂病范围的紫斑。

内科杂病的紫斑，主要见于西医学的原发性血小板减少性紫癜及过敏性紫癜。此外，药物、化学和物理因素等引起的继发性血小板减少性紫癜，亦可参考本节辨证论治。

（1）血热妄行

症状：皮肤出现青紫斑点或斑块，或伴有鼻衄、齿衄、便血、尿血，或有发热，口渴，便秘，舌红，苔黄，脉弦数。

治法：清热解毒，凉血止血。

方药：十灰散。

大蓟 15g，小蓟 12g，侧柏叶 15g，茜草根 15g，白茅根 12g，棕榈皮 12g，牡丹皮 12g，栀子 6g，大黄 6g。水煎服，每日 1 剂。

（2）阴虚火旺

症状：皮肤出现青紫斑点或斑块，时发时止，常伴鼻衄、齿衄或月经过多，颧红，心烦，口渴，手足心热，或有潮热，盗汗，舌质红，苔少，脉细数。

治法：滋阴降火，宁络止血。

方药：茜根散。

茜草根 15g，黄芩 12g，侧柏叶 12g，生地黄 15g，阿胶 12g，甘草 6g。水煎服，每日 1 剂。

（3）气不摄血

症状：反复发生肌衄，久病不愈，神疲乏力，头晕目眩，面色苍白或萎黄，食欲不振，舌质淡，脉细弱。

治法：补气摄血。

方药：归脾汤。

党参 15g，茯苓 12g，白术 12g，甘草 6g，当归 6g，黄芪 12g，酸枣仁 15g，远志 12g，龙眼肉 12g，木香 6g，仙鹤草 15g，棕榈炭 12g，地榆 15g，蒲黄 12g，茜草根 15g，紫草 12g。水煎服，每日 1 剂。

【转归预后】血证的转归预后与下述三个因素有关。

（1）引起血证的原因：外感易治，内伤难治，新病易治，久病难治。

（2）出血量的多少：出血量少者病轻，出血量多者病重，甚至形成气随血脱的危急重病。

（3）兼见症状：出血而伴有发热、咳喘、脉数等症者，一般病情较重。

【预防调护】

（1）注意饮食有节，起居有常，劳逸适度，避免情志过极。

（2）对血证者要注意精神调摄，消除其紧张、恐惧、忧虑等不良情绪。

（3）注意休息，重者应卧床休息。严密观察病情的发展和变化，若出现头昏、心慌、汗出、面色苍白、四肢湿冷、脉芤或细数等，应及时救治，以防产生厥脱之证。

（4）宜进食清淡、易于消化、富有营养的食物，如新鲜蔬菜、水果、瘦肉、蛋等，忌食辛辣香燥、油腻炙煿之品，戒除烟酒。

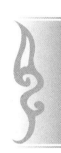

（5）吐血量大或频频吐血者，应暂予禁食。

（6）应积极治疗引起血证的原发疾病。

第二十四节　阳　痿

阳痿是指成年男子性交时，由于阴茎痿软不举，或举而不坚，或坚而不久，无法进行正常性生活的病证。但对发热、过度劳累、情绪反常等因素造成的一时性阴茎勃起障碍，不能视为病态。

古时又称阴痿，阴器不用，筋痿，阳事不举。宗筋：①前阴部，《素问·厥论》曰："前阴者，宗筋之所聚。"②专指阴茎，《灵枢·五音五味》曰："宦者去其宗筋，伤其冲任……"

现代医学的男子性功能障碍属于阳痿的范畴，可参照本节内容辨证论治。

【病因病机】早婚、房劳过度、手淫过度等致精气虚损，命门火衰；思虑忧郁，损伤心脾；恐惧伤肾，渐致阳痿不举，举而不刚；情志不遂，忧思郁怒，肝失疏泄条达，宗筋失养；湿热致宗筋弛纵（壮火食气）。

病位：涉及肝、脾、肾及心。

病性：虚者（命门火衰）多见，实者（湿热）少见。

【诊断】

（1）青壮年男子性交时，由于阴茎不能有效地勃起，无法进行正常的性生活即可诊断。

（2）多有房劳、久病等病史，伴有脾肾虚的合并症。

（3）排除性器官发育不良，或药物引起的阳痿。

【辨证论治】

1. 治疗原则　虚者补之，实者泻之。肝郁宜疏通，湿热宜清利；命门火衰宜温补，结合养精；心脾血虚当调养气血，佐以温补开郁；虚实夹杂者需标本兼顾。

2. 分证论治

（1）命门火衰

症状：阳事不举，精薄清冷，头晕耳鸣，面色㿠白，精神萎靡，腰膝酸软，胃寒肢冷，舌质淡，苔白，脉沉细。

治法：温补下元。

方药：赞育丹加减。

巴戟天 10g，仙茅 10g，淫羊藿 10g，韭子 10g，菟丝子 10g，肉苁蓉 10g，熟地黄 12g，山药 12g，山茱萸 10g，枸杞子 10g。水煎服，每日 1 剂。

（2）心脾受损

症状：阳事不举，精神不振，夜寐不安，胃纳不佳，面色不华，苔薄腻，舌质淡，脉细。

治法：补益心脾。

方药：归脾汤加减。

党参 10g，白术 10g，黄芪 12g，当归 10g，白芍 10g，龙眼肉 10g，远志 6g，茯神 10g，夜交藤 10g，陈皮 6g，大枣 5 枚，炙甘草 3g。水煎服，每日 1 剂。

（3）恐甚伤肾

症状：阳痿不举，举而不刚，胆怯多疑，心悸易惊，寐不安宁，苔薄腻，脉弦细。

治法：益肾宁神。

方药：大补元煎加减。

熟地黄 12g，山茱萸 10g，山药 10g，枸杞子 10g，党参 10g，当归 10g，杜仲 10g。水煎服，每日 1 剂。

（4）肝郁不舒

症状：阳痿不举，情绪抑郁或烦躁易怒，胸脘不适，胁肋胀闷，食少便溏，苔薄，脉弦。

治法：疏肝解郁。

方药：逍遥散加减。

醋炒柴胡 6g，当归 10g，白芍 10g，茯苓 10g，广郁金 10g，炒白术 10g，炒薏苡仁 15g，炒谷芽 15g。水煎服，每日 1 剂。

（5）湿热下注

症状：阴茎痿软，阴囊潮湿、臊臭，下肢酸困，小便黄赤，苔黄腻，脉濡数。

治法：清化湿热。

方药：龙胆泻肝汤加减。

龙胆草 6g，栀子 10g，黄芩 10g，柴胡 6g，甘草 3g，木通 3g，泽泻 10g，车前子 10g，生地黄 12g，当归 10g。水煎服，每日 1 剂。

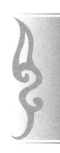

【其他疗法】

1. 中成药

（1）金匮肾气丸：每次 6g，每日 2 次。用于肾阳亏虚之阳痿。

（2）全鹿丸：每次 6g，每日 2 次。用于肾阳亏虚之阳痿。

2. 简易方　羊睾丸 2 只，加陈酒少许，每晨蒸服，连用 1 个月为 1 个疗程。适用于命火衰微之阳痿。

3. 外治法

（1）小茴香 5g，炮姜 5g，研末，加食盐少许，用适量人乳和（也可用蜂蜜和鸡血），敷于肚脐，5～7 日更换 1 次，10 次为 1 个疗程。适用于阳痿肾阳虚型。

（2）蛇床子、远志、蜂房、细辛、地龙各等份，共为细末，每用少许涂阴茎上。适用于阳痿命门火衰型。

【转归预后】

（1）多属功能性病变，预后良好。

（2）经治疗、调养，可以治愈。

【预防调护】养成健康的生活习惯，不吸烟，避免饮酒过度；避免滥用精神科药物；养成健康的生活习惯，包括均衡饮食、定时运动、充足的睡眠及有效处理精神压力，均有利于预防阳痿的发生。

阳痿多是由精神因素造成的，应注意精神治疗。病人应了解必要的性知识、端正对性问题的不正确看法，消除思想上各种不必要的负担和顾虑，树立战胜疾病的信心，并争取配偶的配合和安慰。对于疾病因素造成的阳痿应及时检查，积极治疗原发病。

第二十五节　淋　证

淋证是指小便频急短涩，滴沥刺痛，小腹拘急，或痛引腰腹的病证。

医家多将淋分为气淋、血淋、石（砂）淋、膏淋、劳（痨）淋五种；或加冷淋或热淋成六淋；另又加虚淋、实淋而成八淋。另外，还有称"暑淋""疾淋""子淋""产后淋""老人淋""卒淋""暴淋""淋癃"者。

淋证是一种独立的疾病，也可合并于其他内伤杂病之中。西医泌尿系统疾病、男性生殖系统疾病，如急慢性肾盂肾炎、肾结核、膀胱炎、膀胱结核、泌尿系统结石、膀胱肿瘤、前列腺增生、前列腺炎、尿道炎、乳糜尿等，均可参考本节辨证论治。

【病因病机】淋证发生的主要原因是"热在下焦"，常见的病因如下。

（1）膀胱湿热：湿热之邪可因下阴不洁侵入膀胱，则气化失司，水道不利，遂发淋证。

（2）肝郁气滞：血脉瘀阻，郁怒伤肝，肝气郁结，郁而化火，气火郁于下焦膀胱或气滞血瘀，脉络运行不畅遂发淋证。

（3）脏腑虚损：禀赋不足，或房劳过度，年老体衰，或久病不愈，脾肾亏虚，脾虚则中气下陷，肾虚则固摄无权，则小便淋沥不已，遇劳即发劳淋。

膀胱湿热，肝郁化火所致热淋、气淋、血淋，一般发病较急，石淋亦有急发者，膏淋、劳淋一般发病缓慢。本病的病位主要在膀胱和肾，与脾、心、肝有密切关系。本病以湿热、虚损、血瘀为主。无论湿热所致者，还是肝郁所致者，初期病变均在膀胱，日久损血入肾，故其病势由上及下，由腑（表）及脏（里）。

【诊断】小便频急短涩、滴沥刺痛，小腹拘急，腰腹疼痛为淋证的基本特征，各种淋证又有各自不同的特点。

（1）热淋：起病多急，伴发热，小便灼热刺痛。

（2）气淋：小腹满急，小便艰涩疼痛、尿有余沥。

（3）石淋：小便排出砂石，或小便艰涩窘迫疼痛，或排尿突然中断、腰腹绞痛。

（4）血淋：小便热涩刺痛，尿色深红或夹血块。

（5）膏淋：小便浑浊如米泔水，或滑腻如脂膏。

（6）劳淋：小便淋沥不已，小便涩痛不显，腰痛缠绵，遇劳即发。

【辨证论治】

1．治疗原则

（1）基本法则：淋证有虚实之别，实则清利，虚则补益。

（2）淋证初起或在急性发作期属实证，以膀胱湿热、砂石结聚、气滞不利、热伤脉络为主。久病多虚，病在脾肾。

（3）淋证的治法，古人有忌汗、忌补之说。临床实践，并非全然如此，当审其病的变化而定，如确有外感表证，亦当发其汗；若有虚，又当补其不足。

2．分证论治

（1）热淋

证候：小便频数短涩，灼热刺痛，痛引腹中，伴腰痛拒按，或有寒热，口苦，呕恶，便秘，苔黄或黄腻，脉濡数。

治法：清热利湿通淋。

方药：八正散加减。

木通6g，车前子12g，萹蓄12g，瞿麦12g，滑石10g，大黄6g，山栀子6g，甘草梢6g，灯心草3g。水煎服，每日1剂。

（2）气淋

证候：实证者小便艰涩疼痛，少腹胀满，淋沥不已，苔薄白，脉沉弦。虚证者少腹坠胀，尿有余沥，面色㿠白，舌质淡，脉虚细无力。

治法：实证宜疏肝理气，利尿通淋。虚证宜补中益气。

方药：实证用沉香散加减。石韦12g，冬葵子12g，滑石10g，沉香10g，陈皮12g，王不留行15g，当归12g，生白芍12g，甘草6g。水煎服，每日1剂。

虚证用补中益气汤加减。黄芪15g，党参12g，当归10g，白术12g，陈皮6g，升麻6g，柴胡6g，甘草6g。水煎服，每日1剂。

（3）石淋

证候：小便排出砂石或小便艰涩窘迫疼痛，或排尿突然中断，腰腹绞痛，苔薄黄或淡，舌边有齿印，脉细弱。

治法：清热利湿，通淋排石。

方药：石韦散加减。

石韦15g，冬葵子12g，瞿麦12g，滑石10g，车前子12g，金钱草15g，海金沙12g，鸡内金12g，甘草梢6g。水煎服，每日1剂。

（4）血淋

证候：实证者小便热涩刺痛，尿色深红或夹血块，舌尖红苔黄，脉滑数；虚证者尿

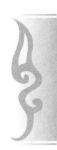

色淡红，尿痛涩滞不显著，腰酸膝软，神疲乏力，舌红少苔，脉细数。

治法：实证宜清热通淋，凉血止血；虚证宜滋阴清热，凉血止血。

方药：实证用小蓟饮子加减。生地黄 15g，小蓟 12g，滑石 10g，通草 6g，炒蒲黄 12g，淡竹叶 6g，藕节 12g，当归 6g，山栀子 6g，甘草梢 6g。水煎服，每日 1 剂。

虚证用六味地黄丸加减。熟地黄 15g，山药 12g，山茱萸 6g，牡丹皮 12g，茯苓 15g，小蓟 12g，白茅根 12g。水煎服，每日 1 剂。

（5）膏淋

证候：实证者小便浑浊如米泔水，置之沉淀如絮状，上有浮油如脂，或夹凝块，尿时不畅，灼热而痛，舌红苔黄腻，脉濡数。虚证者病久不已，反复发作，淋出如脂，涩痛减轻，形体消瘦，头昏乏力，腰膝酸软，舌淡，脉虚弱。

治法：实证宜清热利湿，分清泌浊。虚证宜补肾固涩。

方药：实证用程氏萆薢分清饮加减。萆薢 12g，车前子 12g，茯苓 15g，莲子心 6g，石菖蒲 12g，黄柏 12g，丹参 15g，白术 12g。水煎服，每日 1 剂。

虚证用膏淋汤加减。山药 15g，芡实 12g，煅龙骨 30g，牡蛎 30g，生地黄 15g，党参 15g，白芍 12g。水煎服，每日 1 剂。

（6）劳淋

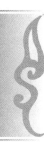

证候：小便不甚赤涩，但淋沥不已，时作时止，遇劳即发，腰酸膝软，神疲乏力，舌质淡，脉虚弱。

治法：补肾固涩。

方药：无比山药丸加减。

淮山药 15g，肉苁蓉 15g，熟地黄 15g，山茱萸 6g，茯神 12g，菟丝子 15g，五味子 6g，赤石脂 12g，巴戟天 15g，泽泻 15g，杜仲 15g，淮牛膝 12g。水煎服，每日 1 剂。

【其他疗法】

（1）热淋：服用马齿苋汁，或白茅根煎水服。

（2）诸淋痛：用海金沙 15g，滑石 30g，研末，每次 1g。或用灯心草、木通、麦冬、甘草煎水，入蜜调服。

（3）石淋痛如割：用滑石、石膏各 3g，石韦、瞿麦、木通，蜀葵子各 1.5g，研末，每服 1.5g，以葱白 2 茎、灯心草 1 尾煎汤空腹服用。

（4）食疗康复

①脾虚：服用山药粥。山药 15g，莲子 15g，薏苡仁 15g，芡实 15g，加适量水煮成粥，早、晚温服。

②肾虚：服用淡菜汤。淡菜 10g 加水少量先煎汤，再加入萝卜或冬瓜或荠菜或芹菜适量同煮，饮汤，对腰酸、小便余沥者有效。

③石淋：在可能的条件下了解结石晶体成分，进行相应饮食治疗。含钙结石者，应避免过多饮用高钙饮料（如牛奶）；草酸钙结石者，少食菠菜、西红柿、竹笋、红菜、

可可菜；尿酸结石者，少食肉、鱼、鸡、肝、肾、脑，采用低蛋白饮食；磷酸盐结石者，禁食牛奶、蛋黄、虾米皮、豆腐、芝麻酱，多食酸性食物。

（5）针灸气淋患者，脐中着盐，灸二壮。石淋不得小便者，可灸关元、气门、大敦等穴位。

【转归预后】

（1）淋证的转归与预后取决于患者体质强弱、感邪轻重、治疗是否恰当与彻底。

（2）热淋、气淋、血淋等实证，若以清热利湿、理气疏导、清热凉血等法治疗，效果良好。

（3）若久治不愈或反复发作者，可由实转虚而成劳淋，日久甚则可导致脾肾衰败，出现肾亏肝旺，肝风内动危象。若热毒过盛，侵入营血，热邪弥漫三焦，又可出现高热、神昏谵语。

（4）劳淋虚证若复感外邪则转化为虚中夹实证，治疗当以扶正祛邪为主。

（5）石淋者因结石日久过大，阻塞水道，排尿不畅，浊阴内聚，伤及肾气，进而水邪潴留、泛滥，全身出现水肿，当采用中西医有效方法消除结石，否则浊阴上逆，凌心犯肺，导致癃闭。

【预防调护】

（1）加强锻炼，增强体质，保持心情舒畅，防止情志内伤，不过分劳累。

（2）讲究卫生，保持下阴清洁，妇女应注意月经期卫生、产后卫生。

（3）清除各种外感和内生湿热的因素，如过食辛热肥甘之品、嗜酒太过。

（4）免受风寒，避免诱发因素。

第二十六节　水　肿

　水肿是指水液潴留，泛滥于肌肤，引起以头面、眼睑、四肢、腹背甚至全身浮肿等为临床特征的疾病。

西医学中由多种心脏病引起的心源性水肿，肾小球肾炎、肾病综合征所见之肾源性水肿，低蛋白血症、维生素 B_1 缺乏症、严重贫血引起的营养不良性水肿，甲状腺功能减退、原发性醛固酮增多症引起的内分泌性水肿，以及特发性水肿等，可参照本节辨证论治。

【病因病机】

（一）病因

1. 原发病因

（1）风邪袭表：外感风寒或风热之邪，风邪外袭，肺气失于宣降，风水相搏，流溢于肌肤，发为水肿。

（2）疫毒内归：肌肤痈疡疫毒内归肺脾，导致水液代谢失常，郁遏肌肤而成水肿。

（3）水湿内侵：涉水冒雨，或久居潮湿之处，水湿之气内侵而成水肿。

（4）饮食失调：因兵戎战祸，或严重天灾，饮食不足，致脾气日渐亏损，或饮食不节，过食生冷肥甘，损伤脾胃，以致脾虚失运，遂成水肿。

（5）劳倦体虚：劳倦太过，或素体脾胃气虚，脾阳失运，运化失司，水湿停聚而为水肿；房劳过度，生育不节，肾气受损，开合不利，水液内停，形成水肿。

2. 继发病因 水肿的继发病因为瘀血阻滞。瘀血阻滞，损伤三焦水道，水液停聚而成水肿。

3. 诱发因素 起居失常，劳欲过度，感受外邪，饮食过咸，均可诱发或加重本病。

（二）病机

（1）发病：由风邪侵袭及疮毒、湿毒所引起的风水相搏与湿毒浸淫型水肿，都呈急性起病；水湿浸渍型水肿起病稍缓；正气不足、体虚而病水者，起病缓慢，病程较长。

（2）病位：主要在肺、脾、肾三脏，与心、肝、三焦、膀胱亦有密切联系。

（3）病性：以肺、脾、肾虚为本，风湿热毒瘀为标。阳水以标实为主，阴水以本虚为主，病情反复，出现阴阳寒热虚实错杂，常见本虚标实之证。

【诊断】

（1）头面部浮肿，目下如卧蚕状，甚至头皮下均肿，手按之凹陷。

（2）四肢浮肿，以双下肢浮肿多见。常表现为膝以下肿甚，两足跗肿尤为常见和明显。

（3）腹背水肿，常与下肢肿或头面肿同时并见。

（4）全身水肿。

具备以上任何一项者，均可确诊为水肿。

【治疗原则】

（1）发汗、利尿、泻下逐水为治疗水肿的 3 条基本原则。

（2）以阴阳虚实言：阳水以驱邪为主，可用发汗、利水、攻逐、解毒诸法；阴水以扶正为主，可采用健脾温肾利水、通阳利水、补气养阴利水等法。

（3）治疗水肿还应视其标本缓急，不可见水利水，切忌草率攻下。

【辨证论治】

1. 风水泛滥

证候：眼睑浮肿，继则四肢及全身皆肿，来势迅速，兼有恶风发热，肢节痛楚，小便不利。舌苔薄白，脉浮滑。

治法：疏风利水。

方药：越婢加术汤加减。

麻黄 6g，羌活 12g，汉防风 12g，防己 12g，桂枝 6g，白术 12g，猪苓 12g，连皮茯苓 15g，泽泻 15g，车前子 9g。水煎服，每日 1 剂。

2. 湿毒浸淫

证候：眼睑浮肿，延及全身，小便不利，身发疮痍，甚至溃烂，恶风发热，舌质红，苔薄黄，脉浮数或滑数。

治法：清解利水。病位在肺脾。肌肤疮痍，湿毒未能及时清解消散，内归脏腑，致肺不能通调水道，脾不能运化水湿，故须清解利水，宣肺以清解热毒，利水以消肿除满。

方药：麻黄连翘赤小豆汤合五味消毒饮加减。

生麻黄 6g，杏仁 6g，连翘 12g，赤小豆 15g，金银花 12g，野菊花 12g，蒲公英 12g，紫花地丁 12g，天葵子 12g。水煎服，每日 1 剂。

3. 水湿浸渍

证候：起病缓慢，病程较长。全身水肿，按之没指，以下肢为甚，小便短少，身体困重，胸闷，纳呆，泛恶，苔白腻，脉濡缓。

治法：通阳化湿利水。病位在脾。水湿浸渍肌肤，脾为湿困，阳气不得舒展，肿势日甚，身体困重，故须通阳化气，化湿利水。

方药：五皮饮合胃苓汤加减。

桂枝 12g，苍术 10g，白术 12g，陈皮 6g，桑白皮 15g，生姜皮 6g，大腹皮 15g，猪苓 15g，茯苓皮 15g，泽泻 15g，生姜 6g，大枣 3 枚。水煎服，每日 1 剂。

4. 湿热壅盛

证候：遍体浮肿，皮肤绷急发亮，胸脘痞闷，烦热口渴，小便短赤，或大便干结，苔黄腻，脉沉数或濡数。

治法：分利湿热。湿热壅滞三焦水道，邪壅肌肤经隧之间，遍身浮肿而皮肤绷急，气机升降失常而胸痞脘闷，故须分消走泄，分利湿热。

方药：疏凿饮子加减。

槟榔 12g，赤小豆 15g，川椒目 6g，黄柏 12g，木通 6g，茯苓皮 15g，大腹皮 15g，泽泻 20g。水煎服，每日 1 剂。

5. 气虚水溢

证候：浮肿，尤以下肢明显，按之凹陷，有时晨起面浮较甚，纳少便溏，倦怠无力，腰背酸痛，胫膝酸软，动则气短，尿有余沥，舌淡红，舌边常见齿痕，苔薄白，脉细弱。

治法：补气利水。病位在脾，脾虚运化无力，水湿不运，泛滥肌表，故须健脾补气，以利水消肿。

方药：防己黄芪汤合参苓白术散加减。

生黄芪 15g，防风 12g，汉防己 15g，炒白术 12g，茯苓皮 15g，生薏苡仁 30g，淮山药 15g，潞党参 15g，厚杜仲 12g，车前子 9g。水煎服，每日 1 剂。

6. 气滞水停

证候：胁肋满痛，脘腹痞满，肢体或全身水肿，纳食减少，嗳气不舒，面色、爪甲㿠白无华，小便短少，舌淡苔薄白或白滑，脉弦。

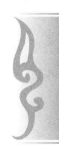

治法：行气利水。病位在肝，肝失疏达，气滞水停，肋胁胀满，肢体浮肿，故须行气利水。

方药：柴胡疏肝散合胃苓汤加减。

柴胡 12g，芍药 10g，枳壳 10g，川芎 10g，制香附 12g，厚朴 12g，紫苏梗 12g，茯苓 15g，白术 12g，猪苓 15g，泽泻 15g。水煎服，每日 1 剂。

7. 脾阳虚衰

证候：身肿，腰以下为甚，按之凹陷不易恢复，脘腹胀闷，纳减便溏，面色萎黄，神倦肢冷，小便短少，舌质淡，苔白滑或白腻，脉沉缓或沉弱。

治法：温阳健脾利水。病位在脾。脾阳不振，健运失司，气不化水，以致下焦水邪泛滥，腰以下肿甚，故须温阳健脾利水。

方药：实脾饮或附子理苓汤加减。

附子 6g，干姜 6g，白术 12g，川桂枝 12g，茯苓皮 15g，川椒目 10g，车前子 12g，生姜 6g，大枣 3 枚。水煎服，每日 1 剂。

8. 肾阳衰微

证候：面浮身肿，腰以下尤甚，按之凹陷不起，心悸，气促，腰部冷痛酸重，尿量减少或增多，四肢厥冷，怯寒神疲，面色灰滞或㿠白，舌质淡胖，苔白，脉沉细或沉迟无力。

治法：温肾利水。病位在肾。肾气虚衰，阳不化气，水湿下聚，腰以下肿甚，腰部冷痛酸重，肢冷怯寒，故须温肾利水。

方药：济生肾气丸合真武汤加减。

熟附片 6g，巴戟天 15g，淫羊藿 15g，熟地黄 15g，山药 12g，山茱萸 6g，桂枝 12g，白术 12g，茯苓 15g，泽泻 15g，车前子 12g。水煎服，每日 1 剂。

9. 气阴两虚

证候：浮肿日久，气短乏力，纳少腹胀，手足心热，口干咽燥，头目眩晕，舌红少苔或舌淡而边有齿痕，脉细数或细弦。

治法：益气养阴利水。病位在脾肾。水肿日久，正气亏虚，阳损及阴而致气阴两虚，故须益气养阴利水。

方药：防己黄芪汤合六味地黄丸加减。

生黄芪 15g，防风 12g，茯苓皮 15g，生薏苡仁 15g，太子参 15g，生地黄、熟地黄各 12g，淮山药 12g，枸杞子 12g，山茱萸 6g，续断 12g，芦根 12g，白茅根 12g。水煎服，每日 1 剂。

10. 血瘀水阻

证候：浮肿，面、唇、肤色晦滞黧黑，腹部青筋暴露，妇女经色暗红有紫块，经少经闭，或肿势严重，用他药治疗无效。舌紫黯或见瘀点，脉涩。

治法：活血利水。病位在肝脾。瘀血阻于肝脾之脉，隧道不通，气机阻滞，水气内聚，故用活血利水之法。

方药：桃红四物汤合血府逐瘀汤加减。

桃仁 12g，红花 12g，当归 12g，川芎 10g，赤芍 12g，丹参 15g，赤小豆 15g，生黄芪 15g，党参 15g，怀牛膝 15g，益母草 15g，泽兰 12g。水煎服，每日 1 剂。

【其他疗法】

1. 风水泛滥证　咽痛明显者，可用通用消肿散或冰硼散吹喉，亦可用银花甘草汤漱口或当茶饮。成药可用六应丸或牛黄消炎丸口服，成人每次 10 粒，每日 3 次。

2. 湿毒浸淫证　如疮疡尚未破溃者，可用野菊花、紫花地丁煎汤外洗；或用银花露或菊花露或丝瓜叶汁调和如意金黄散、玉露散外敷，或调磨紫金锭外涂。疮疡溃破者，用九一丹渗太乙膏盖贴，每日换 2 次或 3 次。若皮肤湿疮者，可用青黛散外扑。

3. 水湿浸渍证　用生黄芪 50g（最好用生芪皮），墨鱼或鲫鱼 300g，葱 2 根，生姜 3 片，煮开后加水炖 2 小时，吃鱼喝汤。每日 1 剂，分 2 次服用。肾衰竭病人忌用。

4. 湿热壅盛证

（1）卢氏消肿丸。牵牛子 65g，红糖 65g，老姜 500g，大枣 62g，共研细末，泛丸。分 3 天服完，每日 3 次，饭前服。

（2）商陆 5g，五花肉 100g，加水煮成 300ml。每日服 3 次，每次 100ml。

5. 气虚水溢证

（1）黄芪薏米粥：用生黄芪 60g，生薏仁 50g，煮成稀粥，长期食之。

（2）黄芪鲤鱼汤：生黄芪 50g，鲤鱼 1 条（500g 左右），生姜 31g，葱 62g，炖汤不放盐，喝汤吃鱼。水毒潴留者忌用。

6. 气滞水停证　可配服木香散，理气逐水。木香、大戟、白牵牛各等份，研为细末，每次用糖开水冲服 3～6g。体实者可用，以一泄为宜。

7. 脾阳虚衰证　用花生、赤小豆、红枣、黄豆、薏米煮烂常服，或服鲫鱼汤、子鸡汤，皆有很好疗效。

8. 肾阳衰微证　同气虚水溢证及脾阳虚衰证。若见呕恶，口有尿味者，亦可用灌肠方，通腑泄浊。用生大黄 15g，熟附片 10g，生牡蛎 60g，六月雪 30g，加水煎成 150ml，保留灌肠。每日 1 次，10 天为 1 个疗程。

9. 气阴两虚证

（1）芪龟汤：生黄芪 30g，龟甲 50g，薏苡仁 50g，每日 1 剂，水煎服。

（2）薏苡米粥：生薏苡仁、花生米、赤小豆等量煮粥，长久食之。

（3）黄芪山药汤：生黄芪 60g，山药 60g。每日 1 剂，煎汤服。

10. 血瘀水阻证

（1）琥珀 2g，生姜 20g，赤小豆 10g，小儿剂量减半。将赤小豆压为末，把生姜捣碎，与赤小豆搅拌并压成饼状，再将琥珀撒其上，用热水调匀敷于脐上，然后用纱布外敷固定。每 24 小时换 1 次，水肿重者可 8 小时换 1 次，一般 5 天为 1 个疗程。同时服用

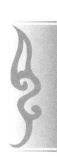

辨证方药。

（2）益肾汤。组成为当归、赤芍、川芎、红花、桃仁、益母草、板蓝根、金银花、白茅根、紫花地丁。每日1剂，水煎服。

【转归预后】

（1）一般来说，阳水者预后较好，治疗及时可在3~7天消肿。肿退后，善后调理，正气渐复，可达治愈。部分阳水患者亦可因失治、误治或调理不善，致正气渐虚，水肿反复迁延，日久则可转为阴水。

（2）阴水患者病起日久，正气已虚，但经正确治疗，细心护理，注意摄生和善后调理，可致水肿渐消，食欲日增，精神渐复，脉象和缓，病情好转。

（3）治疗不要急于求成、轻易改法易方，应谨守病机，稳步前进，才能见效。

（4）治疗不当，或治疗不彻底，水肿反复发作，此时正虚邪恋，缠绵不愈，或水肿虽退，而脏气不复，脾肾虚弱，脾虚不能化生水谷，肾虚不能固藏精微，一时难以恢复，渐渐转入虚劳损途。虚劳重证，表现为脏腑气血阴阳亏损，迁延难复。治从健脾补肾，益气填精，长期调养，力求好转与长期稳定，部分患者也可痊愈。

【预防调护】

（1）患者要充分休息，保证睡眠，避免疲劳。

（2）防止感染。严防感冒、扁桃体炎或其他上呼吸道感染的发生。

（3）要保持皮肤清洁，预防皮肤感染。卧床病人应经常变换体位，保持床上平整干燥，预防压疮发生。

（4）应在病情稳定2~3年后再考虑结婚，婚后也要节制房事。

（5）注意精神调养，要保持心情舒畅，树立战胜疾病的信心。

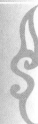

第二十七节　痫　病

痫病又称痫证、癫痫，俗称"羊角风"，以突然意识丧失，发则仆倒，不省人事，两目上视，口吐涎沫，四肢抽搐，或口中怪叫，移时苏醒一如常人，为主要临床表现。发作前可伴眩晕、胸闷等先兆，发作后常有疲倦乏力等症状。

西医的癫痫无论原发性或继发性，均可参照本节辨证论治。

【病因病机】

1. 七情失调　突受大惊大恐，造成气机逆乱，进而损伤脏腑，则易致阴不敛阳而生热生风。小儿脏腑娇嫩，元气未充，神气怯弱，更易因惊恐而发生本病。

2. 先天因素　母体突受惊恐，气机逆乱，精伤肾亏。母体精气之耗伤，必使胎儿发育异常，出生后易发生痫病。

3. 脑部外伤　跌仆撞击，出生难产，导致颅脑受伤，使神志逆乱，昏不知人，气血瘀阻，则络脉不和，肢体抽搐，发为痫病。

本病以头颅神经受损为本，脏腑功能失调为标。先天遗传与后天所伤是为两大致病因素。由于痰、火、瘀为内风触动，致气血逆乱，清窍蒙蔽故发病。

【诊断】

（1）起病急，常有先兆。①大发作：发则仆倒，不省人事，两目上视，口吐涎沫，四肢抽搐，或口中怪叫，移时苏醒，一如常人。②小发作：动作中断，手中物件落地，头突然低下迅速抬起，或两目上吊，短暂即恢复。

（2）多有先天因素或家族史。

（3）脑电图检查有阳性表现。

【辨证论治】

1. 治疗原则　本病应该根据病情的轻重、正气的盛衰进行辨证治疗。初期发病，正气未衰，痰浊不重，故发作时间短，间歇时间长，如果反复发作，正气渐衰，痰浊不化，愈发愈频，使正气更衰，互为因果，病情也愈重。在治疗上宜分清标本虚实，频繁发作时以治标为主，着重豁痰顺气、息风开窍定痫。平时以治本为主，宜健脾化痰，补益肝肾，养心安神为辅助治疗。

中医治疗痫病的基本原则有两方面：一是消除病因，平降逆气、醒脑开窍、息风定惊、稳定脑神以控制发作；二是调整脏腑、气血、脉络功能以巩固疗效。

2. 分证论治

（1）风痰闭阻

症状：发病前常有眩晕、头昏、胸闷、乏力、痰多、心情不悦。发作呈多样性，或见突然跌倒，神志不清，抽搐吐涎，或伴尖叫与二便失禁，或短暂神志不清，双目发呆，茫然若失，谈话中断，持物落地，或精神恍惚而无抽搐，舌质红，苔白腻，脉弦滑有力。

治法：涤痰息风，开窍定痫。

方药：定痫丸加减。

天麻 12g，全蝎 10g，僵蚕 6g，川贝母 12g，胆南星 6g，姜半夏 6g，竹沥 12g，石菖蒲 12g，茯神 15g，远志 12g，丹参 15g。水煎服，每日 1 剂。

（2）痰火扰神

症状：发作时昏仆抽搐，吐涎，或有吼叫，平时急躁易怒，心烦失眠，咳痰不爽，口苦咽干，便秘溲黄，病发后，症情加重，彻夜难眠，目赤，舌红，苔黄腻，脉弦滑而数。

治法：清热泻火，化痰开窍。

方药：龙胆泻肝汤合涤痰汤加减。

龙胆草 15g，青黛 6g，芦荟 12g，大黄 6g，黄芩 12g，栀子 6g，姜半夏 6g，胆南星 6g，木香 10g，枳实 10g，茯苓 15g，橘红 6g，人参 15g，菖蒲 15g，当归 12g。水煎服，每日 1 剂。

（3）瘀阻脑络

症状：平素头晕头痛，痛有定处，常伴有单侧肢体抽搐，或一侧面部抽动，颜面口唇青紫，舌质暗红或有瘀斑，舌苔薄白，脉涩或弦。多继发于颅脑外伤、产伤、颅内感染性疾病后，或先天脑发育不全。

治法：活血化瘀，息风通络。

方药：通窍活血汤加减。

赤芍 12g，川芎 10g，桃仁 12g，红花 12g，老葱 5g，地龙 12g，僵蚕 6g，全蝎 10g。水煎服，每日 1 剂。

（4）心脾两虚

症状：反复发痫，神疲乏力，心悸气短，失眠多梦，面色苍白，体瘦纳呆，大便溏薄，舌质淡，苔白腻，脉沉细而弱。

治法：补益气血，健脾宁心。

方药：六君子汤合归脾汤加减。

人参 15g，茯苓 12g，白术 12g，炙甘草 6g，陈皮 6g，姜半夏 6g，当归 12g，丹参 15g，熟地黄 15g，酸枣仁 15g，远志 15g，五味子 5g。水煎服，每日 1 剂。

（5）心肾亏虚

症状：痫病频发，神思恍惚，心悸，健忘失眠，头晕目眩，两目干涩，面色晦暗，耳轮焦枯不泽，腰膝酸软，大便干燥，舌质淡红，脉沉细而数。

治法：补益心肾，潜阳安神。

方药：熟地黄 15g，山药 12g，山茱萸 6g，菟丝子 15g，枸杞子 12g，鹿角胶 15g，龟甲胶 15g，川牛膝 15g，生牡蛎 15g，鳖甲 15g。水煎服，每日 1 剂。

【其他治法】

1. 中成药

（1）镇痫片：成人每次 10 片，每日 3 次，温开水送服。适用于痫证。忌忧思恼怒，孕妇忌服。

（2）羊角风癫丸：每次 3g，每日 2 次。适用于痫证。孕妇慎用。

（3）癫痫宁片：每次 4～6 片，每日 3 次，姜汤或白开水送服，适用于痫证之痰热实火者。忌羊肉、酒。虚证勿用，实证亦不宜长期超量服用。

2. 简易方

（1）丹参 30g，赤芍 12g，红花 4.5g，夜交藤 30g，酸枣仁 15g，地龙 9g，珍珠母（先煎）30g。水煎服。适用于痫病瘀血阻滞，心神不宁者。

（2）党参 24g，白术 15g，茯神 9g，山药 9g，薏苡仁 9g，制半夏 15g，桂枝 15g，制附子 15g。水煎服，每日 1 剂。适用于痫病偏脾虚者。

3. 外治法

（1）附子 9g，研细末，用面粉少许和好做成饼，把饼放在气海穴上。并用艾绒团灸数次。适用于痫证发作期。

（2）吴茱萸适量，研为末，撒入脐窝内，外用胶布固定，7～10日换药1次。适用于痫证猝然抽搐、不省人事，发作频繁者。

【预防调护】优生优育是减少本病发生的重要环节，控制诱因是防止发作的重要措施，要注意避免感冒、惊恐、强烈刺激。本病患者不宜从事高空、驾驶及水上等工作，生活中也应注意安全，以防意外。

患者当避免劳欲过度，尤其保持心情舒畅，饮食适宜。发作时，立即让患者平卧，头侧向一侧，将压舌板缠上纱布，塞入上下臼齿之间，以防病人咬伤舌头；及时除去口腔分泌物，防止窒息和吸入性肺炎。发作时不可强按病人，以免骨折。

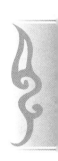

第六篇

针灸学入门

针灸疗法即通过针刺与艾灸调整经络脏腑气血的功能，从而达到防治疾病的一种治疗方法。因其具有适应证广、疗效明显、操作方便、经济安全等优点，为人类的健康起了重大的作用。只要运用得当，无任何副作用。

针灸医学起源于我国远古时代，古代原始社会的人类，由于居住在山洞，地处阴暗潮湿，加上与野兽搏斗，故会发生创伤而出血，而这时身体某处的痛楚有时会减轻，所以当某处有痛楚时，除祈祷鬼神外，很自然地会用手去揉按、捶击痛楚处或那些因创伤出血而使病痛减轻的部位以减轻痛苦，或用一种经过磨制而成的楔状石块叩击身体某部，或放出一些血液使疗效更为显著，从而创造了以砭石为工具的医疗方法，这就是针刺的萌芽。

随着人类智慧和社会生产工艺的不断发展，针具由石针、骨针逐步发展成青铜针、铁针、金针、银针，直至现代的不锈钢针。

灸的发明，当是人类知道用火以后。当身体某一部位发生病痛时，受到火的烘烤而感到舒适或缓解，故认识到灸熨可以用于治疗，继而从各种树枝施灸发展到艾灸。

几千年来，针灸不仅对我国的医疗保健事业起过重大作用，而且早就流传到国外。早在公元 6 世纪，我国针灸就传到朝鲜、日本等，公元 16 世纪末 17 世纪初传到欧洲，从此针灸的国际交流甚为频繁。目前，有 120 个国家使用和研究针灸，我国独特的针灸医学已成为世界医学的重要组成部分。

第一节　经络腧穴总论

一、经络

经络是经脉和络脉的总称，是指人体运行气血、联络脏腑、沟通内外、贯串上下的径路。"经"，有路径的含义，为直行的主干，"络"有网络的含义，为经脉所分出的小支。经络纵横交错，遍布于全身。

经络在生理、病理、诊断、治疗等方面的重要意义，对中医临床各科均有指导作用。针灸治疗是以腧穴为刺激点，而腧穴均分布在经络的循行线上，凡辨证分经、循经取穴、针刺补泻等，无不以经络为依据。故针灸治疗与经络有着密切的关系。

（一）十二经脉

十二经脉是经络系统的主体，即手太阴肺经、手阳明大肠经、足阳明胃经、足太阴脾经、手少阴心经、手太阳小肠经、足太阳膀胱经、足少阴肾经、手厥阴心包经、手少阳三焦经、足少阳胆经、足厥阴肝经。

十二经脉在体表左右对称地分布于头面、躯干和四肢，纵贯全身。凡属六脏的经脉称为阴经，分布于四肢内侧和胸腹，上肢内侧为手三阴经，下肢内侧为足三阴经；凡属六腑的经脉称为阳经，分布于四肢外侧和头面、躯干，上肢外侧为手三阳经，下肢外侧

第81日

为足三阳经。

十二经脉在体内与脏腑相连属，其中阴经属脏主里、阳经属腑主表，一脏配一腑，一阴配一阳，形成了脏腑阴阳表里属络关系。互为表里的经脉在生理上密切联系，病变时相互影响，治疗时相互为用。

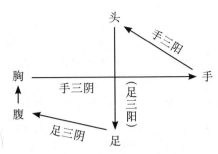

十二经脉的循行方向是：手三阴经从胸走手，手三阳经从手走头，足三阳经从头走足，足三阴经从足走腹胸。

其交接的规律为：相表里的阴经与阳经在手足末端交接，同名的阳经与阳经在头面部交接，相互衔接的阴经与阴经在胸中交接。

十二经脉的流注是从肺经开始到肝经为止，再由肺经逐经相传，从而构成了周而复始、如环无端的传注系统，将气血周流全身，使人体不断地得到营养物质而维持各组织器官的功能活动。具体如下：

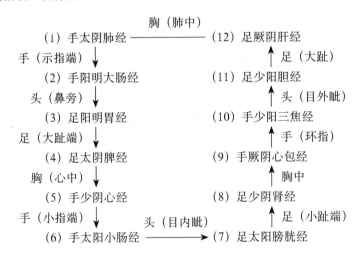

手太阴肺经→手阳明大肠经→足阳明胃经→足太阴脾经→手少阴心经→手太阳小肠经→足太阳膀胱经→足少阴肾经→手厥阴心包经→手少阳三焦经→足少阳胆经→足厥阴肝经→手太阴肺经

（二）奇经八脉

奇经八脉有督脉、任脉、冲脉、带脉、阴维脉、阳维脉、阴跷脉、阳跷脉共8条，故称奇经八脉。

"奇"有"异"的意思，即奇特、奇异，从而表明它们与十二经不同，不直接隶属于十二脏腑，也无阴阳表里配偶关系。但与奇恒之腑（脑、髓、骨、脉、胆、女子胞）有密切联系，故称"奇经"，也称"别道奇行"的经脉。

八脉中的督脉、任脉、冲脉皆起于胞中，同出于会阴，称为"一源三歧"。

奇经八脉具有沟通了十二经脉之间的联系，将部位相近、功能相似的经脉联系起来，起到统摄经脉气血、协调阴阳及对十二经脉气血有着蓄积和渗灌的调节作用。

奇经八脉中的任脉和督脉，各有其所属的腧穴，故与十二经相提并论合称"十四经"。十四经均具有一定的循行路线、病候和所属腧穴，是经络系统中的主要部分。

（三）经络的生理功能

1. 联络脏腑，沟通肢窍　经络中的经脉与奇经八脉等纵横交错、入里出表、通上达下，联系了人体各脏腑组织，经筋、皮部联系了肢体筋肉皮肤，加之细小的浮络和孙络形成了一个统一的整体。

2. 运行气血，濡养周身　气血是人体生命活动的物质基础，全身各组织器官只有得到气血的濡润才能完成正常的生理功能。经络是人体气血运行的通路，能将其营养物质输布到全身各组织脏器，从而完成调和五脏、六腑的生理功能。

3. 抗御外邪，保卫机体　营气行于脉中，卫气行于脉外，经络使营卫之气密布周身。外邪侵犯人体由表及里，先从皮毛开始，卫气充实于络脉，络脉散布于全身、密布于皮部，当外邪侵犯机体时，卫气首当其冲发挥其抗御外邪、保卫机体的屏障作用。

（四）经络的病理变化

当经络的生理功能失调时，即会产生一些病理变化。实证由病邪壅阻或气血不畅而致，多见沿经脉所过处发生的肿痛，即"血伤为肿""不通则痛"，如手阳明经病的齿痛、上肢外侧前肿痛，虚证多为经气虚陷、气血不足而成，往往局部会出现不仁、不用等痿废现象，即气血不能荣于经脉，如痿废、大指次指不用等。

十二经脉中的经气衰竭时，经脉所联系的器官功能也必然呈现衰竭。

由于经络把人体内外联系成一个整体，当机体处在正虚邪实的情况下，经络则是病邪传注的途径。当外邪侵犯人体时，可以借经络通路由浅入深、由表及里传变。如风寒之邪侵犯肌表，初见恶寒、发热、头身疼痛，继而入舍于肺而咳嗽、胸闷、气促等。由于经络在人体内有多种联络途径，故又为病变互相影响的渠道，如肝脉挟胃上行，若肝气失于疏泄，则脾胃不和而出现嗳气、吞酸、呃逆、呕吐等；肾脉从肾上贯肝，肾阴亏损致肝阳上亢则出现烦躁易怒、头痛、失眠、潮热盗汗等。

由于经络在人体有内外相联的特点，故内脏发生病变时亦可通过经络由里达表，从而在其相应的体表部位出现不同的症状和体征，故在病理情况下，经络又是病理变化的反映系统，如肝病胁痛、目赤肿痛，肾病腰痛、耳聋，心火上炎致口舌生疮等。

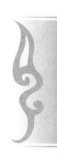

（五）经络学说的临床应用

由于经络是人体通内达外的一个通道，在生理功能失调时，其又是病邪传注的途径，具有反映病候的特点，故临床某些疾病的病理过程中，常常在经络循行通路上出现明显的压痛，或结节、条索状等反应物，以及相应的部位皮肤色泽、形态、温度、电阻等的变化。通过望色、循经触摸反应物和按压等，可推断疾病的病理变化。

由于经络有一定的循行部位及所属络的脏腑，故根据体表相关部位发生的病理变化，可推断疾病所在的经脉。如头痛一证，痛在前额者多与阳明经有关，痛在两侧者多与少阳经有关，痛在后项者多与太阳经有关，痛在巅顶者多与督脉、足厥阴经有关。临床上亦可根据所出现的证候，结合其所联系的脏腑，进行辨证归经。如咳嗽、鼻流清涕、胸闷，或胸外上方、上臂内侧前缘疼痛等，与手太阴肺经有关；脘腹胀满、胁肋疼痛、食欲不振、嗳气吞酸等，与足阳明胃经和足厥阴肝经有关。

针灸治病是通过针刺和艾灸等刺激体表腧穴，以疏通经气，调节人体脏腑气血功能，从而达到治疗疾病的目的。

二、腧穴

（一）腧穴的发展

腧穴是人体脏腑经络之气输注于体表的特殊部位。腧穴在《黄帝内经》中又称作"节""会""气穴""气府""骨空"等，俗称穴位。

人体的腧穴既是疾病的反应点，又是针灸的施术部位。经穴均分别归属于各经脉，经脉又隶属于一定的脏腑，故腧穴－经脉－脏腑间形成了不可分割的联系。

腧穴是人们在长期的医疗实践中陆续发现，并逐步积累起来的。远古时代，我们的祖先当身体某一部位或脏器发生疾病时，在病痛局部砭刺、叩击、按摩、针刺、火灸，发现可减轻或消除病痛，即为"以痛为输"的取穴方式，即为腧穴的无定位、无定名阶段；随着对体表施术部位及其治疗作用的逐步深入了解，积累了对较多穴位的认识，有确定的位置和主治病证，因而给予位置描述和命名，即定位、定名阶段；随着对腧穴主治性能知识的积累，古代医家把腧穴的主治作用进行归类，并与经络相联系说明腧穴不是体表孤立的点，而是与经络脏腑相通，于是通过总结、分析，分别归属各经。即定位、定名、归经阶段。

（二）腧穴的分类

人体的腧穴很多，大体上可归纳为十四经穴、奇穴、阿是穴3类。

（1）十四经穴：简称"经穴"，是指归属于十二经脉和任脉、督脉循行线上的腧穴，有固定的名称，固定的位置和归经，且有主治本经病证的共同作用，是腧穴的主要部分。

（2）奇穴：又称"经外奇穴"，是指既有一定的名称，又有明确的位置，但尚未列入或不便列入十四经系统的腧穴。这类腧穴的主治范围比较单纯，多数对某些病证有特殊疗效。

（3）阿是穴：又称"天应穴""不定穴""压痛点"等，这类腧穴既无固定名称，亦无固定位置，而是以压痛点或其他反应点作为针灸施术部位。

（三）腧穴的命名

腧穴的名称均有一定的含意，它是历代医家以其所居部位和作用为基础，结合自然界现象和医学理论等，采用取类比像的方法而定的。有根据腧穴所在的人体解剖部位而命名；有根据腧穴对某种病证的特殊治疗作用命名；有根据自然界的天体名称如日、月、星、辰等和地貌名称如山、陵、丘、墟、溪、谷、沟、泽、池、泉、海、渎等，结合腧穴所在部位的形态或气血流注的情况而命名；有根据动植物的名称，以形容腧穴的局部形象而命名；有根据建筑物来形容某些腧穴所在部位的形态或作用特点而命名；有根据腧穴部位或治疗作用，结合阴阳、脏腑、经络、气血等中医学理论命名。

腧穴是脏腑经气汇聚之所，当人体各组织脏器和经络功能失调时，可在相应的腧穴上有所反应。因此，通过对某些腧穴的检测可以协助诊断疾病。

（四）腧穴的作用

1. 近治作用　这是一切腧穴主治作用所具有的共同特点，它们均可治疗所在部位局部及邻近组织、器官的病证，如眼区及其周围的穴位均能治疗眼疾，胃脘部及其周围的穴位均能治疗胃痛等。

2. 远治作用　这是十四经腧穴主治作用的基本规律，在十四经所属腧穴中尤其是十二经脉在肘膝关节以下的腧穴，不仅能治疗局部病证，而且还能治疗本经循行所过处的远隔部位的脏腑、组织器官病证。如合谷穴不仅能治疗手部的局部病证，还能治疗本经经脉所过处的颈部和头面部病证。

3. 特殊作用　临床实践证明，针灸腧穴所发挥的作用机制与用药不完全一致。它的特点在于针灸某些腧穴，对机体的不同状态有着双向的良性调整作用。如腹泻时针天枢穴可止泻，便秘时针天枢又可通便。又如实验证明，针刺足三里穴既可使原来处于弛缓状态或处于较低兴奋状态的胃运动加强，又可使原来处于紧张或收缩亢进的胃运动减弱。此外，腧穴的治疗作用还具有相对的特异性，如大椎退热、至阴矫正胎位、胆囊穴治疗胆绞痛等。

十四经穴中具有特殊性能和治疗作用，并有特定称号的腧穴即为特定穴。根据其不同的分布特点、含义和治疗作用，分成"五输穴""原穴""络穴""下合穴""俞穴""募穴""八会穴""八脉交会穴"和"交会穴"等。

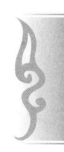

（五）腧穴的定位方法

针灸临床中，治疗效果与取穴是否准确有着密切的关系，为了定准穴位，必须掌握好定位方法，常用定位方法有以下4种。

1. "骨度"折量定位法　是以体表骨节为主要标志折量全身各部的长度和宽度，定出分寸用于腧穴定位的方法，又称"骨度分寸定位法"，即以《灵枢·骨度》篇规定的人体各部的分寸为基础，结合历代学者创用的折量分寸（将设定的两骨节点或皮肤横纹之间的长度折量作为一定的等份，每1等份即为1寸，10等份为1尺）作为定位的依据。不论男女、老少、高矮、胖瘦，均可按这一标准在其自身测量。常用的"骨度"折量寸见下表。

常用"骨度"折量寸表

部 位	起 止 点	折量寸	度量法	说 明
头面部	前发际正中至后发际正中	12	直寸	确定头部经穴纵向距离
	眉间（印堂）至前发际正中	3	直寸	
	大椎至后发际正中	3	直寸	确定前或后发际及头部经穴纵向距离
	头维之间、完骨之间	9	横寸	确定头前后部经穴横向距离
胸腹胁部	胸剑联合中点至脐中	8	直寸	确定上腹部经穴纵向距离
	脐中至耻骨联合上缘	5	直寸	确定下腹部经穴纵向距离
	两乳头之间	8	横寸	确定胸腹部经穴横向距离
背腰部	肩胛骨内缘至后正中线	3	横寸	确定背腰部经穴横向距离
上肢部	腋前、后纹头至肘横纹	9	直寸	确定上臂部经穴纵向距离
	肘横纹至腕掌（背）侧横纹	12	直寸	确定前臂部经穴纵向距离
下肢部	耻骨联合上缘至股骨内上髁上缘	18	直寸	确定足三阴经穴纵向距离
	胫骨内上髁下缘至内踝尖	13	直寸	确定足三阴经穴纵向距离
	股骨大转子至腘横纹	19	直寸	确定足三阳经穴纵向距离
	腘横纹至外踝尖	16	直寸	确定足三阳经穴纵向距离

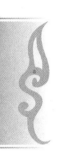

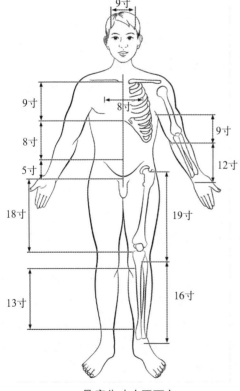

骨度分寸（正面）

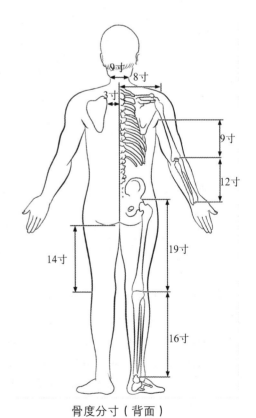

骨度分寸（背面）

2. 体表解剖标志定位法　是以人体解剖学的各种体表标志为依据来确定腧穴位置的方法，俗称自然标志定位法。可分为固定的标志和活动的标志两种。

（1）固定的标志：指各部位由骨节和肌肉所形成的突起、凹陷、五官轮廓、发际、指（趾）甲、乳头、脐等。如腓骨小头前下方1寸定阳陵泉；足内踝尖上3寸，胫骨内侧缘后方定三阴交；眉头定攒竹；脐中旁开2寸定天枢等。

（2）活动的标志：指各部的关节、肌肉、肌腱、皮肤随着活动而出现的空隙、凹陷、皱纹、尖端等。即需要采取相应的活动姿势才会出现的标志，如在耳屏与下颌关节之间微张口呈凹陷处取听宫；下颌角前上方约一横指当咀嚼时咬肌隆起，按之凹陷处取颊车等。

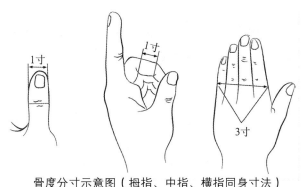

骨度分寸示意图（拇指、中指、横指同身寸法）

3. 指寸定位法　是指依据患者本人手指所规定的分寸来量取腧穴的定位方法，又称"手指同身寸取穴法"，常用有以下3种。

（1）中指同身寸：以患者中指中节桡侧两端纹头（拇、中指屈曲呈环形）之间的距离作为1寸。

（2）拇指同身寸：以患者拇指的指间关节的宽度作为1寸。

（3）横指同身寸：令患者将示指、中指、环指和小指并拢，以中指中节横纹为标准，其四指的宽度作为3寸。

4. 简便取穴法　是临床中一种简便易行的方法，如立正姿势，垂手中指端取风市，两手虎口自然平直交叉在示指尽端到达处取列缺等。此法是一种辅助取穴方法，为了定穴的准确，最好结合体表解剖标志或"骨度"折量定位等方法取穴。

第二节　经络腧穴各论

一、手太阴肺经腧穴

主治概要：本经腧穴主治头面、喉、胸、肺病和经脉循行部位的其他病证。

1. 中府

［定位］在胸前壁的外上方，云门下1寸，平第1肋间隙，距前正中线6寸。

［主治］咳嗽、气喘、胸中胀痛、胸痛、肩背痛。

［操作］向外斜刺0.5～0.8寸；可灸。本穴不可向内深刺，以免伤及肺。

2. 云门

［定位］正坐或仰卧，在胸壁的外上方，肩胛骨喙突上方，锁骨下窝凹陷处，距前正中线6寸。

［主治］咳嗽、气喘、胸痛、胸中烦热、肩背痛。

［操作］向外斜刺0.5～0.8寸；可灸。不可向内侧深刺，以免伤及肺。

3. 天府

［定位］正坐，上臂自然下垂。在臂内侧面，肱二头肌桡侧缘，腋前纹头下3寸处。

［主治］咳嗽、气喘、胸痛、鼻衄、咳血、鼻疾、白癜风、瘿气、上肢内侧痛。

［操作］直刺0.3～0.5寸；可灸。

4. 侠白

［定位］正坐上臂自然下垂。在臂内侧面，肱二头肌桡侧缘，腋前纹头下4寸，或肘横纹上5寸。

［主治］咳嗽、气短、胸痛、心烦、上肢内侧痛。

［操作］直刺0.5～1寸；可灸。

5. 尺泽

［定位］在肘横纹中，肱二头肌腱桡侧凹陷处。

［主治］咳嗽、气喘、咯血、潮热、咽喉肿痛、胸部胀满、小儿惊风、吐泻、肘臂挛痛。

［操作］直刺0.8～1.2寸，或点刺出血；可灸。

6. 孔最

［定位］微屈肘，掌心相对；或伸前臂仰掌。在前臂掌面桡侧，当尺泽与太渊连线上，腕横纹上7寸。

［主治］咳嗽、气喘、咯血、咽喉肿痛、失声、急性出血病证（呼吸系统多用）、痔出血、外感热病无汗、肘臂挛痛。

［操作］直刺0.5～1寸；可灸。

7. 列缺

［定位］在前臂桡侧缘，桡骨茎突上方，腕横纹上1.5寸，当肱桡肌与拇长展肌腱之间。

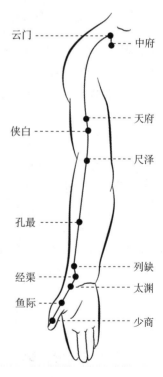

肺经穴总图

［主治］咳嗽、气喘、咽喉痛、半身不遂、口眼㖞斜、偏头痛、颈项痛、牙痛。

［操作］向上或向下斜刺0.3～0.8寸；可灸。

8．经渠

［定位］伸臂仰掌，在前臂掌面桡侧，桡骨茎突与桡动脉之间凹陷处，腕横纹上1寸。

［主治］咳嗽、气喘、胸痛、咽喉肿痛、手腕痛。

［操作］避开桡动脉直刺0.2～0.3寸；可灸，禁化脓灸。

9．太渊

［定位］伸臂仰掌。在腕掌侧横纹桡侧，桡动脉搏动处。

［主治］咳嗽、气喘、咯血、胸痛、咽喉肿痛、腕掌疾病，掌中热。

［操作］直刺0.3～0.5寸；可灸，禁化脓灸，勿刺伤桡动脉。

10．鱼际

［定位］侧腕掌心相对，在拇指本节（第1掌指关节）后凹陷处，约当第1掌骨中点桡侧，赤白肉际处。

［主治］咳嗽、失声、喉痹、咯血、咽喉肿痛、身热、外感热病、掌心热。

［操作］直刺0.5～0.8寸，或点刺放血；可灸。

11．少商

［定位］在拇指末节桡侧，距指甲角0.1寸（指寸）。

［主治］咽喉肿痛、中风昏迷、中暑呕吐、小儿惊风、癫狂、咳嗽、鼻衄。

［操作］直刺0.1寸，或向腕平刺0.2～0.3寸，或用三棱针点刺出血；可灸。

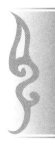

二、手阳明大肠经腧穴

主治概要：本经腧穴主治头面、五官、咽喉、热病和经脉循行部位的其他病证。

1．商阳

［定位］在手示指末节桡侧，距指甲角0.1寸。

［主治］咽喉肿痛、耳鸣耳聋、中风昏迷、热病无汗、下齿痛、青盲。

［操作］浅刺0.1寸，或点刺出血。

2．二间

［定位］微握拳，在第2掌指关节前，桡侧凹陷处。

［主治］齿痛、鼻衄、咽喉肿痛、热病。

［操作］直刺0.2～0.4寸；可灸。

3．三间

［定位］微握拳，在第2掌指关节后，桡侧凹陷处。

［主治］齿痛、鼻衄、咽喉肿痛、掌指关节肿痛、身热。

［操作］直刺0.3～0.5寸；可灸。

4. 合谷

[定位] 在手背，第1、第2掌骨间，当第2掌骨桡侧的中点处。

[主治] 头痛、齿痛、目赤肿痛、咽喉肿痛、失声、口眼㖞斜、半身不遂、痄腮、疔疮、经闭、腹痛、牙关紧闭、小儿惊风、鼻衄、耳鸣耳聋、发热恶寒、无汗、多汗、瘾疹、疟疾。

[操作] 直刺0.5～1寸；可灸。

5. 阳溪

[定位] 在腕背横纹桡侧，手拇指向上翘起时，当拇短伸肌腱和拇长伸肌腱之间的凹陷中。

[主治] 头痛、齿痛、耳鸣耳聋、咽喉肿痛、腕臂痛。

[操作] 直刺0.5～0.8寸；可灸。

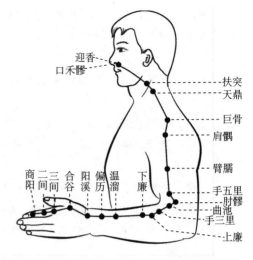

大肠经穴总图

6. 偏历

[定位] 屈肘，在前臂背面桡侧，当阳溪与曲池穴连线上，腕横纹上3寸。

[主治] 耳鸣耳聋、目赤、鼻衄、喉痛、肩臂酸痛。

[操作] 直刺0.3～0.5寸，或斜刺1寸；可灸。

7. 温溜

[定位] 屈肘，在前臂背面桡侧，当阳溪与曲池穴连线上，腕横纹上5寸。

[主治] 头痛、面肿、咽喉肿痛、肩背酸痛、肠鸣腹痛、疔疮、吐舌。

[操作] 直刺0.5～1寸；可灸。

8. 下廉

[定位] 在前臂背面桡侧，当阳溪与曲池穴连线上，肘横纹下4寸。

[主治] 头痛、眩晕、肘臂痛、半身不遂、腹痛、肠鸣、腹泻、肩臂酸痛。

[操作] 直刺0.5～1寸；可灸。

9. 上廉

[定位] 在前臂背面桡侧，当阳溪与曲池穴连线上，肘横纹下3寸。

[主治] 头痛、半身不遂、肩臂酸痛麻木、腹痛、肠鸣、腹泻。

[操作] 直刺0.8～1寸；可灸。

10. 手三里

[定位] 在前臂背面桡侧，当阳溪与曲池连线上，肘横纹下2寸。

[主治] 肘臂疼痛、上肢瘫痪麻木、肩背痛、腹痛、吐泻、腹胀。

[操作] 直刺0.8～1.2寸；可灸。

11. 曲池

[定位] 在肘横纹外侧端，屈肘时当尺泽与肱骨外上髁连线中点。

[主治] 热病、半身不遂、风疹、手臂肿痛无力、咽喉肿痛、齿痛、目赤痛、腹痛吐泻、痢疾、高血压、瘰疬、癫狂。

[操作] 直刺 1～1.5 寸；可灸。

12. 肘髎

[定位] 在臂外侧，屈肘，曲池上方 1 寸，当肱骨边缘处。

[主治] 肘臂部酸痛、麻木、挛急。

[操作] 直刺 0.5～1 寸；可灸。

13. 手五里

[定位] 在臂外侧，当曲池与肩髃连线上，曲池上 3 寸处。

[主治] 肘臂部酸痛、麻木、挛急、瘰疬。

[操作] 直刺 0.8～1 寸；可灸。

14. 臂臑

[定位] 在臂外侧，三角肌止点处，当曲池与肩髃连线上，曲池上 7 寸。

[主治] 肩臂疼痛、瘰疬、目疾。

[操作] 直刺或向上斜刺 0.8～1.5 寸；可灸。

15. 肩髃

[定位] 在肩部，三角肌上，臂外展或向前平伸时，当肩峰前下方凹陷处。

[主治] 肩臂疼痛、半身不遂、手臂挛急、瘾疹、瘰疬。

[操作] 直刺或向下斜刺 0.8～1.5 寸；可灸。

16. 巨骨

[定位] 在肩上部，当锁骨肩峰端与肩胛冈之间凹陷处。

[主治] 肩背及上臂疼痛、伸展及抬举不便、瘰疬。

[操作] 直刺 0.4～0.6 寸，不可深刺，以免刺入胸腔造成气胸；可灸。

17. 天鼎

[定位] 在颈外侧部，胸锁乳突肌后缘，当喉结旁，扶突穴与缺盆连线中点。

[主治] 咽喉肿痛、暴喑、气梗、梅核气、瘰疬。

[操作] 直刺 0.3～0.5 寸；可灸。

18. 扶突

[定位] 在颈外侧部，喉结旁，当胸锁乳突肌前后缘之间。

[主治] 咳嗽、气喘、咽喉肿痛、暴喑、气梗、梅核气、瘰疬、上肢疼痛。

[操作] 直刺 0.5～0.8 寸；可灸。

19. 口禾髎

[定位] 在上唇部，鼻孔外缘直下，平水沟穴。

[主治] 口眼㖞斜、鼻塞不通、鼻衄。

[操作] 直刺 0.3～0.5 寸；不宜灸。

20. 迎香

[定位] 在鼻翼外缘中点旁，当鼻唇沟中。

[主治] 鼻塞不通、口㖞、鼻衄、面痒、鼻息肉。

[操作] 直刺或向上斜刺 0.2～0.5 寸；不宜灸。

三、足阳明胃经腧穴

主治概要：本经腧穴主治胃肠病和头面、目、鼻、口齿病和神志病以及经脉循行部位的其他病证。

1. 承泣

[定位] 在面部瞳孔直下，当眼球与眶下缘之间。

[主治] 眼睑瞤动、目赤肿痛、夜盲、口眼㖞斜、迎风流泪。

[操作] 紧靠眶下缘直刺 0.3～0.7 寸；不宜灸。针刺时，应缓进针，不宜提插，以防刺破血管，引起眶内出血。

2. 四白

[定位] 在面部，瞳孔直下，平鼻翼下缘处，当鼻唇沟外侧。

[主治] 目赤痛痒、目翳、迎风流泪、头面疼痛、面瘫、面肌痉挛。

[操作] 直刺 0.2～0.4 寸，不宜灸。

3. 巨髎

[定位] 在面部瞳孔直下，平鼻翼下缘处，当鼻唇沟外侧。

[主治] 口眼㖞斜、眼睑瞤动、鼻衄、齿痛、唇颊肿。

[操作] 直刺 0.3～0.6 寸；可灸。

4. 地仓

[定位] 在面部口角外侧，上直对瞳孔。

[主治] 口眼㖞斜、口角瞤动、齿痛、流泪、唇缓不收。

[操作] 向颊车方向平刺 0.5～1.5 寸；可灸。

5. 大迎

[定位] 在下颌角前方，咬肌附着部的前

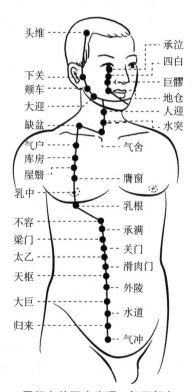

胃经穴总图（头颈、躯干部）

缘，当面动脉搏动处。

［主治］牙关紧闭、齿痛、口歪、颊肿、面肿、面痛、唇吻瞤动。

［操作］直刺 0.2～0.4 寸；可灸。

6. 颊车

［定位］在面颊部，下颌角前上方约一横指（中指），当咀嚼时咬肌隆起，按之凹陷处。

［主治］口歪、颊肿、齿痛、口噤不语。

［操作］直刺 0.3～0.5 寸，或向地仓斜刺 1～1.5 寸；可灸。

7. 下关

［定位］在面部耳前方，当颧弓与下颌切迹所形成的凹陷中。

［主治］牙关紧闭、下颌疼痛、口喎、面痛、齿痛、耳鸣、耳聋。

［操作］直刺 0.5～1.2 寸，可灸。

8. 头维

［定位］在头侧部，当额角发际上 0.5 寸，头正中线旁 4.5 寸。

［主治］头痛、目眩、目痛、视物不清、迎风流泪。

［操作］向后平刺 0.5～1 寸；不宜灸。

9. 人迎

［定位］在颈部喉结旁，当胸锁乳突肌的前缘，颈总动脉搏动处。

［主治］咽喉肿痛、瘰疬、高血压、头痛。

［操作］避开颈部动脉直刺 0.2～0.4 寸；不宜灸。

10. 水突

［定位］在颈部胸锁乳突肌的前缘，当人迎与气舍连线的中点。

［主治］咳逆上气、喘息不得卧、咽喉肿痛、呃逆、瘰疬、瘿瘤。

［操作］直刺 0.3～0.5 寸；可灸。

11. 气舍

［定位］在颈部，当锁骨内侧端的上缘，胸锁乳突肌的胸骨头与锁骨头之间。

［主治］咽喉肿痛、喘息、呃逆、瘿气、瘰疬、颈项强痛。

［操作］直刺 0.3～0.5 寸；可灸。

12. 缺盆

［定位］在锁骨上窝中央，距前正中线 4 寸。

［主治］咳嗽气喘、咽喉肿痛、缺盆中痛、瘰疬。

［操作］直刺 0.3～0.5 寸；可灸。

13. 气户

［定位］在胸部，当锁骨中点下缘，距前正中线 4 寸。

［主治］咳喘、胸痛、呃逆、胁肋疼痛。

［操作］沿肋间隙向外斜刺 0.5～0.8 寸；可灸。

14. 库房

［定位］在胸部，当第 1 肋间隙，距前正中线 4 寸。

［主治］咳喘、胸痛、胁胀、气喘。

［操作］沿肋间隙向外斜刺 0.5～0.8 寸；可灸。

15. 屋翳

［定位］在胸部，当第 2 肋间隙，距前正中线 4 寸。

［主治］咳喘、胸痛、气喘、乳痈、身肿、皮肤疼痛。

［操作］沿肋间隙向外斜刺 0.5～0.8 寸；可灸。

16. 膺窗

［定位］在胸部，当第 3 肋间隙，距前正中线 4 寸。

［主治］咳喘、胸痛、气喘、乳痈。

［操作］沿肋间隙向外斜刺 0.5～0.8 寸；可灸。

17. 乳中

［定位］在胸部，当第 4 肋间隙，乳头中央，距前正中线 4 寸。

［注意］本穴不针不灸，只作胸腹部腧穴定位标志。

18. 乳根

［定位］在胸部，当乳头直下，乳房根部，当第 5 肋间隙，距前正中线 4 寸。

［主治］乳痈、乳汁少、胸痛、咳嗽、呃逆。

［操作］沿肋间隙向外斜刺 0.5～0.8 寸，直刺 0.4 寸；可灸。

19. 不容

［定位］在上腹部，当脐中上 6 寸，距前正中线 2 寸。

［主治］胃痛、呕吐、腹胀、食欲缺乏。

［操作］直刺 0.5～0.8 寸；可灸。

20. 承满

［定位］在上腹部，当脐中上 5 寸，距前正中线 2 寸。

［主治］胃痛、呕吐、腹胀、肠鸣、食欲缺乏。

［操作］直刺 0.5～0.8 寸；可灸。

21. 梁门

［定位］在上腹部，当脐中上 4 寸，距前正中线 2 寸。

［主治］胃痛、呕吐、食欲缺乏、腹胀、便溏。

［操作］直刺 0.5～0.8 寸；可灸。

22. 关门

［定位］在上腹部，当脐中上 3 寸，距前正中线 2 寸。

［主治］腹痛、腹胀、肠鸣泄泻、食欲缺乏、水肿。

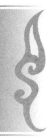

［操作］直刺 0.5～0.8 寸；可灸。

23．太乙

［定位］在上腹部，当脐中上 2 寸，距前正中线 2 寸。

［主治］腹痛、腹胀、心烦、癫狂。

［操作］直刺 0.5～0.8 寸；可灸。

24．滑肉门

［定位］在上腹部，当脐中上 1 寸，距前正中线 2 寸。

［主治］呕吐、腹胀、腹泻、癫狂。

［操作］直刺 0.8～1.2 寸；可灸。

25．天枢

［定位］在腹中部，距脐中 2 寸。

［主治］腹痛、腹胀、肠鸣泄泻、痢疾、便秘、肠痈、热病、疝气、水肿、月经不调。

［操作］直刺 0.8～1.2 寸；可灸。

26．外陵

［定位］在下腹部，当脐中下 1 寸，距前正中线 2 寸。

［主治］腹痛、疝气、痛经。

［操作］直刺 1～1.5 寸；可灸。

27．大巨

［定位］在下腹部，当脐中下 2 寸，距前正中线 2 寸。

［主治］小腹胀满、小便不利、惊悸不眠、疝气、遗精、早泄。

［操作］直刺 0.8～1.2 寸；可灸。

28．水道

［定位］在下腹部，当脐中下 3 寸，距前正中线 2 寸。

［主治］小腹胀满、腹痛、痛经、小便不利。

［操作］直刺 0.8～1.2 寸；可灸。

29．归来

［定位］在下腹部，当脐中下 4 寸，距前正中线 2 寸。

［主治］少腹疼痛、经闭、痛经、子宫下垂、白带、疝气、茎中痛、小便不利。

［操作］直刺 0.8～1.2 寸；可灸。

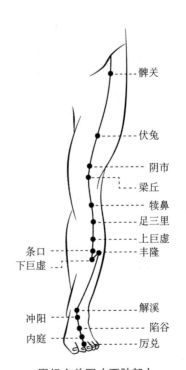

髀关

伏兔

阴市

梁丘

犊鼻

足三里

上巨虚

条口

丰隆

下巨虚

冲阳

解溪

陷谷

内庭

厉兑

胃经穴总图（下肢部）

30. 气冲

［定位］在腹股沟稍上方，当脐中下 5 寸，距前正中线 2 寸。

［主治］少腹痛、疝气、腹股沟疼痛。

［操作］直刺 0.8～1.2 寸。

31. 髀关

［定位］在大腿前面，当髂前上棘与髌底外侧端的连线上，屈股时平会阴，居缝匠肌外侧凹陷处。胃经穴总图（下肢部）

［主治］髀股痿痹、下肢不遂、腰腿疼痛、筋急不得屈伸。

［操作］直刺 0.8～1.2 寸；可灸。

32. 伏兔

［定位］在大腿前面，当髂前上棘与髌底外侧端的连线上，髌底上 6 寸。

［主治］腿痛、下肢不遂、脚气、疝气、腹胀。

［操作］直刺 1～2 寸；可灸。

33. 阴市

［定位］在大腿前面，当髂前上棘与髌底外侧端的连线上，髌底上 3 寸。

［主治］膝关节痛、下肢伸屈不利、腰痛、下肢不遂、腹胀、腹痛。

［操作］直刺 1～1.5 寸；可灸。

34. 梁丘

［定位］屈膝，在大腿前面，当髂前上棘与髌底外侧端连线上，髌底上 2 寸。

［主治］胃痛、膝关节肿痛、伸屈不利、乳痈。

［操作］直刺 1～1.5 寸；可灸。

35. 犊鼻

［定位］屈膝，在膝部髌骨与髌韧带外侧凹陷中。

［主治］膝痛、关节屈伸不利、脚气。

［操作］向后内斜刺 0.8～1.5 寸；可灸。

36. 足三里

［定位］在小腿前外侧，当犊鼻下 3 寸，距胫骨前缘一横指（中指）。

［主治］胃痛、呕吐、腹胀、肠鸣、消化不良、下肢痿痹、泄泻、便秘、痢疾、疳积、癫狂、中风、脚气、水肿、下肢不遂、心悸、气短、虚劳羸瘦。本穴有强壮作用，为保健要穴。

［操作］直刺 1～2 寸；可灸。

37. 上巨虚

［定位］在小腿前外侧，当犊鼻下 6 寸，距胫骨前缘一横指（中指）。

［主治］腹痛、腹胀、痢疾、便秘、肠痈、中风瘫痪、脚气、下肢痿痹。

［操作］直刺 1～1.5 寸；可灸。

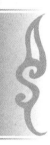

38. 条口

[定位] 在小腿前外侧，当犊鼻下8寸，距胫骨前缘一横指（中指）。

[主治] 肩臂不得举、下肢冷痛、脘腹疼痛、跗肿、转筋。

[操作] 直刺1～1.5寸；可灸。

39. 下巨虚

[定位] 在小腿前外侧，当犊鼻9寸，距胫骨前缘一横指（中指）。

[主治] 小腹痛、腰脊痛引睾丸、乳痈、下肢痿痹、泄泻、大便脓血。

[操作] 直刺1～1.5寸；可灸。

40. 丰隆

[定位] 在小腿前外侧，当外踝尖上8寸，条口外，距胫骨前缘二横指（中指）。

[主治] 痰多、哮喘、咳嗽、胸痛、头痛、咽喉肿痛、便秘、癫狂、痫证、下肢痿痹、呕吐。

[操作] 直刺1～1.5寸；可灸。

41. 解溪

[定位] 在足背与小腿交界处的横纹中央凹陷中，当踇长伸肌腱与趾长伸肌腱之间。

[主治] 头痛、眩晕、癫狂、腹胀、便秘、下肢痿痹、目赤、胃热谵语。

[操作] 直刺0.5～1寸；可灸。

42. 冲阳

[定位] 在足背最高处，当踇长伸肌腱与趾长伸肌腱之间，足背动脉搏动处。

[主治] 足痿无力、足背红肿、口眼㖞斜、面肿齿痛、胃痛腹胀。

[操作] 避开动脉直刺0.3～0.5寸；可灸。

43. 陷谷

[定位] 在足背，当第2、第3跖骨结合部前方凹陷处。

[主治] 面目浮肿、目赤肿痛、眼睑下垂、足背肿痛、肠鸣腹泻。

[操作] 直刺0.3～0.5寸；可灸。

44. 内庭

[定位] 在足背，当第2、第3趾间，趾蹼缘后方赤白肉际处。

[主治] 齿痛、口㖞、喉痹、鼻衄、腹痛、腹胀、痢疾、泄泻、足背肿痛、热病、胃痛吐酸。

[操作] 直刺0.3～0.5寸；可灸。

45. 厉兑

[定位] 在足第2趾末节外侧，距趾甲角0.1寸（指寸）。

[主治] 面肿、齿痛、口㖞、鼻衄、胸腹胀满、热病、多梦、癫狂。

[操作] 浅刺0.1寸。

四、足太阴脾经腧穴

主治概要：本经腧穴主治脾胃病、妇科病、前阴病和经脉循行部位的其他病证。

1. 隐白

［定位］在足大趾末节内侧，距趾甲角0.1寸（指寸）。

［主治］腹胀、便血、尿血、崩漏、月经过多、癫狂、多梦、惊风、昏厥、胸痛。

［操作］点刺0.1寸，或用三棱针点刺出血；可灸。

2. 大都

［定位］在足内侧缘，当足大趾本节（第1跖趾关节）前下方赤白肉际凹陷处。

［主治］腹胀、胃痛、消化不良、泄泻、便秘、心痛、心烦、热病无汗、体重肢肿。

［操作］直刺0.3～0.5寸；可灸。

3. 太白

［定位］在足内侧缘，当足大趾本节（第1跖趾关节）后下方赤白肉际凹陷处。

［主治］胃痛、腹胀、腹痛、肠鸣、呕吐、泄泻、痢疾、便秘、痔疾、脚气、体重节痛。

［操作］直刺0.8～1寸；可灸。

4. 公孙

［定位］在足内侧缘，当第1跖骨基底的前下方。

［主治］胃痛、呕吐、饮食不化、肠鸣腹胀、腹痛、痢疾、泄泻、心烦失眠、水肿、发狂妄言、嗜卧、脚气。

［操作］直刺0.5～1寸；可灸。

5. 商丘

［定位］在足内踝前下方凹陷中，当舟骨结节与内踝尖连线的中点处。

［主治］腹胀、肠鸣、泄泻、便秘、饮食不化、黄疸、癫狂、小儿癫痫、足踝痛。

［操作］直刺0.5～0.8寸；可灸。

6. 三阴交

［定位］在小腿内侧，当足内踝尖上3寸，胫骨内侧缘后方。

［主治］肠鸣泄泻、腹胀、食不化、月经不调、崩漏、赤白带下、阴挺、经闭、痛经、难产、产后血晕、恶露不尽、遗精、阳痿、早泄、阴茎痛、疝气、水肿、小便不利、遗尿、足痿痹痛、脚气、失眠、湿疹、荨

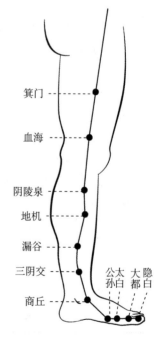

脾经穴总图（下肢部）

麻疹、高血压、神经性皮炎、不孕。

　　［操作］直刺 1～1.5 寸；可灸。孕妇不宜针。

　　7. 漏谷

　　［定位］在小腿内侧，当内踝尖与阴陵泉的连线上，距内踝尖 6 寸，胫骨内侧缘后方。

　　［主治］腹胀、肠鸣、泄泻、下肢痿痹。

　　［操作］直刺 1～1.5 寸；可灸。

　　8. 地机

　　［定位］在小腿内侧，当内踝尖与阴陵泉的连线上，阴陵泉下 3 寸。

　　［主治］腹痛、泄泻、小便不利、水肿、月经不调、遗精、腰痛不可俯仰、食欲不振。

　　［操作］直刺 1～1.5 寸；可灸。

　　9. 阴陵泉

　　［定位］在小腿内侧，当胫骨内侧髁后下方凹陷处。

　　［主治］腹胀、水肿、小便不利或失禁、阴茎痛、妇人阴痛、遗精、膝痛、黄疸。

　　［操作］直刺 1～2 寸；可灸。

　　10. 血海

　　［定位］屈膝，在大腿内侧，髌底内侧端上 2 寸，当股四头肌内侧头的隆起处。

　　［主治］月经不调、痛经、经闭、崩漏、瘾疹、皮肤瘙痒、丹毒、小便淋漓、股内侧痛。

　　［操作］直刺 1～1.2 寸；可灸。

　　11. 箕门

　　［定位］在大腿内侧，当血海与冲门连线上，血海上 6 寸。

　　［主治］小便不通、五淋、遗溺、腹股沟肿痛。

　　［操作］直刺 0.5～1.5 寸；不宜灸。针刺时必须避开动脉。

　　12. 冲门

　　［定位］在腹股沟外侧，距耻骨联合上缘中点 3.5 寸，当髂外动脉搏动处的外侧。

　　［主治］腹痛、疝气、痔疾、崩漏、带下。

　　［操作］直刺 0.5～1 寸；可灸。

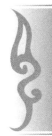

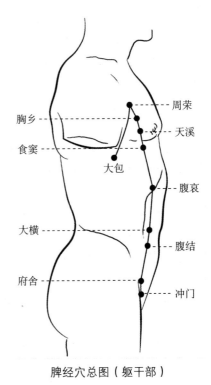

脾经穴总图（躯干部）

13. 府舍

［定位］在下腹部，当脐中下 4 寸，冲门上方 0.7 寸，距前正中线 4 寸。

［主治］腹痛、疝气、结聚。

［操作］直刺 0.8～1.2 寸；可灸。

14. 腹结

［定位］在下腹部，大横下 1.3 寸，距前正中线 4 寸。

［主治］腹痛、腹泻、大便秘结。

［操作］直刺 1～1.5 寸；可灸。

15. 大横

［定位］在腹中部，距脐中 4 寸。

［主治］腹痛、腹泻、大便秘结。

［操作］直刺 1～1.5 寸；可灸。

16. 腹哀

［定位］在上腹部，当脐中上 3 寸，距前正中线 4 寸。

［主治］腹痛、泄泻、痢疾、便秘、消化不良。

［操作］直刺 1～1.5 寸；可灸。

17. 食窦

［定位］在胸外侧部，当第 5 肋间隙，距前正中线 6 寸。

［主治］胸胁胀痛、乳痈、嗳气、反胃、腹胀。

［操作］斜刺或向外平刺 0.5～0.9 寸；可灸。本经自食窦至大包诸穴，内有肺脏，均不可深刺。

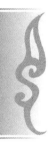

18. 天溪

［定位］在胸外侧部，当第 4 肋间隙，距前正中线 6 寸。

［主治］胸痛、咳嗽、乳痈、乳汁少。

［操作］斜刺或向外平刺 0.5～0.8 寸；可灸。

19. 胸乡

［定位］在胸外侧部，当第 3 肋间隙，距前正中线 6 寸。

［主治］胸胁胀痛。

［操作］斜刺或向外平刺 0.5～0.8 寸；可灸。

20. 周荣

［定位］在胸外侧部，当第 2 肋间隙，距前正中线 6 寸。

［主治］胸胁胀满、咳嗽、气喘、胁痛。

［操作］斜刺或向外平刺 0.5～0.8 寸；可灸。

21. 大包

［定位］在侧胸部腋中线上，当第 6 肋间隙处。

［主治］胸胁胀痛、咳嗽、气喘、胁肋痛、全身疼痛、四肢无力。

［操作］斜刺或向后平刺 0.5～0.8 寸；可灸。

五、手少阴心经腧穴

主治概要：本经腧穴主治心、胸、神志病及经脉循行部位的其他病证。

1．极泉

［定位］上臂外展，在腋窝顶点，腋动脉搏动处。

［主治］心痛、心悸。

［操作］上臂外展，避开腋动脉，直刺 0.5～0.8 寸。

2．青灵

［定位］在臂内侧，当极泉与少海的连线上，肘横纹上 3 寸，肱二头肌的内侧沟中。

［主治］心痛、胸闷、胁肋胀痛、肩臂痛。

［操作］直刺 0.5～1 寸；可灸。

3．少海

［定位］屈肘举臂，在肘横纹内侧端与肱骨内上髁连线的中点处。

［主治］心痛、腋胁痛、肘臂挛痛麻木、手颤、瘰疬。

［操作］向桡侧直刺 0.5～1 寸。

4．灵道

［定位］在前臂掌侧，当尺侧腕屈肌腱的桡侧缘，腕横纹上 1.5 寸。

［主治］心痛、心悸怔忡、肘臂挛痛、悲恐、善笑。

［操作］直刺 0.2～0.5 寸；可灸。

5．通里

［定位］在前臂掌侧，当尺侧腕屈肌腱的桡侧缘，腕横纹上 1 寸。

［主治］暴喑、舌强不语、心悸、怔忡、腕臂痛。

［操作］直刺 0.3～0.5 寸。

6．阴郄

［定位］在前臂掌侧，当尺侧腕屈肌腱的桡侧缘，腕横纹上 0.5 寸。

［主治］心痛、惊悸、吐血、衄血、骨蒸盗汗、暴喑。

［操作］避开尺动、静脉，直刺 0.3～

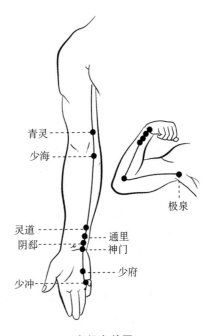

心经穴总图

0.5寸。

7. 神门

[定位] 在腕部，腕掌侧横纹尺侧端，尺侧腕屈肌腱的桡侧凹陷处。

[主治] 失眠、健忘、呆痴、癫狂痫、心痛、心烦、惊悸。

[操作] 避开尺动、静脉，直刺0.3～0.5寸。

8. 少府

[定位] 在手掌面，第4、5掌骨之间，握拳时，当小指尖处。

[主治] 心悸、胸痛、小便不利、遗尿、阴痒痛、小指挛痛、掌中热。

[操作] 直刺0.3～0.5寸。

9. 少冲

[定位] 在手小指末节桡侧，距指甲角0.1寸。

[主治] 心悸、心痛、癫狂、热病、昏迷、胸胁痛。

[操作] 刺0.1～0.2寸；或点刺出血。

六、手太阳小肠经腧穴

主治概要：本经腧穴主治头、项、耳、目、咽喉病，热病，神志病及经脉循行部位的其他病证。

1. 少泽

[定位] 在手小指末节尺侧，距指甲角0.1寸。

[主治] 头痛、目翳、咽喉肿痛、耳聋、耳鸣、乳痛、乳汁少、昏迷、热病。

[操作] 斜刺0.1～0.2寸；或点刺出血。

2. 前谷

[定位] 在手尺侧，微握拳，当小指本节（第5掌指关节）前的掌指横纹头赤白肉际。

[主治] 耳鸣、头痛、目痛、咽喉肿痛、热病汗不出、疟疾、癫狂、痫证、肘臂挛痛。

[操作] 浅刺0.2～0.3寸；可灸。

3. 后溪

[定位] 在手掌尺侧，微握拳，当小指本节（第5掌指关节）后的远侧掌横纹头赤白肉际。

[主治] 头项强痛、腰背痛、目赤、耳聋、咽喉肿痛、癫狂痫、盗汗、疟疾、手指及肘臂挛急。

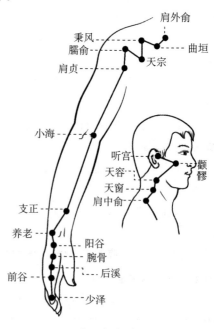

小肠经穴总图

［操作］直刺 0.5～1 寸。

4．腕骨

［定位］在手掌尺侧，当第 5 掌骨基底与钩骨之间的凹陷处，赤白肉际处。

［主治］头项强痛、耳鸣、目翳、指挛腕痛、高热、惊风、消渴。

［操作］直刺 0.3～0.5 寸；可灸。

5．阳谷

［定位］在手腕尺侧，当尺骨茎突与三角骨之间的凹陷处。

［主治］头项强痛、耳鸣、目翳、指挛腕痛、热病、癫狂痫。

［操作］直刺 0.5～0.8 寸；可灸。

6．养老

［定位］在前臂背面尺侧，当尺骨小头近端桡侧凹陷中。

［取法］屈肘，掌心向胸，在尺骨小头的桡侧缘，于尺骨小头最高点水平的骨缝中取穴。或掌心向下，用另一手指按在尺骨小头的最高点上，然后掌心转向胸部，当手指滑入的骨缝中取穴。

［主治］目视不明、头痛、面痛、肩、背、肘、臂酸痛、急性腰痛、项强。

［操作］以掌心向胸姿势，直刺 0.5～0.8 寸。

7．支正

［定位］在前臂背面尺侧，当阳谷与小海的连线上，腕背横纹上 5 寸。

［主治］头痛、目眩、热病、癫狂、项强、肘臂酸痛。

［操作］直刺 0.5～0.8 寸。

8．小海

［定位］微屈肘，在肘内侧，当尺骨鹰嘴与肱骨内上髁之间凹陷处。

［主治］肘臂疼痛、癫痫。

［操作］直刺 0.3～0.5 寸。

9．肩贞

［定位］在肩关节后下方，臂内收时，腋后纹头上 1 寸（指寸）。

［主治］肩背疼痛、手臂麻痛、瘰疬、耳鸣。

［操作］向外斜刺 1～1.5 寸，或向腋前纹头方向透刺。

10．臑俞

［定位］在肩部，当腋后纹头直上，肩胛冈下缘凹陷中。

［主治］肩臂疼痛、瘰疬。

［操作］向前直刺 1～1.2 寸。

11．天宗

［定位］在肩胛部，当冈下窝中央凹陷处，与第 4 胸椎相平。

［主治］肩胛疼痛、乳痈、气喘。

［操作］直刺或向四周斜刺 0.5～1 寸。

12. 秉风

[定位] 在肩胛部冈上窝中央，天宗直上，举臂有凹陷处。

[主治] 肩臂疼痛、上肢酸麻。

[操作] 直刺 0.5～1 寸；可灸。

13. 曲垣

[定位] 在肩胛部，冈上窝内侧端，当臑俞与第 2 胸椎棘突连线的中点处。

[主治] 肩胛部疼痛、拘挛。

[操作] 直刺 0.3～0.5 寸；可灸。

14. 肩外俞

[定位] 在背部，当第 1 胸椎棘突下，旁开 3 寸。

[主治] 肩背酸痛、颈项强急。

[操作] 直刺 0.5～0.8 寸；可灸。

15. 肩中俞

[定位] 在背部，当第 7 颈椎棘突下，旁开 2 寸。

[主治] 肩背疼痛、咳嗽、哮喘。

[操作] 斜刺 0.5～0.8 寸；可灸。

16. 天窗

[定位] 在颈外侧部，胸锁乳突肌的后缘，扶突后，与喉结相平。

[主治] 耳鸣、耳聋、咽喉肿痛、暴喑、颈项强痛。

[操作] 直刺或向下斜刺 0.5～1 寸。

17. 天容

[定位] 在颈外侧部，当下颌角的后方，胸锁乳突肌的前缘凹陷中。

[主治] 耳鸣、耳聋、咽喉肿痛、颈项肿痛。

[操作] 直刺 0.5～1 寸，不宜深刺。

18. 颧髎

[定位] 在面部，当目外眦直下，颧骨下缘凹陷处。

[主治] 口㖞、眼睑瞤动、齿痛、面痛、颊肿。

[操作] 直刺 0.3～0.5 寸或斜刺 0.5 寸。

19. 听宫

[定位] 在面部，耳屏前，下颌骨髁状突的后方，张口时呈凹陷处。

[主治] 耳鸣、耳聋、耳聤、齿痛、癫狂痫。

[操作] 张口，直刺 0.5～1 寸。

七、足太阳膀胱经腧穴

主治概要：本经腧穴主治头、项、目、背、腰、下肢部及神志病，背部第一侧线的背俞穴及第二侧线相平的俞穴，主治与其相关的脏腑病证和有关的组织器官病证。

1. 睛明

［定位］在面部，目内眦角稍上方凹陷处。

［主治］近视、目视不明、目赤肿痛、迎风流泪、夜盲、色盲、目弱、急性腰痛。

［操作］嘱患者闭目，医者左手轻推眼球向外固定，右手持针，于眶缘和眼球之间缓慢直刺 0.5～1 寸，不宜提插捻转，以防刺破血管引起血肿；不宜灸。

2. 攒竹

［定位］在面部，当眉头陷中，眶上切迹处。

［主治］头痛、眉棱骨痛、目视不明、目赤肿痛、眼睑瞤动、下垂、迎风流泪、面瘫、面痛、腰痛。

［操作］平刺 0.5～0.8 寸。

3. 眉冲

［定位］在头部，当攒竹直上入发际 0.5 寸，神庭与曲差连线之间。

［主治］头痛、眩晕、目视不清、鼻塞、癫狂痫证。

［操作］平刺 0.3～0.5 寸；不宜灸。

4. 曲差

［定位］在头部，当前发际正中直上 0.5 寸，旁开 1.5 寸，即神庭与头维连线的内 1/3 与中 1/3 交点上。

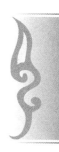

［主治］头痛、眩晕、目视不清、鼻塞。

［操作］平刺 0.5～0.8 寸；可灸。

5. 五处

［定位］在头部，当前发际正中直上 1 寸，旁开 1.5 寸。

［主治］头痛、目眩、目视不清。

［操作］平刺 0.5～0.8 寸；可灸。

6. 承光

［定位］在头部，当前发际正中直上 2.5 寸，旁开 1.5 寸。

［主治］头痛、目眩、呕吐烦心、目视不清、鼻塞多涕、癫痫。

［操作］平刺 0.5～0.8 寸；可灸。

7. 通天

［定位］在头部，当前发际正中直上 4 寸，旁开 1.5 寸。

［主治］鼻塞、鼻渊、鼻衄、头痛、眩晕。

［操作］平刺 0.3～0.5 寸。

8. 络却

［定位］在头部，当前发际正中直上 5.5 寸，旁开 1.5 寸。

［主治］头痛、眩晕、耳鸣、鼻塞、目视不清、癫狂、痫证。

［操作］平刺 0.3～0.5 寸；可灸。

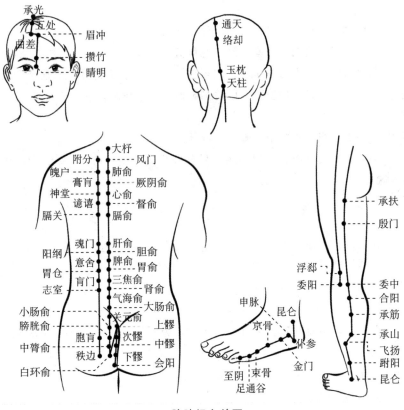

膀胱经穴总图

9. 玉枕

［定位］在后头部，当后发际正中直上 2.5 寸，旁开 1.3 寸，平枕外隆凸上缘的凹陷处。

［主治］头项痛、目痛、目视不明、鼻塞。

［操作］平刺 0.3～0.5 寸。

10. 天柱

［定位］在项部，大筋（斜方肌）外缘之后发际凹陷中，约当后发际正中旁开 1.3 寸。

［主治］头痛、眩晕、项强、肩背痛、目赤肿痛、目视不明、鼻塞。

［操作］直刺或斜刺 0.5～0.8 寸，不可向内上方深刺。

11. 大杼

［定位］在背部，当第 1 胸椎棘突下，旁开 1.5 寸。

［主治］项强、肩背痛、头痛、目眩、鼻塞、咳嗽。

［操作］向内斜刺 0.5～0.8 寸；可灸。

12. 风门

［定位］在背部，当第 2 胸椎棘突下，旁开 1.5 寸。

〔主治〕伤风、咳嗽、发热、头痛、项强、胸背痛。

〔操作〕斜刺 0.5～0.8 寸。

13. 肺俞

〔定位〕在背部，当第 3 胸椎棘突下，旁开 1.5 寸。

〔主治〕咳嗽、气喘、咳血、鼻塞、骨蒸潮热、盗汗、皮肤瘙痒、瘾疹。

〔操作〕斜刺 0.5～0.8 寸。

14. 厥阴俞

〔定位〕在背部，当第 4 胸椎棘突下，旁开 1.5 寸。

〔主治〕心痛、心悸、咳嗽、胸闷、呕吐。

〔操作〕斜刺 0.5～0.8 寸。

15. 心俞

〔定位〕在背部，当第 5 胸椎棘突下，旁开 1.5 寸。

〔主治〕心痛、心悸、心烦、失眠、健忘、梦遗、癫狂痫、咳嗽、吐血、盗汗。

〔操作〕斜刺 0.5～0.8 寸。

16. 督俞

〔定位〕在背部，当第 6 胸椎棘突下，旁开 1.5 寸。

〔主治〕心痛、胸闷、气喘、胃痛、腹痛、腹胀、呃逆。

〔操作〕斜刺 0.5～0.8 寸。

17. 膈俞

〔定位〕在背部，当第 7 胸椎棘突下，旁开 1.5 寸。

〔主治〕胃脘痛、呕吐、呃逆、饮食不下、便血、咳嗽、气喘、吐血、潮热、盗汗、瘾疹。

〔操作〕斜刺 0.5～0.8 寸。

18. 肝俞

〔定位〕在背部，第 9 胸椎棘突下，旁开 1.5 寸。

〔主治〕黄疸、胁痛、脊背痛、目赤、目视不明、夜盲、吐血、衄血、眩晕、癫狂痫。

〔操作〕斜刺 0.5～0.8 寸。

19. 胆俞

〔定位〕在背部，第 10 胸椎棘突下，旁开 1.5 寸。

〔主治〕黄疸、口苦、呕吐、食不化、胁痛、肺痨、潮热。

〔操作〕斜刺 0.5～0.8 寸。

20. 脾俞

〔定位〕在背部，当第 11 胸椎棘突下，旁开 1.5 寸。

〔主治〕腹胀、呕吐、泄泻、痢疾、便血、纳呆、食不化、水肿、黄疸、背痛。

〔操作〕直刺 0.5～1 寸。

21. 胃俞

[定位] 在背部，当第12胸椎棘突下，旁开1.5寸。

[主治] 胃脘痛、呕吐、腹胀、肠鸣、胸胁痛。

[操作] 直刺0.5～1寸。

22. 三焦俞

[定位] 在腰部，当第1腰椎棘突下，旁开1.5寸。

[主治] 水肿、小便不利、腹胀、肠鸣、泄泻、痢疾、腰背强痛。

[操作] 直刺0.5～1寸。

23. 肾俞

[定位] 在腰部，当第2腰椎棘突下，旁开1.5寸。

[主治] 遗精、阳痿、月经不调、带下、遗尿、小便不利、水肿、耳鸣、耳聋、气喘、腰痛。

[操作] 直刺0.5～1寸。

24. 气海俞

[定位] 在腰部，当第3腰椎棘突下，旁开1.5寸。

[主治] 腰痛、痛经、肠鸣、痔疾。

[操作] 直刺0.5～1寸；可灸。

25. 大肠俞

[定位] 在腰部，当第4腰椎棘突下，旁开1.5寸。

[主治] 腰痛、腹胀、泄泻、便秘、痢疾、痔疾。

[操作] 直刺0.5～1.2寸。

26. 关元俞

[定位] 在腰部，当第5腰椎棘突下，旁开1.5寸。

[主治] 腰痛、腿痛、腹胀、泄泻、小便不利、遗尿。

[操作] 直刺0.5～1.2寸；可灸。

27. 小肠俞

[定位] 在骶部，当骶正中嵴旁1.5寸，平第1骶后孔。

[主治] 遗精、遗尿、尿血、带下、疝气、腹痛、泄泻、痢疾、腰痛。

[操作] 直刺0.8～1.2寸。

28. 膀胱俞

[定位] 在骶部，当骶正中嵴旁1.5寸，平第2骶后孔。

[主治] 小便不利、尿频、遗尿、遗精、泄泻、便秘、腰脊强痛。

[操作] 直刺0.8～1.2寸。

29. 中膂俞

[定位] 在骶部，当骶正中嵴旁1.5寸，平第3骶后孔。

［主治］腰脊痛、消渴、腹胀、痢疾。

［操作］直刺 0.8～1.2 寸；可灸。

30．白环俞

［定位］在骶部，当骶正中嵴旁 1.5 寸，平第 4 骶后孔。

［主治］腰痛、腿痛、白带、遗精、月经不调。

［操作］直刺 0.8～1.2 寸；可灸。

31．上髎

［定位］在骶部，当髂后上棘与后正中线之间，适对第 1 骶后孔处。

［主治］腰痛、月经不调、带下、遗精、阳痿、大小便不利。

［操作］直刺 1～1.5 寸；可灸。

32．次髎

［定位］在骶部，当髂后上棘内下方，适对第 2 骶后孔处。

［主治］月经不调、痛经、带下、小便不利、遗尿、遗精、阳痿、腰痛、下肢痿痹。

［操作］直刺 1～1.5 寸。

33．中髎

［定位］在骶部，当次髎下内方，适对第 3 骶后孔处。

［主治］腰痛、月经不调、小便不利、赤白带下、便秘。

［操作］直刺 1～1.5 寸；可灸。

34．下髎

［定位］在骶部，当中髎下内方，适对第 4 骶后孔处。

［主治］腰痛、小便不利、肠鸣、便秘。

［操作］直刺 1～1.5 寸；可灸。

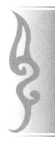

35．会阳

［定位］在骶部，尾骨端旁开 0.5 寸。

［主治］阳痿、遗精、带下、泄泻、痔疾、癫痫。

［操作］直刺 0.8～1.2 寸；可灸。

36．承扶

［定位］在大腿后面，臀下横纹的中点。

［主治］腰腿痛、下肢痿痹、痔疾。

［操作］直刺 1～2.5 寸。

37．殷门

［定位］在大腿后面，承扶与委中的连线上，承扶下 6 寸。

［主治］腰腿痛、下肢痿痹。

［操作］直刺 1～2 寸。

38．浮郄

［定位］在腘横纹外侧端，委阳上 1 寸，股二头肌腱的内侧。

［主治］膝腘部疼痛、麻木、挛急。

［操作］直刺1~1.5寸；可灸。

39. 委阳

［定位］在腘横纹外侧端，当股二头肌腱的内侧。

［主治］腹满、水肿、小便不利、腰脊强痛、下肢挛痛。

［操作］直刺1~1.5寸。

40. 委中

［定位］在腘横纹中点，当股二头肌腱与半腱肌腱的中间。

［主治］腰痛、下肢痿痹、腹痛吐泻、小便不利、遗尿、丹毒、瘾疹、皮肤瘙痒、疔疮。

［操作］直刺1~1.5寸，或用三棱针点刺腘静脉出血。

41. 附分

［定位］在背部，当第2胸椎棘突下，旁开3寸。

［主治］肩背拘急、颈项强痛、肘臂麻木、咳嗽、气喘。

［操作］斜刺0.5~0.8寸；可灸。

42. 魄户

［定位］在背部，当第3胸椎棘突下，旁开3寸。

［主治］咳嗽、气喘、肺痨、咳血、肩背痛、项强。

［操作］斜刺0.5~0.8寸。

43. 膏肓

［定位］在背部，当第4胸椎棘突下，旁开3寸。

［主治］咳嗽、气喘、盗汗、肺痨、健忘、遗精、羸瘦、虚劳。

［操作］斜刺0.5~0.8寸。

44. 神堂

［定位］在背部，当第5胸椎棘突下，旁开3寸。

［主治］心痛、心悸、咳嗽、气喘、胸闷、背痛。

［操作］斜刺0.5~0.8寸。

45. 譩譆

［定位］在背部，当第6胸椎棘突下，旁开3寸。

［主治］肩背痛、咳嗽、气喘。

［操作］斜刺0.5~0.8寸；可灸。

46. 膈关

［定位］在背部，当第7胸椎棘突下，旁开3寸。

［主治］呕吐、呕逆、嗳气、食不下、胸闷、脊背强痛。

［操作］斜刺0.5~0.8寸。

47．魂门

[定位] 在背部，当第9胸椎棘突下，旁开3寸。

[主治] 胸胁痛、呕吐、泄泻、黄疸、背痛。

[操作] 斜刺0.5～0.8寸。

48．阳纲

[定位] 在背部，当第10胸椎棘突下，旁开3寸。

[主治] 肠鸣、泄泻、腹痛、黄疸、消渴。

[操作] 斜刺0.5～0.8寸。

49．意舍

[定位] 在背部，当第11胸椎棘突下，旁开3寸。

[主治] 腹胀、肠鸣、泄泻、呕吐。

[操作] 斜刺0.5～0.8寸。

50．胃仓

[定位] 在背部，当第12胸椎棘突下，旁开3寸。

[主治] 胃脘痛、腹胀、小儿食积、水肿。

[操作] 斜刺0.5～0.8寸。

51．肓门

[定位] 在腰部，当第1腰椎棘突下，旁开3寸。

[主治] 腰痛、腹痛、便秘。

[操作] 斜刺0.5～0.8寸；可灸。

52．志室

[定位] 在腰部，当第2腰椎棘突下，旁开3寸。

[主治] 遗精、阳痿、遗尿、小便不利、水肿、月经不调、腰脊强痛。

[操作] 直刺0.5～1寸。

53．胞肓

[定位] 在臀部，平第2骶后孔，骶正中嵴旁开3寸。

[主治] 小便不利、阴肿、肠鸣、腹胀、便秘、腰脊痛。

[操作] 直刺0.8～1.2寸。

54．秩边

[定位] 在臀部，平第4骶后孔，骶正中嵴旁开3寸。

[主治] 腰腿痛、下肢痿痹、痔疾、便秘、小便不利、阴痛。

[操作] 直刺1.5～3寸。

55．合阳

[定位] 在小腿后面，当委中与承山的连线上，委中下2寸。

[主治] 腰脊强痛、下肢痿痹、疝气、崩漏。

［操作］直刺 1～2 寸。

56. 承筋

［定位］在小腿后面，当委中与承山的连线上，腓肠肌肌腹中央，委中下 5 寸。

［主治］痔疾、腰腿拘急疼痛。

［操作］直刺 0.3～0.5 寸。

57. 承山

［定位］在小腿后面正中，委中与昆仑之间，当伸直小腿或足跟上提时，腓肠肌肌腹下出现尖角凹陷处。

［主治］痔疾、便秘、腰腿拘急疼痛、脚气。

［操作］直刺 1～2 寸。

58. 飞扬

［定位］在小腿后面，当外踝后，昆仑穴直上 7 寸，承山外下方 1 寸处。

［主治］头痛、目眩、鼻塞、鼻衄、腰背痛、腿软无力、痔疾。

［操作］直刺 1～1.5 寸。

59. 跗阳

［定位］在小腿后面，外踝后，昆仑穴直上 3 寸。

［主治］头痛、头重、腰腿痛、下肢痿痹、外踝肿痛。

［操作］直刺 0.8～1.2 寸。

60. 昆仑

［定位］在足部外踝后方，当外踝尖与跟腱之间凹陷处。

［主治］头痛、项强、目眩、鼻衄、腰痛、足跟肿痛、难产、癫痫。

［操作］直刺 0.5～0.8 寸。

61. 仆参

［定位］在足外侧部，外踝后下方，昆仑穴直下，跟骨外侧，赤白肉际处。

［主治］下肢痿痹、足跟痛、癫痫。

［操作］直刺 0.3～0.5 寸。

62. 申脉

［定位］在足外侧部，外踝直下方凹陷中。

［主治］头痛、眩晕、失眠、嗜卧、癫狂痫、目赤痛、眼睑下垂、腰腿痛、项强、足外翻。

［操作］直刺 0.3～0.5 寸。

63. 金门

［定位］在足外侧，当外踝前缘直下，骰骨下缘处。

［主治］腰痛、下肢痹痛、癫痫、小儿惊风。

［操作］直刺 0.3～0.5 寸；可灸。

64. 京骨

［定位］在足外侧，第5跖骨粗隆下方，赤白肉际处。

［主治］腿痛、头痛、项强、目翳、腰痛、癫痫。

［操作］直刺0.3～0.5寸；可灸。

65. 束骨

［定位］在足外侧，足小趾本节（第5跖趾关节）的后方，赤白肉际处。

［主治］腿痛、头痛、项强、目眩、腰痛、癫狂。

［操作］直刺0.2～0.5寸；可灸。

66. 足通谷

［定位］在足外侧，足小趾本节（第5跖趾关节）的前方，赤白肉际处。

［主治］足趾痛、头痛、项痛、目眩、鼻衄、癫狂。

［操作］直刺0.2～0.3寸；可灸。

67. 至阴

［定位］在足小趾末节外侧，距趾甲角0.1寸。

［主治］头痛、目痛、鼻塞、鼻衄。

［操作］浅刺0.1寸或点刺出血，胎位不正用灸法。

八、足少阴肾经腧穴

主治概要：本经腧穴主治妇科病，前阴病，肺、肾、咽喉病及经脉循行部位的其他病证。

1. 涌泉

［定位］在足底部，卷足时足前部凹陷处，约当足底第2、第3趾趾缝纹头端与足跟连线的前1/3与后2/3交点上。

［主治］巅顶痛、眩晕、昏厥、癫狂、小儿惊风、失眠、便秘、小便不利、咽喉肿痛、舌干、失声、足心热。

［操作］直刺0.5～1.0寸。

2. 然谷

［定位］在足内侧缘，足舟骨粗隆下方，赤白肉际。

［主治］月经不调、阴挺、阴痒、遗精、小便不利、消渴、泄泻、小儿脐风、咽喉肿痛、咳血、口噤。

［操作］直刺0.5～1.0寸。

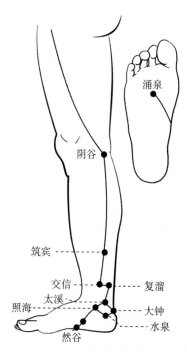

肾经穴总图（下肢部）

3. 太溪

[定位] 在足内侧，内踝后方，当内踝尖与跟腱之间的凹陷处。

[主治] 月经不调、遗精、阳痿、小便频数、消渴、泄泻、腰痛、头痛、目眩、耳聋、耳鸣、咽喉肿痛、齿痛、失眠、咳喘、咳血。

[操作] 直刺 0.5～1.5 寸。

4. 大钟

[定位] 在足内侧，内踝后下方，当跟腱附着部的内侧前方凹陷处。

[主治] 癃闭、遗尿、便秘、咳血、气喘、痴呆、嗜卧、足跟痛。

[操作] 直刺 0.3～0.5 寸。

5. 水泉

[定位] 在足内侧内踝后下方，当太溪直下 1 寸（指寸），跟骨结节内侧凹陷处。

[主治] 月经不调、痛经、小便不利、腹痛、头晕目花。

[操作] 直刺 0.3～0.5 寸；可灸。

6. 照海

[定位] 在足内侧，内踝尖下方凹陷处。

[主治] 月经不调、痛经、带下、阴挺、阴痒、小便频数、癃闭、咽喉干痛、目赤肿痛、痫证、失眠。

[操作] 直刺 0.5～0.8 寸。

7. 复溜

[定位] 在小腿内侧，太溪直上 2 寸，跟腱的前方。

[主治] 水肿、腹胀、泄泻、盗汗、热病无汗或汗出不止、下肢痿痹。

[操作] 直刺 0.5～1.0 寸。

8. 交信

[定位] 在小腿内侧，当太溪直上 2 寸，复溜前 0.5 寸，胫骨内侧缘的后方。

[主治] 月经不调、崩漏、阴挺、泄泻、大便难、睾丸肿痛、五淋、疝气、阴痒。

[操作] 直刺 0.6～1.2 寸；可灸。

9. 筑宾

[定位] 在小腿内侧，当太溪与阴谷的连线上，太溪上 5 寸，腓肠肌肌腹的内下方。

[主治] 癫狂、痫证、小腿内侧痛、呕吐、疝气。

[操作] 直刺 1～1.5 寸；可灸。

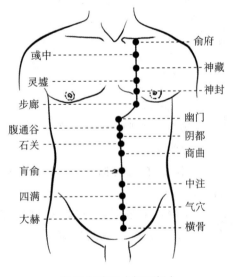

肾经穴总图（躯干部）

10．阴谷

［定位］在腘窝内侧，屈膝时当半腱肌腱与半膜肌腱之间。

［主治］阳痿、疝气、月经不调、崩漏、小便难、阴中痛、癫狂、膝股内侧痛。

［操作］直刺1～1.5寸；可灸。

11．横骨

［定位］在下腹部，当脐中下5寸，前正中线旁开0.5寸。

［主治］少腹胀痛、遗精、阳痿、遗尿、小便不利、疝气、泄泻。

［操作］直刺1～1.5寸；可灸。

12．大赫

［定位］在下腹部，当脐中下4寸，前正中线旁开0.5寸。

［主治］阴挺、遗精、带下、月经不调、痛经、泄泻。

［操作］直刺1～1.5寸；可灸。

13．气穴

［定位］在下腹部，当脐中下3寸，前正中线旁开0.5寸。

［主治］月经不调、带下、小便不利、泄泻。

［操作］直刺1～1.5寸；可灸。

14．四满

［定位］在下腹部，当脐中下2寸，前正中线旁开0.5寸。

［主治］月经不调、带下、遗尿、遗精、疝气、便秘、腹痛。

［操作］直刺1～1.5寸；可灸。

15．中注

［定位］在下腹部，当脐中下1寸，前正中线旁开0.5寸。

［主治］月经不调、腹痛、便秘、泄泻。

［操作］直刺1～1.5寸；可灸。

16．肓俞

［定位］仰卧，在中腹部，当脐中旁开0.5寸。

［主治］腹痛、腹胀、呕吐、泄泻、便秘、月经不调、疝气、腰脊痛。

［操作］直刺1.0～1.5寸。

17．商曲

［定位］在上腹部，当脐中上2寸，前正中线旁开0.5寸。

［主治］腹痛、泄泻、便秘。

［操作］直刺1～1.5寸；可灸。

18．石关

［定位］在上腹部，当脐中上3寸，前正中线旁开0.5寸。

［主治］呕吐、腹痛、便秘、不孕。

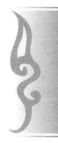

［操作］直刺 1.0~1.5 寸。

19. 阴都

［定位］在上腹部，当脐中上 4 寸，前正中线旁开 0.5 寸。

［主治］腹痛、腹泻、便秘、月经不调、不孕。

［操作］直刺 1~1.5 寸；可灸。

20. 腹通谷

［定位］在上腹部，当脐中上 5 寸，前正中线旁开 0.5 寸。

［主治］腹痛、腹胀、呕吐、心痛、心悸。

［操作］直刺 0.5~1.0 寸。

21. 幽门

［定位］在上腹部，当脐中上 6 寸，前正中线旁开 0.5 寸。

［主治］腹痛、腹胀、呕吐、泄泻。

［操作］直刺 0.5~1 寸；可灸。本穴不可深刺，以免伤及肝。

22. 步廊

［定位］在胸部，当第 5 肋间隙，前正中线旁开 2 寸。

［主治］胸痛、咳嗽、气喘、呕吐、乳痈。

［操作］斜刺或平刺 0.5~0.8 寸；可灸。

23. 神封

［定位］在胸部，当第 4 肋间隙，前正中线旁开 2 寸。

［主治］咳嗽、气喘、胸胁支满、乳痈。

［操作］斜刺或平刺 0.5~0.8 寸；可灸。

24. 灵墟

［定位］在胸部，当第 3 肋间隙，前正中线旁开 2 寸。

［主治］咳嗽、气喘、痰多、胸胁胀痛、乳痈。

［操作］斜刺或平刺 0.5~0.8 寸；可灸。

25. 神藏

［定位］在胸部，当第 2 肋间隙，前正中线旁开 2 寸。

［主治］咳嗽、气喘、胸痛、烦满。

［操作］斜刺或平刺 0.5~0.8 寸；可灸。

26. 彧中

［定位］在胸部，当第 1 肋间隙，前正中线旁开 2 寸。

［主治］咳嗽、气喘、胸胁胀满。

［操作］斜刺或平刺 0.5~0.8 寸；可灸。

27. 俞府

［定位］在胸部，当锁骨下缘，前正中线旁开 2 寸。

[主治] 胸痛、咳嗽、气喘。

[操作] 斜刺或平刺0.5～0.8寸；可灸。

九、手厥阴心包经腧穴

主治概要：本经腧穴主治心、胸、胃、神志病及经脉循行部位的其他病证。

1. 天池

[定位] 在胸部，当第4肋间隙，乳头外1寸，前正中线旁开5寸。

[主治] 咳嗽、气喘、乳痈、乳汁少、胸闷、胁肋胀痛、瘰疬。

[操作] 斜刺或平刺0.5～0.8寸。

2. 天泉

[定位] 在臂内侧，当腋前纹头下2寸，肱二头肌的长、短头之间。

[主治] 臂痛、心痛、咳嗽、胸胁胀痛。

[操作] 直刺0.5～0.8寸；可灸。

3. 曲泽

[定位] 在肘横纹中，当肱二头肌腱的尺侧缘。

[主治] 心痛、心悸、热病、中暑、胃痛、呕吐、泄泻、肘臂疼痛。

[操作] 直刺1～1.5寸，或用三棱针点刺出血。

4. 郄门

[定位] 在前臂掌侧，当曲泽与大陵的连线上，腕横纹上5寸。

[主治] 心痛、心悸、疔疮、癫痫、呕血、咳血。

[操作] 直刺0.5～1.0寸。

5. 间使

[定位] 在前臂掌侧，当曲泽与大陵的连线上，腕横纹上3寸，掌长肌腱与桡侧腕屈肌腱之间。

[主治] 心痛、心悸、癫狂痫、热病、疟疾、胃痛、呕吐、肘臂痛。

[操作] 直刺0.5～1.0寸。

6. 内关

[定位] 在前臂掌侧，当曲泽与大陵的连线上，腕横纹上2寸，掌长肌腱与桡侧腕屈肌腱之间。

[主治] 心痛、心悸、胸闷、眩晕、癫痫、失眠、偏头痛、胃痛、呕吐、呃逆、肘臂挛痛。

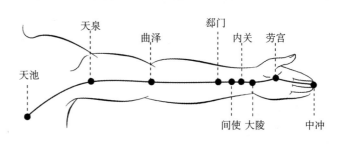

心包经穴总图

［操作］直刺 0.5～1.0 寸。

7. 大陵

［定位］在腕掌横纹的中点处，当掌长肌腱与桡侧腕屈肌腱之间。

［主治］心痛、心悸、癫狂、疮疡、胃痛、呕吐、手腕麻痛、胸胁胀痛。

［操作］直刺 0.3～0.5 寸。

8. 劳宫

［定位］在手掌心，当天泉第 2、3 掌骨之间偏于第 3 掌骨，握拳屈指时中指尖处。

［主治］口疮、口臭、鼻衄、癫狂痫、中风昏迷、中暑、心痛、呕吐。

［操作］直刺 0.3～0.5 寸。

9. 中冲

［定位］在手中指末节尖端中央。

［主治］中风昏迷、中暑、小儿惊风、热病、心烦、心痛、舌强肿痛。

［操作］浅刺 0.1 寸；或用三棱针点刺出血。

十、手少阳三焦经腧穴

主治概要：本经腧穴主治侧头、耳、目、咽喉、胸胁病、热病及经脉循行部位的其他病证。

1. 关冲

［定位］在手环指末节尺侧，距指甲角 0.1 寸。

［主治］热病、昏厥、中暑、头痛、目赤、耳聋、咽喉肿痛。

［操作］浅刺 0.1 寸，或用三棱针点刺出血。

2. 液门

［定位］在手背部，当第 4、第 5 指间，指蹼缘后方赤白肉际处。

［主治］手臂痛、头痛、目赤、耳聋、耳鸣、喉痹、疟疾。

［操作］直刺 0.3～0.5 寸；可灸。

3. 中渚

［定位］在手背部，当环指本节（掌指关节）的后方，第 4、第 5 掌骨间凹陷处。

［主治］头痛、耳鸣、耳聋、目赤、咽喉肿痛、热病、消渴、疟疾、手指屈伸不利、肘臂肩背疼痛。

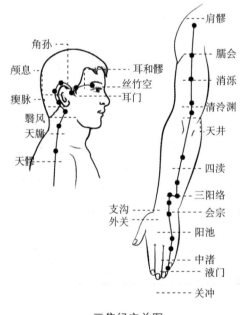

三焦经穴总图

〔操作〕直刺 0.3～0.5 寸。

4．阳池

〔定位〕在腕背横纹中，当指伸肌腱的尺侧缘凹陷处。

〔主治〕腕痛、耳聋、目赤肿痛、咽喉肿痛、消渴、疟疾。

〔操作〕直刺 0.3～0.5 寸；可灸。

5．外关

〔定位〕在前臂背侧，当阳池与肘尖的连线上，腕背横纹上 2 寸，尺骨与桡骨之间。

〔主治〕热病、头痛、目赤肿痛、耳鸣、耳聋、胸胁痛、上肢痿痹。

〔操作〕直刺 0.5～1.0 寸。

6．支沟

〔定位〕在前臂背侧，当阳池与肘尖的连线上，腕背横纹上 3 寸，尺骨与桡骨之间。

〔主治〕便秘、热病、胁肋痛、落枕、耳鸣、耳聋。

〔操作〕直刺 0.5～1.0 寸。

7．会宗

〔定位〕在前臂背侧，当腕背横纹上 3 寸，支沟尺侧，尺骨的桡侧缘。

〔主治〕上肢痹痛、耳聋、癫痫。

〔操作〕直刺 0.5～1 寸；可灸。

8．三阳络

〔定位〕在前臂背侧，腕背横纹上 4 寸，尺骨与桡骨之间。

〔主治〕上肢痹痛、耳聋、暴喑、齿痛。

〔操作〕直刺 0.8～1.2 寸；可灸。

9．四渎

〔定位〕在前臂背侧，当阳池与肘尖的连线上，肘尖下 5 寸，尺骨与桡骨之间。

〔主治〕手臂痛、耳聋、暴喑、齿痛。

〔操作〕直刺 0.5～1 寸；可灸。

10．天井

〔定位〕在臂外侧，屈肘时，当肘尖直上 1 寸凹陷处。

〔主治〕耳聋、偏头痛、癫痫、瘰疬、肘臂痛。

〔操作〕直刺 0.5～1.0 寸。

11．清泠渊

〔定位〕在臂外侧，屈肘时当肘尖直上 2 寸，即天井上 1 寸。

〔主治〕上肢痹痛、头痛、目黄。

〔操作〕直刺 0.5～1 寸；可灸。

12．消泺

〔定位〕在臂外侧，当清泠渊与臑会连线的中点处。

［主治］肩背痛、头痛、齿痛、项强。

［操作］直刺 1～1.5 寸；可灸。

13. 臑会

［定位］在臂外侧，当肘尖与肩髎的连线上，肩髎下 3 寸，三角肌的后下缘。

［主治］瘿气、瘰疬、上肢痿痹。

［操作］直刺 0.8～1.2 寸。

14. 肩髎

［定位］在肩部，肩髃后方，当臂外展时，于肩峰后下方呈现凹陷处。

［主治］肩臂挛痛不遂。

［操作］直刺 0.8～1.2 寸。

15. 天髎

［定位］在肩胛部，肩井与曲垣的中间，当肩胛骨上角处。

［主治］肩臂痛、颈项强急。

［操作］直刺 0.5～0.8 寸；可灸。

16. 天牖

［定位］在颈侧部，当乳突的后方直下，平下颌角，胸锁乳突肌的后缘。

［主治］头痛、项强、目痛、耳聋、瘰疬、面肿。

［操作］直刺 0.5～1.0 寸。

17. 翳风

［定位］在耳垂后方，当乳突与下颌角之间的凹陷处。

［主治］耳鸣、耳聋、聤耳、口㖞、牙关紧闭、齿痛、呃逆、瘰疬、颊肿。

［操作］直刺 0.8～1.2 寸。

18. 瘈脉

［定位］在头部，耳后乳突中央，当角孙至翳风之间，沿耳轮连线的中、下 1/3 的交点处。

［主治］头痛、耳鸣、耳聋、小儿惊风。

［操作］平刺 0.3～0.5 寸，或点刺出血；可灸。

19. 颅息

［定位］在头部，当角孙至翳风之间，沿耳轮连线的上、中 1/3 的交点处。

［主治］头痛、耳鸣、耳聋、小儿惊风。

［操作］平刺 0.3～0.5 寸；可灸。

20. 角孙

［定位］在头部，折耳郭向前，当耳尖直上入发际处。

［主治］目翳、齿痛、痄腮、偏头痛、项强。

［操作］平刺 0.3～0.5 寸；小儿腮腺炎宜用灯火灸。

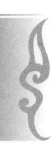

21. 耳门

〔定位〕在面部，当耳屏上切迹的前方，下颌骨髁状突后缘，张口有凹陷处。

〔主治〕耳鸣、耳聋、聤耳、齿痛。

〔操作〕微张口，直刺0.5～1.0寸。

22. 耳和髎

〔定位〕在头侧部，当鬓发后缘，平耳根之前方，颞浅动脉的后缘。

〔主治〕耳鸣、头痛、牙关紧闭、口眼㖞斜。

〔操作〕避开动脉，斜刺或平刺0.3～0.5寸；可灸。

23. 丝竹空

〔定位〕在面部，当眉梢凹陷处。

〔主治〕目赤肿痛、眼睑眴动、目眩、头痛、癫狂痫。

〔操作〕平刺0.5～1.0寸；不灸。

十一、足少阳胆经腧穴

主治概要：本经腧穴主治侧头、目、耳、咽喉、肝胆病、神志病、热病及经脉循行部位的其他病证。

1. 瞳子髎

〔定位〕在面部，目外眦旁，当眶外侧缘处。

〔主治〕目赤肿痛、目翳、青盲、口㖞、头痛。

〔操作〕直刺或平刺0.3～0.5寸。

2. 听会

〔定位〕在面部，当耳屏间切迹的前方，下颌骨髁状突的后缘，张口有凹陷处。

〔主治〕耳鸣、耳聋、聤耳、齿痛、口齿面痛。

〔操作〕张口，直刺0.5～1寸。

3. 上关

〔定位〕在耳前，下关直上，当颧弓的上缘凹陷处。

〔主治〕耳鸣、耳聋、聤耳、偏头痛、口㖞、口噤、齿痛、面痛、癫狂痫。

〔操作〕直刺0.5～1寸。

4. 颔厌

〔定位〕在头部鬓发上，当头维与曲鬓弧形

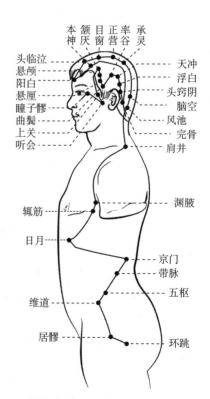

胆经穴总图（头面、躯干部）

连线的上 1/4 与下 3/4 交点处。

　　[取法] 先定头维和曲鬓。从头维沿鬓角至曲鬓做一弧线，于弧线中点定悬颅，在头维与悬颅之间定颔厌。在悬颅与曲鬓之间定悬厘。

　　[主治] 偏头痛、眩晕、癫痫、齿痛、耳鸣、口喎。

　　[操作] 平刺 0.5～0.8 寸。

　　5. 悬颅

　　[定位] 在头部鬓发上，当头维与曲鬓弧形连线的中点处。

　　[主治] 偏头痛、目赤肿痛、齿痛、面肿。

　　[操作] 平刺 0.5～0.8 寸。

　　6. 悬厘

　　[定位] 在头部鬓发上，当头维与曲鬓弧形连线的上 3/4 与下 1/4 交点处。

　　[主治] 偏头痛、目赤肿痛、耳鸣、齿痛、面痛。

　　[操作] 平刺 0.5～0.8 寸。

　　7. 曲鬓

　　[定位] 在头部，当耳前鬓角发际后缘的垂线与耳尖水平线交点处。

　　[主治] 偏头痛、颔颊肿、目赤肿痛、暴喑、牙关紧闭。

　　[操作] 平刺 0.5～0.8 寸。

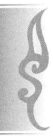

　　8. 率谷

　　[定位] 在头部，当耳尖直上入发际 1.5 寸，角孙直上方。

　　[主治] 偏正头痛、眩晕、耳鸣、耳聋、小儿急、慢惊风。

　　[操作] 平刺 0.5～0.8 寸。

　　9. 天冲

　　[定位] 在头部，当耳根后缘直上入发际 2 寸，率谷后 0.5 寸处。

　　[主治] 头痛、耳鸣、耳聋、牙龈肿痛、癫痫。

　　[操作] 平刺 0.5～0.8 寸。

　　10. 浮白

　　[定位] 在头部，当耳后乳突的后上方，天冲与完骨的弧形连线的中 1/3 与上 1/3 交点处。

　　[主治] 头痛、耳鸣、耳聋、目痛、瘿气。

　　[操作] 平刺 0.5～0.8 寸；可灸。

　　11. 头窍阴

　　[定位] 在头部，当耳后乳突的后上方，天冲与完骨的弧形连线的中 1/3 与下 1/3 的交点处。

　　[主治] 耳鸣、耳聋、头痛、眩晕、颈项强痛。

　　[操作] 平刺 0.5～0.8 寸。

12．完骨

［定位］在头部，当耳后乳突的后下方凹陷处。

［主治］头痛、颈项强痛、失眠、齿痛、口喝、口噤不开、颊肿、癫痫、疟疾。

［操作］直刺 0.5～0.8 寸。

13．本神

［定位］在头部，当前发际上 0.5 寸，神庭旁开 3 寸，神庭与头维连线的内 2/3 与外 1/3 的交点处。

［主治］头痛、眩晕、目赤肿痛、癫痫、小儿惊风、中风昏迷。

［操作］平刺 0.3～0.5 寸。

14．阳白

［定位］在前额部，当瞳孔直上，眉上 1 寸。

［主治］头痛、眩晕、视物模糊、目痛、眼睑下垂、面瘫。

［操作］平刺 0.3～0.5 寸。

15．头临泣

［定位］在头部，当瞳孔直上入前发际 0.5 寸，神庭与头维连线的中点处。

［主治］头痛、目眩、流泪、鼻塞、鼻渊、小儿惊风、癫痫。

［操作］平刺 0.3～0.5 寸。

16．目窗

［定位］在头部，当前发际上 1.5 寸，头正中线旁开 2.25 寸。

［主治］头痛、目赤肿痛、青盲、鼻塞、面部水肿、癫痫。

［操作］平刺 0.5～0.8 寸；可灸。

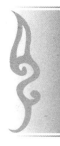

17．正营

［定位］在头部，当前发际上 2.5 寸，头正中线旁开 2.25 寸。

［主治］头痛、目眩、唇吻强急、齿痛。

［操作］平刺 0.5～0.8 寸；可灸。

18．承灵

［定位］在头部，当前发际上 4 寸，头正中线旁开 2.25 寸。

［主治］头痛、眩晕、目痛、鼻塞、衄衄。

［操作］平刺 0.5～0.8 寸；可灸。

19．脑空

［定位］在头部，当枕外隆凸的上缘外侧，头正中线旁开 2.25 寸，平脑户。

［主治］头痛、颈项强痛、目眩、癫狂痫。

［操作］平刺 0.3～0.5 寸；可灸。

20．风池

［定位］在项部，当枕骨之下，与风府相平，胸锁乳突肌与斜方肌上端之间的凹

陷处。

　　[主治] 头痛、眩晕、失眠、癫痫、中风、目赤肿痛、视物不明、鼻塞、鼻衄、鼻渊、耳鸣、咽喉肿痛、感冒、热病、颈项强痛。

　　[操作] 向鼻尖方向斜刺0.8～1.2寸。

　　21. 肩井

　　[定位] 在肩上，前直乳中，当大椎与肩峰端连线的中点上。

　　[主治] 头痛、眩晕、颈项强痛、肩背疼痛、上肢不遂、瘰疬、乳痈、乳汁少、难产、胞衣不下。

　　[操作] 直刺0.3～0.5寸，切忌深刺，孕妇禁用。

　　22. 渊腋

　　[定位] 在侧胸部，举臂，当腋中线上，腋下3寸，第4肋间隙中。

　　[主治] 胸满、胁痛、上肢痹痛、气喘。

　　[操作] 斜刺或平刺0.5～0.8寸，不可深刺，以免伤及内部重要脏器。

　　23. 辄筋

　　[定位] 在侧胸部，渊腋前1寸，平乳头，第4肋间隙中。

　　[主治] 胸满、胁痛、呕吐、吞酸、气喘。

　　[操作] 斜刺或平刺0.5～0.8寸，不可深刺，以免伤及内部重要脏器。

　　24. 日月

　　[定位] 在上腹部，当乳头直下，第7肋间隙，前正中线旁开4寸。

　　[主治] 黄疸、呕吐、吞酸、呃逆、胃脘痛、胁肋胀痛。

　　[操作] 斜刺或平刺0.5～0.8寸。

　　25. 京门

　　[定位] 在侧腰部，章门后1.8寸，当第12肋骨游离端的下方。

　　[主治] 小便不利、水肿、腹胀、泄泻、肠鸣、呕吐、腰痛、胁痛。

　　[操作] 直刺0.5～1寸。

　　26. 带脉

　　[定位] 在侧腹部，章门下1.8寸，当第11肋骨游离端下方垂线与脐水平线的交点上。

　　[主治] 带下、月经不调、阴挺、经闭、疝气、小腹痛、胁痛、腰痛。

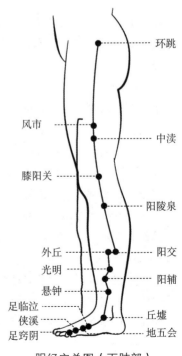

胆经穴总图（下肢部）

［操作］直刺 0.8～1.0 寸。

27. 五枢

［定位］在侧腹部，在髂前上棘的前方，横平脐下 3 寸处。

［主治］腹痛、疝气、带下、阴挺、便秘。

［操作］直刺 1～1.5 寸；可灸。

28. 维道

［定位］在侧腹部，当髂前上棘的前下方，五枢前下 0.5 寸。

［主治］腹痛、疝气、带下、阴挺、便秘。

［操作］直刺或向前下方斜刺 1～1.5 寸；可灸。

29. 居髎

［定位］在髂部，当髂前上棘与股骨大转子最凸点连线的中点处。

［主治］腰痛、下肢痿痹、疝气。

［操作］直刺 1～1.5 寸；可灸。

30. 环跳

［定位］在股外侧部，侧卧屈股，当股骨大转子最凸点与骶管裂孔连线的外 1/3 与中 1/3 交点处。

［取法］侧卧，被压于下面的下肢伸直，上面的髋、膝关节屈曲，于股骨大转子最高点与骶管裂孔连线的外中 1/3 交点处取穴。

［主治］下肢痿痹、半身不遂、腰腿痛。

［操作］直刺 2～3 寸。

31. 风市

［定位］在大腿外侧部的中线上，当腘横纹上 7 寸，或直立垂手时，中指尖处。

［主治］下肢痿痹、遍身瘙痒、脚气。

［操作］直刺 1～2 寸。

32. 中渎

［定位］在大腿外侧，当风市下 2 寸，或腘横纹上 5 寸，股外侧肌与股二头肌之间。

［主治］下肢痿痹麻木、半身不遂。

［操作］直刺 1～1.5 寸；可灸。

33. 膝阳关

［定位］在膝外侧，当阳陵泉上 3 寸，股骨外上髁上方的凹陷处。

［主治］膝腘肿痛挛急、小腿麻木。

［操作］直刺 0.8～1 寸。

34. 阳陵泉

［定位］在小腿外侧，当腓骨头前下方凹陷处。

［主治］黄疸、口苦、呕吐、胁肋疼痛、下肢痿痹、膝髌肿痛、脚气、肩痛、小儿

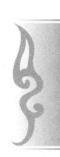

惊风。

[操作] 直刺 1～1.5 寸。

35. 阳交

[定位] 在小腿外侧，当外踝尖上 7 寸，腓骨后缘。

[主治] 胸胁胀满、下肢痿痹、癫狂。

[操作] 直刺 1～1.5 寸。

36. 外丘

[定位] 在小腿外侧，当外踝尖上 7 寸，腓骨前缘，平阳交。

[主治] 胸胁胀满、颈项强痛、下肢痿痹、癫狂、狂犬伤毒不出。

[操作] 直刺 1～1.5 寸。

37. 光明

[定位] 在小腿外侧，当外踝尖上 5 寸，腓骨前缘。

[主治] 目痛、夜盲、目视不明、乳房胀痛、乳汁少。

[操作] 直刺 1～1.5 寸。

38. 阳辅

[定位] 在小腿外侧，当外踝尖上 4 寸，腓骨前缘稍前方。

[主治] 下肢痿痹、偏头痛、目外眦痛、咽喉肿痛、瘰疬、胸胁胀痛、脚气、半身不遂。

[操作] 直刺 0.8～1 寸；可灸。

39. 悬钟

[定位] 在小腿外侧，当外踝尖上 3 寸，腓骨前缘。

[主治] 颈项强痛、偏头痛、咽喉肿痛、胸胁胀痛、痔疾、便秘、下肢痿痹、脚气。

[操作] 直刺 0.5～0.8 寸。

40. 丘墟

[定位] 在足外踝的前下方，当趾长伸肌腱的外侧凹陷处。

[主治] 胸胁胀痛、下肢痿痹、外踝肿痛、脚气、疟疾。

[操作] 直刺 0.5～0.8 寸。

41. 足临泣

[定位] 在足背外侧，当足 4 趾本节（第 4 跖趾关节）的后方，小趾伸肌腱的外侧凹陷处。

[主治] 偏头痛、目赤肿痛、目眩、目涩、乳痈、乳胀、月经不调、胁肋疼痛、足跗肿痛、瘰疬、痔疾。

[操作] 直刺 0.3～0.5 寸。

42. 地五会

[定位] 在足背外侧，当足 4 趾本节（第 4 跖趾关节）的后方，第 4、第 5 跖骨之

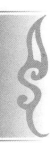

间，小趾伸肌腱的内侧缘。

［主治］头痛、目赤、耳鸣、乳痈、乳胀、胁肋胀痛、足跗肿痛。

［操作］直刺 0.3～0.5 寸。

43．侠溪

［定位］在足背外侧，当第 4、第 5 趾间，趾蹼缘后方赤白肉际处。

［主治］头痛、眩晕、目赤肿痛、耳鸣、耳聋、胸胁疼痛、乳痈、热病。

［操作］直刺 0.3～0.5 寸。

44．足窍阴

［定位］在足第 4 趾末节外侧，距趾甲角 0.1 寸。

［主治］目赤肿痛、耳鸣、耳聋、咽喉肿痛、头痛、失眠、多梦、胁痛、足跗肿痛、
热病。

［操作］浅刺 0.1～0.2 寸，或点刺出血。

十二、足厥阴肝经腧穴

主治概要：本经腧穴主治肝胆、妇科、前阴病及经脉循行部位的其他病证。

1．大敦

［定位］在足大趾末节外侧，距趾甲角 0.1 寸。

［主治］疝气、遗尿、癃闭、崩漏、月经不调、阴挺、癫痫。

［操作］浅刺 0.1～0.2 寸，或点刺出血。

2．行间

［定位］在足背侧，当第 1、第 2 趾间，趾
蹼缘的后方赤白肉际处。

［主治］头痛、目眩、目赤肿痛、青盲、口
㖞、月经过多、崩漏、痛经、经闭、带下、疝
气、小便不利、尿痛、中风、癫痫、胁肋疼痛、
急躁易怒、黄疸。

［操作］直刺 0.5～0.8 寸。

3．太冲

［定位］在足背侧，当第 1 跖骨间隙的后方
凹陷处。

［主治］头痛、眩晕、目赤肿痛、口㖞、青
盲、咽喉干痛、耳鸣、耳聋、月经不调、崩漏、
疝气、遗尿、癫痫、小儿惊风、中风、胁痛、
郁闷、急躁易怒、下肢痿痹。

［操作］直刺 0.5～1 寸。

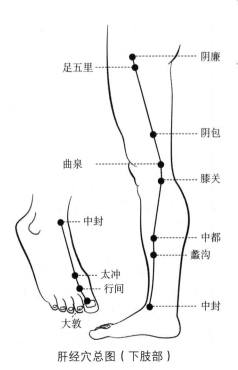

足五里 — 阴廉

曲泉 — 阴包

膝关

中都

蠡沟

中封 — 中封

太冲

行间

大敦

肝经穴总图（下肢部）

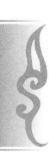

4. 中封

[定位] 在足背侧，当足内踝前，商丘与解溪连线之间，胫骨前肌腱的内侧凹陷处。

[主治] 内踝肿痛、疝气、遗精、小便不利。

[操作] 直刺 0.5～0.8 寸；可灸。

5. 蠡沟

[定位] 在小腿内侧，当足内踝尖上 5 寸，胫骨内侧面的中央。

[主治] 下肢痿痹、小便不利、遗尿、月经不调、带下。

[操作] 平刺 0.5～0.8 寸；可灸。

6. 中都

[定位] 在小腿内侧，当足内踝尖上 7 寸，胫骨内侧面的中央。

[主治] 下肢痿痹、疝气、崩漏、腹痛、泄泻、恶露不尽。

[操作] 平刺 0.5～0.8 寸；可灸。

7. 膝关

[定位] 在小腿内侧，当胫骨内上髁的后下方，阴陵泉后 1 寸，腓肠肌内侧头的上部。

[主治] 膝髌肿痛、下肢痿痹。

[操作] 直刺 1～1.5 寸。

8. 曲泉

[定位] 在膝内侧，屈膝，当膝关节内侧面横纹内侧端，股骨内侧髁的后缘，半腱肌、半膜肌止端的前缘凹陷处。

[主治] 小腹痛、小便不利、淋证、癃闭、月经不调、痛经、带下、阴挺、阴痒、遗精、阳痿、膝股疼痛。

[操作] 直刺 0.8～1 寸。

9. 阴包

[定位] 在大腿内侧，当股骨内上髁上 4 寸，股内肌与缝匠肌之间。

[主治] 遗尿、小便不利、月经不调、膝痛。

[操作] 直刺 1～1.5 寸；可灸。

10. 足五里

[定位] 在大腿内侧，当气冲直下 3 寸，大腿根部，耻骨结节的下方，长收肌的外缘。

[主治] 小腹痛、小便不通、阴挺、睾丸

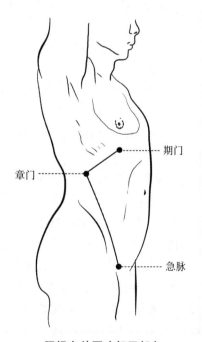

肝经穴总图（躯干部）

期门

章门

急脉

肿痛。

［操作］直刺 1～1.5 寸；可灸。

11．阴廉

［定位］在大腿内侧，当气冲直下 2 寸，大腿根部，耻骨结节的下方，长收肌的外缘。

［主治］月经不调、带下、小腹痛。

［操作］直刺 1～1.5 寸；可灸。

12．急脉

［定位］在耻骨结节的外侧，当气冲外下方腹股沟股动脉搏动处，前正中线旁 2.5 寸。

［主治］疝气、小腹痛、阴挺。

［操作］避开动脉，直刺 0.5～0.8 寸；可灸。

13．章门

［定位］在侧腹部，当第 11 肋游离端的下方。

［主治］腹胀、泄泻、痞块、胁痛、黄疸。

［操作］直刺 0.8～1 寸。

14．期门

［定位］在胸部，当乳头直下，第 6 肋间隙，前正中线旁开 4 寸。

［主治］胸胁胀痛、腹胀、呃逆、吐酸、乳痈、郁闷。

［操作］斜刺 0.5～0.8 寸。

十三、督脉腧穴

主治概要：本经腧穴主治神志病、热病，腰骶、背项、头部病证及相应的内脏疾病。

1．长强

［定位］在尾骨端下，当尾骨端与肛门连线的中点处。

［主治］痔疾、脱肛、泄泻、便秘、癫狂痫、瘰疬、腰痛、尾骶骨痛。

［操作］斜刺，针尖向上与骶骨平行刺入 0.5～1.0 寸；不得刺穿直肠，以防感染。

2．腰俞

［定位］在骶部，当后正中线上，适对骶管裂孔。

［主治］腰脊强痛、下肢痿痹、月经不调、痔、脱肛、便秘、癫痫。

［操作］向上斜刺 0.5～1.0 寸。

3．腰阳关

［定位］在腰部，当后正中线上，第 4 腰椎棘突下凹陷中。

［主治］腰骶疼痛、下肢痿痹、月经不调、带下、遗精、阳痿。

［操作］直刺 0.5～1.0 寸。

4. 命门

［定位］在腰部，当后正中线上，第 2 腰椎棘突下凹陷中。

［主治］腰痛、下肢痿痹、遗精、阳痿、早泄、月经不调、赤白带下、遗尿、尿频、泄泻。

［操作］直刺 0.5～1.0 寸。

5. 悬枢

［定位］在腰部，后正中线上，第 1 腰椎棘突下凹陷中。

［主治］腰脊强痛、泄泻、腹痛。

［操作］向上微斜刺 0.5～1 寸；可灸。

6. 脊中

［定位］在背部，当后正中线上，第 11 胸椎棘突下凹陷中。

［主治］泄泻、脱肛、痔疾、黄疸、小儿疳积、癫痫、腰脊强痛。

［操作］斜刺 0.5～1.0 寸。

7. 中枢

［定位］在背部，当后正中线上，第 10 胸椎棘突下凹陷中。

［主治］腰脊强痛、黄疸、呕吐、腹满。

［操作］向上微斜刺 0.5～1 寸。

8. 筋缩

［定位］在背部，当后正中线上，第 9 胸椎棘突下凹陷中。

［主治］脊背强痛、癫痫、抽搐、胃痛。

［操作］斜刺 0.5～1.0 寸。

9. 至阳

［定位］在背部，当后正中线上，第 7 胸椎棘突下凹陷中。

［主治］黄疸、胸胁胀痛、身热、咳嗽、气喘、胃痛、脊背强痛。

［操作］斜刺 0.5～1 寸。

10. 灵台

［定位］在背部，当后正中线上，第 6 胸椎棘突下凹陷中。

［主治］脊背强痛、咳嗽、气喘、疔疮。

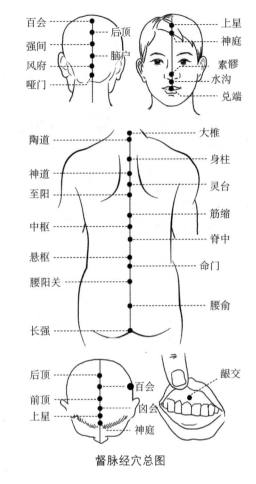

督脉经穴总图

［操作］向上斜刺 0.5～1 寸；可灸。

11. 神道

［定位］在背部，当后正中线上，第 5 胸椎棘突下凹陷中。

［主治］脊背强痛、心悸、健忘、咳嗽。

［操作］向上微斜刺 0.5～1 寸；可灸。

12. 身柱

［定位］在背部，当后正中线上，第 3 胸椎棘突下凹陷中。

［主治］咳嗽、气喘、身热、癫痫、脊背强痛。

［操作］斜刺 0.5～1.0 寸。

13. 陶道

［定位］在背部，当后正中线上，第 1 胸椎棘突下凹陷中。

［主治］头痛、脊背强痛、疟疾、热病。

［操作］向上微斜刺 0.5～1 寸；可灸。

14. 大椎

［定位］在后正中线上，第 7 颈椎棘突下凹陷中。

［主治］热病、疟疾、骨蒸盗汗、咳嗽、气喘、癫痫、小儿惊风、感冒、畏寒、风疹、头项强痛。

［操作］斜刺 0.5～1.0 寸。

15. 哑门

［定位］在项部，当后发际正中直上 0.5 寸，第 1 颈椎下。

［主治］暴喑、舌强不语、癫狂痫、头痛、项强、中风。

［操作］伏案正坐位，使头微前倾，项肌放松，向下颌方向缓慢刺入 0.5～1.0 寸。

16. 风府

［定位］在项部，当后发际正中直上 1 寸，枕外隆凸直下，两侧斜方肌之间凹陷中。

［主治］头痛、眩晕、项强、中风不语、半身不遂、癫狂痫、目痛、鼻衄、咽喉肿痛。

［操作］伏案正坐，使头微前倾，项肌放松，向下颌方向缓慢刺入 0.5～1.0 寸。针尖不可向上，以免刺入枕骨大孔，误伤延髓。

17. 脑户

［定位］在头部，后发际正中直上 2.5 寸，风府上 1.5 寸，枕外隆凸的上缘凹陷处。

［主治］头痛、项强、眩晕、癫痫。

［操作］平刺 0.5～1.0 寸。

18. 强间

［定位］在头部，当后发际正中直上 4 寸（脑户上 1.5 寸）。

［主治］头痛、目眩、项强、癫狂。

［操作］平刺 0.5～0.8 寸；可灸。

19. 后顶

〔定位〕在头部，当后发际正中直上5.5寸（脑户上3寸）。

〔主治〕头痛、眩晕、癫狂痫。

〔操作〕平刺0.5～0.8寸；可灸。

20. 百会

〔定位〕在头部，当前发际正中直上5寸，或两耳尖连线的中点处。

〔主治〕头痛、眩晕、中风失语、癫狂痫、失眠、健忘、脱肛、阴挺、久泻。

〔操作〕平刺0.5～1.0寸。

21. 前顶

〔定位〕在头部，当前发际正中直上3.5寸，（百会前1.5寸）。

〔主治〕头痛、眩晕、癫痫、鼻渊。

〔操作〕平刺0.5～0.8寸；可灸。

22. 囟会

〔定位〕在头部，当前发际正中直上2寸，（百会前3寸）。

〔主治〕头痛、眩晕、癫痫、鼻渊。

〔操作〕平刺0.5～0.8寸，小儿前囟未闭者禁针；可灸。

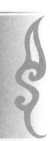

23. 上星

〔定位〕在头部，当发际正中直上1寸。

〔主治〕鼻渊、鼻衄、目痛、头痛、眩晕、癫狂、热病、疟疾。

〔操作〕平刺0.5～0.8寸。

24. 神庭

〔定位〕在头部，当前发际正中直上0.5寸。

〔主治〕头痛、眩晕、失眠、癫痫、鼻渊、流泪、目痛。

〔操作〕平刺0.3～0.5寸。

25. 素髎

〔定位〕在面部，当鼻尖的正中央。

〔主治〕鼻塞、鼻渊、鼻衄、酒渣鼻、目痛、惊厥、昏迷、窒息。

〔操作〕向上斜刺0.3～0.5寸，或点刺出血；一般不灸。

26. 水沟

〔定位〕在面部，当人中沟的上1/3与中1/3交点处。

〔主治〕昏迷、晕厥、中风、癫狂痫、抽搐、口㖞、唇肿、齿痛、鼻塞、鼻衄、牙关紧闭、闪挫腰痛、脊膂强痛、消渴、黄疸、遍身水肿。

〔操作〕向上斜刺0.3～0.5寸（或用指甲按掐）；一般不灸。

27. 兑端

〔定位〕在面部，当上唇的尖端，人中沟下端的皮肤与唇的移行部。

［主治］口喎、齿龈肿痛、鼻塞、鼻衄、癫疾、昏厥。

［操作］斜刺 0.2～0.3 寸；一般不灸。

28. 龈交

［定位］在上唇内，唇系带与上齿龈的相接处。

［主治］牙龈肿痛、鼻渊、鼻衄、癫狂痫、腰痛、项强、痔疾。

［操作］向上斜刺 0.2～0.3 寸。不灸。

十四、任脉腧穴

主治概要：本经腧穴主治腹、胸、颈、头面的局部病证及相应的内脏器官病证，部分腧穴有保健作用，少数腧穴可治疗神志病。

1. 会阴

［定位］在会阴部，男性当阴囊根部与肛门连线的中点，女性当大阴唇后联合与肛门连线的中点。

［主治］小便不利、遗尿、遗精、阳痿、月经不调、阴痛、阴痒、痔疾、脱肛、溺水、窒息、产后昏迷、癫狂。

［操作］直刺 0.5～1.0 寸，孕妇慎用。

2. 曲骨

［定位］在前正中线上，耻骨联合上缘的中点处。

［主治］月经不调、痛经、带下、小便不利、遗尿、遗精、阳痿、阴囊湿疹。

［操作］直刺 0.5～1.0 寸，本穴深部为膀胱，故应在排尿后进行针刺；孕妇禁针。

3. 中极

［定位］在下腹部，前正中线上，当脐中下 4 寸。

［主治］癃闭、遗尿、尿频、月经不调、带下、痛经、崩漏、阴挺、遗精、阳痿、疝气。

［操作］直刺 1.0～1.5 寸，需在排尿后进行针刺；孕妇禁针。

4. 关元

［定位］在下腹部，前正中线上，当脐中下 3 寸。

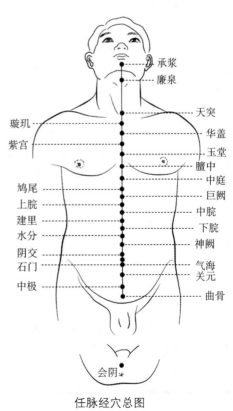

任脉经穴总图

　　［主治］虚劳赢瘦、中风脱证、眩晕、阳痿、遗精、月经不调、痛经、闭经、崩漏、带下、不孕、遗尿、小便频数、癃闭、疝气、腹痛、泄泻。

　　［操作］直刺 1.0～2.0 寸，需排尿后进行针刺；孕妇慎用。

　　5. 石门

　　［定位］在下腹部，前正中线上，当脐中下 2 寸。

　　［主治］小便不利、遗精、阳痿、带下、崩漏、产后恶露不尽、疝气、腹痛、腹胀、水肿、泄泻。

　　［操作］直刺 1.0～2.0 寸；孕妇慎用。

　　6. 气海

　　［定位］在下腹部，前正中线上，当脐中下 1.5 寸。

　　［主治］腹痛、泻泄、便秘、遗尿、阳痿、遗精、闭经、痛经、崩漏、带下、阴挺、疝气、中风脱证、虚劳赢瘦。

　　［操作］直刺 1.0～2.0 寸。

　　7. 阴交

　　［定位］在下腹部，前正中线上，当脐中下 1 寸。

　　［主治］小便不利、水肿、月经不调、带下、腹痛、疝气。

　　［操作］直刺 1～2 寸；可灸。孕妇慎用。

　　8. 神阙

　　［定位］在腹中部，脐中央。

　　［主治］腹痛、久泻脱肛、痢疾、水肿、虚脱。

　　［操作］禁刺，宜灸。

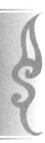

　　9. 水分

　　［定位］在上腹部，前正中线上，当脐中上 1 寸。

　　［主治］腹痛、泄泻、翻胃吐食、水肿、腹胀、小便不利。

　　［操作］直刺 1.0～2.0 寸；可灸。

　　10. 下脘

　　［定位］在上腹部，前正中线上，当脐中上 2 寸。

　　［主治］腹痛、腹胀、食谷不化、呕吐、泄泻、虚肿、消瘦。

　　［操作］直刺 1.0～2.0 寸；可灸。

　　11. 建里

　　［定位］在上腹部，前正中线上，当脐中上 3 寸。

　　［主治］胃痛、腹胀、肠鸣、呕吐、食欲不振、水肿。

　　［操作］直刺 1.0～1.5 寸。

　　12. 中脘

　　［定位］在上腹部，前正中线上，当脐中上 4 寸。

[主治] 胃痛、呕吐、吞酸、腹胀、食谷不化、泄泻、黄疸、咳喘痰多、癫痫、失眠。

[操作] 直刺 1.0~1.5 寸。

13．上脘

[定位] 在上腹部，前正中线上，当脐中上 5 寸。

[主治] 胃痛、呕吐、腹胀、吞酸、食谷不化、吐血、黄疸、癫痫。

[操作] 直刺 1.0~1.5 寸。

14．巨阙

[定位] 在上腹部，前正中线上，当脐中上 6 寸。

[主治] 胃痛、吞酸、呕吐、胸痛、心悸、癫狂痫。

[操作] 向下斜刺 0.5~1.0 寸。

15．鸠尾

[定位] 在上腹部，前正中线上，当胸剑结合部下 1 寸。

[主治] 胸闷、心悸、心痛、噎膈、呕吐、腹胀、癫狂、癫痫。

[操作] 向下斜刺 0.5~1.0 寸。

16．中庭

[定位] 在胸部，当前正中线上，平第 5 肋间，即剑胸结合部。

[主治] 胸胁胀满、心痛。

[操作] 平刺 0.3~0.5 寸；可灸。

17．膻中

[定位] 在胸部，当前正中线上，平第 4 肋间，两乳头连线的中点。

[主治] 胸闷、气短、胸痛、心悸、咳嗽、气喘、乳汁少、乳痈、呕逆、呕吐。

[操作] 平刺 0.3~0.5 寸。

18．玉堂

[定位] 在胸部，当前正中线上，平第 3 肋间。

[主治] 咳嗽、气喘、胸痛、呕吐。

[操作] 平刺 0.3~0.5 寸；可灸。

19．紫宫

[定位] 在胸部，当前正中线上，平第 2 肋间。

[主治] 咳嗽、气喘、胸痛。

[操作] 平刺 0.3~0.5 寸；可灸。

20．华盖

[定位] 在胸部，当前正中线上，平第 1 肋间。

[主治] 咳嗽、气喘、胸胁胀痛。

[操作] 平刺 0.3~0.5 寸；可灸。

21．璇玑

[定位] 在胸部，当前正中线上，天突下 1 寸。

［主治］咳嗽、气喘、胸痛、咽喉肿痛。

［操作］平刺 0.3～0.5 寸；可灸。

22．天突

［定位］仰靠坐位。在颈部，当前正中线上，胸骨上窝中央。

［主治］咳嗽、哮喘、胸痛、咽喉肿痛、暴喑、瘿气、梅核气、噎膈。

［操作］先直刺 0.2 寸，当针尖超过胸骨柄内缘后，即向下沿胸骨柄后缘、气管前缘缓慢向下刺入 0.5～1 寸。

23．廉泉

［定位］仰靠坐位。在颈部，当前正中线上，喉结上方，舌骨上缘凹陷处。

［主治］舌强不语、舌下肿痛、舌纵涎出、舌本挛急、暴喑、吞咽困难、口舌生疮、咽喉肿痛。

［操作］针尖向咽喉部刺入 0.5～0.8 寸。

24．承浆

［定位］仰靠坐位。在面部，当颏唇沟的正中凹陷处。

［主治］口喝、唇紧、齿龈肿痛、流涎、暴喑、口舌生疮、面痛、消渴、癫痫。

［操作］斜刺 0.3～0.5 寸。

第三节　常用养生保健奇穴

奇穴，是指十四经以外具有固定位置和较为特殊治疗作用的腧穴，故又称"经外奇穴"。奇穴分布较为分散，有的就在十四经的循行路线上，有的虽不在十四经循行路线上，但与经络系统有着密切关系，而有的奇穴又是由多穴位组合而成。现将常用奇穴分述如下。

1．四神聪

［位置］先取百会穴，在其前、后、左、右各 1 寸处取穴。

［功能］清利头目，宁神定志。

［主治病症］头痛、眩晕、失眠、健忘、癫狂、痫证、大脑发育不全。

［配穴举例］配风池、内关、合谷治眩晕，预防晕车船；配神门、内关、三阴交，防治失眠、健忘。

［刺灸法］平刺 0.5～0.8 寸；可灸。

2．印堂

［位置］两眉头连线中点，对准鼻尖处。

［功能］祛风清热，安神止痉。

［主治病症］头痛、头晕、鼻衄、鼻渊、目赤肿痛、小儿急慢惊风、三叉神经痛、失眠。

［配穴举例］配百会、风池、内关、合谷、治头晕、头痛；配大椎、曲池、合谷，

治小儿惊风。

〔刺灸法〕提捏局部皮肤，向下平刺0.3～0.5寸，或用三棱针点刺出血；可灸。

3. 太阳

〔位置〕眉梢与目外眦连线中点外开1寸的凹陷中。

〔功能〕祛风清热，明目止痛。

〔主治病症〕偏正头痛、目赤肿痛、目眩、目涩、口眼㖞斜、牙痛、三叉神经痛。

〔配穴举例〕配风池、大椎、合谷、迎香，治感冒头痛、发热、鼻塞；配睛明、光明，治眼疾。

〔刺灸法〕直刺或斜刺0.3～0.5寸，或用三棱针点刺出血；禁灸。

4. 鱼腰

〔位置〕眉毛中间，直对瞳孔处。

〔功能〕清热明目，祛风止痛。

〔主治病症〕目赤肿痛、目翳、眼睑睑动、眼睑下垂、口眼㖞斜、眶上神经痛。

〔配穴举例〕配丝主空、太阳，治眼睑下垂。

〔刺灸法〕平刺0.3～0.5寸；禁灸。

5. 上迎香

〔位置〕当鼻翼软骨与鼻甲的交接处。

〔功能〕宣肺通窍，祛风清热。

〔主治病症〕头痛、鼻塞、鼻衄、鼻中息肉、暴发火眼、迎风流泪。

〔配穴举例〕配通天、印堂、合谷，防治感冒及慢性鼻炎。

〔刺灸法〕向内上方平刺0.3～0.5寸。

6. 牵正

〔位置〕耳垂前方0.5寸，与耳垂中点相平处。

〔功能〕祛风通络。

〔主治病症〕口眼㖞斜、口疮、口臭、牙痛。

〔配穴举例〕配地仓、颊车、翳风、合谷，防治口眼㖞斜及面肌痉挛。

〔刺灸法〕向前斜刺0.5～0.8寸；可灸。

7. 耳尖

〔位置〕在耳尖上，卷耳取之，尖上是穴。

〔功能〕清火明目，散热止痛。

〔主治病症〕暴发火眼、红眼病、目翳、偏正头痛、喉痹及麦粒肿。

〔配穴举例〕配合谷、太阳治暴发火眼。

〔刺灸法〕直刺0.1～0.2寸或用三棱针点刺出血；可灸。

8. 翳明

〔位置〕在风池穴与翳风（耳垂后方凹陷中）穴连线的中点处。

[功能] 清热明目，祛风止痛。

[主治病症] 近视、远视、夜盲、早期白内障、头痛、眩晕、耳鸣、失眠、精神疾病。

[配穴举例] 配睛明、光明、风池，治目疾眼病。

[刺灸法] 直刺 0.5～1 寸；可灸。

9. 安眠

[位置] 在风池穴与翳风穴连线中点处。

[功能] 清心安神，除烦止痉。

[主治病症] 失眠、头痛、眩晕、心悸、烦躁、瘾症、癫痫、精神疾病、耳聋、高血压。

[配穴举例] 配睛明、风池、太阳、光明，防治目疾。

[刺灸法] 直刺 0.5～1 寸；可灸。

10. 夹承浆

[位置] 承浆穴外侧约 1 寸凹陷处，适在下颌骨之颏孔处。

[功能] 清热祛风，通络止痛。

[主治病症] 面颊浮肿、齿龈溃烂、口㖞、面肌瞤动、唇口疔、三叉神经痛。

[配穴举例] 配地仓、颊车，治口角流涎、面瘫及面部口角麻木。

[刺灸法] 斜刺或平刺 0.5 寸。

11. 金津、玉液

[位置] 正坐张口，舌转卷向后方，于舌面下，舌系带两旁之静脉上取穴，左称金津，右名玉液。

[功能] 降逆止呕，清热消肿。

[主治病症] 舌强、舌肿、口疮、喉闭、消渴、呕吐、腹泻、失语。

[配穴举例] 配少商治扁桃体红肿；配内关治妊娠呕吐；配廉泉、风池治舌强难言。

[刺灸法] 点刺出血。

12. 上廉泉

[位置] 正坐仰靠，在颈上部正中，下颌下缘与舌骨体之间的凹陷处。

[功能] 开窍解语，消肿止痛。

[主治病症] 舌强、喑哑、语言不清、流涎、咽喉疼痛、舌面溃疡、失语。

[配穴举例] 配通里、哑门、丰隆治语言謇涩；配少商治咽喉疼痛。

[刺灸法] 斜刺 0.2～0.3 寸。

13. 新设

[位置] 第 3、第 4 颈椎之间，旁开 1.5 寸，正当风池穴直下，项后发际下 1.5 寸，约在第 4 颈椎横突端处。

[功能] 祛风定痉，活络止痛。

［主治病症］颈项强痛、角弓反张、后头痛、肩背酸痛、咽喉痛。

［配穴举例］配天柱、后溪、风池，治后头痛、肩背酸痛。

［刺灸法］直刺 0.5～0.8 寸；可灸。

14．百劳

［位置］于大椎旁开 1 寸，再直上 2 寸处。

［功能］退蒸除劳，通络止痛。

［主治病症］骨蒸潮热、盗汗自汗、瘰疬、气喘、肩背酸痛、颈项强痛。

［配穴举例］配阴郄、肺俞防治骨蒸潮热、自汗盗汗。

［刺灸法］直刺 0.5～1 寸。可灸。

15．血压点

［位置］第 6、第 7 颈椎棘突之间旁开 2 寸处。

［功能］调节血压。

［主治病症］高血压、低血压。

［配穴举例］配合谷、太冲治高血压。

［刺灸法］直刺 0.5～1 寸。可灸。

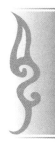

16．崇骨

［位置］在后正中线上第 6、第 7 颈椎棘突下凹陷中，正坐前倾取之。

［功能］宣肺解表，清热化痰。

［主治病症］咳嗽、气喘、感冒、疟疾、癫痫。

［配穴举例］配列缺、合谷、曲池治感冒发热咳嗽。

［刺灸法］斜刺 0.5～1 寸；可灸。

17．定喘

［位置］在第 7 颈椎棘突下缘中点（大椎穴）旁开 0.5 寸处。

［功能］止咳平喘。

［主治病症］哮喘、咳嗽、落枕、肩背痛、上肢疼痛不举、荨麻疹。

［配穴举例］配肺俞、膻中、中府防治哮喘。

［刺灸法］直刺 0.5～0.8 寸；可灸。

18．胃上

［位置］腹正中线脐上 2 寸再旁开 4 寸处。

［功能］益胃举陷。

［主治病症］胃下垂、胃病、腹胀。

［配穴举例］配中脘、气海、足三里治胃下垂。

［刺灸法］向脐中或天枢方向斜刺 2～3 寸；可灸。

19．三角灸

［位置］以患者两口角间长度为一边，做一等边三角形，将顶角置于患者脐心，底

边呈水平线，于两底角处取穴。

［功能］温经理气，疏肝止痛。

［主治病症］疝气奔豚、绕脐疼痛、妇人不孕。

［配穴举例］配曲泉、太冲防治疝气腹痛。

［刺灸法］艾炷灸5～7壮。

20．利尿穴

［位置］脐下2.5寸，在耻骨联合上缘与神阙穴连线的中点处。

［功能］利尿通淋，通调下焦。

［主治病症］癃闭、血尿、淋沥、腹痛、泄泻、痢疾、子宫脱垂、胃下垂。

［配穴举例］配维胞治癃闭、淋沥。

［刺灸法］直刺0.5～1寸；可灸。亦可用手指按压。

21．提托

［位置］关元旁开4寸，于乳头直下，平脐下3寸处。

［功能］托气举陷，调经止痛。

［主治病症］子宫脱垂、痛经、腹痛、腹胀。

［配穴举例］配百会、曲泉、三阴交治子宫脱垂。

［刺灸法］直刺0.5～1寸；可灸。

22．子宫穴

［位置］耻骨联合上缘旁开3寸，再向上1寸处。

［功能］理气和血，调经止带。

［主治病症］子宫脱垂、月经不调、痛经、崩漏、不孕、疝气、腰痛。

［配穴举例］配地机、三阴交治月经不调；配次髎治白带。

［刺灸法］直刺0.8～1.2寸；可灸。

23．下极俞

［位置］于第3腰椎棘突下凹陷处。

［功能］通经活络。

［主治病症］腰痛、腹痛、腹泻、小便不利、遗尿、下肢酸痛。

［配穴举例］配肾俞、志室、太溪治腰痛。

［刺灸法］直刺0.8寸；可灸。

24．十七椎穴

［位置］先取与髂嵴相平的腰阳关穴（即第16椎），再向下一个腰椎的凹陷处。

［功能］壮腰健骨。

［主治病症］腰骶痛、腿痛、转胞、痛经、崩漏、遗尿。

［配穴举例］配肾俞、大肠俞、委中治腰痛。

［刺灸法］直刺0.5～1寸；可灸。

25．腰奇

［位置］尾骨尖端直上 2 寸处。

［功能］镇痉止痛。

［主治病症］癫痫、头痛、失眠、便秘。

［配穴举例］配印堂、鸠尾、合谷、太冲治癫痫。

［刺灸法］向上平刺 1～1.5 寸；可灸。

26．胃脘下俞

［位置］在背部，当第 8 胸椎棘突下，旁开 1.5 寸处。

［功能］疏肝理气，和胃止痛。

［主治病症］胃痛、胰腺炎、胸胁痛、消渴、咳嗽、咽干。

［配穴举例］配脾俞、胃俞、治胃痛、胰腺炎。

［刺灸法］斜刺 0.3～0.5 寸；可灸。

27．痞根

［位置］在第 1 腰椎棘突下缘中点旁开 3.5 寸处，或于肓门穴外侧 0.5 寸处取穴。

［功能］理气活血，疏肝健脾。

［主治病症］痞块、肝脾大、疝痛、腰痛、反胃。

［配穴举症］配委中、肾俞治腰痛。

［刺灸法］直刺 0.5～1 寸；可灸。

28．腰眼

［位置］在第 4 腰椎棘突下旁开 3.5 寸凹陷中。

［功能］通经活络，壮腰止痛。

［主治病症］腰痛、尿频、消渴、虚劳、羸瘦、妇科疾病。

［配穴举例］配命门、委中、腰阳关治腰痛。

［刺灸法］直刺 1～1.5 寸；可灸。

29．华佗夹脊

［位置］背正中线外侧 0.5 寸处，自第 1 胸椎至第 5 腰椎，每侧 17 穴，左右共 34 穴。

［功能］调理脏腑，通经活络。

［主治病症］适用范围较广，其中上胸部的穴位治疗心肺、上肢疾病；下胸部的穴位治疗胃肠疾病；腰部的穴位治疗腰、腹及下肢疾病。

［刺灸法］直刺 0.3～0.5 寸，或用梅花针叩刺；可灸。

30．十宣

［位置］手十指尖端距指甲游离缘 0.1 寸处，左右共 10 穴。

［功能］醒神开窍，清热利咽。

［主治病症］昏迷、晕厥、中暑、热病、小儿惊厥、咽喉肿痛、指端麻木。

［配穴举例］配大椎、曲池、合谷治高热昏迷。

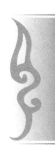

［刺灸法］直刺 0.1～0.2 寸，或用三棱针点刺出血。

31. 八邪

［位置］微握拳，于手背第 1～5 指间的缝纹端处（指蹼缘后方赤白肉际处）取穴，左右共 8 穴。

［功能］清热解毒，通经止痛。

［主治病症］手背肿痛、手指麻木、头项强痛、咽痛、齿痛、目痛、烦热、毒蛇咬伤。

［配穴举例］配外关治手指麻木，手背肿痛。

［刺灸法］向上斜刺 0.5～0.8 寸，或点刺出血；可灸。

32. 落枕

［位置］手背第 2、3 掌骨间，指掌关节后约 0.5 寸凹陷处。

［功能］祛风活络。

［主治病症］手背红肿、手指麻木、落枕、五指不能屈伸、小儿消化不良、脐风以及颈椎综合征。

［配穴举例］配后溪治落枕。

［刺灸法］直刺或斜刺 0.5～0.8 寸；可灸。

33. 四缝

［位置］在第 2 至第 5 指掌侧，近端指关节的中央，一手 4 穴，左右共 8 穴。

［功能］健脾消积，除疳和胃。

［主治病症］小儿疳积、百日咳、肠虫症、小儿腹泻、咳嗽气喘。

［配穴举例］配足三里，治小儿疳积。

［刺灸法］点刺 0.1～0.2 寸，挤出少量黄白色透明样黏液或出血。

34. 肩前

［位置］正坐垂臂，于腋前皱襞顶端与肩髃穴连线的中点取穴。

［功能］通经活络，祛风止痛。

［主治病症］肩痛不举、上肢瘫痪、肩关节及周围软组织疾病。

［配穴举例］配肩髃、臑俞、后溪治肩周炎。

［刺灸法］直刺 0.5～1 寸；可灸。

35. 百虫窝

［位置］正坐屈膝或仰卧，于髌骨内上角上 3 寸处取穴。

［功能］祛风止痒，化湿杀虫。

［主治病症］皮肤瘙痒、风疹块、下部生疮、蛔虫病。

［配穴举例］配曲池、三阴交治风湿痒疹；配天柱、足三里治虫积。

［刺灸法］直刺 0.5～1 寸；可灸。

36. 鹤顶

［位置］在髌骨上缘中点上方之凹陷处。

［功能］祛风通络，健膝止痛。

［主治病症］膝关节酸痛、鹤膝风、脚气、腿痛、腿足无力。

［配穴举例］配足三里、阴陵泉，阳陵泉治膝腿疼痛无力。

［刺灸法］直刺 0.5～0.8 寸；可灸。

37. 膝眼

［位置］屈膝，在髌韧带两侧凹陷处，左右共 4 穴。在内侧的称内膝眼，在外侧的称外膝眼。

［功能］祛风通络，健膝止痛。

［主治病症］膝关节酸痛、鹤膝风、脚气、腿痛。

［刺灸法］向膝中斜刺 0.5～1 寸，或透刺对侧膝眼穴；可灸。

38. 胆囊

［位置］在小腿外侧上部，当腓骨小头前下方凹陷处（阳陵泉）直下 2 寸，压痛最明显处取穴。

［功能］清热化湿，利胆舒肺。

［主治病症］急、慢性胆囊炎，胆石症，胆道蛔虫症，胆绞痛，胁痛，下肢痿痹。

［配穴举例］配日月、期门治疗胆系感染与胆石症。

［刺灸法］直刺 1～1.5 寸；可灸。

39. 阑尾穴

［位置］在小腿前侧上部，当犊鼻下 5 寸，胫骨前缘旁开一横指，一般在足三里下 1.5～2 寸处。

［功能］清利肠腑，消炎止痛。

［主治病症］急、慢性阑尾炎，胃脘疼痛，消化不良，下肢痿痹。

［配穴举例］配天枢、气海治急、慢性阑尾炎。

［刺灸法］直刺 1.5～2 寸；可灸。

40. 八风

［位置］在足背侧，第 1 至第 5 趾间，趾蹼缘后方赤白肉际处，一足 4 穴，左右共 8 穴。

［功能］清热止痛，通经活络。

［主治病症］末梢神经炎、足背痛、足跗肿痛、足弱无力、头痛、牙痛、疟疾、毒蛇咬伤、足背青紫、月经不调。

［刺灸法］斜刺 0.5～0.8 寸，或用三棱针点刺出血；可灸。

第四节　刺法灸法

刺灸法主要分为刺法和灸法。刺法，古称"砭刺"，是由砭石治病发展而来，后又称"针法"。灸法，古称"灸"，又称"艾灸"，是指用艾火治病的方法。

一、概念

（1）现在所称刺法，其含义较广，既是指使用不同的针具，又可包括非针具，通过一定的手法刺激机体的一定部位，或浅或深，激发经络气血，以调节整体功能。

（2）灸法既是指采用艾绒等为主烧灼、熏熨体表的方法，还可包括一些非火源的外治疗法。

二、毫针刺法

毫针是目前临床使用最多的刺法工具，它由不锈钢制成，也有用金、银或合金制成的。

（一）毫针的规格

毫针的规格主要以针身的直径和长度来区分，以"mm"为计量单位，一般临床以粗细28～30号（0.32～0.38mm）和长短为1～3寸（25～75mm）者常用，最常用的是1.5寸（40mm）的毫针。

（二）毫针的消毒

针刺治疗前必须严格消毒。

1. 针具器械的消毒　可根据具体情况选择下列两种方法，其中以高压蒸汽消毒法为佳，已被广泛采用。

（1）高压消毒：将毫针等器具用纱布包扎，或装在试管、针盒里，放在密闭的高压消毒锅内，一般在1.2kg/cm^{2}的压力，120℃高温下保持15分钟以上，即可达到消毒的目的。

（2）煮沸消毒：将毫针等应用器械放置清水中，加热待沸腾后，再煮10～15分钟，此法简便易行，无须特殊设备，故也比较常用，但对锋利的金属器械，容易使锋刃变钝。如在水中加入碳酸氢钠使之成为2%溶液，可以提高沸点至120℃，且可降低沸水对器械的腐蚀作用。

（3）药物消毒：将针具放在75%的乙醇溶液内浸泡30分钟，取出擦干使用。玻璃器具等可放在1∶1000的苯扎溴铵溶液内浸泡60～120分钟。直接与毫针接触的针盘、镊子等也应该进行消毒，已消毒的毫针必须放在消毒的针盘内。此外，对某些疾病宜采用一次性针具。

2. 医者手指消毒　医者的手在针刺前，须先用肥皂水洗刷干净，再用75%乙醇棉球或0.5%的碘伏（碘－聚醇醚溶液）棉球涂擦，然后方可持针施术。

3. 施术部位消毒　在患者需要针刺的穴位上，用75%的乙醇棉球或0.5%的碘伏棉球拭擦即可，擦时应从中心点向外绕圈拭擦。采用三棱针放血时，最好先用2%碘酒涂擦局部皮肤，稍干后再用75%乙醇棉球脱碘。消毒之处须避免接触污物，以防重新污染。

（三）针刺练习

针刺练习是初学针灸的基础，是顺利进针、减少疼痛、提高疗效的基本保证。

1. 指力练习　指医者持针之手的力度。手指有一定的力度，方能将针刺入机体。指力的练习，可先在纸垫或棉团上进行，可用松软的纸做成纸垫或用棉花扎成棉团，练习时，右手拇、示、中三指如持笔状挟持针柄，使针垂直于纸垫或棉团，当针头抵于纸垫和棉团后，手指渐加压力，待针刺透纸垫或刺入棉团后，再换一处如前刺之。以练习至针能灵活迅速刺入为度。

2. 手法练习　针刺手法练习是在指力练习的基础上进行的，主要有以下几种。

（1）速刺的练习：此法是以左手拇、示指爪切，右手持针，使针尖迅速刺入 2～3mm，反复练习以掌握进针速度，减少疼痛。

（2）捻转的练习：捻转是以右手拇、示、中指持针，刺入后，拇指与示、中指向前、向后在原处不动地来回捻转。要求捻转的角度均匀，运用灵活，快慢自如。

（3）提插的练习：提插是以右手拇、示、中指持针，刺入后，在原处做上下提插的动作。要求提插的深浅适宜，幅度均匀，针体垂直无偏斜。

练到一定程度，可将 3 种方法综合起来练习，使之浑然一体。

3. 自身试针　通过纸垫和棉团练习后，掌握了一定的指力和针刺手法，便可以在自己身上选择一些穴位进行试针，也可以彼此相互试针，以体会进针时皮肤的韧性和进针需要用力的大小以及针刺后的各种感觉。

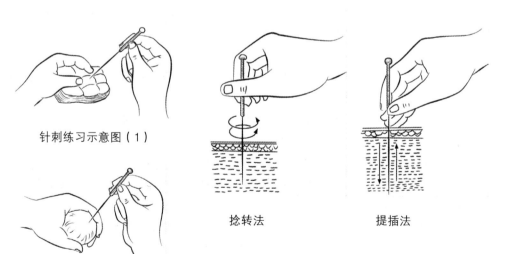
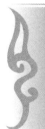

针刺练习示意图（1）

捻转法　　　　　提插法

针刺练习示意图（2）

（四）针刺前的准备

1. 针具的选择　一般而言，男性、体壮、形胖，且病变部位较深者，可选稍粗、较长的毫针；女性、体弱、形瘦，且病变部位较浅者，就应选较短，较细的毫针。皮薄肉少之处和针刺较浅的腧穴，选针宜短而针身宜细；皮厚肉丰之处和针刺宜深的腧穴，宜选用针身稍长、稍粗的毫针。临床上选针时常以将针刺入腧穴应至的深度，而针身还应露在皮肤上少许为宜。

2. 体位的选择　针刺时体位的选择，应以便于医者能正确取穴，针刺施术，患者感到舒适自然，并能持久为原则。在可能的情况下尽量选用一种体位，使所选取的穴位都能操作治疗。凡体质虚弱、年老、精神过度紧张和初诊的患者，应首先考虑卧位。在针刺和留针过程中应嘱患者切不可移动体位。

临床常用的体位基本上有两种，即卧位和坐位。卧位又可分为仰卧位、侧卧位、俯卧位，坐位又可分为仰靠坐位、侧伏坐位、俯伏坐位。

（五）毫针刺法

1. 进针法　是指将针刺入皮肤的操作方法，临床一般用右手持针操作，称之为"刺手"，主要是以拇、示、中三指挟持针柄，拇指指腹与示指、中指之间相对，其状如持毛笔。左手爪切按压所刺部位，或辅助针身，故称之为"押手"。

刺手的作用是掌握针具，施行手法操作，进针时运指力于针尖，使针顺利刺入皮肤，行针时左右捻转、上下提插和弹刮搓震，以及出针时的操作。押手的作用是固定腧穴的位置，挟持针身协助刺手进针，使针身有所依附而保持垂直，力达针尖，便于进针，减少刺痛，协助调节和控制针感。

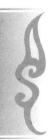

（1）单手进针法：即只用刺手将针刺入穴位的方法。其以右手拇、示指挟持针柄，中指指端靠近穴位，指腹抵住针尖和针身下端，当拇、示指向下用力时，中指随之屈曲，针尖迅速刺透皮肤。此外，还有两种单手进针法。

（2）双手进针法：即左、右手互相配合将针刺入，常用的方法有 4 种。

①指切进针法：以左手拇指或示指或中指的爪甲切按在穴位旁，右手持针，紧靠指甲，将针刺入皮肤，适用于短针的进针。

②挟持进针法：以左手拇、示二指挟持消毒干棉球，挟住针身下端，露出针尖，将针尖固定于针刺穴位的皮肤表面，右手持针柄，使针身垂直，在右手指力下压时，左手拇、示两指同时用力，两手协同将针刺入皮肤，适用于长针的进针。

③提捏进针法：以左手拇指和示指将针刺部位的皮肤捏起，右手持针从捏起部的上端刺入，适用于皮肉浅薄部位的进针。

④舒张进针法：用左手拇、示二指将所刺腧穴部位的皮肤向两侧撑开绷紧，使针从左手拇、示二指的中间刺入，适用于皮肤松弛部位腧穴的进针。

（3）管针进针法：即利用不锈钢、玻璃或塑料等材料制成的针管代替押手进针的方法。针管一般比针短约 5mm，针管直径为针柄的 2～3 倍，选平柄毫针装入针管之中，将针尖所在的一端置于穴位之上，左手挟持针管，用右手示指或中指快速叩打针管上端露出的针柄尾端，使针尖刺入穴位，再退出针管，施行各种手法。

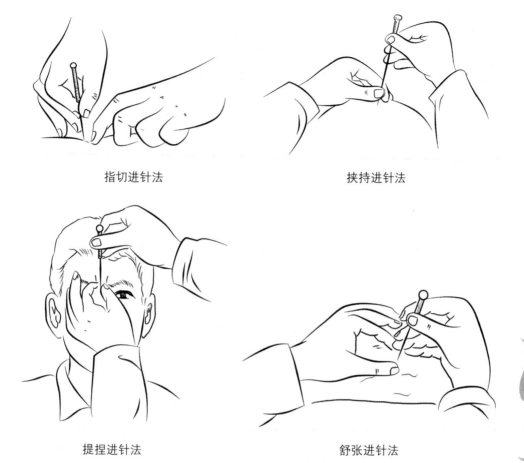

指切进针法　　　　　　　　　　　　　挟持进针法

提捏进针法　　　　　　　　　　　　舒张进针法

2. 针刺的方向、角度和深度　针刺过程中，掌握正确的针刺方向、角度和深浅度，是增强针感、提高疗效、防止意外事故发生的重要环节。

（1）针刺的方向：是指进针时针尖对准的某一方向或部位，一般依经脉循行的方向、腧穴的部位特点和治疗的需要而定。

①依循行定方向：即根据针刺补泻的需要，为达到"迎随补泻"的目的，在针刺时结合经脉循行的方向，或顺经而刺，或逆经而刺。一般地说，当补时，针尖须与经脉循行的方向一致，而当泻时，针尖须与经脉循行的方向相反。

②依腧穴定方向：即根据针刺腧穴所在部位的特点，为保证针刺的安全，某些穴位必须朝向某一特定的方向或部位。如针刺哑门穴时，针尖应朝向下颌方向缓慢刺入，针刺廉泉穴时，针尖应朝向舌根方向缓慢刺入，针刺背部某些腧穴，针尖要朝向脊柱等。

③依病情定方向：即根据病情的治疗需要，为使针刺的感应达到病变所在的部位，针刺时针尖应朝向病所，也就是说要达到"气至病所"的目的，采用行气手法时须依病情决定针刺的方向。

（2）针刺的角度：是指进针时针身与所刺部位皮肤表面形成的夹角，主要依腧穴所在部位的解剖特点和治疗要求而定。一般分为直刺、斜刺和横刺。

①直刺：针身与皮肤成90°，垂直刺入，适用于人体大部分腧穴。深刺或浅刺均可适用，尤其是肌肉丰厚部位的腧穴，如四肢、腹部、腰部的穴位。

②斜刺：针身与皮肤成45°，倾斜刺入，适用于骨骼边缘的腧穴，或内有重要脏器不宜深刺的部位，或为避开血管及瘢痕部位而采用此法，如胸、背部的穴位。

③横刺：又称平刺，或称沿皮刺，针身与皮肤成15°，横向刺入，适用于皮肤浅薄处的腧穴，如头部的穴位。

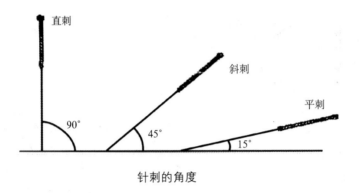

针刺的角度

（3）针刺的深度：是指针刺入腧穴部位的深浅而言。针刺的深浅必须适当。每个腧穴的常规针刺深度，在腧穴各论中已有详述，在此仅根据下列情况做原则性的介绍。

一般地说，体强形胖者宜深刺，体弱形瘦者应浅刺；年老体弱和小儿娇嫩之体，宜浅刺，中青年身强体壮者，宜深刺；凡表证、阳证、虚证、新病，宜浅刺；里证、阴证、实证、久病，宜深刺；头面和胸背等皮薄肉少处的腧穴，宜浅刺；四肢、臀、腹等肌肉丰满处的腧穴，宜深刺。

3. 行针与得气　行针又名运针，是指将针刺入腧穴后，为了使之得气，调节针感和进行补泻而施行的各种针刺手法。得气是指将针刺入腧穴后所产生的经气感应，又名针感。行针基本手法包括以下几种。

（1）提插法：先将针刺入腧穴一定部位，根据浅部、较深部、深部，设为天、人、地三部。"提"就是将针从深部退至浅部的向上操作过程，"插"就是将针从浅部刺到深部的向下推进的操作过程。提插法就是提针与插针的结合应用，即在人体的一定深度内将针施行上下、进退的操作方法。至于提插幅度的大小、层次的有无、频率的快慢和操作时间的长短等，应根据患者的体质、病情和腧穴的部位以及医者所要达到的目的而灵活掌握。

（2）捻转法：将针刺入一定深度后，用拇指与示、中指挟持针柄做一前一后、左右交替旋转捻动的动作。捻转角度的大小、频率的快慢和时间的长短，应根据患者的病情、腧穴的特征以及医者所要达到的目的而灵活运用。

以上两种基本手法，既可单独应用，也可相互配合运用，在临床上必须根据患者的具体情况灵活掌握，才能发挥其应有的作用。

得气即当针刺入腧穴后，通过施用捻转提插等手法，使针刺部位产生特殊的感觉和反应，谓之得气，亦称为"针感"。当这种经气感应产生时，医者会感到针下有徐和（或）沉紧的感觉。同时，患者也会在针下出现相应的酸、麻、胀、重等感觉，这种感觉可沿着一定部位、向一定方向扩散传导。得气与否与针刺疗效关系甚密，一般地说，得气迅速时，疗效就好，得气较慢时，疗效就差，若不得气，就可能无治疗效果。但是也应该注意，得气的强弱，也须因人、因病而异。一般来说，痿证、痹证、偏瘫和急性疼痛等疾病得气强则效果好，失眠、面肌痉挛等疾病得气弱却效果显著。气血虚弱久病年迈之人，得气宜弱，气血旺盛、体壮年轻之人，得气宜强。总之，得气的强弱，应以患者舒适、疗效显著为目标。在临床上若针刺不得气时，就要分析经气不至的原因。影响得气的因素很多，主要取决于患者体质的强弱和病情的变化，且与取穴准否和施术手法也有关系。一般地说，患者经气旺盛、血气充盈者得气迅速，反之则得气迟缓，或不得气。取穴准确者易于得气，反之则不易得气。此外，还应注意针刺的方向、角度和深度，亦可采用行针催气，或采用留针候气，或用温针，或加艾灸，以助经气来复，促使得气。

候气是将针留置于所刺腧穴之内，安静地较长时间的留针，亦可间歇地运针，施以提插、捻转等催气手法，直待气至之谓。当针刺不得气时，就应耐心地候气，以气至为度。从而表明，候气之法是促其得气的方法之一。

催气是针刺后若不得气，可以均匀地进行提插、捻转等方法，以激发经气，促其气至，这就是催气。催气法是促使得气的施术手法。

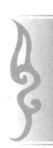

三、灸法

灸，灼烧的意思。灸法是指利用某些燃烧材料，熏灼或温熨体表一定部位，通过调整经络脏腑功能，达到防治疾病的一种方法。

施灸的原料很多，但以艾叶为主，其气味芳香，辛温味苦，容易燃烧，火力温和。

灸法具有温经散寒、扶阳固脱、消瘀散结、防病保健的作用，临床上可以治疗寒湿痹痛和寒邪为患之胃脘痛、腹痛、泄泻、痢疾等；脱证和中气不足、阳气下陷而引起的遗尿、脱肛、阴挺、崩漏、带下、痰饮等；气血凝滞之疾，如乳痈初起、瘰疬、瘿瘤等和防病保健。灸法种类很多，常用灸法如下。

（一）艾炷灸

将纯净的艾绒放在平板之上，用拇、示、中三指边捏边旋转，把艾绒捏紧成规格大小不同的圆锥形艾炷。小者如麦粒大，中等如半截枣核大，大者如半截橄榄大。每燃烧一个艾炷，称为一壮。艾炷灸可分为直接灸和间接灸两类。

1. **直接灸**　即将艾炷直接置放在皮肤上施灸的一种方法。根据灸后对皮肤刺激的程度不同，又分为无瘢痕灸和瘢痕灸两种。

（1）无瘢痕灸　又称非化脓灸，临床上多用中、小艾炷。即将艾炷放置于皮肤上之后，从上端点燃，当燃剩 2/5 左右，患者感到烫时，用镊子将艾炷挟去，换炷再灸，一

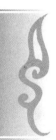

般灸 3～7 壮，以局部皮肤充血、红晕为度。施灸后皮肤不致起疱，或起疱后亦不致形成灸疮。此法适用于慢性虚寒性疾病，如哮喘、眩晕、慢性腹泻、风寒湿痹和皮肤疣等。

（2）瘢痕灸：又称化脓灸，临床上多用小艾炷，亦有用中艾炷者。施灸前先在施术部位上涂以少量凡士林或大蒜液，以增加黏附性和刺激作用，然后放置艾炷，从上端点燃，烧近皮肤时患者有灼痛感，可用手在穴位四周拍打以减轻疼痛。应用此法一般每壮艾炷须燃尽后，除去灰烬，方可换炷，每换 1 壮，即涂凡士林或大蒜液 1 次，可灸 7～9 壮。灸毕，在施灸穴位上贴敷淡水膏，大约 1 周可化脓，化脓时每天换膏药两次。灸疮 45 天左右愈合，留有瘢痕。在灸疮化脓期间，局部需注意清洁，避免感染。就灸疮而言，是局部组织经烫伤后产生的化脓现象，有治病保健作用。但对身体过于虚弱，或有糖尿病、皮肤病的患者不宜使用此法。临床常用于治疗哮喘、慢性胃肠病、瘰疬等，但由于这种方法灸后遗有瘢痕，故灸前必须征求患者的同意及合作。

2. 间接灸　间接灸又称隔物灸、间隔灸，即在艾炷与皮肤之间隔垫上某种物品而施灸的一种方法。

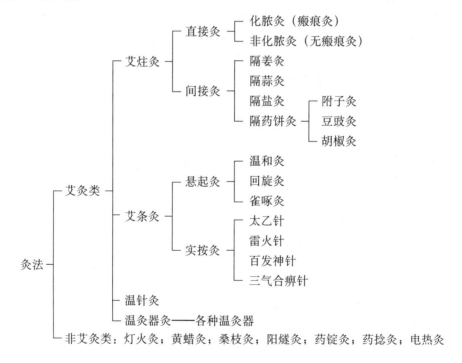

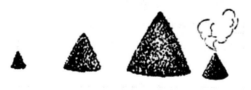

艾　炷

古代的隔物灸法种类很多，广泛用于临床各种病证。所隔的物品有动物、植物和矿物，多数属于中药。药物又因病、因证而不同，既有单方，又有复方。故治疗时，既发挥了艾灸的作用，又有药物的功能，而有特殊的效果。现将临床常用的几种方法介绍如下。

（1）隔姜灸：用鲜生姜切成直径2～3cm，厚0.2～0.3cm的薄片，中间以针穿刺数孔，上置艾炷放在应灸的部位，然后点燃施灸，当艾炷燃尽后，可易炷再灸。一般灸5～10壮，以皮肤红晕而不起疱为度。在施灸过程中，若患者感觉灼热不可忍受时，可将姜片向上提起，或缓慢移动姜片。此法应用很广，适用于一切虚寒病证，对呕吐、腹痛、泄泻、遗精、阳痿、早泄、不孕、痛经和风寒湿痹等疗效较好。

（2）隔蒜灸：用鲜大蒜头切成0.2～0.3cm的薄片，中间以针穿刺数孔，上置艾炷放在应灸的腧穴部位或患处，然后点燃施灸，待艾炷燃尽，易炷再灸，一般灸5～7壮。因大蒜液对皮肤有刺激性，灸后容易起疱，若不使起疱，可将蒜片向上提起，或缓慢移动蒜片。此法多用于治疗肺结核、腹中积块及未溃疮疡等。此外，尚有一种自大椎穴起至腰俞穴铺敷蒜泥一层的铺灸法（长蛇灸），民间用于治疗虚劳、顽痹等证。

（3）隔盐灸：用纯净干燥的食盐填敷于脐部，使其与脐平，上置艾炷施灸，如患者稍感灼痛，即更换艾炷。也可于盐上放置姜片后再施灸，以防止食盐受火爆起而伤，一般灸5～9壮。此法有回阳、救逆、固脱之功，但需连续施灸，不拘壮数，以待脉起、肢温、证候改善。临床上常用于治疗急性寒性腹痛、吐泻、痢疾、淋病、中风脱证等。

（4）隔附子灸：以附子片或附子药饼作间隔物。药饼的制法，是将附子研成细末，以黄酒调和制成直径约3cm、厚约0.8cm的附子饼，中间以针穿刺数孔，上置艾炷，放在应灸腧穴或患处，点燃施灸。由于附子辛温大热，有温肾补阳的作用，故多用于治疗命门火衰而致阳虚的阳痿、早泄、遗精和疮疡久溃不敛的病证。

（二）艾卷灸

艾卷灸又称艾条灸，即用桑皮纸包裹艾绒卷成圆筒形的艾卷，也称艾条，将其一端点燃，对准穴位或患处施灸的一种方法。按操作方法艾卷灸可分为悬灸、实按灸两种。悬灸按其操作方法又可分为温和灸、雀啄灸、回旋灸等。

1. 温和灸　将艾卷的一端点燃，对准应灸的腧穴或患处，距离皮肤2～3cm处进行熏烤，使患者局部有温热感而无灼痛为宜，一般每穴灸10～15分钟，至皮肤红晕为度。如果遇到局部知觉减退或小儿等，医者可将示、中两指置于施灸部位两侧，这样可以通过医者的手指来测知患者局部受热程度，以便随时调节施灸时间和距离，防止烫伤。

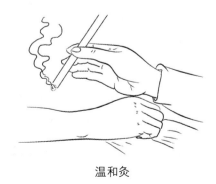

温和灸

2. 雀啄灸　施灸时，艾卷点燃的一端与施灸部位的皮肤并不固定在一定的距离，而是像鸟雀啄食一样，一上一下施灸。

3. 回旋灸　施灸时，艾卷点燃的一端与施灸部位的皮肤虽保持一定的距离，但不固定，而是向左右方向移动或反复旋转地施灸。

（三）温针灸

温针灸是针刺与艾灸相结合的一种方法，适用于既需要针刺留针，又须施灸的疾病。在针刺得气后，将针留在适当的深度，在针柄上穿置一段长约 2cm 的艾卷施灸，或在针尾上搓捏少许艾绒点燃施灸，直待燃尽，除去灰烬，再将针取出。此法是一种简而易行的针灸并用的方法，其艾绒燃烧的热力可通过针身传入体内，使其发挥针和灸的作用，达到治疗的目的。应用此法应注意防止灰火脱落烧伤皮肤。

（四）温灸器灸

温灸器是一种专门用于施灸的器具，用温灸器施灸的方法称温灸器灸，临床常用的有温灸盒和温灸筒。施灸时，将艾绒点燃后放入温灸筒或温灸盒里的铁网上，然后将温灸筒或温灸盒放在施灸部位 15～20 分钟即可。适用于灸治腹部、腰部的一般常见病。

（五）施灸的注意事项

1. 施灸的先后顺序　一般应先灸阳经，后灸阴经，先灸上部，再灸下部，就壮数而言，先灸少而后灸多，就大小而言，先灸艾炷小者而后灸大者。但临床上需结合病情，灵活应用，不能拘执不变。如脱肛的灸治，则应先灸长强以收肛，后灸百会以举陷，便是先灸下而后灸上，此外，施灸应注意在通风环境中进行。

2. 施灸的禁忌

（1）面部穴位，乳头，大血管等处均不宜使用直接灸，以免烫伤形成瘢痕。关节活动部位亦不适宜用化脓灸，以免化脓溃破，不易愈合，甚至影响功能活动。

（2）一般空腹、过饱、极度疲劳和对灸法恐惧者，应慎施灸。对于体弱患者，灸治时艾炷不宜过大，刺激量不可过强，以防"晕灸"。一旦发生晕灸，应及时处理。

（3）孕妇的腹部和腰骶部也不宜施灸。

3. 灸后的处理　施灸过量，时间过长，局部出现水疱，只要不擦破，可任其自然吸收，如水疱较大，可用消毒毫针刺破水疱，放出水液，再涂以甲紫。瘢痕灸者，在灸疮化脓期间，1 个月内慎做重体力劳动，疮面局部勿用手搔抓，以保护痂皮，并保持清洁，防止感染。

第五节　针灸治疗内科常见病证

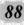

针灸治疗主要是通过对一定的腧穴进行针刺或艾灸来完成的，作为针灸临床治疗的实施方案，配穴处方的得当与否，直接关系到治疗效果的好坏。选取适当的腧穴，采用正确的刺灸方法，是配穴处方的主要内容。在此主要介绍取穴原则、配穴方法。

1. 取穴原则　人体有 361 个经穴和众多的经外奇穴，每个穴位都有一定的特性，其主治功能不尽相同。针灸处方中腧穴的选取，以脏腑经络学说为指导，以循经取穴为主，并根据不同证候选取不同腧穴，取穴原则主要包括近部取穴、远部取穴和随证取穴。

（1）近部取穴：是指选取病痛的所在部位或邻近部位的腧穴，这一取穴原则是根据腧穴普遍具有近治作用的特点提出来的。

（2）远部取穴：是指选取距离病痛较远处部位的腧穴，这一取穴原则是根据腧穴具有远治作用的特点提出来的。

（3）随证取穴：随证取穴，亦名对证取穴，或称辨证取穴，是指针对某些全身症状或疾病的病因病机而选取腧穴，近部取穴和远部取穴适用于病痛部位明显或局限者，但临床上有许多疾病往往难以明确其病变部位，如发热、失眠、多梦、自汗、盗汗、虚脱、抽搐、昏迷，对于这一类病证，可以按照随证取穴的原则选取适当腧穴。例如，治高热可选取大椎，治失眠多梦可选取神门，治盗汗可选取阴郄，治虚脱可选取气海、关元，治昏迷可选取素髎、水沟等，均属随证取穴的范畴。有些腧穴对某一方面的病证有特殊的治疗效果，在治疗中经常选用，如属气病的胸闷、气促等取膻中，属血病的血虚、慢性出血等取膈俞，属筋病的筋骨酸痛等取阳陵泉，这些也都属随证取穴的范畴。

上述取穴原则在临床上除可单独应用外，还常相互配合应用。

2. 配穴方法　配穴是选穴原则的具体应用，配穴是否得当，直接影响治疗效果。历代医家总结出多种行之有效的配穴方法，主要包括本经配穴、表里经配穴、上下配穴、前后配穴和左右配穴等。配穴时要处理好主与次的关系，坚持少而精的原则，突出主要腧穴的作用，适当配伍次要腧穴。

一、中风

中风是以猝然昏仆，不省人事，伴口角歪斜，语言不利，半身不遂，或不经昏仆，仅以口㖞、半身不遂为主症的一种疾病。因起病急骤，症见多端，变化迅速，与自然界之风性善行数变特性相似而名中风，又因其发病突然亦称"卒中"。本病发病率和死亡率均较高，常留有后遗症，是威胁人类生命的一大疾患。现代医学的脑血管病均归属中医学"中风"范畴。

现代医学认为高血压、动脉硬化、脑血管畸形，或动脉瘤等导致的脑出血、蛛网膜下腔出血，以及风湿性心脏病、心房颤动、细菌性心内膜炎等形成的脑血栓、脑栓塞，均可发生本病。

【辨证分型】

1. 中风先兆　多因气血上逆而病，症见眩晕、心悸、肢体麻木、手足乏力、舌强等症。

2. 中经络　病位浅，病情轻，多无神志改变。若脉络空虚，风邪入中，症见手足麻木，口角歪斜，语言不利，甚或半身不遂，苔薄白，脉弦滑或弦数。若因肝肾阴虚，风阳上扰，症见头晕头痛，耳鸣目眩，突然口角歪斜，舌强语謇，肢体麻木，半身不遂，舌红苔黄，脉弦细而数或弦滑。

3. 中脏腑　病位较深，病情危重，根据病因、病机不同，可分为闭证和脱证。闭证症见突然昏仆，不省人事，口噤，半身不遂，牙关紧闭，两手握固，面赤气粗，喉中痰鸣，二便不通，脉弦滑而数。脱证症见突然昏仆，不省人事，目合口张，鼻鼾息微，手撒肢冷，二便失禁，脉细弱；如见汗出如油，瞳孔散大或两侧不对称，脉微欲绝或浮大无根，为真阳外越之危候。

【针刺治疗】

1. 中经络

（1）半身不遂

治则：滋养肝肾，通经活络。一般刺病侧穴，病程较久者先刺健侧，后刺患侧，即"补健侧，泻患侧"的治法。

处方：上肢：肩髃　曲池　手三里　外关　合谷　太冲　太溪

　　　　下肢：环跳　阳陵泉　足三里　解溪　昆仑　太冲　太溪

随证配穴：除上述穴位外，半身不遂还可取患侧井穴，点刺出血，取接续经气之意，上肢还可取肩髎、阳池、后溪等，下肢还可取风市、悬钟等。病程日久，上肢瘫可配大椎、肩外俞，下肢瘫可配腰阳关、白环俞等，如患侧经筋屈曲拘挛者，肘部配取曲泽，腕部配取大陵，膝部配取曲泉，踝部配取太溪，乃阳病取阴之意，如语言謇涩，配哑门、廉泉、通里，肌肤不仁，可用皮肤针叩刺患部。

操作：毫针刺，补虚泻实，每日1次，每次留针20～30分钟，10次为1个疗程。

（2）口角歪斜

治则：疏调阳明，通经活络。

处方：地仓　颊车　合谷　内庭　太冲

随证配穴：按病位酌配牵正、水沟、下关等穴。

操作：毫针刺，平补平泻，每日1次，每次留针20～30分钟，10次为1个疗程。

2. 中脏腑

（1）闭证

治则：平肝息风，清心豁痰，醒脑开窍。

处方：十二井穴　水沟　太冲　丰隆

随证配穴：牙关紧闭配下关、颊车，两手握固配合谷，语言不利配哑门、上廉泉。

操作：十二井穴点刺放血，水沟向上斜刺用泻法，太冲、丰隆用泻法，每日1次，每次留针30分钟。

（2）脱证

治则：回阳固脱。

处方：关元　神阙

随证配穴：汗出不止配阴郄、复溜，小便失禁配三阴交。

操作：关元穴大炷艾灸，神阙隔盐艾灸，直至四肢转温为止。

【附注】

（1）针灸治疗中风疗效较满意，对中风急性期应采取综合治疗措施。

（2）后遗症期配合功能锻炼。

二、眩晕

眩晕是一种常见的自觉症状。"眩"指眼花，轻者稍做闭目即可恢复，重者两眼昏花缭乱，视物不明。"晕"指头晕而言，轻者如坐舟车，飘摇不定，重者旋摇不止，难于站立，昏昏欲倒，胸中泛泛，恶心呕吐。

现代医学中的耳源性眩晕、脑动脉硬化、高血压、心血管病、贫血、神经衰弱等引起眩晕均属本证范畴。

【辨证分型】头晕目眩，泛泛欲吐，甚则昏眩欲仆。如兼见头痛，耳鸣，急躁易怒，口苦多梦，舌红苔黄，脉弦，为肝阳上亢。如兼见头重如裹，胸闷恶心，神疲困倦，舌胖苔白腻，脉濡滑，为痰湿中阻。如兼见遗精，耳鸣，腰膝酸软，舌淡，脉沉细，为肾精亏损。如兼见神疲乏力，心悸失眠，面色㿠白，舌淡，脉细者，为气血虚弱。

【针刺治疗】

1. 肝阳上亢

治则：平肝潜阳，滋水涵木。

处方：风池　肝俞　肾俞　行间　侠溪

随证配穴：耳鸣配翳风，头胀痛配太阳。

操作：毫针刺，风池、肝俞、行间、侠溪用泻法，肾俞用补法，每日 1 次，每次留针 20～30 分钟，10 次为 1 个疗程。

2. 痰湿中阻

治则：运脾和中，除湿涤痰。

处方：头维　内关　中脘　丰隆　阴陵泉

随证配穴：胸闷配膻中，纳差配足三里。

操作：毫针刺，头维、丰隆、阴陵泉均用泻法，内关、中脘用平补平泻法，每日 1 次，每次留针 15～20 分钟，10 次为 1 个疗程。

3. 肾精亏损

治则：补肾益精，培元固本。

处方：百会　悬钟　肾俞　太溪

随证配穴：以遗精配关元、三阴交，耳鸣配翳风。

操作：毫针刺，均用补法，每日 1 次，每次留针 30 分钟，10 次为 1 个疗程。

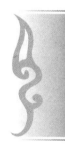

4. 气血虚弱

治则：调理脾胃，补益气血。

处方：百会　足三里　脾俞　胃俞

随证配穴：心悸失眠配神门。

操作：毫针刺，用补法，每日 1 次，每次留针 30 分钟，10 次为 1 个疗程，可灸。

【附注】

（1）针灸治疗本病效果较好，如属眩晕综合征应查明原因，先治疗原发病。

（2）眩晕发作时嘱患者闭目，保持安静，如伴呕吐应防呕吐物误入气管。

（3）注意饮食，少食肥腻生痰之品。

三、头痛

头痛是临床上常见的一种自觉症状，可见于多种急慢性疾病，其病因多端，涉及范围很广。此处所述乃以头痛作为主要病症者，若为某一疾病过程中出现的兼证，可参照本节治疗。头痛发生，常见于高血压、偏头痛、神经功能性头痛、感染性发热等疾病和眼、耳、鼻等病中。

【辨证分型】

1. 外感头痛　一般发病较急，头痛连及项背。如风寒重兼见恶风畏寒，口不渴，苔薄白，脉浮紧。风热重则头痛而胀，发热，口渴欲饮，便秘溲黄，苔黄，脉浮数。若风湿重则见头痛如裹，痛有定处，肢体困倦，苔白腻，脉濡。

2. 内伤头痛　一般发病较缓，若因肝阳上亢，症见头痛目眩，心烦易怒，面赤口苦，舌红苔黄，脉弦数。若因肾虚髓不上承，症见头痛眩晕，耳鸣腰痛，神疲乏力，遗精带下，舌红苔少，脉细无力。若气血虚弱，症见头痛昏重，神疲乏力，面色不华，劳则加甚，舌淡，脉细弱。若因痰浊上蒙清窍，症见头痛昏蒙，胸脘痞闷，呕吐痰涎，苔白腻，脉滑。若血瘀阻络，则头痛迁延日久，或头有外伤史，痛有定处如锥刺，舌质暗，脉细涩。

【针刺治疗】

1. 外感头痛

治则：祛风散寒，化湿通络。

处方：百会　太阳　风池　合谷

随证配穴：前头痛配印堂，偏头痛配外关，后头痛配天柱，头顶痛配四神聪，风热配曲池，风寒配风门拔火罐，风湿配头维、阴陵泉。

操作：毫针刺，用泻法，风寒可配合灸法，每日 1 次，每次留针 20～30 分钟，10 次为 1 个疗程。

2. 内伤头痛

（1）肝阳上亢

治则：平肝潜阳，滋水涵木。

处方：百会　风池　太冲　太溪

随证配穴：胁痛、口苦配阳陵泉。

操作：毫针刺，用泻法，每日1次或2次，每次留针20～30分钟，10次为1个疗程。

（2）肾虚头痛

治则：滋阴补肾。

处方：百会　肾俞　太溪　悬钟

随证配穴：遗精带下配关元、三阴交，少寐配心俞。

操作：毫针刺，用补法，每日1次，每次留针30分钟，10次为1个疗程。

（3）血虚头痛

治则：益气养血，活络止痛。

处方：百会　心俞　脾俞　足三里

随证配穴：纳差配中脘，心悸配大陵。

操作：毫针刺，用补法，每日1次，每次留针30分钟，10次为1个疗程。

（4）痰浊头痛

治则：健脾涤痰，降逆止痛。

处方：头维　太阳　丰隆　阴陵泉

随证配穴：胸闷配膻中，呕恶配内关。

操作：毫针刺，用泻法，每日1次，每次留针30分钟，10次为1个疗程。

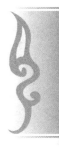

（5）瘀血头痛

治则：活血化瘀，行气止痛。

处方：阿是穴　合谷　血海　三阴交

随证配穴：肝郁配太冲。

操作：毫针刺，用泻法，每日1次，每次留针30分钟，10次为1个疗程。

四、面瘫

面瘫是以口眼向一侧歪斜为主要症状的一种疾病，故又称"口眼㖞斜"。本病可发生于任何年龄，无明显的季节性。

本病相当于现代医学的面神经麻痹症，其主要临床表现为病侧面部肌肉运动障碍，发生口眼㖞斜，亦称为"周围性面神经麻痹"。

【辨证分型】本病通常急性发作，突然一侧面部表情肌麻痹，额纹消失，眼裂变大，露睛流泪，鼻唇沟变浅，口角下垂歪向健侧，病侧不能做皱眉、蹙额、闭目、露齿、鼓颊和噘嘴等动作，部分患者初起时有耳后、耳下疼痛，还可出现患侧舌前2/3味觉减退或消失，听觉过敏等症。病程延久，可因瘫痪肌肉挛缩，口角反牵向患侧，形成"倒错"现象。

【针刺治疗】

治则：祛风散寒，通经活络。

处方：太阳　阳白　地仓透颊车　翳风　合谷

随证配穴：人中沟歪斜配地仓透水沟，体弱者配足三里。

操作：毫针刺，平补平泻，亦可温灸，每日1次，每次留针30分钟，合谷穴可取健侧穴位，10次为1个疗程。

【附注】

（1）面瘫分周围性和中枢性两种，应注意鉴别。

（2）本病初起时针刺量不宜过强。

（3）治疗期间避免风吹受寒，面部可做按摩和热敷。

（4）防止眼部感染，可用眼罩和眼药水点眼每日2次或3次。

五、腰痛

腰痛是指腰部疼痛，为临床常见的一种症状，可表现在腰部的一侧或两侧疼痛。腰为肾之府，肾经经脉循行"贯脊属肾"，腰痛除与肾关系密切外，腰脊部经脉、经筋、络脉的病损，亦可产生腰痛。

现代医学认为，腰痛是由多种疾病引起的，腰部的肌肉、韧带和关节发生损伤或病变，任何原因导致的姿势失衡和某些内脏疾病都可引起腰痛，如风湿病、肾脏疾病和腰部肌肉、骨骼的劳损，以及外伤、腰椎增生乃至盆腔疾病等。本篇主要讨论寒湿腰痛、腰肌劳损、肾虚腰痛等的针灸治疗，其他腰痛可参照治疗。

【辨证分型】

1. 寒湿腰痛　由于风寒湿邪为患，症见腰部冷痛重着、酸麻，活动转侧不利，拘急不可俯仰，或腰脊痛连臀腿，如迁延日久，则时轻时重，患部发凉，遇阴雨天疼痛发作或加剧，苔白腻，脉沉而迟缓。

2. 腰肌劳损　多由陈伤宿疾，劳累腰痛举发，症见腰痛触之僵硬有牵制感，痛有定处，轻则俯仰不便，重则转侧困难，舌质黯，脉涩，部分患者有外伤史。

3. 肾虚腰痛　起病缓慢，隐隐作痛，或酸多痛少，腰腿酸软无力，喜按喜揉，劳则更甚，如兼神倦肢冷，滑精，面色㿠白，四肢不温，舌淡，脉沉细者，为肾阳虚，如伴有虚烦咽干，手足心热，舌红，脉细数者，为肾阴虚。

【针刺治疗】

治则：除湿散寒，补益肾气，通经止痛。

处方：肾俞　腰眼　委中

随证配穴：寒湿重者配腰阳关，血瘀者配水沟，肾虚者配命门、三阴交。

操作：毫针刺，根据病情虚实，酌情应用补泻或平补平泻，或加艾灸，或拔火罐，每日 1 次，每次留针 80 分钟，10 次为 1 个疗程。

【附注】

（1）针灸治疗腰痛有较好的效果，但因脊椎结核、肿瘤等引起的腰痛，不属针灸治疗范围。

（2）平时常用双手掌根揉擦腰部，早、晚各 1 次，可减轻腰痛和防止腰痛发作。

六、胁痛

胁痛是以一侧或两侧胁肋部疼痛为主要表现的病证。

现代医学中的肝胆疾病属中医学"胁痛"范畴，故急慢性肝炎、胆囊炎、胆石症、胸膜炎及后遗症引起的胁痛和肋间神经痛可参照治疗。

【辨证分型】胁痛辨证，当分气血。疼痛以胀为主，游走不定，多属气滞，刺痛多血瘀，隐痛绵绵多血虚。如因抑郁恼怒、情志不畅而胁部胀痛，胸闷气短，纳差嗳气，苔薄白，脉弦者，为肝气郁结，如湿热内郁，则胁肋胀痛，恶心呕吐，口苦胸闷，舌质红苔黄腻，脉弦滑，如因跌仆闪挫、气滞血瘀，则胁痛如刺，痛处不移，舌质黯，脉沉涩，为气滞血瘀，上三种属实证，如精血亏损，血不养肝，则胁痛绵绵，劳则加重，头晕目眩，心中烦热，舌红少苔，脉细数，是为虚证。

【针刺治疗】

1. 实证

治则：疏肝理气，活血止痛，逐湿通络。

处方：期门　阳陵泉

方义：肝经布胁肋，期门穴乃肝之募穴，可疏肝解郁，宽胸理气，配胆经合穴阳陵泉疏理肝胆，调理气血，共奏理气解郁、活血止痛之功。

随证配穴：肝气郁结配太冲，气滞血瘀配三阴交，肝胆湿热配支沟。

操作：毫针刺，用泻法，每日 1 次，每次留针 20～30 分钟，10 次为 1 个疗程。

2. 虚证

治则：补益肝肾。

处方：肝俞　肾俞　期门　三阴交

操作：毫针刺，用补法，每日 1 次，每次留针 30 分钟，10 次为 1 个疗程。

【附注】针刺治疗胁痛效果较好，治疗同时须进行相关检查，必要时可采取病因治疗。

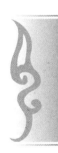

七、痹病

"痹"，有闭阻不通之义，是由风、寒、湿、热等外邪侵袭人体，闭阻经络，气血不能畅行，引起肌肉、筋骨、关节等酸痛、麻木、重着、伸屈不利，甚或关节肿大灼热等为主要临床表现的病证。临床根据病邪偏胜和症状特点，分为行痹、痛痹、着痹和热痹。

现代医学的风湿性关节炎、风湿热、类风湿关节炎、骨性关节炎、纤维织炎和神经痛等病，均属中医学痹病范畴。

【辨证分型】

1. 风寒湿痹　关节疼痛、屈伸不利，为风寒湿痹的共同症状。风性善行数变，行痹症见肢体关节疼痛，游走不定，痛无定处，关节屈伸不利，或见恶风发热，苔薄白，脉浮。若寒邪偏盛，发为痛痹，症见肢体关节疼痛较剧，痛有定处，遇寒痛增，得热则减，关节不可屈伸，局部皮色不红，触之不热，苔薄白，脉弦紧。湿邪偏盛，其性黏滞，发为着痹，症见肢体关节疼痛重着不移，酸痛或有肿胀，肌肤麻木不仁，阴雨寒冷每可促其发作，苔白腻，脉濡缓。

2. 热痹　热邪壅滞经络关节，发为热痹，症见关节疼痛，局部灼热红肿，痛不可触，关节活动不利，可累及1个或多个关节，伴发热恶风，口渴烦闷，苔黄燥，脉滑数等症状。

【针刺治疗】

1. 风寒湿痹

治则：温经散寒，祛风通络，除湿止痛。

处方：根据风寒湿邪的偏盛不同和发病部位，进行分部循经取穴。行痹取膈俞、血海，痛痹取肾俞、关元，着痹取阴陵泉。

分部：肩部：肩髃、肩髎；肘部：曲池、天井；腕部：外关、阳池；背腰部：身柱、腰阳关；髀部：环跳、髀关；股部：承扶、风市；膝部：犊鼻、鹤顶；踝部：丘墟、申脉。

操作：毫针刺，用平补平泻法，每日1次，每次留针30分钟，可配合艾灸，10次为1个疗程。

2. 热痹

治则：利湿清热，通经止痛。

处方：根据发病部位局部取穴，配大椎、曲池。

操作：毫针刺，用泻法，每日1次，每次留针20～30分钟，10次为1个疗程。

【附注】

(1) 针灸治疗痹病有较好效果，但类风湿关节炎病情缠绵反复，非一时能获效。

(2) 本证还须与骨结核、骨肿瘤鉴别，以免延误病情。

(3) 注意保暖，避免风寒侵袭。

八、痿病

"痿"有痿枯不用之意，是指肢体筋脉弛缓，痿软无力，日久不能随意活动，或伴有麻木、肌肉萎缩的一类病证。临床上以下肢瘦弱较多见，故又称"痿"。

本证常见于多发性神经根炎、小儿麻痹后遗症、急性感染性多发性神经炎以及运动神经疾病和周围神经损伤引起的肢体瘫痪等。

【辨证分型】痿病以四肢筋肉弛缓无力，失去活动功能为主症。初起多有发热，继则上肢或下肢，偏左或偏右，痿软无力，重者完全不能活动，肌肉日渐消瘦，并有麻木、发凉等症状。其与痹证的酸痛、活动受限不同。

若肺热伤津，则兼有发热，咳嗽，心烦，口渴，小便短赤，大便干燥，舌红苔黄，脉细数；若湿热浸淫，则兼有身重，胸脘痞闷，小便赤涩热痛，苔黄腻，脉濡数；若脾胃虚弱，精微不运，则兼见纳差气短，腹胀便满，面色无华，神疲无力，苔薄白，脉细弱；若肝肾亏损，则兼见腰脊酸软，眩晕耳鸣，遗精早泄，或月经不调，舌红苔少，脉细数。

【针刺治疗】

治则：利湿除热，培补脾胃，滋养肝肾。

处方：上肢：肩髃　曲池　合谷

　　　　下肢：髀关　风市　阳陵泉　足三里

肺热加尺泽；湿热加阴陵泉；脾胃虚弱加脾俞、胃俞；肝肾不足加肝俞、肾俞。

随证配穴：咽部麻痹配上廉泉，失语配水沟。

操作：毫针刺，实证用泻法，虚证用补法，施灸，每日 1 次，每次留针 30 分钟，10 次为 1 个疗程。

【附注】

（1）针灸治疗痿病中的某些疾病可有不同程度的效果，但因本证疗程较长，需耐心施治。

（2）为明确其病灶所在和发病原因等，应进行必要的检查。

（3）治疗时可配合药物、推拿、理疗等，以提高疗效。

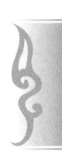

九、痫病

痫证，即癫痫，俗称"羊角风"，是一种发作性神志异常的疾病，本病具有突然性、短暂性、反复发作的特点。发作时，突然昏仆，口吐涎沫，两目上视，四肢抽搐，或有鸣声，醒后神清如常人，是一种短暂的意识和精神障碍性疾病。

现代医学将本病分为原发性和继发性两种，是以大脑灰质神经元异常放电为其病理基础。原发性的病因不明，继发性的主要有先天性脑畸形、脑部感染、脑肿瘤、脑寄生虫、颅脑外伤、脑动脉硬化、中毒等，可有多种类型，此处概述癫痫大发作。

【辨证分型】本病一般多属实证，但经年反复发作亦可致正气虚弱。发作前常感头晕头痛、胸闷不舒、神疲乏力等预兆，旋即突然昏仆，不省人事，面色苍白，两目上视，牙关紧闭，四肢抽搐，口吐白沫，甚则尖叫，二便失禁，苔白腻，脉弦滑。短暂即清醒，发作过后则觉头昏，精神恍惚，乏力欲寐。

【针刺治疗】

治则：涤痰息风，开窍定痫。

处方：发作时：百会　水沟　后溪

间歇期：印堂　鸠尾　间使　太冲

随证配穴：痰浊壅盛配丰隆，肝肾阴虚配太溪，脾胃虚弱配足三里，昏迷配涌泉。

操作：毫针刺，用泻法，发作时水沟向上斜刺用雀啄法，捻转以眼球充满泪水为度，每日1次，每次留针30分钟，10次为1个疗程。

【附注】

(1) 针灸治疗痫病能改善其症状，可作为辅助治疗。

(2) 对继发性癫痫须详细询问病史，专科检查，明确诊断，治疗其原发病。

十、癫狂

癫狂是精神失常的病证，根据临床症状表现癫与狂有所区别，癫证表现沉默呆静，属阴，狂证表现急躁狂动不安，属阳，所谓"重阴者癫，重阳者狂"，两者病理和病因相似，又可互相转化，故临床癫狂并称，本证多见于青壮年。

现代医学的精神分裂症（包括狂躁型、抑郁型）、反应性精神病均属本证范畴。本证以基本个性改变，思维、感情、行为具有非现实性，不易理解和彼此分离不相协调为特点，可根据其特征给予不同的治疗。

【辨证分型】癫狂初病体实，病理因素不离乎痰，癫因痰气，狂由痰火。癫证症见精神抑郁，表情淡漠，沉默痴呆，或多疑虑，喃喃独语，语无伦次，或时悲时喜，哭笑无常，少食不眠，不知秽洁，动作离奇，甚至忿不欲生，苔白腻，脉弦滑。狂证症见性情急躁，头痛失眠，面红目赤，突然狂乱无知，喧扰不宁，逾垣上屋，妄言责骂，不分亲疏，披头散发，或毁物伤人，渴喜冷饮，便秘溲赤，舌质红绛，苔黄腻，脉弦大滑数。

【针刺治疗】

(1) 癫证

治则：豁痰开窍，理气解郁。

处方：心俞　肝俞　脾俞　丰隆　神门

随证配穴：癫证日久，心脾亏损者配足三里、三阴交。

操作：毫针刺，用泻法，每日1次，每次留针30分钟，10次为1个疗程。

(2) 狂证

治则：清心泻热，醒脑定志。

处方：上星透百会　水沟　内关　曲池　丰隆

随证配穴：狂躁日久，耗气伤阴配太溪。

操作：毫针刺，用泻法，每日1次，每次留针30分钟，10次为1个疗程。

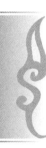

【附注】

针灸治疗本病有一定效果，治疗同时配合心理疗法，必要时配合药物治疗。

十一、不寐

不寐，通常称为"失眠""不得眠""不得卧""目不瞑"，是指经常不能获得正常睡眠或入睡困难，或睡眠时间不足，或睡眠不深，严重时则以彻夜不眠为特征的一种病证。

现代医学的神经衰弱等归属中医学"不寐"范畴。认为本证是由于长期过度的紧张脑力劳动，强烈的思想情绪波动，久病后体质虚弱，使大脑皮质兴奋与抑制相互失衡，导致大脑皮质功能活动紊乱而成。

【辨证分型】本病以不易入睡为主症，但症状表现不一，有初寝难以入寐，有寐而易醒，醒后不能再寐，亦有时寐时醒，甚至彻夜不寐等。由于病因不同，则各有兼症。若属心脾亏损，兼见心悸健忘，头晕目眩，纳差倦怠，面色无华，易汗出，舌淡苔薄，脉细弱；若肾虚心肾不交，兼见头晕耳鸣，腰膝酸软，五心烦热，遗精盗汗，舌质红，脉细数；若属心胆虚怯，兼见心悸多梦，善惊恐，多疑善虑，舌淡，脉弦细；若情志抑郁，肝阳上扰，兼见急躁易怒，头晕头痛，胸胁胀闷，舌红，脉弦；若脾胃不和，兼见脘闷嗳气，嗳腐吞酸，心烦口苦，苔厚腻，脉滑数。

【针刺治疗】

治则：宁心安神。

处方：四神聪　神门　三阴交

随证配穴：心脾亏损配心俞、脾俞；心肾不交配心俞、肾俞、太溪；心胆气虚配心俞、胆俞；肝阳上扰配太冲；脾胃不和配足三里；痰热内扰配内关、丰隆。

操作：毫针刺，虚证用补法，实证用泻法，每日1次，每次留针20～30分钟，10次为1个疗程。

【附注】

（1）针灸治疗不寐症效果良好，治疗时间以下午为宜。

（2）由其他疾病引起不寐者，应同时治疗其原发病。

十二、脏躁

脏躁是由情志内伤所致，以忧郁伤神、心神惑乱为主要病机，以精神忧郁、烦躁不宁、悲忧善哭、喜怒无常为主要临床表现的一种疾病，多发于中青年妇女。

脏躁与现代医学癔症的情感暴发颇为相似，是一种常见的神经官能症，精神创伤和长时间的精神紧张是诱发本病的一个主要因素，一般多发于神经类型抑制性弱型者，患者有特殊的性格特征，如思想方法片面，胸襟狭隘，理智缺乏，自我克制能力差，容易感情用事，感情反应强烈而不稳定，主要表现为心情抑郁，情绪不宁，胁肋胀痛，易怒善哭，咽中如有异物梗阻，失眠等各种复杂症状。

现代医学认为本病发生多因大脑皮质遭受过度刺激，导致皮质和皮质下相应关系的功能失调和障碍。

【辨证分型】本病主要症状为情志异常，如无故喜笑、悲泣、呻吟或痴呆、沉默，甚则突然失语、失明、胸闷气逆、吞咽困难，或突然晕厥、肢体麻木、瘫痪、振动等。若肝气郁结，兼见胸胁胀满，咽中不舒，头晕耳鸣，舌红苔黄，脉弦数；若心脾受损，兼见心悸胆怯，少寐健忘，纳差神疲，舌淡，脉细弱；若肝血不足，阴虚火旺，兼见虚烦不眠，头目眩晕，心烦易怒，遗精带下，舌质红，脉弦细。

【针刺治疗】

治则：疏肝解郁，养心安神。

处方：水沟　内关　太冲　神门

随证配穴：痰盛配丰隆，咽部如有梗物配天突，失语配上廉泉，失明配睛明。

操作：毫针刺，补虚泻实，每日1次，每次留针30分钟，10次为1个疗程。

【附注】

(1) 脏躁一证临床症状复杂多变，每与某些器质性病变混淆，故须注意鉴别。

(2) 针灸治疗同时，重视思想开导，帮助树立治疗信心。

十三、惊悸、怔忡

惊悸、怔忡是指患者自觉心中悸动，惊惕不安，甚则不能自主的一类症状。

惊悸是因突然受惊而作，时作时辍，其症较轻，怔忡每与惊恐无关，终日心中悸动不安，稍劳则甚，其症较重。两者在病情和病程方面虽有轻重、长短差异，然其病因病机基本相同，故合并讨论。

本证多与失眠、健忘、眩晕、耳鸣等并存，故现代医学中各种原因引起的心慌、心动过速、心律失常和贫血、甲状腺功能亢进、神经官能症等，可参照本证治疗。

现代医学认为由外在因素加上身体内部因素，使中枢神经功能失调，影响自主神经功能，造成心脏血管功能异常，或由于忧虑、情绪激动、精神创伤、过度劳累而诱发。

【辨证分型】本证自觉心慌、心跳，时作时息，并有善惊易恐、多梦易醒等症。若心胆气虚，兼见气短神疲，惊悸不安，舌淡苔薄，脉细数；若心脾两伤，兼见头晕目眩，纳差乏力，失眠多梦，舌淡，脉细弱；若阴虚火旺、心肾不交，兼见心烦少寐，头晕目眩，腰酸耳鸣，遗精盗汗，舌红，脉细数；若心阳不振、水气凌心，兼见胸闷气短，形寒肢冷，下肢浮肿，舌淡，脉细沉；若心脉瘀阻，兼见心痛时作，气短乏力，胸闷，咳痰，舌黯，脉沉细或有结代。

【针刺治疗】

治则：益心安神，定悸止惊。

处方：郄门　神门　心俞　巨阙

随证配穴：心胆气虚配胆俞，心脾两伤配脾俞，心肾不交配肾俞、太溪，心阳不振配膻中、气海，心脉痹阻配血海、内关。

操作：毫针刺，补虚泻实，每日1次，每次留针30分钟，10次为1个疗程。

【附注】针灸治疗心悸、怔忡效果较好，本病可发于多种疾病，治疗时须明确诊断。

十四、哮喘

哮喘是一种常见的反复发作性疾病，哮与喘同是呼吸急促的疾病，但在症状表现上有所不同，"哮"是呼吸急促，喉间有哮鸣声，"喘"是呼吸困难，甚则张口抬肩。

正如《医学正传》说"大抵哮以声响名，喘以气息言"。临床上所见哮必兼喘，喘未必兼哮，其病因病机大致相同，故合并叙述。

本证一年四季均可发病，尤以寒冷季节和气候急剧变化时较多，且易复发，男女老幼皆可罹患。现代医学中支气管哮喘、慢性喘息性支气管炎、肺炎、肺气肿、心源性哮喘等均属中医学"哮喘"范畴。

现代医学对本病的病因和发病机制尚未完全明了，一般认为与炎症和免疫缺陷有关。

【辨证分型】临床表现呼吸急促，喉间哮鸣，甚则张口抬肩，不能平卧为主症，一般分为实证、虚证两类。

1. 实证　如风寒外袭，症见咳嗽喘息，咯痰稀薄，形寒无汗，头痛，口不渴，苔薄白，脉浮紧；如痰热阻肺，症见咳喘痰黏，咯痰不爽，胸中烦闷，咳引胸胁作痛，或见身热口渴，恶心纳呆，苔黄腻，脉滑数。

2. 虚证　如肺气不足，喘促气短，喉中痰鸣，气怯声低，吐痰稀薄，或烦热口干，两颊潮红；如久病肺虚及肾，则气息短促，动则喘甚，形瘦神疲，汗出肢冷，舌淡苔红，脉沉细。

【针刺治疗】

1. 实证

治则：祛邪肃肺，止哮平喘。

处方：肺俞　膻中　天突　尺泽

随证配穴：风寒者配风门，风热者配大椎、曲池，肝郁者配太冲，痰盛者配丰隆，喘甚者配定喘。

操作：毫针刺，用泻法，背俞穴可艾灸或拔火罐，每日1次，每次留针30分钟，10次为1个疗程。

2. 虚证

治则：补益肺肾，止哮平喘。

处方：肺俞　肾俞　膏肓　太渊

随证配穴：肺气虚配气海，肾气虚配太溪，盗汗配阴郄，喘甚配定喘、天突。

操作：毫针刺用补法，亦可艾灸、拔火罐，每日1次或2次，每次留针30分钟，

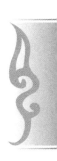

10 次为 1 个疗程。

【附注】

（1）哮喘可见于多种疾病，发作缓解后应积极治疗其原发病，对发作严重或哮喘持续状态，应配合药物治疗。

（2）气候转变时应注意保暖，属过敏体质者，须避免接触致敏原、进食过敏物。

十五、呕吐

以有声有物谓之呕，有物无声谓之吐，无物有声谓之干呕。临床上呕与吐常同时发生，故合称呕吐。

呕吐是临床常见症状，既可单独为患，亦可见于多种疾病。任何病变，有损于胃，胃失和降，气逆于上，胃内容物突然上逆吐出为其主症。呕与吐在古代文献中有所区别，急性胃炎、贲门痉挛、幽门痉挛、胃神经官能症、胆囊炎、胰腺炎等病，均可产生呕吐症状。

呕吐为一临床症状，诸多疾病皆可引起，除胃肠病变外，如梅尼埃病、中毒、癔症、脑膜刺激征、颅内病变、头痛、高热和一些传染病等。临证时应检查原发病，勿忽视病因。

【辨证分型】寒邪客胃，症见时吐清水或痰涎，食久乃吐，喜暖畏寒，大便溏薄，苔白，脉迟。若属热邪内蕴，症见食入即吐，呕吐酸苦热臭，口干而渴，喜寒恶热，大便燥结，苔黄、脉数；若痰饮停聚，症见头目眩晕，胸满痞胀，呕吐痰涎，或见心悸，苔白腻，脉滑；若宿食不消，症见脘腹胀满或疼痛，食入更甚，嗳气厌食，便秘矢气，苔厚腻，脉滑实；若肝气横逆，症见胁痛呕酸，多烦善怒，苔腻，脉弦；若胃气虚弱，症见饮食稍有不慎呕吐即作，倦怠乏力，纳差便溏，苔薄，脉弱无力。

【针刺治疗】

治则：和胃降逆，行气止呕。

处方：中脘　内关　足三里

随证配穴：寒吐配胃俞，热吐配金津、玉液放血，痰饮配丰隆，食滞配梁门、天枢，肝气郁结配太冲，脾胃虚寒配脾俞、胃俞。

操作：毫针刺，补虚泻实，或先泻其邪以止呕，再补其正，虚寒者可加艾灸，每日1 次，每次留针 30 分钟，10 次为 1 个疗程。

【附注】针灸治疗呕吐效果良好，因妊娠或药物反应引起的呕吐，可参照上述治疗，因其他疾病而致呕吐，须明确诊断后治疗。

十六、胃痛

胃痛，又称胃脘痛，是指上腹胃脘部经常反复发作性疼痛为主的症状。

由于疼痛位近心窝部，古人又称作"心痛""胃心痛""心腹痛""心下痛"，明代

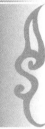

《医学正传》说："古方九种心痛……详其所由，皆在胃脘而实不在心也。"后世医家对胃痛与心痛，有了明确的区分。胃痛，病位在胃，而及于脾，与"真心痛"等发生于心系之病证有本质不同，临床应加以区别。

现代医学的急慢性胃炎、消化系溃疡、胃肠神经官能症、胃黏膜脱垂等引起的胃脘疼痛，均属中医学"胃痛"范畴。

【辨证分型】

1. 实证　若寒邪客胃，症见胃病暴作，恶寒喜暖，泛吐清水，口不渴，喜热饮，或伴恶寒，苔薄白，脉弦紧；若为饮食所伤，症见胃脘胀满疼痛，嗳腐吞酸，嘈杂不舒，呕吐或矢气后疼痛减轻，大便不爽，苔厚腻，脉滑；若为肝气犯胃，症见胃脘胀满，脘痛连胁，嗳气频频，心烦易怒，吞酸太息，大便不畅，每因情志因素而诱发，苔薄白，脉弦；若胃痛拒按，痛有定处，食后痛甚，或见呕血便黑，舌质紫黯甚或有瘀斑点，脉细涩，则为瘀血停滞，以上胃病多属实证。

2. 虚证　多见脾胃虚弱，症见胃痛隐隐，泛吐清水，喜温喜按，纳差神疲，甚或手足不温，大便溏薄，苔薄白，脉虚弱或迟缓。

【针刺治疗】

1. 实证

治则：疏通瘀滞，和胃止痛。

处方：中脘　内关　足三里

随证配穴：寒邪犯胃配胃俞，饮食停滞配梁门，肝气犯胃配太冲，气滞血瘀配膈俞、公孙。

操作：毫针刺，用泻法，每日 1 次，每次留针 30 分钟，10 次为 1 个疗程；寒气凝滞可温针灸，或背俞拔火罐。

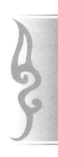

2. 虚证

治则：温中健脾，和胃止痛。

处方：中脘　脾俞　胃俞　足三里

随证配穴：虚寒甚配气海、关元，胃阴不足、虚火上炎配内庭。

操作：毫针刺，用补法，亦可温针灸，每日 1 次，每次留针 30 分钟，10 次为 1 个疗程。

【附注】

（1）针灸治疗胃痛效果良好，但其证候有时可与肝胆疾病及胰腺炎相似，须注意鉴别。

（2）对溃疡出血、穿孔等重症，应及时采取措施或外科治疗。

（3）平时注意饮食规律，忌食刺激性食物。

十七、腹痛

腹痛，是指胃脘以下，脐周四旁的部位疼痛，临床上极为常见，亦可出现于多种疾病中，病因复杂，贵在辨证。

一般分为有形和无形之痛，有形之痛，多由食积、瘀血、虫积、癥结而起；无形之痛，多因气郁、寒、热、血虚而生。有形之痛，痛有定处，胀痛无休；无形之痛，痛无定处，走窜聚散不定。此外，有关脏腑、经脉受侵，均可导致腹痛。

现代医学认为引起腹痛原因颇多，如急慢性肝、胆、胰腺炎症和胃肠痉挛、胃肠急慢性炎症、腹膜炎、消化系疾病、盆腔疾病、寄生虫病等均可引起腹痛。

【辨证分型】腹痛是一个症状，牵涉范围较广，临床辨证，需进行全面考虑，根据病因、疼痛部位、疼痛性质等，以辨寒、热、虚、实。

1. 寒证　症见腹痛暴急，得温则减，遇冷更甚，腹胀肠鸣，四肢欠温，口不渴，大便溏薄，小便清长，苔白，脉沉紧。

2. 热证　症见腹痛拒按，胀满不舒，烦渴引饮，汗出，大便秘结，小便短赤，苔黄腻，脉濡数。

3. 虚证　症见腹痛绵绵，时作时止，痛时喜按，神疲乏力，饥饿劳累后加剧，得食、休息后稍减，畏寒怕冷，舌淡苔白，脉沉细。

4. 实证　症见脘腹胀满，疼痛拒按，嗳腐吞酸，腹痛欲泄，泄则痛减，或大便秘结，苔厚腻，脉滑实，若气滞血瘀，则腹痛胀满，连及胁肋；如以气滞为主，则痛无定处，嗳气或矢气后痛减，苔薄白，脉弦；如以血瘀为主，痛势较甚，疼痛多固定不移，舌质紫黯，脉弦或涩。

【针刺治疗】

1. 寒证

治则：温经散寒，理气止痛。

处方：中脘　神阙　足三里

随证配穴：泄泻配天枢。

操作：毫针刺，可用温针灸，神阙隔盐艾灸，每日 1 次，每次留针 30 分钟，10 次为 1 个疗程。

2. 热证

治则：清热导滞，行气止痛。

处方：中脘　上巨虚　内庭

随证配穴：泄泻配天枢。

操作：毫针刺，用泻法，每日 1 次，每次留针 30 分钟，10 次为 1 个疗程。

3. 虚证

治则：温运脾阳，缓急止痛。

处方：脾俞　胃俞　中脘　章门

随证配穴：大便溏泄配天枢。

操作：毫针刺，用补法，可用温针灸，每日 1 次，每次留针 30 分钟，10 次为 1 个

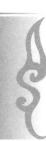

疗程。

4．实证

治则：通调肠胃，行气导滞。

处方：中脘　天枢　太冲

随证配穴：大便秘结配支沟。

操作：毫针刺，用泻法，每日 1 次，每次留针 30 分钟，10 次为 1 个疗程。

【附注】针灸治疗腹痛效果较好，如属急腹症在针灸治疗的同时，严密观察，凡适应手术的急腹症，应转科治疗。

十八、泄泻

泄泻，亦称腹泻，是指大便次数增多，粪便清薄或完谷不化，甚至泄如水样而言，古人将大便溏薄者称为"泄"，大便如水注下者为"泻"。

本证可见于多种疾病，受病脏腑主要在脾、胃和大、小肠。在古代文献中对本证的名称和分类繁多，概分为急性泄泻和慢性泄泻两类。

现代医学的急慢性肠炎、胃肠功能紊乱、过敏性肠炎、溃疡性结肠炎、肠结核等引起的腹泻，可参阅辨证施治。

【辨证分型】

1．急性泄泻　发病急骤，大便次数增多，偏于寒湿者大便清稀，水谷相杂，肠鸣腹痛，身寒喜温，苔白滑，脉迟缓；湿热甚者，便稀有黏液，肛门灼热，口渴喜冷饮，腹痛，小便赤，苔黄腻，脉濡数；如食滞胃肠，则腹痛肠鸣，大便恶臭，泻后痛减，伴未消化之物，苔厚腻，脉滑。

2．慢性泄泻　发病势缓，病程较长，如属脾虚，迁延反复，大便溏薄，腹胀肠鸣，面色萎黄，神疲肢软，纳差，喜暖畏寒，舌淡苔白，脉濡缓，如肝郁侮脾，则胸胁胀满，嗳气频频，苔白，脉弦；如属肾虚，每于黎明之前，脐腹作痛，肠鸣即泻，泻后痛减，腰膝酸软，形寒肢冷，舌淡苔白，脉沉细。

【针刺治疗】

1．急性泄泻

治则：除湿导滞，疏调肠胃。

处方：天枢　阴陵泉　上巨虚

随证配穴：热甚配内庭，食滞配中脘。

操作：毫针刺，用泻法，每日 1 次，每次留针 30 分钟，10 次为 1 个疗程。

2．慢性泄泻

治则：健脾调肠，温肾止泻。

处方：脾俞　天枢　足三里　三阴交

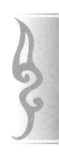

随证配穴：肝郁配太冲，肾虚配肾俞、命门，腹胀配公孙。

操作：毫针刺，脾肾虚弱用补法，肝郁泻太冲，每日 1 次，每次留针 30 分钟，10 次为 1 个疗程。

【附注】

（1）针灸治疗急、慢性泄泻效果较好，急症暴泻病情急重者，应综合性治疗。

（2）注意饮食卫生。

十九、便秘

便秘是指大便秘结不通、粪便干燥艰涩难解而言。可见于多种疾病，主要因大肠传导功能失常，粪便在肠内停留时间过久，水液被吸收，而致使质干燥难解。本证概分为偏虚、偏实两类。

【辨证分型】

1. 实证　症见大便干结，经常三五日 1 次或更长时间，临厕努责，干燥难下。如属热邪壅盛，则见身热烦渴，口干口臭，喜冷饮，苔黄燥，脉滑实；若气机郁滞，症见便秘胁痛，胀满不舒，嗳气纳差，苔黄腻，脉弦。

2. 虚证　症见大便干燥，数日不行。若因气血虚者，则见面色㿠白，神疲气怯，头晕心悸，汗出气短，舌淡苔薄，脉虚弱；若阴寒内结，则腹中冷痛，喜热畏寒，四肢不温，舌淡苔白，脉沉迟。

【针刺治疗】

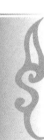

1. 实证

治则：清热理气，通导肺腑。

处方：天枢　支沟　曲池　内庭

随证配穴：气滞者配太冲。

操作：毫针刺，用泻法，每日 1 次，每次留针 30 分钟，10 次为 1 个疗程。

2. 虚证

治则：健脾益气，温阳通便。

处方：大肠俞　天枢　支沟　上巨虚

随证配穴：气血虚配足三里，阴寒盛灸神阙穴。

操作：毫针刺，用平补平泻法，每日 1 次，每次留针 30 分钟，10 次为 1 个疗程。

二十、癃闭

癃闭是以排尿困难，少腹胀痛，甚则小便闭塞不通为主症。"癃"是指小便不利，点滴而下，病势较缓；"闭"是指小便不通，欲溲不下，病势较急。

癃、闭虽然有区别，但都指排尿困难，只是程度上的不同，故合称癃闭。

本证可包括膀胱、尿道的器质性和功能性病变所造成的排尿困难和尿潴留。

【辨证分型】癃闭一证，辨证当分虚实，由肺热气壅、肝失疏泄、中焦湿热下注，或因尿路阻塞引起的属实证，由肾阳虚衰、脾气虚陷引起的属虚证。

1. 实证　发病急，小便点滴而下，短赤灼热或闭塞不通，小腹胀痛，苔黄，脉弦涩。若肺热壅盛，兼见呼吸短促，咽干咳嗽，苔黄，脉数；若肝失疏泄，兼见多烦善怒，胁腹胀满，舌红苔黄，脉弦；若膀胱湿热，兼见小腹胀满，口渴不欲饮，苔黄腻，脉数；因气滞血瘀则兼见小腹满痛，舌紫黯或有瘀点，脉涩。

2. 虚证　发病缓，小便不通，排出无力，精神疲倦，舌质淡，脉沉细而弱。若脾虚中气不足，兼见气短纳差，小腹坠胀；若肾阳虚弱，命门火衰，兼见面色㿠白，神气怯弱，腰膝酸冷，畏寒乏力，舌淡苔白，脉沉细。

【针刺治疗】

1. 实证

治则：清热利湿，通利三焦。

处方：中极　膀胱俞　三阴交　阴陵泉

随证配穴：肺热壅盛配尺泽，肝郁气滞配太冲，外伤血瘀阻络配血海。

操作：毫针刺，用泻法，每日1次，每次留针30分钟，10次为1个疗程。

2. 虚证

治则：温补脾肾，益气启闭。

处方：肾俞　脾俞　三焦俞　关元

随证配穴：肾阳不足配复溜，中气虚陷配足三里。

操作：毫针刺，用补法，亦可用温针灸，每日1次，每次留针30分钟，10次为1个疗程。

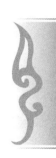

【附注】

（1）针刺治疗癃闭有一定疗效，膀胱过度充盈时，下腹部穴位斜刺或横刺。

（2）如属机械性梗阻或神经损伤引起者，须明确发病原因，采取相应措施。

二十一、遗精

遗精是不因性生活而精液遗泄的病证，其中有梦而遗精的名"梦遗"；无梦而遗精的，甚至清醒时精液流出者为"滑精"。

梦遗多因相火妄动，其证属实；滑精多为肾虚，精关不固，其证属虚。一般成年未婚男子，偶尔遗精属生理现象，不能作病态。

现代医学认为，遗精是男子性功能障碍的一种表现，多属非器质性病变，而由大脑皮质功能或脊髓性功能中枢紊乱所致。

【辨证分型】相火妄动，心肾不交、火扰精室，症见梦中遗精，心中烦热，夜寐不宁，头晕目眩，体疲乏力，心悸怔忡，小便短赤，舌红，脉细数。若肾精亏损，肾失封藏，精关不固，症见梦遗频作，甚至滑精，精神萎靡，头晕目眩，面色少华，耳鸣健忘，失眠盗汗，腰膝酸软，畏寒肢冷，舌淡苔薄，脉沉细。若湿热下注，精室被扰，症见遗精频作，小便热赤浑浊，或溺涩不爽，口苦口干，心烦少寐，大便溏而后重，腹脘痞闷，苔黄腻，脉濡数。

【针刺治疗】

治则：滋肾固涩，交通心肾。

处方：关元　志室　三阴交

随证配穴：心肾不交配心俞、神门，肾气不足甚或滑精者配肾俞、太溪，湿热配阴陵泉。

操作：毫针刺，补虚泻实，每日1次，每次留针30分钟，10次为1个疗程。

第六节　针灸治疗妇儿科常见病证

一、月经不调

月经不调是指月经的周期、经色、经量、经质出现异常改变，它包括月经先期、月经后期、月经先后无定期。

现代医学认为，月经受垂体前叶和卵巢内分泌激素的调节，而呈现的有规律的周期性子宫腔流血。如下丘脑－垂体－卵巢三者之间的动态关系失去平衡，则导致其功能异常而产生月经不调。

【辨证分型】

1. 月经先期　月经周期提前7日以上，甚至10余日一行。月经量多、色淡、质稀，神疲肢倦，心悸气短，纳少便溏，舌淡，脉细弱者，为气虚证；月经量少或量多、色红、质黏稠，两颧潮红，手足心热，舌红苔少，脉细数者，为虚热证；月经量多，色深红或紫，质黏稠，伴面红口干，心胸烦热，小便短黄，大便干燥，舌红苔黄，脉数者，为实热证。

2. 月经后期　月经推迟7日以上，甚至40～50日一潮。量少色黯，有血块，小腹冷痛，得热则减，畏寒肢冷，苔薄白，脉沉紧者，为寒实证；经期延后，月经色淡红而质稀，量少，小腹隐隐作痛，喜热喜按，舌淡苔白，脉沉紧者，为虚寒证。

3. 月经先后无定期　月经或提前或错后，经量或多或少，色紫黯有块，经行不畅，胸胁乳房作胀，少腹胀痛，时常叹息，嗳气不舒，苔薄白，脉弦者，为气滞；经来先后不定，量少色淡，腰骶酸痛，头晕耳鸣，舌淡苔白，脉沉弱者，为肾虚证。

【针刺治疗】

1. 月经先期

治则：清热调经。

处方：关元　血海

随证配穴：实热配太冲，虚热配三阴交、太溪，气虚配足三里、脾俞、气海，心烦配神门，月经过多配隐白。

操作：毫针刺，实证用泻法，虚证用补法，气虚者针后加灸或用温针灸，每日 1 次，每次留针 30 分钟，10 次为 1 个疗程。

2. 月经后期

治则：温经散寒，和血调经。

处方：气海　三阴交

随证配穴：小腹冷痛配灸关元、归来，少腹胀痛、经血有块配血海，气郁者配太冲。

操作：毫针刺，寒证、虚证用针加灸，气滞者针刺平补平泻法。每日 1 次，每次留针 30 分钟，10 次为 1 个疗程。

3. 月经先后无定期

治则：调补肝肾。

处方：关元　三阴交　肝俞

随证配穴：胸胁胀痛配支沟、阳陵泉，腰骶疼痛配次髎，肝郁气滞配太冲。

操作：毫针刺，虚证用补法，气郁用平补平泻法。每日 1 次，每次留针 20～30 分钟，10 次为 1 个疗程。

【附注】

（1）针灸对月经不调有一定效果，一般多在经前 5～7 日开始针治，连续 5～7 次，至下次月经来潮前再针。

（2）注意经期卫生，忌食生冷，避免精神刺激。

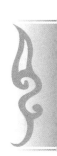

二、痛经

妇女行经期间或行经前后，出现周期性小腹或腰骶部疼痛或胀痛，甚则剧痛难忍，甚或恶心呕吐等，称为"痛经"。本病以青年妇女较为多见。

现代医学分为原发性痛经和继发性痛经两类，前者生殖器官无器质性病变，后者常见于子宫内膜异位症、急慢性盆腔器官炎症或子宫颈狭窄阻塞、子宫内膜增厚、子宫前倾或后倾等。痛经常与精神因素和神经、内分泌因素有关。

【辨证分型】发病以经期或行经前后少腹疼痛为主症，可根据发病原因、痛势、腹诊等以辨别虚实。

1. 实证　经行不畅，少腹胀痛较剧，腹痛拒按，经色紫红而夹有血块，下血块后疼痛缓解，脉沉涩，为血瘀；胀甚于痛或连两胁，胸闷泛恶，脉弦，为气滞。

2. 虚证　腹痛多在经后，痛势绵绵不休，少腹柔软喜按，经量少，伴有腰酸肢倦，纳食减少，头晕心悸，舌淡，脉弦细等。

【针刺治疗】

1. 实证

治则：散寒逐瘀，通经止痛。

处方：中极　次髎　地机

随证配穴：寒痛配归来艾灸，气滞配太冲，腹胀配天枢。

操作：毫针刺，用泻法，寒邪甚者可艾灸。每日 1 次，每次留针 20～30 分钟，10 次为 1 个疗程。

2. 虚证

治则：调补气血，温养冲任。

处方：关元　气海　足三里　三阴交

随证配穴：肾气虚配肾俞、太溪。

操作：毫针刺，用补法，可温灸。每日 1 次，每次留针 20～30 分钟，10 次为 1 个疗程。

【附注】

(1) 针灸治疗痛经有很好的作用，但痛经原因较多，必要时做妇科检查，以明确诊断。

(2) 注意经期卫生，避免精神刺激，防止受凉或过食生冷。

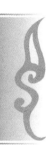

三、经闭

发育正常女子年龄超过 18 岁仍不见月经来潮，或已形成月经周期，但又连续中断 3 个月以上者，称为"经闭"。

现代医学将前者称原发性经闭，后者称继发性经闭。至于妊娠期、哺乳期和绝经期以后的停经则属正常生理现象，不属经闭范畴。

现代医学认为，正常月经有赖大脑皮质、下丘脑、垂体、卵巢、子宫等功能的协调，如果这些环节发生病变，即可导致经闭。其他如甲状腺、肾上腺皮质功能障碍，或某些精神因素、寒冷、消耗性疾病、放射线等也能引起经闭。

【辨证分型】根据发病原因、症状、脉象等，本病可分为血枯经闭和血滞经闭两类。

1. 血枯经闭　月经超龄未至或先见经期错后，经量逐渐减少，终至经闭。若兼头晕耳鸣，腰膝酸软，口干咽燥，五心烦热，潮热盗汗，舌质红，苔少，脉弦细，为肝肾不足；若兼头晕目眩，心悸气短，神疲肢倦，食欲不振，舌淡，苔薄白，脉沉缓，为气血虚弱。

2. 血滞经闭　经闭不行，情志抑郁，或烦躁易怒，胸胁胀满，小腹胀痛拒按，舌质紫黯或边有瘀点，脉沉，为气滞血瘀。若经闭，小腹冷痛，形寒肢冷，喜得温暖，苔白，脉沉迟，为寒凝血滞。

【针刺治疗】

1. 血枯经闭

治则：养血调经。

处方：关元　脾俞　肾俞　足三里

随证配穴：潮热盗汗配太溪，心悸配内关，纳呆配中脘。

操作：毫针刺，用补法，可施灸。每日 1 次，每次留针 30 分钟，10 次为 1 个疗程。

2. 血滞经闭

治则：疏肝理气，温经散寒，健脾化湿。

处方：中极　太冲　三阴交　合谷

随证配穴：胸胁胀满配内关，小腹胀满配归来。

操作：毫针刺，用泻法。每日 1 次，每次留针 30 分钟，10 次为 1 个疗程。

四、胎位不正

正常胎位中，绝大多数为枕前位。如果妊娠 30 周后，经产前检查发现胎位呈枕后位、臀位、横位等，称胎位不正，常见于经产妇或腹壁松弛的孕妇。

【艾灸治疗】

选穴：至阴。

方法：嘱孕妇放松腰带仰卧床上，或坐在靠背椅上，以艾条灸两侧至阴穴 15～20 分钟，每日 1 次或 2 次，灸至胎位正常。若灸数次无效，当查明原因，转科处理。

【附注】导致胎位不正的原因甚多，如盆腔狭窄、其他畸形等不属针灸治疗范围，应由产科处理。

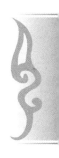

五、阴挺

子宫位置沿阴道下降，宫颈达坐骨棘水平以下，甚至全部脱出阴道口外、或阴道壁膨出，称为阴挺。现代医学称为子宫脱垂。

【辨证分型】

1. 脾虚　子宫下移或脱出阴道口外，状如鹅卵，劳则加剧，小腹下坠，精神疲惫，四肢无力，带下色白，质稀量多，舌淡苔薄，脉虚弱。

2. 肾虚　子宫下垂，状如鹅卵，小腹下坠，腰腿酸软，小便频数，头晕耳鸣，舌淡红，脉沉而弱。

【针刺治疗】

治则：补脾益肾，固摄胞宫。

处方：百会　气海　维道　子宫

随证配穴：脾虚配足三里，肾虚配太溪。

操作：毫针刺，用补法，并灸。每日 1 次，每次留针 30 分钟，10 次为 1 个疗程。

【附注】

（1）针灸治疗阴挺有一定效果，治疗期间不宜参加重体力劳动。

（2）体质虚弱或有继发感染者可配合药物治疗。

六、遗尿

遗尿是指年满 5 周岁以上，具有正常排尿功能的小儿，在睡眠中小便不能自行控制，称遗尿。偶见疲劳或临睡前饮水过多而尿床者，不作病态。

【辨证分型】

1. 肾阳不足　睡中遗尿，醒后方觉。面色㿠白，小便清长而频数，手足发凉，腰腿酸软，舌淡，脉沉迟无力。

2. 肺脾气虚　睡中遗尿，醒后方觉。尿频而量不多，神疲乏力，食欲不振，气短声怯，大便溏薄，舌淡，脉缓或沉细。

【针刺治疗】

治则：健脾益肺，温肾固摄。

处方：中极　膀胱俞　三阴交

随证配穴：肾气不足配肾俞，尿频者配百会。

操作：毫针刺，用补法，可灸。每日 1 次，每次留针 30 分钟，10 次为 1 个疗程。

【附注】

（1）针刺治疗遗尿效果较好，但对某些器质性病变引起的遗尿，应治疗其原发病。

（2）治疗期间嘱家属密切配合，逐渐养成自觉起床排尿习惯。

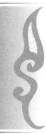

七、小儿惊风

惊风是以四肢抽搐、角弓反张、口噤为特征的一种病证，严重者可出现神志不清，故又有"惊厥"之称。

因其发病有缓急之分，证候有轻重之别，因而又有急慢惊风之不同。急惊风起病迅速，症情急暴，性质属实；慢惊风起症缓慢，多属虚证。本病以 1—5 岁婴幼儿为多见，年龄越小，发病率越高。

现代医学中因高热、脑膜炎、脑炎、血钙过低、大脑发育不全、癫痫等所致抽搐属此范畴。

【辨证分型】

1. 急惊风　来势急骤，初起常有壮热面赤，烦躁不宁，摇头弄舌，咬牙龄齿，睡中惊醒，继则神昏，牙关紧闭，两目上视，颈项强直，角弓反张，四肢抽搐、颤动，呼吸急促，苔微黄，脉浮数或弦滑。

2. 慢惊风　起病缓慢，面黄肌瘦，形神疲惫，四肢不温，呼吸微弱，囟门低陷，昏睡露睛，时有抽搐。脾阳虚者兼见大便稀薄，色青带绿，足跗及面部浮肿，舌淡苔薄，脉沉迟无力；肝肾阴亏兼见神倦虚烦，面色潮红，手足心热，舌光少苔或无苔，脉沉细而数。

【针刺治疗】

1. 急惊风

治则：清热祛邪，豁痰开窍，镇惊息风。

处方：水沟　印堂　合谷　太冲

随证配穴：壮热配大椎、十宣放血，痰多配丰隆，惊恐配神门。

操作：毫针刺，用泻法，每日1次，每次留针15～20分钟，10次为1个疗程。

2. 慢惊风

治则：补益脾肾，镇惊息风。

处方：百会　印堂　气海　足三里　太冲

随证配穴：潮热配太溪，口噤配颊车、合谷。

操作：毫针刺，用平补平泻法，每日1次，每次留针15～20分钟，10次为1个疗程。

八、疳积

疳积是由多种慢性疾患引起的一种疾病，临床以面黄肌瘦、毛发稀疏枯焦、腹部膨隆、精神萎靡为特征。

一般多见于5岁以下的婴幼儿，常见于小儿喂养不良、病后失调、慢性腹泻、肠道寄生虫等。

现代医学认为本病多因长期喂养不当，食物不能充分吸收利用，以致不能维持正常代谢，致使生长发育停滞的一种慢性营养缺乏症。

【辨证分型】临床以精神疲惫，形体羸瘦，面色萎黄，毛发稀疏干枯为主症。若兼见便溏，完谷不化，四肢不温，唇舌色淡，脉细无力者，属脾胃虚弱；若兼见嗜食无度或喜食异物，脘腹胀大，时有腹痛，睡中磨牙，舌淡，脉细弦者，属虫毒为患。

【针刺治疗】

治则：健脾化滞，驱虫消积。

处方：中脘　四缝　足三里

随证配穴：虫积配百虫窝，潮热配三阴交。

操作：毫针刺，用补法，每日1次，每次留针30分钟。四缝点刺，挤出黄白黏液。10次为1个疗程。

【附注】

（1）针刺治疗疳积有一定效果，因寄生虫、结核等引起的需治疗原发病。

（2）注意饮食定时定量，婴儿断乳时给予补充营养。

九、小儿脑性瘫痪

小儿脑性瘫痪是以大脑发育不全、智力低下、四肢运动障碍为主症的常见疾病，属中医学"五迟""五软"范畴。现代医学认为系由多种原因引起脑损伤而致的后遗症。

【辨证分型】

1. 肝肾不足　发育迟缓，坐立、行走、生齿等明显迟于正常同期小儿，平素疲劳善卧，精神呆滞，面色无华，舌质淡，苔薄白，脉弦细。

2. 气血虚弱　肢体软弱，神情呆滞，智力迟钝，面色苍白，神疲乏力，舌淡苔少，脉细弱。若脾胃虚弱明显者，兼见头、项、口唇、手足软弱无力，不能活动，肌肉松弛，食少不化，唇淡，舌淡苔薄白，脉沉迟无力。

3. 气滞血瘀，痰阻经络　神志迟钝，失语，痴呆，手足软而不用，肢体麻木，舌淡紫或边有瘀点，苔黄腻，脉弦滑或涩。

【针刺治疗】

治则：滋养肝肾，理气活血，通络化瘀。

处方：百会　大椎　四神聪　悬钟　足三里　合谷

随证配穴：语言障碍配通里、廉泉、金津、玉液，颈瘫配天柱，面瘫配颊车、下关，上肢瘫配肩髃、曲池，下肢瘫配环跳、阳陵泉，腰部软瘫配腰阳关，智力迟钝配通里，耳聋配听宫、听会。

操作：毫针刺，虚证用补法，加灸；实证用泻法。每日 1 次，每次留针 30 分钟，10 次为 1 个疗程。

第
91
日

第七节　针灸治疗皮外科常见病证

一、风疹

风疹是以异常瘙痒，皮肤出现成片、成块的风团为主症的常见的过敏性皮肤病，又名"瘾疹"，时隐时现。急性者短期发作后多可痊愈，慢性者常反复发作，缠绵难愈。风疹属现代医学之"荨麻疹"。

现代医学认为本病致病原因甚多，发病机制复杂，但其主要因素是机体敏感性增强，皮肤真皮表面毛细血管炎性病变、出血和水肿所致。

【辨证分型】

1. 风邪外袭　发病迅速，全身瘙痒，皮疹形状、大小不等，呈淡红色或白色，边界清楚，此起彼伏，兼见身热、口渴、咳嗽、肢体酸楚等症。

2. 胃肠积热　在发皮疹的同时，伴有发热、脘腹胀痛、神疲纳呆、大便秘结或腹泻等症。

【针刺治疗】

治则：疏风清热，活血和营。

处方：曲池　合谷　血海　三阴交　膈俞

随证配穴：呼吸困难配天突，胃肠不适配天枢、大肠俞。

操作：毫针刺，用泻法，每日1次，每次留针30分钟，10次为1个疗程。

【附注】

（1）针灸治疗风疹效果良好，多次反复发作者须查明原因，针对病因治疗。

（2）属过敏体质，忌食鱼腥等发物，便秘者保持大便通畅。

二、痄腮

痄腮，又名"蛤蟆瘟"，是以发热、耳下腮部肿胀疼痛为特征的一种急性传染性疾病。

本病全年均可发病，多见于冬春季节，好发于5—9岁儿童，成人发病，症状往往较儿童为重。绝大多数可获终身免疫，也有少数反复发作。本病相当于现代医学流行性腮腺炎。

【辨证分型】

1. 温毒在表　一侧或两侧耳下，以耳垂为中心的腮部漫肿疼痛，伴有恶寒发热，全身轻度不适，咽红，舌红苔薄黄，脉浮数。

2. 热毒蕴结　腮部焮热疼痛，坚硬拒按，咀嚼困难，高热，烦躁，头痛，大便干结，小便黄赤，咽痛，睾丸肿痛，舌红苔黄厚，脉滑数。

【针刺治疗】

治则：清热解毒，消肿散结。

处方：翳风　颊车　外关　合谷　关冲

随证配穴：温毒在表配风池、少商，热毒蕴结配商阳、曲池，睾丸肿痛配太冲、曲泉，惊厥神昏配人中、十宣。

操作：毫针刺，用泻法，每日1次，每次留针30分钟，或点刺出血，10次为1个疗程。

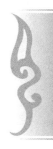

三、乳痈

乳痈系指乳房红肿疼痛、乳汁排出不畅，以致结脓成痈的急性化脓性病证。多发生于产后哺乳的产妇，尤其是初产妇更为多见，发病多在产后2～4周，未分娩时、非哺乳期或妊娠后期也可仍见本病。本病相当于现代医学急性化脓性乳腺炎。

现代医学认为，本病多因乳头发育不良，妨碍哺乳，或乳汁过多不能完全排空，或乳管欠通畅，影响排乳，致使乳汁淤积，利于入侵细菌的繁殖而致病。

【辨证分型】

1. 郁乳期　乳房肿胀触痛，乳汁淤积，排泄不畅，皮肤微红或不红，肿块或有或无，可伴有寒战、高热、口渴、纳差等症。

2. 酿脓期　肿块逐渐增大，焮红疼痛，寒热不退，持续性搏动性疼痛加剧。

3. 溃脓期　脓肿形成，触之有波动感，局部红紫，经切开或自行溃后脓液大量流出。如脓流不畅，肿势不消，发热不退，可能波及其他乳络，致成"传囊乳痈"。

【针刺治疗】

治则：清热解毒，消肿散结。

处方：肩井　天宗　合谷　膻中　少泽　太冲　膺窗

随证配穴：气郁配期门、行间，胃热配梁丘、足三里。

操作：毫针刺，用泻法，每日1次，每次留针30分钟，郁乳期隔蒜灸。

【附注】

（1）针灸对乳腺炎早期出现肿块而未化脓者有一定效果，初起可热敷配合治疗，若已化脓须转外科治疗。

（2）哺乳前后保持乳头清洁。

四、肠痈

肠痈为外科常见的急腹症，临床以持续伴有阵发性加剧的右下腹痛、肌紧张、反跳痛为特征。可发于任何年龄，多见于青壮年。急、慢性阑尾炎可参考本证治疗。

现代医学认为，阑尾腔梗阻和细菌感染是本病的主要发病原因。

【辨证分型】

1. 轻证　初起在上腹部或脐周作痛，为阵发性钝痛，数小时后，疼痛转移至右下腹部，逐渐加重，伴有恶寒发热，恶心呕吐，便秘，腹胀，溲赤，苔黄腻，脉洪数。

2. 重证　痛处固定不移，痛势加剧，腹肌紧张拘急，拒按，局部可触及局限性肿物，高热不退，属肠痈重症，应采取综合疗法。

【针刺治疗】

治则：清热导滞，行气活血。

处方：阑尾　上巨虚　天枢

随证配穴：恶心呕吐配上脘、内关，发热配曲池、大椎，腹胀配大肠俞、次髎。

操作：毫针刺，用泻法。每次留针30～60分钟，每日1次或2次。

【附注】

（1）针灸对单纯性阑尾炎效果良好，若症状严重有阑尾穿孔或坏死倾向者，须及时进行外科处理。

（2）慢性阑尾炎可参照以上方法治疗。

五、扭伤

扭伤是指四肢关节或躯体的软组织损伤，如肌肉、肌腱、韧带、血管等扭伤，而无

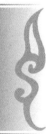

骨折、脱臼、皮内破损的证候。主要表现为受伤部位肿胀疼痛，关节活动受限，多发于肩、肘、腕、腰、髋、膝、踝等部位。

【辨证分型】扭伤部位因瘀阻而肿胀疼痛，伤处肌肤青紫，患肢关节有不同程度的功能障碍，常伴有局部热痛。

1. 新伤　局部微肿，肌肉压痛，肌肤发红，则伤势较轻。如肿胀高起，皮色紫红，关节屈伸不利，疼痛剧烈，表示伤势较重，或有瘀血留滞。

2. 陈伤　一般肿胀不明显，以疼痛、关节功能障碍为主，常因风寒侵袭或劳作而反复发作。

【针刺治疗】

治则：活血止痛，祛瘀消肿。

处方：

肩：肩髃　肩髎　肩贞

肘部：曲池　小海　天井

腕部：阳池　阳溪　阳谷

腰部：肾俞　腰阳关　委中

髋部：环跳　秩边　居髎

膝部：膝阳关　梁丘　血海　膝眼

踝部：解溪　昆仑　丘墟

随证配穴：疼痛较重配合谷、太冲，瘀血肿胀甚者配血海、三阴交。

操作：新伤毫针刺，用泻法，或用粗针点刺放血；陈伤毫针刺，用温通手法，或留针加灸，每日 1 次，每次留针 30 分钟。

附：落枕

落枕提指急性单纯性颈项强痛、活动受限的一种病证，又称"失枕"。系颈部伤筋，多见于中老年人，往往是颈椎病的反应，有反复发作的特点，轻者 4～5 日自愈，重者可延至数周不愈。

本病可因睡眠姿势不当，枕头高低不适，致使颈项部肌肉遭受过分牵拉而发生痉挛。或因感受风寒，局部气血运行不畅而颈项强痛。本病多起于睡眠后，无明显外伤史，表现为颈项强痛，头颈活动受限，转动不利，向患侧倾斜。重者疼痛牵及肩背，局部肌肉痉挛，压痛明显。

【针刺治疗】

治则：调气活血，舒筋通络。

处方：落枕穴　压痛点　后溪　悬钟

操作：毫针刺，用泻法。先刺落枕穴或悬钟，轻轻捻转，嘱患者活动颈项，一般疼痛当即缓解，再针近部诸穴，并可配合温针或拔火罐。每日 1 次，每次留针 30 分钟。

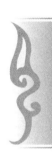

六、肘劳

肘劳是指肘关节外上髁部疼痛，伴有伸腕和前臂旋转功能障碍的慢性劳损性疾病。多见于从事旋转前臂和屈伸关节的劳动者，如木工、钳工、水电工及网球运动员等。类似现代医学的肱骨外上髁炎。

【辨证分型】起病缓慢，常反复发作，无明显外伤史。多发于一侧，亦有双侧发病者，主要表现为肱骨外上髁和肱桡关节附近局限性疼痛，肘关节活动时疼痛加重，有时可放射至前臂、腕部和上臂。局部肿胀不明显，肱骨外上髁处增厚变形，压痛明显，关节活动正常。

【针刺治疗】

治则：舒筋通络。

处方：压痛点　曲池　肘髎　手三里　合谷

操作：毫针刺，用泻法，得气后留针，局部用艾条温和灸，每日 1 次，每次留针30 分钟。10 次为 1 个疗程。

七、腱鞘囊肿

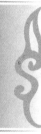

腱鞘囊肿是发生于关节或腱鞘内的囊性肿物，内含有无色透明或微呈白色、淡黄色的浓稠黏液，属中医学"筋结""筋瘤"的范围。好发于关节和腱鞘附近，常见于手腕背和足背部。患者多为青壮年，女性较多。

现代医学认为本病的发生与手或足的肌腱关节的慢性劳损有关。

【辨证分型】本病为局限性发展缓慢的圆形或椭圆形的小肿块，高出皮面，表面光滑，不与皮肤粘连，日久囊液充满，囊壁纤维化而变硬，一般无明显自觉症状，仍有轻微疼痛和压痛。

【针刺治疗】

治则：行气活血，舒筋散结。

处方：局部围刺。

随证配穴：发于手腕配外关，发于足背配解溪。

操作：囊肿局部常规消毒，在囊肿的正中和四周各刺入 1 针，针尖均刺向囊肿的中心，以刺破囊壁为度，留针 20～30 分钟，并用艾条在局部温和灸。隔日 1 次，至囊肿消失为止。

八、丹毒

丹毒是一种急性接触传染的感染性疾病，临床以突发片状红斑、鲜红灼痛为主症，并伴有恶寒、高热等。因其病损部位色赤如丹，故名丹毒。

本病好发于颜面和小腿，生于头部者称"抱头火丹"，生于腿胫及足部者称"流火"或"火丹脚"，游走全身者称"赤游丹"。春、秋是其发病季节，多见于幼童和老年人。

【辨证分型】发病急速，皮肤红肿热痛，状如云片，边界分明是本病的特征。

初期以寒战、高热、全身不适为主，并伴有头痛、口渴、呕吐和厌食等症状；继则局部皮肤一片鲜红，色赤如丹，边界清楚，按之灼热，边缘略高于皮肤表面，并很快向四周蔓延，其患部皮肤中间由鲜红转为暗红，可有小片表皮脱屑，或见大小不等黄色水疱，溃烂流水，疼痛作痒。如见壮热烦躁、神昏谵语、恶心呕吐、痉厥，为邪毒内攻之象，乃属危急之候。

【针刺治疗】

治则：清热解毒，活血祛瘀。

处方：合谷　曲池　阴陵泉　大椎　委中　阿是穴

随证配穴：头痛配太阳、百会，呕恶、厌食配内关、足三里。

操作：毫针刺，用泻法，每日1次，每次留针30分钟，或点刺出血。

【附注】

（1）针具严密消毒，防止交叉感染。

（2）如因混合感染形成溃疡，或出现败血症时，采取中西医结合方法综合治疗。

九、蛇丹

蛇丹，即带状疱疹，是由病毒引起的急性炎症性皮肤病。发病骤然，以单侧簇集状水疱呈带状分布的皮疹、神经痛为特征，多见于胸背、面部和腰部，好发于春、秋两季。

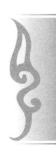

【辨证分型】初起患部皮肤烧灼刺痛，局部皮肤潮红，伴有轻度发热、乏力、食欲不振等全身症状。继则出现簇集性粟粒大丘疹，迅速变为水疱，如绿豆或黄豆大小，疱液先为透明，后转浑浊，三五成群，排列如带状。疱疹在2～3周后，逐渐干燥结痂，愈后一般不留瘢痕。神经痛为本病特征之一，少数老年患者于皮损消退后遗留顽固性疼痛，可持续数月或更久。

1. 肝胆火盛　皮损鲜红，疱壁紧张，口苦口渴，烦躁易怒，便秘尿赤，舌红苔黄，脉弦数。

2. 脾胃湿盛　皮损淡红，疱壁松弛，口不渴，纳呆，便溏，舌体胖，苔白厚或白腻，脉濡数。

【针刺治疗】

治则：清火燥湿，解毒止痛。

处方：局部围刺　夹脊穴　合谷　曲池

随证配穴：肝胆火盛配太冲、支沟，脾胃湿盛配血海、三阴交。

操作：毫针刺，用泻法，每日1次，每次留针30分钟，10次为1个疗程。

十、神经性皮炎

神经性皮炎是一种皮肤神经功能失调所致的肥厚性皮肤病，又称慢性单纯性苔藓，属中医学中"顽癣"的范畴。

本病以皮肤革化和阵发性剧痒为特征，多见于成年人。本病多局限于某处，如颈项、肘窝、腘窝、阴部、骶部等，偶见散发全身，双侧对称分布。

【辨证分型】

1. 风热客于肌表　局部仅有阵发性瘙痒，多因搔抓或摩擦等刺激，局部皮肤出现苔藓样皮疹，呈多角形（或圆形），如帽头大小，皮色淡红或如常，兼见情志抑郁、失眠易怒等症。

2. 血虚风燥，邪结肌表　丘疹融合成片，皮肤增厚，干燥粗糙，或有少量灰白鳞屑，而成苔藓化，阵发性瘙痒加剧，常因瘙痒搔抓而见抓痕、血痂和继发感染。

【针刺治疗】

1. 刺灸法

治则：祛风止痒。

处方：阿是穴　合谷　曲池　血海　膈俞　足三里

随证配穴：失眠配心俞、神门，烦躁易怒配肝俞、太冲，血虚配脾俞、三阴交。

操作：毫针刺，用泻法。阿是穴围刺，并艾灸，每日1次，每次留针30分钟。

2. 耳针法

选穴：交感　神门　耳中　耳郭上相应点　缘中　肺

方法：毫针刺，中等刺激强度，每日1次，每次留针30分钟；或用小手术刀片轻割相应部位耳穴，以轻度渗血为度。

3. 皮肤针法

选穴：阿是穴。

方法：先轻叩刺皮损周围，后重叩患处以少量出血为度，同时配合艾条灸。

十一、痤疮

痤疮是青春期常见的一种毛囊皮脂腺炎症，中医学称"肺风粉刺"。

本病好发于青年男女，多见于颜面、胸背等处，多数青春期过后自然痊愈，少数严重者终身留有瘢痕。

【辨证分型】本病多见于15—30岁的青年男女，损害主要发于前额、双颊部，其次为胸背部。初起为粉刺，有的为黑头丘疹，可挤出乳白色粉质样物，常呈对称分布，可散在分布，在发展过程中可演变为炎性丘疹、脓疱、结节、囊肿，甚至瘢痕等，往往数种同时存在。病程缓慢，常持续到中年才逐渐缓解而痊愈，遗留或多或少的凹坑状萎缩性瘢痕或瘢痕疙瘩。

1. 肺经风热　多以丘疹损害为主，可有脓疱、结节、囊肿等，苔薄黄，脉数。

2. 脾胃湿热　多有颜面皮肤油腻不适，皮疹有脓疱、结节、囊肿等，伴有便秘，苔黄腻，脉濡数。

3. 冲任不调　病情与月经周期有关，可伴有月经不调、痛经，舌黯红，苔薄黄，脉弦细数。

【针刺治疗】

治则：宣肺，清热，化湿。

处方：合谷　曲池　内庭　阳白　四白

随证配穴：肺经风热配少商、风门，脾胃湿热配阴陵泉、天枢，冲任不调配血海、三阴交。

操作：毫针刺，用泻法，每日1次，每次留针30分钟，10次为1个疗程。

十二、斑秃

斑秃是指头皮部毛发突然发生斑状脱落的病证，又称"油风"。

往往于精神过度紧张后发生，可能与中枢神经系统功能紊乱、内分泌障碍有关，感染为其诱因，有研究发现亦与自身免疫有关。

【辨证分型】头发突然间脱落，呈圆形、椭圆形或不规则，大小不等，边界清楚，局部毛发脱净，少数患者发生全秃，甚至眉毛、胡须、阴毛、腋毛脱落。

1. 血虚证　伴有头晕，失眠，舌淡，苔薄，脉细弱。

2. 血瘀证　病程较长，面色晦暗，舌边有紫色瘀点，脉细涩。

【针刺治疗】

治则：养血祛风，活血化瘀。

处方：百会　风池　太渊　阿是穴

随证配穴：头晕配上星，失眠配内关、神门。

操作：毫针刺，补泻兼施，每日1次，每次留针30分钟，局部可用梅花针叩刺，10次为1个疗程。

第八节　针灸治疗五官科常见病证

一、目赤肿痛

目赤肿痛是以目赤而痛、羞明多泪为主症的一种急性常见眼科病证，又称"天行赤眼"，多发于春夏季，具有传染性和流行性。

本病相当于现代医学的急性结膜炎、假膜性结膜炎和流行性角结膜炎等。

【辨证分型】

1. 外感风热　起病较急，患眼灼热，流泪，羞明，眼睑肿胀，白睛红赤，痒痛皆作，眵多黄黏，伴头痛，鼻塞，苔薄白或微黄，脉浮数。

2. 肝胆火盛　起病稍缓，病初眼有异物感，视物模糊不清，畏光羞明，涩痛，白睛混赤肿胀，伴口苦咽干，便秘，耳鸣，苔黄，脉弦数。

【针刺治疗】

治则：清热消肿，散郁止痛。

处方：合谷　太阳　睛明　太冲

随证配穴：外感风热配少商、风池，肝胆火盛配行间。

操作：毫针刺，用泻法，每日1次，每次留针30分钟，太阳可点刺出血。

二、麦粒肿

麦粒肿是一种常见的眼睑腺组织急性化脓性炎症，又称睑腺炎。因发病所在部位不同，有内外麦粒肿之分，凡睫毛所属皮脂腺的化脓性炎症称外麦粒肿。而睑板腺的化脓性炎症为内麦粒肿，是青少年的多发病。

现代医学认为本病多因金黄色葡萄球菌感染而成。

【辨证分型】

1. 外感风热　病初起，局部微有红肿痒痛，伴有头痛，发热，全身不适等症，苔薄白，脉浮数。

2. 脾胃湿热　眼睑局部红肿，灼热疼痛，伴有口干、口臭、便秘溲赤，苔薄黄，脉数。

【针刺治疗】

治则：疏风，清热，利湿。

处方：外感风热：睛明　攒竹　行间　太阳

　　　　脾胃湿热：合谷　承泣　四白　阴陵泉

随证配穴：恶寒发热配外关，头痛配风池。

操作：毫针刺，用泻法，每日1次，每次留针30分钟，太阳点刺出血。

【附注】

（1）针灸治疗本病，炎症初起可促使其吸收、消肿、止痛，但切忌挤压。

（2）已成脓可转眼科进行处理。

三、近视

近视是以视近清楚、视远模糊为主症的眼病，又称"能近怯远症"。清代黄庭镜所著《目经大成》始称为"近视"，与今名同。本病即现代医学的近视眼，为屈光不正疾病之一。本病多发于青少年时期。

【辨证分型】目为可视之窍，五脏六腑之精气皆上注于目而能视，若肝肾阴虚则视物昏花，能近怯远，伴失眠、健忘、腰酸、目干涩，舌红，脉细。

检查凡屈光度－3.0D以下者为低度近视；－6.0D以下者为中度近视；－6.0D以上者为高度近视。而病理性近视（用镜片矫正视力很难正常者）除高度近视外，伴有飞蚊症、夜盲、弓形盲点。若合并高度散光，可出现双眼多视或单眼复视。外观表现有假

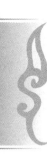

性眼球突出、角膜色素沉着和摆动性眼球震颤等。

【针刺治疗】

治则：滋补肝肾，益气明目。

处方：睛明　攒竹　承泣　光明　风池　肝俞　肾俞

随证配穴：脾胃虚弱配四白、足三里、三阴交。

操作：毫针刺，平补平泻，肝俞、肾俞、足三里、三阴交可施补法，每日 1 次，每次留针 30 分钟，10 次为 1 个疗程。

【附注】

（1）针刺治疗本症有一定效果，尤以假性近视为佳，如因先天异常则非针刺适应证。

（2）科学用眼，坚持做眼保健操，以辅助治疗。

四、耳鸣、耳聋

耳鸣、耳聋都是听觉异常。耳鸣是指耳内鸣响，如蝉如潮，妨碍听觉；耳聋是指听力不同程度减退或失听。两者虽有不同，但往往同时存在，后者多由前者发展而来。

对少数听觉器官发育不良所致的先天性耳聋、中耳炎、听神经病变、高血压和某些药物中毒引起的耳聋可参照本法治疗。

【辨证分型】

1. 实证　因情志不舒，郁怒伤肝，肝胆之火上攻者，发病突然，耳内有雷鸣或闻潮声，可自行缓解，常于恼怒后发生或加重，可突然丧失听力而出现"暴聋"；若痰热郁结日久则双耳呼呼作响，耳内闭塞憋气感明显，兼见头昏头痛，口苦咽干，烦躁不宁，舌红苔黄，脉弦数。

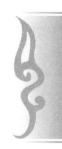

2. 虚证　禀赋不足，脾胃肾经失养，耳鸣常在劳累后加重，耳内常有蝉鸣之声，时作时止，或昼夜不息，以夜为重，听力逐渐减退，兼见虚烦失眠，头晕目眩，食欲不振，面色萎黄，舌红或淡，少苔，脉细。

【针刺治疗】

治则：清肝泻火，豁痰开窍，健脾益气。

处方：翳风　听会　侠溪　中渚

随证配穴：肝胆火盛配太冲，肾虚配肾俞。

操作：毫针刺，补虚泻实，每日 1 次，每次留针 20～30 分钟，10 次为 1 个疗程。

五、牙痛

牙痛是指牙齿因某种原因引起的疼痛而言，为口腔疾病中最常见的症状之一，遇冷、热、酸、甜等刺激时发作或加重，属中医学的"牙宣""骨槽风"范畴。

现代医学中的龋齿、牙髓炎、根尖炎、牙周炎和牙本质过敏等多有本症状出现，任何年龄和季节均可发病。

【辨证分型】

1. 风热牙痛　牙痛阵发性加重，龈肿，遇风发作，患处得冷则减，受热则痛重，形寒身热，口渴，舌红苔白干，脉浮数。

2. 胃火牙痛　牙痛剧烈，齿龈红肿，或出脓血，甚则痛连腮颊，咀嚼困难，口臭，便秘，舌红苔黄而燥，脉弦数。

3. 肾虚牙痛　牙痛隐隐，时作时止，牙龈微红肿，久则龈肉萎缩，牙齿松动，咬物无力，午后加重，腰脊酸软，手足心热，舌红少苔，脉细数。

【针刺治疗】

治则：疏风清热，通络止痛。

处方：合谷　颊车　下关

随证配穴：风火配外关、风池，阴虚配太溪，胃火配内庭。

操作：毫针刺，用泻法，每日1次，每次留针20～30分钟。

【附注】

（1）针刺治疗牙痛效果良好，但平时应注意口腔卫生。

（2）应与三叉神经痛相鉴别。

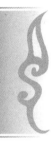

六、咽喉肿痛

咽喉肿痛是口咽和喉咽部病变的主要症状，以咽喉部红肿疼痛、吞咽不适为特征，又称"喉痹"。

本证相当于现代医学的急慢性咽炎、扁桃体炎、喉炎等。

【辨证分型】

1. 实热证　咽喉红肿疼痛，吞咽困难，恶寒声嘶，痰多黏稠，头痛，口干渴，便秘，溲黄，舌红苔黄厚，脉浮数或洪大。

2. 阴虚证　咽部稍肿，色暗红，疼痛较轻，或吞咽时觉疼痛，入夜症状加重，兼口干咽燥，手足心热，舌质红，脉细数。

【针刺治疗】

1. 实热证

治则：清热利咽，消肿止痛。

处方：少商　合谷　尺泽　关冲

随证配穴：外感风热配外关，胃经热盛配内庭。

操作：毫针刺，用泻法，井穴点刺出血，每日1次，每次留针30分钟。

2. 阴虚证

治则：滋阴降火，养阴清热。

处方：太溪　照海　鱼际

方义：太溪为足少阴经原穴，照海为足少阴经和阴跷脉之交会穴，两脉均循行于喉咙，取两穴以调理两经经气；鱼际为手太阴荥穴，可利咽清肺之虚热。三穴同用，可使虚火得清，不致灼伤阴液，适用于阴虚咽喉肿痛。

随证配穴：肝肾阴虚配三阴交。

操作：毫针刺，平补平泻，每日 1 次，每次留针 30 分钟。

第九节　针灸治疗急症

一、晕厥

晕厥是指骤起而短暂的意识和行动的丧失，属于中医学"厥证""脱证"的范围。其特征为突感眩晕，行动无力，迅速失去知觉而昏倒，数秒至数分钟后恢复清醒。本病常因精神刺激、惊恐、体位变动而诱发。

现代医学认为，晕厥主要是由各种原因引起的脑组织短暂性缺血、缺氧所致。

【辨证分型】始则自觉头晕乏力，眼前昏黑，泛泛欲吐，继则突然昏倒，不省人事，面色苍白，冷汗淋漓，四肢厥冷，血压下降，短时尚能逐渐苏醒。

1. 虚证　素体虚弱，疲劳惊恐而致昏仆，面色苍白，四肢厥冷，气短眼花，汗出，舌淡，脉细缓无力。

2. 实证　素体健壮，偶因外伤、恼怒等致突然昏仆，不省人事，呼吸急促，牙关紧闭，舌淡苔薄白，脉沉弦。

【针刺治疗】

治则：苏厥醒神。

处方：水沟　中冲　涌泉　足三里

随证配穴：虚证配气海、关元、百会，俱灸；实证配合谷、太冲。

操作：毫针刺，虚证补，实证泻；虚证可灸。

【附注】

（1）针灸对情绪激动、外伤疼痛引起的晕厥效果良好，其他原因者可作为临时辅助治疗。

（2）对晕厥须详细检查，明确原因，以便采用相应治疗措施。

二、高热

高热是指体温超过 39℃的急性症状，中医文献所称的"壮热""实热""日晡潮热"等，均属于高热的范畴。其病因多由外感引起，亦有内伤发热者。此处主要讨论外感发热的辨证及治疗。

【辨证分型】外感高热，发病急，病程短，体温在 39℃以上，初起伴有恶风寒等外感证候。

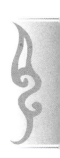

1. **风热表证** 高热恶寒，咽干，头痛，咳嗽，舌红苔黄，脉浮数。

2. **肺热证** 伴有咳嗽，痰黄而稠，咽干口渴等症。

3. **热在气分** 高热汗出，烦渴引饮，舌红，脉洪数。

4. **热入营血** 高热夜甚，斑疹隐隐，吐血便血，舌绛心烦，甚则出现神昏谵语、抽搐。

【针刺治疗】

治则：清泻风热。

处方：大椎　十二井　十宣　曲池　合谷

随证配穴：风热配鱼际、外关，肺热配少商、尺泽，气分热盛配内庭、厉兑，热入营血配中冲、内关。

操作：毫针刺，用泻法，大椎、十宣、井穴点刺出血。

三、抽搐

抽搐是指四肢不随意的肌肉抽动，或兼有颈项强直、角弓反张、口噤不开等。引起抽搐的原因很多，临床根据有无发热分为发热性抽搐和无热性抽搐两类。

本证常见于小儿惊厥、破伤风、癫痫、颅脑外伤和癔症等。

【辨证分型】本证以四肢抽搐为特征，或兼见短时间的意识丧失，两目上翻或斜视，牙关紧闭，或口吐白沫，二便失禁，严重者伴有昏迷。

1. **热极生风** 多兼表证，起病急骤，有汗或无汗，头痛神昏。

2. **痰热化风** 多见壮热烦躁，昏迷痉厥，喉间痰鸣，牙关紧闭。

3. **血虚生风** 多无发热，伴有手足搐搦，露睛，纳呆，脉细无力。

【针刺治疗】

治则：息风定惊。

处方：百会　印堂　人中　合谷　太冲

随证配穴：发热配大椎、曲池，神昏配十宣、涌泉，痰盛配内关、丰隆，血虚配血海、足三里。

操作：毫针刺，用泻法。

四、急痛

急痛泛指人体不同部位出现的剧烈疼痛。针刺可治疗各种痛证，其止痛效果已被前人长期实践与现今大量的临床资料和实验结果所证实。针刺镇痛原理被逐渐揭示，针刺治疗痛证广泛应用于临床。

（一）心绞痛

心绞痛是指因冠状动脉供血不足，心肌急剧的、暂时性的缺血、缺氧所引起的临床证候。主要表现为突然发作的胸骨后和左胸前疼痛，是压榨性或窒息性，可放射至左肩、左臂，直至环指和小指。疼痛一般持续 1～5 分钟，伴有面色苍白、表情焦虑、出汗和恐惧感。心绞痛多因劳累、饱餐、情绪激动而诱发。

【针刺治疗】

治则：通阳行气，活血止痛。

处方：心俞　厥阴俞　内关　膻中

随证配穴：气滞血瘀配血海、膈俞，阳气欲脱配水沟、百会。

操作：毫针刺，用平补平泻法，背俞穴向脊柱斜刺；余穴以"气至病所"手法使针感上传至前胸。

（二）胆绞痛

胆绞痛常见于急性胆囊炎、胆石症和胆道蛔虫病。

急性胆囊炎系细菌感染、高度浓缩的胆汁或反流入胆囊的胰液的化学刺激所致的急性炎症性疾病。主要表现为突发性右上腹痛，呈持续性并阵发性加剧，疼痛常放射至右肩胛区，伴有恶心、呕吐，右上腹胆囊区有明显压痛和肌紧张。部分患者可出现黄疸和高热，或摸到肿大的胆囊。

胆石症系指胆道系统的任何部位发生结石的疾病，其临床表现决定于结石的部位、动态和并发症，主要为胆绞痛，其疼痛剧烈，恶心呕吐，并可有不同程度的黄疸、发热。胆绞痛发作一般时间短暂，也有延及数小时的。胆囊炎、胆结石可同时存在，相互影响。

【针刺治疗】

治则：疏肝利胆，行气止痛。

处方：胆俞　肝俞　日月　期门　阳陵泉　胆囊穴

随证配穴：呕吐配内关、足三里，黄疸配至阳，发热配曲池、大椎。

操作：毫针刺，用泻法。

（三）肾绞痛

肾绞痛多见于泌尿系结石病，结石可发生于泌尿系统的任何部位，但多原发于肾脏。其临床表现为绞痛突然发生，疼痛多呈持续性或间歇性，并沿输尿管向髂窝、会阴、阴囊及大腿内侧放射并出现血尿或脓尿，排尿困难或尿流中断，肾区可有叩击痛。

【针刺治疗】

治则：清利湿热，通淋止痛。

处方：肾俞　三焦俞　关元　阴陵泉　三阴交

随证配穴：血尿配血海、太冲，湿热重配委阳、合谷。

操作：毫针刺，用泻法。

附：其他

随着人类医疗保健事业的不断发展，针灸在减肥、戒烟、美容、延缓衰老等方面的运用日益受到重视。国内外大量资料表明，针灸具有提高机体免疫功能、增强抗病能

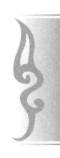

力、调节内分泌功能的作用。目前，国内在减肥、戒烟、美容、延缓衰老等方面运用较多，兹将常用方法做一简单介绍。

1. 减肥　人体脂肪积聚过多，体重超过标准体重的20%以上时即称为肥胖症。肥胖症分为单纯性和继发性两类，前者不伴有明显神经或内分泌系统功能变化，临床上最为常见；后者常继发于神经、内分泌和代谢疾病，或与遗传、药物有关。针灸减肥，以治疗单纯性肥胖为主。

轻度肥胖常无明显症状，重度肥胖多有疲乏无力，动则气促，行动迟缓；或脘痞痰多，倦怠恶热；或少气懒言，动则汗出，怕冷，甚至面浮肢肿等。

肥胖症容易合并发生糖尿病、高血压、动脉粥样硬化、冠心病和各种感染性疾病。

【针灸治疗】

（1）针刺法

治则：祛湿化痰，通经活络。

处方：曲池　天枢　阴陵泉　丰隆　太冲

操作：毫针刺，用泻法，每日1次，每次留针30分钟，针后按摩，嘱患者适当控制饮食，10次为1个疗程。

（2）耳针法

选穴：胃内分泌三焦缘中。

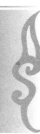

方法：毫针刺，或用王不留行子贴压，每次餐前30分钟按压耳穴3～5分钟。有灼热感为宜，10次为1个疗程。

2. 戒烟　针刺戒烟是应用针刺消除因长期吸含有尼古丁的烟叶制品，当中断吸烟后所出现的全身软弱无力、烦躁不安、呵欠连作、口舌无味，甚至心情不畅、胸闷、焦虑、感觉迟钝等一系列瘾癖症状。

吸烟对人体的呼吸、心血管、神经系统均有不同程度的损害，它是癌症、慢性支气管炎、肺心病、胃及十二指肠溃疡、肝硬化等多种疾病发病率和死亡率增高的重要原因之一。

中医认为烟草中含的有害物质，长期吸入会导致机体阴阳失去平衡，脏腑经络气血失调。针刺相应经穴，可调整脏腑经络气血，协调阴阳，从而消除吸烟所引起的瘾癖。

【针灸治疗】

（1）针刺法

治则：安神除烦，调和阴阳。

处方：百会　神门　戒烟穴（位于列缺与阳溪之间）

随证配穴：咽部不适配颊车、三阴交，烦躁配泻涌泉，肺气损伤配肺俞，欲眠配劳宫。

操作：毫针刺，用泻法，每日1次或2次，每次留针30分钟。

（2）耳针法

选穴：肺　口　交感　神门。

方法：毫针刺，用泻法，每次留针 20～30 分钟，每日 1 次，两耳交替应用；或用王不留行子贴压。

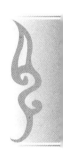

第七篇

推拿学入门

第一节　推拿概述

一、概述

推拿是指在中医基础理论指导下，医者通过手法作用于人体体表的特定部位进行治疗的一种方法。推拿疗法是中医传统的物理性治疗方法。

推拿一词，首见于我国明代，明以前又称作按摩、按跷、案杌等。其中按摩这一名称沿用至今。明·龚云林于1604年著《小儿推拿方脉活婴秘旨全书》，周于藩著《小儿推拿秘诀》开始把按摩改称推拿。

推拿一词的出现，不单纯是名称的改变，更进一步看，它体现了人们对手法的提高和这一治疗方法的发展。早期的按摩疗法，手法种类很少，而且仅用于少数疾病的治疗，治疗范围很小，就手法来说，常用的就是按和摩两种，按，即"按而留之"，亦即单纯的向下用力，摩则是在体表做环行摩擦，属平动范围。

以后随着疾病的增多，治疗范围需要扩大，促使治病的手法也有了相应的发展，除了按法、摩法等常用手法之外又出现了推法。推法虽然亦属平动类手法，但却是具有方向选择的直线摩擦手法，这样对疾病的治疗更有针对性。在实践中，人们发现手法用力方向不同，对疗效有一定的影响，从而就产生了各种用力方法不同的手法。除向下的压力外，还出现了向上的提力及相对挤压用力等。这时，以一指禅推法和拿法为代表的手法种类日渐增多，手法分类也逐渐合理，进而使适应证逐渐扩大，于是按摩这一名称逐渐被推拿这个更为明确的概念所取代。我们认为推拿是属于医疗的治疗范围，而按摩则属于服务保健范围更为合适。

从推拿历史来看，它是人类最古老的一种疗法，自从有了人类开始，人们为了生存，除了要和大自然中的不利因素斗争外，还要和威胁它们的损伤和疾病做斗争，我们的祖先刚刚直立行走，由猿变成人的时候，那双已经获得解放的手就曾在他们充满伤痛的躯体上，进行过无数次的按压、抚摩，这些简单的本能的动作，就可视为推拿的起源。

在实践中，人们逐渐发现用按摩能使疼痛减轻或消失。从而开始认识按摩的治疗作用，在此基础上，人们进一步有目的地把按摩用于实践，并不断地加以总结和提高。这样到先秦两汉时期，逐渐形成了推拿的基本治疗体系。当时的两部医著《黄帝内经》和《黄帝岐伯按摩十卷》，第一次完整地建立了中医学理论体系，而且确立了按摩作为一门科学，在中医学体系中的地位，因此我们说，推拿是人类最古老的一种医疗方法。

推拿是中医学的有机组成部分，中医理论体系的形成，是建立在大量的医疗实践和当时的哲学思想基础上的。而推拿为中医学的理论基础和体系最早积累了大量的医疗经验。从《黄帝内经》和《黄帝岐伯按摩十卷》中就可以知道，推拿在中医学的理论基础体系中的重要性。

《黄帝岐伯按摩十卷》虽已佚，但从《黄帝内经》中，还可以明显看到有不少内容论述了推拿疗法，并在此基础上推理和总结出许多中医学的基本理论。如《素问·举痛论》曰："寒气客于背俞之脉，则脉泣，脉泣则血虚，血虚则痛，其俞注于心，故相引而痛，按之则热气至，热气至则痛止矣。"这里就提出了"不通则痛，通则不痛"的基本病理变化和"寒者热之"的治疗方法。由此可见，推拿对中医学理论体系的建立所起的作用，《黄帝内经》162篇中，《素问》有9篇，《灵枢》有5篇论及推拿。而中医基本理论形成以后，又长期指导着推拿的临床实践，对推拿的进一步发展又起了推动作用。

二、推拿的基本作用

推拿的基本作用是指手法作用于人体体表的特定部位对机体生理、病理状况产生的影响而言，概括起来不外乎是疏通经络、运行气血、调整脏腑、滑利关节、增强体质等作用。

（一）疏通经络

经络是人体气血运行的通路，将人体各部分联系成一个统一的协调而稳定的有机整体。当经络的生理功能发生障碍，就会导致气血失调，不能行使正常的营内卫外功能，百病则由此而生。推拿具有疏通经络的作用，从现代医学角度来讲是通过刺激末梢神经，促进血液、淋巴循环及组织间的代谢过程，以协调各组织、器官间的功能，使机体的新陈代谢水平有所提高。

（二）运行气血

气血是构成人体的基本物质，是脏腑、经络、组织器官进行生理活动的基础，人体的一切组织都需要气血的供养和调节才能发挥它的功能。推拿具有调和气血，促进气血运行的作用，其途径有二：①健运脾胃。脾胃健运则气血充足，从而保证全身的需要。②疏通经络和加强肝的疏泄功能。经络畅通则气血得以通达全身，发挥其营养组织器官，抵御外邪，保卫机体的作用。肝的疏泄功能，关系着人体气机的调畅，气机条达舒畅，则气血调和而不致发生瘀滞。

（三）调整脏腑

脏腑是化生气血，通调经络，主持人体生命活动的主要器官。推拿具有调整脏腑功能的作用。临床实践表明，推拿对脏腑的不同状态，有着双向的良性调整作用。推拿对脏腑的调节作用，是通过手法刺激体表直接影响脏腑功能以及经络与脏腑间的联系来实现的。

（四）滑利关节

关节属筋骨范畴，关节的正常活动需气血的温煦濡养。筋骨损伤必然影响关节的活动。推拿滑利关节的作用表现为三个方面：一是通过手法促进局部气血运行，消肿祛瘀，改善局部营养，促进新陈代谢；二是运用适当的活动关节的手法松解关节的粘连；

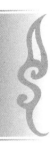

三是应用整复手法纠正筋出槽、关节错缝。从而起到滑利关节的作用。

（五）增强体质

疾病的发生、发展及其转归的全过程，就是正气与邪气相互斗争盛衰消长的过程。只要机体有充分的抗病能力，致病因素就不能使机体发病。临床实践表明，推拿能增强人体的抗病能力，具有扶正祛邪的作用。推拿之所以能增加人体的抗病能力，其一是通过刺激经络，直接激发、增强机体的抗病能力；其二是能通过疏通经络，调和气血，有利于正气发挥其固有的作用；其三是通过调整脏腑功能，使机体处于最佳的功能状态，有利于调动所有的抗病手段和积极因素，一致对抗邪气。

从上述方面可以看出推拿的基本作用是彼此关联，密不可分的。通过疏通经络，促进气血运行，调整脏腑功能，滑利关节，增强人体抗病能力，最终达到平衡阴阳的作用，所以推拿后可感到肌肉放松、关节灵活，使人精神振奋，消除疲劳，对保证身体健康有重要作用。

三、推拿对人体的影响

推拿对人体各系统均有不同的作用，但主要对运动系统作用较多，通过临床实践和实验研究，推拿对运动系统主要有以下影响。

1. 加强并改善肌肉的营养代谢　推拿后可增加血流量，促进血液循环，调整肌肉弹性，使肌肉力量增强。对关节能增加滑液分泌，改善软骨营养。对肌组织因运动过度而发生的变性、坏死、结构紊乱等病理改变能发挥明显的保护作用。

2. 促进损伤软组织的修复　推拿能促进实验性跟腱切断动物的跟腱修复，使胶原纤维排列方向接近正常肌腱，结构强度亦高。

3. 松解软组织粘连　软组织损伤后，瘢痕组织增生、互相粘连，对神经血管束产生卡压，是导致疼痛与运动障碍的重要原因（如肩周炎）。运动关节类手法可间接松解粘连，而按、揉、弹拨等手法则可直接松解粘连。

4. 纠正解剖位置异常　因急性损伤所造成的关节错位或肌腱滑脱，应用手法整复可使关节、肌腱各顺其位，解除对组织的牵拉、扭转或压迫刺激，使疼痛消失。

5. 促进突出物移位，减轻对神经等组织的压迫　推拿可使腰椎间盘突出症患者的突出物部分回纳或移位，改变突出物与神经根的空间关系，从而使疼痛得到消除或减轻。

6. 解除肌肉痉挛　肌肉痉挛是一种自然的保护机制，但持续的肌肉痉挛可挤压穿行于其间的神经血管而形成疼痛源。推拿既可通过肌肉牵张反射直接抑制肌痉挛，又可通过消除疼痛源而间接地解除肌痉挛。由于消除了肌痉挛这一中间病理环节，使软组织损伤得以痊愈。

7. 促进炎症介质分解、稀释　软组织损伤后，血浆及血小板分解产物形成许多炎症介质，这些炎症介质具有强烈的致炎、致病作用。推拿手法能促进静脉、淋巴回流，

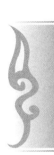

加快物质的运动，也能促进炎症介质的分解、稀释，使局部损伤性炎症消退。

8. 促进水肿、血肿等渗出物的吸收　推拿具有良好的活血化瘀作用，表现为加快静脉回流，有利于水肿、血肿的吸收。

第二节　推拿手法

一、概述

推拿手法是指用手或肢体的其他部分，按照各种特定的技巧和规范化的动作，在体表进行操作的手法。其具体操作形式有很多种，包括用手指、手掌、腕部、肘部以及肢体其他部分（如头顶、脚踩等），因主要是以手进行操作，故统称为手法。

熟练的手法技术应该具备持久、有力、均匀、柔和、深透这十字要求。"持久"包含两种含义，一是指手法操作时能持续运用一定时间，保持动作和力量的连贯性，不能断断续续；一是指手法在某一具体部位操作时，应该维持一定时间，使该部位产生感应（即要有得气感），切勿不停地移动操作部位，尤其是对某些需重点治疗的穴位或部位，更需维持较长时间的操作。"有力"是指手法具有一定的力度，包括固定部位的压力和操作过程中运用的功力，这种力量的轻重不是固定不变的，而是要根据治疗的对象、病证的虚实、施治的部位和手法的性质来决定，使手法轻而不浮，重而不滞。"均匀"是指手法动作的节奏性和用力的稳妥性，动作频率要有节奏而协调，不要时快时慢，用力要稳，不可忽轻忽重，应该保持手法动作和力量的连贯性。"柔和"是指手法动作的节律协调及用力的均匀缓和，是手法技巧和力量的完美结合，所以，不能把"柔和"理解为柔软无力，而是不要用滞劲蛮力或使用突发性暴力。而"深透"则是指手法能力达病所，起到有效的治疗作用。

应该指出，在手法运用中，力量是基础，技巧是关键，只有体力充沛，才能使手法技术得到充分发挥，运用起来得心应手。在力量的基础上，必须掌握好手法技巧，才能使力量得到充分发挥达到最佳治疗效果。持久、有力反映了手法的力量因素，均匀、柔和反映了手法的技巧因素，故持久、有力、均匀、柔和这四方面是密切相关，相辅相成，相互渗透的，孤立地提出或者强调某一方面都是不恰当的。手法的持续操作能使功力逐渐深透，均匀协调的动作使手法更趋缓和，而力量和技巧完美地结合在一起，则使手法既有力又柔和，这就是通常所说的"刚柔相济"，只有这样，才能使手法具有良好的"深透"作用。

二、分类

按照手法的动作形态，可把手法分为六大类：即摆动类手法、摩擦类手法、振动类手法、挤压类手法、叩击类手法和运动关节类手法。

（一）摆动类手法

以指或掌部着力，通过腕部的连续协调的摆动，使之产生一定渗透力的手法，称为摆动类手法。这类手法主要有一指禅推法、缠法、㨰法、揉法等。

1. 一指禅推法

（1）定义：手握空拳，拇指伸直盖住拳眼（使拇指位于示指第二节处），用大拇指指端的罗纹面着力于穴位或体表一定部位上，通过腕部的摆和拇指关节的屈伸活动来回推按，称为一指禅推法。

（2）动作要求：本法动作要领应掌握十字要求：即沉肩、垂肘、悬腕、指实、掌虚。沉肩和垂肘的意思是要求肩部和肘部（包括整个上肢）都要放松，使手臂自然下沉，切不可耸肩抬肘，手臂紧张用力；悬腕的意思是手腕要自然垂屈，而不可用力屈曲；掌虚的意思是除大拇指以外的其余四指及手掌部都要空松，而不能挺劲；指实的意思是拇指端或罗纹面要自然着实吸定在治疗部位上，推时不能离开或拖动摩擦。总起来说，本法的整个动作都贯穿着一个"松"字（即自然），只有将肩、肘、腕、掌各部都自然放松，才能使功力集中于拇指，做到蓄力于掌，发力于指，动作灵活，力量沉着，刚柔相兼，柔和有力。且能持续操作，不至于关节软组织疲劳。这才称得上为一指禅推法。

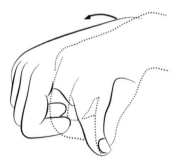
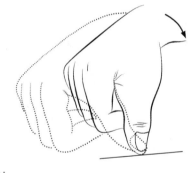
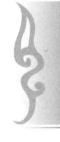

一指禅推法

（3）临床应用：指禅推法因着力点较小，故而压强较大，所以有较强的深透作用，可适用于全身各部的穴位。临床上常用于治疗内、外、妇、儿、伤各科的多种疾患，尤以治疗头痛、失眠、久泄、便秘、高血压、胃脘痛、痛经以及各部关节酸痛等症见长。具有舒筋通络、调和营卫、行气活血、健脾和胃以及调节脏腑功能等作用。

2. 㨰法

（1）定义：用手背近小指侧部或小指、环指、中指的掌指关节部分，附着于穴位或体表一定部位，通过腕关节的屈伸、前臂旋转的联合活动，使产生的力持续作用于治疗部位上，称为㨰法。本法需要运用腕部的灵活摆动和前臂旋转的协调动作，使手背做㨰动状，既要有较大压力，又要柔和舒适。

（2）动作要求：用手背近小指侧部分或小指、环指、中指的掌指关节突起部分，附着于一定的部位上，运用腕关节的屈伸外旋的连续活动，使产生的压力轻重交替而持续不断地作用于治疗部位上，本法的动作要领应掌握以下几点。①肩臂不要过分紧张，肘关节屈曲120°～140°；②手腕要放松，擦动时掌背尺侧部要紧贴体表，不可跳动或使手背拖来拖去摩擦；③手背擦动幅度控制在120°左右，即当腕关节屈曲时向外擦动80°左右，腕关节伸展时向内擦动40°左右；④压力要均匀，动作要协调而有节律，不可忽快忽慢或时轻时重。擦动频率为每分钟120～160次。

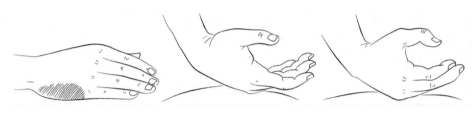

擦法

（3）临床应用：擦法的特点是接触面较广，压力大而柔和，故适用于肩背腰臀及四肢部等肌肉较丰厚的部位，对于风湿酸痛、麻木不仁、肢体瘫痪以及关节运动功能障碍等症运用本法治疗，具有舒筋活血，滑利关节，缓解肌肉、韧带痉挛，增强肌肉、韧带的活动，促进血液循环，消除肌肉疲劳等作用。在临床运用时，根据不同的治疗部位，手法操作可作适当变化，一般是以掌背尺侧部着力的按法为主，但在治疗腰臀部等肌肉发达丰厚的部位时，则可用掌指关节着力的擦法。此两种擦法前者柔和舒适，后者刚劲有力，本法有通络活血、滑利关节、缓解肌肉痉挛的功效。

3. 揉法

（1）定义：用手掌大鱼际、掌根或手指罗纹面，附着于穴位及体表部位上，做缓和轻柔的回旋揉动，称揉法。用大鱼际或掌根部着力的称为掌揉法，用手指罗纹面着力的称指揉法。

揉法是推拿常用手法之一，手法柔和，一般是擦法、一指禅推法的早期练习手法。

（2）动作要求

①掌根揉法：是用掌根部着力，手腕放松，以前臂的横向摆动连同腕关节做小幅度的回旋活动，压力要轻柔，揉动频率一般每分钟120～160次。揉动时着力部位要吸定，不可摩擦。

②大鱼际揉法：是用大鱼际着力，手腕放松，以前臂的横向摆动连同腕关节做小幅度的回旋活动，揉动频率一般每分钟120～160次。揉动时着力部位要吸定，不可摩擦。

③指揉法：用拇指或中指面，或用示、中、环指指面轻按在某一穴位或部位上，腕部放松，做轻柔的小幅度的环旋揉动。频率同上。

612

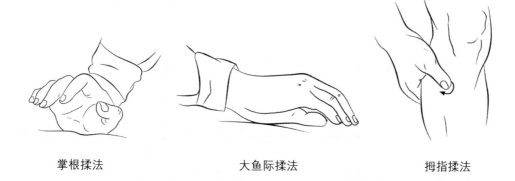

掌根揉法　　　　　　　大鱼际揉法　　　　　　　拇指揉法

（3）临床应用：揉法刺激缓和，柔软舒适，所以老幼皆宜，全身各部都可应用。掌揉法常用于治疗脘腹胀痛，胸闷胁痛，便秘泄泻等肠胃道疾患以及因外伤引起的软组织红肿疼痛等症，具有宽胸理气，健脾和胃，活血散瘀，消肿止痛等作用；指揉法多用于小儿，其治疗作用根据所取穴位及揉动方向而异。

（二）摩擦类手法

以手掌或指面或肘部贴附在体表上做直线或环旋移动的手法属摩擦类手法。这类手法包括摩法、擦法、推法、搓法、抹法等。

1. 摩法

（1）定义：用示、中、环指指面或手掌面附着在体表的一定部位上，做环行而有节奏的抚摩，称为摩法。前者称为指摩法，后者称为掌摩法。

（2）动作要求：肘关节微屈，腕部放松，指掌自然伸直轻放在体表的一定部位上，以腕关节连同前臂做盘旋活动，着力部分要随腕关节连同前臂做有节律的抚摩，用力自然，每分钟 120 次左右。

（3）临床应用：摩法着力轻，接触面大，刺激缓和而舒适，最适宜用于胸腔及胁肋部，临床上常配合揉法、推法、按法等治疗胸胁胀满、脘腹疼痛、便秘、泄泻、消化不良等胃肠道疾病，具有宽胸理气，和中健脾，消积导滞，调节肠胃蠕动等功能。若用于

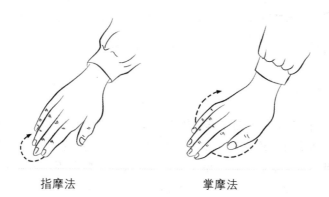

指摩法　　　　　　　　掌摩法

外伤红肿，还有活血散瘀的作用。临床常与一指禅推法结合成为推摩复合手法。这是点与面相结合的手法，操作时用拇指推所取的穴位，其余四指摩相应的部位，更能加强其治疗作用。

古代应用摩法时常配以药膏，以加强手法的治疗效果，称为膏摩。近代则常用葱姜汁、冬青膏、松节油、按摩乳、当归霜等作为摩法的辅助用药，以加强治疗效果。

2. 擦法

(1) 定义：用手掌面、大鱼际或小鱼际紧贴皮肤，着力于一定部位上，进行直线来回摩擦，称为擦法。以整个掌面紧贴皮肤，做上、下的往返摩擦，称掌擦法。用大鱼际紧贴皮肤，做往返运动，称大鱼际擦法。用小鱼际着力摩擦的称为侧擦法。

(2) 动作要求

①必须直线往返移动，不可歪斜，呼吸自然，不要屏气。

②摩擦时距离要拉得长，动作要连续不断，不可有间歇停顿。如果往返距离太短，就容易把皮肤擦破，而动作间歇停顿，就不能使热量深透而影响疗效。

③压力要均匀适中，频率一般为每分钟 100 次。

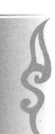

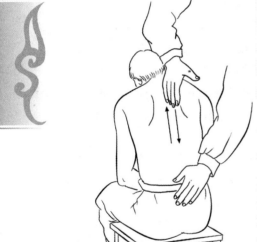

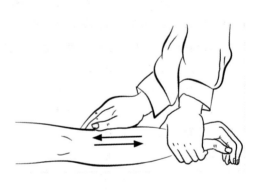

侧擦法　　　　　　　　　　　　　　　　大鱼际擦法

(3) 临床应用：本法是通过手掌和体表的直接摩擦，使之产生一定的热量，以起到治疗作用。三种擦法由于接触面的大小不同，其所产生的热量也各不相同。①掌擦法所产生的热量较低，接触面较大，适用于肩背、胸腹以及胁肋等面积较大而又平坦的部位。临床上常用以治疗呼吸道疾患、消化道疾患以及体虚乏力、神衰失眠等症。具有宽胸理气，调理脾胃，温中散寒以及扶正祛邪等功能。②侧擦法的接触面较小，擦时能产生很大的热量，是产热最快的手法，可使被擦的部位有一种烧灼感，适用于肩背腰骶部及下肢部。如在腰骶（命门、腰俞、腰阳关、八髎等穴）持续摩擦，常可使温热感达到少腹或者下肢。临床上常用于治疗腰背风湿痹痛，外伤筋脉拘急以及脾肾阳虚等症，具有较好的温经散寒、活血祛风、温肾壮阳等功能。③鱼际擦法的热量介于掌擦法与侧擦法之间，常用于四肢部，治疗四肢部伤筋、软组织肿痛以及关节活动不利等症状，具有温经通络，散瘀止痛等功能。

（4）注意事项

①擦法是直接在体表上操作的手法，所以擦时必须在施术部位涂上少许润滑剂（如冬青膏、按摩乳等），这样既可防止擦破皮肤，又可借擦法使药力深透，起治疗作用。

②擦法使用后，施术部位的皮肤已经很热，因此不能再在该部使用其他手法，否则很容易造成皮肤损伤。所以在临床治疗时，擦法一般都是其他手法之后应用。但擦后可配合湿热敷，特别是对风湿痹痛以及软组织损伤等症，有利于提高疗效。

③擦法操作时，动作要缓和连续，使热量逐渐透达肌肤。呼吸自然，切忌屏气。另外要把指甲修剪平滑，防止戳破皮肤。

3. 推法

（1）定义：用指掌或其他部位着力于人体一定部位或穴位上，做单方向的直线或弧形移动称为推法。推法可分为指推法、掌推法和肘推法三种。

（2）动作要求：推法操作时指、掌或肘部要紧贴体表，用力要稳，速度要缓慢而均匀。

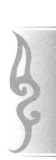

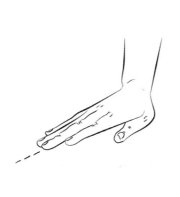

掌推法

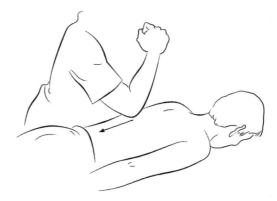

肘推法

（3）临床应用

①指推法：接触面较小，动作灵巧，可用于肩背、腰臀、胸腹及四肢部，具有疏通经络、理筋活血、消瘀散结、缓解软组织痉挛等作用。常用于治疗风湿痹痛，筋肉拘

急，肌肤感觉迟钝等软组织疾患。

②掌推法：接触面大，刺激缓和，适用于面积较大的部位（如腰背、胸腹及大腿等部），治疗腰背酸痛，肌肉劳损，胸腹胀痛等症，有较好的活血解痉和宽胸理气等作用。

③肘推法：是推法中压力最大，刺激最强的一种，仅在身壮体胖、肌肉厚实或感觉迟钝的患者使用，多用于腰背脊柱两旁的膀胱经及臀部等。治疗迁移日久的腰腿痛及腰背风湿痹

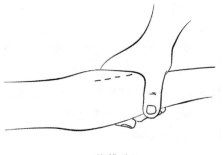

指推法

痛而感觉迟钝等症，有较好的祛风散寒、理筋活血等作用。

4. 搓法

（1）定义：用两手掌面夹住一定部位，用力做快速搓揉，并且上下往返移动。搓法是一种辅助手法，常作为推拿治疗的结束放松手法，有肩及上肢部搓法、胁肋部搓法、下肢搓法等。

（2）动作要求：搓法操作时要求紧搓慢移，即搓动的频率要快、上下移动的速度要慢，操作者呼吸自然，不可屏气。

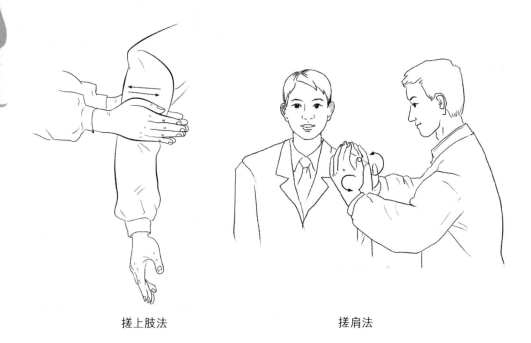

搓上肢法　　　　　　　　　　　　　搓肩法

（3）临床应用：本法主要用于肩及上肢部，常作为肩关节活动功能障碍及肩臂酸痛等疾病推拿治疗的辅助手法。具有整复理筋、通痹止痛、舒筋通络等功效，能缓解强刺

激手法所引起的疼痛反应。

5. 抹法

（1）定义：用单手或双手拇指罗纹面紧贴皮肤，做左右上下的移动，称为抹法。本法的动作与推法相似，所不同的是推法是单方向移动，抹法则可根据不同的治疗部位而做任意地往返移动。

（2）动作要求：用单手或双手的拇指面紧贴治疗部位的皮肤，其余四指轻轻扶住助力，使拇指面在往返推动时稳而沉着，要求动作缓和灵活，轻而不浮，重而不滞，着力均匀，防止推破皮肤。

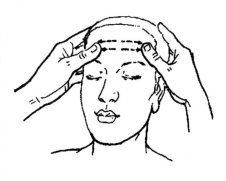

头面部抹法

（3）临床应用：抹法是一指禅推拿流派的辅助手法，常用于头面及手掌部，对头痛、眩晕、神经衰弱、失眠及掌指酸麻乏力等症常用本法配合治疗，具有开窍镇静、安神醒脑和扩张血管等良好作用。

（三）振动类手法

以较高频率进行节律性的轻重交替的刺激，持续作用于人体，使之产生颤动感的手法称为振动类手法。这里着重介绍抖法和振法。

1. 抖法

（1）定义：用双手或单手握住患肢远端，微用力做小幅度的上下或左右的连续抖动，使关节有松动感，称为抖法。

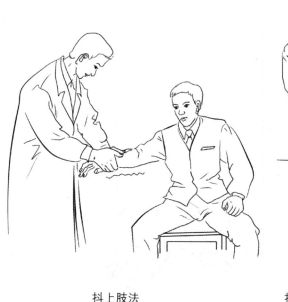

抖上肢法

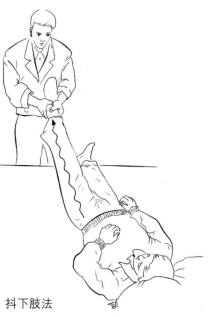

抖下肢法

（2）动作要求：抖动的幅度要小，抖动的频率要快。一般以每分钟 100 次左右为宜。

（3）临床应用：上肢抖法为治疗肩臂酸痛、肩关节活动功能障碍的常用辅助手法；下肢牵抖法可作为治疗腰椎间盘突出症、急性腰扭伤等的辅助手法。抖法的主要作用为疏通脉络，滑利关节，松解粘连，故临床上常作为治疗四肢关节酸痛，活动不利等症的辅助手法，尤以上肢部为常用。

2. 振法

（1）定义：用手指或掌面按压在人体的穴位或一定部位上，并做连续不断的快速颤动称为振法，亦称颤法、振荡法等。用手指着力颤动的为指振法；用掌面着力颤动的为掌振法。

（2）动作要求：操作时手臂的肌肉需强力地静止性用力，要呼吸自然，切忌屏气。

（3）临床应用：振法多用于胸腹部及头面部，具有舒筋通络、祛瘀消积、活血止痛、温中理气及调节肠胃功能等作用，常作为治疗胸腹胀痛、消化不良、头痛失眠等症的辅助手法。

（四）挤压类手法

用手指、手掌或肢体其他部分掀压或挤捏体表的手法称为挤压类手法。本类手法主要有按、压、点、掐、捏、拿、捻和踩跷等法。

1. 按法

（1）定义：用手指或手掌面着力在体表某一穴位或部位上，逐渐用力下压，称为按法，包括指按法和掌按法。

（2）动作要求：按压的方向要垂直往下，用力要由轻到重，稳而持续，使压力充分达到机体组织的深部。切忌用迅猛的爆发力，以免产生不良反应，给病人增加不必要的痛苦。由于按压的刺激较强，故在实际操作时常与揉法结合使用，组成按中有揉的按揉法，使手法刚柔相济，既有力又柔和。

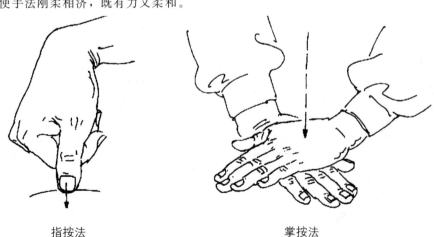

指按法　　　　　　　　　　　　　　　　掌按法

①指按法：是用拇指面或示、中、环三指指面按压体表的一种手法。单手指力不足时，可用另一手的拇指重叠按压。临床上以拇指按法为常用。

②掌按法：是用掌根、鱼际或全掌面着力按压体表的一种手法，单掌力量不足时，可用另一手掌重叠按压，当按压到一定深度时，掌面再做小幅度的揉动，边按揉边缓缓地移动。

（3）临床应用

①指按法：接触面较小，但刺激的强弱和压力的轻重容易控制调节，所以对全身各部的经络穴位及各个部位都可应用，具有良好的止痛作用和开通闭塞，温经散寒等功能。临床常用拇指按揉心俞、膈俞等穴治疗心绞痛，按揉脾俞、胃俞、足三里等穴治疗胃脘痛和腹痛，按合谷治疗头痛、牙痛等都有较好的止痛效果。

②掌按法：接触面较大，刺激较为柔和。临床上常用于面积大而又较为平坦的部位，如腰背部、胸腹部等，具有疏通筋脉、温中散寒、活血散瘀等作用。对一般急慢性腰背疼痛、筋脉拘急、肌肉痉挛、功能性脊柱侧凸以及脘腹疼痛等症常用本法治疗。

2．点法

（1）定义：以指端或示指、中指近侧指间关节突起部或肘尖着力，用重力按压人体深层组织的手法称为点法。根据按其着力部位的不同分别称拇指点法、中指点法、屈指点法、肘点法等。

（2）动作要求：以各着力点为支撑点，先轻后重、由浅入深地缓缓向下用力，可加小幅度揉动，5～10秒结束。操作3～5次。点压方向与受术部位要垂直。刺激量要在患者能耐受的范围内进行，不可使用暴力。

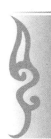

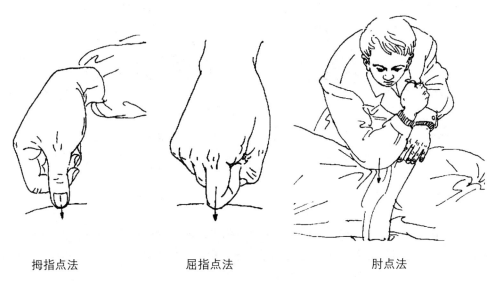

拇指点法　　　　　　　　屈指点法　　　　　　　　　肘点法

（3）临床应用：点法的接触面较按法小，作用层次深，刺激较强，具有开通闭塞、通经止痛、调理脏腑之功效。点压痛点可以"以痛止痛"，临床多治疗痛证及痿证，如腹腔挛痛、风湿顽痹、陈伤疼痛、肢痿瘫痪等。

3．掐法

（1）定义：用拇指指甲着力于人体一定穴位向下按压的手法。

（2）动作要求：使拇指指甲垂直向下按压，至痛即止，不刺破皮肤。每次操作次数不宜太多。用力要平稳，逐渐用力，但急救时宜用重力掐按，用力方向与治疗面垂直，可垫一软布防止皮肤破损。重掐法次数一般掌握在每分钟 3～5 次即可。

（3）临床应用：本法具有开窍、醒神、镇惊止痛、解除痉挛之功效，本法刺激强，多用于急症，如昏厥抽搐、小儿惊风、肢体痉挛等。

4．拿法

（1）定义：用拇指与示指、中指或拇指与其余四指相对地提拿一定部位和穴位，做一松一紧的拿捏，称为拿法。

（2）动作要求：用拇指和示、中两指，或用拇指和其余四指做相对用力，在一定的部位和穴位上进行节律性地提捏。操作时，用劲儿要由轻而重，不可突然用力，动作要缓和而有连贯性。

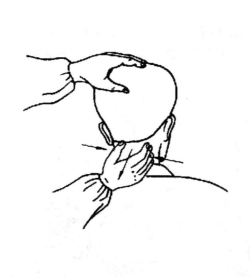

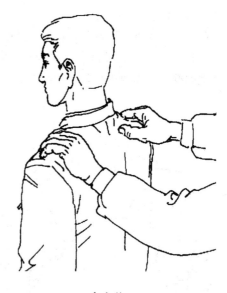

拿颈项   拿肩井

（3）临床应用：拿法的刺激较强，常与其他手法配合使用，以颈项、肩部和四肢部最为常用。本法具有疏散风寒、解表发汗、舒筋通络、提神开窍的功效。临床应用时，拿后常以揉摩继之，以缓和刺激。三指拿多用于面积较小的部位，如拿风池及颈项两侧有发散解表作用，外感头痛常用此法；拿肩井能通调周身气血，拿后使人精神为之一振，常作为推拿治疗的结束手法；拿合谷能止牙痛，拿承山治疗小腿转筋等，都是临床常用的方法。

5．捏法

（1）定义：用拇、示两指或拇、示、中三指相对用力内收，挟持某一部位称捏法。其动作与拿法相似，只是用力较轻，适用于浅表的肌肤组织。因捏法常用于小儿脊柱，所以常称为"小儿捏脊"。

（2）动作要求：小儿捏脊的操作方法有两种。

①三指捏：患者俯卧位，背部肌肉放松。医者坐于侧方，用两手拇指桡侧面顶住脊柱两侧皮肤，示指和中指前按与拇指相对用力，轻轻捏起皮肤，随捏随提，双手交替捻动并逐渐由下向上移动，自龟尾穴起沿脊柱向上至大椎穴止。

②两指捏：姿势同上。将两手示指屈曲，以示指中节的背面紧贴脊柱两侧皮肤，拇指前端与示指中节相对用力，轻轻提捏皮肤，双手交替捻动并由龟尾穴起沿脊向上至大椎穴止。

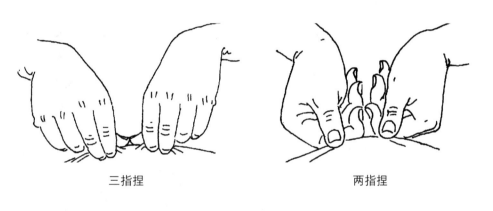

三指捏　　　　　　　　　　　　　　两指捏

（3）临床应用：捏脊法在临床上被广泛应用于多种慢性疾患的治疗，特别对于小儿积滞、疳证、腹泻、呕吐、消化不良等症有很好的疗效，对成人的脾胃虚弱、慢性泄泻、月经不调、痛经等症以及神衰失眠等各种慢性病均有一定的效果。具有调和阴阳，健脾和胃，疏通经络，行气活血等作用。应用于小儿保健，则能促进小儿生长发育，增强抗病能力。

6．捻法

（1）定义：用拇指和示指的指面相对捏住某一部位，稍用力做对称的如捻线状的揉搓，称为捻法。

（2）动作要求：本法是一种辅助手法，此法要快速灵活，不可呆滞。

（3）临床运用：捻法临床上多用于指、趾小关节酸痛麻木、肿胀或屈伸不利等症的辅助治疗，具有行气活血、舒经活络、消除手指疲劳的功效。

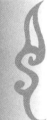

7. 踩跷法

（1）定义：用单足或双足踩踏肢体的一定部位的方法称踩跷法。

（2）动作要求：这里介绍腰部踩跷法。

腰部踩跷时，病人取俯卧位，在胸部和膝上部各垫枕头数只，以使腹部离床面10cm左右为宜。医者双手要攀住预先设置好的扶手（如横木、铁环等），以调节自身的体重和控制踩踏的力量。踩踏时以单足或双足的前部着力于治疗部位，足跟提起，然后运用膝关节和踝关节的连续屈伸活动（注意足掌切不可离开患者腰部），对腰部进行连续的踩压。根据患者体质，可逐渐加重踩踏力量，同时嘱患者随踩踏的节奏，配合呼吸，足跟提起时患者吸气，踩压时患者呼气，切忌屏气。踩踏速度要均匀而有节奏。踩踏的次数以患者能忍受为宜，一般每分钟可踩压10～15次。

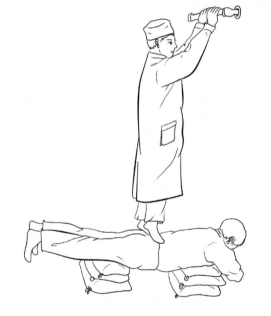

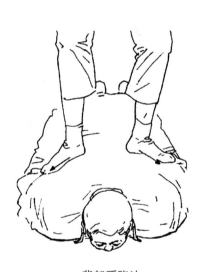

腰部踩跷法 背部踩跷法

（3）临床应用：腰部踩跷法可使腰椎被动性过伸活动，因其压力大，刺激强，临床上仅对身体壮实的患者使用，治疗某些顽固性腰腿痛，如腰椎间盘突出症、肥大性脊柱炎等。对功能性脊柱侧突者后突畸形有一定的矫正作用。

（4）注意事项：对有腰椎骨质病变及诊断不明患者禁用本法，对年老体弱者也不宜使用。踩跷时必须慎重，根据患者的体质和病情，踩跷者体重不可过大，踩踏的力量和次数要适可而止，不可勉强。

（五）叩击类手法

用指、掌或拳在体表进行节律性的拍击叩打的手法，称为叩击类手法。本类手法有拍法、击法、弹法、啄法和叩法等。其手法特点是运用叩击时的冲力使组织发生震动。

1. 拍法

（1）定义：用虚掌或拍子，拍打体表一定部位的一种手法。

（2）动作要求

①沉肩垂肘，腕部放松，掌指关节微屈成虚掌，五指并拢。

②拍打要平稳而有节奏，拍打后迅速提起，拍打的部位要准确一致。

③拍打次数以皮肤出现微红充血为度。

（3）临床应用：本法的着力面较大。除胸腹部外，适用于全身各个部位，尤其以颈肩部、背部、腰骶部及大腿部、臀部运用最多。此外，本法是自我保健推拿及运动前、后准备、放松的常用手法之一，具有镇静止痛、活血化瘀、解痉及强壮之功效，轻拍可醒神健脑、兴奋神经、调理肠胃、宽胸理气，多用以治疗风湿痹痛、陈伤劳损、感觉减退、头昏头沉等。热敷时加拍打，可使药力深透。

2. 击法

（1）定义：用拳背、掌根、掌侧小鱼际、指尖或用桑枝棒击打体表，称为击法。击法用力较重，刺激较强。用拳背击打称拳击法；用掌根击打称掌击法；用掌侧小鱼际击打称侧击法；用指端击打称指尖击法；用桑枝棒击打称棒击法。

（2）动作要求

①拳击法：手握拳，腕要挺直，用拳背击打一定部位或穴位。击打时要以拳背着力，所以腕部必须挺直，运用肘关节的屈伸和前臂的力量将拳背平击在治疗部位上。一般每次击打 3～5 次即可。

②掌击法：手指自然伸开，腕略背伸，用掌根部击打体表。击打时手臂挥动的幅度可较拳击法大些，一般每次击打 3～5 次。

③侧击法：其动作要求同掌击法，只是着力的部位不同而已。

④指尖击法：手指半屈，腕放松，主要运用腕关节的屈伸；以指端轻轻击打体表，双手可交替动作；一般可持续 1～3 分钟。

⑤棒击法：用特制的桑枝棒击打体表。击打时棒的着力面要大，主要以棒前段约 1/2 部着力。

无论何种击法，用劲均要快速而短暂，垂直叩击体表，着力时不能有拖抽动作，叩击频率要均匀而有节奏。

（3）临床应用：击法的力量较大，而且动作快速，对使用部位有一股冲击力，主要作用于深部组织。不同的击法运用于不同的部位。

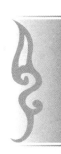

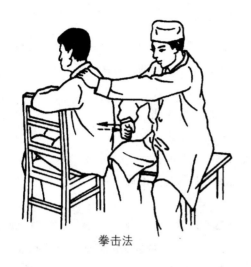

拳击法

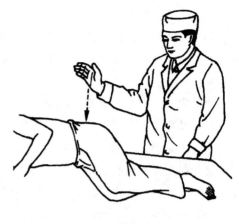

侧击法

①拳击法：主要适用于大椎及腰骶部，治疗颈、腰椎疾病所致的肢体酸麻等症。击大椎时病人取端坐位，击腰骶部时则坐位或俯卧位均可。

②掌击法：常用于臀部（环跳穴）及下肢外侧部，治疗坐骨神经痛、腰臀部软组织劳损以及下肢酸麻等症。临床应用时患者取侧卧位，患肢在上，屈膝屈髋。医者站于其后，运用手臂较大的幅度挥动，使击打力量达到软组织深部。其次，掌击法还可应用于头顶部（掌击百会穴），有醒脑提神作用。使用时，患者

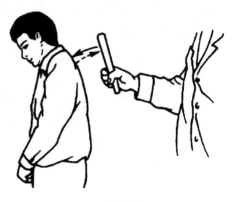

棒击法

端坐，头挺直，牙咬紧。击打力量要适当，不宜过大。

③侧击法：本法的应用同掌击法，临床上可交替使用，但击百会穴时，不宜用本法。

④指尖击法：常用于头部，治疗头痛、失眠等症，有安神醒脑作用。临床应用时，患者取坐位或仰卧位，医者用双手五指交替轻打头顶部。叩打的力量以不痛为宜。

⑤棒击法：适用于肩、背、腰、臀及下肢部，治疗肢体麻木、浅表感觉迟钝有较好疗效。本法的特点是力量大而重着，对肢体组织深部的震动较大，临床应用时应根据不同的部位控制好击打的力量，由轻到重，适可而止。棒的着力面要大，不要用棒尖着力，也不可打"出头棒"。击打时，棒的方向一般要与击打部位的肌纤维成平行方向，但在腰骶部击打时，棒的方向要与脊柱成垂直。

桑枝棒制法：用新鲜桑枝 12 根，长约 40cm，直径约 0.5cm，去皮阴干后将 12 根桑枝扎成一束，用线密绕一层，然后用棉纸（桑皮纸）一层一层卷紧，每卷一层均要用

线扎紧，卷到手握棒粗细合适（直径 4cm 左右），然后在外层用布裹紧并用线缝好，即可使用。

3．弹法

（1）定义：用拇指指面压住中指或示指的指甲，然后用力迅速弹出，如此连续弹击某一部位或穴位。

（2）动作要求：操作时弹击力量要突发而均匀。不能忽轻忽重，弹击的强度以不引起疼痛为度。

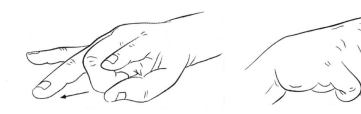

弹法

（3）临床应用：多用于头部、关节，具有舒筋通络、行气活血之功效，配合其他手法治疗头痛、颈项强硬、四肢关节酸痛等。

4．啄法

（1）定义：两手五指微屈分开成爪形或聚拢成梅花形，运用腕部的屈伸，两手交替上下轻击一定部位，如鸡啄米状，故称啄法。

（2）动作要求：直叩击，以腕伸屈产生的弹性的动作完成手法。击打速度要轻快而有节奏。叩击频率为每分钟 200～260 次。

（3）临床应用：适用于头部和背部，刺激轻快着实，多用于头面部，具安神醒脑、振奋阳气之功效，多治疗头痛、失眠健忘、精神不振等。

5．叩法

（1）定义：叩法的动作与击法相似，只是力量较轻，轻击为叩。

（2）动作要求：一般可用半屈的拳（以尺侧面）轻轻捶击，两手交替上下如击鼓状；也可以两手相合，五指自然伸直并略为分开，用小指侧面叩击一定部位。叩击时主要运用腕部的侧屈活动，频率要快而有节奏，叩击力量要轻而匀。

（3）临床应用：叩法常用于肩背及四肢部，具有舒通筋脉、行气活血的作用，对肩背酸痛、肢体乏力等症可用本法作配合治疗。

（六）运动关节类手法

对关节做被动性活动，使关节伸展、屈伸或旋转的一类手法称运动关节类手法。本类手法主要有摇法、扳法、背法、拔伸法等。

第97日

1. 摇法

（1）定义：使关节做被动的环转活动，称摇法。

（2）动作要求：用一手握住（或扶住）被摇关节近端的肢体，另一手握体关节远端的肢体，做缓和回旋的环转活动称为摇法。本法动作要领应掌握：摇转幅度必须由小到大，动作要缓和，用力要稳。幅度的大小应根据病情恰如其分地掌握，适可而止，不可勉强，同时还要注意被摇关节的正常生理活动功能，因势利导。任何粗暴的动作或违反正常生理功能的摇转不但无益，反而有害。

①摇颈法：患者坐位，颈项放松，医者站于侧面，用一手扶住其头顶，另一手托住下颌，双手以相反方向缓慢活动，使头摇转，左右各数次。

②摇肩关节：根据肩关节活动功能受限的程度，其操作方法不尽相同。下面介绍三种。

握手摇法：患者坐位，肩部放松，患肢自然下垂。医者一手扶住其肩关节的近端，另一手与患手相握，然后做顺时针及逆时针方向缓缓摇动，使肩关节做小幅度的旋转活动。一般可各摇转 8～10 次。

托肘摇法：患者坐位，肩部放松，屈肘。医者站于侧面，用一手扶住其肩关节近端，另一手托起患肢肘部（使患者手搭在医者肘上部），然后做缓缓地顺时针方向及逆时针方向摇动，使肩关节做中幅度的旋转活动。

大幅度摇法：患者坐位，上肢下垂。医者站于侧面，两足分开成丁字步。用一手松松地握住患肢腕部，另一手以掌背将其慢慢向上托起，在上托到 140°～160° 时，随即反掌握住腕部，原握腕之手循臂滑移至患肩上部按住。此时要停顿一下，两手协调动作，即按肩之手往下压，握腕之手向上提拉，使肩关节充分伸展，随即向后向下使肩关节做大幅度运转。如此周而复始，两手交替上下协调动作，使患肢连续地环转活动。在做由后向前的环转活动时，操作的两手动作相反。一般向前向后各摇 3～5 次。本法操作时因活动范围较大，患者身体易于摇动，为了稳住其身体，医者的上身及两足应随着操作姿势的不同而做相应的改变。

③摇腰法：患者坐位，腰部放松。医者坐其后，用一手按住其一侧腰部，另一手扶住对侧肩部，两手协调用力将腰部按前屈、侧屈、后伸的次序摇动，使腰部做旋转活动。一般可左右各摇转 3～5 次。

④摇髋关节：患者仰卧，髋膝微屈。医者站于侧面，用一手按其膝部，另一手握住其足跟部，两手协同将其髋关节屈曲至 90°，然后做顺时针及逆时针方向摇动，一般可各摇转 8～10 次。

⑤摇踝关节：患者仰卧，下肢伸直，踝部放松。医者站于其足后侧，用一手托起其足跟，另一手握住足趾部，稍用力做拔伸牵引，并在拔伸的同时做环转摇动。

（3）临床应用：摇法适用于四肢关节及脊柱部，临床治疗中以肩、腕、髋、踝关节及颈椎部为常用。具有舒筋活血、滑利关节、松解粘连以及增强关节活动功能等作用。

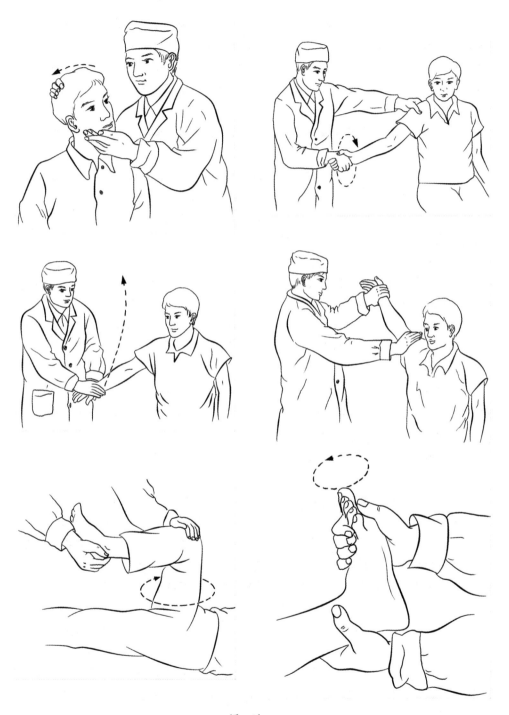

摇　法

颈部摇法常用于治疗落枕、颈椎病、颈项部软组织劳损以及受风寒侵袭而致的项强酸痛、活动不利等症；肩关节摇法分别用于肩关节活动功能的重度障碍、中度障碍和轻度障碍；腰部摇法主要是在急性腰扭伤腰部活动不利的情况下作为一种辅助手法使用；摇髋关节常用于髋部伤筋酸痛、内收肌劳损以及腰腿痛所致的髋关节活动不利、牵掣疼痛等症；踝关节摇法适用于踝部伤筋日久、肿胀酸痛、活动不利等症。

2. 扳法

(1) 定义：使关节在弹性限制位瞬间突然受力，做被动的旋转、屈伸、展收等活动的手法称扳法。

(2) 动作要求：扳法不是一种大幅度的被动运动，不能在不确定位置的情况下使用，而必须把要扳的关节先做最大功能位的伸展或旋转，在保持这一位置的基础上再做一个稍为加大的动作幅度的扳动。本法操作时要特别注意动作要领：一是动作要稳；扳法的动作是一种被控制的、短暂的、有限度的、分阶段的被动运动；二是要准，即扳的位置要准确，要预先确定活动范围和作用的部位，一达目的，随即停手；三是要轻巧，根据不同关节的活动范围和运动方向，扳时要因势利导，不能超出或违反其生理功能，更忌强拉硬扳、动作粗暴。

扳法是关节手法中技术要求高、难度大的手法，尤其是颈椎扳法危险性大，初学者不宜单独操作，应在带教老师指导下操作。

人体各关节常用扳法有以下几种。

①颈椎旋转扳法：又称颈椎旋转复位法，患者坐位，颈项放松，颈略前屈或后伸（约15°）。医者站于侧面，用一手扶住其头顶部，另一手托住下颌部，两手协同动作使头向一侧慢慢旋转，当旋转到有明显阻力时，稍为停顿一下，随即用劲再做一个有控制的增大旋转幅度（5°～10°）的快速扳动，此时常可听到"格嗒"响声，表示手法到位。

②腰椎斜扳法：患者侧卧位，患肢在上，屈膝屈髋约90°，健肢在下，自然伸直，腰部要放松。医者面对患者站立，两手（或两肘部）分别按住患者的肩前部和臀部，同时做反方向的缓缓用力扳动，使腰部被动扭转，当旋转到有明显阻力时，再施一个增大幅度的猛推，此时常可听到"格嗒"响声，表示手法成功。斜扳法的定位可根据病变位置的高低，以控制腰椎上下的旋转幅度的调节来实现，即如病变节段在上腰椎，则下半身旋转幅度应大于上半身；病变节段在下腰椎，则上半身的旋转幅度应大于下半身。然而这种定位方法比较笼统，所以仅能提供有限的准确性。

需要注意的是，颈、腰椎旋转扳法是一种突然地把脊椎关节活动到一般生理性限制范围以外，但不超过解剖极限的被动手法。所以操作时应首先使病变关节在可行性的活动范围内主动活动，接着在运动限制的对抗中加大被动活动范围，此时常可听到"格嗒"响声。临床医生对这种响声很为重视，认为是脊椎复位标志。扳法出现"格嗒"响声说明了手法力作用到了关节上。

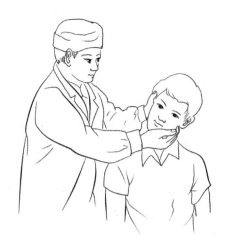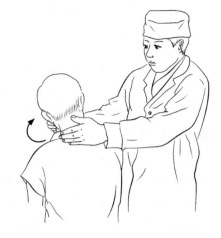

颈椎旋转扳法

③肩关节扳法：肩关节扳法的基本动作有四种，即屈（前上举）、伸（后伸）、内收、外展。

上举扳法：患者坐位，医者站于侧面，屈膝半蹲并将患手搭在医者肩后。此时医者可用双手抱住患肩将其固定，同时慢慢站起使患肢缓缓抬举。如此可反复进行3～5次。

内收扳法：患者坐位，患肢置于胸前尽量内收；医者站于后并紧靠患者背部稳住其身体，用一手扶住患肩，另一手握住其肘部做内收方向扳动。

后伸扳法：患者坐位，手自然下垂。医者站于患侧用一手按扶住患肩，另一手握住其手腕部缓缓向后扳动，在扳至最大幅度（以患者能承受为度）时再做屈肘动作。在做屈肘动作时应注意将患侧掌背紧靠腰骶部并沿脊柱缓缓向上扳动。

外展扳法：患者仰卧。医者一手扶住患肩部，另一手握住其肘部做向外牵拉扳动，同时做旋内及旋外动作。

上述四种肩关节扳法在临床上常配合应用，为治疗肩关节粘连的常用方法。

（3）临床应用：扳法主要用于因软组织粘连所致的关节运动障碍、小关节错缝以及脊柱生理弧度改变等疾患，具有松解粘连、整复关节错缝和调整脊柱生理弧度等作用。

颈椎斜扳法主要用于颈椎病（神经根型）、颈椎生理弧度改变以及因颈项部长时间牵拉或扭蹩所致的颈椎小关节错缝等（包括落枕）。颈椎斜扳法在临床上可根据病情参考应用，但由于颈椎的解剖特点，在应用时必须非常谨慎，做到姿势恰当，动作稳缓，定位正确，手法轻巧。

腰椎斜扳法主要用于腰椎间盘突出症。腰椎后关节紊乱（急性腰扭伤滑膜嵌顿）、腰椎生理弧度变直以及腰脊侧弯畸形等。

肩关节扳法常用于肩关节粘连的后期及恢复期，应用时要先用其他手法充分放松要扳的关节，然后根据关节粘连的程度和活动情况，因势利导，逐步增加扳动的幅度，切忌粗暴和违反正常生理功能的动作。

3. 背法

(1) 定义：医者将患者反背起的方法。

(2) 动作要求：医者和患者背对背站立，并与患者的两肘相互钩住，然后屈膝、弯腰挺臀，将患者反背起，使其双脚离地，这时，患者头要后仰，使背部紧靠，以牵伸患者腰椎，同时医者臀部可做上下或左右晃动，当感到患者处于放松状态时，随即做一快速的伸膝挺臀动作，使患者腰椎突然超后伸。操作时臀部的晃动要和两膝的屈伸及挺臀动作协调一致，以达到牵伸腰椎之目的。

(3) 临床应用：背法的作用原理大致与腰椎后伸扳法相类似，主要是使腰椎及其两侧腰肌向后过伸，促使扭错之小关节复位，本法之优点是可利用患者自身（下半身）的重量对腰椎有牵引作用，便于腰肌放松，所以临床上对腰肌紧张不易放松的患者可考虑选用本法。一般对急性腰扭伤、腰椎后关节紊乱以及腰椎间盘突出症等都可用本法配合治疗。

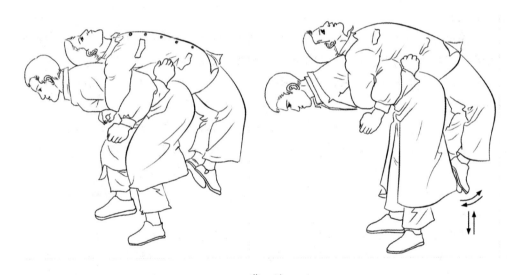

背 法

应用背法时，要注意患者的体重，估计自己是否有足够的力量把患者反背起，并完成整个操作。

4. 拔伸法

(1) 定义：拔伸即牵拉或牵引的意思，固定肢体或关节的一端，牵拉关节的另一端的方法称为拔伸法。

(2) 动作要求：拔伸法常用于颈椎、肩、腕、指等关节，操作时用力要稳而持续，不可突发暴力。

①颈椎拔伸法：患者端坐，医者站于后侧方，用一手肘弯部托住患者下颌，手扶住其对侧头部，另一手托住其枕后部，两手同时用力向上拔伸，牵引颈椎。

②肩关节拔伸法：患者坐于低凳，患肢放松，医者站于后外侧，用双手握住其腕部慢慢向上牵拉。动作要缓和。

③腕关节拔伸法：患者坐位，医者对面而坐，用双手握住患手腕掌部，逐渐用力拔伸，与此同时嘱患者上身略向后仰，形成对抗牵引。

④指间关节拔伸法：用一手握住患者腕上部，另一手捏住患指端，两手同时向相反方向用力拔伸。

腰和髋关节也可用手法拔伸，但效果欠佳，现在一般均采用机械牵引，颈椎牵引时间较长时，也多用机械牵引。

（3）临床应用：拔伸牵引的作用主要是拉宽关节间隙，放松有关的肌肉和其他软组织，松解粘连，为关节的整复或功能恢复创造有利条件。颈椎拔伸法常用于颈椎病、颈椎半脱位以及颈项部扭伤、失枕等，应用时常结合扳法。肩关节拔伸法可用于肩周病所致的关节功能障碍，作为辅助手法应用。腕关节拔伸法常用于腕部伤筋或腕骨错缝，操作时常在拔伸的基础上结合腕部的推抹捏正的手法，以防止后遗症状。指间关节拔伸法可用于指部伤筋、脱位，拔伸后常继以推抹，使关节复位；本法还可用于因类风湿关节炎所致的指间关节肿胀疼痛、关节活动不利，拔伸后可继以捻法配合应用。

（七）推拿手法练习

初学者要重视手法技能的学习和训练，不能简单将手法认为是生活中的简单动作而轻视，手法要掌握熟练的技巧和持续的力量，必须进行认真、刻苦的练习和一定时期的临床实践。尤其对某些比较复杂、难度较高的手法，如一指禅推法、滚法等，更应经过长期反复的练习直至娴熟，才能在临床上发挥治疗作用。手法练习的内容，主要是动作技巧的指力、腕力、臂力的锻炼，而重点在于动作技巧的熟练，所以在上临床前，分两个阶段进行，循序渐进。

1. 米袋上练习　一指禅推法、滚法、揉法、摩法需在米袋上进行基本训练，待有一定的基础后才转入人体上的操作练习。

准备长8寸、宽6寸的布袋一只，内装大米或黄沙（以大米为佳），外面再用一只布袋作套子，以便洗涤，保持清洁。开始练习时袋可扎得紧些，以后逐渐放松。根据各手法的动作要领及难度，重点练习一指禅、滚法、揉法、摩法等，通过练习重点掌握主要手法的动作技巧和灵活度，同时亦可增长指力和腕力。练习姿势可采取坐势和站势，坐势练习手法有一指禅推法、揉法和摩法，除一指禅推法可双手同时进行外，揉法和摩法则重练习右手。站势练习手法主要是滚法。滚法练习时，要求左右手交替进行，熟练程度相同，才能适应临床需要。经过一段时间的练习，在基本掌握这些手法的动作要领的基础上，才能转入人体上操作练习。

2. 人体上练习　在人体上进行手法训练，目的是使该手法能够适应人体各个部位的不同情况而灵活运用，为临床运用打好基础。根据先易后难，循序渐进的原则，按照规定的经络穴位，循经络、推穴道，紧推慢移，要求被推的部位有酸胀温热的感觉而皮肤不发生疼痛。这样既锻炼了手法，又熟悉了穴位。从实践出发，不但要注意单一手法的操作和进行双手协调动作的联系，而且要练习各种手法的配合运动，同时根据人体的形态、结构、关节活动功能等，在施手法时结合肢体的被动运动。

第三节 肩周炎的推拿治疗

凡感受风寒湿邪，引起肩部酸痛，运动功能障碍者称之为肩周炎，又称漏肩风。一般多发生于单侧肩部，好发于 50 岁左右，故又称"五十肩"。从症状上看本病以肩关节疼痛和肩关节功能障碍为主要症状，因此又称"冻结肩""肩凝症"。一般多称为肩关节周围炎。发病女性略高于男性，多见于体力劳动者，一部分冻结肩有自愈趋势，仅留轻度功能障碍。大部分患者若得不到有效的治疗，有可能严重影响肩关节功能活动，影响生活质量。

【病因病机】中医学一般认为本病的发生与气血不足、外感风寒湿邪及外伤劳损有关。

从解剖角度看，肩关节是全身活动范围最大、最灵活的关节，因其结构为盘状关节，故从骨性结构看不稳定（关节囊亦较松弛），因此维持肩关节的稳定性，大部分依靠肩关节周围的肌肉肌腱和韧带的力量，这些软组织经常受到上肢重力和肩关节大范围活动的牵拉，加之年龄的增长，肌腱本身的血供较差，容易发生劳损而致退行性改变。

因此，本病往往在肱二头肌肌腱炎、肩峰下滑囊炎、冈上肌肌腱炎等软组织劳损的炎性病变或外伤、受寒的基础上发病。发病后，韧带、肌腱、关节囊的充血、渗出、增厚等炎性改变，如得不到有效的治疗，日久可发生粘连，腱袖钙化。同时肩部保护性活动限制或长期固定，促进了粘连的形成，最终导致肩关节活动功能丧失。

【临床表现】肩周炎主要表现为疼痛和肩关节功能活动受限两个方面。

1. 疼痛　早期为阵发性疼痛，常因天气变化和劳累而诱发，以后渐渐发展到持续性疼痛，并逐渐加重，昼轻夜重，夜不能寐，不能向患侧侧卧，肩部受到牵拉时，可引起剧烈疼痛（撕裂感），此外在肩关节周围有广泛压痛，并可向颈部及肘部放射。如夜间痛重则多为血虚；若疼痛与天气变化较敏感（加重）则多为受寒。

2. 功能活动受限　由于关节囊及肌肉的粘连，长期失用而引起肌力降低，且喙肱韧带固定于缩短的内旋位等因素，可使肩关节各个方向的主动和被动活动均受限，特别是肩关节外展时，出现典型的"扛肩"现象，梳头、穿衣服等动作难以完成，严重时肘关节功能受限，屈肘时不能摸肩，日久，三角肌等可以发生不同程度的失用性萎缩，出现肩峰突起，上臂上举不便，后伸欠利等症状，此时疼痛反而减轻。此外患肩怕冷也是临床常见表现。不少患者常年以棉垫包肩，即使在暑天，亦不敢吹风。

总的来说，本病的特点是早期以疼痛为主，后期以功能障碍为主。

【检查】

1. 肩关节功能检查 肩关节活动范围受限：出现典型的"扛肩"，外展受限制，不能完成梳头、穿衣服等动作；做关节主、被动活动，并记录角度。

2. 压痛点 肩关节周围有广泛压痛，并可向颈部及肘部放射，压痛点多在肱二头肌长短头，肩峰下缘，肩胛冈上缘，小圆肌上缘。

3. X 线检查 用于排除骨关节本身病变（如骨折），一般无异常。因此，根据本病的主症、体征、病史等可以明确诊断。

【治疗】

1. 治疗原则

（1）早期：疼痛较甚者，可用较轻柔的手法在局部治疗，早期以舒筋活血，通络止痛为主，改善局部血液循环，加速渗出物的吸收，促进病变肌腱及韧带的修复。

（2）后期：患者可用较重的扳法，拔伸，摇法，并配合肩关节各功能位的被动活动（尤其是活动障碍明显的方面），以松解粘连，滑利关节，以促进肩关节的功能恢复。

2. 治疗方法

手法：㨰法，一指禅推法，点法，按法，拿法，扳法，拔伸法，摇法，抖法，搓法。

取穴：合谷，曲池，缺盆，肩髃，肩贞，肩井，秉风，肩内陵，天宗等。

【操作】

（1）患者仰卧位或坐位，医者站或坐于患侧，用㨰法或一指禅推法施术于患侧肩部及上肢内侧，往返数次，配合患肢被动的外展、外旋活动，牵拉喙肱韧带和短头肌腱。

（2）健侧卧位，医师一手握肘部，另一手在肩外侧及腋后部用㨰法，配合按拿肩髃、肩贞，做上举内收活动。

（3）患者坐位，点按肩井、肩髃、秉风、天宗、肩贞、肩内陵、曲池、合谷等。

（4）环转摇肩，医师站于患者侧后方，一手扶患肩，一手托肘部，以肩为轴心做环转运动，幅度由小到大，然后医师托住患者前臂，使患肘内收上臂，患侧手搭到对侧肩上，再绕过头顶到患肩，反复 5～7 次，配合拿捏患肩。

（5）上肢被动后扳：医师站于患者侧前方，一手握患腕，并以肩部顶住患者患肩前部（防止前屈），握腕之手将患臂由前扳向后，逐渐用力 2 次或 3 次。

（6）背后拉臂：医师站于患者健侧稍后，一手扶健肩前（防止前屈），另一手从背后握患腕向健侧牵拉，逐渐用力，加大范围（以能忍受为度）。

（7）提抖法：医师站于患肩外侧，双手握患腕，将患肢提起，用提抖的方法。牵拉时要求患者先沉肩屈肘，医者缓向斜上方牵抖患肢，幅度及力量由小到大，不可用力过猛。

（8）搓抖法：用搓法由肩到上臂、前臂反复搓动，加抖法结束。

【注意事项】

（1）肩部保暖，避免劳累。

（2）治疗与功能锻炼相结合，医患配合，并持之以恒、循序渐进。

第四节　颈椎病的推拿治疗

颈椎病是指由于颈椎椎间盘变性、颈椎骨质增生，使周围的软组织受损害所引起的症候群，轻者只影响肩颈部肌肉，严重者可影响颈神经根、椎动脉、交感神经及脊髓。颈椎病还可通过间接的途径影响身体的其他器官和组织，引起所谓的"颈椎相关性疾病"，症情更为复杂多变。颈椎病是一种常见病、多发病。近年来，随着人类生产方式和生活方式的转变，颈椎病发病率有不断上升且年轻化的趋势。

【病因病机】颈椎病的内因是椎间盘的退行性改变。颈椎椎间盘退行性变是颈椎病病理改变的中心环节。椎间盘厚度的缩窄，使得连接颈椎活动节段两骨性结构间的韧带组织出现相对的"过长"。韧带连接结构的相对"过长"会导致另外两种继发的病理生理改变，其一是颈椎骨质的增生，其二是活动阶段内在稳定性的下降。

骨质增生减少了椎间孔、椎管的有效空间容积，而颈椎功能活动节段因稳定性下降又容易引起软组织损伤及继发的炎症反应。肿胀的软组织与增生的骨质共同形成所谓的"混合性突起物"，使已经降低的椎间孔、椎管容积与内容物之间脆弱的平衡进一步破坏，产生对血管和神经组织的机械压迫和化学性刺激的双重伤害，引起临床症状的发生。

颈椎病的外因则有颈部外伤、慢性应力性劳损及不良气候条件（如风寒湿）对颈部微环境的影响等。肌肉、韧带作为脊柱的运动和稳定性装置，与脊柱的退行性变化有着密切的双向性因果关系。神经组织的刺激而产生疼痛－肌肉痉挛－疼痛的恶性循环链。

肌肉、韧带组织的外在损伤，必然会影响脊柱的稳定性及力学平衡。肌肉、韧带组织的损伤，又能引起继发的微血管反应和炎症反应，产生严重的疼痛和肌痉挛。长期从事低头工作的职业人员、不良的气候环境（如风、寒、湿）通过颈部的微血管反应及使颈部肌肉处于痉挛状态而影响颈椎的内稳定。

【临床表现】目前，多数专家倾向于将颈椎病分为颈型、神经根型、脊髓型、椎动脉型和交感神经型。

1. 颈型颈椎病　病理特点是椎间盘处于退变的早期阶段，可有纤维环结构的部分破坏、椎间盘组织的轻度膨出及椎骨骨质的轻度增生，这些膨出及增生的结构尚未构成对神经、血管组织的实质性压迫，但可刺激分布于其间的椎窦神经。后者则向中枢发放传入冲动，经脊髓节段反射及近节段反射的途径，导致颈项部和肩胛骨间区肌肉处于持续紧张的状态，出现该区域的肌紧张性疼痛。

同时，由于颈椎稳定性的下降，在日常生活中易由过度运动而造成椎旁软组织损伤、颈椎活动节段错位，肩胛骨内缘肌肉附着处酸痛，颈部易于疲劳；出现"落枕"的频繁发作；患者颈部前屈、旋转幅度明显减小，颈夹肌、半棘肌、斜方肌张力明显增高，肩胛提肌、菱形肌、冈下肌、大、小圆肌处往往可触及条索状改变及压痛。神经系统检查时，不能发现明确的定位体征。X线检查结果并不与患者的症状完全符合。

2. 神经根型颈椎病　病理特点是由增生钩椎关节、关节突骨赘及损伤肿胀的软组织共同形成混合性的突出物，对神经根产生机械压迫和化学刺激的双重伤害，引起典型的放射性神经痛。

颈椎椎骨错缝与神经根的伤害往往有着直接的因果关系，错位椎骨使一侧椎间孔及神经根管的内径减小，进一步加剧了其减少的容积与内容物体积之间的矛盾，引起临床症状的急性发作。

突出的表现为向上肢传导的放射痛。放射性神经痛往往呈急性发作，或在慢性疼痛的基础上急剧加重的特点。

受压神经根所支配的皮肤在急性期可能出现痛觉的过敏，后期则表现为感觉的减退；所支配的肌肉则往往出现肌力的减弱，但明显肌肉萎缩者罕见。

颈部活动范围减小，尤以向患侧旋转和侧屈的运动范围出现更为明显的限制，若勉强向患侧旋转及侧屈，则可能导致放射性神经痛的加重。特殊检查中，臂丛神经牵拉试验阳性；椎间孔挤压试验使椎间孔上下径进一步减小而引起上肢放射痛加剧，呈阳性反应；颈椎拔伸试验则因扩大了椎间孔上下径的尺度而使放射痛减轻，亦呈阳性反应。有时可见患肢肱二头肌或肱三头肌反射减弱。

3. 脊髓型颈椎病　病理特点是膨出的颈椎间盘组织、增生的椎体后缘骨赘、向下滑脱的椎体、增厚的黄韧带和椎管内肿胀的软组织形成混合性突出，对脊髓造成压迫；或由于血管因素的参与，导致脊髓缺血、变性、坏死，并由此而引起脊髓长传导束功能障碍。表现为两下肢的波浪形、进行性麻木和运动障碍。患者感到下肢无力，步态不稳，步态笨拙，主诉有"脚下踩棉花"的感觉。上肢症状不典型，主要为沉重无力，根性痛并不多见。

体检见下肢肌张力增高，肌力减退，膝、踝反射亢进，可见到髌阵挛及踝阵挛，病理反射阳性。感觉障碍不平衡，一般是痛、温觉感觉障碍明显而触觉障碍较轻或正常，下肢感觉障碍较重而躯干部感觉障碍较轻。X线侧位片上可见椎体后缘有较明显的骨赘和（或）出现椎体沿后关节突斜面向后下方滑脱，但确定是否存在颈脊髓的机械压迫需依靠CT或MRI检查。

4. 椎动脉型颈椎病　病理特点是因椎间盘退变及上位颈椎错位、横突孔骨性非连续管道扭转而引起椎动脉扭曲，或因椎体后外缘、钩突的骨质增生而导致椎动脉受压，或因椎动脉交感神经丛受刺激而导致动脉终末支痉挛，使脑干、小脑、大脑枕叶等椎动脉供血区缺血。

眩晕是椎动脉型颈椎病的主要症状。①因椎动脉长期供血不足而表现为慢性持续性

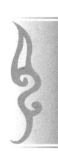

的眩晕。②因椎动脉供血短暂的阻断而表现为发作性的剧烈眩晕，眩晕的发作往往和头部位置的改变有关，精神萎靡，乏力嗜睡，耳鸣、耳聋，视力降低。经颅多普勒超声（TCD）可透过颅骨而检测椎动脉颅内分支的血流状态，理论上对椎动脉型颈椎病具有特殊的诊断意义。

5. 交感神经型颈椎病　病理特点是增生的骨赘、痉挛的椎前肌群及炎症介质刺激颈交感神经纤维，引起交感神经紧张性的慢性头痛是其最突出的表现。头痛往往呈持续性，主要出现在额部，特别是眼窝和眉棱骨处。

影响到眼睛时，由于交感神经兴奋，房水的分泌受到抑制，眼压下降，患者往往出现眼珠疼痛，伴恶心、呕吐；累及咽喉、食管黏膜时，由于黏膜腺体分泌及平滑肌活动紊乱，可产生咽喉不适、干渴和异物感、嗳气等症；干扰心脏交感紧张性时，可引起所谓的"类冠心病综合征"，患者感到胸前区憋闷，心悸怔忡，心电图检查有窦性心律失常、室性期前收缩、阵发性心动过速等异常心电活动；导致全身性交感紧张时，可引起颈性高血压。

【诊断要点】

1. 颈型颈椎病

（1）反复出现"落枕"现象。

（2）平时肩胛骨内上角和内侧缘常有酸胀疼痛感。

（3）排除颈肩软组织风湿及颈椎损伤。

（4）颈椎 X 线片可见退行性变化。

2. 神经根颈椎病

（1）有颈型颈椎病的临床表现。

（2）出现颈神经放射性疼痛。

（3）颈椎 X 线片显示与受害神经相对应的活动节段存在退行性征象。

（4）物理检查提示颈神经病变的定位在神经根，排除脊髓内、神经丛、神经干病变的可能性。

3. 脊髓型颈椎病

（1）有颈型颈椎病的临床表现。

（2）出现脊髓长传导束受压的症状体征。

（3）脊髓损伤的平面不易确定，下肢运动与感觉障碍呈不完全性。

（4）脊髓损害症状呈波浪形逐渐发展和短暂缓解的趋势。

（5）X 线平片显示椎体后缘明显骨质增生。

（6）CT、MRI 显示脊髓受骨赘及膨出的颈椎间盘组织压迫。

（7）排除椎管内外占位性病变。

4. 椎动脉型颈椎病

（1）有颈型颈椎病的临床表现。

（2）出现椎动脉供血不足的症状。

（3）椎动脉供血不足症状与头颈的位置有关。

（4）脑阻抗图提示椎动脉血流减少。

（5）排除椎动脉瘤等动脉本身的病变。

（6）X线平片显示颈椎退行性变化。

5. 交感神经型颈椎病

（1）有颈型颈椎病的临床表现。

（2）有慢性头痛史。

（3）出现上象限交感神经功能紊乱的症状和体征。

（4）排除器官的器质性病变。

（5）X线平片显示颈椎退行性变化。

【鉴别诊断】

（1）颈型颈椎病引起的肩胛骨内上角及内侧缘酸痛及皮下肿胀感容易与局部软组织本身的损伤或劳损相混淆。

（2）神经根颈椎病的颈神经放射性疼痛症状与廓出口综合征引起的放射性疼痛相似。

（3）脊髓型颈椎病缓慢进展的下肢运动障碍和深感觉障碍与运动神经元疾病相鉴别。

（4）椎动脉型颈椎病的眩晕症状容易与内耳眩晕相混淆。

（5）交感神经型颈椎病须与其他脏器的本身疾病相鉴别。

【治疗】在明确诊断的基础上，用推拿疗法治疗颈椎病多可收到良好的疗效。但手法须轻柔和缓。如需用较大力量的手法时，亦须在沿纵轴牵引的情况下进行，绝不可粗暴猛烈而急骤地过度旋转或屈曲头颈部。临床上由于不适当的手法治疗而引起的医源性残疾虽然不多，但也偶有发生，因此必须引起临床工作者的高度重视。

用手法治疗本病的作用在于扩大椎间隙及椎间孔，使椎体滑脱复位，颈椎恢复正常的生理曲度，缓解对神经根的压迫，消除肿胀，分解粘连，解除肌肉和血管的痉挛，改善血液循环，增强局部的血液供应，促使病变组织的修复。临床上以牵引为主，按压为辅是治疗本病的指导思想。

1. 治疗原则　舒筋活血，理筋整复。多采用擦、按、揉、拿、拔伸（或牵引）、拔伸旋转、拿搓、擦等手法。

2. 治疗方法　患者正坐，医者先分别按揉风池、天鼎、缺盆、肩井、肩中俞、肩外俞、肩髃、曲池、手三里、合谷、小海、内关、外关、神门等穴。然后，医者站于患者背后，用揉法放松颈肩部、上背部及上肢的肌肉5～10分钟，再用拿法，拿揉颈项部并配合推桥弓，推肩臂部，随后做颈项部拔伸。临床常用的拔伸法有两种，一种是医者站在患者背后，两前臂尺侧放于患者两侧肩部向下用力，双手大拇指顶在"风池"穴上

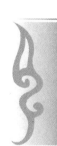

方，切勿用力过猛，以免引起患者头晕，其余四指及手掌托起下颌部，并向上用力，前臂与手同时向相反方向用力，把颈椎牵开，边牵引边使头颈部前屈、后伸及向左右旋转；另一种拔伸法是嘱患者正坐，医者站于患侧，右肘关节屈曲并托住患者下颌，手扶健侧颈枕部，向上缓缓用力拔伸，并做颈部左右旋转活动，另一手拇指置于患处相应椎旁，随颈部的活动在压痛点上施按揉法。最后，提拿两侧肩井并搓患肩至前臂反复几次。

临床上各推拿流派治疗本病手法繁多，可根据病情表现不同，自行运用各种不同的舒筋及正骨手法，但使用颈椎正骨手法时要慎重，应在指导老师带领下使用。

术后可配合内服补气血、祛风寒、活血通络的药物。垫枕不宜过高，并嘱患者进行适当的颈部功能锻炼，如颈部前屈、后伸、左前伸、右前伸及环转等主动运动。其他疗法中，可配合颈椎牵引。

【注意事项】

（1）头颈部扳法不可强求有弹响声。

（2）疼痛甚者（颈项不敢转动者）可先按揉患侧天宗穴 2～3 分钟，并嘱患者轻转颈项，当痛稍减后再用以上方法治疗。

（3）注意用枕的合理性，注意肩颈部的保暖。

第五节　落枕的推拿治疗

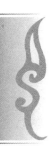

落枕又称"失枕"，临床上以急性颈部肌肉痉挛、强直、酸胀、疼痛以致转动失灵为主要症状。轻者可几天自愈，重者拖延数周不愈，影响工作和生活。落枕为单纯的颈部肌肉痉挛，成年人若经常发作者，要考虑颈椎病的可能。

【病因病机】

（1）体虚劳累之后，睡眠时枕头高低不适，躺卧姿势不良等原因，使一侧肌群长时间处于过度伸展状态，以致痉挛。

（2）夜寐时颈肩当风，感受风寒，气血凝滞，经络痹阻而发生拘急疼痛。

（3）极少数因颈部突然扭转或肩扛重物，致使部分肌肉扭伤而致痉挛。

【临床表现】颈项一侧的肌肉痉挛、僵硬、疼痛为主症，患者头向患侧倾斜，下颌转向健侧（胸锁乳突肌）。颈部活动明显受限，向患侧活动障碍尤为明显，严重者疼痛可牵及头部、上背、上臂部。

【检查】

（1）患处肌痉挛，压痛阳性。

（2）有外伤者，应摄片排除骨折、脱位或颈椎病。

【治疗】

1. 治则　舒筋活血，温经通络，使颈部肌肉放松，气血通畅，则症可解。

2. 治法

（1）患者坐位，医师用轻柔揉法、一指禅推法在颈部、肩部操作，配合颈椎各方向活动，然后用拿法在颈部、肩部操作，用弹拨法弹拨紧张肌肉。

（2）患者坐位，医师用摇法摇颈项，然后做颈椎斜扳法。

（3）患者坐位，医师按拿风池、风府、风门、肩井、天宗穴，手法由轻至重，拿颈项，最后用擦法，湿热敷颈部。

【注意事项】

（1）颈椎斜扳不可强求弹响声。

（2）痛甚者可先按揉患侧天宗穴 2～3 分钟，嘱患者轻缓摇颈，痛减后再以上法治疗。

（3）颈项保暖，不宜睡高枕。

第六节　腰椎间盘突出症的推拿治疗

腰椎间盘突出症又称腰椎纤维环破裂症或腰椎髓核脱出症，简称腰突症。

腰椎间盘突出症系指腰椎间盘退变后凸起或破裂，压迫脊神经根或马尾神经，引起以腰痛和下肢放射性疼痛为主要临床特征的综合征，可伴有下肢的运动和感觉障碍和（或）膀胱、直肠功能障碍。

【病因病机】

（1）腰部过度负荷：正常弯腰提取重物，使椎间盘内压力增加，易引起纤维环破裂，髓核突出。

（2）腰部外伤：不足引起骨折的外伤，有可能使已退变的髓核突向椎管内，或进入椎体引起髓核突出。

（3）腹内压增加：影响椎体与椎管之间的平衡状态，造成髓核突出。

（4）体位不正：在腰部处于屈曲位的情况下，如突然加以旋转，易诱发髓核突出。

（5）其他：如脊柱突然负重、长期震动、脊柱畸形、腰椎穿刺不当以及遗传因素等。

【分型】髓核可向椎间盘各个方向突出，包括前方、侧方、四周突出和椎体内突出（Schmorl 结节），其中以向后方突出最为多见。临床将后方突出分为隆起型、突出型、脱垂型、游离型。

根据突出的位置特点，临床可分为以下几型。

（1）中央型：突出物位于椎管前方正中央者，主要刺激和压迫马尾神经。临床表现为双下肢瘫痪和大小便功能障碍。

（2）中央旁型：突出物位于中央，但略偏向一侧者。临床上以马尾神经受压症状为主，同时伴有根性刺激症状。

（3）侧型：突出物位于神经根前方中部者，神经根后方挤压。出现根性刺激或压迫症状。

（4）外侧型：突出物位于神经根外侧，将神经根向内侧挤压，出现根性痛。

（5）最外侧型：突出物移至椎管前侧方，甚至进入椎管侧壁或根管，引起根性痛。

【临床表现】

1. 症状

（1）腰痛伴下肢放射痛：最早出现，发生率95％。椎间盘源性腰痛，平卧缓解，站立或弯腰加重。所有使腹内压和脑脊液压增加的动作，如咳嗽、排便、喷嚏，甚至大笑，都可诱发或加重腰腿痛。患者一般喜侧卧位，屈髋屈膝。下肢痛沿神经分布区放射，放射痛多起自臀部，沿大腿后部放射至小腿或足部。当L_{3-4}椎间盘突出，疼痛沿大腿前方、小腿前方至足背内前方；L_{4-5}突出，疼痛沿大腿外后方经腘窝到小腿外方、足背及踇趾；$L_5 - S_1$突出，疼痛沿大腿后方经腘窝到小腿后方、足跟或足背外侧。疼痛性质可为麻痛、刺痛、胀痛、烧灼痛，以麻痛为多见。

（2）间歇性跛行：突出椎间盘压迫神经根，造成神经根充血、水肿所致。

（3）肌肉麻痹（肌力减弱）：腰椎间盘突出严重压迫神经根，可引起神经根受损，出现肌肉麻痹。如L_5神经根受压，导致胫前肌、腓骨长、短肌，伸肌及踇趾长伸肌麻痹导致足下垂。

（4）肢体麻木：一部分患者不出现下肢疼痛而存在下肢麻木感。这主要是突出物刺激和压迫本体感觉和触觉纤维所致。麻木区按神经受累区域分布。

（5）患肢发凉：少数患者自觉肢体发凉，尤以足趾远端为重，此为突出物刺激椎管内的交感神经纤维引起下肢血管收缩所致。

（6）马尾神经障碍：鞍区疼痛麻木、大小便异常、阳痿。

2. 体征

（1）步态：急性期跛行，需搀扶或扶拐行走。病人行走时躯干僵硬及向一侧倾斜。

（2）脊柱畸形：半数以上病例存在脊柱侧弯畸形，脊柱侧弯的方向取决于髓核突出的部位与神经根的关系。如髓核突出位于神经根的内侧，脊柱侧弯向患侧（因脊柱向患侧弯曲，可使神经根的张力降低）；反之，如突出物位于神经根外侧，则弯向健侧，生理弧度消失。

（3）压痛点：多在受累椎间隙的棘突旁，并向患侧小腿或足部放射。这种放射性的压痛点对腰突症的诊断和定位有重要意义。

（4）腰部活动度改变：腰部各方向活动均受到不同程度的影响。急性发作期时，腰部活动可完全受限。一般以前屈、侧屈和旋转活动受限为主。

（5）感觉障碍：受累神经根分布区出现感觉过敏、减退或消失。L_{3-4}突出，大腿和小腿内侧感觉障碍；L_{4-5}突出者，小腿前外侧、足背、踇趾感觉减退；$L_5 - S_1$突出者，小腿后外侧、外踝、足背外侧及小趾感觉减退。

（6）运动障碍：受损神经根所支配的肌肉可见肌力减退及肌肉萎缩，有的甚至完全瘫痪。L_{3-4} 突出压迫 L_4 神经根，导致股四头肌萎缩，伸膝无力；L_{4-5} 突出压迫 L_5 神经根，胫前肌、伸趾和踇长伸肌肌力减弱，而产生足下垂；L_5-S_1 压迫 S_1 神经根，小腿三头肌和屈趾肌肌力减弱。

（7）腱反射改变：L_4 神经根受累则膝反射减弱或消失；S_1 神经根受累则踝反射减弱或消失；L_5 神经根受累则膝踝反射均正常。

（8）肌力改变：L_5 神经根受累则踇趾背伸肌力减弱或消失；S_1 神经根受累则踇趾跖屈肌力减弱或消失。

【检查】

（1）直腿抬高试验和加强试验阳性。

（2）仰卧挺腹试验阳性。

（3）屈颈试验（Lindner 征）阳性。

（4）影像学检查。①腰椎 X 线片：可见腰椎骨质增生，椎间隙狭窄。②CT：可见腰椎间盘膨出及突出，压迫腰神经。

【诊断】

（1）腰痛伴下肢放射痛。

（2）受累棘突间旁侧明显压痛、放射痛。

（3）患侧下肢存在感觉障碍、肌力减退，腱反射减弱或消失。

（4）直腿抬高试验阳性。

（5）影像学检查证实椎间盘突出（早期 X 线平片示椎间隙前窄后宽或椎间隙狭窄）。

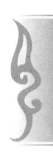

【鉴别诊断】

1. 急性腰扭伤　①明确外伤史；②腰部肌肉附着点有明显压痛；③局部肌肉封闭后，腰痛缓解（下肢痛消失）；④直腿抬高试验多阴性。

2. 腰椎管狭窄症　往往与腰椎间盘突出症并存，发生率高达 40%，间歇性跛行为最突出的症状，而坐骨神经一般不受累，患者感觉、运动和反射往往无异常改变（主诉多，体征少），根据临床表现，必要时行 CT、MRI、脊髓造影可明确诊断。

3. 腰椎结核　一般只有腰痛，少有根性痛。但在骨质破坏时，椎体压缩塌陷，寒性脓肿压迫时也有类似腰椎间盘突出症表现，患者往往有较明显的全身症状，如低热、盗汗、消瘦，红细胞沉降率加快。X 线平片可见骨质破坏、椎间隙变窄，腰大肌寒性脓肿等改变。

4. 椎管内肿瘤　可刺激和压迫神经根引起与腰椎间盘突出症相似的根性痛，也可压迫马尾神经，引起与中央型腰椎间盘突出症相似的马尾综合征。临床椎管内肿瘤特点：①腰痛呈持续性剧痛，夜间尤甚，往往需用镇静药后方能入睡；②平卧不能缓解；③脊髓造影可见蛛网膜下腔存在占位性病变；④MRI 可证实椎管内肿瘤存在。

【治疗】

1. 治疗原则

（1）降低椎间盘内压力，增加盘外压力，促使突出物回纳，为纤维环的修复创造有利条件。

（2）改变突出物的位置，松解粘连，解除或减轻对神经根的压迫。

（3）加强局部气血循环，促使受损伤的神经根恢复正常功能。

2. 治疗方法

（1）解除腰臀部肌肉痉挛：患者俯卧，在患侧腰臀及下肢用轻柔的擦、按等手法治疗。

促使患部气血循行加快，从而加速突出髓核中水分的吸收，减轻其对神经根的压迫，同时使紧张痉挛的肌肉放松，为下一步治疗创造条件。

（2）拉宽椎间隙，降低盘内压力：患者仰卧。用手法或机械进行骨盆牵引，使椎间隙增宽，从而降低椎间盘内压力，甚至出现负压，使突出物有回纳趋势，同时可扩大椎间孔和神经根管，减轻突出物对神经根的压迫。

（3）增加椎间盘外压力：患者俯卧。用双手有节奏地按压腰部，使腰部振动。然后在固定患部的情况下，用双下肢后伸扳法，使腰部过伸。本法可促使突出物回纳或改变突出物与神经根的位置。

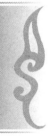

（4）调节后关节、松解粘连：用腰部斜扳或旋转复位手法，以调整后关节紊乱，从而相对扩大神经根管和椎间孔。由于斜扳和旋转复位时，腰椎及其椎间盘产生旋转剪力，从而改变突出物与神经根的位置关系。反复多次进行，可逐渐松解突出物与神经根的粘连。再在仰卧位，用强制直腿抬高以牵拉坐骨神经和腘绳肌，对松解粘连可起一定作用。

（5）促使受损伤的神经根恢复功能：沿受损神经根及其分布区域用擦、按、点、揉、拿等法，促使气血循行加强，从而使萎缩的肌肉及麻痹的神经逐渐恢复正常功能。

【注意事项】

（1）病人治疗期间睡硬板床，注意保暖，避免长时间坐位。加强腰背肌功能锻炼。

（2）腰椎间盘突出中央型不宜进行推拿治疗。

（3）推拿治疗前要排除腰椎骨质病变。

后　记

　　《中医自学百日通》是一本实用中医手册类读物。顾名思义，本书专供自学中医、初学入门使用。

　　说到"自学""入门"这些字眼，很多人会觉得这类书很浅显，甚至认为这类书不够专业、不够深入。其实不然，本书主编张湖德教授执教于北京中医药大学，多年来一直致力于中医学普及事业，已是著作等身，获誉多多，无须赘言。单丽娟教授中医学理论底蕴深厚，并有中医、中西医结合临床医疗和科学研究的长期经验积淀，这种集医、教、研于一身的经历和经验使她有机会从多角度、多层面感悟中医学。王存芬主任医师是高年资中医临床医师，学验俱丰，目前主要教授中医基础理论课。本书的其余参编者也都是中医医疗和教学骨干。有这样一支实力不凡的作者队伍，切实确保了《中医自学百日通》的专业水平和编写质量。

　　近年来，由于中医学的发展进步，人们对中医学的需求发生了变化，作为一名中医工作者，真切感受到大众需要一本最便捷的中医入门类读物，而本书正可满足大众的需求，并具有以下特点：①通俗易懂，有助于自学中医者顺利跨入中医之门；②可为中医学院学生提供简约便捷的参考资料，在学习教材知识的同时，通过本书为多门课程的众多理论观点和临床技能找到诠释和旁解；③可为现代医学工作者、关心中医学发展、喜欢接受中医医疗服务和愿意运用中医方法进行自我保健的广大群众提供一本现成的咨询手册。此外，本书还简明阐述了中医学理论及中医学概念，对比分析了中医学与西医学的差异，并辨识和澄清了在宣传中医过程中出现的问题。

　　本书所载内容汇集饶广、包罗宏富，读者可根据自身兴趣和需求，从中取舍阅读。唯愿《中医自学百日通》为广大读者开启方便之门，成就有志者登堂入室，努力探索中医学伟大宝藏。

新疆医科大学副校长、教授　周铭心